Guia Prático de Otorrinolaringologia e Cirurgia de Cabeça e Pescoço

Otologia – Volume 2

Conteúdo *on-line*

Acesse o conteúdo *on-line* através dos *QR Codes/Links* indicados nos respectivos capítulos!

Thieme Revinter

Guia Prático de Otorrinolaringologia e Cirurgia de Cabeça e Pescoço

Otologia – Volume 2

Editores da Série
Luiz Paulo Kowalski
Ricardo Ferreira Bento
Richard Louis Voegels
Vergilius J. F. de Araujo Filho

Editores do Volume
Ricardo Ferreira Bento
Paula Tardim Lopes
Stephanie R. S. Novaretti

Thieme
Rio de Janeiro • Stuttgart • New York • Delhi

Dados Internacionais de Catalogação na Publicação (CIP)
(eDOC BRASIL, Belo Horizonte/MG)

B478o
Bento, Ricardo Ferreira
Otologia/Ricardo Ferreira Bento, Paula Tardim Lopes, Stephanie R. S. Novaretti. – Rio de Janeiro, RJ: Thieme Revinter, 2024.

21 x 28 cm – (Guia Prático de Otorrinolaringologia e Cirurgia de Cabeça e Pescoço; v. 2)
Inclui bibliografia.
ISBN 978-65-5572-224-6
eISBN 978-65-5572-233-8

1. Otorrinolaringologia. 2. Fonoaudiologia. I. Lopes, Paula Tardim. II. Novaretti, Stephanie R. S. III. Título.

CDD 616.33

Elaborado por Maurício Amormino Júnior – CRB6/2422

Contato com os autores:
biblioteca@forl.org.br

Nota: O conhecimento médico está em constante evolução. À medida que a pesquisa e a experiência clínica ampliam o nosso saber, pode ser necessário alterar os métodos de tratamento e medicação. Os autores e editores deste material consultaram fontes tidas como confiáveis, a fim de fornecer informações completas e de acordo com os padrões aceitos no momento da publicação. No entanto, em vista da possibilidade de erro humano por parte dos autores, dos editores ou da casa editorial que traz à luz este trabalho, ou ainda de alterações no conhecimento médico, nem os autores, nem os editores, nem a casa editorial, nem qualquer outra parte que se tenha envolvido na elaboração deste material garantem que as informações aqui contidas sejam totalmente precisas ou completas; tampouco se responsabilizam por quaisquer erros ou omissões ou pelos resultados obtidos em consequência do uso de tais informações. É aconselhável que os leitores confirmem em outras fontes as informações aqui contidas. Sugere-se, por exemplo, que verifiquem a bula de cada medicamento que pretendam administrar, a fim de certificar-se de que as informações contidas nesta publicação são precisas e de que não houve mudanças na dose recomendada ou nas contraindicações. Esta recomendação é especialmente importante no caso de medicamentos novos ou pouco utilizados. Alguns dos nomes de produtos, patentes e design a que nos referimos neste livro são, na verdade, marcas registradas ou nomes protegidos pela legislação referente à propriedade intelectual, ainda que nem sempre o texto faça menção específica a esse fato. Portanto, a ocorrência de um nome sem a designação de sua propriedade não deve ser interpretada como uma indicação, por parte da editora, de que ele se encontra em domínio público.

Thieme Revinter Publicações Ltda.
Rua do Matoso, 170
Rio de Janeiro, RJ
CEP 20270-135, Brasil
http://www.ThiemeRevinter.com.br

Thieme USA
http://www.thieme.com

Design de Capa: © Thieme
Assistência Editorial: Adilson Montefusco

Impresso no Brasil por Forma Certa Gráfica Digital Ltda.
5 4 3 2 1
ISBN 978-65-5572-224-6

Também disponível como eBook:
eISBN 978-65-5572-233-8

APRESENTAÇÃO DO VOLUME

Este segundo volume da Série Guia Prático de Otorrinolaringologia e Cirurgia de Cabeça e Pescoço será sobre o ouvido, sua embriologia, anatomia, fisiologia e doenças e terapias e reabilitações. Ele é praticamente a terceira edição do *Tratado de Otologia* publicado há 10 anos, atualizado, revisado e ampliado. Agora fará parte da Série Guia Prático de Otorrinolaringologia e Cirurgia de Cabeça e Pescoço, editado pela Thieme Revinter. Este livro aborda desde o básico até o avançado sobre o assunto, sendo destinado a alunos de graduação, residentes, *fellows* e especialistas formados. Ele apresenta, basicamente, a experiência acumulada em mais de 100 anos da especialidade na Faculdade de Medicina da USP. Está dividido em 13 partes: embriologia, anatomia, fisiologia, semiologia, patologia, otoneurologia, tumores do osso temporal e adjacências, fístulas liquóricas, doenças da articulação temporomandibular, doenças do nervo facial, cirurgia do pavilhão auricular e anaplastologia, reabilitação fonoaudiológica da perda auditiva, tratamento da surdez com próteses, e perspectivas futuras do tratamento da surdez. Para que o volume não fique grande demais, as partes 1 (Embriologia e Anatomia) e 2 (Fisiologia) serão de modo virtual, isso é, por meio de um QR *Code* no livro que dará acesso ao conteúdo.

Outra novidade são filmes das cirurgias mais comuns, disponíveis em vídeo pelo QR *Code*.

Agradecemos a todos os colaboradores, aos editores, especialmente a Adilson Montefusco, nosso editor-chefe, que, como sempre, realizou um imenso e perfeito trabalho; à Fundação Otorrinolaringológica e ao Instituto CEDAO pelo apoio logístico e financeiro e à Thieme Revinter que confiou no projeto.

Ricardo Ferreira Bento
Paula Tardim Lopes
Stephanie Rugeri de Souza Novaretti
Editores do Volume

PREFÁCIO

A Otologia, como todas as especialidades médicas, possui uma História. Vou tentar contá-la de forma paralela à minha formação.

Estava cursando meu segundo ano de medicina e, naquele tempo, pretendia ser um fisiologista. Porém, um dia, encontrei na mesa do escritório de meu pai um livro com um título singelo: *Hearing*. Foi escrito por S. S. Stevens, um gênio da psicologia experimental, e Hallowell Davis, um eminente neurofisiologista. Procurei lê-lo, embora não pudesse compreender muita coisa. Este livro certamente contribuiu para despertar meu interesse pela Otologia.

Quando fui para Saint Louis, em 1958, tive a gratificante experiência de estudar neurofisiologia auditiva com o Dr. Davis.

Meu estágio em Saint Louis se deu em duas situações diversas. Em cada semana passava três dias trabalhando com o Dr. Theodore Walsh, em seu consultório, ou assistindo cirurgias; ele fazia cinco fenestrações, três dias por semana. Os outros dois dias trabalhava em um laboratório que me foi oferecido pelo Dr. Walter Covell, que me solicitara analisar o efeito dos sons intensos sobre o sáculo, utrículo e canais semicirculares. Diversas outras pesquisas foram realizadas por mim neste laboratório.

Nas quintas-feiras à tarde muitas vezes eu ia ao *Central Institute for the Deaf* para suas reuniões científicas. Lá tive meu primeiro contato com crianças surdas. Era a única escola dos Estados Unidos que ensinava os surdos a ler e falar; as demais ensinavam linguagem gestual. Creio que essas crianças me motivaram a me interessar pelos implantes cocleares.

Tudo isso aconteceu na época em que a Otologia atravessou uma fase de intenso progresso. Foi quando nasceram as estapedectomias e as timpanoplastias, e a fenestração foi, aos poucos, sendo abandonada. Lembrem-se de que aqui no Brasil não havia, nessa ocasião, fonoaudiólogos. Por isso estudei também Audiologia, para poder testar meus pacientes. No meu último ano em Saint Louis fiz meu mestrado e fui contratado como assistente de pesquisa do departamento.

Ao regressar, recomeçando a trabalhar na Escola Paulista de Medicina, recebi da Fundação Rockefeller um microscópio cirúrgico, um audiômetro e um nistagmógrafo, sem os quais eu não seria um otologista. Todos esses instrumentos foram extensamente utilizados por muitos anos.

Através dos congressos conheci outros otologistas que haviam realizado estágios no exterior e ficamos todos amigos. Rudolf Lang e eu fundamos a Sociedade Brasileira de Otologia, e os anos foram se passando. Criei o Curso de Fonoaudiologia e os cursos de pós-graduação da Otorrinolaringologia e da Fonoaudiologia. Fiz meu primeiro implante coclear, o segundo a ser realizado fora dos Estados Unidos e, logo depois, o primeiro implante do mundo em cóclea malformada.

Em determinado momento o Ministério da Saúde emitiu uma portaria que descredenciou tanto o Professor Ricardo Bento como eu dos programas de implante coclear. Fomos diversas vezes a Brasília para conversar com o Ministro e seus auxiliares e, finalmente, conseguimos uma portaria que legitimou nossos implantes.

Ricardo e eu, com o patrocínio do Ministério da Educação, do Ministério da Saúde e da Sociedade Brasileira de Otologia, realizamos uma campanha da qual temos muito orgulho: *"Quem ouve bem, aprende melhor."* Criamos, com a Professora Iêda Chaves Pacheco Russo, um videoteste para triagem auditiva, que foi levado aos cursos primários de 480 cidades brasileiras com 50.000 habitantes ou mais. Aproximadamente 780.000 crianças foram testadas, em 1999, e mais de um milhão, em 2001. Cerca de 30% das crianças necessitaram de tratamento clínico ou cirúrgic, e 8% necessitaram de aparelhos para surdez. Infelizmente, por motivos políticos, estas campanhas deixaram de ser realizadas.

Dr. Ricardo foi um pioneiro das próteses auditivas semi-implantáveis e implantáveis e trocamos muitas ideias sobre eles.

Tenho grande amizade e grande admiração pelo Prof. Ricardo Bento e fiquei muito emocionado ao receber seu convite para escrever este prefácio. Compartilho com ele a dedicação à Otologia e nossa preocupação em nos mantermos sempre a par de todos os progressos de nossa especialidade. Sua contribuição para a Otologia é extremamente importante.

Este livro, organizado pelo Prof. Ricardo Bento e seus colaboradores, Paula Tardim Lopes e Stephanie Rugeri de Souza Novaretti, nos revela o *state of the art* da Otologia; todos os seus aspectos se encontram descritos com detalhe. Ele é muito importante para todos os médicos que se interessam pela disciplina. Muitos capítulos contaram com participações de fonoaudiólogas e mostram sua importância para uma visão multidisciplinar da Otologia; os ouvidos são tão complexos que necessitam da colaboração de pessoas de diferentes especialidades.

Tenho certeza de que os conhecimentos transmitidos pelos autores atrairão novos otologistas, e este livro será um forte estímulo ao progresso da Otologia, que acredito que, ao longo do tempo, enfrentará novos desafios e muitos novos conhecimentos.

Pedro Luiz Mangabeira Albernaz
Professor Emérito da Escola Paulista de Medicina (UNIFESP)
Sócio-Honorário da *American Otological Society*
Membro do Collegium Otorhinolaryngologicum Amicitiae Sacrum – Presidente de 2004 a 2006

EDITORES DA SÉRIE

LUIZ PAULO KOWALSKI
Professor Titular da Disciplina de Cirurgia de Cabeça e Pescoço da Faculdade de Medicina da Universidade de São Paulo (FMUSP)

RICARDO FERREIRA BENTO
Professor Titular da Disciplina de Otorrinolaringologia da Faculdade de Medicina da Universidade de São Paulo (FMUSP)
Presidente do Comitê de Otologia e Otoneurologia da IFOS (*International Federation of Otorhinolaryngological Societies*)

RICHARD LOUIS VOEGELS
Professor Associado e Livre-Docente da Faculdade de Medicina da Universidade de São Paulo (FMUSP)
Diretor de Rinologia do Hospital das Clínicas da FMUSP
Presidente da Fundação Otorrinolaringologia

VERGILIUS JOSÉ FURTADO DE ARAUJO FILHO
Professor Associado da Disciplina de Cirurgia de Cabeça e Pescoço do Departamento de Cirurgia da Faculdade de Medicina da Universidade de São Paulo (FMUSP)

EDITORES DO VOLUME

RICARDO FERREIRA BENTO
Professor Titular da Disciplina de Otorrinolaringologia da Faculdade de Medicina da Universidade de São Paulo (FMUSP)
Diretor da Divisão de Otorrinolaringologia do Hospital das Clínicas da FMUSP
Presidente do Comitê de Otologia e Otoneurologia da IFOS (International Federation of Otorhinolaryngological Societies)

PAULA TARDIM LOPES
Médica do Grupo de Implante Coclear do Hospital das Clínicas da Faculdade de Medicina da Universidade de São Paulo (HCFMUSP)
Otorrinolaringologia pelo HCFMUSP
Fellow do Programa de Aprimoramento em Otologia, Otoneurocirurgia e Cirurgia de Base do Crânio da FMUSP
Doutora em Ciências do Programa de Pós-Graduação *Strictu sensu* em Otorrinolaringologia da FMUSP

STEPHANIE RUGERI DE SOUZA NOVARETTI
Graduada em Medicina com Residência Médica em Otorrinolaringologia pelo Hospital das Clínicas da Faculdade de Medicina da Universidade de São Paulo (HCFMUSP)
Fellow do Programa de Aprimoramento em Otologia, Otoneurocirurgia e Cirurgia de Base do Crânio da FMUSP
Médica Colaboradora do Grupo de Otologia do HCFMUSP
Doutoranda do Programa de Pós-Graduação *Strictu sensu* em Otorrinolaringologia da FMUSP

COLABORADORES

AMANDA ACIOLI DE ALMEIDA
Médica-Preceptora do Serviço de Oncologia Clínica do Instituto do Câncer do Estado de São Paulo

AMANDA ROSSI
Otorrinolaringologista
Fellowship em Eletrofisiologia da Audição pelo Hospital das Clínicas da Faculdade de Medicina da Universidade de São Paulo (HCFMUSP)

ANA ADELINA GIANTOMASSI DELLA TORRE
Médica-Assistente Otorrinolaringologista do Grupo de Otologia do Hospital das Clínicas da Universidade de São Paulo (USP)
Fellowship em Otologia e Neurologia pelo Hospital das Clínicas da USP
Título de *Expert* em Audiologia pela Universidade de Salamanca, Espanha

ANA CARLA BATISSOCO
Farmacêutica-Bioquímica pela Universidade Federal de Alfenas (UNIFAL)
Mestre e Doutora em Genética Humana pela Universidade de São Paulo (IB-USP)
Pesquisadora Pós-Doutoranda do Departamento de Otorrinolaringologia (LIM32) da FMUSP

ANDRÉA FELICE DOS SANTOS MALERBI
Médica-Assistente do Grupo de Otologia do Hospital das Clínicas da Faculdade de Medicina da Universidade de São Paulo (HCFMUSP)
Doutora em Ciências pela Faculdade de Medicina da Universidade de São Paulo (FMUSP)
Residência Médica em Otorrinolaringologia pelo Hospital das Clínicas da Faculdade de Medicina da Universidade de São Paulo (HCFMUSP)

BEATRIZ C. NOVAES
Doutora pela Columbia University
Professora Titular da Pontifícia Universidade Católica de São Paulo (PUCSP)
Superintendente da Derdic da PUCSP

BRASIL CHIAN PING JENG
Cirurgião Assistente da Disciplina de Neurocirurgia do Hospital das Clínicas da Faculdade de Medicina da Universidade de São Paulo (HCFMUSP)
Cirurgião do Grupo de Neurocirurgia Vascular do HCFMUSP
Diretor do Instituto de Neurocirurgia Minimamente Invasiva (www.inmi.com.br)

CARINA MÜLLER CORSI
Fonoaudióloga Formada pela Faculdade de Medicina da Universidade de São Paulo (FMUSP)
Especialista em Audiologia Clínica pelo Conselho Federal de Fonoaudiologia (CFFa)
Especialista em Audiologia pelo Instituto de Estudos Avançados da Audição de SP-IEAA
Curso Avançado em Audiologia Clínica pelo Hospital das Clínicas FMUSP
Desde 2006 atuando como Fonoaudióloga do Setor de Audiologia Clínica do Hospital das Clinicas da FMUSP

CÉSAR BERTOLDO GARCIA
Graduação em Medicina e Residência Médica em Otorrinolaringologia pela Universidade Federal de Uberlândia (UFU)
Fellowship em Otoneurologia e Doutorado pela Faculdade de Medicina da Universidade de São Paulo (FMUSP)

DOV CHARLES GOLDENBERG
Cirurgião Plástico e Craniomaxilofacial
Livre-docente pela Faculdade de Medicina da Universidade de São Paulo (FMUSP)

ELOÁ FRANCISCO DROBINA
Mestre em Ciências pela Faculdade de Medicina da Universidade de São Paulo (FMUSP)
Especialista em Audiologia pelo Conselho Federal de Fonoaudiologia

ELOISA MARIA SANTIAGO GEBRIM
Médica-Doutora em Radiologia pela Faculdade de Medicina da Universidade de São Paulo (FMUSP)
Coordenadora do Grupo de Diagnóstico por Imagem em Cabeça e Pescoço do Instituto de Radiologia do Hospital das Clínicas da Faculdade de Medicina da Universidade de São Paulo (HCFMUSP)
Coordenadora do Grupo de Diagnóstico por Imagem em Cabeça e Pescoço do Hospital Sírio-Libanês

ERIKA FERREIRA GOMES
Otorrinolaringologista Assistente do Hospital Geral de Fortaleza e do Hospital Estadual Leonardo da Vinci
Doutora em Ciências pela Universidade de São Paulo (USP)
Pós-Doutora pela Universidade de Heidelberg

FABIANA DANIELI
Fonoaudióloga
Doutora em Ciências da Saúde pela Faculdade de Medicina de Ribeirão Preto da Universidade de São Paulo (FMRP-USP)

FERNANDA CAVICCHIOLI GOLDENBERG
Ortodontista e Especialista em Dor Orofacial e DTM
Doutora pela Universidade Federal de São Paulo (UNIFESP)

GILBERTO DE CASTRO JUNIOR
Título de Livre-Docente pela Disciplina de Oncologia da Faculdade de Medicina da Universidade de São Paulo (FMUSP)
Médico Oncologista Clínico e Chefe do Grupo de Tumores de Tórax e Cabeça e Pescoço do Serviço de Oncologia Clínica do Instituto do Câncer do Estado de São Paulo
Médico-Titular do Centro de Oncologia do Hospital Sírio-Libanês, São Paulo, SP

GUILHERME BIONDI FERREIRA BENTO
Graduando de Medicina da Faculdade São Leopoldo Mandic de Campinas, SP
Aluno de Iniciação Científica da Faculdade de Medicina da Universidade de São Paulo (FMUSP)

HENRIQUE FARIA RAMOS
Otorrinolaringologista
Professor Adjunto de Otorrinolaringologia da Universidade Federal do Espírito Santo (Ufes)
Doutor em Medicina pela Faculdade de Medicina da Universidade de São Paulo (FMUSP)

HUGO LUIS DE VASCONCELOS CHAMBI TAMES
Médico-Assistente do Grupo de Diagnóstico por Imagem em Cabeça e Pescoço do Instituto de Radiologia do Hospital das Clínicas HCFMUSP, Faculdade de Medicina da Universidade de São Paulo (FMUSP)
Médico-Assistente do Grupo de Diagnóstico por Imagem em Cabeça e Pescoço do Hospital Israelita Albert Einstein

ISABELA DE SOUZA JARDIM
Doutora e Mestre em Ciências pelo Hospital das Clínicas da Faculdade de Medicina da Universidade de São Paulo (HCFMUSP)
Especialista em Audiologia Clínica

ÍTALO ROBERTO TORRES DE MEDEIROS
Doutor em Medicina da Faculdade de Medicina da Universidade de São Paulo (FMUSP)
Professor Colaborador do HC-FMUSP
Médico do Serviço de Otoneurologia do Departamento de Otorrinolaringologia e Diretor Técnico de Serviço de Saúde do Hospital das Clínicas da FMUSP (HC-FMUSP)

JANAINA C. RODRIGUES
Otorrinolaringologista com Área de Atuação em Foniatria
Doutora em Otorrinolaringologia pela Faculdade de Medicina da Universidade de São Paulo (FMUSP)
Médica Otorrinolaringologista da Equipe de Implante Coclear do Centro do Deficiente Auditivo CDA/UNIFESP

JEANNE OITICICA
Chefe do Grupo de Pesquisa em Zumbido do Departamento de Otorrinolaringologia do Hospital das Clínicas da Faculdade de Medicina da Universidade de São Paulo (HCFMUSP)
Doutora em Otorrinolaringologia pela Faculdade de Medicina da Universidade de São Paulo (FMUSP)
Médica-Assistente Concursada do HCFMUSP

JOSÉ CELSO RODRIGUES DE SOUZA
Graduado pela Escola Paulista de Medicina
Residência no Departamento de Otorrinolaringologia da Faculdade de Medicina da Universidade de São Paulo (FMUSP)
Doutor em Medicina pelo Departamento ORL da FMUSP
Médico-Assistente do Grupo de Otologia do Departamento ORL FMUSP

JOSÉ ROBERTO PARISI JURADO
Presidente da Associação Brasileira de Otorrinolaringologia e Cirurgia Cérvico-Facial (ABORL-CCF)
Ex-Médico Assistente e Chefe do Serviço de Cirurgia Plástica Facial da Divisão de Otorrinolaringologia do Hospital das Clínicas da Faculdade de Medicina da Universidade de São Paulo (HCFMUSP)
Presidente da Academia Brasileira de Cirurgia

JULIANA MARIA ARAÚJO CALDEIRA
Doutorado em Ciências pela Faculdade de Medicina da Universidade de São Paulo (FMUSP)
Pós-Graduação em Medicina Aeroespacial pela Universidade da Força Aérea
Chefe da Seção de Otorrinolaringologia do Hospital de Força Aérea de São Paulo

KARINA LEZIROVITZ
Doutora e Especialista em Genética Molecular Humana
Pesquisadora Científica VI do Hospital das Clínicas da Faculdade de Medicina da Universidade de São Paulo (HCFMUSP)
Professora Colaboradora da Faculdade de Medicina da USP

KLEBER FALCÃO REBÊLO
Médico da Reserva Remunerada da Aeronáutica
Otorrinolaringologista Diretor Médico da Clínica Septo e Responsável pelo Setor de Otologia, Rio de Janeiro

LEILA FREIRE RÊGO LIMA
Médica-Assistente Voluntária da Divisão de Otorrinolaringologia do Hospital das Clínicas da Faculdade de Medicina da Universidade de São Paulo (HC-FMUSP) no Grupo de Cirurgia Plástica Facial

LETICIA RAQUEL BARAKY
Professora Associada do Departamento de Cirurgia na Disciplina de Otorrinolaringologia da Universidade Federal de Juiz de Fora
Mestre em Otorrinolaringologia pela Universidade Federal do Rio de Janeiro (UFRJ)
Doutora em Ciências pela Universidade de São Paulo (USP)

MARA EDWIRGES ROCHA GANDARA
Médica-Especialista em Otorrinolaringologia e Medicina do Trabalho
Médica-Assistente da Divisão de Clínica Otorrinolaringológica do Hospital das Clínicas da Faculdade de Medicina da Universidade de São Paulo (HCFMUSP)
Coordenadora do Programa Reouvir do Ambulatório de Reabilitação Auditiva do HCFMUSP

MARCELO PRUDENTE DO ESPIRITO SANTO
Cirurgião Assistente da Disciplina de Neurocirurgia do Hospital das Clínicas da Faculdade de Medicina da Universidade de São Paulo (HCFMUSP)
Coordenador do Grupo de Neurocirurgia da Base do Crânio do HCFMUSP
Diretor do Instituto de Neurocirurgia Minimamente Invasiva (www.inmi.com.br)

MARIA FLÁVIA BONADIA BUENO DE MORAES
Fonoaudióloga com Áreas de Atuação em Audiologia Clínica, Processamento Auditivo e Linguagem
Audiologista Clínica do Ambulatório de Audiologia do Hospital das Clínicas da Faculdade de Medicina da Universidade de São Paulo (HCFMUSP)
Fonoaudióloga Assistente do ambulatório de Foniatria do HCFMUSP
Responsável pelo Ambulatório de Processamento Auditivo do HCFMUSP

MARIA HELENA ERMEL GUATIMOSIM
Médica Otorrinolaringologista
Doutora em Medicina pela Faculdade de Medicina da Universidade de São Paulo, Divisão de Clínica Otorrinolaringológica da Faculdade de Medicina da Universidade de São Paulo (FMUSP)

MARIA VALÉRIA SCHMIDT GOFFI-GOMEZ
Doutora pela Universidade Federal de São Paulo (UNIFESP)
Livre-Docente do Departamento de Otorrinolaringologia da Faculdade de Medicina da Universidade de São Paulo (FMUSP)
Coordenadora da equipe de Fonoaudiologia do Grupo de IC do HCFMUSP

MARIANA CARDOSO GUEDES
Fonoaudióloga Docente do Centro Universitário São Camilo, SP
Mestre em Ciências pela Faculdade de Medicina da Universidade de São Paulo (FMUSP)
Especialização em Audiologia pela Irmandade Santa Casa de Misericórdia de São Paulo
Especialista em Audição e Linguagem Falada LSLS AVT R Cert. pela AGBell Academy for Listening and Spoken Language

MARIANA HAUSEN PINNA
Especialista em Otologia e Cirurgia Otólogica pelo Hospital das Clínicas da Faculdade de Medicina da Universidade de São Paulo (HCFMUSP)
Doutora em Ciências pela FMUSP

MATEUS TRINCONI CUNHA
Médico-Oncologista Clínico

MIGUEL A. HYPPOLITO
Médico Otorrinolaringologista
Professor Associado da Universidade de São Paulo de Faculdade de Medicina de Ribeirão Preto (FMRP-USP)

MYRIAM DE LIMA ISAAC
Professora Livre-Docente pela Faculdade de Medicina de Ribeirão Preto da Universidade de São Paulo (USP)
Doutorado em Otorrinolaringologia pela Faculdade de Medicina de Ribeirão Preto da USP
Pós-Doutorado na Faculdade de Medicina da Universidade de São Paulo (FMUSP)

NATALIA BARAKY VASCONCELOS
Otorrinolaringologista da Santa Casa de Misericórdia de Juiz de Fora
Especialista em Otorrinolaringologia pela Associação Brasileira de Otorrinolaringologia e Cirurgia Cérvico-Facial (ABORL-CCF)
Curso Extensivo de Foniatria da ABORL-CCF

NATHÁLIA NOVELLO FERREIRA
Médica pela Universidade Federal do Rio de Janeiro (UFRJ)
Residência Médica em Otorrinolaringologia pela Universidade Federal do Rio de Janeiro (UFRJ)
Fellowship em Otorrinolaringologia Pediátrica pela Universidade de São Paulo (USP)

PAULA FERRAZ RODRIGUES
Graduação em Medicina na Universidade Federal de Juiz de Fora (UFJF)
Residência Médica em Otorrinolaringologia no Hospital Universitário da Universidade Federal de Juiz de Fora (HU-UFJF)
Fellowship em Otoneurologia no Hospital das Clínicas da Universidade de São Paulo (HC-FMUSP)

PAULA TARDIM LOPES
Médica do Grupo de Implante Coclear do Hospital das Clínicas da Faculdade de Medicina da Universidade de São Paulo (HCFMUSP)
Otorrinolaringologia pelo HCFMUSP
Fellow do Programa de Aprimoramento em Otologia, Otoneurocirurgia e Cirurgia de Base do Crânio da FMUSP
Doutora em Ciências do Programa de Pós-Graduação *Strictu sensu* em Otorrinolaringologia da FMUSP

PEDRO LUIZ MANGABEIRA ALBERNAZ
Professor Emérito da Escola Paulista de Medicina (UNIFESP)
Sócio-Honorário da American Otological Society
Membro do Collegium Otorhinolaryngologicum Amicitiae Sacrum – Presidente de 2004 a 2006

RAQUEL SALOMONE
Médica-Otorrinolaringologista Voluntária da Divisão de Otorrinolaringologia do Hospital das Clínicas da Faculdade de Medicina da Universidade de São Paulo (HCFMUSP) – Serviço de Paralisia Facial
Doutora e Pós-Doutora em Ciências pela FMUSP
Médica-Otorrinolaringologisata da FMUSP

REGINA CÉLIA MINGRONI-NETTO
Professora Associada do Departamento de Genética e Biologia Evolutiva do Instituto de Biociências da Universidade de São Paulo (USP)

RENATA CANTISANI DI FRANCESCO
Professora Livre-Docente da Disciplina de Otorrinolaringologia da Faculdade de Medicina da Universidade de São Paulo (FMUSP)
Responsável pelo Estágio de Complementação Especilizada em Otorrinolaringologia Pediátrica do HCFMUSP
Presidente do Departamento de Otorrinolaringologia da Sociedade Brasileira de Pediatria

RENATA SANZOVO PIRES DE CAMPOS BELLAN
Reumatologista - Título de especialista pela Sociedade Brasileira de Reumatologia
Professora Assistente da Santa Casa de São Paulo no Ambulatório de Artrite Reumatoide, Osteoartrite e Partes Moles
Médica do Hospital Israelita Albert Einstein

RICARDO DOURADO ALVES
Otologista Voluntário do Instituto do Câncer do Estado de São Paulo (ICESP)
Fellowship em Cirurgia Otológica e Base Lateral do Crânio pela FM-USP

RICARDO FERREIRA BENTO
Professor Titular da Disciplina de Otorrinolaringologia da Faculdade de Medicina da Universidade de São Paulo (FMUSP)
Diretor da Divisão de Otorrinolaringologia do Hospital das Clínicas da FMUSP
Presidente do Comitê de Otologia e Otoneurologia da IFOS (International Federation of Otorhinolaryngological Societies)

ROBERTO ANDREA CARLO BONANOMI
Médico-Assistente do Grupo de Otologia do Hospital das Clínicas da Faculdade de Medicina da Universidade de São Paulo (USP)
Professor do Hospital das Clínicas da Faculdade de Medicina da USP

ROBERTO MIQUELINO DE OLIVEIRA BECK
Otorrinolaringologista
Médico-Assistente do Hospital das Clínicas da Faculdade de Medicina da Universidade de São Paulo (HCFMUSP)
Doutor em Medicina pela FMUSP
Fellowship em Eletrofisiologia da Audição pelo HCFMUSP

ROBINSON KOJI TSUJI
Médico-Otorrinolaringologista, Neuro-Otologista e Cirurgião de Base de Crânio
Professor Livre-Docente da Faculdade de Medicina da Universidade de São Paulo (FMUSP)
Coordenador do Grupo de Implante Coclear e Prótese Implantáveis do Hospital das Clínicas de São Paulo

ROSELI SARAIVA MOREIRA BITTAR
Professora Assistente do Setor de Otoneurologia da Divisão de Clínica Otorrinolaringológica do Hospital das Clínicas da Faculdade de Medicina da Universidade de São Paulo (HCFMUSP)
Doutora em Medicina pela FMUSP

ROSIMAR COSTA PENIDO
Médica pela Faculdade de Medicina da Universidade Federal de Minas Gerais (UFMG)
Doutora em Ciências pela Faculdade de Medicina de Ribeirão Preto da Universidade de São Paulo (FMUSP)
Professora Adjunta IV da Universidade Federal do Maranhão (UFMA)

RUBENS DE BRITO
Professor Associado da Disciplina de ORL da Faculdade de Medicina da Universidade de São Paulo (FMUSP)
Coordenador do Serviço de ORL do HRAC-USP
Livre-Docência pelo HCFMUSP

SADY SELAIMEN DA COSTA
Professor-Titular do Departamento de Otorrinolaringologia da Universidade Federal do Rio Grande do Sul (UFRGS)

SANDRA HELENA CERRATO TIBIRIÇÁ
Professora Associada do Departamento de Clínica Médica da Faculdade de Medicina da Universidade Federal de Juiz de Fora
Doutora em Ciências pela Universidade Federal de Juiz de Fora

SANTIAGO LUIS VALLEJOS RIART
Médico-Otorrinolaringologista pela Universidade Nacional de Asunción (Paraguai)
Fellow de Otologia e Cirurgia da Base Lateral do Crânio do Hospital das Clínicas da Faculdade de Medicina da Universidade de São Paulo (HCFMUSP)
Doutorando pelo Programa de Otorrinolaringologia da FMUSP

SIGNE SCHUSTER GRASEL
Otorrinolaringologista
Doutora em Medicina pela Universidade de Bonn
Doutora em Medicina pela Faculdade de Medicina da Universidade de São Paulo
Médica-Responsável pelo Setor de Eletrofisiologia da Audição da Clínica Otorrinolaringológica do Hospital das Clínicas da Faculdade de Medicina da Universidade de São Paulo (HCFMUSP)

STEPHANIE RUGERI DE SOUZA NOVARETTI
Graduada em Medicina com Residência Médica em Otorrinolaringologia pelo HCFMUSP e *Fellow* do programa de Aprimoramento em Otologia, Otoneurocirurgia e Cirurgia de Base do Crânio da FMUSP
Médica-Colaboradora do Grupo de Otologia do HCFMUSP
Doutoranda do Programa de Pós-Graduação *Strictu sensu* em Otorrinolaringologia da FMUSP

SULENE PIRANA
Otorrinolaringologista com Áreas de Atuação em Foniatria e Medicina do Sono
Foniatra do Ambulatório de Foniatria do Hospital das Clínicas da Faculdade de Medicina da Universidade de São Paulo (HCFMUSP)
Professora da Faculdade de Medicina da Universidade São Francisco (USF)
Coordenadora do Serviço de Otorrinolaringologia do Hospital Universitário São Francisco (HUSF)
Membro do Departamento de Foniatria da Associação Brasileira de Otorrinolaringologia e Cirurgia Cérvico-Facial (ABORL-CCF)
PI (*Principal Investigator*) da Unidade de Pesquisa Clínica UNIFAG – USF

SUZANA MANUELA PEREIRA
Médica pela Universidade do Sul de Santa Catarina (UNISUL)
Otorrinolaringologista pelo Hospital CEMA
Fellowship em Otorrinolaringologia Pediátrica pelo Hospital das Clínicas da Faculdade de Medicina de São Paulo (HCFMUSP)

SUMÁRIO

MENU DE VÍDEOS

Vídeo	**QR Code**
Descompressão de saco endolinfático	
Estapedotomia acesso Lempert	
Estapedotomia	
Glômus jugular	
Glômus timpânico	
Implante coclear *soft surgery*	
Mastoidectomia cavidade aberta	

Vídeo	**QR Code**
Mastoidectomia cavidade fechada	
Neurinoma via retrolabirintica	
Neurinoma via translabirintica	
Reconstrução de cadeia ossicular	
Timpanoplastia com enxerto de cartilagem	
Tubinho de ventilação	
Infiltração intratimpânica de corticóide	

Guia Prático de Otorrinolaringologia e Cirurgia de Cabeça e Pescoço

Otologia – Volume 2

Conteúdo *on-line*

Acesse o conteúdo *on-line* através dos *QR Codes/Links* indicados nos respectivos capítulos!

Thieme Revinter

CAPÍTULO 1

INTRODUÇÃO

Ricardo Ferreira Bento ▪ Sady Selaimen da Costa

A Otologia, parte integrante da Otorrinolaringologia, vem cada vez mais se firmando como área de atuação principal de muitos otorrinolaringologistas. As particularidades anatômicas do osso temporal e suas relações fazem-na uma área de atuação importante para outras especialidades como Neurologia, Neurocirurgia, Cirurgia de Cabeça e Pescoço, Cirurgia Plástica, Fisiatria, Oftalmologia e áreas da saúde como Fonoaudiologia, Fisioterapia e Psicologia.

Apesar de a Otologia ser parte indivisível da Otorrinolaringologia, seu estudo tem avançado tanto nas últimas décadas que tem-se tornado impossível acompanhar sua evolução sem se dedicar quase exclusivamente a ela.

A primeira revolução da otologia se deu com as cirurgias para as infecções otológicas cuja drenagem salvava vidas; a segunda revolução foi o desenvolvimento dos aparelhos auditivos por Alexander Granham Bell já no final do século XIX; no início do século XX, as primeiras cirurgias reconstrutivas por Gustave Bond e da fenestração para otosclerose por Julius Lempert. Tudo isso ganhou muita força após o desenvolvimento do microscópio para aplicação cirúrgica no início da década de 1950 e ficou como mérito do otologista esta aquisição, que, posteriormente, foi utilizada por outras áreas cirúrgicas.

Com a introdução da eletrônica e da informática em medicina, o diagnóstico otológico avançou em progressão geométrica.

A segunda revolução da otologia foi a implementação de próteses auditivas implantáveis que resolveram a surdez.

Esse volume de otologia do Guia Prático de Otorrinolaringologia e Cirurgia de Cabeça e Pescoço tem a finalidade de estudar o ouvido de maneira profunda, colocando conceitos e bases anatômicas, fisiológicas, patológicas e terapêuticas, clara e objetivamente se utilizando da experiência da Disciplina de Otorrinolaringologia da Faculdade de Medicina da Universidade de São Paulo, mostrando a estratégia diagnóstica e a conduta adotada pelo Grupo de Otologia do Hospital das Clínicas da FMUSP. Os colaboradores escreveram dentro de sua área de experiência e os seus assuntos foram agrupados ao corpo do livro em uma sequência didática. Agradecemos aos editores Ricardo Ferreira Bento, Paula Jardim Lopes e Stephany Ruggieri Souza Novaretti e a todos os colaboradores que já escreveram as duas edições do Tratado de Otologia que, parte dele revisada e ampliada, agora fará parte de uma coleção de Otorrinolaringologia e Cirurgia de Cabeça e Pescoço. A Nômina Anatômica trata o órgão periférico da audição e do equilíbrio como orelha, porém, nos permitimos neste tratado somente usar o termo "orelha" quando abordamos os assuntos anatômicos e utilizar "ouvido" no texto corrido, por se tratar de palavra mais utilizada na língua portuguesa para o órgão em questão.

Esperamos que este tratado seja útil para o estudo do ouvido e suas relações, contribuindo para maior importância na área.

Para essa introdução compilamos alguns textos sobre comunicação e linguagem.

A **comunicação oral** distingue o homem de todos os outros seres viventes e é obtida por meio de uma corrente de aquisições, cujo elo mais importante é a audição.

Já a **linguagem** que poderíamos definir como um sistema de sinais empregados pelo homem para exprimir e transmitir suas ideias e pensamentos e que está intimamente ligada à cognição exige, para seu pleno desenvolvimento, as funções auditiva e fonatória, ou, em outra palavras, os dois polos de ligação entre os sujeitos da comunicação oral.

Ocorre que ao longo do desenvolvimento filogenético da nossa espécie o polo auditivo foi brindado com um aparelho específico e altamente especializado – o aparelho auditivo – para o cumprimento das suas atribuições. Já a fonação, por sua vez, não teve a mesma sorte, vindo a necessitar da interação de órgãos de diferentes sistemas e aparelhos para a sua existência. Na verdade, esta função somente se processa plenamente na espécie humana graças ao gênio criativo do homem que soube recrutar órgãos de outros sistemas – todos com funções primárias diferentes da fonatória – para compor um conjunto anatômico que tem recebido, inadequadamente, o nome de aparelho fonador. Na verdade, não existe um aparelho fonador, que por definição demandaria a presença de uma unidade morfofuncional. O que a bioengenharia humana logisticamente concebeu foi o que poderíamos denominar de um pseudoaparelho ou, melhor definindo, um legítimo aparato fonador. Todo este aparato é uma adaptação funcional relativamente recente e que utiliza partes dos sistemas digestivo e respiratório, habilmente integrados pelo sistema nervoso central, sendo constituído pelos seguintes componentes:

1. Um sistema produtor da coluna de ar, formado pela caixa torácica, pulmões e toda a musculatura envolvida, salientando-se o diafragma.
2. Um sistema vibrador constituído pelas pregas vocais, que emitem o som fundamental e seus harmônicos.

3. Um sistema ressoador constituído pelo tórax e pelas cavidades nasobucofaríngeas que irá valorizar ou desvalorizar certos harmônicos conferindo à voz timbre qualidade e personalidade.
4. Um sistema articulador onde o som fundamental é decomposto em sons de fala (fonemas) por meio do mecanismo de articulação em que tomam parte os lábios, dentes, língua, palatos duro e mole, mandíbula e a própria laringe.
5. *Feedback* auditivo que permite uma constante re ou ratificação do que emitimos e/ou ouvimos.
6. O sistema nervoso que permite a codificação (transmissão organizada) e a decodificação (tradução dos símbolos recebidos em informação) das nossas mensagens acústicas.

Este aparato assim policonstituído, apesar de cumprir a função fonação de uma forma harmoniosa, plena e eficiente, pode ser desfalcado de vários dos seus componentes e, ainda assim, achar maneiras alternativas, obviamente menos efetivas, no cumprimento das suas atribuições.

Desta forma, enquanto a audição é uma função essencialmente sensorioneural, a fonação se processa por meio da coordenação de um conjunto de atividades intelectuais instintivas ou deliberadas, comandos e impulsos nervosos e a consequente contração seletiva de determinados grupamentos musculares. O resultado final de todo este processo é a emissão de uma mensagem acústica: a VOZ. A voz humana está presente desde o nascimento, sob a forma do choro, do riso e de gritos. Posteriormente ela obedecerá a uma sequência de símbolos adquiridos, tomando a forma da FALA.

A fala é tradicionalmente definida como tudo aquilo que se exprime por meio das palavras, um modo de expressão ou veículo de linguagem. De acordo com a teoria da fala de F. de Sausurre, é fundamental que se faça a distinção entre língua e fala: a língua existe para a coletividade, sendo, portanto, uma instituição social específica; já a fala se distingue da primeira como o individual se distingue do social. A fala, assim, seria "um ato individual de vontade e inteligência". Para Sausurre, a língua mostra-se como um conjunto de meios de expressão, um código comum ao conjunto de indivíduos que pertencem a uma mesma comunidade linguística; a fala, ao contrário, é a maneira pessoal de utilizar o mesmo código.

Durante a fala, a intensidade e a altura da voz sofrem constantes variações. A palavra individual, nestas circunstâncias, é conhecida como o segmento da elocução. Já a melodia e a entonação empregadas, que incluem e mesmo, ultrapassam a palavra, caracterizam as funções ditas suprassegmentais. Estas definições, juntamente com o significado e a maneira pela qual os diversos segmentos encontram-se dispostos dentro da elocução, constituem-se na espinha dorsal de uma língua podendo ser descritas em termos do léxico (repertório de palavras), semântica (o sentido real e figurado de cada palavra), sintaxe (estrutura gramatical ou a ordem das palavras em uma sentença) e prosódia (fluxo melódico e ritmos de uma sentença).

Embora a linguagem possa se desenvolver em qualquer modalidade, a maioria das pessoas utiliza as linguagens auditiva (percebida pelo órgão auditivo) e oral (produzida pelo aparato fonador). De acordo com Kainz, esta forma de linguagem, também conhecida como linguagem auditivo-oral, cumpre quatro atribuições principais na espécie humana:

1. Forma de expressão interjetiva (exclamação).
2. Apelo imperativo (solicitação).
3. Questionamento interrogativo (interpelação).
4. Forma de declaração indicativa (explanação).

Estas quatro tarefas podem ser facilmente correlacionadas com as funções cardeais dos processos mentais: sentimento, desejo e raciocínio. Inúmeros exemplos destes níveis são facilmente notados no decurso do desenvolvimento ontogenético da linguagem infantil. Assim, os níveis funcionais de expressão de emoções e desejo correspondem às camadas biológico-genéticas mais antigas da vida mental. Já os questionamentos e as declarações indicativas correlacionam-se com níveis de consciência bastante evoluídos.

O desenvolvimento da linguagem de uma criança normal é intimamente influenciado por tendências e/ou traços herdados e estímulos ambientais. Assim, seu início depende, fundamentalmente, da confluência de "gatilhos" externos e aspirações próprias ou, em outras palavras, da combinação de estímulos procedentes do meio ambiente e o potencial inato próprio ao desenvolvimento intelectual. Hereditariedade e ambientalismo ou natureza e criação representam os dois pilares entre os quais os traços individuais da expressão linguística são, então, formados.

O desenvolvimento pleno da linguagem auditivo-oral depende da maturação e do adequado funcionamento dos sistemas sensorial, motor e cognitivo. A perfeita integridade desses sistemas fornecerá as ferramentas necessárias à chamada "prontidão biológica" ou aptidão individual à deflagração da linguagem falada. Assim, Meumann (1908) distinguiu quatro funções básicas cujo funcionamento seria imprescindível para o desenvolvimento normal da linguagem:

1. Desenvolvimento sensorial.
2. Desenvolvimento motor.
3. Maturação psicomotora.
4. Desenvolvimento intelectual.

Quando analisamos retrospectivamente a linguagem infantil, notamos que os bebês desenvolvem-sse, aproximadamente, durante 9 a 12 meses antes que possam emitir as primeiras palavras munidas de intenção e sentido lógico. Durante este tempo ocorre uma série de eventos orgânicos e ambientais que antecedem e preparam a produção destas palavras. Neste sentido, as crianças crescem em um rico ambiente sonoro onde se sobressai e predomina a linguagem que futuramente adquirirão. Seu pequeno universo inclui uma série de interações com o ambiente, pais, irmãos e parentes, configurando bem ali, à sua frente, um legítimo caleidoscópio de sons, simbolismos e imagens. Durante estas interações elas percebem e identificam sequências específicas de sons que remetem, consistentemente, a uma lista de objetos ou ações correspondentes. O amadurecimento físico, por sua vez, lhes permite passar de meramente receptores passivos da estimulação ambiental a participantes ativos no seu ambiente. Elas já são capazes de estenderem-se em direção a objetos a fim de manipulá-los e, finalmente, engatinhar explorando e ampliando as suas fronteiras e, neste trajeto, modificando seu próprio meio. Sua tonicidade muscular melhora, permitindo-lhes controlar seus músculos faciais, sua postura e a sincronia respiratória indispensável às primeiras vocalizações. A laringe e as vias aéreas crescem possibilitando mudanças de ressonância e articulação de sons mais complexos.

Esses sinais de amadurecimento físico são paralelamente acompanhados por ganhos cognitivos. Os sons antes emitidos em combinações e entonações aleatórias e quase musicais (cumprindo objetivos não verbais) evoluem pouco a pouco a protótipos de linguagem auditivo-oral. Elas principiam a efetivamente lembrar e imitar os sons e ritmos da fala dos outros. Nesta fase os bebês estão adquirindo novos conhecimentos e experiências sobre seu meio, o que lhes fornece a munição necessária sobre o quê, como e quando falar. Eles já se lembram de pessoas, objetos e ações e começam a associá-los a palavras que as descreviam. Ao final do primeiro ano de vida, habilidades motoras, sensoriais e cognitivas unem-se para a produção de sons que se aproximam de palavras reais. Quando isto ocorre na presença de outros falantes, essa tentativa é efusivamente saudada pelos pais como um rudimento de linguagem oral. Este forte apoio social não somente encoraja as primeiras tentativas das crianças a comunicarem-se como também é fundamental em todo um processo contínuo e metódico de desenvolvimento adicional.

Esta breve sinopse ilustra quão fundamentais são as quatro funções apontadas por Meumann (1908) como agentes catalizadores indispensáveis no desenvolvimento da linguagem infantil. Assim, quando uma criança reúne estes pré-requisitos básicos (conteúdo intrínseco) e é devidamente estimulada (carga extrínseca), a linguagem evolui ao longo de três fases básicas:

1. Balbucio instintivo.
2. Reprodução voluntária de sons.
3. Compreensão da linguagem.

As mesmas habilidades motoras, sensoriais e cognitivas que apoiam e promovem o desenvolvimento da linguagem auditivo-oral provam-se também essenciais para a sua manutenção ao longo da vida. Um transtorno de funcionamento nessas áreas em virtude de doença ou traumatismo pode levar a uma estagnação ou mesmo um retrocesso desta forma de comunicação.

FILOGÊNESE DOS SENTIDOS

À medida que nos propusermos a entender a importância e influência dos sons no cotidiano e comportamento humano, parece-nos adequado recapitular aspectos básicos relacionados com a evolução filogenética dos sentidos. Dentre todos os nossos sentidos, acredita-se que provavelmente o olfato e a gustação representem os mais antigos filogeneticamente, surgindo quando prolongamentos protoplasmáticos de seres unicelulares começaram a interagir e a responder a estímulos químicos ambientais. O próximo sentido a se desenvolver foi o do tato, surgindo nos organismos pluricelulares como uma resposta a estímulos mecânicos, vibratórios e térmicos. A visão surge logo a seguir, quando os artrópodes e os insetos habilitam-se para a locomoção e o voo como uma função fundamental à orientação. A fim de coordenar a crescente complexidade e elaboração destes movimentos impôs-se o surgimento do senso de equilíbrio representado por meio dos canais semicirculares extremamente bem desenvolvidos dos primeiros vertebrados. Após a conquista da terra, todos os animais que vagavam no continente passaram a desenvolver o sentido da audição para que pudessem perceber e acautelarem-se de perigos iminentes.

Durante esta mesma época a laringe se desenvolveu como um esfíncter primitivo constritor e dilatador da via aérea. A postura anfíbia, em que os animais mantinham o corpo submerso e os olhos e narinas sobre a superfície, caracterizava uma transição da água para a terra. Os anfíbios traziam o ar para a cavidade oral simplesmente abaixando o assoalho da boca. Depois vedava as narinas e novamente erguiam o assoalho da boca, literalmente empurrando o ar em direção aos pulmões. Com o surgimento dos tetrápodes móveis que viviam no solo e nas árvores, o aumento da demanda de oxigênio deve ter levado ao surgimento do mecanismo diafragmático e de fole torácico para a inspiração do ar. Assim, com a evolução de deglutidores de ar primitivos para criaturas inspiradoras de ar, houve o desenvolvimento da laringe como um grupamento complexo de cartilagens, membranas e fibras elásticas sobre o vestíbulo traqueal. A epiglote surgiu posteriormente com o objetivo de cobrir essa abertura em répteis e, mais notoriamente, em mamíferos. Muito tempo mais tarde, a laringe começou a modificar-se a fim de adaptar a função superposta que era a fonação. Finalmente surgiu o homem que se habilitou não somente à fonação, mas principiou a articular sons tornando-os compreensíveis e assim criando a fala propriamente dita. Em relação a isso a linguagem humana é um acontecimento relativamente recente, não ultrapassando a um milhão de anos e coincidindo com o momento em que o *Pithecanthroupos erectus* diferenciou-se dos grandes primatas. Em verdade, filosoficamente, o homem tornou-se homem quando começou a falar. Esta sequência, estendendo-se ao longo de bilhões de anos, enfatiza quão filogeneticamente antigas são as funções sensoriais e expressivas. É claro que este tipo de linguagem encontra-se fundamentado no sentido da audição.

Traçando um paralelo ontogenético, um bebê é capaz de ouvir 1 ano antes de emitir o seu primeiro murmúrio intencional. Centenas de milhões de anos passaram-se antes que a função fonatória da laringe se desenvolvesse para emitir sinais acústicos. Houve ainda a necessidade de mais alguns milhões de anos para que o homem conseguisse moldar a fonação em uma forma de linguagem articulada. De uma forma semelhante, a criança necessita de mais de 1 ano para transformar seu balbucio instintivo em uma linguagem já mais ou menos articulada e compreensível. Resumindo, a audição veio primeiro e foi seguida pelas inflexões musicais da fonação, até que, finalmente, o gênio criativo do homem inventasse a linguagem.

Ciente disso, Richard Strauss dedicou uma de suas últimas obras – a maravilhosa ópera Capriccio – para ilustrar esta sequência:

O fenômeno conhecido por regressão funcional patológica reflete estes passos evolutivos em uma sequência inversa. Assim, as funções mais contemporaneamente adquiridas são as primeiras a serem perdidas. Como exemplo, no afásico poliglota os idiomas aprendidos mais recentemente são os primeiros a serem prejudicados. Já uma segunda língua aprendida na infância e a língua-mãe são afetadas posteriormente e sempre obedecendo esta mesma ordem inversa. Fatores emocionais também são capazes de perturbar facilmente a serenidade da coordenação linguística como é bem evidenciado no tremor vocal psicogênico do palestrante neófito ou nas disfemias (gagueira). Como discutimos anteriormente, a fonação é filogeneticamente bem mais antiga que a linguagem e, portanto, mais resistente a desarranjos funcionais que esta. Prova disso é que a disfonia psicogênica é uma condição bem mais rara que a disfemia psicogênica. Uma vez que o sexo feminino é mais predisposto às reações emocionais que o masculino, a afonia histérica é uma condição quase exclusiva das mulheres. Este fato é bem conhecido desde os tempos hipocráticos, quando se cunhou o termo histeria a partir da origem grega *hystera*, ou seja, útero. A fonação, por sua vez, é mais recente que o mecanismo esfincteriano da laringe, por conseguinte, a função expressiva laríngea é mais suscetível a desarranjos de ordem psicogênica que os mecanismos responsáveis pela sua ação reflexo-protetiva. Este conceito é bem ilustrado nas circunstâncias cercadas de traumas emocionais violentos, como aqueles ocorridos durantes combates quando há o surgimento de uma regressão marcada da personalidade ameaçada chegando ao extremo de dissociar o indivíduo do seu meio ambiente assemelhando-se em todos os sentidos à vida intrauterina, onde somente identificam-se as funções reflexas mais vitais. A audição é ainda mais antiga que a fonação e, portanto, menos suscetível à inibição de origem psicogênica. Com exceção do simulador auditivo, a hipoacusia psicogênica é bastante rara principalmente nos tempos de paz. O fato de o equilíbrio ser ainda mais antigo que a audição e, assim sendo, mais resistente do que esta, é bem ilustrado pela sua maior resistência, inclusive, às doenças orgânicas que costumam comprometer mais significativamente a função auditiva. Por outro lado, as psiconeuroses podem mimetizar em tudo os desequilíbrios orgânicos, porém, mesmo nestes casos, as respostas vestibulares, geralmente, mantêm-se intactas. Em nossa revisão da evolução filogenética dos sentidos notamos que a visão é ainda mais resistente que as funções ditas "jovens". Entretanto, quando um indivíduo experimenta uma crise profunda pode haver comprometimento global de todas as funções receptivas e expressivas. Nestas circunstâncias ele literalmente "se retira da realidade" para enclausurar-se dentro de si mesmo. Isso é verificado em combatentes sofrendo de neuroses de guerra quando se apresentam praticamente imóveis, cegos, surdos, mudos e incapazes de emitir um único som. Durante a recuperação estas funções retornam obedecendo exatamente esta ordem cronológica. Da mesma forma que a hipoacusia, a cegueira psicogênica é uma forma de recolhimento extremamente rara. Como ponto final de todas estas possibilidades de regressão, ou nos primórdios da evolução filogenética, situa-se o sentido do olfato. A anosmia psicogênica parece não existir uma vez que este sentido cumpre uma atribuição pouco relevante na comunicação.

Tal constatação poderia revelar certa ausência de importância nos sentidos do olfato e paladar em relação às funções mais recentemente adquiridas. Devemos, entretanto, lembrar que, se isto é verdade no que se refere à comunicação, carece de veracidade quando consideramos outras funções biológicas primárias. Dessa maneira, o conjunto de todas estas aquisições tem de ser necessariamente avaliado sob uma ótica evolucionista, onde as funções mais básicas configuram-se legítimas pontas-de-lança ao longo do processo desenvolvimentista. Assim, ao analisarmos uma forma de vida rudimentar, veremos que os sentidos do olfato e gustação (intrinsecamente relacionado com as funções de alimentação e procriação) talvez sejam mais relevantes à perpetuação desta espécie do que as "nobres" funções auditivas e visuais. Em outras palavras, a manutenção sustentada da vida alicerça e deflagra um processo de qualificação individual com o surgimento, aprimoramento e sobreposição de novas funções cada vez mais complexas e específicas. Estas novas funções, supérfluas para aquele nosso modelo animal, são progressivamente aperfeiçoadas e incorporadas a outros modelos já não mais cumprindo um papel "semiestético", mas agora como uma característica que o diferencia e o perpetua.

ANATOMIA COMPARADA DA AUDIÇÃO E FONAÇÃO

A comunicação é fator primordial para a inter-relação de inúmeros grupos animais. Essa capacidade tornou-se possível à medida que as exigências de sobrevivência no meio levaram ao surgimento e aperfeiçoamento de estruturas adaptadas à produção e captação de energia sonora. Milhares de anos de evolução tornaram indissolúvel essa troca de informações, a princípio rudimentar, mas responsável, em grande parte, pela perpetuação desses animais na biosfera. As estruturas responsáveis pela produção e captação sonora apresentam-se com ampla gama de variações através das espécies.

No que tange à captação de sons do ambiente, o momento crucial no refinamento do aparelho auditivo ocorre quando as formas de vida nascidas na água passam a habitar o meio terrestre. Assim, as ondas sonoras antes captadas através da vibração no meio aquático devem vencer a resistência de um meio distinto, o aéreo, para serem percebidas. Foi com o intuito de aprimorar esse processo que ocorreu a evolução desde estruturas puramente sensoriais nos seres aquáticos até aquelas com funções auditivas bastante mais elaboradas.

Entre os peixes, o sentido da audição é comprovadamente mais evoluído no grupo dos teleósteos, que inclui as carpas, bagres e dourados, e que possui estruturas auditivas algo semelhantes às dos tetrápodes. Esses peixes desenvolveram a chamada bexiga natatória que funciona como um hidrofone captante das ondas sonoras transmitidas pela água. A partir da porção anterior desse órgão surgem pares de ossos derivados das costelas, chamados ossículos Weberianos, que transmitem e amplificam as vibrações até o espaço perilinfático adjacente ao epitélio sensorial do sáculo, onde poderá ocorrer um dos primeiros rudimentos de audição. Através desse engenhoso mecanismo primitivo de transmissão da vibração sonora até um epitélio sensorial, mediante uma verdadeira ponte óssea, pode-se estabelecer analogia com a membrana timpânica e ossículos da orelha média encontrados nos tetrápodes. De outra sorte, outros peixes possuem uma comunicação entre a garganta e o meio externo chamada de espiráculo, além do osso hiomandibular que estão adjacentes ao ouvido interno e teriam participação na transmissão sonora desde o meio aquático. Teoricamente, durante o processo evolutivo o espiráculo deu lugar ao complexo orelha média/tuba auditiva e o osso hiomandibular modificou-se na columela encontrados a partir dos anfíbios.

Nos anfíbios encontramos a membrana timpânica na superfície externa da cabeça e um único osso na cavidade da orelha média chamado de columela. Já nos répteis mais primitivos, por exemplo, o lagarto, observa-se que a columela resta isoladamente comunicando o som até a orelha interna, não havendo mais participação dos ossos da mandíbula. Também se observa pequena depressão externa, a qual seria um esboço do meato acústico externo, em comparação ao encontrado nos vertebrados mais evoluídos.

Além de uma cóclea bem desenvolvida, os mamíferos como um todo apresentam particularidades também na orelha média. Nessa câmara encontram-se três ossículos típicos: o martelo, a bigorna e o estribo, cuja função básica é a de conduzir e ampliar em muitas vezes as vibrações captadas do meio aéreo. Muito se debateu acerca da origem filogenética de tais estruturas, até que um estudo conjunto entre anatomia comparada e paleontologia esclareceu a questão. Como já citado em relação aos répteis primitivos, estes apresentavam dois ossos formadores da articulação mandibular: o quadrado e o articular. Parece que os primeiros mamíferos desenvolveram outros ossos próprios para a articulação com o que tais elementos foram relegados para funções exclusivas na orelha média. O quadrado, conservando a ligação com o tímpano, tornou-se o martelo, já o articular aposto entre esse e o estribo modificou-se na bigorna. O maior estímulo para estas mudanças parece ter sido melhorar a audição a fim de capturar presas e escapar de predadores que não estivessem na linha direta de visão. Isto foi especialmente marcante para os primeiros mamíferos que sobreviveram, na era mesozoica, à tirania dos répteis, quando o comportamento noturno deu ênfase à percepção auditiva e olfatória.

Em relação à fonação, os peixes em geral não emitem sons por meio de aparelho específico. No entanto, alguns representantes mais evoluídos da ordem dos teleósteos, como o peixe roncador e o peixe tambor utilizam a bexiga natatória na produção sonora, que é posta em vibração através da contração rápida de músculos em seu interior. Aparentemente não se pode fazer comparação entre essa característica possivelmente fortuita e o desenvolvimento de órgãos e aparatos capazes da emissão de sons em ambiente aéreo que tiveram origem a partir de outros elementos.

A laringe primitiva surge originalmente nos primeiros anfíbios, à medida que estes representam uma evolução da vida aquática para terrestre. Entre larvas de anfíbios típicos ainda se fazem presentes brânquias e arcos branquiais como os encontrados em peixes, porém, estas estruturas involuem gradualmente ao longo da sua metamorfose, vindo a prevalecer, no animal adulto, a respiração pulmonar. Diversas espécies de rãs e sapos baseiam grande parcela dos seus rituais de acasalamento na produção de amplo repertório de sons. A emissão de voz é produzida pela vibração de pregas vocais presentes na câmara laringotraqueal pela passagem de ar entre elas. Apesar de morfologia semelhante entre ambos os sexos, a emissão de voz nos anuros é exclusiva aos machos.

Diferentemente dos anfíbios, deglutidores de ar, nos répteis a via aérea parece ter se especializado ainda mais na respiração pulmonar, mantendo-se agora permanentemente aberta à passagem de grandes quantidades de ar. Verifica-se também neste grupo animal a separação da primitiva câmara laringotraqueal anfíbia para laringe e traqueia individualizadas. Na laringe, além das cartilagens laterais oriundas dos anfíbios, desenvolve-se a cartilagem cricoide em forma de anel e pregas vocais típicas que, em raros lagartos, podem vibrar emitindo sons especializados. A despeito dessas diferenças anatômicas surgidas nos répteis durante a evolução a partir de uma linhagem anfíbia, não se verificam incrementos na produção sonora. Ao contrário, são raros os répteis dados à fonação e, quando o fazem, emitem sons classificados como silvos ou rugidos tal como observado no crocodilo macho.

A origem das aves remonta aos répteis primitivos, os chamados labirintodontes. Um ramo destes, os arcossauros, deu origem aos crocodilianos e às primeiras aves; outro ramo deu origem aos répteis sinápticos dos quais emergiram os mamíferos. Nesse processo evolutivo, o sistema respiratório das aves tomou um caminho levemente diferente daquele dos mamíferos. Com efeito, a laringe de aves guarda mais analogia com a dos répteis, especialmente os mudos, pois esta também não é dada à fonação. O canto, assim como gritos de chamado ou alerta tão característicos das aves, é produzido por um órgão algo comparável à laringe denominado de siringe. Tal estrutura exclusiva dessa classe animal está localizada no ponto de subdivisão da traqueia nos dois brônquios principais e varia morfologicamente entre as espécies, sendo mais predominante entre patos e gansos.

Os mamíferos divergiram dos répteis milhões de anos antes da linha de separação que originou as aves. Embora o sistema respiratório de aves e mamíferos seja semelhante, encontramos desenvolvimentos independentes quanto ao aparato fonador. Os mamíferos empregam a laringe com função não exclusivamente respiratória, mas também como caixa de voz. A despeito da variedade de sons que esta pode produzir, a laringe de mamíferos é um despretensioso aparelho sem grandes especializações em relação à sua filogenia. Assim como nos répteis, desenvolve-se a cartilagem epiglote anteriormente à glote que tem importante participação na deglutição obstruindo a via aérea, protegendo-a contra corpos estranhos. Também analogamente aos répteis crocodilianos, faz-se presente a cartilagem tireoide. A esse modelo básico acrescentam-se outras cartilagens relativamente insignificantes como a cuneiforme e corniculada em associação às aritenoides em espécies como homem e coelho. Esse arcabouço laringiano, tido como o mais complexo entre as classes animais, abriga duas pregas musculares, estendendo-se da cartilagem tireoide às aritenoides desempenhando o papel precípuo da vocalização, as chamadas pregas vocais verdadeiras. Músculos intrínsecos da laringe organizam a tensão necessária nestas pregas, repercutindo no grau de frequência a que vibrarão pela ação do fluxo aéreo.

CIRCUITO ELETROACÚSTICO DA COMUNICAÇÃO HUMANA

A fim de que a linguagem auditivo-oral se processe adequadamente, impõe-se o pleno desenvolvimento das funções auditivas e fonatórias. Durante a nossa revisão de anatomia comparada notamos que várias espécies animais apresentam estruturas receptoras e produtoras de sons até mais desenvolvidas que as do homem. Ainda assim, a capacidade humana de se comunicar excede flagrantemente a de qualquer outra espécie animal. Ocorre que, apesar de o aparelho auditivo e de o aparato fonador serem as colunas de sustentação da estrutura linguística, uma série de outros centros de associações cognitivas desempenha um papel maiúsculo na viabilização do chamado circuito eletroacústico da comunicação humana. Neste sentido cabe ressaltar que de nada adiantaria a existência de polos auditivos e fonatórios extremamente bem desenvolvidos se estes não fossem habilmente integrados por uma função ainda maior. Dentre todas as espécies animais, é no homem que esta função atinge seu "estado da arte" particularmente graças a um cérebro extremamente bem desenvolvido. Em nenhuma outra espécie as informações recebidas ou repassadas recebem um tratamento tão especial e diferenciado como no homem. Somente aqui este fluxo contínuo de informações será tão minuciosamente analisado por legítimas malhas neuronais, decomposto às suas formas mais básicas e, a seguir, modulado pela inteligência e pelas emoções.

Uma mensagem acústica é recebida nas circunvoluções do pavilhão auricular, concentrada no meato acústico externo percorrendo, a partir dali, toda a extensão do conduto auditivo externo (2,5 cm) até encontrar, no seu limite medial, a membrana timpânica. Posta em vibração, a membrana timpânica movimenta sincronicamente toda a cadeia ossicular: martelo, bigorna e estribo. A principal função do sistema tímpano-ossicular é a de transmitir a onda sonora de um meio com baixa impedância (ar) para um meio de alta impedância (fluído), com a menor perda de energia possível. Esta vibração é, então, transferida via platina do estribo para o interior da cóclea (rampa vestibular) e ali, mais especificamente nas células ciliadas do órgão de Corti, finalmente transduzida em sinais elétricos. Dependendo da intensidade do sinal, este deflagrará um potencial de ação nas fibras do nervo coclear localizadas junto à base das células ciliadas. A mensagem já devidamente codificada em energia elétrica propaga-se, então, pelas vias auditivas percorrendo sucessivamente as sinapses dos núcleos cocleares, complexo olivar superior (onde parte das fibras já cruza a linha média), núcleo do lemnisco lateral, colículo inferior, corpo geniculado medial e radiação auditiva até encontrar a área auditiva primária (AAP) já no córtex temporal. Nesta região os sinais elétricos são, pela primeira vez, conscientemente percebidos como sensações sonoras, configurando o chamado primeiro nível de audição. Da área auditiva primária, estes sinais são imediatamente remetidos à área auditiva secundária (AAS), ainda no lobo temporal, onde o som, anteriormente percebido como sensação sonora, é decodificado e discriminado (no chamado segundo nível de audição). É importante que se enfatize que, neste âmbito, os conceitos de discriminação auditiva e compreensão da linguagem diferem sensivelmente uma vez que a capacidade de discriminar um som não implica, necessariamente, na compreensão do seu conteúdo intrínseco. Por exemplo, se nos for enviada uma mensagem sonora em português, após a sua transdução, primeiramente perceberemos a sensação sonora correspondente, posteriormente discriminamos esta sensação para só então, lastreados pela nossa sólida bagagem cultural nesta língua, compreendermos efetivamente o significado desta mensagem. Se, por outro lado, a língua chinesa for a empregada, continuaremos transduzindo, percebendo e discriminando este som, mas infelizmente para quem não desenvolveu essa linguagem a ausência de um *background* específico inviabiliza completamente a sua compreensão.

Assim, a verdadeira compreensão e elaboração da linguagem ocorrerão a nível cortical em um rico ambiente de associações psicointelectuais repleto de experiências prévias, ideias, conceitos e conhecimentos: a mente humana.

Os processos mentais, inicialmente, se desenvolvem no plano abstrato para então, posteriormente, ganharem forma materializando-se por meio de expressões, emoções ou ações concretas. Durante o seu desenvolvimento, o indivíduo vai adquirindo e acumulando conceitos e, ao mesmo tempo, aprendendo os símbolos sonoros relacionados com esses conceitos. Pouco a pouco vai acrescentando informações na esfera psicointelectual, bem como na sua capacidade de simbolização, resultando, daí, a criação de uma linguagem interior – seus pensamentos, suas ideias.

Para poder verbalizar estas ideias e pensamentos ou, em outras palavras, se comunicar com desenvoltura por meio da linguagem auditivo-oral, a criança, depois de formular estes conceitos e já conhecendo os símbolos sonoros que os representam, deverá associar cada ideia com um símbolo sonoro específico e correspondente. Esta associação ocorre em uma região do córtex frontal conhecida como área de Broca.

Toda esta associação ainda se desenvolve em um plano abstrato, podendo, a partir daí, ser descartada, armazenada na memória, transcrita ou verbalizada. A fim de efetivar a verbalização, todo aquele processo de associação desenvolvido na área de Broca é, agora, enviado ao córtex motor analogamente a uma matriz industrial que, depois de confeccionada, é remetida à sua respectiva linha de montagem. O córtex motor (ou área de realização da linguagem) encarrega-se de enviar impulsos elétricos que viajam através das vias motoras, a fim de deflagrar uma reação em cadeia nos chamados efetores periféricos.

Os pulmões, o diafragma e a caixa torácica constituem o fole do aparato fonador e, quando pressionados, emitem uma coluna aérea na fase expiratória da respiração que é modificada durante seu trajeto ascendente. Esta coluna é entrecortada na região glótica da laringe por uma série de movimentos laterolaterais das pregas vocais, elementos vibradores que interrompem periodicamente a passagem do ar com a consequente emissão de um som fundamental ou voz. Este som será modificado nas câmaras de ressonância da via aérea (hipo, oro e rinofaringe, cavidade oral, fossas nasais e seios paranasais) acrescentando ou desprezando certos harmônicos até que adquira um timbre característico. A voz assim enriquecida chega aos articuladores orais (lábios, língua, dentes, palato) onde será decomposta nos fonemas da fala que adquirem significados específicos quando combinados: as palavras. O resultado de todo este processo (que por mais complexo que pareça pode ser executado em alguns poucos milissegundos!) é a emissão no ar de uma nova mensagem acústica fechando, dessa maneira, o circuito entre os dois interlocutores.

O circuito eletroacústico da comunicação humana é assim denominado por apresentar um braço elétrico – representado pelo sistema nervoso, suas conexões e sinapses – e um braço acústico – relacionado basicamente ao meio ambiente. A interrupção desse circuito, em qualquer uma das suas várias estações, determinará transtornos de naturezas diversas, cujas consequências, entretanto, se assemelham: os distúrbios da comunicação.

SURDEZ

Aspectos Gerais

Dentre todos os distúrbios da comunicação, a surdez é o de maior prevalência, uma vez que 60% destes distúrbios (sejam eles maiores ou menores) relacionam-se, direta ou indiretamente, com problemas auditivos. A surdez pode ser definida como a perda ou diminuição considerável do sentido da audição. Sem a audição o homem se vê privado de perceber os sons da vida, adquirir espontaneamente a linguagem e desenvolver o pensamento abstrato. Vê-se, também, limitado na recepção e transmissão de conhecimentos.

> *"Os problemas da surdez são mais profundos e complexos, mais importantes, talvez, dos que os da cegueira. A surdez é um infortúnio muito maior. Representa a perda do estímulo mais vital – o som da voz – que veicula a linguagem, agita os pensamentos e nos mantém na companhia intelectual do homem."*
> *Hellen Keller*

Essas são as palavras de Hellen Keller, uma americana nascida em 1880 que, aos 19 meses, ficou privada da visão e audição. Ainda assim, desenvolveu-se intelectualmente até o ponto de notabilizar-se literariamente publicando várias obras enfatizando especialmente os problemas enfrentados pelos deficientes. É curioso que esta personagem maiúscula da luta contra os preconceitos aos deficientes físicos insira a surdez, à frente da cegueira, na lista dos *handicaps* sensoriais mais limitantes. É claro que a deficiência visual é um problema pessoal, familiar e social seríssimo. Também é claro que todas as repercussões negativas advindas da cegueira são parcialmente entendidas pela sociedade que reconhece no cego um indivíduo qualificado intelectualmente, mas que precisa de auxílio a fim de desenvolver plenamente as suas potencialidades. Assim o deficiente visual, de maneira geral, desenvolve um *feedback* positivo com a sociedade, despertando nos que o cercam reações de empatia e uma dispensável dose de pena. Ele, por sua vez, pelo caráter da sua deficiência, responde aproximando-se das outras pessoas e objetos. Interage com o seu meio ouvindo, falando, sentindo aromas e sabores, discriminando texturas e percebendo movimentos. Dessa forma, apesar da sua terrível privação, mais facilmente desenvolve e difunde seus talentos encaixando-se com os necessários ajustes à engrenagem social. Como prova disso, vários são os exemplos de indivíduos naticegos que conseguiram desenvolver extraordinárias capacidades profissionais nas letras, na música ou na política desempenhando papéis sociais de alta relevância.

O surdo, por sua vez, enfrenta mais dificuldades uma vez que esta deficiência impede, limita ou aborta as suas habilidades linguísticas. Como discutimos anteriormente, a audição é o elemento fundamental da comunicação humana é tão importante para a educação formal e o desenvolvimento global da criança, que sua falta é devastadora. Ela é necessária para a aquisição da linguagem e da fala, para o reconhecimento dos sons, interiorização de conceitos e abstração de ideias.

Curiosamente estas "qualidades" conferidas pela audição são muito pouco lembradas no momento em que se discute o impacto causado pela perda auditiva. Talvez uma das razões para a banalização da importância da audição advenha da transferência do modelo de acumulação e transmissão do conhecimento verificada com o desenvolvimento da escrita. Previamente ao surgimento das primeiras inscrições pictográficas, a cultura, o conhecimento e as tradições das comunidades primitivas eram transferidas indivíduo a indivíduo e através das gerações pela linguagem auditivo-oral por mais rudimentar que esta fosse. O desenvolvimento e o aperfeiçoamento da escrita ao longo das suas três fases clássicas (pictogramas, ideogramas e fonogramas) transformou esta forma de comunicação no principal vetor na transmissão do conhecimento. Várias razões concorreram para tanto: a fala se desenrola no tempo e desaparece enquanto a escrita tem como suporte o espaço que a conserva; ambas podem ser interpretadas, mas a escrita, pelo seu caráter eminentemente documental sendo, pois, um código de comunicação do segundo grau, é bem menos corrompível que a linguagem oral – que é do primeiro grau.

Assim, por vários séculos, a visão assume a linha de frente no processo de difusão cultural da grande maioria das sociedades, cabendo à função auditiva um papel mais secundário, um coadjuvante de luxo, ao longo deste processo. Exceções obviamente ,existem, normalmente refletindo características e habilidades individuais como formas de linguagem alternativas, linguagem de sinais, método Braille etc.

Esta transferência de planos é sutil, pouco percebida e, certamente, nunca definitiva. Como já discutido anteriormente, a valorização de um ou outro sentido será sempre influenciada pelo momento cultural e tecnológico vivido por uma determinada comunidade.

IMPACTO PSICOSSOCIAL DA SURDEZ – ENFOQUE HISTÓRICO

Para termos uma ideia dos potenciais problemas a serem enfrentados pela criança portadora de deficiência auditiva e entender as possíveis repercussões no futuro intelectual e afetivo desta criança, podemos nos reportar a Arthur Boothray (1982) que, em seu livro "Deficiência Auditiva em Crianças", enumera 10 questões principais:

1. *Problema perceptual:* a criança não pode identificar objetos e eventos pelos sons que produzem.
2. *Problemas de fala:* as crianças não aprendem a conexão entre os movimentos, seus mecanismos de fala e os sons resultantes. Consequentemente, não adquirem controle da fala.
3. *Problemas de comunicação:* não podem expressar pensamentos para outras pessoas, exceto por gestos ou atos concretos; não podem entender o que outras pessoas dizem e não podem participar das trocas de conversação.
4. *Problemas cognitivos:* crianças com linguagem tem acesso ao seu mundo por meio da mente de outras pessoas por intermédio de ideias abstratas e informações sobre tempos e lugares distantes. Crianças sem linguagem aprendem sobre seu mundo apenas o concreto, o aqui e agora.
5. *Problemas sociais:* crianças com deficiência auditiva têm dificuldades em desenvolver comportamentos adequados para com as outras pessoas. Quando pequenos, não escutam a voz que indica um estado emocional ou sinais que indiquem a presença e atitude dos pais. Mais tarde não conseguem entender as regras sociais explicadas.

6. *Problemas emocionais:* incapazes de satisfazer suas necessidades com a linguagem falada, muitas vezes se tornam confusas e desenvolvem uma autoimagem pobre.
7. *Problemas educacionais:* crianças sem linguagem obtém um benefício mínimo das experiências educacionais.
8. *Problema intelectual:* estas crianças serão deficientes em conhecimentos gerais e competência para a linguagem, aspectos incluídos em uma ampla definição de inteligência.
9. *Problema vocacional:* tendo falhas na habilidade verbal, conhecimentos gerais, treino acadêmico e habilidades sociais, as crianças com deficiência auditiva alcançarão a idade adulta com possibilidades severamente limitadas no mercado de trabalho.

Como se não bastasse, à medida que a criança cresce, podem aparecer comprometimentos de todas estas esferas, ressaltando-se aspectos psicológicos complicados pela angústia familiar de possuir um filho surdo. Regra geral, os pais procuram dissimular frente às circunstâncias a deficiência do filho, favorecendo, assim, o desenvolvimento de uma atitude antissocial que, certamente, mais tarde levará a criança a afastar-se do convívio de pessoas normo-ouvintes. Desse modo cria-se um círculo vicioso em que o surdo revida o ultraje tornando-se intratável, justificando, assim, uma das leis de Bergson: "A insociabilidade somada à insensibilidade do espectador propicia o clima essencial ao ridículo". Entretanto, o contrário é que seria de se esperar, pois, como o próprio Bergson observa, "basta que tapemos os ouvidos ao som da música, num salão onde se dança, para que os dançarinos logo nos pareçam ridículos".

Esta mútua agressão conduz a uma atitude bilateral de segregação pela qual o surdo rejeita a sociedade e esta, por sua vez, rejeita o surdo.

As repercussões da flagrante indisposição surdo/sociedade são seculares e podem ser detectadas por meio de uma verificação atenta da história, senão vejamos:

- Os normo-ouvintes na antiguidade greco-romana consideravam que, para fins legais, tanto os surdos como os deficientes mentais não eram seres humanos competentes. Esta conclusão decorre do pressuposto de que o pensamento não podia se desenvolver sem uma linguagem estruturada e que esta dependia da existência da fala. Uma vez que a fala não se desenvolvia sem a audição, quem não ouvia, não falava e não pensava, não podendo receber ensinamentos e, portanto, aprender.
- Aristóteles e, posteriormente, Plínio, o Velho, relacionaram a surdez congênita com a mudez sem, contudo, chegarem a defini-la. O próprio Aristóteles era de opinião de que o surdo era menos capaz de instruir-se do que o cego.
- No século VI a.C., a lei Mosaica do Código da Felicidade exortava as pessoas a não castigarem os surdos, já que se acreditava que a surdez era um desejo do Senhor e, por si só, já se constituía num castigo. Quatro séculos depois (II a.C.), os rabinos do Talmud classificavam os surdos junto aos deficientes mentais e crianças.
- Jeremias, que é considerado o mais minucioso dos profetas, nem sequer considerou o problema dos surdos.
- O Código Justiniano (século VI d.C.) excluía o surdo e o deficiente mental dos direitos e obrigações dos cidadãos, embora fizessem a distinção entre os surdos pré e pós-linguais. Não proibia o casamento dos surdos, mas negava-lhes o direito da primogenitura.
- Também a Igreja Cristã olhava com desdém as capacidades intelectuais dos surdos, embora permitisse o casamento em cerimônia realizada na linguagem dos sinais.

Como se observa desde os tempos imemoriais, o surdo é tomado erroneamente como um ser de intelectualidade inferior e, por isso, via alterados os seus direitos de cidadão.

O primeiro sinal de mudança dessa conceituação foi dado pelo bispo John, de York, no século VII d.C., que conseguiu ensinar um jovem surdo a falar inteligivelmente, conquanto o fato tivesse sido tomado como milagre. A partir da segunda metade da idade média é que, realmente, esta situação começou a se transformar, graças ao trabalho de Girolamo Cardamo, que propunha um ensino especial para os surdos. Estas ideias ganharam impulso, em parte, em virtude da liberação das forças humanística da Renascença.

Em 1555, Ponce de Leon (apoiado pelos interesses das famílias nobres de que seus descendentes surdos pudessem ter acesso ao direito de herança) iniciou a educação oral a crianças surdas em um convento em Valladolid, na Espanha, ensinando-as a falar, ler e escrever. Em 1620, Juan Pablo Bonet aproveitou-se da testemunha viva de alguns nobres surdos (da família Velasco) que haviam sido alunos de Ponce de León para tentar reproduzir o seu método. Publica um livro neste mesmo ano no qual se apresenta como inventor da arte de ensinar o surdo a falar.

A partir de então, a discriminação sofrida pelos deficientes auditivos foi sendo progressivamente substituída pela compreensão e o respeito graças aos esforços e às conquistas de educadores, familiares e, principalmente, da própria comunidade surda. Neste sentido, o magnífico trabalho desenvolvido por alguns deficientes auditivos colaborara decisivamente no resgate da dignidade pessoal e profissional do surdo. Inscrevem-se nesta relação personagens da grandeza de Thomas Alva Edison, Francisco José Goya e Lucientes, Vincent Van Gogh, Jonathan Swift, Camilo Castelo Branco, Gabriel Urbain Fauré, Bedrich Smetana e, talvez o maior de todos, Ludwig van Beethoven. Estes gênios da ciência, das artes plásticas, das letras e da música aliam-se a outros deficientes para provar que o esforço, a obstinação e, principalmente, o talento são valores que habitam patamares muito mais elevados do que o preconceito.

A batalha travada pelos deficientes físicos contra a discriminação e o preconceito tem acumulado uma série de vitórias, porém, está longe de estar completamente ganha. Resquícios de uma lógica subvertida e perversa ainda hoje atormentam a vida destes seres humanos, criando-lhes dificuldades e negando-lhes direitos fundamentais.

BIBLIOGRAFIA

Alpiner JG, McCarthy PA, editors. Rehabilitative Audiology: children and adults. 3rd ed. Philadelphia: Lippincott, Williams and Wilkins; 2000.

ASHA (American Speech-Language-Hearing Association). Hearing loss and hearing aid use in United States: highlights of the National Center for Health Statistics' report prevalence and characteristics of persons with hearing trouble: United States,

1990-1991. Communication facts. Rockville, MD: American Speech-Language-Hearing Association, 1995.
ASHA (American Speech-Language-Hearing Association) Scope of practice in audiology. ASHA 1996;38(suppl 16):12-5.
ASHA (American Speech-Language-Hearing Association). Hearing loss: terminology and classification. ASHA Suppl 1998;40:22-3.
Boone DR, Plante E. Comunicação humana e seus distúrbios. 2. ed. Porto Alegre: Artes Médicas; 1994.
Boothray A. Hearing impairment in young children. Englewood Chiffs: Prentice Hall Inc; 1982.
Boyle JP, Hull RH. Eletromyographic responses in infants after auditory stimulation. Percept Mot Skills 1976;42:721-2.
Brechtelsbauer DA. Adult hearing loss. Prim Care 1990:17:249-66.
Costa SS, Souza M, Silva DB. Anatomia comparada dos órgãos da audição e sua filogenia. RBM-ORL 1996;3(3):135-43.
Cruz OLM, Alvarenga EHL, Costa SS. Doenças infecciosas da orelha interna 1999. In: Cruz OLM, Costa SS, editors. Otologia: princípios e prática. Rio de Janeiro: Revinter; 1999.
Dickenson B. Listen up-while you still can. Hear Rev 1998;5:67.
Dubois J, Mathee G, Guespin L, Marchese C, Marchese JB, Melvel JP. Dicionário de linguística. 2. ed. Rio de Janeiro: Cultrix; 1983.
Frai TJ. Avaliação da audição. Clin Otorrinol Norte Am 1981;28(4):787-92.
Garstecki DC, Erler SF. Hearing care providers and individuals with impaired hearing: continuing and new relationships in the new millennium. In: Alpiner JG, McCarthy PA, editors. Reabilitative audiology children and adults. 3rd ed. Philadelphia: Lippincott, Williams and Wilkins; 2000.
Gerkin JP, Nothern JL. New technology in infant hearing acreening. Otolaryngol Clin North Am 1989;22:75-87.
Kainz F. Psychologie der sprache. 2nd ed. Stuttgart: Enke; 1956.
Kent GC. Comparative anatomy of the vertebrate. Saint Louis: CV Mosby Co.; 1974.
Lazmar A, Cruz AC, Návega RAB. Temas de Audiologia I. São Paulo: Pfizer SA; 1983.
Luchsinger R, Arnold GE. Voice, speech and language. 2nd ed. Belmont: Wadsworth Publishing Company; 1965.
Meumann E. Die Entstehung der ersten wortbedeutungen beim kinde. Leipzig: Engelmann; 1908.
Moura MC, Lodi ACB, Harrison KMP. História e educação: o surdo, a oralidade e o uso dos sinais. In Lopes Filho O, editor. Tratado de Fonoaudiologia. São Paulo: Roca; 1997.
National Institute on Deafness and Other Communication Disorders. (Cited in Prevalence of communication disorders among children in the United States. In: Communication facts. Rockville, MD: American Speech-Language-Hearing Association, 1996).
Oliveira JAA, Oliveira MFO. Circuito eletroacústico da comunicação humana. In: Costa SS, Cruz OLM, Oliveira JAA, editors. Otorrinolaringologia princípios e prática. Porto Alegre: Artes Médicas; 1994.
Pontes P, Behlau M. Disfonias Funcionais. In: Costa SS, Cruz OLM, Oliveira JAA, editors. Otorrinolaringologia princípios e prática. Porto Alegre: Artes Médicas; 1994.
Romer AS, Parsons TS. Anatomia comparada dos vertebrados. São Paulo: Ed. Atheneu; 1985.
Sheldon WH. The varieties of human physique. New York: Harper; 1940.
Sousa LCA, Piza MRT, Costa SS, Andrade MJ, Jaeger WL. surdez infantil: diagnóstico precoce e casuística da Fundação Paparella. Rev Bras Otorrinol 1996;62(1):9-14.
Strickberger MW. Evolution. St. Louis: Jones and Bartlett Publishers; 1989.
Walker WF. Functional anatomy of the vertebrates. 2nd ed. Philadelphia: WB Saunders; 1987.
Webster D, Webster M. Comparative vertebrate morphology. New York: Academic Press Inc.; 1984.
World Health Organization. International classification of impairments, disabilities and handicaps: a manual of classification relating to the consequence of disease. Geneva: World Health Organization, 1980.
World Health Organization. International classification of impairments, disabilities and handicaps-2: a manual of dimensions of disablement and functioning (beta 1 draft for field trials). Geneva: World Health Organization, 1997.

CAPÍTULO 2

LINHA DO TEMPO DA HISTÓRIA DA OTOLOGIA

Ricardo Ferreira Bento

CONHECER O PASSADO É O PRIMEIRO CAMINHO PARA O FUTURO!

Neste livro vamos falar do presente e do futuro da Otologia, sobre as doenças que causam surdez e seus tratamentos, infecções e tumores da orelha e seu tratamento. A medicina é cíclica e, às vezes, algo que parece novo e genial já era conhecido ou praticado há séculos atrás. Para simplificar este conhecimento vamos publicar aqui uma linha do tempo dos principais acontecimentos da Otologia na história da humanidade, destacando acontecimentos no Brasil e em nossa Faculdade de Medicina da USP. Desculpamo-nos de alguma omissão, porém, em história, sempre se corre este risco.

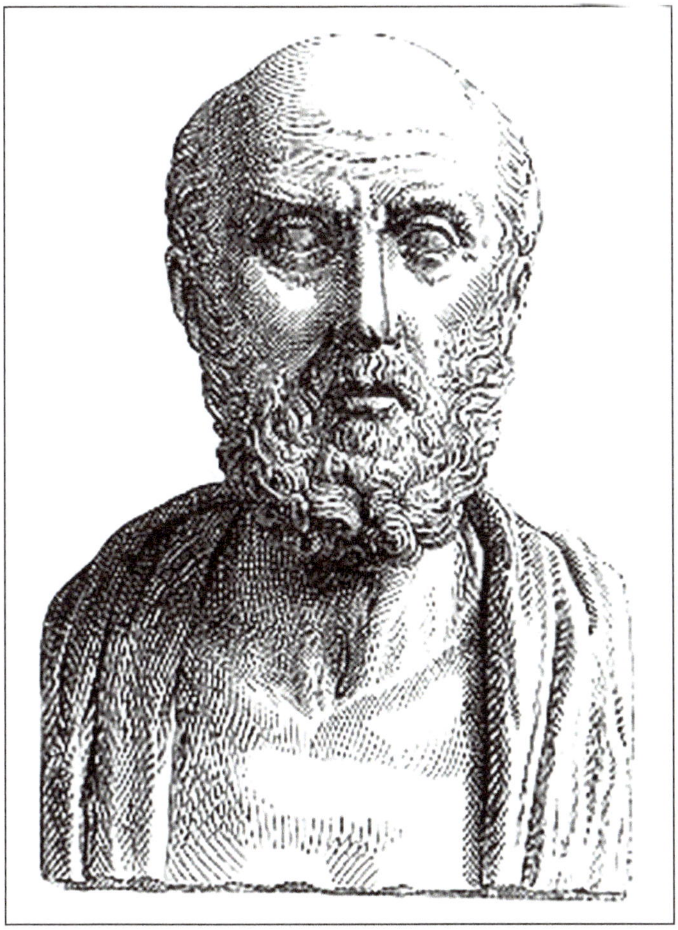

Fig. 2-1. Hipócrates. (Fonte: https://commons.wikimedia.org/wiki/File:Hippocrates.jpg.)

Desde os primórdios da humanidade já se convivia com os problemas otológicos.

- XVIII a.C. – Moisés – Não se deve ofender aos surdos nem colocar obstáculos aos cegos – Levítico, 19, 14.
- 1033-975 – Rei Salomão aconselhava seu povo: "Falem por aqueles que não podem falar e protejam a estes abandonados".
- V a.C – É escrito o Talmud, onde se lê "Não equipares o surdo e o mudo na categoria dos idiotas ou daqueles indivíduos de irresponsabilidade moral, porque podem ser instruídos e serem feitos inteligentes".
- IV a.C – Hipócrates afirmou que os surdos mudos não podiam falar, pois a palavra dependia do controle e da motilidade da língua. Não intuía a correlação entre a linguagem e a audição (Fig. 2-1).
- IV a.C. – Galeno descreveu o labirinto (Fig. 2-2).

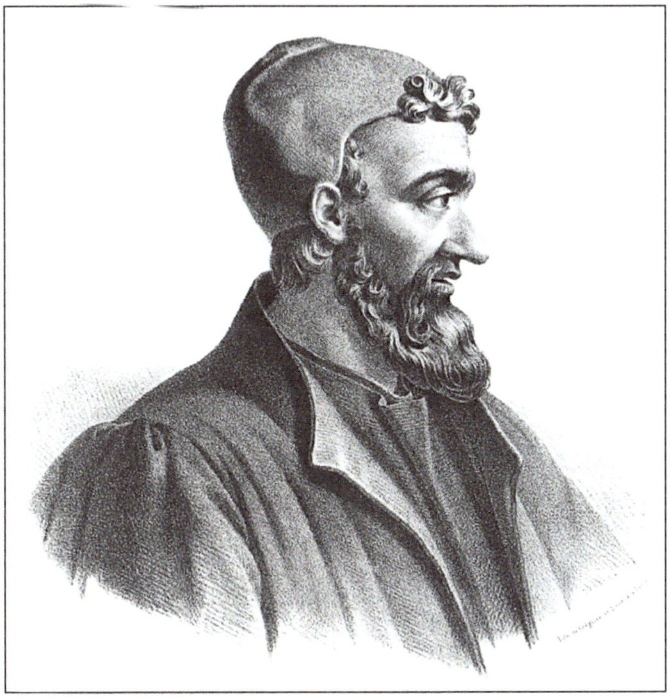

Fig. 2-2. Galeno. (Fonte: https://pt.wikipedia.org/wiki/Cl%C3%A1udio_Galeno#/media/Ficheiro:Galen_detail.jpg.)

- 384 a.C. – Aristóteles foi o primeiro que supôs que a surdez tinha relação com a mudez e com os distúrbios de linguagem, e no seu livro "História dos Animais" vol. 2 livro 4 cap. 9 página 829, disse: "Aqueles que por nascimento são mudos, também são surdos, eles podem emitir vozes, mas não podem falar palavra alguma (Fig. 2-3).
- Em Esparta e Atenas os surdos-mudos eram sacrificados.
- Na Idade Média, os surdos-mudos eram considerados bruxos e impossíveis de serem educados.
- 1520 – Pedro Ponce de Leon educou um surdo em linguagem oral demonstrando para a nobreza em um convento em Valladolid (Fig. 2-4).
- 1543 – Vesalius em *Humanis corporis* descreveu as janelas labirínticas e os ossículos da orelha média.
- 1551 – Girolamo Cardano, médico, filósofo e matemático italiano escreveu em *De Subtilitate* sobre a condução óssea do som e como ele poderia ser transmitido ao ouvido por meio de um cabo de uma lança segura entre os dentes.
- 1562 – Eustáquio publicou o livro *Auditus Organis* com uma descrição detalhada do ouvido e descreve a tuba auditiva (Fig. 2-5).
- 1573 – Coiter descreveu a função dos ossículos.
- 1588 – Giovanni Battista Porta, médico, cientista e criptógrafo italiano, descreveu algumas próteses auditivas rudimentares no seu livro *Magia Naturalis*. Eram feitas de madeira e esculpidas como orelhas de animais conhecidos por terem audição muito apurada.
- 1616 – Giovanni Bonifácio publicou o primeiro livro de linguagem de sinais.
- 1620 – Juan Pablo Bonet publicou um livro sobre educação de surdos que depois foi estendido a vários países.

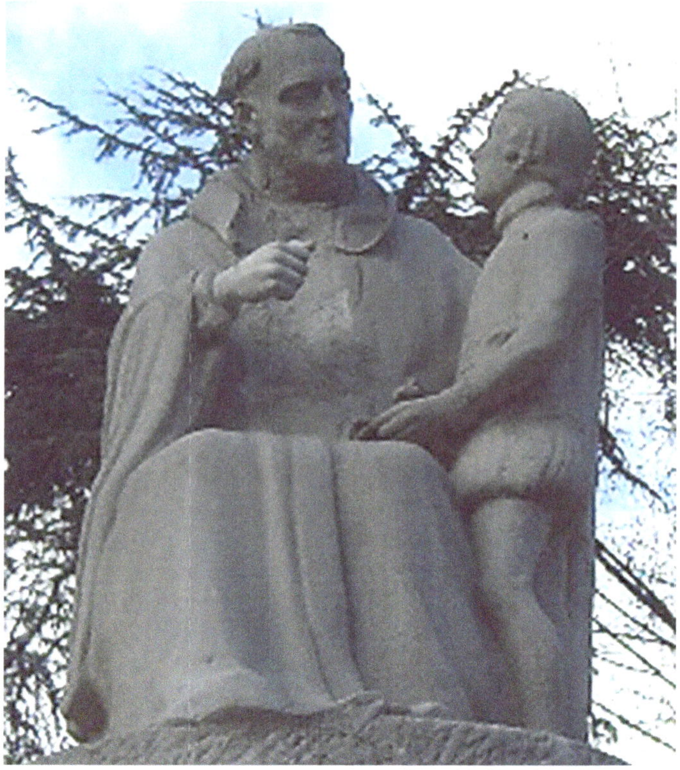

Fig. 2-4. Pedro Ponce de Leon. (Fonte: https://pt.wikipedia.org/wiki/Pedro_Ponce_de_Le%C3%B3n.)

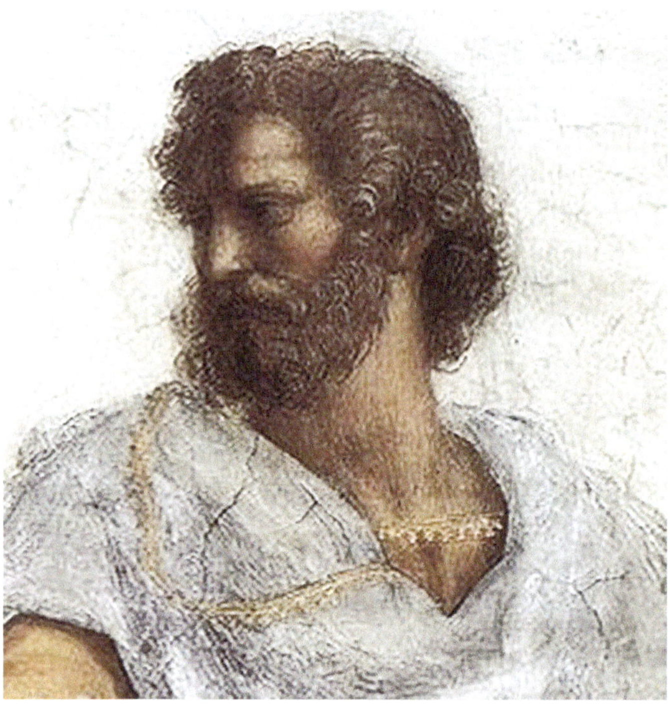

Fig. 2-3. Aristóteles. (Fonte: https://pt.wikipedia.org/wiki/Arist%C3%B3teles#/media/Ficheiro:Sanzio_01_Plato_Aristotle.jpg.)

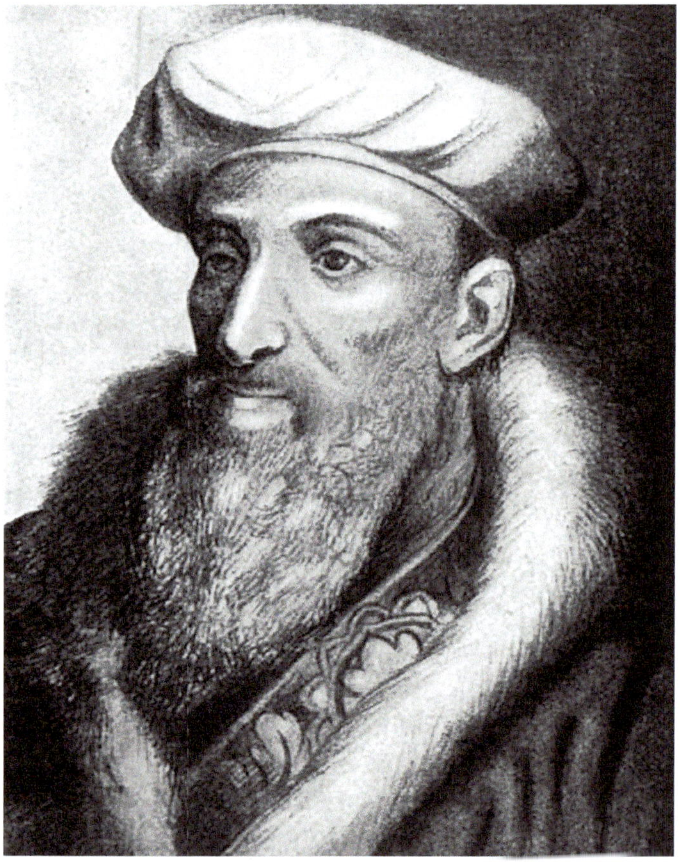

Fig. 2-5. Eustáquio. (Fonte: https://pt.wikipedia.org/wiki/Bartolomeo_Eustachi#/media/Ficheiro:Bartolomeus_Eustachius.jpg.)

- 1640 – Marcus Banzer foi o primeiro a tentar usar um substituto artificial para a membrana timpânica em seu livro *De Auditione Laesa*.
- 1648 – Duverney publicou o clássico – *Tratado do Órgão da Audição, onde* descrevia pela primeira vez o colesteatoma (Fig. 2-6).
- 1649 – Riolanos descreveu a técnica de uma mastoidectomia.
- 1650 – Athanasius Kircher, professor alemão incluiu uma detalhada discussão sobre trompetas no livro *Musurgia Universalis*.
- 1657 – *Sir* Samuel Moreland inventou uma grande trompeta. Tinha 80 cm de comprimento e era feita de vidro, 11 polegadas do lado da entrada do som e 2 polegadas do lado da saída. O modelo seguinte foi feito de bronze e depois em cobre com 2 metros de comprimento (Fig. 2-7).
- 1736 – Jean Louis Petit – primeira mastoidectomia para drenagem do osso esponjoso com sucesso.
- 1755 – Início da educação para surdos com mímica realizada pelo abade L'Epée na primeira escola pública de educação de surdos de Paris (Fig. 2-8).

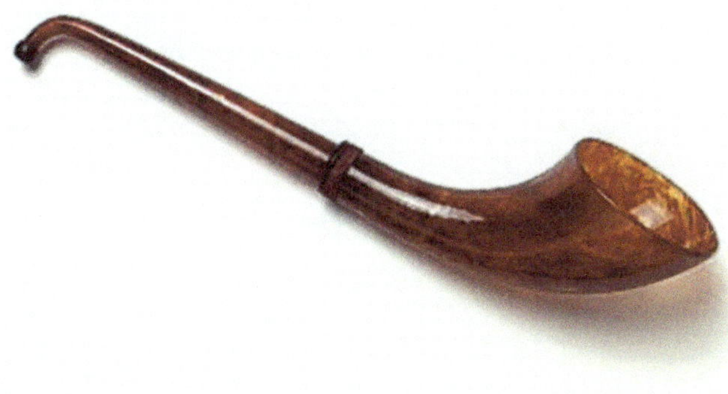

Fig. 2-7. Trompeta de ouvido. (Fonte: autor.)

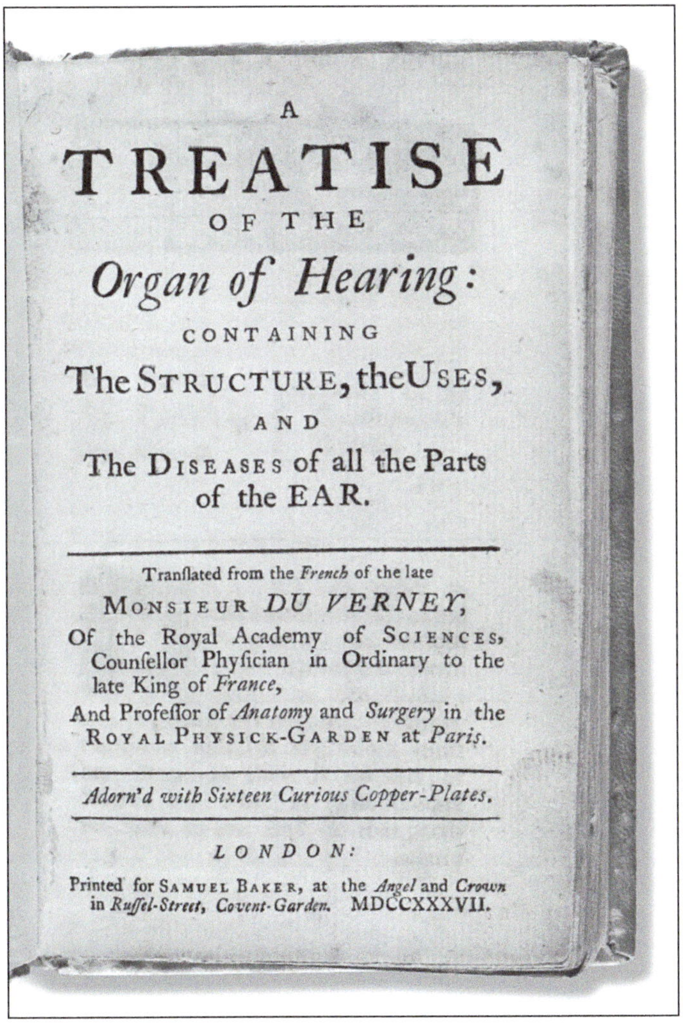

A TREATISE OF THE *Organ of Hearing:* CONTAINING The STRUCTURE, the USES, AND The DISEASES of all the Parts of the EAR.

Tranflated from the *French* of the late MONSIEUR *DU VERNEY*, Of the Royal Academy of SCIENCES, Counfellor Phyfician in Ordinary to the late King of *France*, And Profeffor of *Anatomy* and *Surgery* in the ROYAL PHYSICK-GARDEN at *Paris*.

Adorn'd with Sixteen Curious Copper-Plates.

LONDON: Printed for SAMUEL BAKER, at the *Angel* and *Crown* in *Ruffel-Street, Covent-Garden*. MDCCXXXVII.

Fig. 2-6. Tratado do Órgão da Audição. (Fonte: https://archive.org/details/treatiseoforgano00duve/page/n5/mode/2up.)

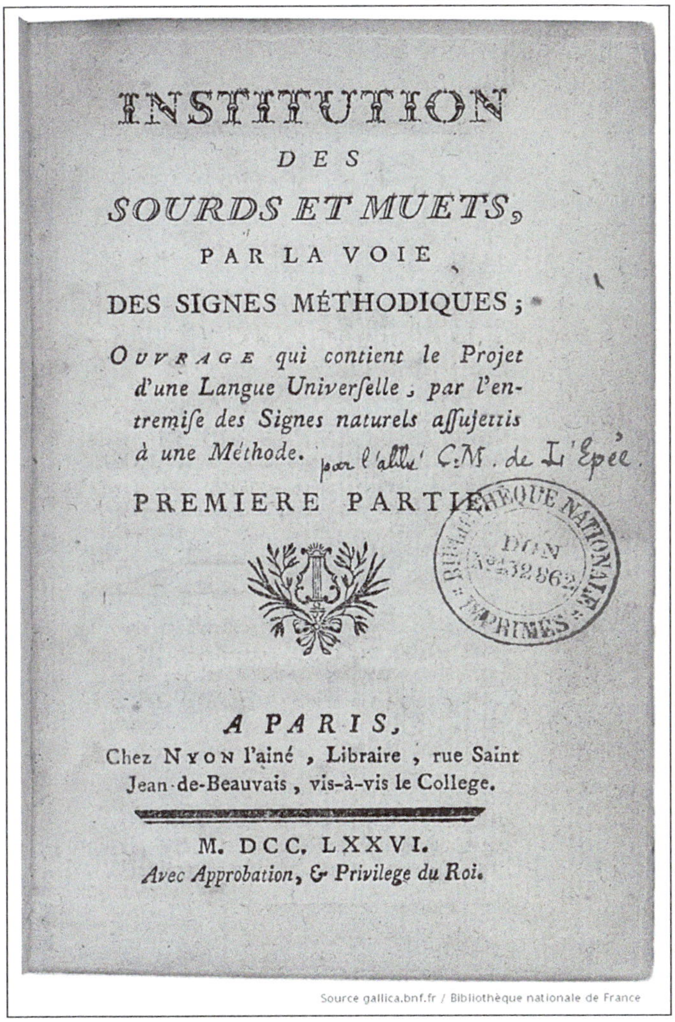

INSTITUTION DES *SOURDS ET MUETS*, PAR LA VOIE DES SIGNES MÉTHODIQUES;

OUVRAGE qui contient le Projet d'une Langue Univerfelle, par l'entremife des Signes naturels affujettis à une Méthode. par l'abbé C.M. de L'Epée.

PREMIERE PARTIE.

A PARIS, Chez NYON l'aîné, Libraire, rue Saint Jean-de-Beauvais, vis-à-vis le College.

M. DCC. LXXVI. *Avec Approbation, & Privilege du Roi.*

Fig. 2-8. Obra publicada por L'Epée. (Fonte: BnF – Bibliothèque Nationale de France.)

- 1755 – Heinicke educou surdos pelo método oral, fala e leitura labial, começando então a divisão de metodologias de educação de surdos em oralista ou por sinais.
- 1800 – Frederick C. Rein abriu a companhia F. C. Rein and Son em Londres, foi a primeira empresa de fabricação de aparelhos auditivos em base comercial. No início produzia aparelhos não elétricos como trompetas, urnas acústicas e tubos de fala para igrejas. A empresa existiu até 1963.
- 1801 – Astley Cooper primeira miringotomia para otite secretora.
- 1802 – F. C. Rein criava soluções engenhosas para melhorar a audição e estética como um centro de mesa escondido por flores do qual saiam tubos. Isso cobria toda a área da sala. Ele criou também o célebre trono para o rei Dom João VI de Portugal e Brasil, em que, pelo encosto dos braços, entrava o som que saía por um tubo próximo ao ouvido (Fig. 2-9).
- 1812 – Jean Marc Gaspard Itard, cirurgião militar francês que depois se especializou em otologia, criou um aparelho de condução para alguns tipos de surdez (Fig. 2-10).
- 1829 – Cruveilher descreve a histopatologia do colesteatoma.
- 1857 – No Brasil, a primeira escola de surdos foi fundada por Eduardo Huet com o nome Escola de Cegos e Surdos-Mudos do Rio de Janeiro (hoje existente no mesmo lugar com o nome de INES (Instituto Nacional de Educação dos Surdos) (Fig. 2-11).
- 1861 – Prosper Menière descreveu a síndrome que levou seu nome (Fig. 2-12).
- 1876 – Alexander Graham Bell, professor de surdos, ao pesquisar um equipamento para a surdez de sua noiva, inventou também o telefone (Fig. 2-13).
- 1876 – Kessel, na Alemanha, realizou a primeira mobilização do estribo para otosclesose.
- 1878 – David Edward Hughes deu a solução para Alexander Graham Bell adaptar o telefone como uma prótese acústica (Fig. 2-14).
- 1879 – O mesmo Hughes desenvolveu os primeiros audiômetros para medir a perda auditiva.
- 1883 – Franck-Valery Freres abriu uma fábrica de próteses auditivas acústicas em Paris.

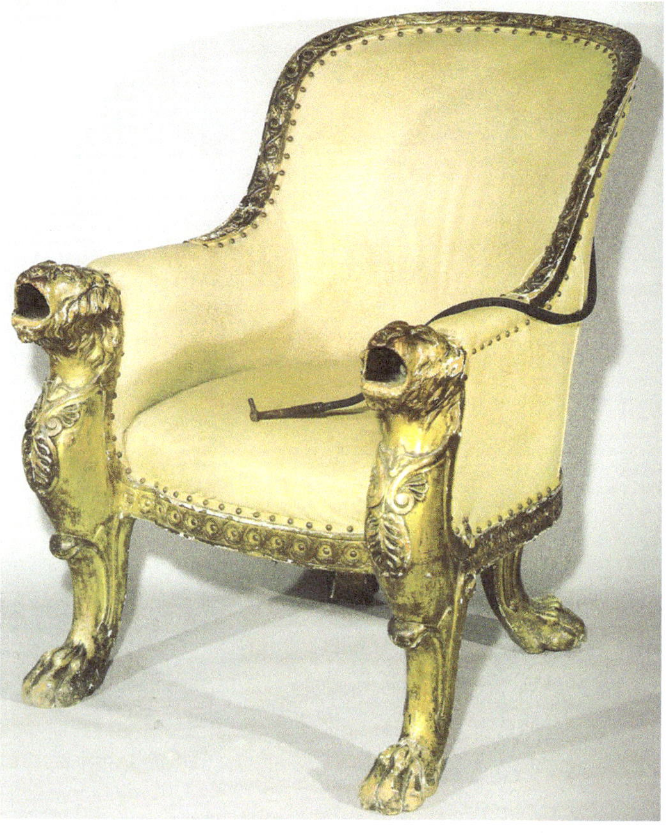

Fig. 2-9. Trono acústico. (Fonte: https://museudoaparelhoauditivo.com.br/acervo-trono-acustico.php. https://museudoaparelhoauditivo.com.br/o-museu-politica-de-privacidade-e-uso.php.)

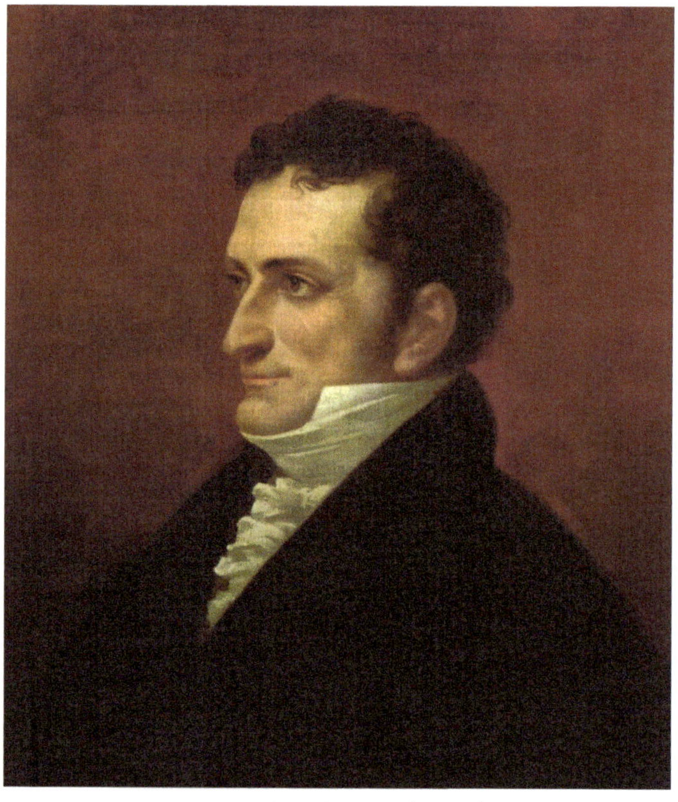

Fig. 2-10. Jean Marie Gaspard Itard. (Fonte: https://en.wikipedia.org/wiki/Jean_Marc_Gaspard_Itard#/media/File:Jean_marc_gaspard_itard_1775_hi.jpg.)

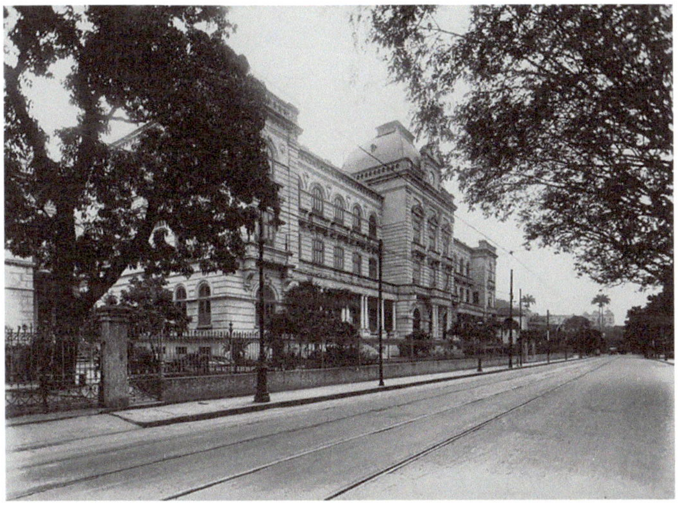

Fig. 2-11. Escola de Cegos e Surdos-Mudos do Rio de Janeiro. (Fonte: https://bndigital.bn.gov.br/artigos/26-de-setembro-dia-nacional-do-surdo-e-o-instituto-nacional-de-educacao-de-surdos/.)

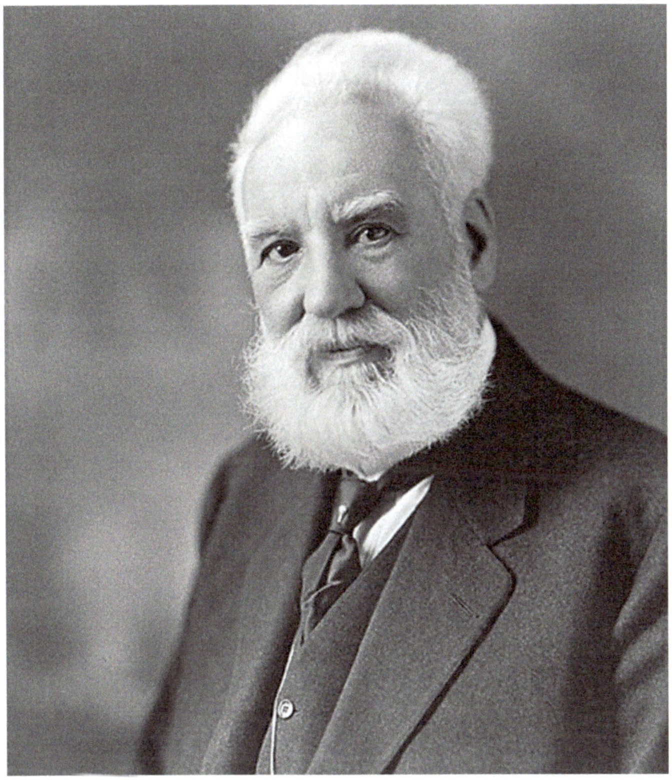

Fig. 2-13. Alexander Graham Bell. (Fonte: https://pt.wikipedia.org/wiki/Alexander_Graham_Bell#/media/Ficheiro:Alexander_Graham_Bell.jpg.)

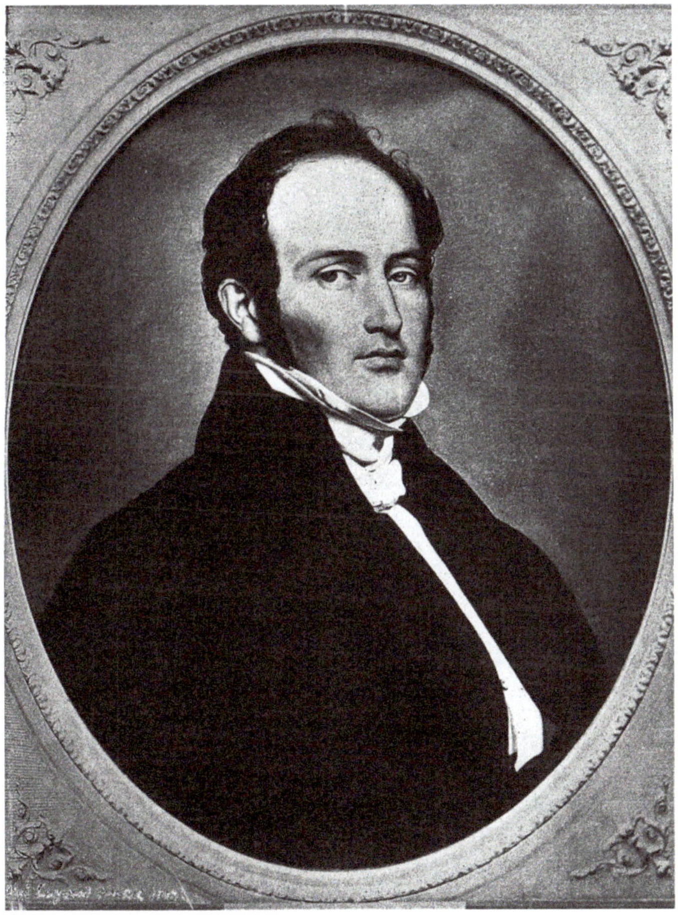

Fig. 2-12. Prosper Ménière. (Fonte: https://www.wikidata.org/wiki/Q949511#/media/File:Portrait_of_P._Meniere_by_G._Bodinier_Wellcome_L0006978.jpg.)

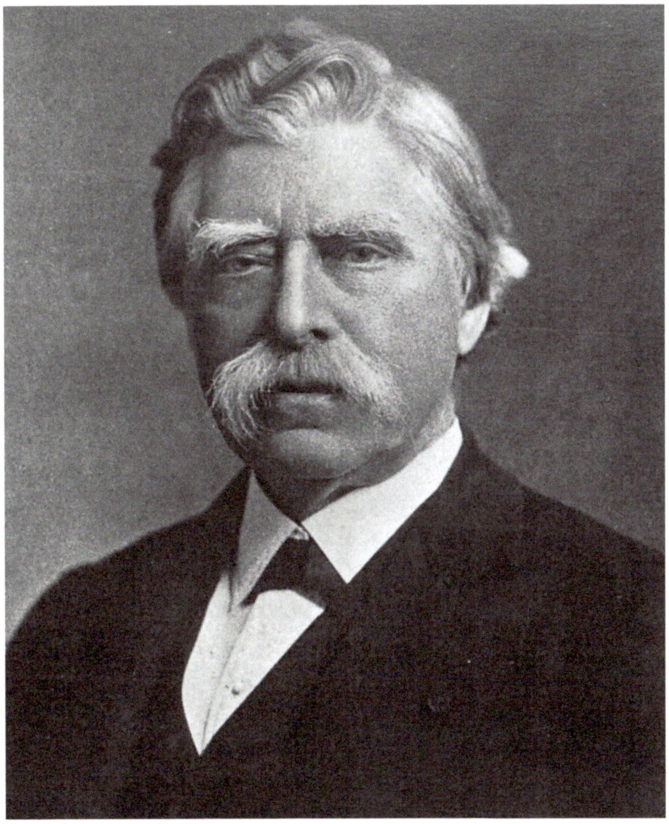

Fig. 2-14. David Edward Hughes. (Fonte: https://pt.wikipedia.org/wiki/David_Edward_Hughes#/media/Ficheiro:David_Edward_Hughes.jpg.)

- 1893 – Henrique Guedes de Mello introduziu a mastoidectomia no Brasil no Rio de Janeiro (Fig. 2-15).
- 1898 – A companhia Akouphone foi aberta por Miller Reese Hutchison e James H. Wilson em Mobile, Alabama. Hutchison inventou a primeira prótese eletrônica.
- 1901 – Perry realizou a primeira neurectomia vestibular pela via da fossa média.
- 1910 – Bondy descreveu a técnica conservadora para as mastoidectomias.
- 1911 – Foi criada a primeira Cátedra de Otorrinolaringologia como um desdobramento da oftalmologia no Rio de Janeiro.
- 1911 – Franck-Valery Freres em Paris começou a fabricar as primeiras próteses auditivas de carbono.
- 1912 – F. H. Quix introduziu a via translabiríntica para acesso ao meato acústico interno. Willian House, em 1960, reintroduziu o método para tratar a doença de Ménière.
- 1914 – Criada a Cátedra de Otorrinolaringologia na Faculdade de Medicina da USP, Henrique Lindemberg – Primeiro Professor Titular de Otorrinolaringologia da FMUSP realizou as primeiras cirurgias otológicas (Fig. 2-16).
- 1914 – Robert Bárány ganhou o prêmio Nobel de Medicina pelos seus trabalhos na cápsula ótica do labirinto (Fig. 2-17).
- 1926 – Georges Portmann realizou a primeira descompressão de saco endolinfático.
- 1926 – Halsey A. Frederick recebeu a primeira patente para moldes customizados nos Estados Unidos da América, os moldes eram feitos sob licença da S. S. White Dental Manufacturing Company.

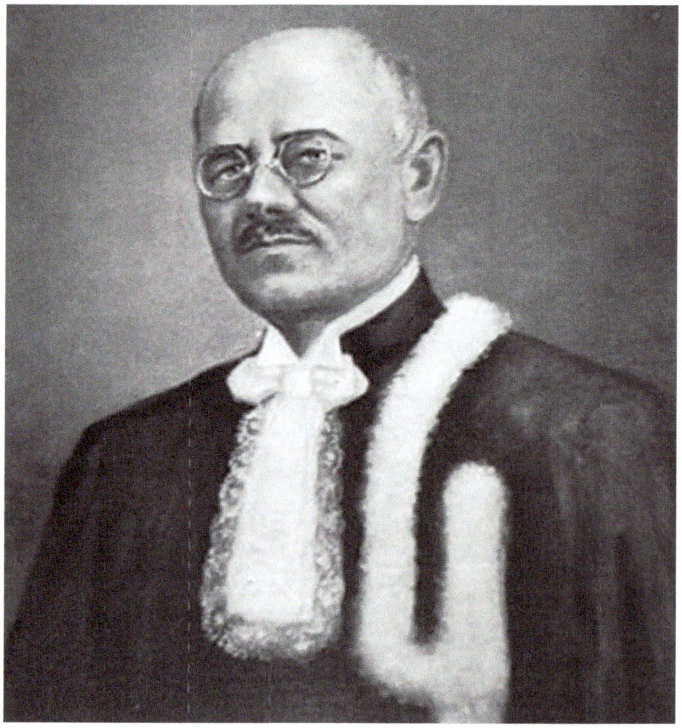

Fig. 2-16. Henrique Lindemberg. (Fonte: http://otorrinousp.org.br/imageBank/orllindenberg.jpg.)

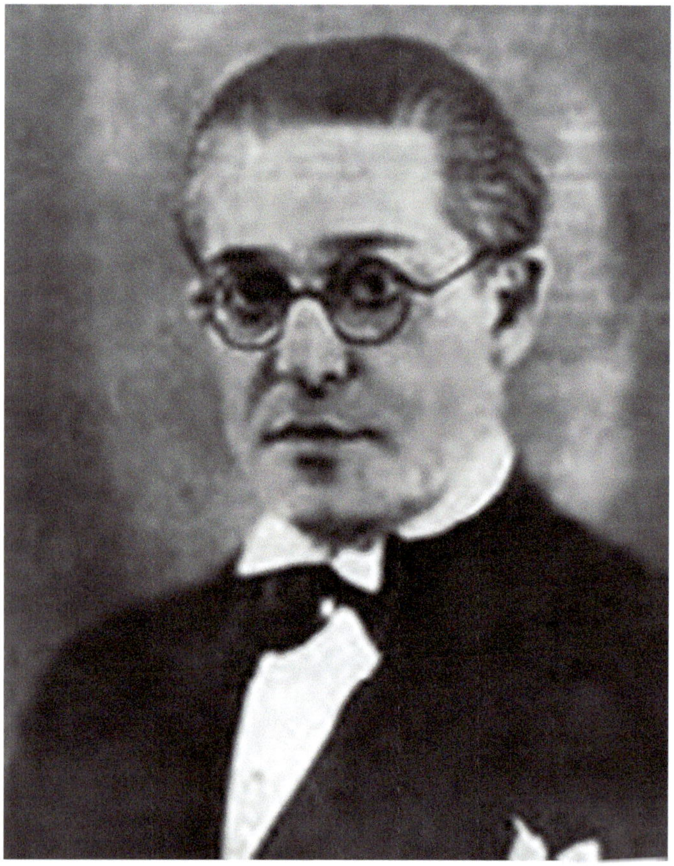

Fig. 2-15. Henrique Guedes de Mello. (Fonte: autor.)

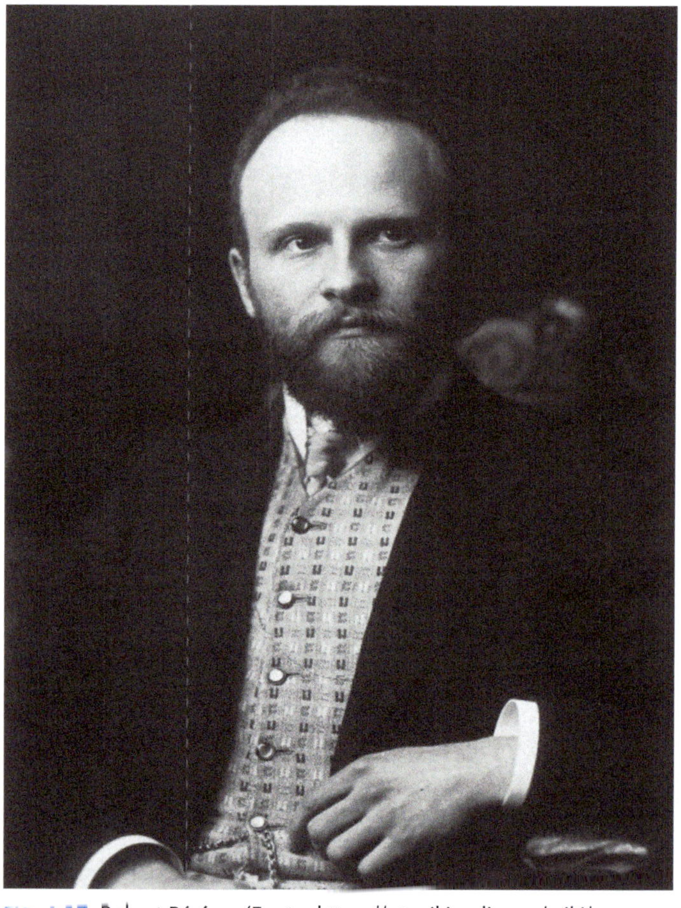

Fig. 2-17. Robert Bárány. (Fonte: https://pt.wikipedia.org/wiki/Robert_B%C3%A1r%C3%A1ny#/media/Ficheiro:Robert_Barany.jpg.)

- 1929 – Julius Lempert publicou a fenestração do labirinto para otosclerose (Fig. 2-18).
- 1932 – A Sonotone Corporation fabricou a primeira prótese auditiva de condução óssea.
- 1936 – A Maico Electronics foi fundada em Mineápolis e inicia a produção de audiômetros.
- 1939 – Fleming descobriu a penicilina e mudou o curso das patologias infecciosas do ouvido e suas complicações (Fig. 2-19).
- 1950 – Próteses auditivas com transistores foram introduzidas no mercado. Os pequenos transistores e as baterias de baixa voltagem permitiram uma redução drástica no tamanho dos aparelhos de audição.
- 1953 – Zeiss Optical Company introduziu no mercado o primeiro microscópio cirúrgico desenhado especificamente para cirurgias otológicas. A otorrinolaringologia, mais uma vez, inova por ser a primeira especialidade cirúrgica a se utilizar de microscópio para operações.
- 1956 – John Shea Jr. nos Estados Unidos realizou a primeira estapedectomia (Fig. 2-20).

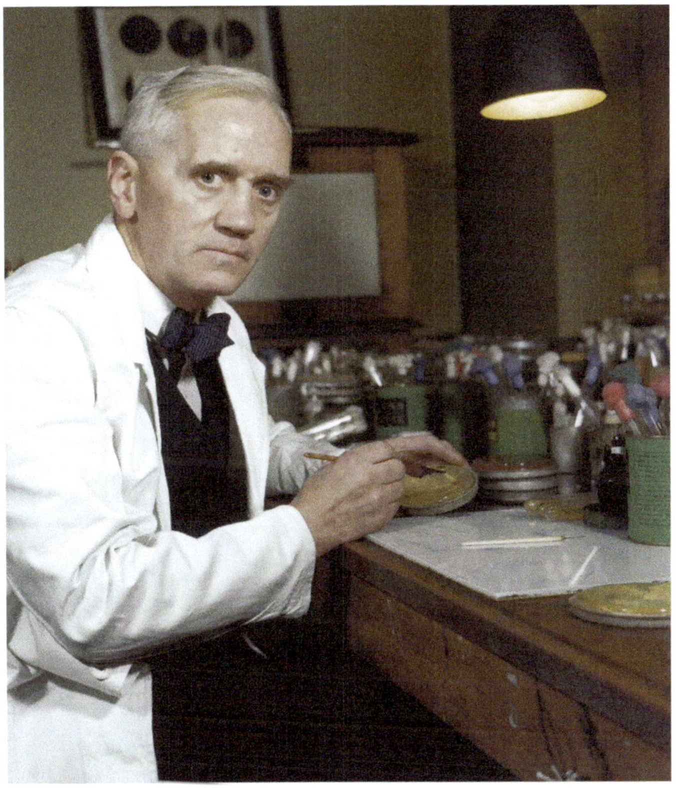

Fig. 2-19. Alexander Fleming. (Fonte: https://pt.wikipedia.org/wiki/Alexander_Fleming#/media/Ficheiro:Synthetic_Production_of_Penicillin_TR1468.jpg.)

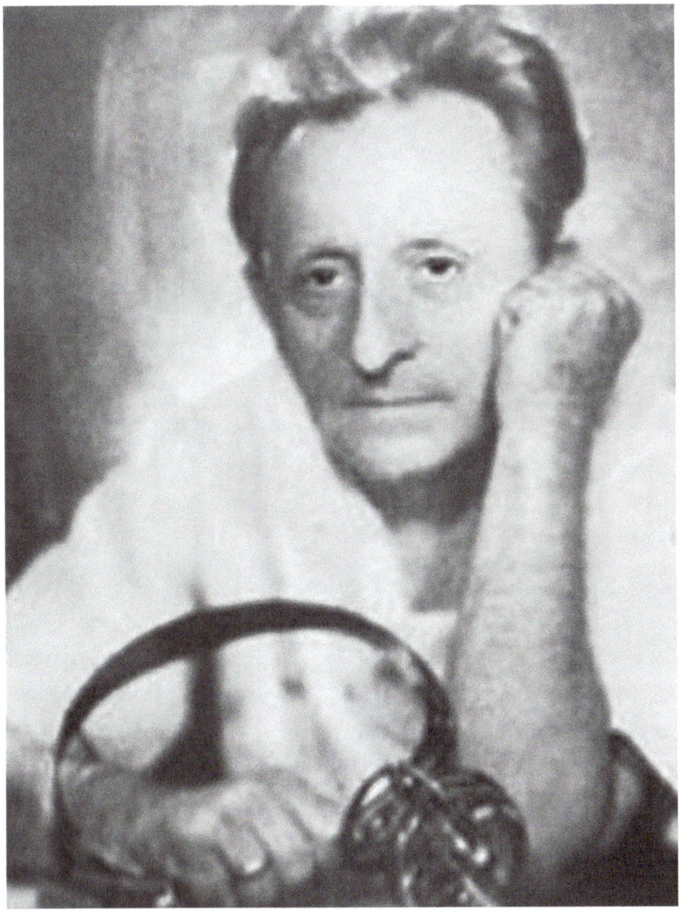

Fig. 2-18. Julius Lempert. (Fonte: https://pedromangabeira.blogspot.com/.)

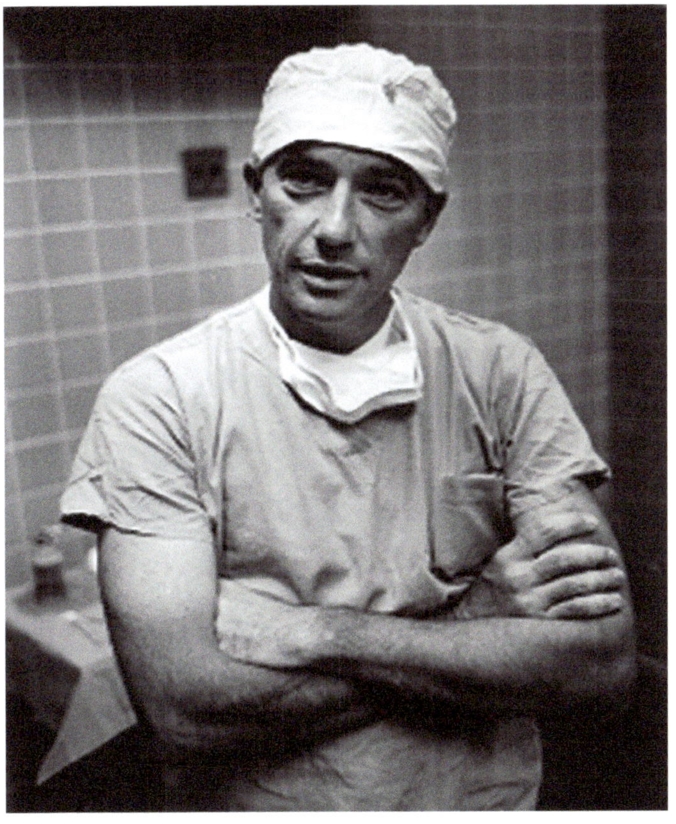

Fig. 2-20. John Shea Jr. (Fonte: https://johnsheamemorial.org/dr-john-shea/.)

- 1957 – André Djourno realizou o primeiro implante coclear na França o paciente ouviu por alguns dias e depois a prótese extruiu espontaneamente.
- 1958 – Reinaldo Coser realizou a primeira estapedectomia no Brasil (Fig. 2-21).
- 1959 – Antonio Prudente Correa realizou as primeiras cirurgias com microscópio no Hospital das Clínicas da FMUSP.
- 1960 – David Austin realiza a primeira miringoplastia por via endaural.
- 1961 – Von Békésy ganhou o prêmio Nobel de medicina pela teoria da cóclea passiva e onda viajante para descrever a fisiologia da cóclea (Fig. 2-22).
- 1962 – A DF Vasconcellos fabricou o primeiro microscópio brasileiro (Fig. 2-23).

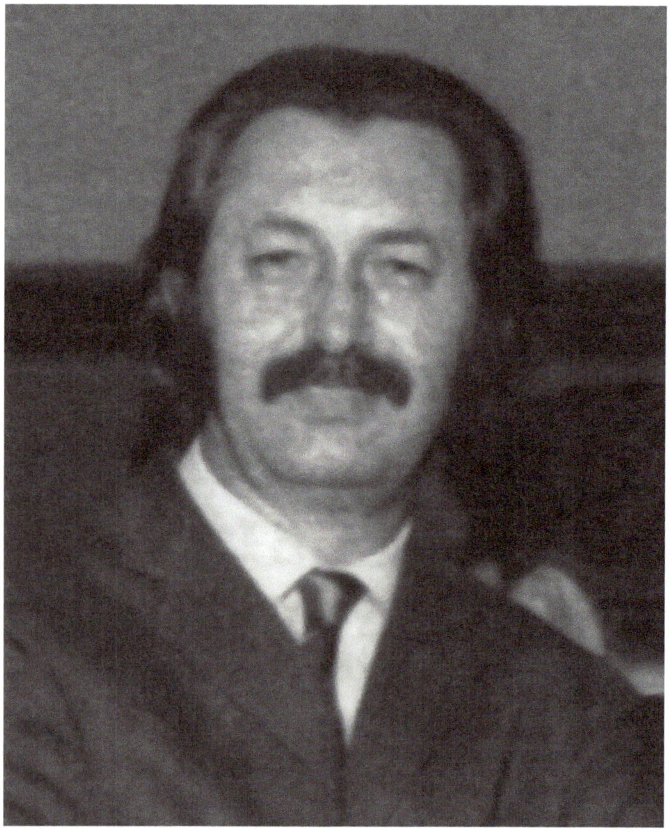

Fig. 2-21. Reinaldo Coser. (Fonte: Lasmar A, Seligman J. História (e histórias) da Otologia no Brasil. São Paulo: Revinter; 2004.)

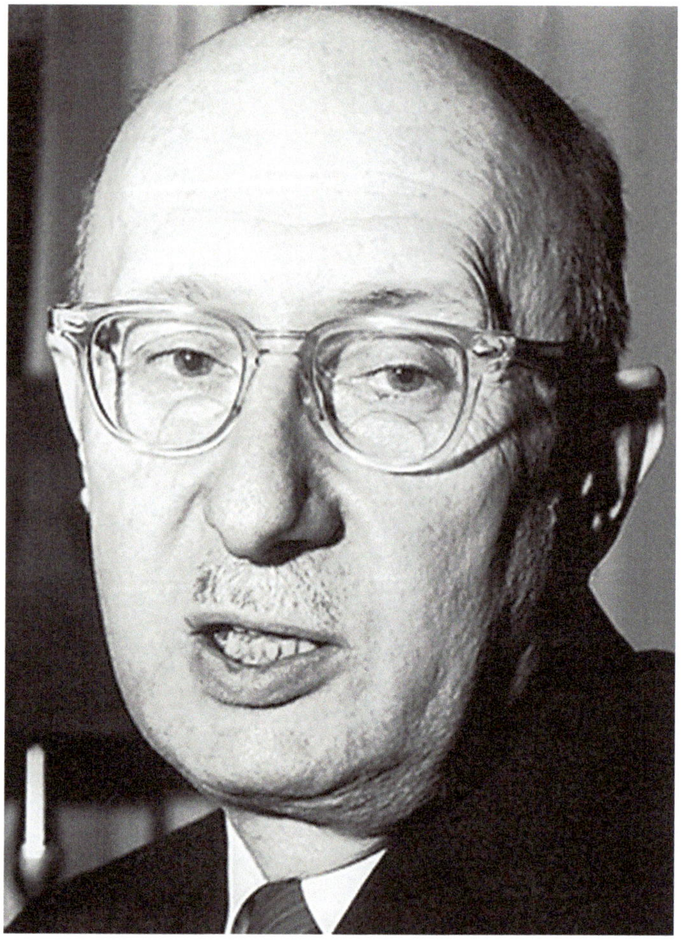

Fig. 2-22. Von Békésy. (Fonte: https://pt.wikipedia.org/wiki/Georg_von_B%C3%A9k%C3%A9sy.)

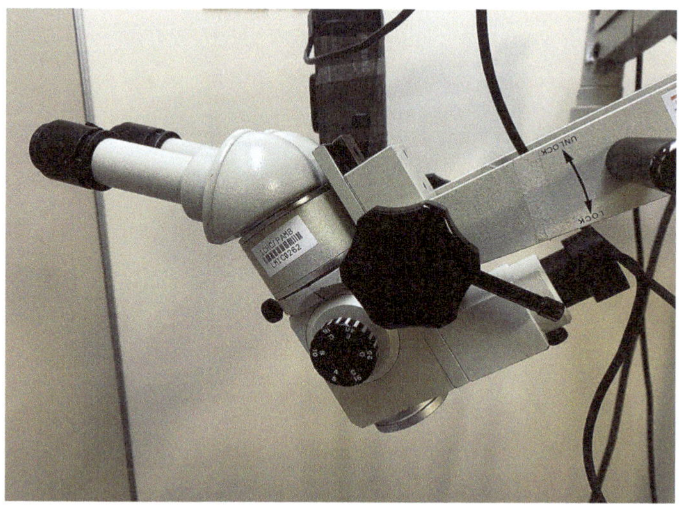

Fig. 2-23. Microscópio brasileiro. (Fonte: autor.)

- 1963 – William House apresentou seu trabalho de cirurgia para neurinoma do acústico pela via translabiríntica e pela fossa média, mudando radicalmente os resultados da cirurgia quanto à mortalidade e suas sequelas (Fig. 2-24).
- 1965 – Aroldo Miniti realizou as primeiras ossiculoplastias no HCFMUSP (Fig. 2-25).
- 1969 – É fundada a Sociedade Brasileira de Otologia.
- 1970 – Jerger descreveu o uso clínico do imitanciômetro.
- 1971 – Armstrong publicou pela primeira vez a utilização do tubo de ventilação para tratamento da otite secretora.
- 1972 – James Jerger descreveu o uso clínico dos potenciais evocados auditivos.
- 1973 – William House introduziu o primeiro implante coclear de uso clínico de rotina. Este implante é um sistema monocanal e monoeletrodo que foi comercializado pela companhia 3M.
- 1976 – John Shea introduziu a prótese para reconstrução total (TORP).
- 1977 – Iniciou-se o projeto do desenvolvimento da prótese vibrátil ancorada no osso (BAHA) na Universidade de Gotemburgo a partir dos sistemas de implantes dentários osteointegrados criados pelo Prof. Branemark. Foi Tellstron que adaptou a prótese vibrátil.
- 1977 – Pedro Luiz Mangabeira fez o primeiro implante coclear no Brasil (Implante House-3M).
- 1978 – Kemp descreveu as emissões otoacústicas.
- Em 1980 Graeme Clark, na Universidade de Melbourne na Austrália, produziu o primeiro implante coclear multicanal que fornece discriminação de palavras.
- 1983 – Ricardo Bento organizou o Grupo do Nervo Facial no HCFMUSP.
- 1984 – A US Food and Drug Administration (FDA) aprovou o 3M/House implante coclear monocanal para adultos.

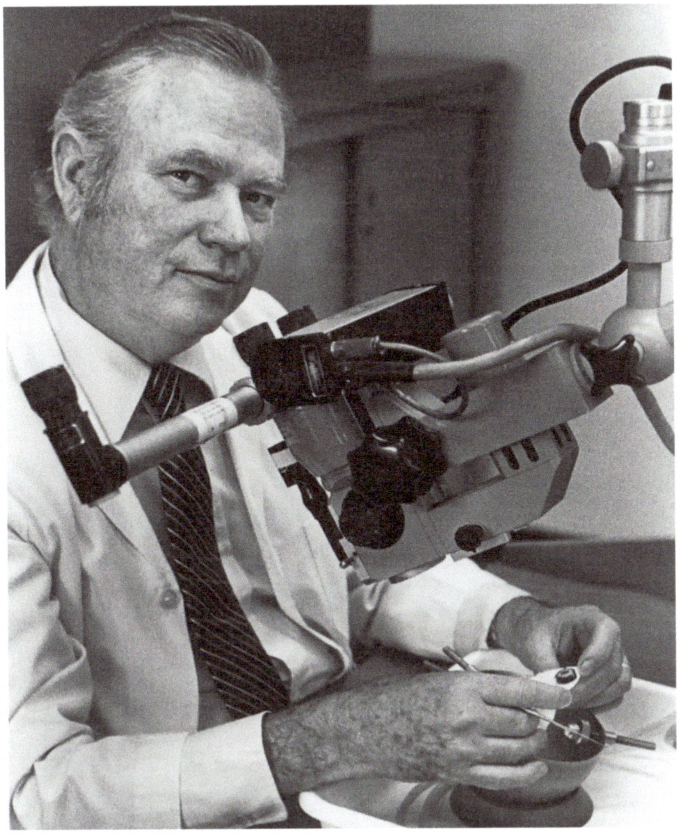

Fig. 2-24. William House. (Fonte: Bento RF, Fonseca AC. A brief history of mastoidectomy. Int Arch Otorhinolaryngol. 2013 Apr;17(2):168-78. doi: 10.7162/S1809-97772013000200009.)

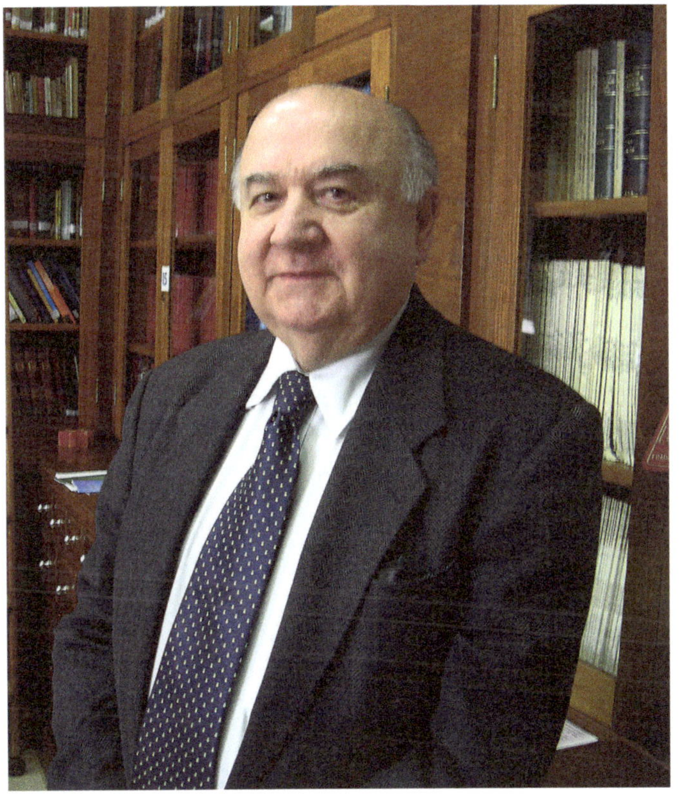

Fig. 2-25. Aroldo Miniti. (Fonte: Bento RF. Prof. Dr. Aroldo Miniti – A Great Master. Int Arch Otorhinolaryngol. 2016 Oct;20(4):291-293.

- 1984 – Ricardo Bento inaugurou seu primeiro curso de dissecção do osso temporal, hoje com mais de 230 realizados em mais de 34 países. É o curso mais realizado por um professor (Fig. 2-26).
- 1985 – Inaugurado o Instituto CEDAO. Centro de Estudos e Desenvolvimento Avançado em Otorrinolaringologia, pelos Professores Ricardo Bento, Aroldo Miniti, Edigar Resende de Almeida e Ossamu Butugan (Fig. 2-27).
- 1985 – A U.S. Food and Drug Administration aprovou o implante australiano Nucleus 22 canais para adultos. O implante foi aprovado em 1990 para crianças.
- Ricardo Bento e Oswaldo Laércio Cruz inauguram o primeiro "Orelhão" Curso de Cirurgia Otológica ao vivo no HCFMUSP hoje na sua 30ª edição.
- 1986 – Ricardo Bento realizou o primeiro implante coclear no HCFMUSP.
- 1987 – Os primeiros modelos de próteses auditivas programáveis foram introduzidos pela Bernafon/Maico.
- 1990 – Ricardo Bento publicou trabalho sobre o primeiro implante coclear multicanal desenvolvido no Brasil na Bioengenharia do Instituto do Coração da FMUSP.
- Em 1990, Ricardo Bento, Aroldo Miniti, Adolfo Leiner e Milton Oshiro patentearam o implante coclear nacional e o método de transmissão através de luz infravermelha e captação por led através do tímpano.
- 1991 – Ricardo Bento e Valeria Goffi Gomes implantaram o primeiro implante coclear de fabricação brasileira no HCFMUSP (Fig. 2-28).

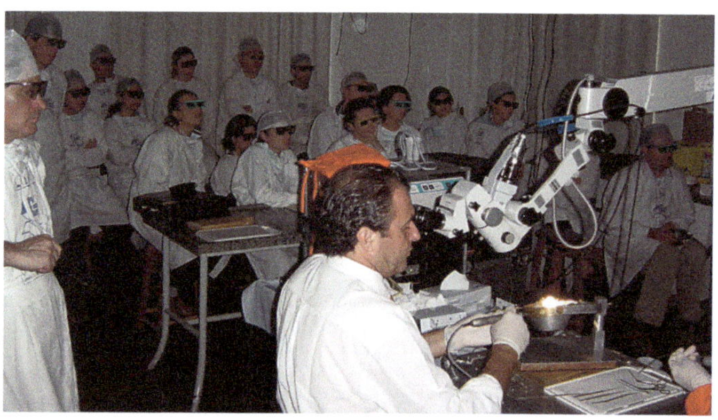

Fig. 2-26. Ricardo Bento. (Fonte: autor.)

Fig. 2-27. Instituto CEDAO. (Fonte: autor.)

- 1992 – Ricardo Bento introduziu a via retrolabiríntica para acesso ao conduto auditivo interno sem remover o bloco labiríntico e preservar audição em pacientes com tumores do nervo acústico.
- 1993 – Starkey e Argosy lançaram as primeiras próteses auditivas *Complete in the canal* (CIC).
- 1995 – Fundada a Fundação Otorrinolaringologia, entidade sem fins lucrativos para apoio à otorrinolaringologia em todo o Brasil (Fig. 2-29).

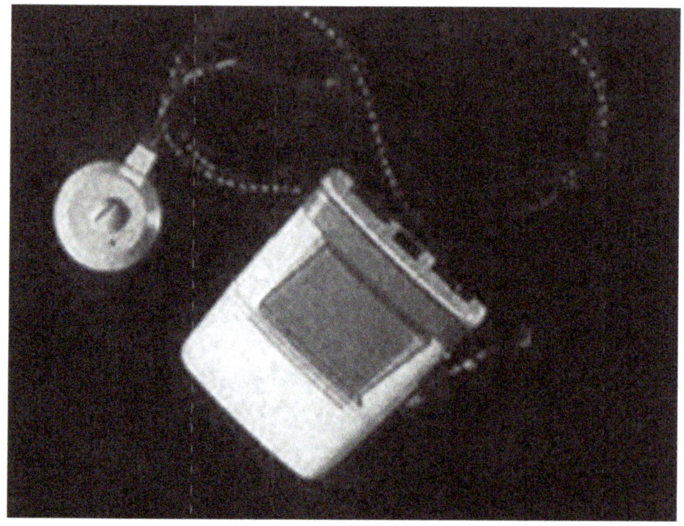

Fig. 2-28. Implante coclear. (Fonte: Bento RF. Otorrinolaringologia da Faculdade de Medicina da Universidade de São Paulo: 100 anos de excelência. São Paulo: Fundação Otorrinolaringologia; 2014.)

Fig. 2-29. Logo da Fundação Otorrinolaringologia.

- 1998 – Foi fundado o Centro de Audiologia pela Profa. Isabela Jardim para adaptação de próteses auditivas e próteses ancoradas no osso e de orelha média.
- 1998 – Fundação Otorrinolaringologia realizou a Campanha Nacional de Prevenção da Surdez.
- De 1999 a 2001 – Fundação Otorrinolaringologia e o HCFMUSP realizaram a Campanha Nacional Quem Ouve Bem, Aprende Melhor com os Ministérios da Saúde e Educação (Fig. 2-30).
- 1999 – Foi fundado o REOUVIR pela Mara Gândara e Sérgio Garbi pela Fundação Otorrinolaringologia no HCFMUSP para adaptação de próteses auditivas, pelo SUS. Até hoje atendeu 21.350 pacientes e adaptou 56.000 aparelhos (Fig. 2-31).
- 1999 – O Ministério da Saúde, através do Ministro José Serra, publicou a Portaria da Saúde Auditiva dando direito a próteses auditivas pelo SUS a toda a população.
- 2000 – O Vibrant Soundbridge é o primeiro implante auditivo de orelha média aprovado pela FDA para tratar perdas neurossensoriais.
- 2000 – Ricardo Bento realizou a primeira cirurgia de prótese auditiva implantada no osso (BAHA) e prótese Vibrant no Brasil.
- 2002 – Inaugurado o setor de atendimento à Saúde Suplementar no HCFMUSP.
- 2005 – O primeiro estudo que demonstrou uma regeneração celular e funcional do órgão de Corti em uma cobaia surda foi publicado na revista Nature Medicine.
- 2006 – O implante coclear híbrido começou a ser usado em estudos clínicos nos Estados Unidos. O implante coclear híbrido é uma fusão do implante coclear com a prótese auditiva quando o paciente tem a audição preservada após a colocação do implante coclear.
- 2006 – Ricardo Bento fez o primeiro implante coclear híbrido e o primeiro implante de tronco cerebral no Brasil.
- 2007 – Ricardo Ferreira Bento foi aprovado como Professor Titular da Disciplina de Otorrinolaringologia da FMUSP.
- 2008 – Robinson Koji Tsuji publicou a tese "Uso do cimento de osso alfa-tricálcio-fosfato no tratamento cirúrgico da cavidade mastóidea." Estudo experimental, iniciando uma linha de pesquisa no tratamento da otite média crônica que segue até hoje.
- 2009 – Sílvio Penteado e Ricardo Bento patentearam o primeiro aparelho de amplificação de configuração genérica no Brasil (Fig. 2-32).

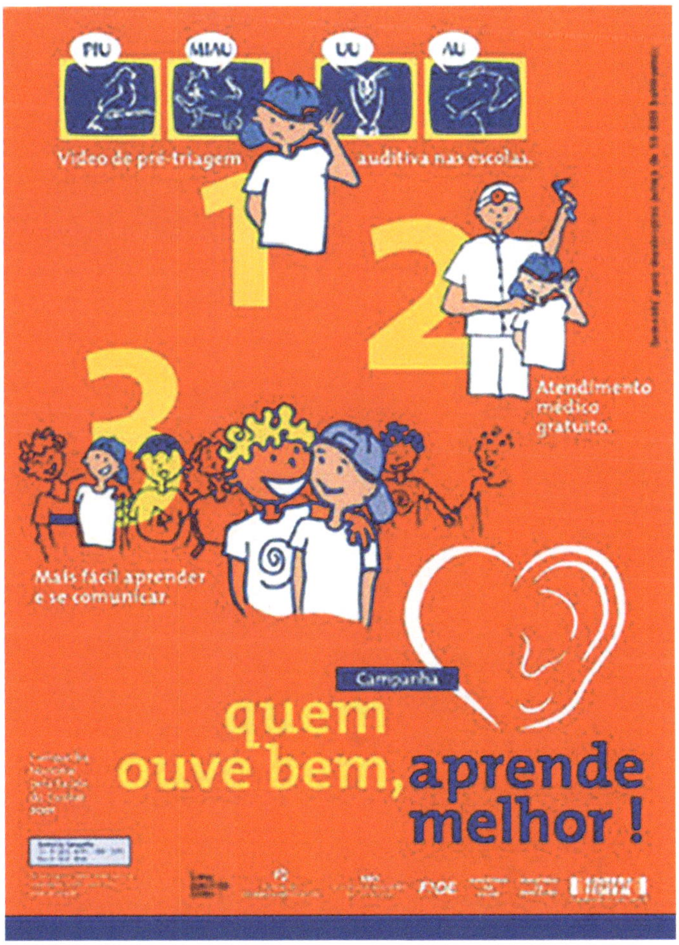

Fig. 2-30. Campanha Nacional Quem Ouve Bem, Aprende Melhor. (Fonte: Fundação Otorrinolaringologia.)

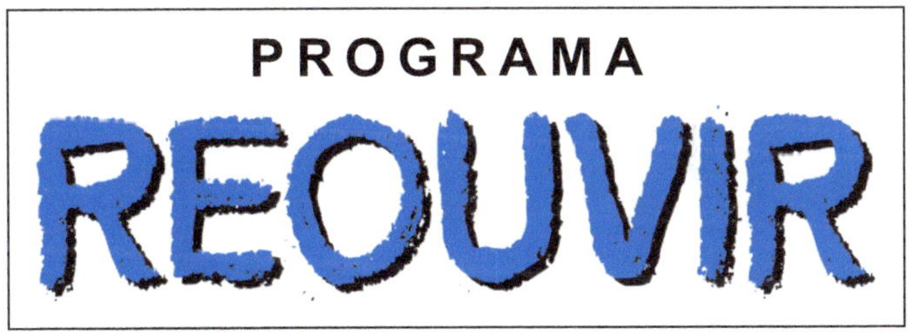

Fig. 2-31. Programa Reouvir.

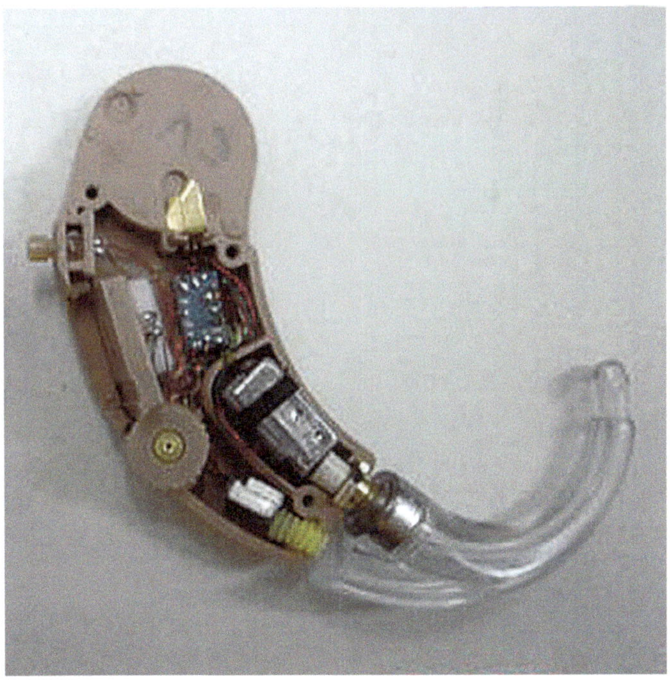

Fig. 2-32. Primeiro aparelho de amplificação.

- 2009 – Ricardo Bento publicou o primeiro caso no Brasil de implante de tronco cerebral por via retrolabiríntica.
- 2009 – Atingimos a marca de 500 implantes cocleares no HCFMUSP.
- 2009 – Ricardo Bento e Mariana Hausen realizaram a primeira cirurgia de prótese auditiva totalmente implantada (Esteem da Envoy Co.) no Brasil (Fig. 2-33).
- 2011 – Inaugurado o Laboratório de Biologia Molecular para estudo de regeneração de células sensoriais da cóclea da FMUSP por Ricardo Bento e Jeanne Oiticica Ramalho.
- 2011 – Realizado o primeiro "Hearing and Balance" no HCFMUSP – Congresso Internacional de Surdez, Implante Coclear, Próteses Auditivas e Cirurgicamente Implantáveis e distúrbios do equilíbrio (Fig. 2-34).
- 2012 – Ricardo Bento e Fernando Balsalobre lançaram o Otobone, o primeiro osso artificial criado em impressora 3D para simulação de treinamento cirúrgico de procedimentos otológicos. Hoje o AURIS-OTOBONE em parceria com a Replicare (Fig. 2-35).
- Em 2013 atingimos a marca de 1.000 implantes cocleares no HCFMUSP.
- 2014 – Anna Carolina Fonseca apresentou sua tese de obliteração da cavidade mastóidea com osso particulado de doador.
- 2015 – Ricardo Bento e Edson Bastos lançaram o M-Scope acoplador de endoscópio ao celular para exame documentação e telemedicina (Fig. 2-36).

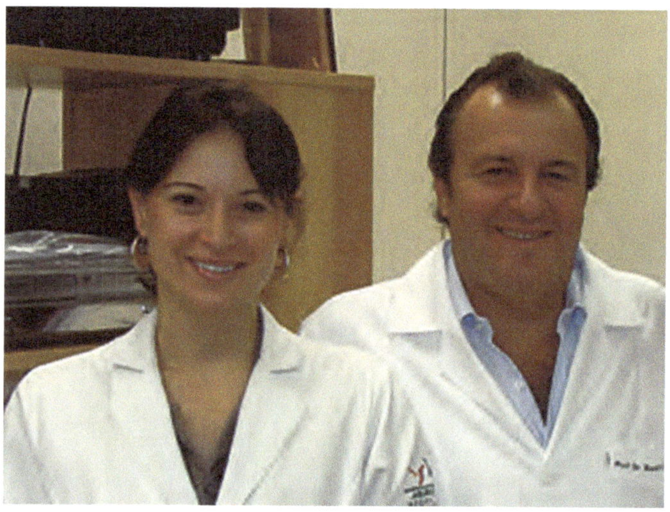

Fig. 2-33. Ricardo Bento e Mariana Hausen.

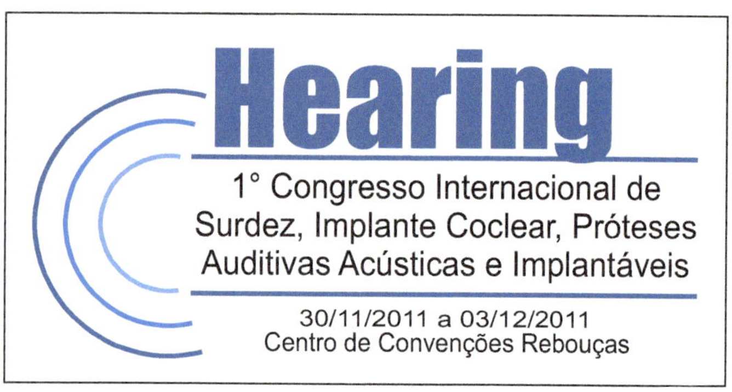
Hearing
1° Congresso Internacional de
Surdez, Implante Coclear, Próteses
Auditivas Acústicas e Implantáveis
30/11/2011 a 03/12/2011
Centro de Convenções Rebouças

Fig. 2-34. Primeiro congresso da *Hearing and Balance*.

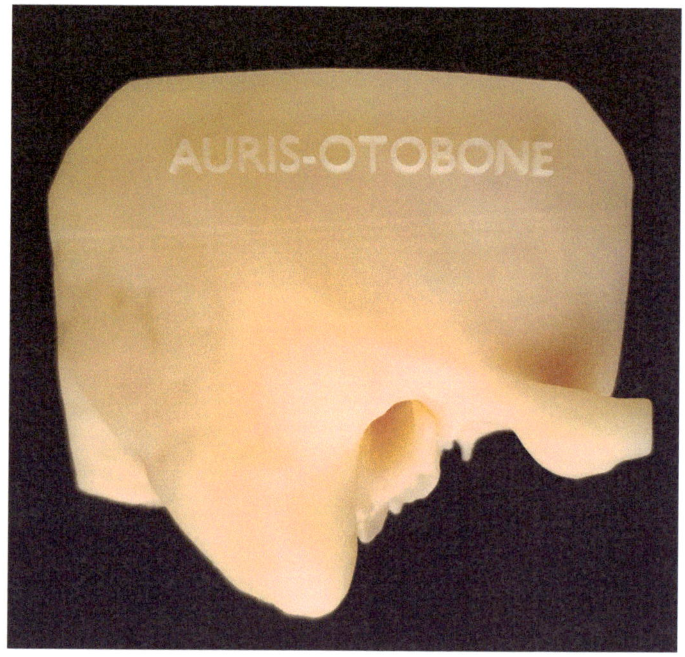

Fig. 2-35. Otobone. (Fonte: https://otobone.com.br/.)

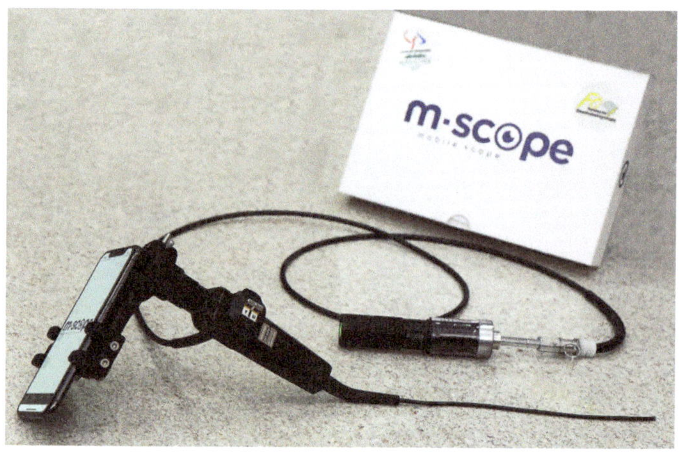

Fig. 2-36. M-Scope. (Fonte: https://mscope.com.br/.)

- 2017 – Isabela Jardim, Ricardo Bento e Robinson Koji iniciaram o primeiro ambulatório de próteses ancoradas no osso e de orelha média no HCFMUSP.
- 2018 – Fundação Otorrinolaringologia realizou a EAR PARADE distribuindo 60 esculturas de orelhas pintadas por artistas plásticos pela cidade de São Paulo para levantar os problemas de audição para a população e para a mídia (Fig. 2-37).
- 2018 – Paula Tardim e Ricardo Bento criaram o retalho autólogo para fechamento da abertura da mastoide (Fig. 2-38).

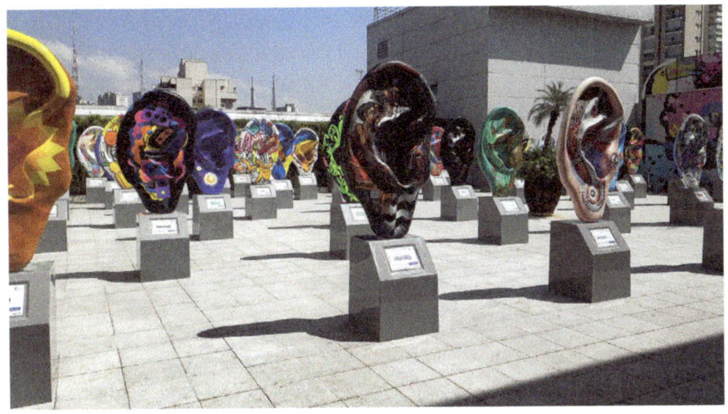

Fig. 2-37. *Ear Parade.*

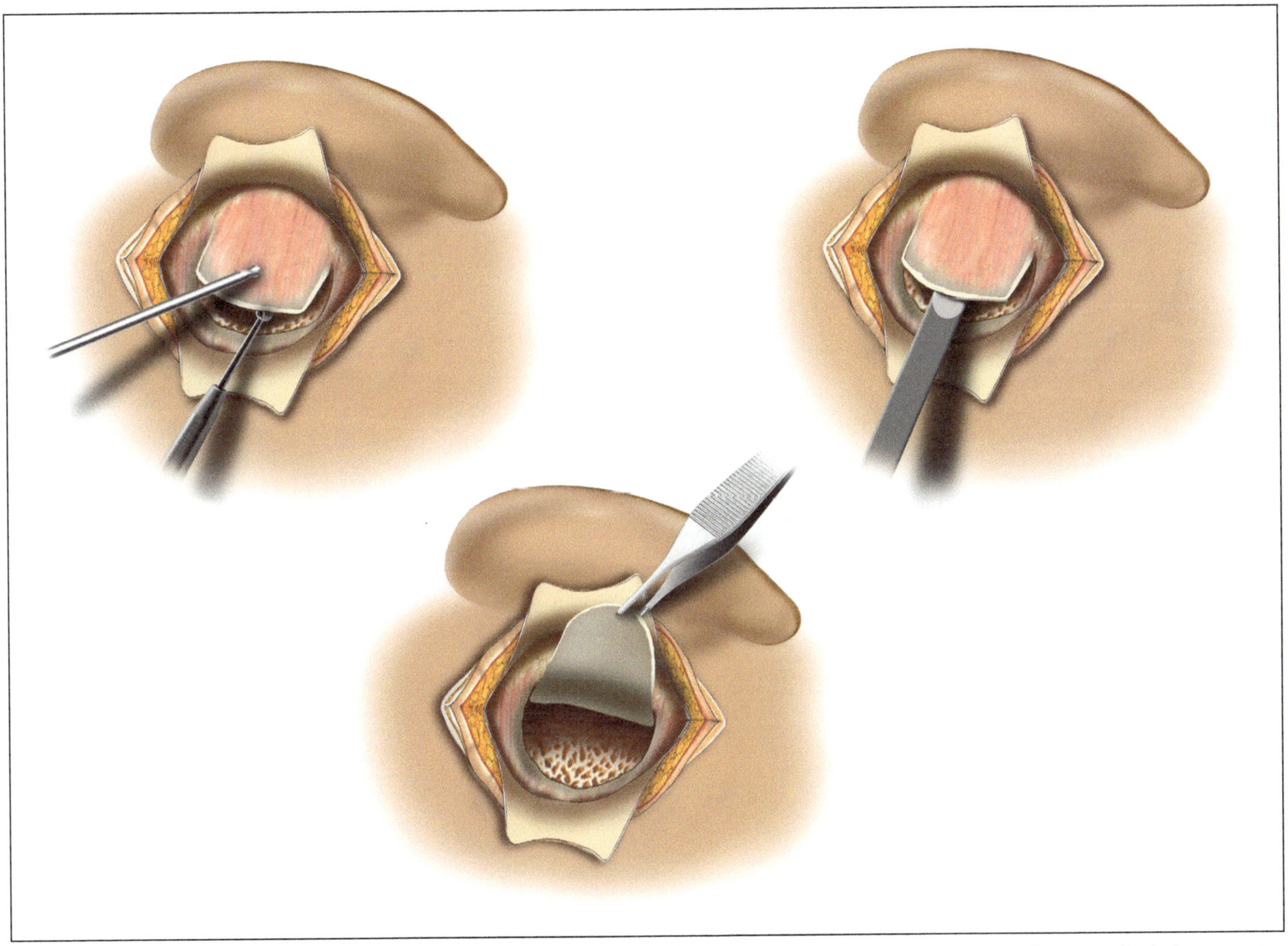

Fig. 2-38. Retalho autólogo para fechamento da abertura da mastoide. (Fonte: Lopes PT. Benefícios do retalho osteoplástico pediculado como via de acesso em mastoidectomia para cirurgia de implante coclear [tese]. São Paulo: Faculdade de Medicina, Universidade de São Paulo; 2021.)

- 2021 – Ricardo Bento e Marcos Antonio de Souza desenvolveram o primeiro otobone, osso temporal em 3D, com patologia (colesteatoma) para treinamento cirúrgico (Fig. 2-39).
- 2021 – Ricardo Bento, Paula Tardim Lopes e Robinson Koji desenvolveram modelo artificial para próteses osteoancoradas (Fig. 2-40).
- Em 2021 Ricardo Bento e Paula Tardim Lopes desenvolveram o modelo artificial para treinamento de miringoplastias e colocação de tubos de ventilação (Fig. 2-41).
- 2022 – Ricardo Bento atingiu o número de 10.000 cirurgias realizadas, sendo 2.110 de tumores do acústico e 135 de tumores do forame jugular.
- Em 2023, atingimos a marca de 3.000 implantes cocleares no HCFMUSP.

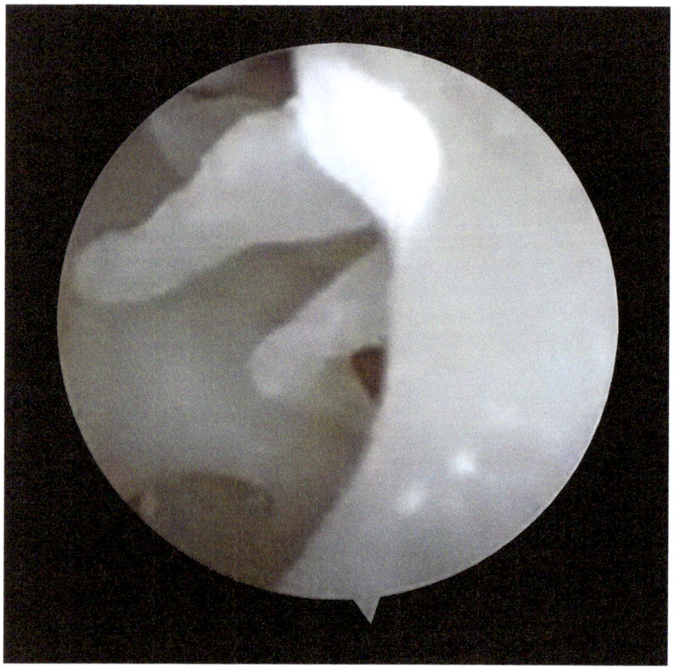

Fig. 2-39. Otobone, osso temporal em 3D.

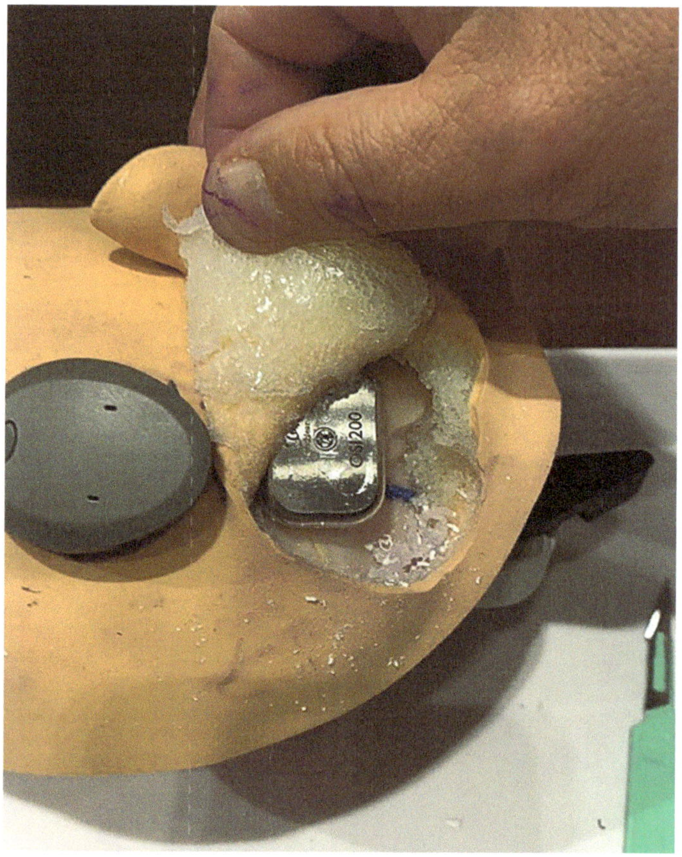

Fig. 2-40. Prótese osteoancorada.

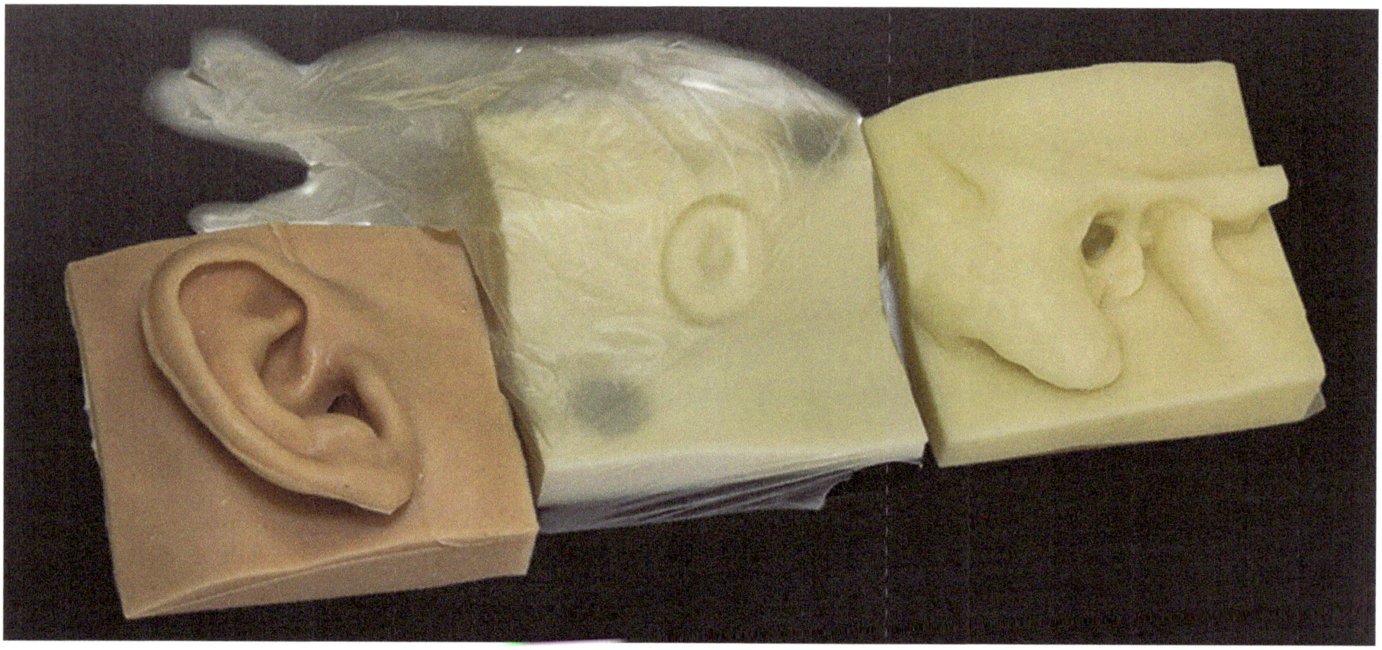

Fig. 2-41. Modelo artificial para treinamento. (Fonte: https://otobone.com.br/.)

BIBLIOGRAFIA

Bento RF, Fonseca AC. A brief history of mastoidectomy. Int Arch Otorhinolaryngol. 2013 Apr;17(2):168-78.

Bento RF, Martins GSQ, Pinna MH. Tratado de Otologia. 2. ed. São Paulo: Atheneu; 2013.

Bento RF. Otorrinolaringologia da Faculdade de Medicina da Universidade de São Paulo: 100 anos de excelência. São Paulo: Fundação Otorrinolaringologia; 2014.

Lasmar A, Seligman J. História (e histórias) da Otologia no Brasil. São Paulo: Revinter; 2004.

PARTE I ANATOMIA, EMBRIOLOGIA E FISIOLOGIA

EMBRIOLOGIA DA ORELHA

Ricardo Ferreira Bento ▪ Guilherme Biondi Ferreira Bento

O conteúdo deste capítulo (págs. 29 a 38), encontra-se disponível on-line.

Para acessá-lo, aponte a câmera do seu smartphone ou tablet para a imagem acima.

ANATOMIA DO OSSO TEMPORAL

Ricardo Ferreira Bento ▪ Guilherme Biondi Ferreira Bento

O conteúdo deste capítulo (págs. 39 a 64), encontra-se disponível on-line.

Para acessá-lo, aponte a câmera do seu smartphone ou tablet para a imagem acima.

FISIOLOGIA DO OUVIDO

Ricardo Ferreira Bento ■ Guilherme Biondi Ferreira Bento

O conteúdo deste capítulo (págs. 65 a 72), encontra-se disponível on-line.

Para acessá-lo, aponte a câmera do seu smartphone ou tablet para a imagem acima.

ANATOMOFISIOLOGIA VESTIBULAR

Ricardo Ferreira Bento ■ Guilherme Biondi Ferreira Bento

O conteúdo deste capítulo (págs. 73 a 80), encontra-se disponível on-line.

Para acessá-lo, aponte a câmera do seu smartphone ou tablet para a imagem acima.

PARTE II SEMIOLOGIA

SEMIOLOGIA GERAL

Ricardo Ferreira Bento

O conteúdo deste capítulo (págs. 83 a 90), encontra-se disponível on-line.

Para acessá-lo, aponte a câmera do seu smartphone ou tablet para a imagem acima.

PROVAS AUDITIVAS SUBJETIVAS NA AVALIAÇÃO AUDIOLÓGICA BÁSICA

Ricardo Ferreira Bento ■ Carina Müller Corsi

O conteúdo deste capítulo (págs. 91 a 102), encontra-se disponível on-line.

Para acessá-lo, aponte a câmera do seu smartphone ou tablet para a imagem acima.

CAPÍTULO 9

TRIAGEM AUDITIVA NEONATAL

Signe Schuster Grasel ■ Roberto Miquelino de Oliveira Beck

O conteúdo deste capítulo (págs. 103 a 108), encontra-se disponível on-line.

Para acessá-lo, aponte a câmera do seu smartphone ou tablet para a imagem acima.

CAPÍTULO 10

PROVAS AUDITIVAS OBJETIVAS

Signe Schuster Grasel ▪ Roberto Miquelino de Oliveira Beck
Mariana Cardoso Guedes ▪ Henrique Faria Ramos ▪ Amanda Rossi

O conteúdo deste capítulo (págs. 109 a 136), encontra-se disponível on-line.

Para acessá-lo, aponte a câmera do seu smartphone ou tablet para a imagem acima.

DIAGNÓSTICO POR IMAGEM DO OSSO TEMPORAL

CAPÍTULO 11

Eloisa Maria Santiago Gebrim ▪ Hugo Luis de Vasconcelos Chambi Tames

O conteúdo deste capítulo (págs. 137 a 162), encontra-se disponível on-line.

Para acessá-lo, aponte a câmera do seu smartphone ou tablet para a imagem acima.

PARTE III PATOLOGIA

CAPÍTULO 12

INTRODUÇÃO ÀS DOENÇAS DA ORELHA

Ricardo Ferreira Bento

Nesta seção discutiremos os aspectos das doenças da orelha externa, média, suas repercussões na audição que levam às perdas auditivas do tipo de condução ou mistas e na doença infecciosa crônica da orelha externa e média, bem como suas complicações. As perdas auditivas condutivas são aquelas que ocorrem no "sistema" de condução da vibração sonora desde o pavilhão auditivo, passando pelo meato acústico externo, chegando à membrana timpânica, fazendo-a vibrar, e essa vibração é amplificada pelo sistema da cadeia ossicular e da diferença entre a área da membrana timpânica e da janela oval, onde se articula o estribo e sua platina. Este sistema é capaz de amplificar em torno de 32 vezes a pressão sonora e suas vibrações.

Abordaremos, igualmente, as doenças da orelha interna, disacusia neurossensorial e outras doenças que provocam sintomas na orelha interna, em especial o zumbido e as labirintopatias.

A disacusia neurossensorial ou sensorioneural é aquela em que a perda auditiva ocorre essencialmente na via óssea audiométrica. A lesão ocorre na cóclea, no nervo auditivo, nas vias auditivas centrais ou no córtex cerebral e pode causar graus variados de surdez.

Existem quatro tipos de disacusias neurossensoriais agrupadas pela topografia da lesão:

1. *Surdez sensorial ou de percepção:* ocorre quando os elementos sensoriais da cóclea, células ciliadas estão lesados e incapazes de estimular o nervo auditivo.
2. *Surdez neural:* neste caso é o nervo que está acometido, de modo que não consegue conduzir os impulsos transmitidos pelas células ciliadas para o sistema nervoso central.
3. *Surdez de tronco cerebral:* no tronco cerebral são bloqueados os impulsos do nervo auditivo direcionados ao córtex cerebral. É um tipo pouco comum de surdez, encontrada no Kernicterus.
4. *Surdez central:* ocorre quando o sistema nervoso central é incapaz de realizar interpretações cognitivas dos impulsos elétricos recebidos a partir de um mecanismo periférico intacto.

Estas quatro definições são teóricas e apenas etiologias bem definidas ou estudos histopatológicos podem definir o exato diagnóstico topográfico da surdez.

Clinicamente podemos dividir as disacusias neurossensoriais em surdez de percepção, na cóclea, e surdez retrococlear, no nervo coclear ou nas vias auditivas centrais. Este topo diagnóstico além do exame clínico, pode ser realizado através de testes audiológicos, eletrofisiológicos e exames de imagem.

LEITURAS SUGERIDAS

Bento RF, Fonseca ACO, Pinna MH, Tsuji RK, Brito R. Condutas práticas em otologia. 2. ed. São Paulo: Fundação Otorrinolaringologia; 2012.

Bento RF, Martins GSQ, Pinna MH. Tratado de otologia. 2. ed. São Paulo: Atheneu; 2013.

Bento RF, Salomone R, Fonseca ACO, Faria JCM, Martins RS, Goffi-Gomez MVS. Tratado de paralisia facial. Rio de Janeiro: Thieme Revinter; 2018.

CAPÍTULO 13

MALFORMAÇÕES CONGÊNITAS DA ORELHA

Robinson Koji Tsuji ■ Eloisa Maria Santiago Gebrim

Para entender as anormalidades congênitas é necessário lembrar da embriologia da orelha (Capítulo 3). Esta revisão ajuda a entender algumas combinações de malformações encontradas. As diversas formas de apresentação variam conforme a fase embriológica e a localização em que ocorrem.

A orelha tem três origens embriológicas diferentes de acordo com a porção que se considera. A orelha externa origina-se da porção dorsal do primeiro sulco faríngeo, enquanto a orelha média é formada pela primeira bolsa faríngea. Já a orelha interna é resultante de uma vesícula formada pela invaginação do ectoderma que recobre o rombencéfalo. Anormalidades das orelhas externa e média podem ser acompanhadas de orelha interna normal, por apresentarem derivação embriológica diferentes.[1]

MALFORMAÇÕES DAS ORELHAS EXTERNA E MÉDIA

Vários sistemas de classificação já foram descritos para malformações congênitas da orelha, sendo alguns baseados na configuração externa da orelha e outros nos achados cirúrgicos ou patológicos. Alguns parâmetros considerados são a alterações da orelha externa, tipo de atresia (atresia ou estenose), características da membrana timpânica, presença de colesteatoma de meato acústico externo, localização do nervo facial, grau de pneumatização do mastoide, tipo e extensão de anormalidades ossiculares, alterações do labirinto ósseo e associação com outras malformações congênitas.

Um sistema prático utilizado por muitos autores é a classificação de Altman (1955) modificada por Colman (1971).[2,3] Esta classificação baseia-se na patência do meato acústico externo, pneumatização da orelha média e grau de dificuldade para procedimentos cirúrgicos. As anormalidades são divididas em três grupos: leve, severa e moderada (Quadro 13-1).

Outras classificações amplamente utilizadas são as de De La Cruz (1985) e Jahrsdoerfer (1992).[4,5] Estas classificações utilizam principalmente os achados da tomografia computadorizada. As duas são utilizadas no pré-operatório para avaliar quais pacientes vão apresentar bom prognóstico para a melhora da audição após a cirurgia.

De La Cruz utilizou apenas achados tomográficos para dividir as malformações em maiores e menores (Quadro 13-2). Os parâmetros considerados são a pneumatização da mastoide, normalidade da orelha interna, nervo facial e relação do nervo facial com a platina. Pacientes com malformações maiores são muitas vezes inoperáveis, enquanto pacientes com malformações menores podem alcançar grandes benefícios audiológicos com a cirurgia.

A classificação de Jahrsdoerfer utiliza um sistema de pontuação de 0 a 10 para determinar os candidatos à cirurgia com base em achados na tomografia computadorizada e características da orelha externa (Quadro 13-3). Os pontos são distribuídos conforme os seguintes parâmetros: formato da orelha externa, pneumatização da mastoide, presença de janela oval e redonda, ossículos e trajeto do nervo facial. Os melhores resultados são obtidos para pontuações maiores ou iguais a 7.

Quadro 13-1. Classificação de Altman (1955) Modificada por Colman (1971)[2,3]

Grupo I – Displasia leve
■ O meato acústico externo hipoplásico ■ Membrana timpânica e osso timpânico hipoplásicos ■ Cavidade timpânica normal ou hipoplásica ■ Ossículos normais ou com deformidades leves ■ A correção cirúrgica é relativamente simples. Uma cirurgia transcanal pode ser feita, frequentemente, com bons resultados
Grupo II – Displasia moderada
■ Pavilhão auricular com deformidades severas ■ Meato acústico externo ausente ■ Cavidade timpânica hipoplásica ■ Numerosas anormalidades da orelha média (fixação e malformação de ossículos, platina atrésica ou completamente óssea)
Grupo III – Displasia severa
■ O meato acústico externo ausente ■ Pneumatização da mastoide pobre ■ Cavidade timpânica muito hipoplásica ou ausente

Quadro 13-2. Classificação de De la Cruz para as Atresias Congênitas de Orelha

Malformações menores
■ Pneumatização normal da mastoide ■ Janela oval e platina normais ■ Relação entre nervo facial e platina normal ■ Estruturas normais da orelha interna
Malformações maiores
■ Hipopneumatização da mastoide ■ Janela oval e/ou platina ausentes ou alteradas ■ Trajeto do nervo facial alterado ■ Alterações de orelha interna

Quadro 13-3. Classificação de Jahrsdoerfer para Pacientes com Malformação Congênita de Orelha Candidatos a Cirurgia

Classificação de Jahrsdoerfer	
Parâmetro	**Pontos**
Presença de estribo	2 pontos
Janela oval presente e desobstruída	1 ponto
Presença de cavidade timpânica	1 ponto
Nervo facial normal	1 ponto
Complexo maléolo-bigorna presente	1 ponto
Mastoide bem pneumatizada	1 ponto
Bigorna e estribo articulados	1 ponto
Janela redonda normal	1 ponto
Aparência da orelha externa	1 ponto

Displasias do Pavilhão Auditivo

Em 1988, Weerda classificou as displasias de orelha externa, considerando, inclusive, alguns fatores cirúrgicos (Quadro 13-4).[6]

Implantação Baixa de Pavilhão Auricular

Normalmente o pavilhão está localizado, no sentido cefalocaudal, entre duas linhas horizontais, uma que passa pela sobrancelha e outra pela base do nariz, e o meato acústico externo está aproximadamente no nível da asa do nariz. Embriologicamente, o pavilhão inicia o seu desenvolvimento na região do pescoço e posteriormente se desloca até a sua posição final. Qualquer alteração nesta embriogênese pode explicar a implantação baixa.

Macrotia

Aumento das dimensões da orelha. Estas orelhas geralmente também são proeminentes. Estudos apontam uma alta prevalência de macrotias, alguns autores acreditam que ela ocorra em aproximadamente 3% da população.

Orelhas Protusas ou Proeminentes

Não existem padrões absolutamente definidos para o diagnóstico de orelha proeminente. Alguns autores utilizam como parâmetro uma distância entre a mastoide e o ponto médio da hélice maior do que 2 cm ou um ângulo mastoide-hélice maior do que 40-45°. Entretanto estas medidas variam de indivíduo para indivíduo de acordo com o formato do crânio. Outras características frequentemente associadas a orelhas proeminentes são anti-hélice ausente ou hipodesenvolvida, concha profunda e lóbulo proeminente.

Criptotia

Ausência do sulco retroauricular na porção superior da hélice, de modo que esta porção do pavilhão fica sepultada no couro cabeludo. É uma anormalidade incomum e parece ocorrer com mais frequência na população Japonesa.

Quadro 13-4. Classificação das Deformidades Congênitas de Pavilhão (Weerda 1988)[6]

Displasia de primeiro grau	
Definição	Maioria das estruturas de uma orelha normal é reconhecida
Deformidades	Macrotia, criptotia, orelhas proeminentes, coloboma, ausência de *tragus*, deformidades de lóbulo, deformidade de cálice tipo I e II
Cirurgia	A reconstrução cirúrgica não requer o uso adicional de pele ou cartilagem
Displasia de segundo grau	
Definição	Algumas estruturas de uma orelha normal são reconhecidas
Deformidades	Deformidade em cálice severa e microtia severa
Cirurgia	Reconstrução cirúrgica com a utilização de pele ou cartilagem
Displasia de terceiro grau	
Definição	Nenhuma estrutura de uma orelha normal é reconhecida, geralmente associada a atresia
Deformidades	Não identificação de estruturas de um pavilhão normal, anotia
Cirurgia	Reconstrução cirúrgica com a utilização de pele ou cartilagem em grande quantidade ou orelha com material aloplástico

Poliotia

A completa duplicação do pavilhão auricular é extremamente rara. A maior parte dos casos citados na literatura como poliotia são, na verdade, grandes apêndices auriculares.

Coloboma

Ocorre devido a uma alteração na união das estruturas derivadas do primeiro arco branquial e as do segundo arco branquial (Fig. 13-1).

Deformidades em Cálice

O terço superior do pavilhão é pouco desenvolvido ou hipoplásico. Muitas vezes as deformidades do tipo I e II são difíceis de diferenciar de microtia tipo I.

- *Tipo I:* cálice na porção superior da hélice, concha hipertrófica, altura reduzida do pavilhão.
- *Tipo II:* amputação mais severa do pólo superior, acomete hélice e escafa. Uma cartilagem pode ser usada como suporte para expansão de uma orelha pequena.
- *Tipo III*: deformidade severa do cálice, a porção superior é completamente enrolada sobre a porção inferior.

Microtia

Como o nome sugere, estes pacientes possuem pavilhão "pequeno", podendo ser rudimentar. Pode apresentar-se fenotipicamente desde um pavilhão com dimensões apenas diminuídas e mínimas alterações estruturais até a completa ausência

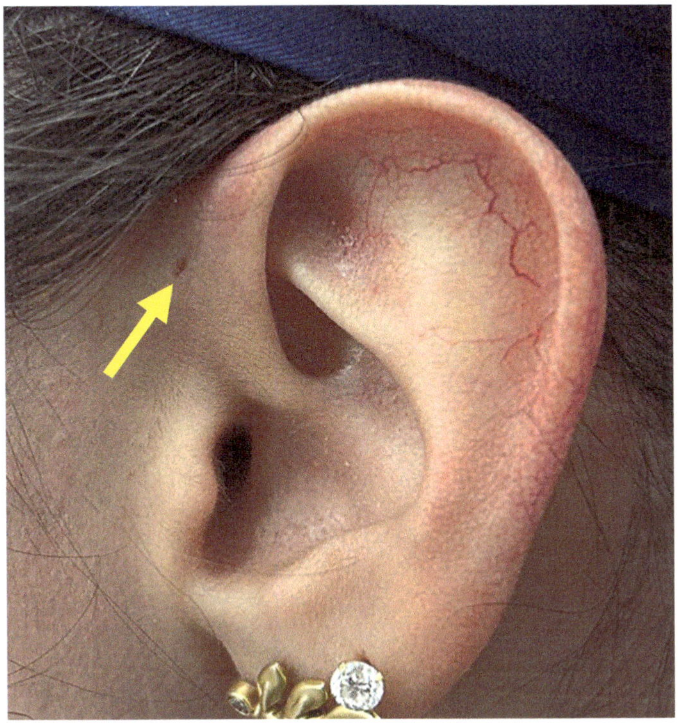

Fig. 13-1. *Coloboma auris*, seta indicando orifício de abertura do coloboma.

Quadro 13-5. Classificação de Neurman ou Aguillar Modificada por Marx[13]

Microtia tipo I	▪ Pavilhão auricular com dimensões diminuídas e restante das estruturas normais ▪ Difícil de distinguir de defeitos do cálice ▪ Meato acústico externo (MAE) é geralmente patente ▪ Defeitos da cadeia ossicular são infrequentes
Microtia tipo II	▪ Aglomerado de cartilagem disposto longitudinalmente guardando alguma semelhança com o pavilhão normal. Muitas vezes o pavilhão rudimentar apresenta formato de "ponto de interrogação" (Fig. 13-2) ▪ Quase sempre associado a atresia de MAE e algum grau de hipoplasia de mandíbula
Microtia tipo III	▪ O pavilhão rudimentar é geralmente formado apenas por tecido mole, sem cartilagem, e é difícil encontrar qualquer semelhança com um pavilhão normal (Fig. 13-3) ▪ Quase sempre associado a atresia de MAE e algum grau de hipoplasia de mandíbula
Microtia tipo IV	▪ Anotia, ausência do pavilhão auricular por completo

do pavilhão.[7,8] A prevalência de microtia varia dependendo da população estudada. As taxas relatadas variam amplamente entre 0,8 e 12 por 10.000 pacientes na literatura.[7-10]

A microtia é mais comum em homens com um aumento estimado no risco de aproximadamente 20-40% em comparação com mulheres. É mais comum unilateral, em cerca de 75% dos casos, com a maioria dos pacientes apresentando perda auditiva apenas no ouvido afetado.[11,12] Algumas evidências suportam uma taxa mais alta de doença do lado direito.[7-9]

A classificação para microtia mais utilizada é a de Neurman ou Aguillar modificada por Marx (Quadro 13-5).[13]

Displasias do Meato Acústico Externo

Atresia de Meato Acústico Externo (MAE)

A atresia de MAE pode existir como uma entidade independente ou relacionada com outras deformidades ou ausência completa do pavilhão, da orelha média, da orelha interna (11% a 47% dos casos) e do nervo facial. Outros defeitos associados incluem assimetria facial, fenda palatina e útero bífido. Ocorre em 1:10.000-20.000 nascimentos, sendo mais

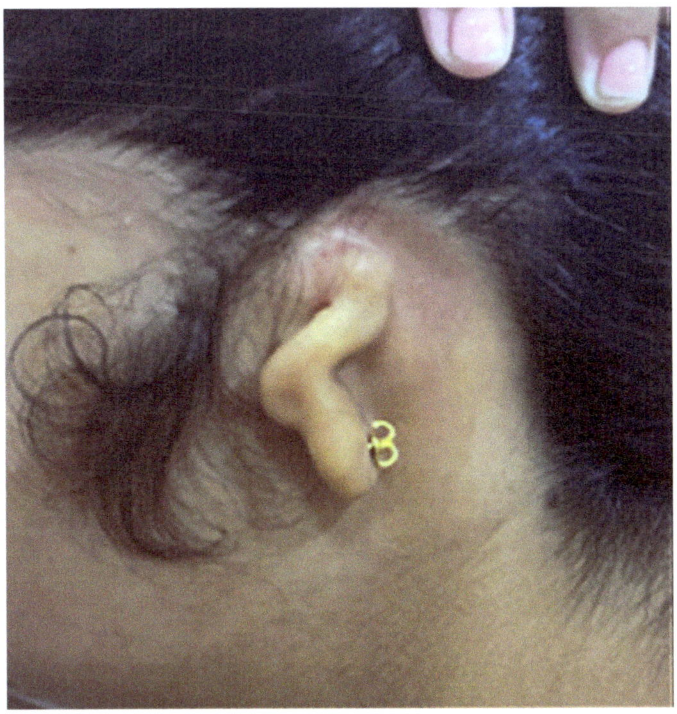

Fig. 13-2. Microtia tipo II.

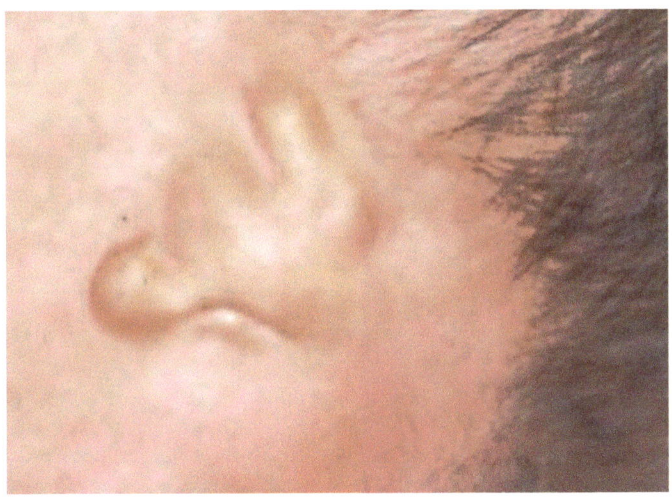

Fig. 13-3. Microtia tipo III. Nenhuma estrutura normal do pavilhão pode ser identificada.

frequente no sexo masculino e no lado direito. A proporção entre casos unilaterais e bilaterais é 3-6:1. Em 10% casos faz parte de alguma síndrome.[1,12]

Achados cirúrgicos ou patológicos na atresia isolada de MAE podem incluir uma membrana timpânica (MT) rudimentar, mastoide hipopneumatizada, martelo e bigorna fundidos, ossículos malformados, nervo facial anômalo ou aplasia de orelha média.[1,12]

Deve-se realizar exame audiológico com potenciais evocados (BERA), via aérea e via óssea, para o correto diagnóstico audiológico. Nos casos bilaterais, é importante a instituição de amplificação sonora precoce por via óssea, já aos 3 meses de idade.

Tipos de Atresias de MAE

As atresias do MAE podem ser classificadas em severa, moderada e menor.

A atresia severa envolve a ausência completa do osso timpânico e, portanto, não há canal. O pavilhão, se não for micro, tem apenas uma depressão onde deveria ser o conduto. O ouvido médio é posicionado anteromedialmente ao côndilo da mandíbula e aos remanescentes de osso timpânico.

Já as atresias menores apresentam algum grau de desenvolvimento do osso timpânico e são em parte recanalizadas. Nestes casos, o MAE e a membrana timpânica são menores que o normal. O pavilhão auditivo é geralmente normal ou levemente malformado.

Nas atresias moderadas o problema principal é a canalização incompleta do MAE. O pavilhão tem formas variáveis e o canal termina lateralmente à cavidade timpânica. Como nas atresias severas, a orelha média localiza-se anteromedialmente ao côndilo e remanescentes do osso timpânico.[1,12]

Displasias da Orelha Média

Malformações ossiculares são frequentemente associadas a defeitos de pavilhão ou atresia de MAE, podendo, porém, ser isoladas. O martelo e a bigorna frequentemente formam conglomerações ou apresentam junções ósseas entre sua porção atrésica e as paredes do recesso epitimpânico. Não raramente, a bigorna não tem sua conexão com o estribo. O estribo pode estar malformado ou mesmo ausente. As cruras do estribo podem estar fixas por conexão óssea com o canal de falópio ou com o promontório, ou por uma estrutura óssea que tome o lugar do tendão do músculo estapédio. A platina pode estar fixa devido a uma diferenciação incompleta do ligamento anular ou total falta deste.[5,14]

Os músculos da orelha média podem ser anômalos, mal posicionados ou supranumerários. Anomalias do nervo facial ocorrem em aproximadamente 20% dos casos de displasias. O nervo facial pode ser hipoplásico ou, mais raramente, totalmente ausente. Sua trajetória a partir do gânglio geniculado pode ser diretamente para baixo, sobre o promontório. O nervo pode estar deiscente na orelha média e passar superior ou inferiormente à janela oval, ou mesmo através do arco do estribo ou, mais raramente, bifurcar-se.[16] Os nervos petrosos superficiais maior e menor e o corda do tímpano podem estar ausentes. A tuba auditiva pode estar normal, deformada, hipoplásica ou mesmo totalmente ausente.[5,14]

A artéria estapediana persistente tem uma prevalência estimada de 0,48%, segundo estudo histopatológico realizado em 1.045 ossos temporais.[16] Quando presente, a artéria estapediana persistente segue pelo assoalho da orelha média, superiormente pelo forame obturador do estribo e pelo canal de Falópio até a fossa craniana média, onde continua como artéria meníngea média

Anamnese e Exame Físico

Em todo paciente com malformação de orelha deve ser realizada uma investigação minuciosa sobre a gestação e os antecedentes familiares. Devem-se pesquisar doenças, utilização de drogas lícitas e ilícitas durante a gestação e antecedentes familiares. Se na família existir história de outras malformações congênitas de orelha, o paciente e os familiares devem ser encaminhados para avaliação genética.

As alterações do pavilhão auricular além de causar grandes desconfortos estéticos, que podem ser acompanhados por alterações psicológicas, muitas vezes apresentam características que auxiliam no diagnóstico de doenças sindrômicas. É importante ressaltar que grande parte das síndromes cromossômicas apresentam variações ou malformações características da orelha. No entanto, malformações congênitas da orelha podem ser alterações isoladas sem outros comprometimentos associados.

No exame físico, o pavilhão auricular e o meato acústico externo devem ser avaliados. A abertura meatal redonda e grosseira sugere ausência de osso timpânico. Uma pequena abertura puntiforme pode significar um osso timpânico parcialmente desenvolvido. Neste caso, a abertura pode ser propensa a infecções, e o epitélio dentro do meato, parcialmente obstruído, pode favorecer o desenvolvimento de colesteatoma. A articulação temporomandibular deve ser palpada na tentativa de localização do meato acústico externo. Também deve-se inspecionar o côndilo, a maxila e a mastoide.

Avaliação da Audição

Todo paciente com malformação congênita de orelha, uni ou bilateral, deve ser submetido à avaliação da audição. Exame de potenciais evocados auditivos de tronco cerebral (BERA) por vias aérea e óssea e com frequência específica pode ser realizado ainda no período neonatal. Em pacientes com meato acústico externo presente podem-se realizar exames de emissões otoacústicas e reflexo estapediano.

A audiometria infantil pode ser realizada a partir de 6 meses de idade e, embora seja um exame de difícil execução, pode complementar e confirmar os resultados obtidos no exame de BERA.

Exames Radiológicos

A avaliação por imagem das malformações de orelha é feita por tomografia computadorizada (TC) (Fig. 13-4) e ressonância magnética (RM). A TC avalia a anatomia do osso temporal, fornecendo dados importantes para a decisão terapêutica. A presença de osso timpânico e membrana timpânica, a posição do côndilo da mandíbula, a anatomia da cadeia ossicular e das janelas oval e redonda, a posição do nervo facial e a pneumatização da orelha média são avaliados pela TC e nos dão prognóstico de uma eventual tentativa de cirurgia de habilitação da audição.[5]

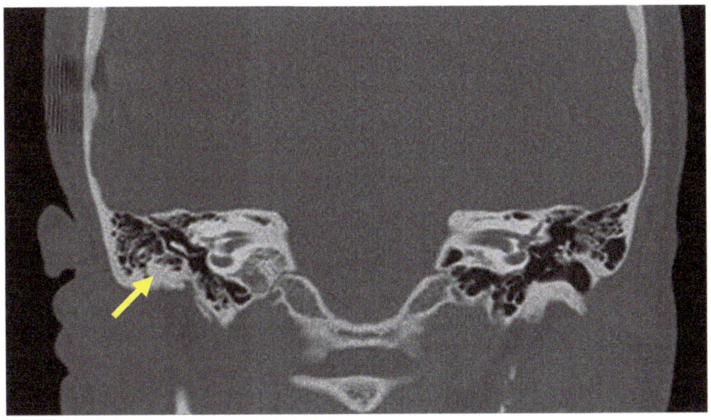

Fig. 13-4. Tomografia computadorizada em paciente com agenesia de meato acústico externo à direita (seta).

Uma vez que a abordagem cirúrgica normalmente ocorre somente após 6 anos de idade, a realização desses exames pode ser postergada, devido à necessidade de anestesia geral e ao risco de câncer associado à radiação da TC.

Na suspeita de colesteatoma a TC, pela presença de lesão expansiva, e a RM, pela presença de restrição à difusão, são importantes ferramentas diagnósticas.

Na presença de sinais de complicações de uma otite média aguda, como paralisia facial e vertigem, a tomografia contrastada deve ser realizada.

Evolução do Paciente

Como as malformações congênitas de orelha são anormalidades facilmente visíveis e identificadas, frequentemente o otorrinolaringologista é consultado logo nas primeiras semanas de vida. Inicialmente os pais devem ser orientados sobre as futuras investigações e condutas que serão realizadas.

Quando outras anomalias congênitas estão presentes, é necessário estabelecer as prioridades do tratamento com uma equipe multidisciplinar.

A aparência estética preocupa imediatamente os pais, que frequentemente desejam que a reparação estética seja realizada o mais breve possível. No entanto, é necessário esclarecer aos familiares que, apesar do problema estético ser visível e óbvio, a grande atenção deve ser voltada para que o paciente fique o menor tempo possível privado de estímulo sonoro. É imperativo a imediata amplificação condutiva óssea para facilitar a aquisição da fala nos casos bilaterais.

As recomendações de tratamento para crianças com perda auditiva unilateral evoluíram nos últimos 10 anos. Jensen *et al.* (2013) descobriram que crianças com perda auditiva unilateral têm dificuldades significativas de fala e linguagem.[17] Estudos recentes encontraram associações entre perda auditiva condutiva unilateral e comprometimento educacional. Kesser *et al.* relataram que 65% das crianças em idade escolar com atresia unilateral necessitavam de serviços extras na escola.[18] A explicação para as dificuldades observadas no PANS baseia-se na grande desvantagem da audição monoaural em ambientes ruidosos, como salas de aula. Crianças com perda auditiva unilateral podem ter problemas com a localização do som e a compreensão da fala no ruído e dificuldades em manter a atenção auditiva.

Tratamento

Antes da Reconstrução Cirúrgica

A primeira consideração é estabelecer uma audição satisfatória para o desenvolvimento da fala e da linguagem. Em atresia unilateral, deve-se inicialmente certificar que a audição na orelha aparentemente normal é realmente normal.

Se a audição nesta orelha for normal, orienta-se os pais que a criança pode adquirir linguagem normal, no entanto, recomenda-se que ela seja observada a intervalos regulares. O uso de aparelhos auditivos de condução óssea nas malformações unilaterais pode ser indicado a partir de 1 ano de idade.

Em atresia bilateral, após avaliação da reserva coclear, amplificação sonora deve ser realizada assim que possível. Se não existir meato, opta-se por amplificação condutiva. Observações periódicas continuam a ser necessárias para avaliar o desenvolvimento da criança, prevenir e tratar possíveis complicações da atresia e eventual acometimento tardio da orelha contralateral.

Relações Anatômicas e Detalhes Cirúrgicos nas Displasias Maiores

Meato Acústico Externo e Orelha Média

A ausência ou subdesenvolvimento do osso timpânico distorce a anatomia da orelha e algumas considerações devem ser lembradas para evitar surpresas durante a cirurgia, entre elas podemos citar: alteração na relação das estruturas das orelhas média e externa, dificuldade de acesso e exposição da cavidade timpânica, trajeto anômalo do nervo facial entre outros. O desenvolvimento da mastoide e algum resquício de osso timpânico torna-se extremamente importante. O côndilo da mandíbula articulando diretamente na superfície anterior da mastoide, desenvolvimento pobre da mastoide e ausência completa do osso timpânico proíbem o acesso à orelha média.

Qualquer reconstrução do meato acústico externo é limitada superiormente pela dura-máter da fossa média, posteroinferiormente pelo seio sigmoide e anteriormente pela articulação temporomandibular.

Na mastoide não pneumatizada pode não haver espaço suficiente para o estabelecimento de um novo canal externo. Este achado tem sido notado mais frequentemente em combinação com outras anormalidades, como nas síndromes de Treacher-Collins ou em outras displasias maxilo-faciais.

Quando o pavilhão, ou remanescente dele, apresenta inserção baixa, o local do novo meato deve ser posicionado posterior e superiormente.

Anormalidades do Nervo Facial

Durante o desenvolvimento normal do osso timpânico, o nervo facial é posicionado inferiormente, formando a porção descendente longa do nervo facial. Se o osso timpânico não se desenvolver adequadamente, o nervo facial na região do joelho pode dobrar-se anteriormente de forma abrupta e atravessar a orelha média posterior e inferiormente. Esta posição do nervo pode dificultar a visualização da janela redonda, pois esta ficará atrás do nervo e da janela oval pela angulação aguda do nervo.

Anomalias do nervo facial ocorrem em aproximadamente 20% dos casos de malformação de orelha. As seguintes anomalias são observadas em ordem decrescente de frequência: deiscência na porção óssea do canal de Falópio que recobre o nervo facial na orelha média, abaulamento do nervo sobre a janela oval, trajeto do nervo facial inferior à janela oval, nervo facial bífido e nervo facial com aparência de nervo corda do tímpano.

Anormalidades Ossiculares

O processo longo do martelo é frequentemente curvado para baixo, encurtado, ligado à parede anterior da cavidade por tecidos fibroso e ósseo ou totalmente ausente. O processo curto é normalmente maior que o normal e fundido ao disco de atresia. Frequentemente o martelo e a bigorna não são completamente desenvolvidos, e juntos formam uma massa óssea fundida.

O estribo também apresenta anormalidades com frequência. Tem sido observado estribo unipolar ou com a cabeça mal posicionada ou com ausência completa das cruras. Falha no desenvolvimento da base do estribo é incomum (Fig. 13-5).

Qualquer uma destas anormalidades significa que alguma reconstrução deve ser feita. Embora as aplasias maiores sejam normalmente reconhecidas nas primeiras semanas ou meses de vida, há uma ampla graduação de deformidades e muitas crianças com aplasias menores não são diagnosticadas até que seja realizado um teste de *screening* na avaliação pré-escolar.

Displasias de Orelha Interna na Atresia Aural Congênita

Como o desenvolvimento da orelha interna ocorre separadamente e em outra fase embriológica da orelha média e do meato acústico externo anormalidades da orelha interna não são necessariamente associadas às atresias. Pelo contrário, na maioria dos casos não há associação. Alguns estudos citam que 10% a 47% de associação da displasia de orelha interna têm malformações de orelhas média e externa.

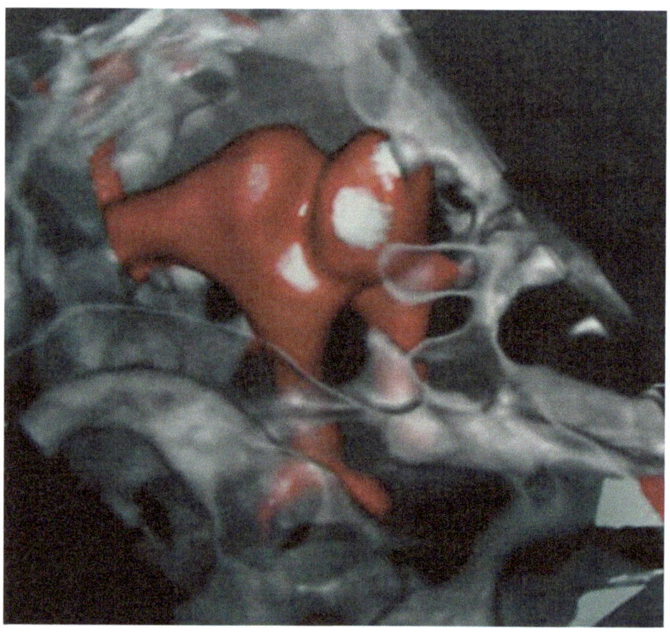

Fig. 13-5. Tomografia computadorizada de ossos temporais com reconstrução 3D. Observa-se cadeia ossicular fundida.

Tratamento Cirúrgico em Atresia do MAE

Em atresias unilaterais, optamos por não corrigir, pois uma audição normal raramente é obtida, a menos que a condição anatômica seja bastante favorável.

Quando há atresia de meato acústico externo bilateral deve-se proceder à amplificação sonora por condução óssea antes de 6 meses de idade.

O tratamento cirúrgico da atresia de MAE recebe o nome de canaloplastia. Ela só deve ser tentada se houver uma chance de melhora da audição, o que significa presença de orelha média normal ou possibilidade de correção da displasia de orelha média concomitantemente.

Considerando a escala de Jahrsdoerfer, uma pontuação inferior a 7 indica um prognóstico cirúrgico ruim, enquanto uma pontuação de 7 ou mais indica que o paciente pode ser considerado para a canaloplastia.

Os casos de microtia e atresia concomitantes podem necessitar de coordenação entre o otologista e o cirurgião plástico. Mesmo quando as cirurgias são sequenciais, e não combinadas, a comunicação e a cooperação entre os cirurgiões ajudam a escolher um local vantajoso para as incisões. A reconstrução do pavilhão deve preceder a cirurgia para atresia. O tratamento destas malformações segue cinco estágios: reconstrução auricular (criação de uma estrutura com cartilagem autógena); transposição de lóbulo; reparo da atresia (pelo otologista); construção do trago; elevação auricular. Se for necessário cartilagem para a reconstrução do pavilhão é recomendado o uso de cartilagem costal, pois outras fontes de cartilagem e cartilagem irradiada apresentam resultados pobres a longo prazo. Os materiais sintéticos também não são bons materiais para este tipo de reconstruções. A reconstrução da orelha média pode preceder ou coincidir com um dos estágios da cirurgia da atrésia.

As cirurgias devem ser realizadas após os 6 anos de idade, com intervalos de 3 meses entre os estágios. A nossa experiência mostrou que quanto maior a idade do paciente no momento da cirurgia, menores são as complicações, principalmente a reestenose do meato. Além disto, após os 6 anos a mastoide já está o mais pneumatizada possível e a cartilagem costal já está suficientemente desenvolvida. Muitos familiares desejam antecipar a cirurgia para reparação estética o que pode causar discórdias entre médico e familiares.

Durante a cirurgia é utilizado acesso retroauricular, mantendo a incisão próxima a fossa glenoide e mastoide. A fáscia temporal e a linha temporal são identificadas e os tecidos conjuntivo e cartilaginoso do pavilhão são levemente tracionados anteriormente. O periósteo é refletido sobre a mastoide e são colocados retratores. Identifica-se algum remanescente do osso timpânico. O córtex e as células da mastoide são removidos, unindo o tégmen timpânico ou a dura-máter da fossa média ao antro mastóideo. Neste ponto, deve ser realizada a identificação do canal semicircular lateral, dos remanescentes ossiculares e do nervo facial. Sugerimos a utilização de monitorização contínua do nervo facial para facilitar sua localização. É realizada a desarticulação incudostapedial para proteger a orelha interna de traumas acústicos. O remanescente do osso timpânico ou disco timpânico sobre a articulação temporomandibular é removido até o nível abaixo dos ossículos. Uma plataforma óssea para a nova saliência anular pode ser construída anterior e inferiormente. O retalho deve ser posicionado entre a mucosa e a saliência para ficar ancorado anteriormente. Existe controvérsias se toda as células da mastoide devem ser retiradas ou se não é necessária esta remoção completa. Nós consideramos importante a remoção do máximo de células possível.

As vantagens de "construir" um canal ósseo pequeno é uma menor área para limpeza e debridamento, além de um período mais curto de cicatrização. A desvantagem é a necessidade de o cirurgião trabalhar em um espaço restrito.

A reconstrução da cadeia é realizada com o reposicionamento dos ossículos ou com a utilização de cartilagens, cortical óssea ou próteses sintéticas. A cola de fibrina pode ser útil nesta fase.

Depois da cirurgia, algumas orelhas requerem cuidados contra a água, limpezas frequentes e visitas periódicas ao otorrinolaringologista. Ocasionalmente mais de uma cirurgia é necessária. A complicação mais comum é a reestenose. A tomografia computadorizada ajuda na seleção dos casos e na programação cirúrgica diminuindo o risco de complicações e evitando a necessidade de cirurgias repetidas.

Atualmente, devido ao grande número de cirurgias que o paciente é submetido, aos pobres resultados estéticos e à alta porcentagem de reestenoses, muito serviços indicam a reabilitação estética do pavilhão através da utilização de próteses de silicone osteointegradas, sem correção da atresia, associada à prótese de condução óssea. Sugerimos a leitura do capítulo de próteses implantáveis para complementação (Capítulo 53– Próteses Auditivas Implantáveis de Orelha Média e de Ancoramento Ósseo).

Complicações

Infecção e Colesteatoma

Além das infecções da orelha média poderem ser mascaradas pela atresia do meato acústico externo retardando o diagnóstico, estas infecções apresentam um maior risco complicações devido ao acúmulo de secreção purulenta sob pressão atrás do disco de atresia.

Nestes pacientes, o colesteatoma muitas vezes se inicia no meato acústico externo parcialmente desenvolvido e posteriormente progride para a mastoide ou cavidade timpânica tornando-se sintomático. Na maioria dos casos é notado um pequeno canal atrésico puntiforme, com drenagem de secreção purulenta intermitente ou ainda presença de abscesso na área do meato.

Otite média aguda ou otite média secretora em orelhas reconstruídas devem ser tratadas como qualquer infecção de orelha normal, sendo às vezes necessária a colocação de tubo de ventilação.

Estenose

A reestenose é um problema mencionado por todos os autores. Alguns citam até 40% de incidência. A confecção de um meato grande, cavidade ampla e remoção de tecido redundante reduzem o risco de reestenose. Muitos autores correlacionam a reestenose com a experiência do cirurgião.

Além disso, o emprego de antibioticoterapia prolongada, para reduzir a infecção pós-operatória, e o acompanhamento rigoroso do paciente com cuidados locais frequentes também estão associados a melhores resultados. Em pacientes com tendência de formação de queloides, injeções de triancinolona devem ser consideradas.

Perdas Auditivas

Perdas neurossensoriais podem ocorrer, e são maiores se os ossículos não forem desarticulados enquanto se trabalha sobre eles.

A perda condutiva também pode ocorrer após a reconstrução, e são mais frequentes se o ossículo reposicionado tocar alguma estrutura óssea ao redor.

A fixação óssea também tem sido relatada em todas as técnicas timpanoplásticas.

Lesão do Nervo Facial

A tomografia computadorizada em cortes axiais e coronais fornece uma orientação pré-operatória do curso do canal de Falópio e, com este conhecimento, o cirurgião pode antecipar a quantidade de osso que pode ser removido com segurança para criar um espaço adequado. Durante a cirurgia, o uso de um monitor de nervo facial ajuda a prevenir lesão no nervo.

Resultados Auditivos

A maioria das displasias do grupo I têm bons resultados. Ocorrem poucos problemas em relação aos enxertos e estenoses. Os resultados auditivos dependem do tipo de reconstrução ossicular possível. Oitenta por cento a 90% dos resultados são entre 20 e 25 dB dos testes ósseos pré-operatórios.

Displasias dos grupos II e III têm sucesso a longo termo em somente 65% a 70% dos casos. Apesar da melhora inicial, 10% regridem em um período de 1 a 2 anos. Se, entretanto, a reconstrução do meato for satisfatória, a amplificação aérea pode ser uma opção bastante aceitável por grande parte dos pacientes.

A revisão cirúrgica é necessária em aproximadamente 30% das orelhas reconstruídas devido a reestenoses, migração do enxerto ou falha na melhora auditiva.

Tratamento com Próteses Implantáveis

Nos últimos anos, com o desenvolvimento das próteses implantáveis, a cirurgia reconstrutiva funcional das atresias ficou relegada a um segundo plano e, em nossa opinião, deve ser feita somente nos casos de malformações menores ou com infecção ou colesteatoma.

As próteses auditivas ancoradas no osso foram desenvolvidas inicialmente para estas indicações (Fig. 13-6). Elas podem ser do tipo percutâneas (OSIA®, BAHA®, PONTO®) ou do tipo transcutâneas (OSIA2®, BoneBridge2®, BAHA attract®). Mais recentemente, outras próteses, como a de cadeia ossicular (Vibrant®), têm sido utilizadas. Estas próteses serão estudadas neste livro no Capítulo 53 – Próteses Auditivas Implantáveis de Orelha Média e de Ancoramento Ósseo. Na nossa experiência, os resultados funcionais e o baixo número de complicações fazem delas a indicação de escolha no tratamento funcional das atresias congênitas, principalmente as maiores.

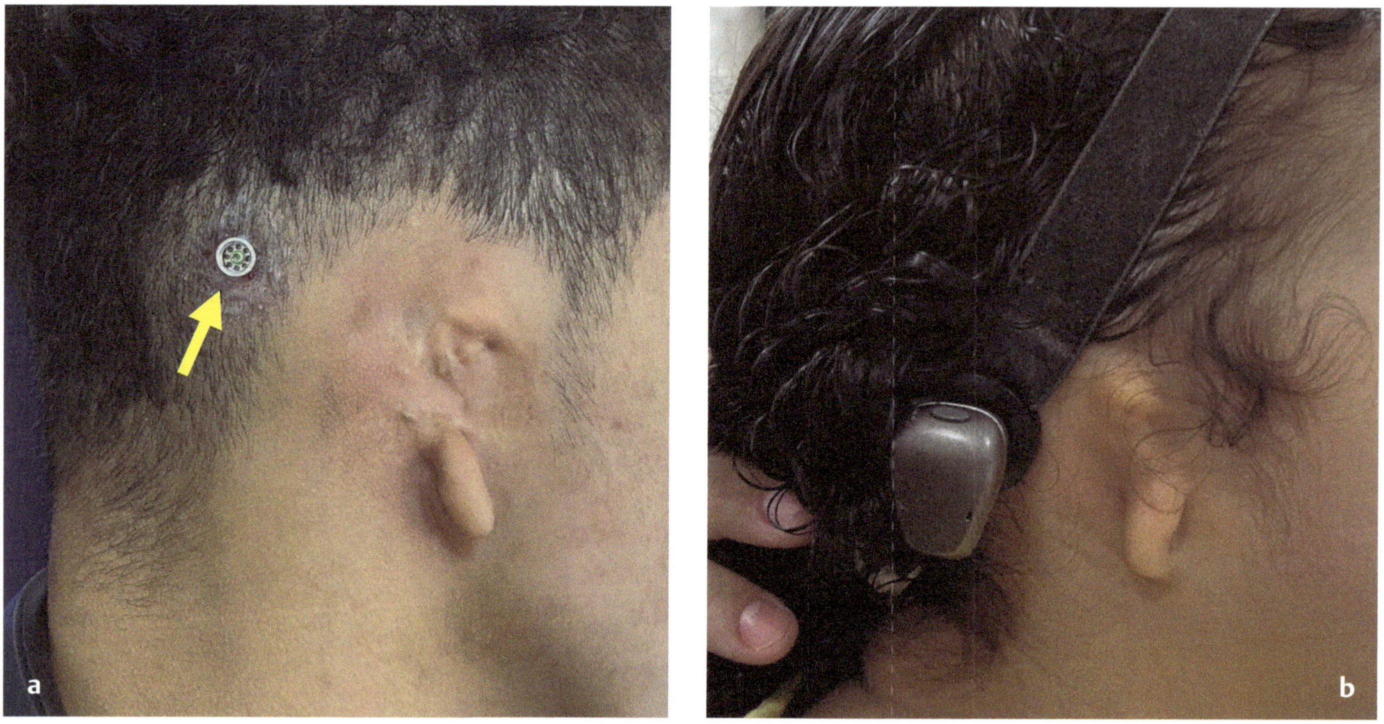

Fig. 13-6. (**a**) Pino do implante da prótese osteoancorada (seta). (**b**) Prótese de condução com faixa de retenção (*softband*).

MALFORMAÇÕES DA ORELHA INTERNA

As displasias de orelha interna representam cerca de 20% das perdas auditivas congênitas.[19,20] A classificação das displasias é baseada nos achados radiológicos embriológicos e foi proposta por Jackler *et al.* em 1987.[21] Esta classificação foi posteriormente modificada por Sennaroglu em 2017, com a associação de aspectos fisiopatológicos, sendo atualmente a classificação mais utilizada.[22-24] As displasias são classificadas em oito diferentes grupos (Quadro 13-6).

1. *Aplasia labiríntica completa (deformidade de Michel):* aplasia labiríntica completa é a ausência da cóclea, do vestíbulo e dos canais semicirculares (Fig. 13-7). Em alguns pacientes, pode não ser possível observar o canal facial no osso temporal, apesar das funções faciais normais.
   Pode ser dividida em três subgrupos:
   A) Com osso petroso hipoplásico ou aplásico: nestes casos, é acompanhada por hipoplasia ou aplasia do osso petroso. A orelha média pode estar adjacente à fossa posterior.
   B) Sem cápsula ótica: nesse grupo, a formação do osso petroso é normal, mas a cápsula ótica é hipoplásica ou aplásica.
   C) Com cápsula ótica: a formação do osso petroso e da cápsula ótica é normal.
2. *Otocisto rudimentar:* é caracterizado por cápsula ótica em formato arredonda de dimensões de apenas alguns milímetros com ausência de meato acústico interno. Partes dos canais semicirculares podem estar presentes.
3. *Aplasia coclear:* esse grupo é caracterizado pela ausência da cóclea com o vestíbulo e os canais semicirculares presentes. Existem dois subgrupos de acordo com o sistema vestibular:
   A) Aplasia coclear com labirinto normal: vestíbulo e canais semicirculares são normalmente desenvolvidos.
   B) Aplasia coclear com vestíbulo dilatado: vestíbulo e canais semicirculares displásicos, mais comumente com dilatações (Fig. 13-8).

Quadro 13-6. Classificação das Displasias labirínticas segundo Sennaroglu *et al.* (2017)[23]

1. Aplasia labiríntica completa (deformidade de Michel):
   a) Com osso petroso hipoplásico ou aplásico
   b) Sem cápsula ótica
   c) Com cápsula ótica
2. Otocisto rudimentar
3. Aplasia coclear:
   a) Com labirinto posterior normal (vestibular)
   b) Com vestíbulo dilatado
4. Cavidade comum
5. Hipoplasia coclear (CH):
   a) Cóclea em formato de botão (CH-I)
   b) Cóclea hipoplásica cística (CH-II)
   c) Cóclea com menos de 2 giros cocleares (CH-III)
   d) Cóclea com giros médios e apicais hipoplásicos (CH-IV)
6. Partição incompleta da cóclea (IP):
   a) Partição incompleta tipo I (IP-I; anomalia cocleovestibular cística)
   b) Partição incompleta tipo II (IP-II; inclusive como parte da malformação de Mondini)
   c) Partição incompleta tipo III (IP-III; surdez ligada ao cromossomo X)
7. Aqueduto vestibular alargado
8. Anormalidades da abertura coclear:
   a) Hipoplasia
   b) Aplasia

4. *Cavidade comum:* é definida como uma cavidade única, ovoide ou arredondada, que corresponde à cóclea e ao vestíbulo fundido (Fig. 13-9). Pode vir acompanhada de presença de canais semicirculares. Teoricamente possui estruturas neurais cocleares e vestibulares. O meato acústico interno geralmente entra na cavidade em seu centro.

5. *Hipoplasia coclear:* neste grupo ocorre uma clara diferenciação entre a cóclea e o vestíbulo. A cóclea se apresenta com dimensões externas diminuídas com deformidades na sua arquitetura interna. Existem quatro tipos de hipoplasias cocleares (Figs. 13-10 e 13-11).

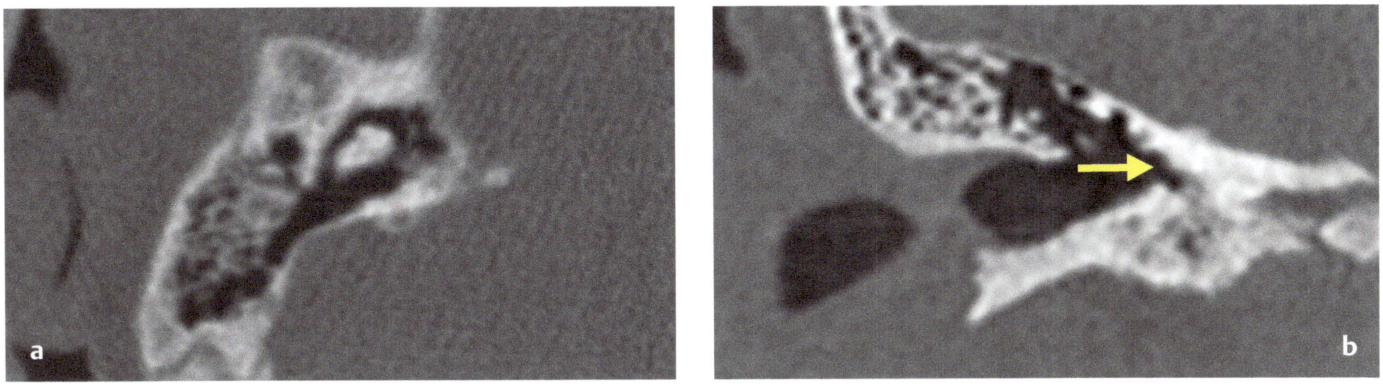

Fig. 13-7. Aplasia labiríntica – TC axial (**a**) e coronal (**b**). Observar a ausência total das estruturas labirínticas. O promontório (seta em **b**) é retificado. Aspecto normal das estruturas das orelhas externa e média.

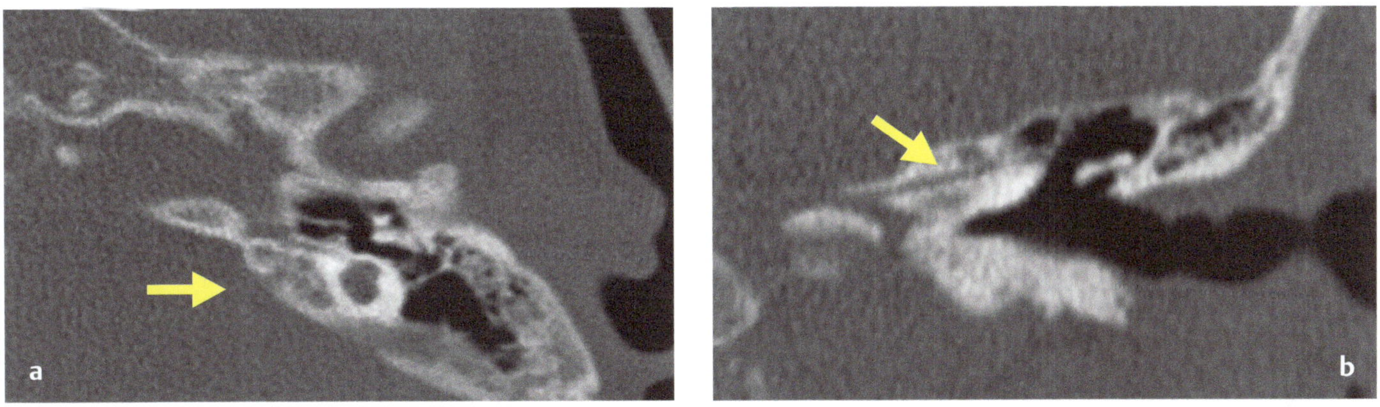

Fig. 13-8. Aplasia coclear – TC axial (**a**) e coronal (**b**). Observa-se ausência da cóclea. O vestíbulo (seta em **a**) está presente, porém é malformado e globoso. O conduto auditivo interno é afilado (seta em **b**).

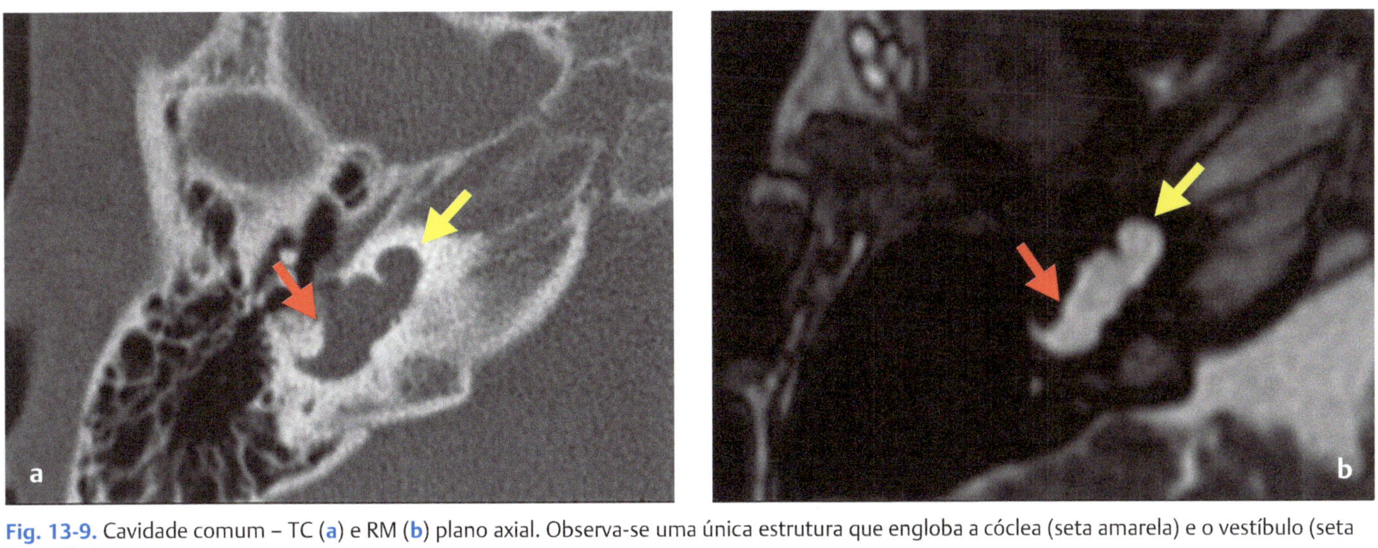

Fig. 13-9. Cavidade comum – TC (**a**) e RM (**b**) plano axial. Observa-se uma única estrutura que engloba a cóclea (seta amarela) e o vestíbulo (seta vermelha).

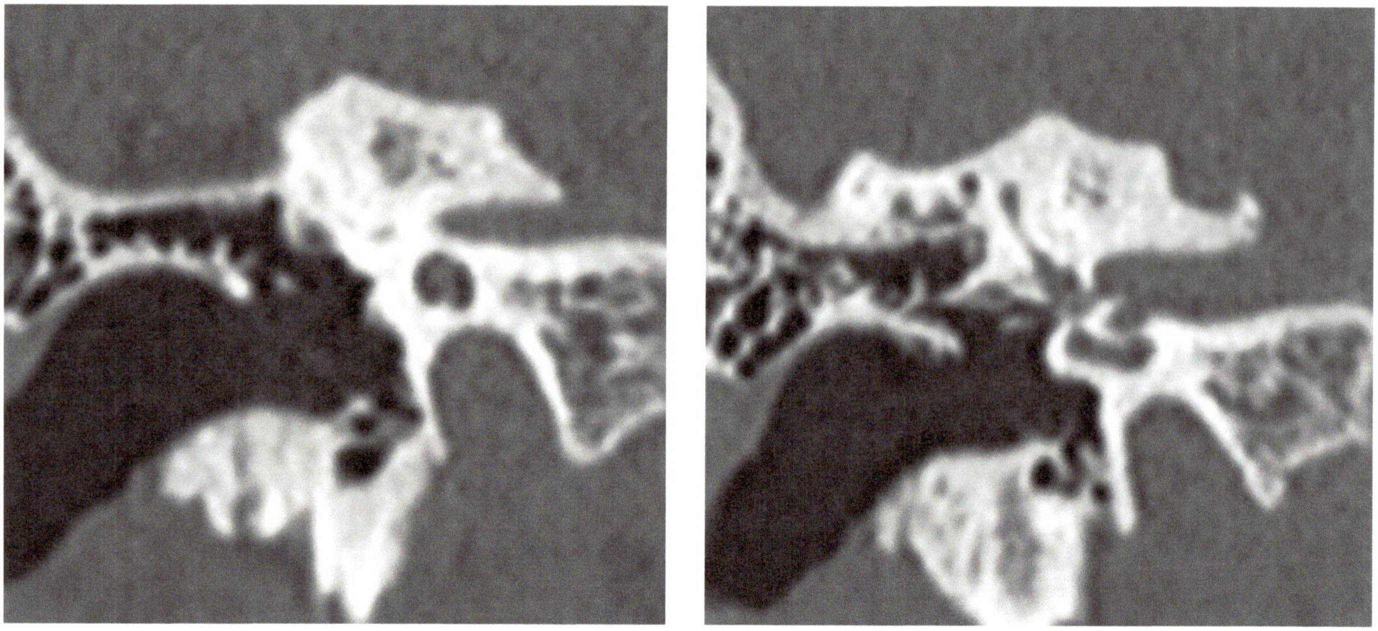

Fig. 13-10. Hipoplasia coclear tipo III. TC coronal. Observar a cóclea com contornos regulares e pequenas dimensões.

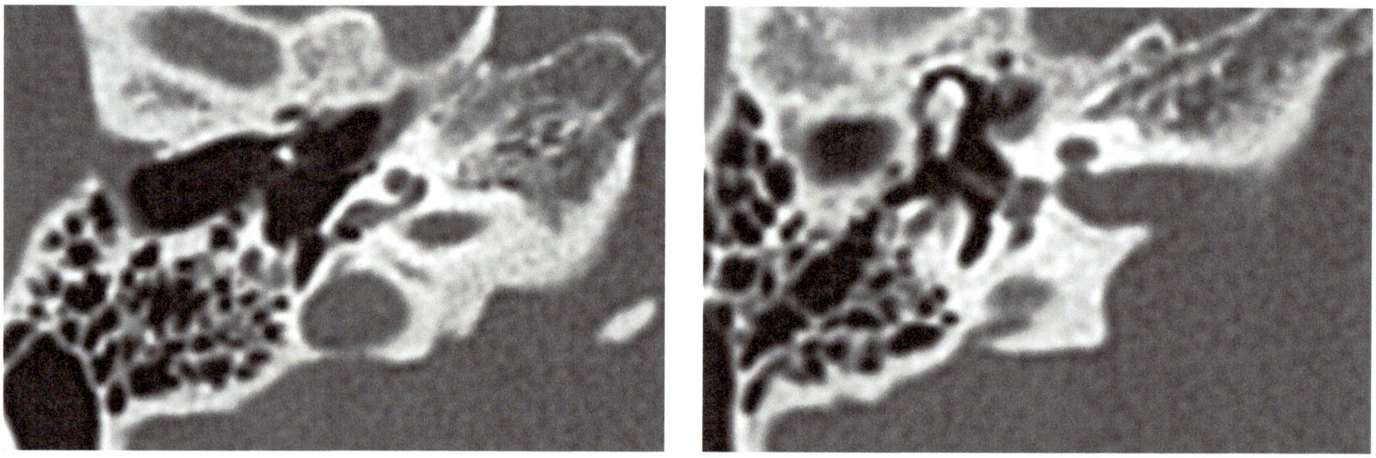

Fig. 13-11. Hipoplasia coclear tipo IV. TC axial. Caracteriza-se espira basal da cóclea com dimensões normais, porém as espiras média e apical têm dimensões reduzidas.

6. *Partição incompleta da cóclea:* neste grupo também ocorre uma clara diferenciação entre a cóclea e o vestíbulo. A cóclea se apresenta com dimensões externas normais com deformidades na sua arquitetura interna. Há três diferentes tipos de grupos de partições incompletas, de acordo com o modíolo e os septos interescalares.
   A) Partição incompleta tipo I (IP-I; anomalia cocleovestibular cística): ausência de modíolo e septo interescalares (Fig. 13-12).
   B) Partição incompleta tipo II (IP-II; inclusive como parte da malformação de Mondini): ausência de septo interescalar entre giros apical e médio, gerando uma fusão médio-apical (Figs. 13-13 e 13-14).
   C) Partição incompleta tipo III (IP-III; surdez ligada ao cromossomo X): septos interescalares presentes, porém com modíolo completamente ausente (Fig. 13-15).
7. *Aqueduto vestibular alargado:* caracterizado pela presença de um aqueduto vestibular alargado. Atualmente, considera-se segundo o critério de Cincinnati que o aqueduto vestibular está alargado quando medir mais do 0,9 mm (Figs. 13-13 e 13-14). A perda auditiva pode ser progressiva e a cóclea e o vestíbulo apresentarem anatomia preservada.
8. *Anormalidades da abertura coclear:* a abertura coclear é o canal ósseo do nervo coclear que permite a passagem deste da cóclea ao meato acústico interno. Pode-se apresentar como hipoplasia e aplasia. É considerada hipoplásica se a largura for menor que 1,4 mm e aplásico quando o canal é completamente substituído por osso (Fig. 13 16).

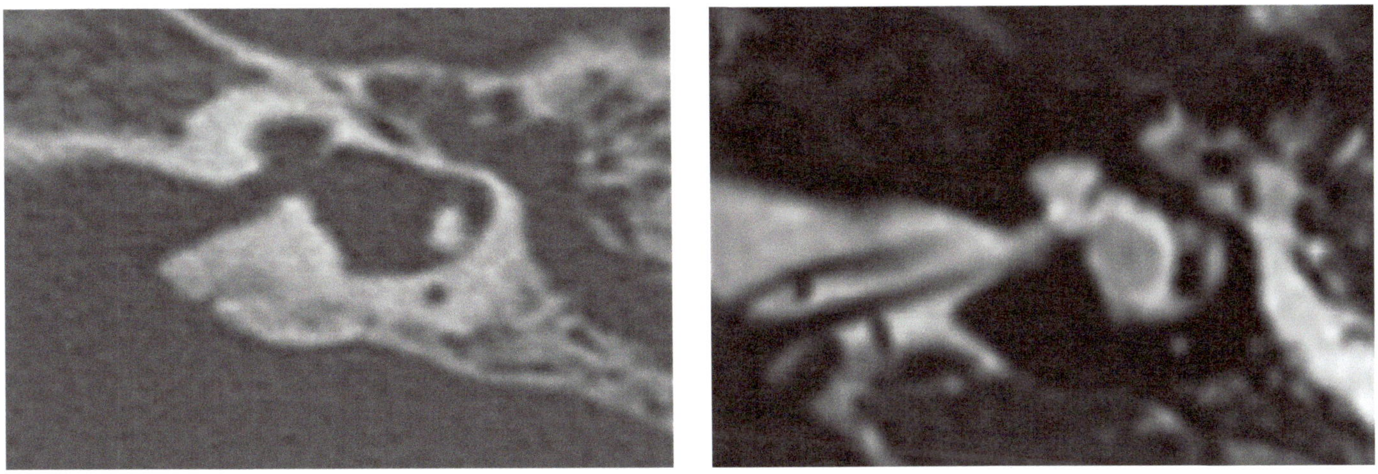

Fig. 13-12. Partição incompleta tipo I. TC axial e RM axial. Caracteriza-se a cóclea com aspecto cístico, ausência do modíolo e do septo interescalar. O vestíbulo é globoso.

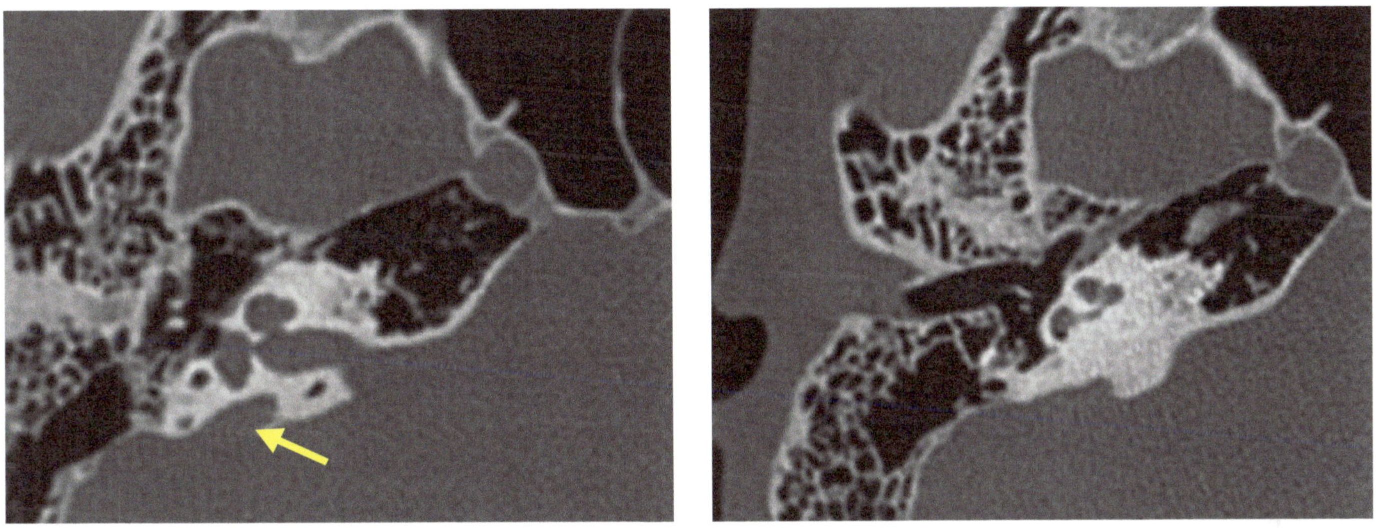

Fig. 13-13. Partição incompleta tipo II. TC axial. Observa-se presença da espira basal e coalescência das espiras média e apical. Há dilatação do aqueduto vestibular (seta).

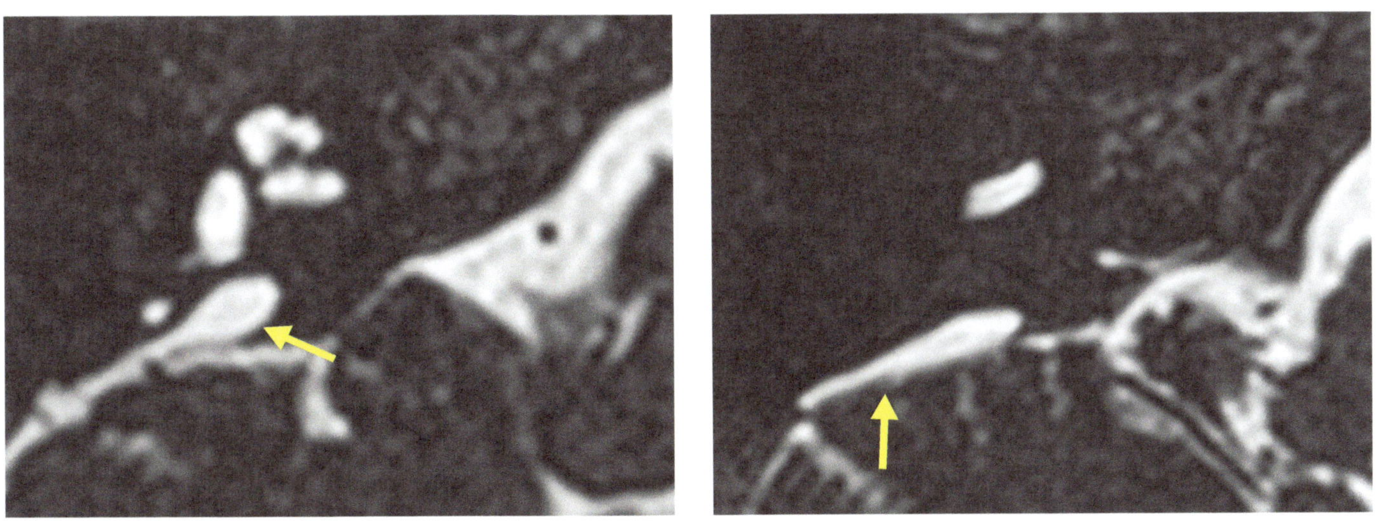

Fig. 13-14. Partição incompleta tipo II. RM axial em sequência ponderada em T2. Observa-se presença da espira basal e coalescência das espiras média e apical. O contorno lateral da cóclea é retificado. Há dilatação de ducto e saco endolinfáticos (seta).

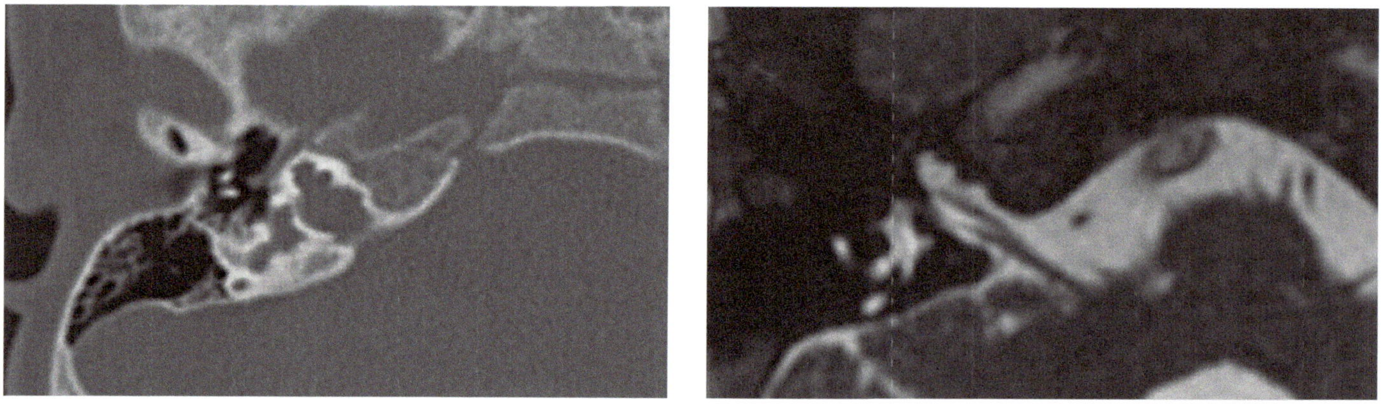

Fig. 13-15. Partição Incompleta tipo III. TC axial e RM em sequência ponderada em T2. Observar a ampla comunicação entre o fundo do meato acústico interno e a cóclea com aspecto em saca-rolha.

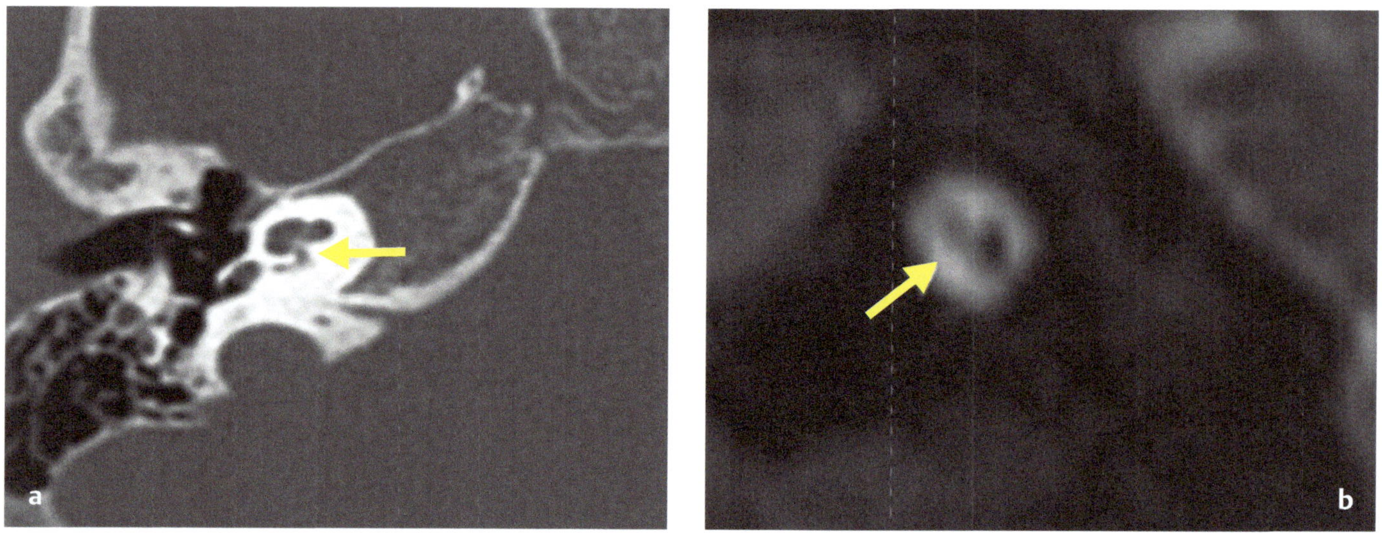

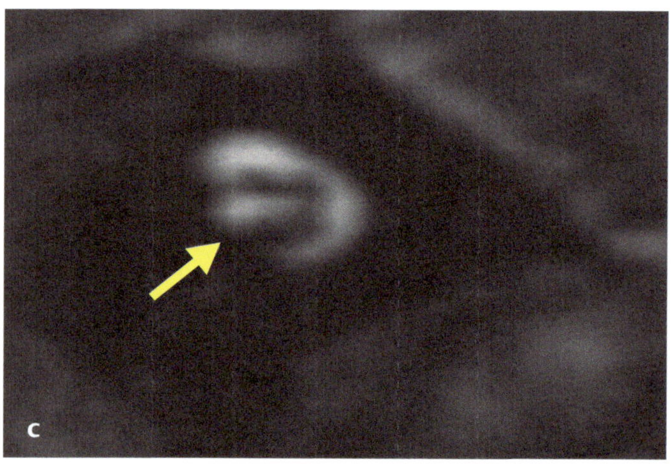

Fig. 13-16. Agenesia do nervo coclear. TC axial (a) e RM ponderada em T2 sagital (b, c). Observar o estreitamento da abertura coclear (a). A RM não evidencia a presença do nervo coclear direito (seta em b). Comparar com o aspecto normal do nervo coclear esquerdo (c).

Manejo das Malformações de Orelha Interna

Existe uma grande variabilidade de perdas auditivas de acordo com o tipo de malformação. Alguns tipos de hipoplasias cocleares, partições incompletas e aqueduto vestibular alargado podem-se apresentar com perdas auditivas de todos os graus, desde leve a profundo. Muitos pacientes podem-se beneficiar de uso de aparelhos auditivos convencionais. Mas é importante observar que existe alta probabilidade de progressão da perda auditiva, devendo estes pacientes ser avaliados periodicamente.

Nos pacientes com aplasia coclear, aplasia labiríntica, cóclea cística, cavidade comum e aplasia de nervo coclear, a perda auditiva é usualmente de grau profundo, sem benefícios com uso de aparelhos auditivos convencionais.

Implante coclear (IC) × implante auditivo de tronco cerebral (ABI) nas malformações de orelha interna.

Nos casos de aplasia coclear, aplasia labiríntica e cóclea cística, é indicado o uso de ABI.[22]

Nos casos de partição incompleta tipos 2 e 3 e aqueduto vestibular alargado é indicado o implante coclear, que usualmente apresenta bons resultados.[22,25]

Nos casos de hipoplasia coclear, partição incompleta tipo 1 e aplasia de nervo coclear pode-se tentar inicialmente um implante coclear e, na falha deste, realizar o ABI.[22]

REFERÊNCIAS BIBLIOGRÁFICAS

1. Ruder RO, Maceri D, Andrews J. Management of Congenital Aural Atresia and Microtia. Otolaryngol Head Neck Surg. 1995;112(5):P48-P48.
2. Altmann F. Congenital atresia of the ear in man and animals. Ann Otol Rhinol Laryngol. 1955 Sep;64(3):824-58.
3. Colman BH. Congenital atresia: aspects of surgical care. Acta Otorhinolaryngol Belg. 1971;25(6):929-35.
4. De la Cruz A, Linthicum FH Jr, Luxford WM. Congenital atresia of the external auditory canal. Laryngoscope. 1985 Apr;95(4):421-7.
5. Jahrsdoerfer RA, Yeakley JW, Aguilar EA, Cole RR, Gray LC. Grading system for the selection of patients with congenital aural atresia. Am J Otol. 1992 Jan;13(1):6-12.
6. Weerda H. Classification of congenital deformities of the auricle. Facial Plast Surg. 1988 Oct;5(5):385-8.
7. Harris J, Kallen B, Robert E. The epidemiology of anotia and microtia. J Med Genet. 1996;33(10): 809- 13.
8. Forrester MB, Merz RD. Descriptive epidemiology of anotia and microtia, Hawaii, 1986-2002. Congenit Anom (Kyoto). 2005 Dec;45(4):119-24.
9. Castilla EE, Orioli IM. Prevalence rates of microtia in South America. Int J Epidemiol. 1986;15(3):364-8.
10. Luquetti DV, Leoncini E, Mastroiacovo P. Microtia-anotia: a global review of prevalence rates. Birth Defects Res A Clin Mol Teratol. 2011 Sep;91(9):813-22.
11. Mastroiacovo P, Corchia C, Botto LD, Lanni R, Zampino G, Fusco D. Epidemiology and genetics of microtia-anotia: a registry based study on over one million births. J Med Genet. 1995;32(6):453- 7.
12. Okajima H, Takeichi Y, Umeda K, Baba S. Clinical analysis of 592 patients with microtia. Acta Otolaryngol Suppl. 1996;525: 18-24.
13. Zhang TY, Bulstrode N, Chang KW, Cho YS, Frenzel H, Jiang D, Kesser BW, Siegert R, Triglia JM. International Consensus Recommendations on Microtia, Aural Atresia and Functional Ear Reconstruction. J Int Adv Otol. 2019 Aug;15(2):204-208.
14. Kosling S, Omenzetter M, Bartel-Friedrich S. Congenital malformations of the external and middle ear. Eur J Radiol. 2009 Feb;69(2):269-79.
15. Zhao S, Han D, Wang Z, Li J, Qian Y, Ren Y, Dong J. An imaging study of the facial nerve canal in congenital aural atresia. Ear Nose Throat J. 2015 Oct-Nov;94(10-11):E6-13.
16. Moreano EH, Paparella MM, Zelterman D, Goycoolea MV. Prevalence of facial canal dehiscence and of persistent stapedial artery in the human middle ear: a report of 1000 temporal bones. Laryngoscope. Laryngoscope. 1994 Mar;104(3 Pt 1):309-20.
17. Jensen DR, Grames LM, Lieu JE. Effects of aural atresia on speech development and learning: retrospective analysis from a multidisciplinary craniofacial clinic. JAMA Otolaryngol Head Neck Surg. 2013 Aug 1;139(8):797-802.
18. Kesser BW, Krook K, Gray LC. Impact of unilateral conductive hearing loss due to aural atresia on academic performance in children. Laryngoscope. 2013 Sep;123(9):2270-5.
19. Sennaroglu L. Cochlear implantation in innerear malformations a review. Cochlear Implants Int. 2010 Mar;11(1):4-41.
20. Lemmerling MM, Mancuso AA, Antonelli PJ, Kubilis PS. Normal modiolus: CT appearance in patients with a large vestibular aqueduct. Radiology. 1997 Jul;204(1):213-9.
21. Jackler RK, Luxford WM, House WF. Congenital malformations of the inner ear: a classification based on embryogenesis. Laryngoscope. 1987 Mar;97(3 Pt 2 Suppl 40):2-14.
22. Sennaroglu L, Bajin MD. Classification and Current Management of Inner Ear Malformations. Balkan Med J. 2017 Sep 29;34(5):397-411.
23. Quirk B, Youssef A, Ganau M, D'Arco F. Radiological diagnosis of the inner ear malformations in children with sensorineural hearing loss. BJR Open. 2019 Jun 14;1(1):20180050.
24. Brotto D, Uberti A, Manara R. From Mondini to the latest inner ear malformations classifications: an historical and critical review. Hearing Balance Commun. 2019;17(4):241-8.
25. Sennaroglu L, Saatci I. A new classification for cochleovestibular malformations. Laryngoscope. 2002 Dec;112(12):2230-41.

CAPÍTULO 14

DOENÇAS DA ORELHA EXTERNA

Maria Helena Ermel Guatimosim

A orelha externa tem uma importância significativa funcional e estética. É a parte anatômica mais superficial e visível do delicado e importante mecanismo de audição. Pode estar envolvida em inúmeras dermatoses e doenças sistêmicas. O meato acústico externo é provavelmente um dos territórios cutâneos dos mais frágeis, mais agredidos e o mais mal conhecido.

A otite externa é a doença mais frequente que acontece em países tropicais particularmente no verão e a incidência é cerca de 5-20% dos pacientes ambulatoriais.

Este fato é devido principalmente às particularidades do tecido cutâneo que reveste a orelha externa (Fig. 14-1), especialmente do meato acústico externo, pois este atua intimamente na fisiopatologia das doenças da orelha externa.

Na região do pavilhão, a pele é muito delgada, pobre em anexos e repousa sob uma superfície subcartilaginosa, porém com uma cobertura cutânea bastante vascularizada que protege a cartilagem eficazmente.

Quanto ao meato, somente seu terço externo é dotado de anexos especiais o que resulta em maior vulnerabilidade especialmente do terço interno.

A fisiopatologia da otite externa descrita por Senturia *et al.*, mostra que a água contida nas camadas superficiais da pele é absorvida em pequena quantidade do ambiente. Quando há aumento da umidade, esta água, que não é evaporada, fica retida, saturando a queratina e causando edema intercelular. Este edema aumenta a excreção feita pelas unidades pilossebáceas, obstruindo os ductos foliculares e causando diminuição do fluxo de secreção para a superfície da pele. Com isto, a reposição da cobertura lipídica fica diminuída, deixando a pele desprotegida e macerada, impedindo a esfoliação própria das células epiteliais da camada córnea. Inicia-se assim o prurido, que faz com que o paciente friccione o local aumentando-o ainda mais e traumatizando o estrato córneo, dando sequência ao ciclo que predispõe à infecção. Segundo Fittzpatrick *et al.*, a duração do ciclo de epitelização da pele é de 23 dias.

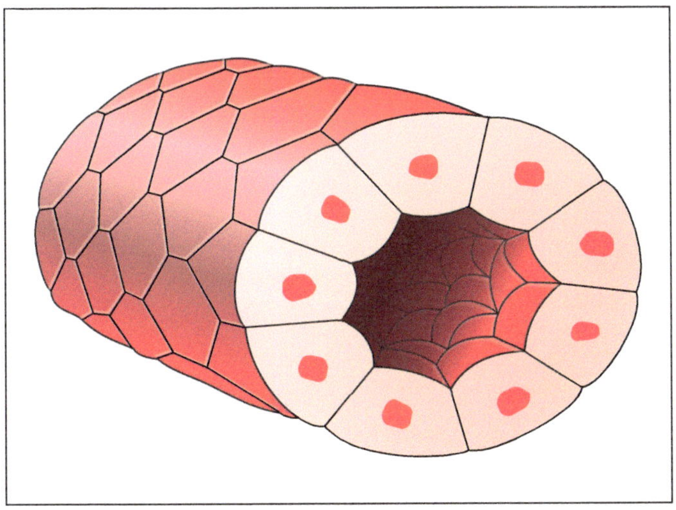

Fig. 14-1. Esquema do fino epitélio da orelha externa.

Otite externa não se desenvolve sobre pele sadia.

Muitos fatores são favorecedores ou desencadeantes de doença porque atuam alterando as camadas superficiais da pele e assim criam portas de entrada para agentes bacterianos:

- Altas temperaturas e alta umidade do ambiente seguidas de contaminação da pele.
- Repetidas lavagens ou estagnação de água:
  - Provocando a remoção do filme lipídico superficial que tem ação bactericida e fungostática e que age preventivamente contra a maceração da pele e bloqueia a entrada de bactérias para a derme através das unidades pilossebáceas. Entretanto, teoricamente, bactérias podem ser carregadas para dentro destes espaços por soluções aquosas e atingir os ductos.
- Ausência de cerume: este é considerado responsável pelo manto ácido antibacteriano, o qual é essencial à manutenção de uma orelha saudável.
- Presença de pH alcalino: impede a proteção efetiva produzida pelas secreções glandulares da pele.
- Secreções da orelha média: estabelecem dermatite secundária.
- Reações alérgicas locais ou desidratação da pele: causadas por introdução de gotas tópicas acidificantes, em particular substâncias detergentes e fênicas.
- Queimaduras: óleo quente, escaras provocadas por fagulhas elétricas, radioterapia.
- Corpos estranhos: impedem a aeração do meato e produzem irritação local e/ou ferimento.
- Dermatites primárias ou secundárias, seguidas de contaminação.
- Lesões escarificadas na pele do meato acústico externo provocadas por atrito, com o uso de cotonetes ou outros instrumentos, permitindo a invasão de organismos exógenos na derme e sua consequente contaminação.
- Diminuição da aeração do meato acústico externo determinada por exemplo pelo uso de tampões auriculares ou moldes de próteses auditivas.

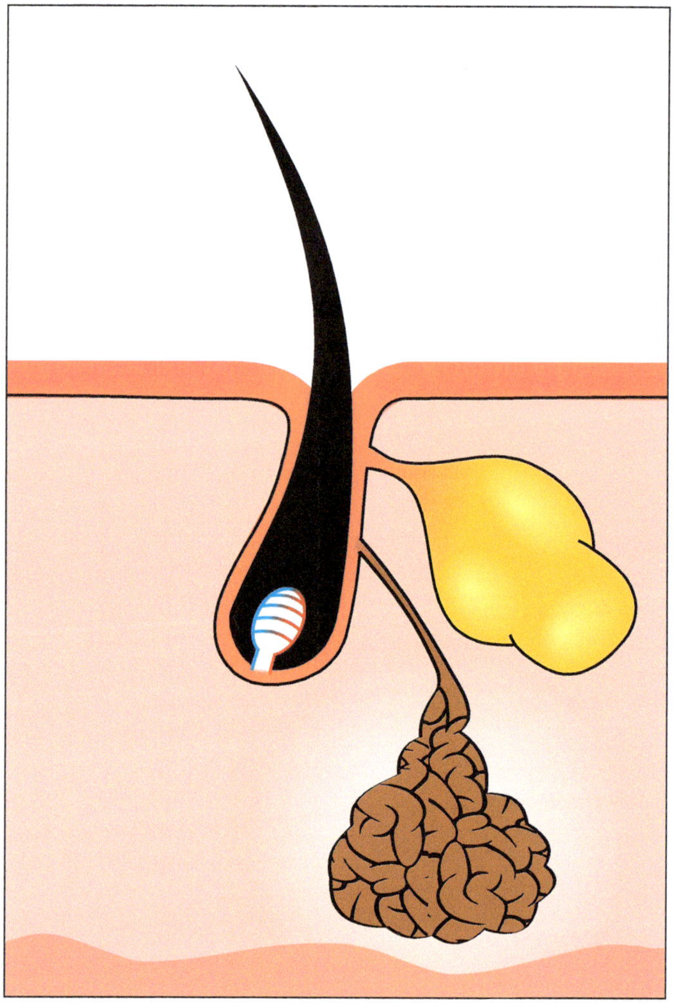

Fig. 14-2. Esquema da glândula ceruminosa da orelha externa.

- Configurações anatômicas desfavoráveis: como o estreitamento do meato acústico externo.
- Doenças sistêmicas: especialmente diabetes, câncer, HIV.

Apesar disto o meato acústico externo é provido por vários mecanismos protetores bastante eficazes:

- O trago que protege a entrada do meato acústico externo.
- Estreitamento do meato acústico externo.
- Os pelos do terço externo.
- O cerume tem propriedades antibacterianas e antifúngicas, já que contém imunoglobulinas e lisozimas. Seu pH é baixo de 5.6 a 5.8 na entrada do meato (o que é inferior ao pH ótimo para a proliferação da maioria das bactérias patogênicas) e 7.3 no interior do mesmo, realizando uma proteção direta.
- As glândulas sebáceas e apócrinas (Fig. 14-2).
- A capacidade de autolimpeza.
- Presença de flora bacteriana e fungos saprófitas.

OTITE EXTERNA DIFUSA AGUDA

A otite externa infecciosa bacteriana difusa aguda é uma dermite de parte ou de todo o meato acústico externo causada por agentes bacterianos (Fig. 14-3).

É a doença mais comum que afeta o meato acústico externo durante o verão, principalmente devido a altas temperaturas e umidade do ambiente. O aumento das atividades aquáticas faz com que a população esteja mais exposta a um maior número de fatores desencadeantes e favorecedores da doença e é ainda mais frequente em atletas de alto rendimento em esportes aquáticos ou naqueles que usam máscaras ou tampões auriculares como esgrimistas, *boxers* e pilotos de corrida automobilística, devido ao aumento e à retenção de suor local.

Trata-se de dermite de parte ou de todo o canal auditivo externo.

Os agentes bacterianos mais comumente encontrados são: *Staphylococcus aureus*, *Staphylococcus epidermidis*, *Pseudomonas aeruginosa*, *Streptococcus haemolythiccus*, *Kleibsiella pneumoniae*, *Proteus mirabilis*.

Clinicamente o paciente refere dor, que pode ficar mais intensa durante a mastigação e mesmo irradiar-se para as regiões adjacentes. A presença de hipoacusia é proporcional à extensão do processo inflamatório e da presença de células descamadas, crostas e de resíduos medicamentosos introduzidos no meato acústico externo que o ocluem. O prurido vem acompanhado de sensação de plenitude e desconforto, e que marcam o estágio pré-inflamatório da otite.

São sinais clássicos encontrados na otoscopia: eritema e edema de pele, secreção serosa, purulenta ou até esverdeada, algumas vezes fétida, restos epiteliais com obstrução total ou parcial do lúmen do meato acústico externo (Fig. 14-3).

O tratamento local com o uso de lavagem com água morna promove o alívio imediato da dor e do processo inflamatório, removendo os detritos acumulados que preenchem a luz do meato, o que também propicia um maior contato entre a medicação e a superfície da pele. O restabelecimento do equilíbrio óleo/água da pele é obtido pelo uso de cremes contendo substâncias ativas tais como antibióticos e corticosteroides.

Os cremes são emulsões (misturas estáveis de substâncias, graxas ou oleosas, com água ou outros líquidos) atuando como veículos emolientes.

Os cremes são particularmente mais úteis nas fases mais agudas da doença e quando é encontrado processo exsudativo. São também indicados para dermatoses crônicas liquenificadas.

As pomadas são misturas de pó e unguento, portanto hidrofílicas, sendo, portanto, mais úteis em processos úmidos e exsudativos.

Se forem usados corticosteroides fluorados por longo período, pode ocorrer a dilatação dos vasos, eritema, diminuindo muito a espessura da pele que pode apresentar também telangiectasias focais desencadeando atrofia do epitélio.

São corticosteroides fluorados: betametasona, dexametasona, triampsinona, clobetasol. Devido aos problemas desencadeados pelo uso prolongado destas substâncias é mais indicado o uso de corticosteroides não fluorados como a hidrocortisona e desunida.

Devem ser evitados os fatores colaboradores ou causadores da doença.

Em muitos casos é necessário o uso de antibioticoterapia sistêmica, com antibióticos de amplo espectro.

Quando os sinais e sintomas permanecem, mesmo depois de alguns dias do início do tratamento local e sistêmico com antibióticos de amplo espectro, deve-se identificar o agente etiológico, com o uso de culturas. O tratamento deve ser reiniciado com base no antibiograma obtido.

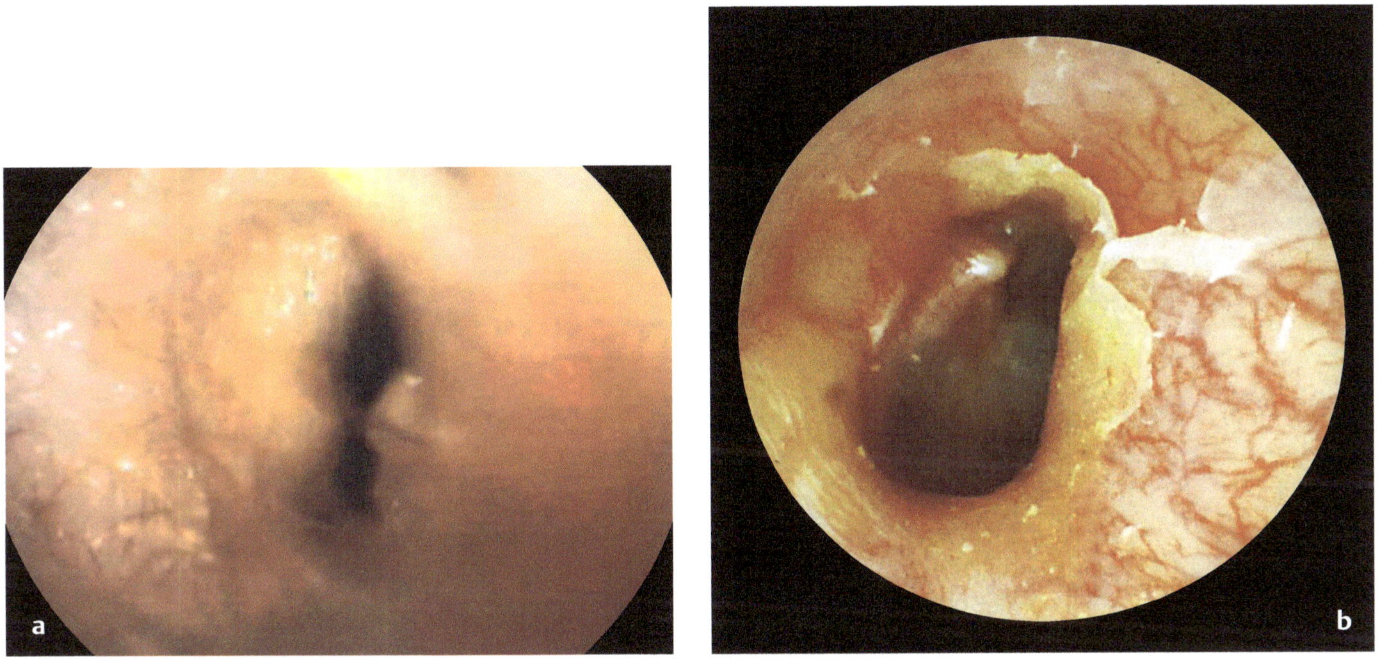

Fig. 14-3. (a, b) Otoscopia de otite externa difusa aguda.

OTITE EXTERNA CRÔNICA RECIDIVANTE

Trata-se de dermatose de parte ou de todo o meato acústico externo (Fig. 14-4).

A frequência de exposição a fatores favorecedores não é somente o fator determinante para a reincidência da doença em atletas de alto rendimento. Nas fases de agudização é uma situação muitas vezes dramática porque temporariamente não permite a prática desportiva prejudicando ou eliminando, nesta ocasião, os atletas de competições.

O fato da pele já se encontrar macerada, o que acontece imediatamente quando da exposição na água, é suficiente para predispor a doença.

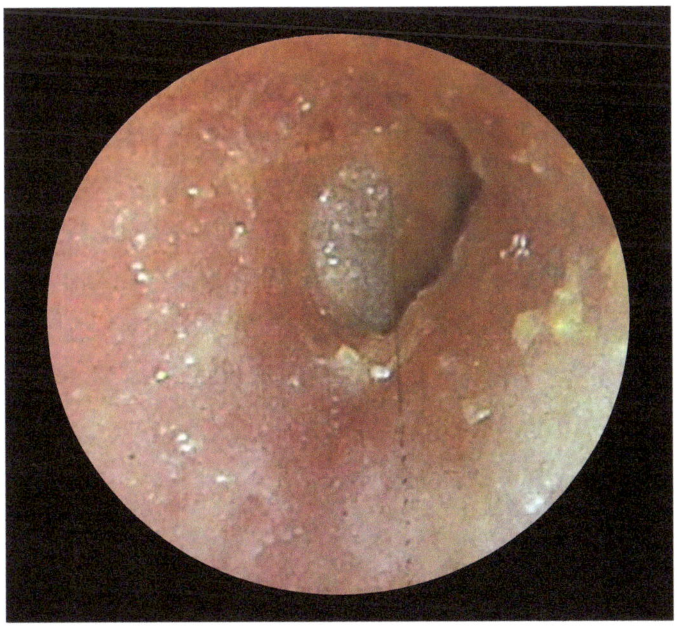

Fig. 14-4. Otite externa crônica recidivante.

Estatisticamente não é significante que um tempo maior de exposição aumente a predisposição da doença.

Trata-se de uma doença indolor, sendo que o prurido intenso e a hipoacusia são os sintomas mais frequentes.

A otoscopia evidencia diminuição da espessura da pele, sinais de atrofia (telangiectasias focais) e ressecamento do epitélio, alteração da descamação das camadas superficiais da epiderme incluindo muitas vezes a membrana timpânica, fatores que favorecem infecções recidivantes.

O tratamento local é instituído com o uso de lavagem do meato acústico externo com água morna. Procedimento este não traumático e fornece alívio imediato da dor, do prurido e restabelece a audição. Se houver perfuração timpânica, a limpeza deverá ser feita com aspiração. Após a limpeza estão evidentes edema reduzido, hiperemia, eritema, descamação inclusive na membrana timpânica, sendo que o menor trauma local pode causar sangramento e dor, contraindicando a aspiração como procedimento de escolha. Deve ser usada a aspiração em pacientes portadores de dermatite secundária a otite média aguda com perfuração e secreção.

Seguem a secagem completa do meato acústico externo, a assepsia local e da aplicação de cremes contendo antibióticos e corticosteroides fluorados (por ser curativo único).

Pode ser necessária a repetição deste procedimento após 5 dias.

Mantém-se o meato aerado, ou seja, não ocluído com algodão ou gaze.

Restabelecidas as condições locais do meato (10 dias), segue-se o tratamento para que sejam evitadas as recidivas: tratamento profilático tópico e sistêmico.

A finalidade do tratamento local é para que se normalize o ciclo de descamação da pele, com o uso tópico de associação de conjuntos de agentes queratoplásticos. O conjunto destes agentes promove ação queratoplástica porque determina a remoção química da superfície da pele interferindo nas camadas mais internas e normalizando o processo de queratinização alterado (ciclo da pele de 23 dias). São associações de agentes queratolíticos – ac. salicílico 0,02% – calcitriol 50 microg/g – em veículo emoliente (propilenoglicol) associado a corticosteroide fluorado (betametasona ou clobetasol) por 90 dias, aplicados uma gota diariamente, uma vez a noite.

Os queratolíticos atuam:

- Solubilizando o cimento intercelular da camada córnea – ac. salicílico até 2%, ac. retinoico 0,05-1%.
- Estimulando a diferenciação de células epiteliais da camada córnea, ligando-se aos receptores da vit. D dos queratinócitos, determinando uma diminuição da proliferação celular: calcitriol 50 mcg/g.
- Diminuindo a coesão entre os corneócitos através do aumento da distância entre os mesmos (aumento de água).
- Atuando na inibição das enzimas envolvidas na formação das pontes iônicas intercorneócitos: ac. glicólico 5-10%, ac. lático 8-12%.
- Equilibrando a resposta da imunidade local da pele: imunomoduladores tópicos: tacrolimus e aplicados 2× semana é assim indicado aos pacientes com atrofia epitelial importante.

O veículo emoliente age por amolecimento, formando um filme oleoso aderido à camada córnea que impede o ressecamento por evaporação da água, que assim se dissolve da superfície para as camadas adjacentes da pele: propilenoglicol, óleo de amêndoas.

É certo que epidermes diferentes respondem diferentemente à ação queratolítica e muitas vezes será necessária a mudança na concentração do agente ou na frequência de uso (diário ou em dias alternados).

Nos casos em que houver perfuração timpânica são usados cremes ou gel contendo ác. retinoico 0,02-0,05% ou calcitriol 50 mcg/g associados a dipropionato de betametasona 0,5 mg/g em creme ou pomadas, ou ainda cremes contendo ac. salicílico 3% associado a dipropionato de betametasona 0,05%. Nos casos de dermatite pós-mastoidectomia radical, o tratamento é realizado com o uso de gotas tópicas contendo calcitriol 50 mcg/g e propionato de betametasona 0,5 mg/g em propilenoglicol por 90 dias seguidos.

Não são recomendados os tratamentos preconizados como profiláticos com o uso de protetores auriculares ou gotas locais acidificantes porque alteram a descamação superficial do epitélio e favorecem a reincidência da doença.

O tratamento profilático sistêmico é iniciado concomitantemente, e consiste na administração de vacinas subcutâneas preparadas a partir de toxinas atenuadas do *Staphylococcus aureus* e *Streptococcus* β-*Haemolyticus*, pois o conteúdo antigênico das amostras teoricamente é maior pois o *Streptococcus* e o *Staphylococcus* possuem proteínas antigênicas semelhantes aumentando o trabalho dos linfócitos T e, consequentemente, B com produção de anticorpos específicos.

A vacinoterapia é realizada durante um período de 90 dias, dividida em três fases com gradual aumento da concentração do antígeno.

O controle objetivo da eficácia deste tratamento é feito demonstrando-se a presença de anticorpos antiestafilococos em teste *Western blotting* modificado realizado antes e após o tratamento.

A coleta de imunoglobulinas IgG, IgM, IgA colhidas anteriormente ao início do tratamento e entre os períodos das aplicações da fase I para a II e para a III é um método de avaliação sensível e inespecífico e pode estar sujeito a desvios de resultado causados por outros estímulos.

Durante este tratamento não é necessário o afastamento dos atletas em momento algum de sua prática desportiva, e também não acusa *doping* em exame laboratorial.

OTITE EXTERNA LOCALIZADA

É uma infecção cutânea bacteriana que ocorre no terço externo do meato acústico externo e que leva a necrose do folículo pilossebáceo. O agente etiológico é *Staphylococus aureus*. A inflamação pode envolver um (furúnculo) ou mais folículos (carbúnculo) em fases iguais ou diferentes de evolução. A bactéria penetra no folículo e causa inicialmente uma infecção superficial da pele. Posteriormente há disseminação para a derme e forma lesão característica: tumefação circunscrita de contorno avermelhada, amarelada no centro e endurecida mais ou menos flutuante. O aumento importante do volume da lesão causa otalgia e hipoacusia. É acompanhada de hiperemia e edema da pele e da membrana timpânica normal. A adenopatia pré-auricular está regularmente presente.

A inspeção demonstra tumefação à entrada do meato, acompanhada de hiperemia da pele.

O exame otoscópico, delicadamente executado, apresenta tumefação circunscrita e membrana timpânica normal (Fig. 14-5).

Durante o período de maturação, observa-se ponto branco característico e presença de massa coletada mais ou menos flutuante, recoberta por pele aparentemente sã.

Estabelece-se como tratamento local:

- Limpeza cuidadosa e delicada com o uso de lavagem com água morna, para reduzir o edema local, seguida de secagem completa do meato. A seguir o uso de antissépticos,

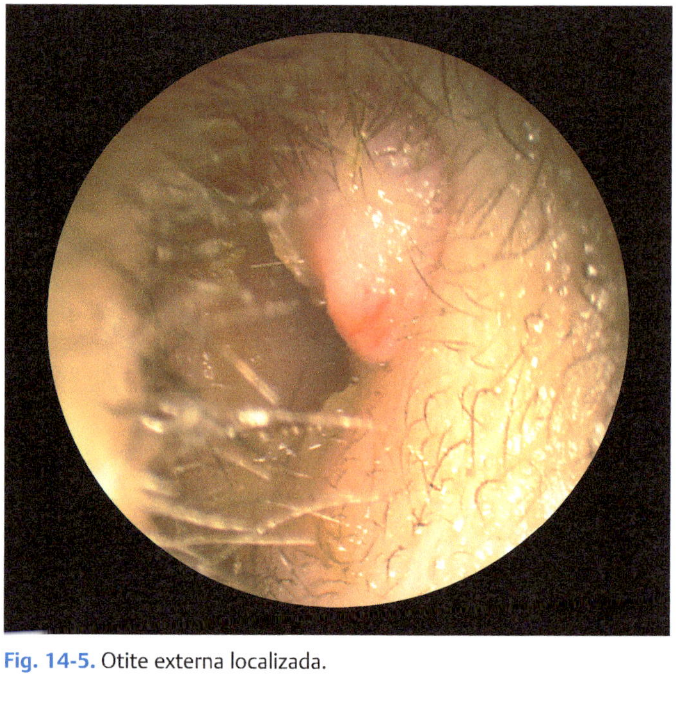

Fig. 14-5. Otite externa localizada.

para que haja mudança do pH (que se encontra alcalino), o que auxilia na ação bacteriostática e fungistática das substâncias citadas.

- Segue-se curativo local com creme contendo antibióticos (gentamicina, cloranfenicol, garamicina, ác. fusídico 2%) associados a corticosteroides fluorados (betametasona, clobetasol).
- É deixado o meato acústico externo aberto, ou seja, não obliterado com gaze ou algodão.
- São necessários antibióticos por via sistêmica, analgésicos, anti-inflamatórios e aplicação de compressas quentes locais. Observar e corrigir alterações sistêmicas como glicemia.
- Se não houver drenagem espontânea e houver flutuação, é necessária incisão local após uso de anestésico tópico seguida de curativo local com cremes contendo antibióticos.
- Se não houver drenagem espontânea e não houver flutuação, usa-se a infiltração com carpule, aplicado na área circunscrita, após a aplicação tópica de bandagem oclusiva contendo anestésico. O tubete deve ser montado com partes iguais de xilocaína 10% e decadron 2,5 mg. Este procedimento promove a reabsorção do furúnculo, evitando-se o risco de se romper a continuidade da barreira defensiva formada, assim não permite a entrada de bactéria na corrente sanguínea.

OTITE EXTERNA GRANULOSA

É uma doença inflamatória e infecciosa do terço interno do meato acústico externo incluindo a membrana timpânica que é revestida por secreção purulenta, escassa e cremosa proveniente de tecido de granulação justatimpânica (Fig. 14-6).

Este tecido de granulação pode ocorrer como placas granulosas sésseis na superfície da membrana timpânica, ou como pequena massa pedunculada emergente de qualquer ponto circunferente às paredes do meato ósseo adjacente ao tímpano, podendo atingir parcial ou totalmente a membrana timpânica que após limpeza e remoção do tecido de granulação e ausência de pulsação visível confirma membrana timpânica íntegra.

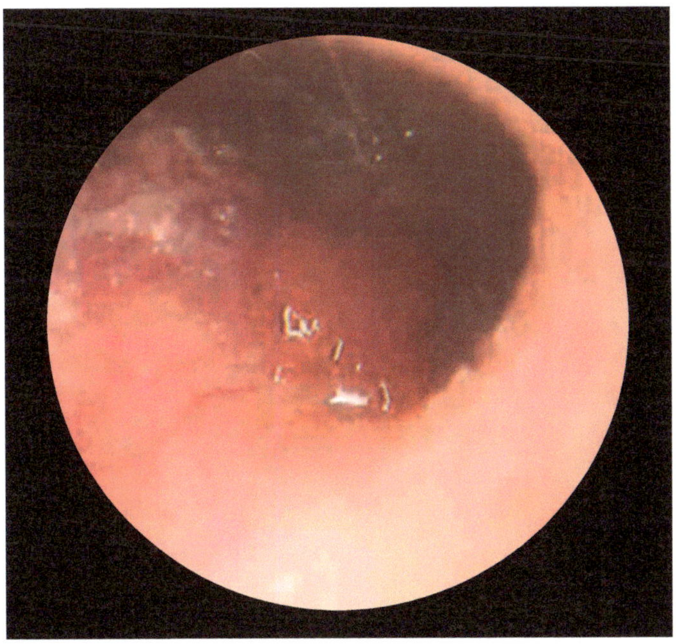

Fig. 14-6. Otite externa granulosa.

Os agentes bacterianos encontrados nas secreções com maior frequência são *Proteus* sp. ou *Pseudomonas aeruginosa*.

Os sintomas predominantes são hipoacusia e prurido.

O tratamento é local e geralmente único: a limpeza realizada com o uso de lavagem com água morna seguida de secagem completa do meato acústico externo e antissepsia.

Cauterização do tecido de granulação com ácido tricloroacético 70%, ou formol. Segue-se curativo local com creme contendo antibiótico (gentamicina, cloranfenicol, ác. fusídico 2%) associados a corticosteroide fluorado (betametasona, clobetasol).

Após 5 dias se houver granulação residual, deve-se repetir o mesmo curativo.

OTOMICOSE

É uma inflamação crônica ou aguda da orelha externa causada primária ou secundariamente por fungos.

Em alguns pacientes os fungos são os agentes etiológicos primários, porém a maior frequência é o encontro de fungos superpostos a infecções bacterianas. Em alguns casos estes fungos produzem doenças que se limitam à superfície da pele, enquanto em outros causam doenças mais profundas e invasivas e se disseminam para áreas periauriculares e pescoço.

Infecções causadas por fungos e levedos podem-se dividir em duas categorias: aquelas causadas por fungos saprófitas e as outras por fungos patogênicos. Fungos saprófitas podem crescer sob condições de ambiente especiais no total do meato acústico externo. No entanto são encontrados mais frequentemente quando o meato está infectado cronicamente por bactérias, corpos estranhos ou tumores necrotizantes, ou ainda quando o meato está envolvido plenamente por secreção proveniente da orelha média.

Os fungos saprófitas são oportunistas e adquirem características patogênicas após o uso prolongado de medicação imunossupressora ou após uso tópico de corticosteroides e antibióticos.

Os fatores exógenos favorecedores a infecções otomicóticas mais frequentes são o aumento da umidade e do calor do ambiente, a maceração da pele e a presença de exsudatos.

Há também os fatores favorecedores endógenos tais como os distúrbios hormonais, ausência de cerume, presença de tampões epidérmicos, indivíduos imunodeprimidos etc.

As otomicoses são também frequentes nos casos de otorreia crônica e em pacientes que foram submetidos a mastoidectomias amplas.

Os fungos mais encontrados na otomicose são: *Aspergillus niger* e *formicatus*, mucor, levedo, dermatófitos, *Actinomyces*, *Candida albicans* e mistura de fungos (Figs. 14-7 e 14-8).

Os sintomas mais comuns, desde o início da doença aguda causada por fungos, são otalgia, prurido e hipoacusia, que aparecem após um período de temperatura climática e umidade elevadas.

A sintomatologia é mais exuberante na otomicose associada à infecção bacteriana.

O diagnóstico de uma otomicose isolada é mais evidente que na otomicose associada à infecção bacteriana pois na otoscopia evidencia-se com facilidade a presença de filamentos ou

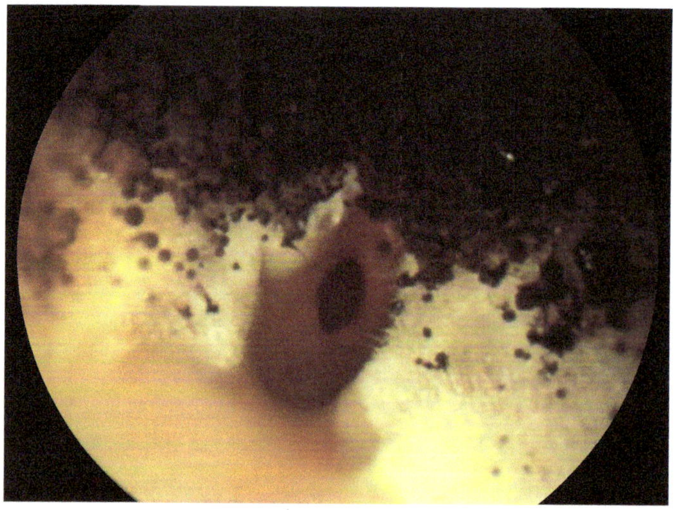

Fig. 14-7. Aspecto da otoscopia de otite externa fúngica com *Aspergillus niger*.

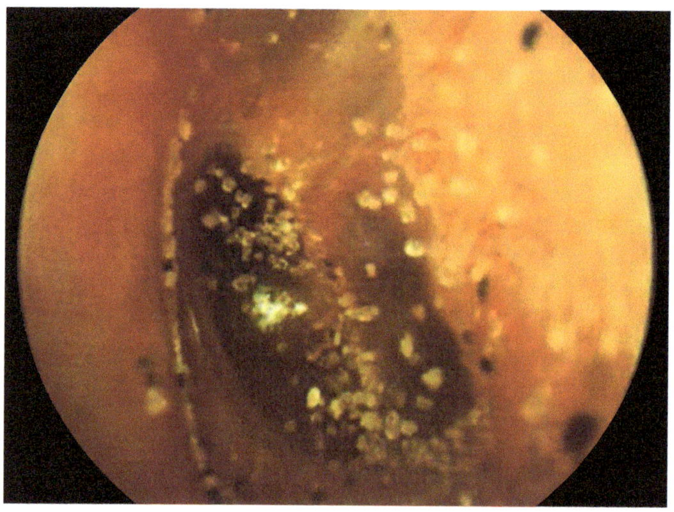

Fig. 14-8. Aspecto da otoscopia de otite externa fúngica com *Aspergillus formicatus*.

secreção cobrindo as paredes do meato, com coloração variável de acordo com o agente fúngico tanto quanto a presença de edema e hiperemia da pele do meato.

Raramente é necessário obter-se cultura para identificação, pois o quadro é típico para cada fungo.

Quando a infecção aguda é causada por *Aspergillus niger*, por exemplo, o meato é preenchido por detritos epiteliais revestidos por cerume e as peles do meato e do tímpano ficam cobertas por uma membrana aveludada e cinza semelhante a papel mata-borrão e salpicada de manchas pretas.

Após a remoção desta membrana, as peles do meato ósseo e da membrana timpânica encontram-se hiperemiadas, pouco edemaciadas e destituídas de camada epidérmica. Em alguns casos podem ser encontradas pequenas perfurações na membrana timpânica.

A otomicose é mais severa quando está associada à celulite, observando-se envolvimento de tecidos moles e pericôndrio do meato, de estruturas periauriculares e até de pele cervical.

Maceração da pele causada pelos fungos é um fator contribuinte para infecções bacterianas secundárias.

No tratamento primeiramente é necessária a remoção meticulosa de detritos epiteliais, crostas especialmente localizadas no meato acústico externo, no recesso timpânico e na cavidade da mastoide pós-cirúrgica. Esta remoção deve ser realizada com o uso de cureta, pinças ou aspiração. Se não houver perfuração da membrana timpânica a limpeza pode ser feita com o uso de irrigação com água morna, por ser procedimento atraumático.

A seguir deve ser realizada a secagem total do meato acústico externo e da cavidade cirúrgica e aplicação local de antissépticos, seguida de antifúngicos locais líquidos e creme contendo ciclopiroxolamina, nitrato de miconazol ou de isoconazol, buclosamida associados ao ácido salicílico. Deve-se dar preferência ao uso de antifúngicos que têm propriedades antibacterianas, pois na maioria das otomicoses temos contaminação com bactérias, como por exemplo a ciclopiroxolamina.

Os antifúngicos orais não são eficazes.

OTITE EXTERNA MALIGNA

É uma infecção invasiva e necrotizante do meato acústico externo, pouco frequente, que acomete basicamente idosos, diabéticos e imunodeprimidos.

As culturas dos tecidos infectados revelam, em sua maioria, *Pseudomonas aeruginosa*, responsável pela neurotoxicidade reversível e pela disseminação feita através da destruição enzimática dos tecidos.

Os sintomas iniciais são: prurido, otalgia e hipoacusia.

A infecção localiza-se primariamente no soalho do meato acústico externo, na junção dos meatos ósseo e cartilaginoso (Fig. 14-9).

A instalação da infecção inicial é insidiosa e restrita ao meato acústico externo assemelhando-se a uma otite externa difusa infecciosa resistente ao tratamento usual. Deve ser

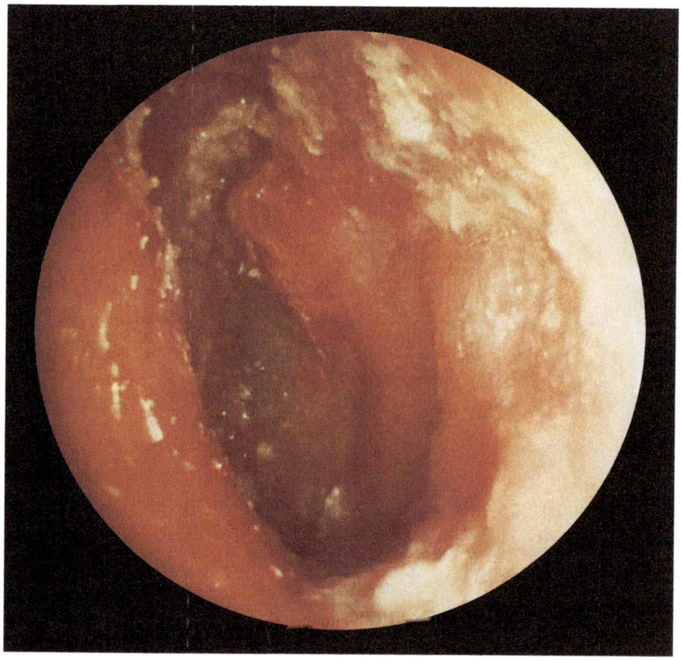

Fig. 14-9. Otoscopia de otite externa malina em fase inicial.

feito diagnóstico diferencial com colesteatoma de meato, tuberculose, blastomicose, neoplasias malignas e lesões granulomatosas associadas a HPV tipos 16 e 18, que são confirmadamente pré-malignos.

A investigação do tecido de granulação evidencia osso exposto e cartilagem necrótica (Fig. 14-10), ocasionalmente fístula para mastoide através da parede posterior do meato acústico externo e também comprometimento da parótida e estruturas ósseas circunjacentes, com dor profunda e presença ou não de paralisia facial (estágio I). Na ausência de tratamento eficaz, atinge a base do crânio, com neuropatia craniana múltipla (estágio II), assim prosseguindo com possibilidade de ocasionar meningite, tromboflebite e até mesmo abscessos cerebrais, empiema epidural ou subdural (estágio III).

Para que se faça um diagnóstico precoce, deve-se recorrer a cintilografia feita com o uso de gálio 67 que evidencia áreas hipercaptantes em focos infecciosos agudos, portanto este exame complementar é usado para o diagnóstico precoce e também para acompanhamento do tratamento e da evolução da infecção. Quanto à cintilografia óssea com uso do tecnécio 99, que demonstra áreas de hipercaptação do radioisótopo em regiões de atividade osteoblástica, ou seja, áreas de osteomielite, neoplasia óssea, metástases ou trauma. É, portanto, um exame complementar não específico, e para que seja feito o diagnóstico este exame deve ser associado aos achados da clínica.

Esta hipercaptação do tecnécio 99 permanece por 9 meses a 7 anos não podendo ser utilizada como comprovante de cura.

É necessário tratamento local e sistêmico, e pode exigir internação do paciente.

O tratamento local é realizado com debridamento local extenso e curetagem das granulações, retirada dos sequestros ósseos e cartilaginosos seguida de curativos embebidos em gotas otológicas contendo gentamicina ou ciprofloxacin.

Institui-se simultaneamente antibioticoterapia sistêmica maciça antipseudomonas por período de 6 semanas. A antibioticoterapia sistêmica poderá ser:

- Associação de gentamicina 3 mg/kg/dia e carbenicilina 30 g/dia em perfusão endovenosa (proteção do frasco). A carbenicilina não é nefrotóxica, porém desencadeia efeitos colaterais importantes como hipocalemia, hemorragias espontâneas e convulsões, pois há volume grande de sódio e retenção fluida. Assim sendo, deve ser feito o controle da creatinina e insuficiência renal.

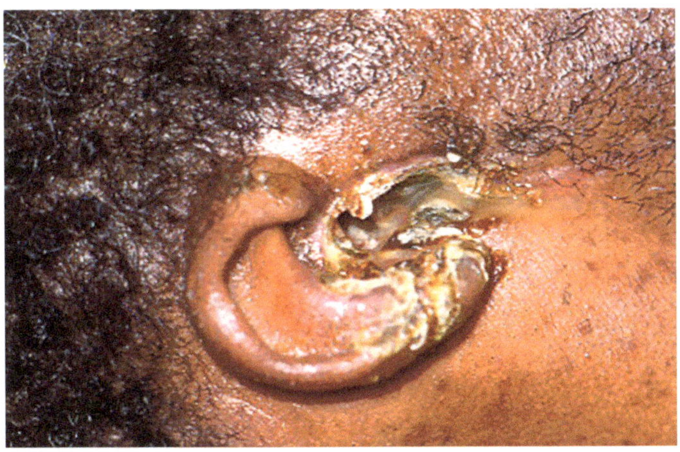

Fig. 14-10. Paciente com otite externa maligna em fase avançada com destruição de cartilagem.

Se houver hipersensibilidade a estes antibióticos, há alternativas como:

- Sulfato de tobramicina IM 4,5 mg/kg cada 8 h. Este, porém, é nefrotóxico e ototóxico, não se devendo associá-lo a outros aminoglicosídeos como polimixina, furosemida ou diuréticos. Deve ser instalado monitoramento para evitar e controlar a ototoxicidade, ou
- Ticarcillin (EV) 3-4 mg cada 4 h. Em rápidas efusões de 30 minutos, ou
- Cefalosporinas de 3ª geração (cefatiazina) por via endovenosa lenta de 2 g por dia, 8/8 h, que além de eficientes não causam nefro ou ototoxicidade. Pseudomonas é geralmente resistente à ação das cefalosporinas comuns.
- Ciprofloxacin 500 mg 2-4×/dia usado por longo prazo de 6 semanas. É atualmente o agente antipseudomonas mais eficaz, sendo a droga de escolha no momento.

O equilíbrio do diabetes se estiver presente é indispensável, assim como o restabelecimento das condições gerais do paciente.

Trombose do seio sigmoide e do bulbo da jugular, como qualquer paralisia dos nervos intracranianos, exige mastoidectomia radical.

Demonstra-se que há baixa tensão de oxigênio no osso e nos tecidos moles hipoperfundidos e infectados e que a atividade fagolítica está prejudicada.

A PO_2 nos tecidos lesados aumenta substancialmente quando se respira oxigênio em pressões hiperbáricas. Sugere-se a administração de pressões maiores que as do nível do mar, com 100% de oxigênio, por 90 minutos, de 1-2×/dia, divididas em três períodos de 30 minutos e interrompidas por 10 minutos de respiração com ar ambiente. A PO_2 arterial média nestas condições deve ser 1.300 mmHg. Não se observam efeitos colaterais nos pacientes tratados com oxigenoterapia hiperbárica. Preconiza-se o uso desta terapia complementar em otite externa maligna nos estágios avançados II e III, em casos recorrentes e em pacientes refratários ao tratamento antibioticoterápico adequado.

A rapidez e a precisão diagnóstica desta doença aliada à eficácia do tratamento com antibióticos atuais, transformaram totalmente o prognóstico grave da otite externa maligna abaixando consideravelmente o índice de mortalidade de 23% para 50%, que era ainda maior nos estágios de comprometimento de base de crânio onde atingia 100%.

É necessário mesmo assim insistir sobre o tratamento preventivo como: precauções durante a lavagem dos ouvidos nos pacientes diabéticos, e tratamento de todas as otites externas de pacientes imunodeprimidos e idosos como se estas fossem potencialmente otites externas malignas.

QUERATOSE OBLITERANTE – TAMPÕES EPIDÉRMICOS

É uma forma rara e peculiar de oclusão do meato acústico externo, de origem idiopática, caracterizada na otoscopia, por presença de rolha compacta constituída por restos epiteliais queratinizados firmemente aderidos às paredes do meato acústico externo, que causa hipoacusia condutiva (Fig. 14-11).

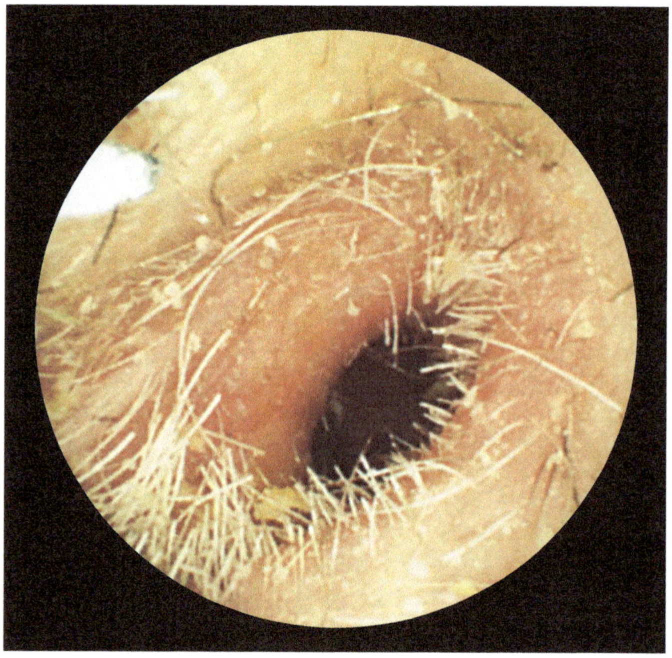

Fig. 14-11. Queratose obliterante.

Usualmente é uma doença encontrada em pacientes muito jovens, desde cerca de 2 anos de idade, e ocorre em uma ou ambas as orelhas. É associada a histórico clínico de sinusites recorrentes e bronquiectasias.

A queratose obliterante pode ter formas diferentes. Na primeira encontram-se inflamação do tecido subepitelial, hiperplasia do epitélio e acúmulo de queratina no fundo do meato.

Usualmente é unilateral. Por este motivo é que a extirpação da massa queratótica e o tratamentos da inflamação e da hiperqueratose do epitélio subjacente pode levar à cura do processo. Na segunda, parece que há alteração na migração das células superficiais causada por deficiência enzimática hereditária ou adquirida. É inexistente a inflamação subepitelial.

A deficiência enzimática promove assim a ocorrência bilateral com frequentes recidivas.

A queratose obliterante causa hipoacusia progressiva e importante, com recidivas de obliteração total do meato acústico externo, sendo necessária a remoção da rolha epitelial com frequência usual trimestral ou período menor dependendo da constância das recidivas.

Após trabalhosa remoção da rolha, evidencia-se edema e hiperemia extensa da pele que reveste o meato ósseo e raramente tecido de granulação. Espessamento e descamação da membrana timpânica que está sofrendo processo irritativo.

A visão microscópica da rolha revela escamas de queratina dispostas em padrão lamelar. O epitélio subjacente à rolha queratínica encontra-se espessado e a camada subepitelial apresenta mudanças difusas crônicas, com dilatação capilar e infiltração de células inflamatórias

A tomografia computadorizada revela obliteração do meato acústico externo, não se encontra usualmente área de erosão óssea ou comprometimento das células da mastoide.

O tratamento deve ser conservador e clínico.

Faz-se a remoção mecânica e cuidadosamente trabalhada da rolha queratínica. A seguir, deve-se proceder ao tratamento local com o uso de gotas tópicas contendo agentes queratoplásticos (queratolíticos (calcitriol 50 mcg/g associado a propionato de betametasona 0,5 mg/g) em veículo emoliente – propilenoglicol) para que se normalizem as camadas superficiais da pele, durante 90 dias.

Este tratamento muitas vezes não leva à cura do processo, porém determina um maior espaçamento das recidivas de obliteração do meato (1 a 2× por ano) e leva a uma diminuição significativa da placa de hiperqueratose sendo de melhor escolha do que o tratamento tópico utilizado na associação de ácido salicílico e betametasona em propilenoglicol.

O tratamento oral com retinoides (isotretinoína ou etretinato) associado ou isolado é caro e com efeitos colaterais importantes. É necessário o controle periódico das funções hepáticas e dos lipídeos sanguíneos, que se alteram durante o tratamento. É de uso restrito a maiores de 12 anos e não indicado para mulheres em idade de procriação, sendo assim só indicados para queratoses congênitas ou hereditárias que atingem o corpo todo como Ictiose lamelar, Pachyonychia congênita etc.

COLESTEATOMA DO MEATO ACÚSTICO EXTERNO

É uma doença de origem idiopática com diagnóstico clínico.

Usualmente é de acometimento unilateral com dor crônica e monótona, às vezes associada à otorreia.

A audição é usualmente normal. Há prevalência desta doença em pacientes idosos.

Pacientes portadores de colesteatoma de meato acústico externo apresentam na otoscopia a membrana timpânica normal, e os achados patológicos são erosão circunscrita localizada na parede inferior do meato acústico externo com periostite e sequestro do osso subjacente (Fig. 14-12).

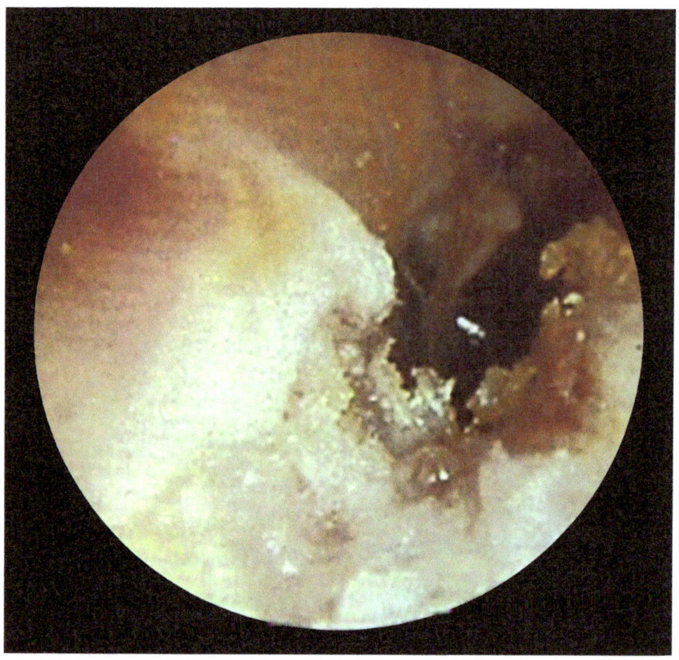

Fig. 14-12. Colesteatoma de meato acústico externo.

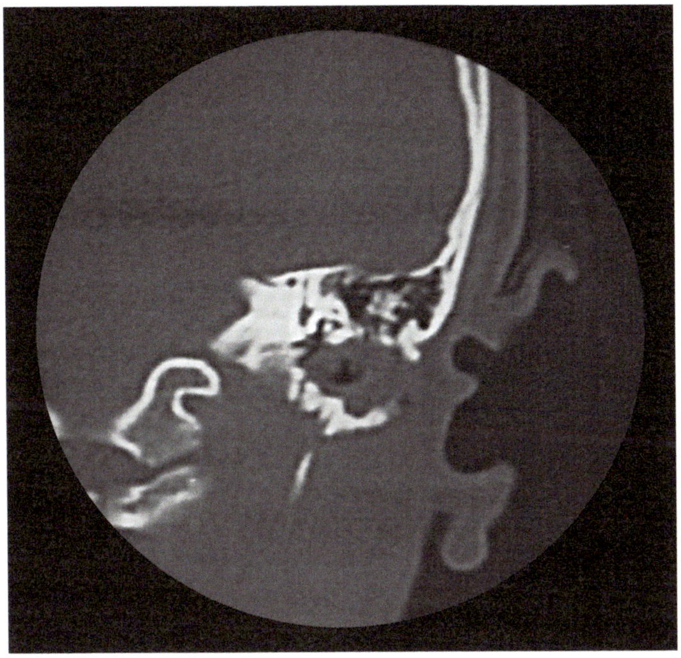

Fig. 14-13. Tomografia computadorizada de colesteatoma de meato acústico externo.

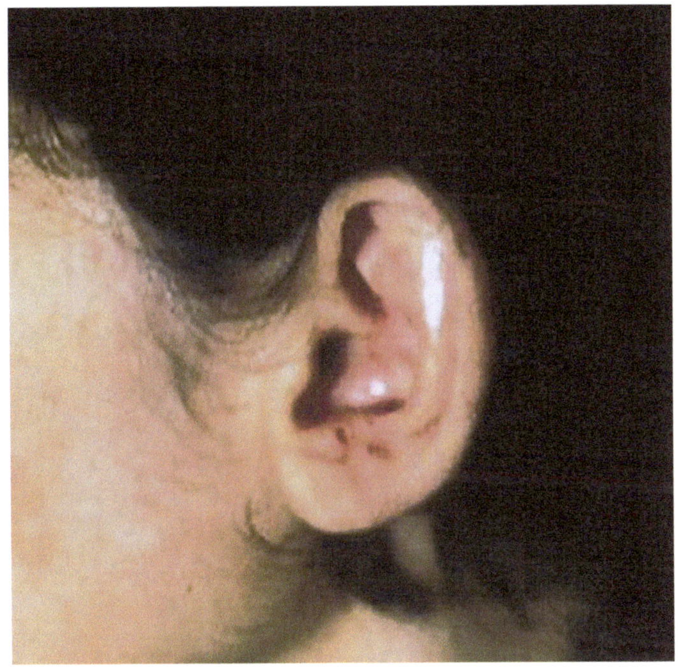

Fig. 14-14. Vesículas de herpes-zóster no pavilhão auditivo.

A investigação desta área de erosão sob microscopia revela, na profundidade, bolsa de colesteatoma que se estende para células aeradas da mastoide. A visão histopatológica revela necrose óssea que produz irritação local na epiderme, resultando na formação de lâminas de queratina concentricamente dispostas. Estas lâminas formam uma pequena bolsa que envolve o osso necrótico e que se espalha ao acaso em todas as direções até que ganha o lúmen do meato acústico externo.

A tomografia revela acometimento ósseo do meato acústico externo e/ou comprometimento das células da mastoide (Fig. 14-13).

O tratamento consiste na remoção cirúrgica da bolsa de colesteatoma e de qualquer osso necrótico. A área cruenta deve ser coberta com *fascia temporalis*.

Quando há extensão para as células da mastoide, é realizada mastoidectomia radical modificada, com remoção da parede posterior do canal e preservação da membrana timpânica e ossículos. Também é feita a remoção da bolsa, debridamento do osso necrótico e cobertura da área cruenta com *fascia temporalis*.

HERPES-ZÓSTER

É uma doença causada pela reativação do vírus da varicela-zóster (HHV-3) em pessoas que tiveram catapora e que aparentemente têm imunidade parcial.

Há propagação do vírus dos nervos dorsais e gânglios, através das fibras nervosas da pele, produzindo grupos de vesículas dolorosas com base inflamada nos segmentos inervados da pele (Fig. 14-14).

A erupção é unilateral e raramente envolve mais de um dermátomo.

Ocasionalmente a erupção pode estar disseminada, o que acontece em pacientes imunodeprimidos por uso de drogas oncológicas, em pacientes acometidos por linfomas – principalmente doença de Hodgkin e em pacientes portadores de HIV.

A dor é muito importante e a complicação mais frequente é a neuralgia pós-herpética.

As vesículas tornam-se secas, com crostas hemorrágicas e algumas vezes são encontradas úlceras ou lesões gangrenosas, principalmente em pacientes idosos.

Pode estar associado à paralisia do nervo facial ou estar combinado com distúrbio de audição e equilíbrio (síndrome Ramsey-Hunt).

A doença é autolimitada, 4-5 semanas e os sintomas devem ser aliviados.

Recomenda-se uso local de pomada anestésica tópica de capsaisina na área do dermátomo afetado evitando-se aplicar nas lesões.

Antivirais e potentes analgésicos não encurtam a evolução da doença, mas podem atenuar a neuralgia pós-herpética, sendo recomendado o uso de aciclovir por via sistêmica (1 a 4 g por dia) ou fanciclovir (500 mg 2×/dia – 7 dias) ou valaciclovir 500 mg (1 gr 3× dia-7dias) foscarnet (50 mg/kg/ dividida em três tomadas diárias) e como analgésicos: neurolépticos (cloridrato de clorpromazina) associados a anti-inflamatórios por via oral.

É necessário o uso de antibióticos locais e sistêmicos no caso de infecção secundária.

TUBERCULOSE

A tuberculose da pele, em particular da pele da orelha externa e do meato acústico externo, é extremamente rara, entretanto, se forem encontradas lesões granulomatosas crônicas ou ulcerativas que ocorrem no canal auditivo externo associado à otite média, deve suspeitar-se de tuberculose (Fig. 14-15).

A análise deste granuloma da orelha, se positivo, esclarecem o diagnóstico.

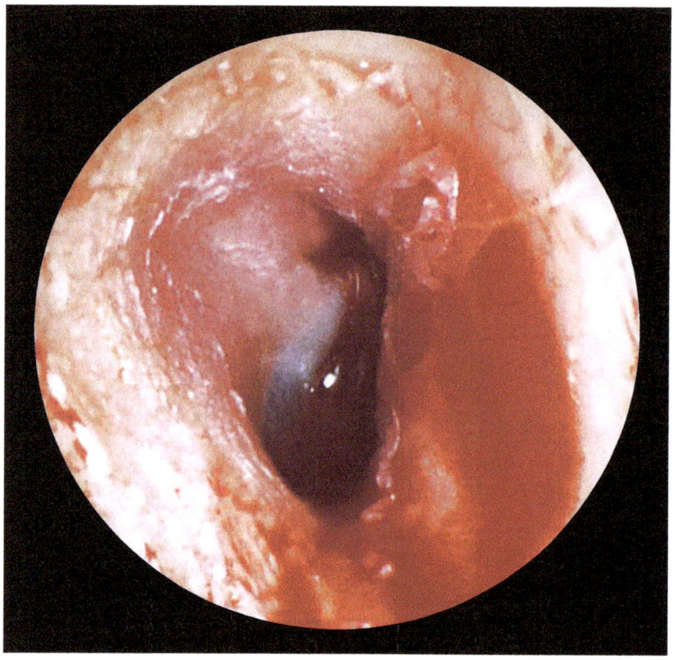

Fig. 14-15. Otoscopia de tuberculose de conduto auditivo externo.

A pesquisa do bacilo na secreção geralmente é negativa, porém mantoux positivo e o encontro do bacilo no escarro fecham o diagnóstico.

O tratamento é sistêmico, com hidrazida, rifampicina, pirazinamida e etambutol. Atualmente, testes clínicos demonstram que a substituição do etambutol por moxifloxacina possibilita uma resposta mais rápida porque mata mais bacilos e mais rapidamente.

É necessária a limpeza das lesões otológicas com antissépticos e a não oclusão do meato acústico externo mantém as mesmas secas.

Há melhora das lesões do meato acústico externo após 15-20 dias do início do tratamento sistêmico bem como da otite média associada.

LEISHMANIOSE

A Leishmaniose tegumentar americana é uma doença infecciosa causada por um tripanossomatídeo, *Leishmania Braziliensis*, que acomete quase exclusivamente a pele e a mucosa do homem.

As lesões cutâneas de inoculação surgem após período de incubação de 10 dias a 3 meses, e situam-se nas partes descobertas do tegumento.

As lesões que se desenvolvem nas mucosas oral e nasofaríngea são concomitantes ao aparecimento de nódulos e úlceras da pele (Fig. 14-16).

Cerca de 60% a 70% das lesões primárias da leishmaniose ocorrem na face.

No local da picada do inseto aparecem lesões infiltradas podendo ocorrer úlcera central frequentemente. Acompanha adenopatia regional com ou sem linfangite.

No pavilhão auricular veem-se espessamento e cicatrizes com mudanças destrutivas granulomatosas na hélice, anti-hélice e lobo.

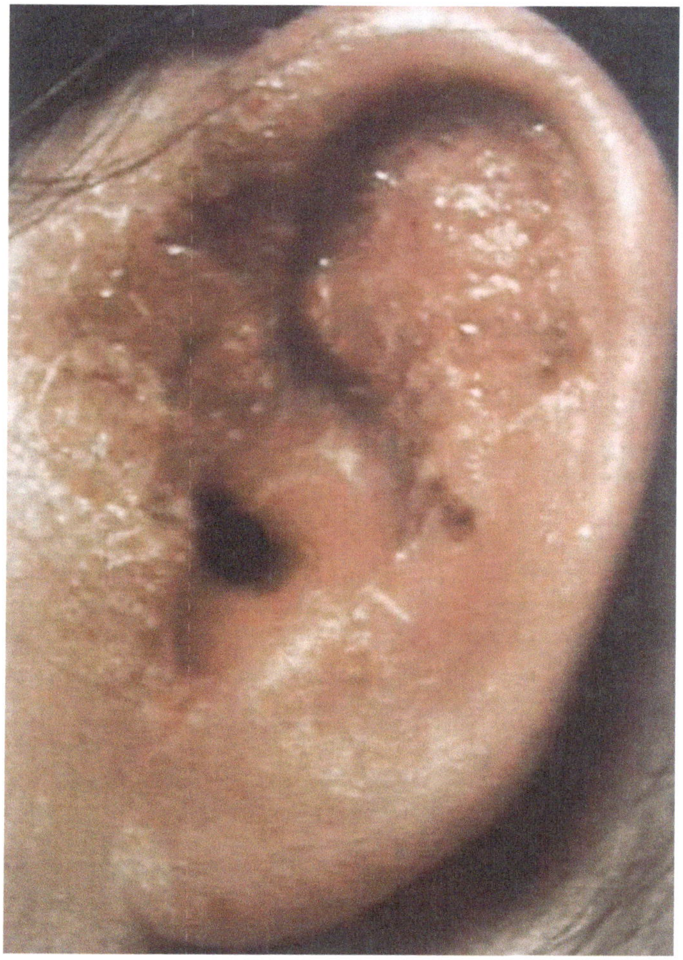

Fig. 14-16. Leishmaniose de pavilhão auditivo e meato acústico externo.

As lesões cutâneas respondem favoravelmente aos antiamoniacais por via sistêmica (pentostan 4 mg/kg/semana, três vezes por semana) porém 10% não respondem ao tratamento. Deve-se associar allopurinol por via sistêmica e cuidados locais para que seja evitada infecção secundária.

DERMATITES

É um termo geral usado para descrever inflamação da pele.

Há vários tipos de dermatite, determinados por várias causas: dermatite de contato, dermatite seborreica, psoríase, neurodermatite, eczema etc. (Figs. 14-17 e 14-18). São muito comuns e de difícil manejo quando surgem durante a aplicação de radioterapia cerebral ou cervical. Mesmo procedentes de diferentes etiologias, apresentam-se nas fases agudas como placas eruptivas escamosas que aumentam em profundidade e extensão após repetidas escoriações. Nas fases crônicas apresenta pele seca, afilamento e liquenificação da pele. A histopatologia mostra acantose, espongiose, aumento de ortoqueratose e paraqueratose. A natureza do infiltrado na derme varia com a causa da lesão e cronicidade.

Na orelha externa localiza-se preferencialmente no meato acústico externo e neste pode estar limitado às paredes laterais ou porção distal, ou difusas atingindo desde a membrana timpânica até o pavilhão.

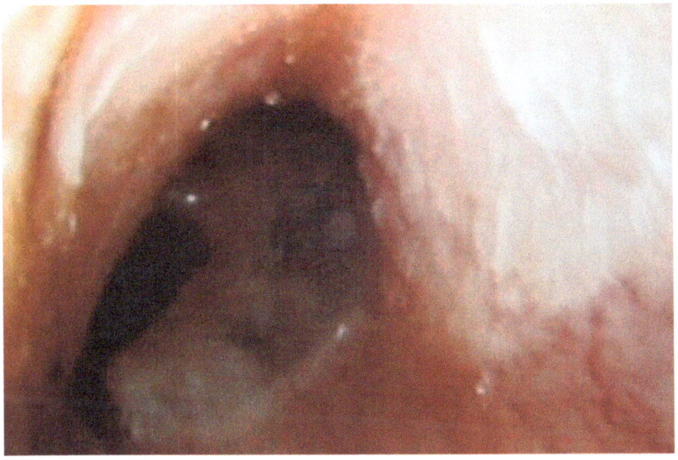

Fig. 14-17. Dermatite de meato auditivo externo.

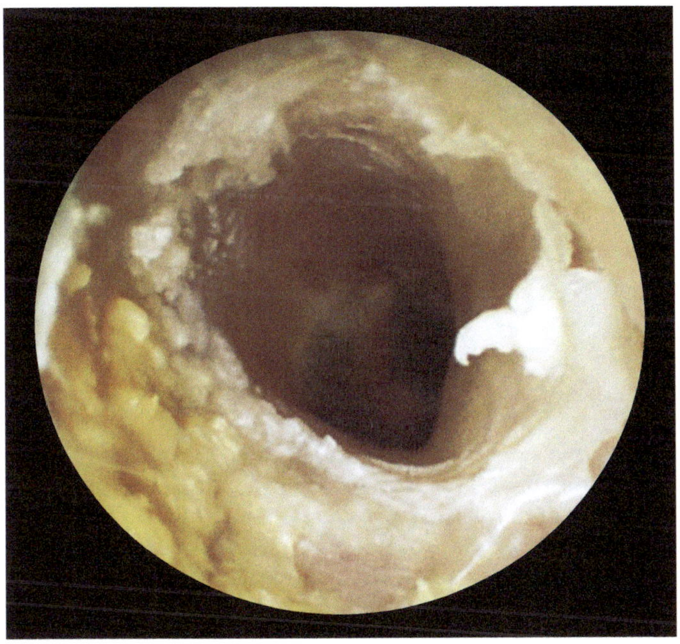

Fig. 14-18. Dermatite de meato auditivo externo mais avançada.

Podem também ser encontradas lesões nas pregas retroauriculares e regiões pré-auriculares. São acompanhadas de prurido mais ou menos intenso e às vezes com otalgia. A dermatite geralmente é seca, evidencia-se pele atrófica e brilhante, com áreas de descamação.

Afeta ambos os sexos e qualquer idade.

O tratamento consiste em normalizar o ciclo de descamação e maturação da pele através de agentes queratoplásticos. O uso tópico isolado de corticosteroides fluorados tem por finalidade somente a melhora da inflamação da pele com alívio dos sintomas, não a cura da doença. Em um prazo longo determina atrofia epitelial como efeito colateral. Nas dermatites com presença de crostas, que necessitam tratamento prolongado, preconiza-se o uso de imunomoduladores tópicos (tacrolimus).

Estão sendo realizados trabalhos promissores abrangendo novos tratamentos com nanotecnologia que se refere às estruturas, propriedades e processos envolvendo materiais com dimensões em escala nanométrica.

A nanotecnologia aplicada à área dermatológica é determinada por utilização de pequenas partículas contendo princípios ativos que são capazes de penetrar nas camadas mais profundas da pele, potencializando os efeitos do produto dos ativos cosméticos.

Estas partículas são muito pequenas e são adotadas para o seu produto as de tamanho na faixa entre 200 e 500 nm.

Assim sendo com estas características, vamos ter um melhor benefício destes ativos na nossa pele que vão depender da estrutura do vetor escolhido bem como das características do ativo a ser nanovetorizado.

Atualmente existem técnicas distintas para produção e avaliação das nanopartículas, bem como uma grande variedade de polímeros e biopolímeros que são utilizados como matéria-prima para o seu desenvolvimento.

Embora o mercado seja promissor, o custo ainda é alto e determina assim ampla discussão acerca desta tecnologia uma vez que se encontra em estágio inicial do seu desenvolvimento.

DERMATITE SEBORREICA

É uma doença inflamatória crônica que ocorre com distribuição característica, na qual glândulas sebáceas são numerosas e ativas. Pode ser limitada à orelha externa, porém usualmente está associada a lesões do couro cabeludo, pálpebras, testa e sulcos nasolabiais. Estas lesões são frequentemente encontradas na face, na orelha externa e usualmente associada à seborreia *capitis* (Fig. 14-19).

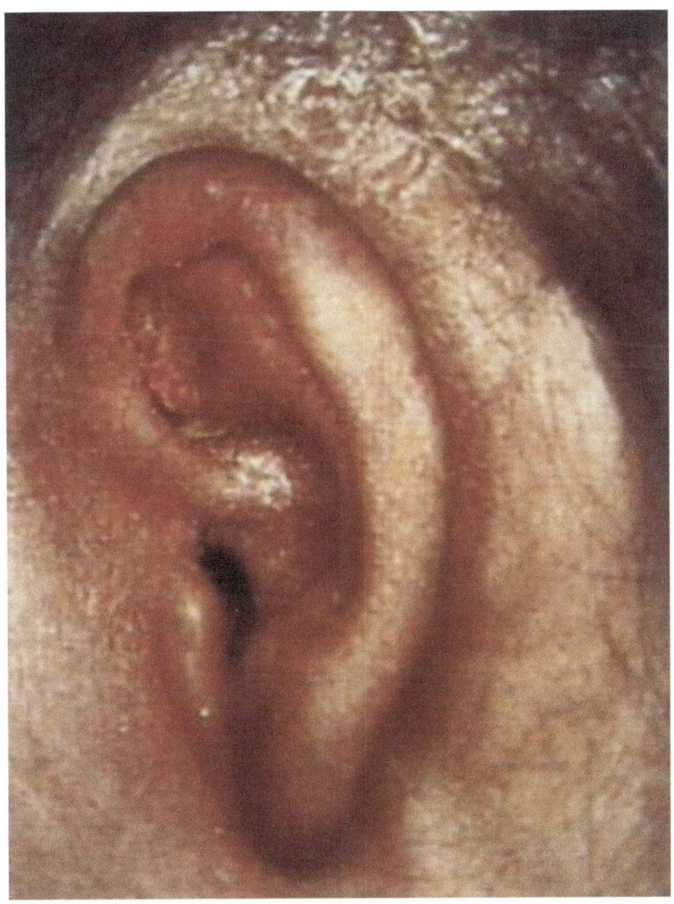

Fig. 14-19. Dermatite seborreica.

Esta condição pode envolver a orelha toda ou estar limitada a áreas específicas como concha, porção externa do meato e fossa escafoide.

Lesões nas áreas pré ou retroauriculares são comumente espessadas devido a escoriações, e muitas vezes é difícil distingui-las da psoríase.

O tratamento local no meato acústico externo após limpeza, são usados corticosteroides tópicos fluorados (clobetasol) por ser um período de tempo limitado.

Desde que a dermatite seborreica da orelha externa é associada à descamação do couro cabeludo, para o tratamento devem ser usados *shampoos* que contêm enxofre, sulfato de selênio, *pyrithion*, ciclopirox olamina e zinco alternados com uso tópico de loções contendo associações de ácido salicílico e corticosteroides, ciclopirox olamina e ácido salicílico, coaltar, *liquor carbonis detergens* 12%. As lesões do pavilhão regridem facilmente com imunomodulador tópico: tacrolimus. O imunomodulador por via oral (talidomida) é uma medicação teratogênica e não deve ser usada por mulheres em período fértil.

DERMATITE DE CONTACTO

A maior frequência de dermatite de contato é devida ao uso de medicação tópica contendo antibióticos que podem levar à hipersensibilidade, como neomicina, polimixina, sulfamídico, ofloxacin, principalmente quando há oclusão do meato.

Outras etiologias são determinadas devido à sensibilidade causada por: níquel encontrado em brincos, bijuterias, pode cintos, pulseiras e botões de calça *jeans* ou em componentes de telefones celulares (capas de proteção e botões) que, após contato prolongado ou contínuo, evidenciam irritações e vermelhidão na pele nas regiões da orelha, da bochecha e nos dedos.

As mulheres, que são mais expostas a esses acessórios, seriam as mais atingidas pela dermatite de contato por níquel.

Assim sendo: cromato encontrado nos esmaltes de unha; fósforo encontrado em palitos de fósforo; metilmetacrilato ou peróxido de benzoíla e hidroquinona encontrados nos moldes de próteses auditivas agem desencadeando a doença.

Estas lesões determinam como sintoma o prurido insistente nos indivíduos mais sensíveis.

O tratamento consiste na eliminação do agente desencadeante da sensibilidade seguido do uso de cremes contendo corticosteroides fluorados (clobetasol) por ser período limitado de tempo. No pavilhão, como edema e exsudato estão presentes, é indicada a limpeza com loções suavizantes de azuleno seguida do uso de compressas locais com água boricada e uso tópico de corticosteroides fluorados até que haja regressão das lesões, usualmente após alguns dias.

PSORÍASE

É uma patologia genética e pode ocorrer em qualquer área do corpo, inclusive na orelha externa, porém tem maior incidência em joelhos, cotovelos, couro cabeludo e áreas perineais (Fig. 14-20). Esta doença apresenta-se na concha, no *porus*, nas áreas retro e periauriculares e no meato.

Psoríase está presente em 2% da população e afeta igualmente ambos os sexos.

Esta condição inicia-se na adolescência, mas pode ocorrer a qualquer tempo, algumas vezes acompanha síndromes neoplásicas (síndrome de Bazech's, que acompanha carcinoma do sistema respiratório alto ou trato digestivo).

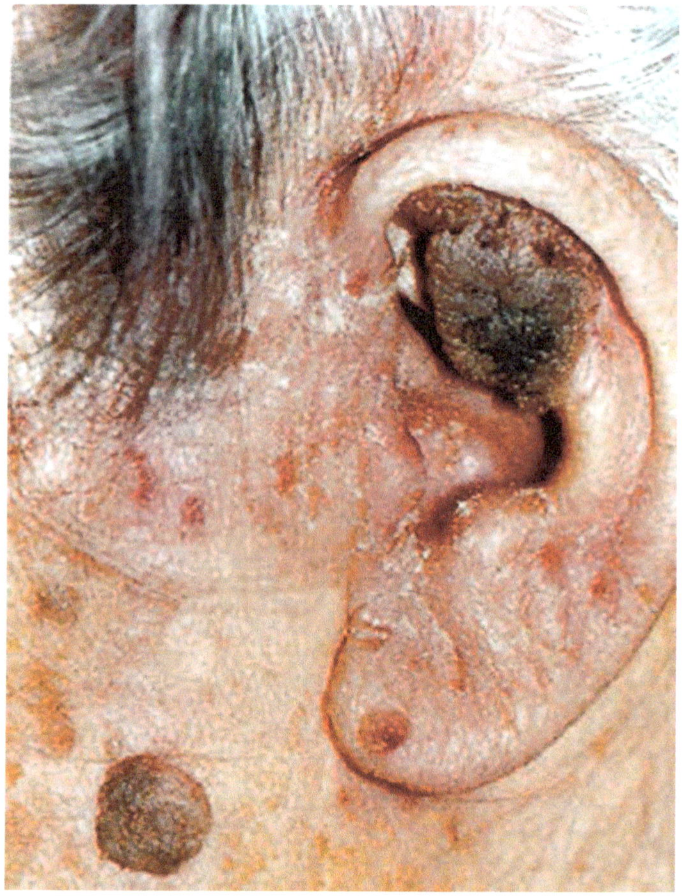

Fig. 14-20. Psoríase paraneoplásica.

Uma vez estabelecida, sofre períodos de acalmia. O envolvimento da orelha pode ser isolado, porém, normalmente, é uma extensão do processo do couro cabeludo, da face e do pescoço, do meato acústico externo onde pode atingir a membrana timpânica. A lesão clássica é uma placa circunscrita, rosada e em relevo, coberta por escamas aderidas e cinzentas que quando raspadas produzem pontos de sangramento.

O prurido é persistente e constantes arranhaduras da pele mudam sua aparência, sendo semelhantes às lesões escoriadas da neurodermatite ou dermatite seborreica.

As lesões típicas do couro cabeludo e outros sítios favoritos é que estabelecem o diagnóstico diferencial.

Entretanto, aqueles que se submetem a tratamento local e sistêmico apresentam longos períodos de remissão.

Na orelha externa é feita limpeza e curativos locais com uso de creme contendo calcitriol 50 mg/g associado a corticosteroides fluorados (betametasona ou clobetasol). O uso de imunomoduladores tópicos nas lesões da face e do pavilhão (tacrolimus) 2× por dia tem ação bastante rápida e eficaz. Os corticosteroides sistêmicos podem causar alívio temporário, mas os sintomas podem ser agravados quando retirados. Nos casos moderados a graves são usados imunomoduladores de célula T efalizumab, ou imunossupressores por via oral: metotrexate, ciclosporina ou ainda a ação anti inflamatória dos retinoides (6-8 meses), bem como sua função na hiperqueratinização folicular. Estes, porém, com efeitos colaterais importantes em outros órgãos como fígado e rins ou ainda a Talidomida (imunomodulador), porém teratogênicos, portanto, deve- se evitar o uso em pacientes em idade reprodutiva.

O tratamento das lesões externas em pequenas áreas também está sendo realizado com o uso de exposição periódica (2× semana) ao *laser* de fibra óptica *clear*.

PATOLOGIA DO CERUME

O cerume é o produto de glândulas ceruminosas que são glândulas sudoríparas especializadas tipo écrinas que formam uma coroa em torno do meato auditivo externo, sendo mais densas na região triangular posterossuperior.

Em alguns pacientes o cerume se acumula no meato e se compõe com células provenientes de descamação, com secreção sebácea formando um tampão, de consistência e coloração variáveis, enegrecido e duro em idosos, como se fosse um corpo estranho, ou amarelado e mole nos casos de obliteração recente (Fig. 14-21).

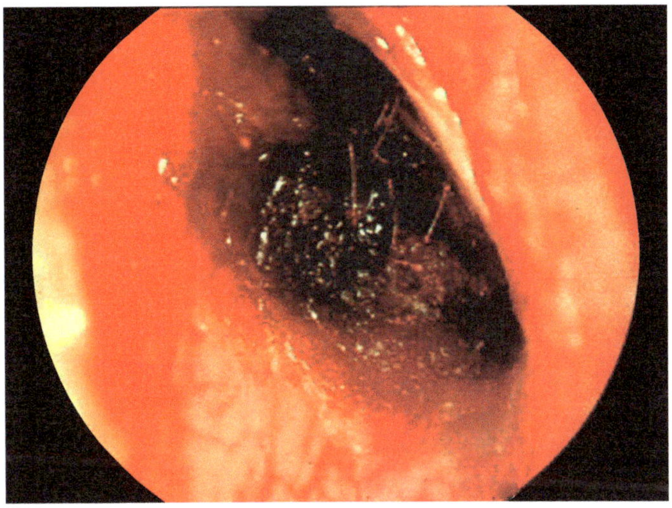

Fig. 14-21. Otoscopia de cerume.

Não se conhece o mecanismo que leva certos indivíduos a formarem tampões repetidamente, enquanto outros nunca o formam.

O tampão de cerume é perfeitamente suportável quando há espaço entre sua massa e as paredes do meato, o que permite audição normal.

O paciente encaminha-se para consulta portador de uma hipoacusia súbita de transmissão 15-35 dB de perda, refere também autofonia, sensação de plenitude auricular, raramente otalgia, porém pode referir vertigens, que podem ser intensas e persistentes.

O tratamento consiste na remoção deste tampão com o uso de lavagem quando não houver perfuração da membrana timpânica ou quando o tampão tiver consistência amolecida (Fig. 14-22).

No caso de tampões endurecidos, normalmente envoltos por um envelope fino epidérmico, sem significado patológico, são usados estiletes porta-algodão apropriados ou curetas e, se mesmo assim persistir a dificuldade na sua remoção, medica-se com gotas tópicas amolecedoras, e numa segunda consulta, realiza-se a lavagem.

Em casos de membrana timpânica perfurada, tenta-se a remoção com estiletes, cureta e microaspirador. O alívio causado pela retirada do tampão e consequente recuperação imediata da audição, normalmente é evidenciada por um sorriso do paciente.

CORPOS ESTRANHOS

Os mais diversos corpos estranhos podem alojar-se no meato acústico externo, desde que seu volume assim o permita.

Os corpos estranhos de meato são os mais frequentes na área otorrinolaringológica e ocorrem em qualquer idade, embora 55% das ocorrências sejam em crianças de até 15 anos.

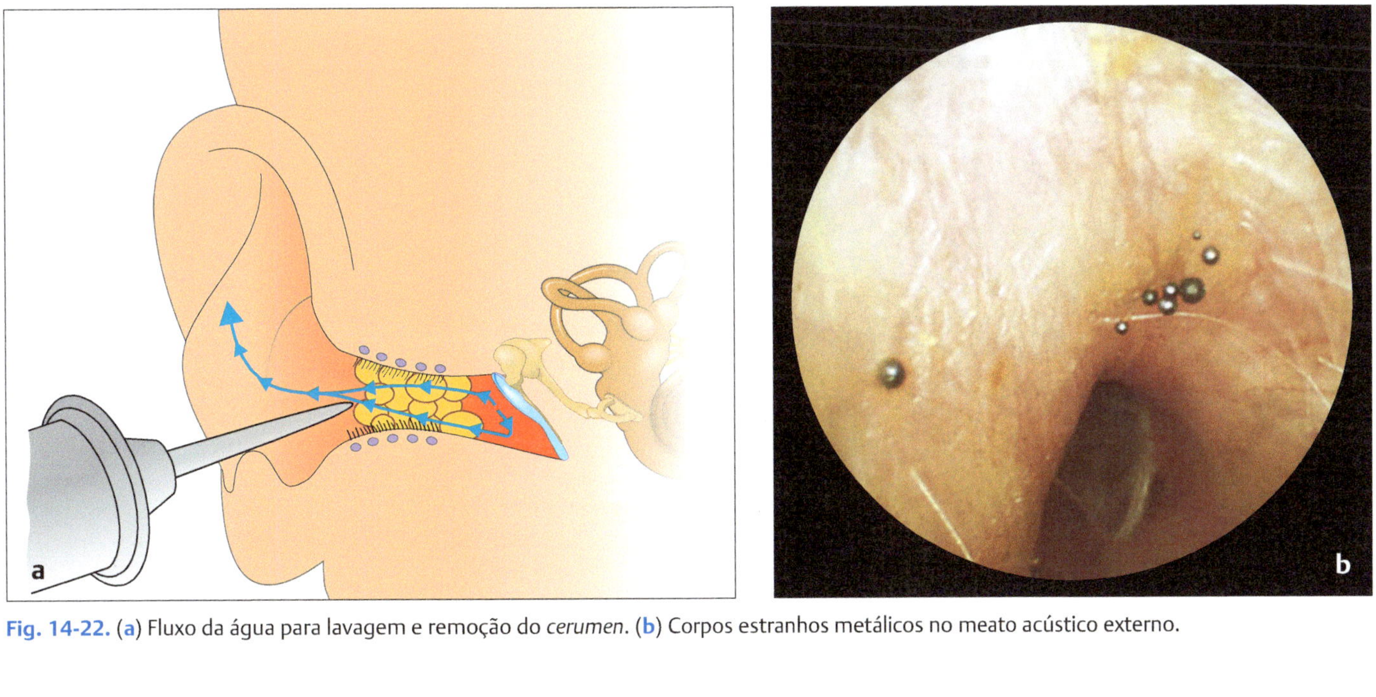

Fig. 14-22. (a) Fluxo da água para lavagem e remoção do *cerumen*. (b) Corpos estranhos metálicos no meato acústico externo.

O corpo estranho pode atingir o meato acústico externo por ação voluntária ou involuntária.

Em geral, as crianças introduzem corpos estranhos no seu próprio meato, ou em meatos de um colega ou familiar.

No adulto, esta situação é causada com finalidade terapêutica, ou resulta de ação secundária a atitudes provindas de distúrbios comportamentais.

Corpos estranhos podem ser seres vivos ou fragmentos metálicos de acidentes, terra, areia etc. (Figs. 14-22 e 14-23).

São comuns também fragmentos de material inerte utilizado para a moldagem exigida para a protetização auditiva.

A sintomatologia, bem como o procedimento médico a ser adotado, varia de acordo com as características do corpo estranho. Os corpos estranhos inertes podem ser minerais, vegetais ou sintéticos.

Encontramos corpos estranhos compactos e duros, hidrófilos ou não, moles e mesmo líquidos.

Os corpos estranhos inertes, compactos e duros, não hidrófilos e não pontiagudos, como pérolas, objetos de material plástico, metais ou minerais, quando não oblitera completamente o meato, são quase sempre assintomáticos. Podem permanecer assim eventualmente por algum tempo.

Para se proceder à remoção de um corpo estranho do meato, qualquer que seja o mesmo, deve-se iniciar com anamnese e otoscopia cuidadosa, para que se avalie o estado da membrana timpânica (íntegra ou não), e nos casos de perfuração está contraindicada a retirada com o uso de lavagem.

Durante a realização de qualquer procedimento em crianças, quando não se tem a colaboração necessária, ou há insegurança para a imobilização, deve-se recorrer a anestesia geral e, assim, com o uso de microscópio e auxílio de microestiletes apropriados e aspirador, proceder à remoção do corpo estranho.

Não se deve jamais usar pinças para a extração de corpos estranhos duros ou compactos, pois corre-se o risco de traumatizar o meato e empurrar ainda mais o corpo estranho para o seu interior.

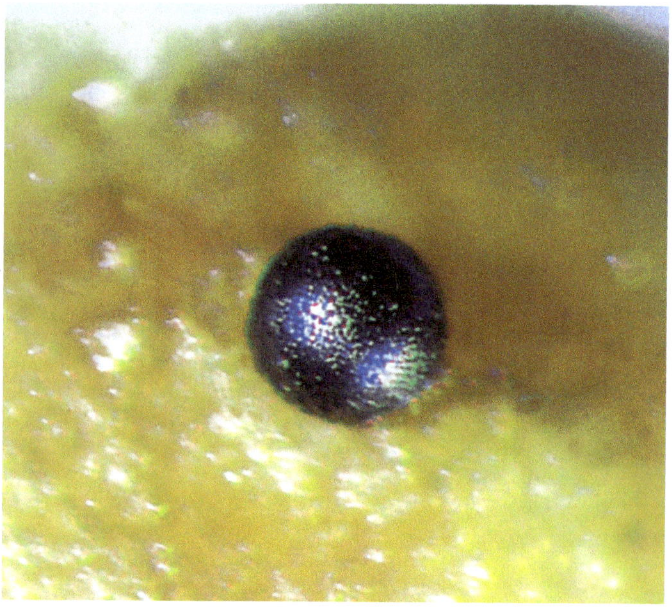

Fig. 14-23. Corpo estranho metálico removido.

Os corpos estranhos pontiagudos têm sintomatologia dolorosa, que piora com a ação de movimentos realizados pela articulação temporomandibular.

A remoção de corpos estranhos hidrófilos (grãos, sementes vegetais etc.) com o uso de lavagem é mais difícil e deve ser efetuada quando possível sob microscopia cirúrgica com o uso de microestiletes e micropinças apropriadas.

Corpos estranhos de consistência mole, porém firmes, como algodão, papel, esponjas e lâminas de plástico podem ser removidos com o uso de micropinças.

Corpos estranhos líquidos como óleos industriais e soluções ácidas ou alcalinas, quando atingem o meato acústico externo causam plenitude auricular, hipoacusia e dores intensas causadas por lesões cáusticas na pele, levando em alguns casos à necrose da membrana timpânica. A remoção pode ser feita com o uso de lavagem e/ou aspiração e limpeza do meato.

Os corpos estranhos vivos são representados por insetos (baratas, pulgas) e causam sensação extremamente desagradável e às vezes dores lancinantes, levando o paciente a procurar atendimento de urgência. Nestas circunstâncias, o primeiro procedimento é tentar a imobilização do ser vivo, quer seja através de solução oleosa introduzida no meato, quando a membrana timpânica está íntegra, ou com o uso de tampão de algodão embebido com éter ou clorofórmio. A seguir, o paciente é submetido à lavagem ou à remoção instrumental.

Outro corpo estranho que ocorre principalmente se alojando em meato acústico externo ou cavidade timpânica geralmente em ouvidos com infecções como otite externa ou otite média crônica com supuração é a miíase. A miíase é provocada por larvas de mosca (*Cochliomyia macellaria*) que ao desovar no meato acústico externo provocam lesões graves com necrose. Ocorre forte reação inflamatória com edema, dor forte, secreção fétida e sangramento. Ela pode ocorrer também em doentes com deficiência imunitária.

O tratamento consiste na retirada das larvas e pulverização com calomelano e cobertura antibiótica de amplo espectro para a infecção secundária. Foi utilizado também oxicianeto de mercúrio endovenoso ou óleo canforado subcutâneo, nos casos mais graves.

As complicações em decorrência da permanência de corpos estranhos no meato são em geral raras. Podem ocorrer maceração da pele e diminuição da ventilação do meato, favorecendo o desenvolvimento de otites externas.

São referidos sintomas reflexos à distância como tosse, vômitos, algias temporais com vertigens, crises epileptiformes e asma, que desaparecem com a remoção do corpo estranho.

As complicações mais graves são as iatrogênicas, que ocorrem em virtude de tentativas intempestivas de remoção do corpo estranho realizadas por médicos não especializados e que não dispõem de material apropriado.

Dentre estas complicações as mais frequentes são as lacerações da pele do meato, ruptura da membrana timpânica, desarticulação e/ou lesões na cadeia ossicular, lesão do labirinto anterior ou posterior e até lesões no nervo facial.

Assim sendo, os corpos estranhos de meato só são casos de urgência se o agente for vivo ou cáustico, e o atendimento deve ser realizado por profissional especializado.

A extração de corpos estranhos deve ser realizada pela via do meato em sua quase totalidade ou por lavagem otológica ou por micropinças (Fig. 14-24). Esta doença apresenta-se na

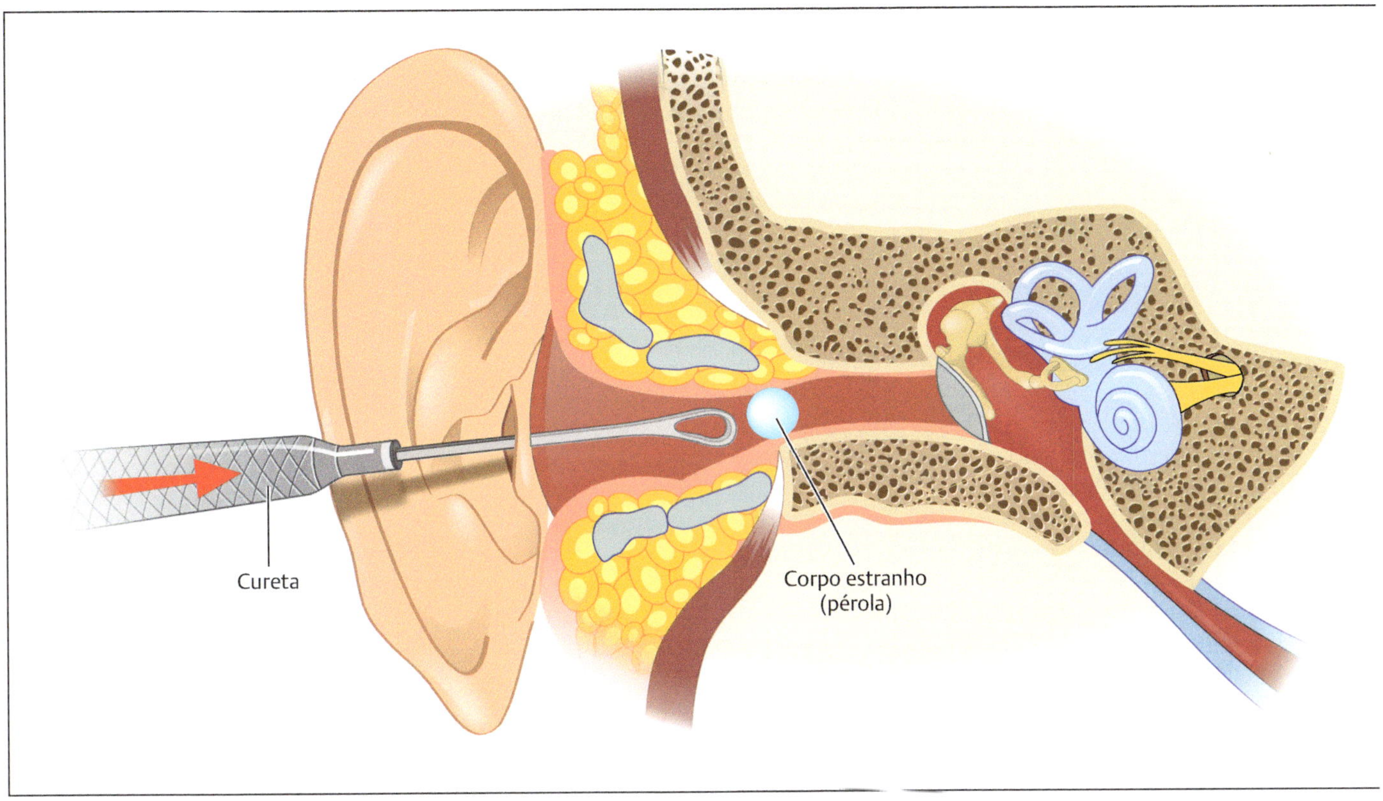

Fig. 14-24. Esquema mostrando retirada de corpo estranho usando uma cureta.

concha, no *porus*, áreas retro e periauriculares e no meato, sendo que a extração cirúrgica raramente se impõe, e nestas condições a via retroauricular é a de escolha, pois facilita o procedimento de retirada.

TRAUMAS E FERIMENTOS

O pavilhão, devido à sua localização, está exposto a traumatismos que ocasionam lesões do tipo contusão, laceração ou mordedura e abrasão (Fig. 14-25).

Estes tipos de lesões são atualmente mais frequentes devido a acidentes de trânsito, determinadas atividades esportivas, aumento da agressividade criminal e acidentes de trabalho. Após limpeza e assepsia local criteriosas da lesão, segue-se o exame cuidadoso para evidenciar comprometimento da cartilagem e evitar possível contaminação bacteriana que determina consequências muitas vezes deformantes.

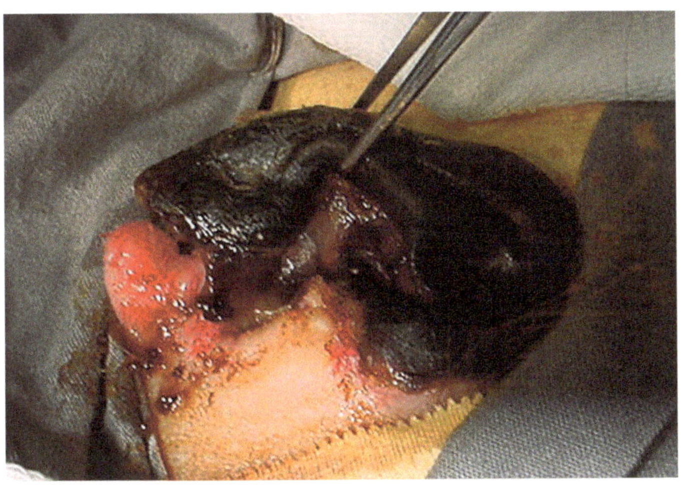

Fig. 14-25. Trauma de pavilhão auditivo com necrose.

Quando há apenas contusão e o atendimento é imediato, utilizam-se compressas locais com gelo e curativo compressivo para que não haja formação de coleções serossanguinolentas.

Neste caso, segue-se a drenagem aspirativa com o uso de agulha esterilizada, procedimento este que pode ser repetido se necessário. É recomendado o uso de antibióticos sistêmicos. Havendo lacerações é necessária a limpeza cirúrgica com remoção de fragmentos de cartilagem e tecidos desvitalizados. A sutura deve ser realizada com fio de *nylon* 6-0 e, dependendo da perda de tecido local, recomendam-se pontos que atinjam em bloco pele e cartilagem, neste caso com fio de *nylon* 4-0.

É necessário o uso de antibióticos sistêmicos e penicilina é suficiente. Segue-se curativo compressivo para evitar formação de coleções líquidas.

O meato pode ser atingido por traumas no pavilhão que se estendem à parte membranosa do mesmo, como por exemplo os ferimentos causados por projéteis de arma de fogo.

A fratura de base de crânio pode comprometer o meato através da parede superior.

O ferimento da pele ocorrido acidentalmente, iatrogênicas ou traumáticas causadas pelo paciente não levam a maiores consequências, apenas predispõem à infecção.

Os ferimentos devem ser cuidados com limpeza e assepsia locais.

Se houver fratura das paredes do meato, deve ser feita a sua redução, se possível, seguida de tamponamento do meato para contenção das estruturas afetadas.

As sequelas deste tipo de trauma são os estreitamentos e possíveis estenoses do meato acústico externo, as quais ocorrem frequentemente na porção cartilaginosa. Nestes casos o tratamento é cirúrgico ambulatorial local pelo meato, ou com colocação de enxertos livres de pele sob superfície cruenta descrita detalhadamente no capítulo de estenose.

Os resultados são de difícil resolução, havendo frequentes recidivas das estenoses.

QUEIMADURAS NA ORELHA EXTERNA

O contacto com objetos quentes como almofadas elétricas, compressas quentes ou faíscas provenientes de metais quentes resultam em queimaduras que variam de intensidade do grau I (que envolve somente epiderme com eritema e edema) ao grau III (com formação de bolhas e necrose dos tecidos profundos) (Fig. 14-26). As queimaduras são primariamente estéreis, porém frequentemente se infectam com organismos exógenos principalmente *Pseudomonas* sp., *Streptococcus* e *Staphylococcus*, o que irá influenciar no prognóstico.

Os mesmos achados patológicos são encontrados nas queimaduras provocadas por substâncias químicas e estas podem atingir o meato acústico externo e até a membrana timpânica.

As lesões ganham o mesmo aspecto quando provêm de queimaduras por irradiação solar.

O tratamento é dirigido para que não haja infecção. Deve-se limpar e esterilizar a área queimada e fazer compressas frias com água boricada para que a dor, o edema e a hiperemia sejam controlados.

Nas queimaduras de grau III há necessidade de serem removidos os tecidos desvitalizados. Se houver contaminação e para profilaxia é indicado o uso de antibióticos sistêmicos e analgésicos. Segue-se o uso local de cremes contendo antibióticos.

Não se faz oclusão da área queimada.

Nos casos de queimaduras causadas por radioterapia na pele, inclusive na do meato acústico externo, torna-se muito seca, atrófica, com presença de telangiectasias e ulcerações sendo assim estes pacientes devem ser tratados profilaticamente com gotas tópicas contendo agentes queratoplásticos.

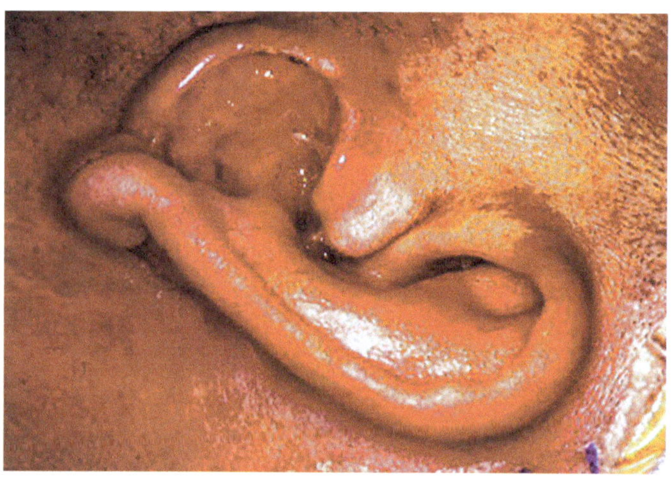

Fig. 14-26. Queimadura no pavilhão auditivo.

O tratamento para pele seca especialmente no pavilhão é feito com o uso de cremes ou loções hidratantes contendo ureia. As lesões devem ser observadas cuidadosamente e no caso de lesões ulceradas a área deve ser removida.

OTO-HEMATOMA

Os oto-hematomas são em sua grande maioria de etiologia traumática, mas podem ser raramente encontrados em pacientes portadores de discrasias sanguíneas (oto-hematoma espontâneo).

Trata-se de uma coleção hemática ou serossanguinolenta localizada entre o pericôndrio e a cartilagem do pavilhão (Fig. 14-27).

O oto-hematoma localiza-se sempre na porção superior da face externa do pavilhão. É muito raro na face interna, pois a face externa está mais exposta a traumas e nela a pele está intimamente aderida ao pericôndrio e a união entre este e a cartilagem contém mais espaço, o que na face interna acontece exatamente ao contrário. À inspeção, nota-se o abaulamento na face externa do pavilhão que raramente atinge a concha. Apresenta-se sob a forma de tumefação arredondada. O tegumento que envolve mostra cor violácea.

Durante a palpação, que não é dolorosa, pode-se sentir endurecimento ou flutuação leve local.

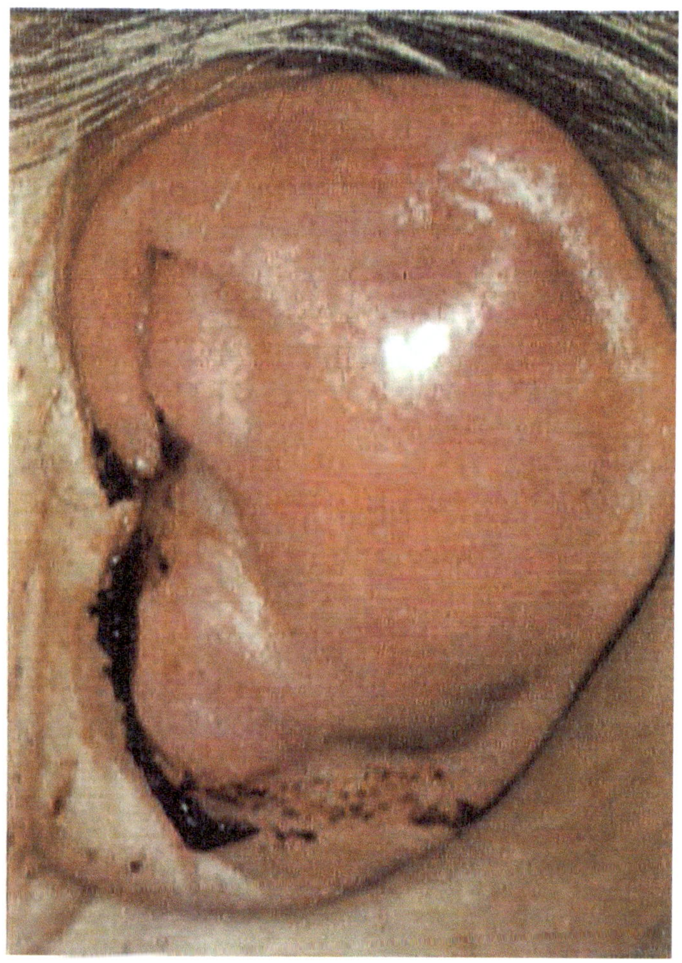

Fig. 14-27. Oto-hematoma.

Quando não tratado, a evolução do oto-hematoma é lenta, e mesmo na ausência de infecção é possível a destruição da cartilagem com deformidades e prejuízo estético.

A complicação mais frequente é a pericondrite consecutiva a uma infecção que se traduz pelo aparecimento de dor e aumento da intensidade de coloração local.

O adelgaçamento do tegumento precede a fistulização única ou múltipla.

É possível a complicação estender-se e formar osteocondroma ou osteoma.

Se o atendimento for iniciado precocemente, devem ser feitas compressas locais com gelo e curativo compressivo (24-48 h).

A punção simples não deve ser realizada, pois não se conseguem aspirar os coágulos organizados. Somente o líquido seroso é aspirado, não tardando a ser produzido novamente.

A drenagem cirúrgica impõe-se, precedida de assepsia rigorosa e seguida do uso de curativo compressivo local por 10 dias e antibioticoterapia sistêmica visando bactérias Gram-negativas.

PERICONDRITE

Pericondrite é uma infecção de evolução lenta, localizada na cartilagem da orelha externa proveniente de outras infecções, lacerações, contusões ou cirurgia, e cuja evolução causa deformidades antiestéticas (Fig. 14-28).

O exemplo mais comum de antecedentes traumáticos é o que ocorre após a pressão exercida pelo retrator cirúrgico colocado de maneira imprópria, usado durante longo período sem alívio. É também comum o trauma causado pelo calor da haste na qual se insere a broca, como também incisões realizadas inadequadamente na cartilagem durante cirurgias da orelha.

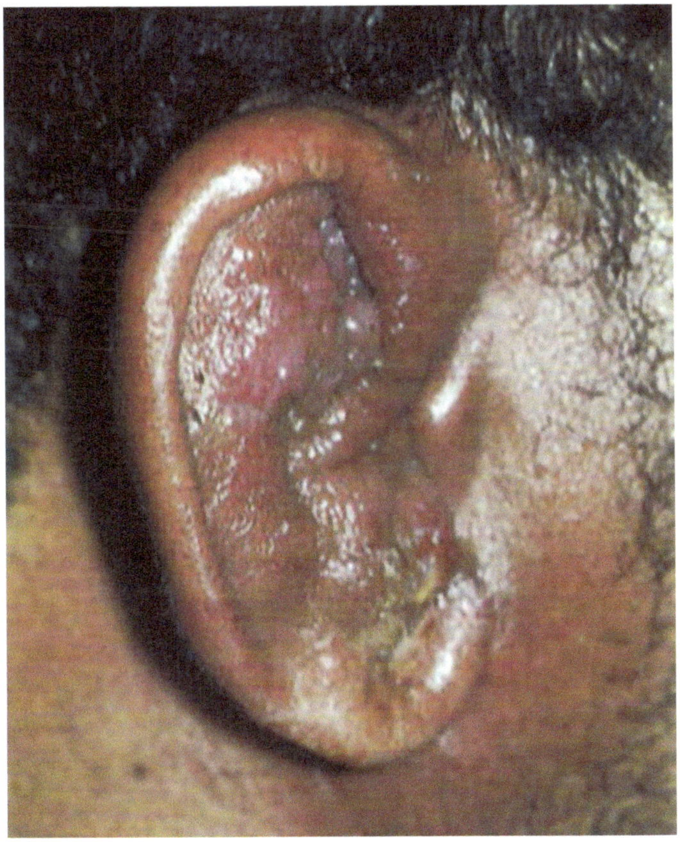

Fig. 14-28. Pericondrite infecciosa de pavilhão auditivo.

O paciente usualmente queixa-se de dor que se torna rapidamente intensa. O pavilhão evidencia calor local, flutuação, eritema e endurecimento, havendo demarcação brusca com o lóbulo que não está envolvido.

A serosidade ou secreção purulenta coletada entre a cartilagem e o pericôndrio interfere com a nutrição da cartilagem causando a condrite.

As culturas usualmente revelam bactérias Gram-negativas, sendo a mais comumente encontrada a cultura de *Pseudomonas aeruginosa.*

Como a infecção se estende no pavilhão, a celulite da pele adjacente pode ser afetada por infecção secundária causada por Gram-positivos ou Gram-negativos.

As lesões podem envolver totalmente a porção cartilaginosa ou localizar-se no nível da hélice ou da concha.

A evolução que se segue é lenta quando um tratamento adequado não é instituído. A cartilagem privada de envelope nutricional necrosa-se causando uma deformidade do pavilhão.

O tratamento preconizado é o profilático, protegendo a cartilagem exposta durante a realização de mastoidectomia ou biópsias e instituindo cuidados após traumas ou infecções do pavilhão.

Quando a doença já estiver estabelecida, a área infectada deve ser limpa e umidificada com o uso de compressas de água boricada 3-4 ×/dia, seguidas de uso de pomadas anti-inflamatórias locais, mesmo as que contêm corticosteroides. Se há desenvolvimento de abscesso, é indicada a drenagem cirúrgica imediata. Para que diminuam as chances de ocorrerem deformidades antiestéticas pós-drenagem, a incisão deverá ser realizada na superfície posterior do pavilhão.

Se houver como resultado da infecção cartilagem necrótica é necessário que se faça o debridamento e a remoção da cartilagem desvitalizada do pericôndrio e da pele comprometida.

É imperativo nestes casos a cultura e o antibiograma das secreções.

Antibioticoterapia apropriada deve ser iniciada assim que haja sinais de manifestação da doença.

A hospitalização é conduzida quando alguma doença sistêmica como o diabetes descompensado ou a imunodeficiência complicam a doença.

ESTENOSES ADQUIRIDAS

A estenose fibrosa espontânea é uma doença pouco frequente que se desenvolve sem causa evidente, diferentemente das estenoses secundárias a traumas, queimaduras, otites externas crônicas (64%), otites médias crônicas supurativas (37%), intervenções cirúrgicas ou ao desenvolvimento de um tumor.

Incidência maior em adultos, porém, afeta também crianças e muitas vezes ambas as orelhas.

As estenoses adquiridas, parciais ou totais, em algumas ocasiões procedem de um estreitamento membranoso, formando diafragma cicatricial mais ou menos espesso, anteriorizado à entrada do meato ou mais profundo. Podem apresentar pertuito puntiforme ou obliteração completa (Figs. 14-29 e 14-30).

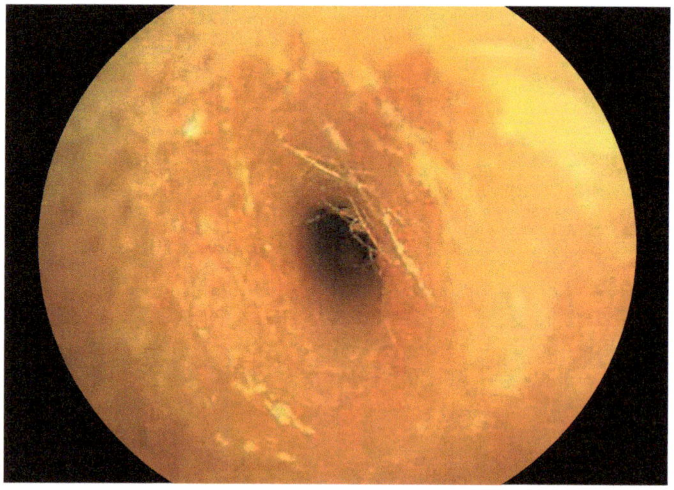

Fig. 14-29. Otoscopia de estenose adquirida do conduto auditivo externo.

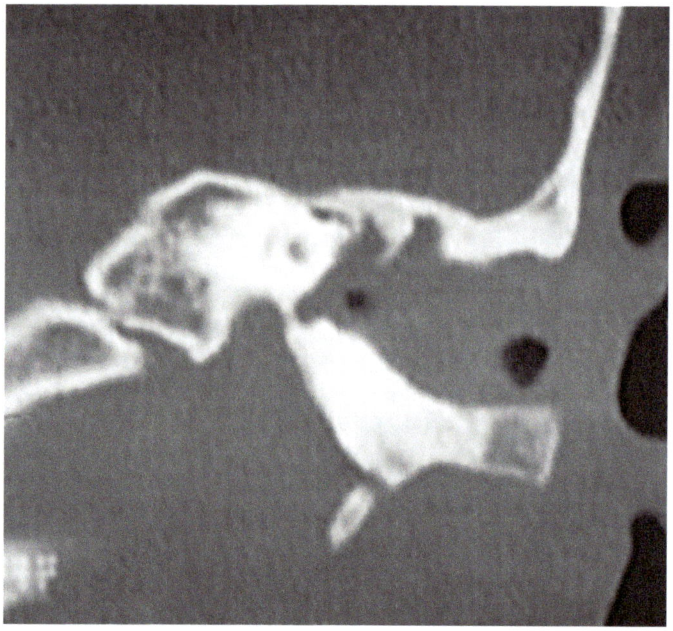

Fig. 14-30. Tomografia computadorizada de osso temporal de estenose adquirida de conduto auditivo externo.

Outras vezes, procedem de estreitamento fibroso, ocupando em profundidade parte ou toda extensão do meato acústico externo.

Podem decorrer ainda de estreitamento ósseo, obstruindo totalmente o meato acústico externo, semelhante às exostoses ou certos osteomas de meato.

Podem ser causadas a partir de:

- *Trauma:* seja em consequência de sutura intempestiva dos tegumentos, ou em consequência de formação queloidiana que se desenvolve a partir de cicatriz, na entrada do meato. É observado também nas feridas do meato produzidas por projéteis de armas de fogo que acompanham as fraturas do osso temporal.
- *Inflamatórias:* como consequência de espessamento cutâneo complicado de dermatite ou eczema recidivante do meato. Pode também ser devido à intervenção endaural, ou por otites crônicas ou aguda recorrentes e ainda como sequelas das pericardites do pavilhão.
- *Térmicas:* procedem de complicações de queimaduras do meato por causas diversas tais como: cáustica, elétrica, fagulhas ou radioterapia.
- *Pós-operatórias:* quando há remoção de pele e cartilagem insuficiente para meatoplastia durante mastoidectomia radical, pode haver estreitamento do meato durante o processo de restabelecimento.

As estenoses estão assim classificadas:

- *Estenose fúndica:* encontra-se ao fundo do meato acústico externo tocando a membrana timpânica. O fundo do meato acústico externo é fechado em dedo de luva, recoberto por epitélio fino e bem vascularizado, sem descamação e de palpação indolor. Correspondem à evolução de uma meringite crônica onde a fibrose se organiza de uma reação inflamatória granulomatosa no nível da membrana timpânica e do ângulo tímpanomeatal e da parte profunda do conduto ósseo. A maioria destas estenoses são precedidas de episódios de otorreia crônica. Geralmente membrana timpânica intacta.
- *Estenose tubular:* é mais lateralizada, situada distante da membrana timpânica. Pode apresentar pertuito puntiforme ou obliteração completa. Correspondem à evolução causada por traumatismos crônicos (cotonetes ou próteses auditivas).
- *Estenose diafragmática:* forma um diafragma cicatricial mais ou menos espesso, anteriorizado a entrada do meato acústico externo ou mais profundo. Correspondem à evolução de traumas crônicos: cotonetes, hastes de óculos.
- *Estenose total:* ocorre onde o meato acústico externo está preenchido por tecido epitelial bem vascularizado, com ou sem descamação, de palpação indolor. Eventualmente pode estar preenchido por tecido ósseo, obstruindo totalmente o meato acústico externo semelhante às exostoses ou certos osteomas de ouvido.

O tratamento local ambulatorial é efetuado pela via intrameatal.

A via intrameatal somente poderá ser usada para formas que procedem de estreitamento fibroso ou membranoso (estenoses tubulares ou diafragmáticas).

O tratamento local pela via meatal consiste na excisão do diafragma cicatricial com microestilete, seguida de cauterização da lesão com ácido tricloroacético a 90%. Segue-se o uso local de agentes queratoplásticos: ác. salicílico 0,5 mg em veículo emoliente – propilenoglicol ou calcitriol 50 mg/g em veículo emoliente – propilenoglicol) associados a corticosteroides fluorados (betametasona ou clobetasol) por 90 dias, aplicados uma vez à noite. As primeiras 3 semanas são de uso diário. A manutenção é feita através da aplicação em dias alternados ou diariamente. Este procedimento pode ser repetido a cada 90 dias até que se consiga a abertura de 2/3 do meato, o que resulta em melhora acentuada da audição 70-80%, referida pelo paciente, porém nem sempre demonstrada na mesma proporção na audiometria.

É certo que epidermes diferentes respondem diferentemente à ação dos agentes queratoplásticos sendo necessária a mudança de concentração dos agentes ou mudanças na frequência de uso: dias seguidos ou alternados.

Pode ser realizada a excisão e volatilização do diafragma através de eletrocoagulação. A seguir, introduz-se um tubo acrílico, de polivinil ou silicone, o tempo que for necessário para que a cicatrização seja definitiva.

Podem ainda ser realizadas dilatações progressivas através de cilindros de polivinil que são substâncias inertes geralmente bem toleradas pelos tecidos.

Quanto ao procedimento cirúrgico: logo que a estenose está definitivamente constituída, é necessária a extirpação completa da pele afetada, até o epitélio da membrana timpânica.

Procede-se então à raspagem com alargamento do meato ósseo e aplicação de dois enxertos cutâneos livres ou pediculados: um posterior para o tímpano e a parede posterior do meato, outro anterior para a parede anterior do meato e a parede posterior do trago. Estes enxertos devem ser provenientes de zonas desprovidas de pelo, como a região inguinal ou superfície interna do braço.

Colocam-se os enxertos no interior do meato de forma que recubra todas as superfícies expostas. Aplica-se o tamponamento rígido por meio de tecido de *nylon*, *rayon* ou silicone.

Nos pacientes em que a pele retirada se limita ao meato ósseo, não é necessário colocar enxerto, pois o epitélio irá regenerar-se sem produzir estenose. Não se toca no local durante as três primeiras semanas de pós-operatório. A seguir procede-se à limpeza e cauterização das zonas de tecido de granulação exuberante com nitrato de prata 25% ou ácido tricloroacético 70%.

A inspeção da pele se realiza em intervalos bissemanais até a completa cicatrização.

As recidivas de estenose são frequentes e observadas em 40-50% dos casos cirúrgicos e aparecem depois de 1 ano do procedimento provavelmente devido à formação de cicatriz hipertrófica e queloides que se caracterizam por excesso de colágeno e são devidas às desordens fibroproliferativas.

Há vários trabalhos publicados por oftalmologistas e otorrinolaringologistas, sobre um certo sucesso obtido em cirurgias de glaucoma de ângulo fechado, cataratas e *pterigeum* e em cirurgias de correção de estenoses do meato acústico externo congênitas ou adquiridas, quando utilizaram mitomycin C (antibiótico da família aziridine e que é usado em quimioterapia e que reduz a síntese de colágeno (inibe a formação de fibroblastos inibindo a síntese de DNA portanto interferindo na formação de colágeno), quando usado no sítio cirúrgico (1 mL ou 0,4 mg/mL) por 2-4 minutos, reduzindo a formação de hiperplasia nas cicatrizações diminuindo significativamente a necessidade de novas intervenções cirúrgicas. Mesmo assim o *gap* entre a curva óssea e a aérea diminuiu em 10 db somente e não houve lesão neurossensorial após a aplicação de mytomicin C em 14 meses de pós-operatório.

PÓLIPO INFLAMATÓRIO

Normalmente provém da mucosa da orelha média e projeta-se através de perfuração da membrana timpânica. Provém também da pele e geralmente é solitário, rosado, pedunculado e indolor.

A terapia consiste na remoção cirúrgica e na cauterização do tecido de granulação da pele do meato acústico externo. Se o pólipo provém da mucosa da caixa do tímpano, a remoção deve ser combinada com a exploração da orelha média e seu tratamento (Fig. 14-31).

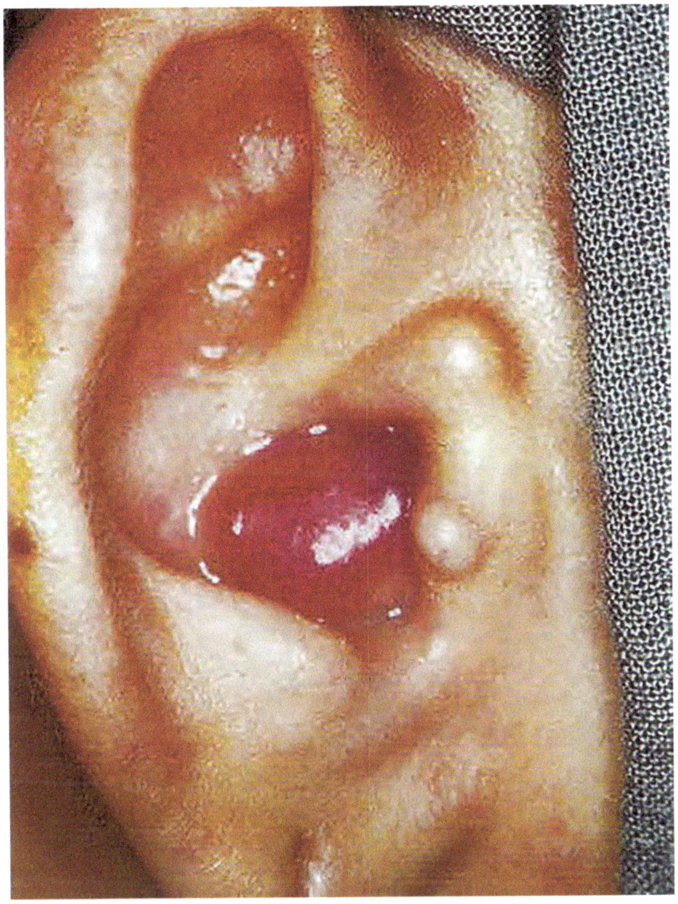

Fig. 14-31. Paciente com pólipo ocupando o conduto auditivo externo.

TUMORES DE PAVILHÃO E MEATO ACÚSTICO EXTERNO

Sendo a orelha externa constantemente exposta, esta torna-se um local predisposto ao estabelecimento de lesões da pele benignas, pré-malignas e malignas.

LESÕES PRÉ-MALIGNAS

Radiação e agentes químicos induzem a formação de queratoses que são as lesões pré-cancerosas mais comuns.

Queratose actínica aparece em pacientes idosos com exposição solar excessiva.

As áreas mais comumente afetadas são aquelas mais expostas ao sol como face, nariz, orelha externa, pescoço, dorso das mãos e antebraço.

As lesões são planas, circunscritas, avermelhadas, atróficas, com escamas e crostas, variando em tamanho de 0,5 a 3 cm.

Quando ocorre malignização, as lesões tornam-se ulceradas e com características invasivas.

O tratamento é local através da cauterização com nitrogênio líquido por 45 segundos, ou pela retirada com eletrocoagulação e curetagem, para realização da biópsia.

Há necessidade de proteger o paciente da ação do sol através de filtros solares.

TUMORES BENIGNOS DE PAVILHÃO E MEATO ACÚSTICO EXTERNO

Adenoma

O adenoma de glândulas ceruminosas é geralmente uma massa indolor dentro ou em volta do meato acústico externo que se torna sintomática quando produz obstrução ou está associada à otite externa.

É usualmente amarelada. Está circunscrita, mas não encapsulada, e tem consistência de gordura.

O tratamento é a remoção cirúrgica local. Há necessidade do exame anatomopatológico para se evidenciar malignidade.

Exostoses e Osteoma do Meato Acústico Externo

Exostoses são hiperplasias do periósteo que ocorrem na porção óssea do meato acústico externo. Têm aspecto de nódulos redondos, lisos, com base alargada convexa adjacente do *annulus*. São usualmente bilaterais e são encontradas em indivíduos que geralmente nadam ou mergulham em águas frias e mais comuns em homens que em mulheres (3/1). Incide normalmente na terceira década da vida e o diagnóstico quase sempre é efetuado tardiamente (Fig. 14-32).

A exostose pode ser localizada ou difusa, constituída por osso compacto ou esponjoso. Na maioria dos casos não impede a audição e também não contribui para infecção ou dor.

O diagnóstico é efetuado com facilidade na otoscopia, podendo ser confirmado pelo estudo radiológico.

O tratamento cirúrgico é poucas vezes indicado pois cerca de 30% mantêm os sintomas, 60% tem melhora dos sintomas, 4% pioram e 14% tem complicações cirúrgicas. A remoção cirúrgica somente é recomendada em casos em que se apresentem grandes o suficiente para obstruir o meato acústico externo ou quando estão promovendo retenção de cerume ou detritos epiteliais.

Em contraste há o osteoma. É um tumor benigno, invariavelmente solitário e unilateral e semelhante à cortical óssea. Ocorre no nível da linha da sutura tímpano mastoidiana e tende a ter base estreitada. Varia em tamanho de alguns milímetros a mais de 2 cm. Assim que se desencadeia o seu aumento, aprisiona o cerume e restos epiteliais remanescentes, propiciando o aparecimento de infecções e consequentemente hipoacusia. Por esta razão, a remoção cirúrgica do osteoma é frequentemente indicada através de incisões endaurais, seguida da elevação da pele e broqueamento ou retirada com escopo e martelo do osso compacto. Muitas vezes é necessário o enxerto cutâneo, pois a pele envolvida no osteoma está atrófica ou danificada.

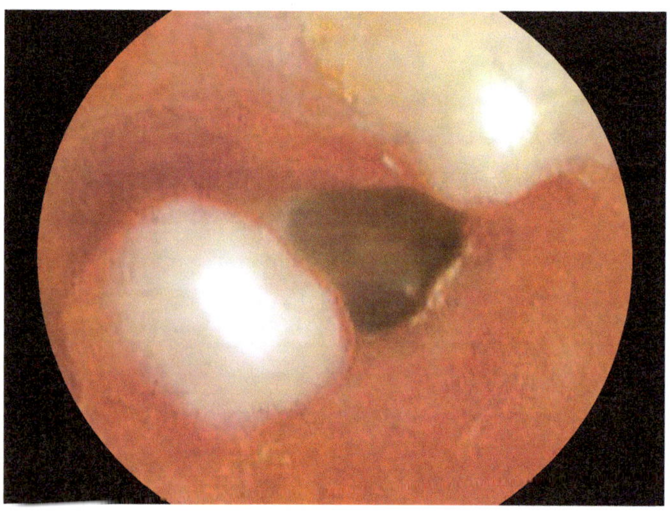

Fig. 14-32. Otoscopia de paciente com osteomas de conduto auditivo externo.

TUMORES MALIGNOS DE PAVILHÃO E MEATO ACÚSTICO EXTERNO

O carcinoma da orelha externa representa cerca de 6% de todos os tumores cutâneos, 2/3 destes envolvem o pavilhão e 1/3 (inclusive os tumores glandulares) envolvem o meato acústico externo. Os cânceres do meato acústico externo são raros, com uma incidência de 1/1.000.000 de habitantes/ano, e representam menos que 0,2% dos tumores de cabeça e pescoço. A frequência é estimada em 0,015% de todas as neoplasias malignas relatadas. Destas 90% são representadas por neoplasias primárias e 105 por neoplasias metastáticas. Um grupo variado de neoplasias malignas pode acometer essa região. O carcinoma espinocelular (CEC 67%) (Fig. 14-33), e o basocelular (16,9%) (Fig. 14-34) são os mais comuns, sendo o CEC muito mais frequente, neoplasias glandulares (20%) seguidos do encontro de adenocarcinoma, sarcoma, rabdomiossarcoma, osteossarcoma, condrossarcoma.

O CEC do meato acústico externo acomete indivíduos entre a quinta e a sétima década de vida, sendo mais frequente em mulheres, não havendo prevalência étnica. A otite crônica de longa duração é a causa mais comum associada às neoplasias. Estas lesões comumente afetam a hélice, anti-hélice e bordo posterior da orelha, e são frequentemente múltiplas.

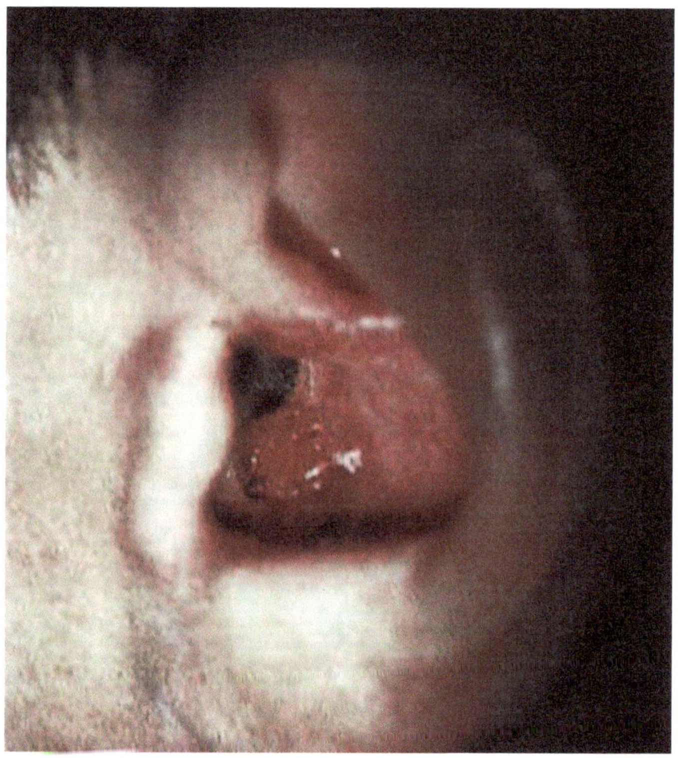

Fig. 14-33. Carcinoma basocelular de pavilhão auditivo.

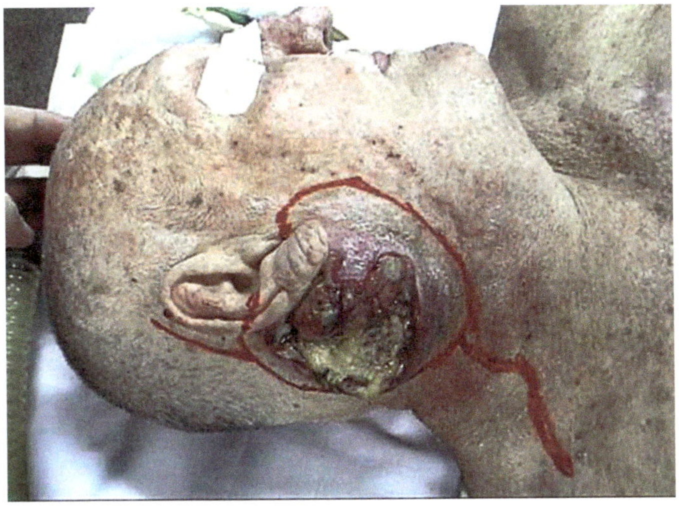

Fig. 14-34. Carcinoma basocelupar de osso temporal direito.

O carcinoma espinocelular normalmente é progressão de uma lesão pré-existente.

Inicia-se com espessamento da pele ou a presença de úlcera. Estes tumores tendem a ter um crescimento lento. A pele subjacente e o tumor ulcerado mostram endurecimento com edema e eritema. Alterações actínicas do tipo escamas epidérmicas focais, atrofia e telangiectasia estão presentes. O envolvimento ganglionar é de ocorrência tardia. Os tumores que se iniciam na hélix permanecem por muito tempo confinados a esta região. Entretanto, lesões na concha ou *tragus* envolvem estruturas profundas rapidamente. Quando o carcinoma espinocelular aparece no meato acústico externo, provém de pólipo, massa subcutânea ou úlcera. As lesões tendem a crescer lentamente, e se houver obstrução ou infecção secundária provoca dor surda, profunda e de difícil controle com analgésicos comuns. A dor associada à secreção pode simular infecção crônica. Muitos pacientes são assintomáticos e a duração dos sintomas até o diagnóstico varia de 4 meses a 4 anos.

A modificação do quadro clínico de uma doença crônica, com aparecimento de sangue na secreção francamente purulenta, ou de dor em sintomatologia silenciosa é o relato mais comum em pacientes portadores de neoplasias. É necessária a biópsia, que muitas vezes deve ser repetida tendo em vista a dificuldade de espaço anatômico ou alterações causadas por processo inflamatório secundário, o que acusaria um exame histopatológico falso. O tumor se estende ao longo do comprimento do meato, invade a orelha média e estruturas contíguas, como a mastoide, glândula parótida e tecidos moles periauriculares. Os CEC do meato acústico externo disseminam-se primariamente por extensão direta. Linfonodomegalia não é comum, e quando ocorre acomete as cadeias retrofaríngeas, pré-auriculares e cervicais mais superiores. Metástases a distância são raras. Os principais sítios acometidos pela disseminação tumoral são a orelha média, a glândula parótida, o pavilhão auricular, a articulação temporomandibular, o nervo facial, e através da disseminação inferior pode envolver ainda o canal carotídeo e a fossa jugular. A partir da orelha média o tumor pode acometer superiormente o tégmen timpânico e posteriormente as células da mastoide e, eventualmente, a partir desses sítios, invadir as fossas cranianas média e posterior.

Os fatores de mau prognóstico são tumor extenso, paralisia do nervo facial, linfonodomegalia cervical ou parotídea. A invasão da orelha média é outro fator de mau prognóstico, que quando ocorre leva a uma redução da sobrevida em 5 anos de 59% para 23%.

O diagnóstico definitivo desses tumores é realizado por meio de biópsia da lesão. O estadiamento pré-operatório é realizado através do exame clínico e dos exames de imagem, sendo a tomografia computadorizada e a ressonância magnética os principais métodos utilizados. A avaliação precisa da extensão local e da linfonodomegalia associada é fundamental para otimizar o planejamento terapêutico, uma vez que a ressecção incompleta reduz drasticamente a chance de cura.

O tratamento dessas lesões é a ressecção completa do meato acústico externo, membrana timpânica, mastoide, glândula parótida e tecidos moles contíguos. Dependendo da extensão das lesões, ressecção do osso temporal e esvaziamento dos gânglios se estiverem comprometidos, associando-se a radioterapia adjuvante. A radioterapia isolada é reservada para os tumores irressecáveis.

O carcinoma basocelular é um tumor epitelial que provém da destruidora habilidade de maturação e queratinização das células basais. Embora tenda a crescer e invadir estruturas locais como osso e cartilagem, é não metastático para as outras partes do corpo. As lesões da orelha externa variam de placas ulceradas a nódulos perolados de superfície lisa e apresentam telangiectasia. Apesar de ser incomum, pode ocorrer pigmentação e confundir o diagnóstico com queratose seborreica ou melanoma.

As lesões tendem a crescer lentamente sendo indolores até que sejam infectadas secundariamente ou quando há secreção. Os pacientes com carcinoma basocelular frequentemente relatam história de exposição prolongada ao sol. Entretanto, quando atinge o meato acústico externo, é porque há tendência da lesão de se estender por toda a pele do meato acústico externo. O prognóstico é reservado. O tratamento é cirúrgico.

BIBLIOGRAFIA

Agius AM, Pickle JM, Burch KL. Study of otitis externa. Clin Otolaryngol. 1992 Apr; 17(2):150-4.

Bento RF, Martins GSQ, Pinna MH. Tratado de Otologia. 2. ed. São Paulo: Atheneu; 2013.

Burkhart CG, Burkhart CN. Penetration enhancers improve therapeutic effectiveness of topical immunomodulators. Dermatol Online J. 2005 Dec 1;11(3):39.

Caffier PP, Harth W, Mayelzadeh B, Haupt H, Sedimaier B. Tracolimus: a new option in terapyresistant chronic external otitis. Laryngoscope. 2007 Jun;117(6):1046-52.

Desay A, Kartono F, Del Rosso JQ. Systemic retinoid terapy: a status report an optimal use and safety of long term terapy. Dermatol Clin. 2007 Apr;25(2):185-93.

Fitzpatrick TB, Eisen AZ, Wolff K, Feedberg IN, Austen KF. Dermatología en Medicina General. 3. ed. Buenos Aires: Médica Panamericana; 1988. p. 263-74.

Guatimosim MH, Bento RF, Almeida ER. Otite Externa recidivante: avaliação de tratamento tópico e sistémico. Arquivos Internacionais de Otorrinolaringologia. 2004;8(2):269-75.

Guatimosim MH, Marone SAM, Bento RF, Gonzales F, Granizo ASC, Figueiredo LAP, et al. Contribuição ao tratamento profilático em esportistas aquáticos. Âmbito Medicina Desportiva. 1997;29:19-22.

Guatimosim MH. Doenças da orelha externa. In: Campos CAH, Costa HOO. Tratado de Otorrinolaringologia. v. 2. São Paulo: Roca; 2003. p. 4-20.

Guatimosim MH. Doenças do ouvido externo. In: Bento RF, Miniti A, Marone SAM. Tratado de otologia. São Paulo: Edusp, Fundação Otorrinolaringologia, FAPESP; 1998. p. 149-67.

Hawke M, Wong J, Kradjen S. Clinical and microbiological features of otitis externa. J Otolaryngol. 1984 Oct;13(5):289-95.

Hoadley AW, Knight DE. External otitis among swimmers and nonswimmers. Arch Environ Health. 1975 Sep;30(9):445-8.

Russell JD, Donelly M, Mcshane DP, Jones T, Walsh M. What causes acute otitis externa? J Laryngol Otol. 1993 Oct;107(10):898-901.

Sampaio AP, Castro RM, Rivitti EA. Dermatologia básica. 3. ed. São Paulo: Artes Médicas; 1983. p. 271.

Senturia BH, Marcus MD, Lucente FE. Diseases of the external ear. 2. ed. New York: Grune & Stratton; 1980. p. 26-55.

Sevier TL. Infeccions disease in Athletes. Med Clin North Am. 1994 Mar;78(2):389-412.

Yinglin Z. Tree cases of cronic granular miringitis cured by formalin. J Otorrynolaryngol. 1985 Dec;14(6):379-80.

CAPÍTULO 15

TUBA AUDITIVA

Renata Cantisani Di Francesco ■ Suzana Manuela Pereira

A tuba auditiva (TA) é constituída por um canal fibrocartilaginoso, que faz parte de um sistema de estruturas contíguas como nariz, palato, nasofaringe, chegando até a orelha média. Sua comunicação com a orelha média é realizada através da cavidade timpânica, promovendo a igualdade pressórica entre o exterior e a orelha média, além de realizar a drenagem de secreções.

ANATOMIA E FISIOPATOLOGIA DA TUBA AUDITIVA

A TA é formada por duas partes distintas: uma parte óssea posterolateral e uma parte fibrocartilaginosa anteromedial, sendo composta na proporção de 1/3 ósseo e de 2/3 fibrocartilaginosos. Sua parte óssea é majoritariamente formada pela parte petrosa do osso temporal, sendo a parte fibrocartilaginosa formada pela cartilagem tubária e tecidos adjacentes.

O ângulo formado entre os eixos longitudinal e horizontal da tuba auditiva, assim como o seu comprimento, também variam de acordo com a idade da população – fatores esses que podem estar relacionados com a incidência de doenças de orelha média na população pediátrica. A angulação da TA com o plano horizontal, corresponde a aproximadamente 45° nos adultos e 10° nas crianças. Já o comprimento, varia de 3,1-4,4 cm nos adultos e metade destes valores nas crianças.

A cartilagem da tuba auditiva recobre quase que totalmente a parte fibrocartilaginosa da mesma – e sua elasticidade pode ser comparada com a da cartilagem nasal, sendo mais rígida nos adultos do que nas crianças; possuindo, assim, interferência direta nas forças de contração dos músculos peritubários e em sua função. O lúmen da TA é formado por um espaço cilíndrico, com diâmetro de apenas 0,5 mm e permanece geralmente fechado (para as funções de equalização pressórica e ventilação), mesmo quando preenchidos por ar e muco.

Quando estudamos a tuba auditiva e suas funções, é importante pontuar que a abertura tubária é um processo ativo devido à contração muscular faríngea e o seu fechamento é um processo passivo relacionado com a integridade do sistema osteofibrocartilaginoso da tuba auditiva. Os músculos comumente envolvidos neste processo são: músculo tensor do véu palatino (MTVP), músculo elevador do véu palatino (MEVP), músculo salpingofaríngeo (MSF) e músculo pterigóideo medial (MPM).

O músculo tensor do véu palatino (MTVP) é considerado o principal músculo de abertura da TA, principalmente durante movimentações orofaríngeas, como por exemplo, deglutição e bocejos. O MTVP é dividido em duas camadas: medial e lateral, sendo que as mesmas possuem efeitos opostos. A camada medial exerce maior interferência na função ventilatória, enquanto a camada lateral auxilia na função de drenagem e proteção auditiva. Adjacentes à tuba auditiva, existem três estruturas que auxiliam na homeostase muscular local: hâmulo pterigóideo, camada de gordura de Ostmann e o músculo pterigoide medial. O músculo pterigoide medial (MPM) pertence principalmente à função mastigatória, fechando a boca e protruindo a mandíbula, causando uma movimentação posteromedial do MTVP e aumentando assim a pressão de abertura da TA; inversamente, o seu relaxamento, facilita a abertura da tuba auditiva, pelo relaxamento do MPM, devido ao deslocamento anterolateral do MTVP durante a abertura da boca.

As principais funções da tuba auditiva, podem ser classificadas como: equalização pressórica e ventilação da orelha média, drenagem e regulação do *clearance* mucociliar e proteção (sonora e biológica).

Com base no apresentado, podemos relacionar que alterações morfológicas ou funcionais em quaisquer dos mecanismos ou estruturas essenciais ao processo de manutenção da tuba auditiva podem resultar em consequências ao adequado funcionamento da nasofaringe e da orelha média.

DISFUNÇÃO TUBÁRIA

A inabilidade da tuba auditiva de exercer alguma de suas funções é chamada de disfunção tubária e pode ter como causas obstrução funcional, obstrução anatômica ou falência do sistema muscular (disfunção dinâmica). Pode ser definida como um conjunto de sinais e sintomas, principalmente relacionados com a desregulação pressórica da orelha média.

A disfunção tubária pode ser classificada como obstrutiva ou patologicamente patente (ou aberta). A obstrução mecânica da TA pode ser de ordem intrínseca ou extrínseca. Os fatores intrínsecos englobam qualquer alteração da luz tubária – como ocorre nos processos inflamatórias agudos alérgicos ou não. Já os fatores extrínsecos, são desordens que causam o aumento da pressão extramural com relação à TA – como o aumento adenoideano (crianças) ou processos neoplásicos (adultos e idosos).

Já a disfunção tubária funcional foi questionada diversas vezes sobre sua real existência devido à grande dificuldade de avaliar e quantificar as diferentes funções da tuba auditiva. Como o mecanismo neuromuscular da abertura tubária ainda gera dúvidas sobre seu exato funcionamento, alguns autores citam a "inexistência da disfunção da tuba auditiva", relacionando os quadros otológicos decorrentes de processos inflamatórios com o déficit nas trocas gasosas dos sistemas de células mastóideas e a difusão de ar na orelha média.

Suspeita-se do quadro de disfunção tubária o paciente que queixa de hipoacusia, plenitude auricular, zumbido e até mesmo autofonia. Nas crianças, a depender da idade e do estágio de desenvolvimento, podem estar presentes distúrbios de aprendizagem e linguagem, déficits de atenção, irritação e desconfortos aurais persistentes e dificuldade nas relações interpessoais. O exame físico, mediante otoscopia, pode demonstrar duas interfaces totalmente diferentes da membrana timpânica: seu aspecto seroso – com presença de efusão em orelha média; até um aspecto de maior cronicidade – como a retração de suas camadas ou totalidade.

Para o seguimento da avaliação clínica, idealmente deveriam ser realizados: otoscopia, timpanometria, teste de diapasão de Rinne e Webber ou audiometria, e nasofibroscopia (para visualizar a abertura da tuba auditiva na rinofaringe).

O tratamento da disfunção tubária tem como maior premissa, a determinação mais precisa possível do componente tubário comprometido no quadro, bem como dos fatores predisponentes e causais envolvidos. A presença de qualquer fator específico anteriormente citado, deve ser prontamente elucidado e resolvido de maneira específica. Por exemplo, uma obstrução nasal de origem alérgica ou mecânica (como hipertrofia adenoideana nas crianças ou desvio do septo nasal e sinusopatias nos adultos), fendas palatinas, alterações hormonais, desnutrição ou doenças de ordens diversas devem ser abordadas assim que identificadas, tendo como objetivo o alívio dos sintomas otológicos e melhora das funções auditivas.

No tratamento clínico – principalmente nos casos de disfunção tubária com ausência de efusão – é indicada a utilização de descongestionantes nasais sistêmicos, corticoterapia oral e intranasal, e sempre associados com a lavagem da cavidade nasal com uso de solução salina fisiológica. Também estão inclusos, no tratamento clínico, a realização de alterações comportamentais – como a reeducação tubária (correção de padrões anormais de deglutição, exercícios mioterápicos, autoinsuflação da TA).

Manobras de dilatação tubária por via endonasal com balão-cateter ou ablação por *laser* guiada por fibra são preconizadas por alguns autores, e vistas com cautela por outros, devido à taxa de sucesso variável entre os estudos; e a possibilidade de ser apenas uma medida paliativa (ou seja, não atua diretamente na causa do problema) traz um alívio sintomatológico.

E, por fim, nos casos de disfunção tubária, uma das medidas terapêuticas preconizadas, além do tratamento etiológico específico, é a colocação de tubo de ventilação. Sua indicação é precisa nos casos em que pacientes sem patologias concomitantes ao quadro apresentam por mais de 3 meses uma hipoacusia condutiva maior que 25 dB. Em pacientes com perda auditiva neurossensorial concomitante, anomalias craniofaciais, quadros sindrômicos, atraso de desenvolvimento ou outros déficits sensoriais deve-se proceder à colocação do tubo de ventilação de maneira precoce.

TUBA AUDITIVA PATENTE

A tuba auditiva normalmente se encontra fechada e em repouso, para proteger a orelha média da ascensão de secreções nasofaríngeas e de possíveis traumas acústicos causados por autovocalização e respiração, abrindo-se apenas momentaneamente, principalmente durante a deglutição ou movimentos de Valsalva. Se este mecanismo de oclusão da TA é deficitário, pode-se desenvolver uma condição chamada de tuba auditiva patente. Causas comuns a serem consideradas são o emagrecimento acelerado (regimes alimentares, doenças consuptivas, desidratação), radioterapia local, gestação, processos imunoalérgicos e doença do refluxo gastroesofágico/laringofaríngeo.

A tuba patente permite o livre fluxo de ar da nasofaringe para a orelha média, que permanece ventilada; entretanto, secreções indesejáveis da nasofaringe podem transitar pela tuba, resultando em otite média por refluxo. Como as paredes da tuba encontram-se anormalmente distendidas, secreções da nasofaringe podem atingir a orelha média, mesmo com modestas pressões positivas na nasofaringe, como resultado do ato de espirrar, fungar ou deglutir com nariz tampado. Essas alterações observadas na tuba patente explicam o aparecimento de algumas das complicações observadas, como atelectasia da membrana timpânica e otite secretora.

Os sintomas clássicos da patência da tuba auditiva incluem: autofonia, plenitude auricular e a sensação de ouvir a própria respiração (aerofonia) – mas que podem estar associados com sintomas menos comuns, como zumbido (pulsátil ou não) e vertigem. Geralmente, todos estes sintomas apresentam-se de forma flutuante e intermitente.

Ao exame físico, podemos notar que a otoscopia demonstra maior mobilidade da membrana timpânica durante a manobra de Valsalva ou até mesmo durante a respiração normal. Alguns autores, levantam como possibilidade diagnóstica o uso de uma timpanometria prolongada – onde se mede a imitância acústica da membrana timpânica, enquanto o paciente respira com força (mediante oclusão de uma das narinas); desta forma, a movimentação da membrana timpânica causaria uma alteração cíclica no resultado.

A tuba patente, apesar das diversas terapêuticas descritas, como instilação de substâncias irritantes na luz tubária, tecido cartilaginoso peritubária ou injeção de silicone junto ao óstio faríngeo da tuba, entre outros, é considerada um quadro intratável, devido à baixa taxa de sucesso dos resultados. Talvez, o mais comum dos tratamentos, o procedimento cirúrgico de timpanotomia com inserção de tubo de ventilação, causa apenas um alívio da auto e aerofonias.

BIBLIOGRAFIA

Ars B, Dirckx J. Eustachian Tube Function. Otolaryngol Clin North Am. 2016 Oct;49(5):1121-33.

Bance M, Tysome JR, Smith ME. Patulous Eustachian tube (PET), a practical overview. World J Otorhinolaryngol Head Neck Surg. 2019 Oct 11;5(3):137-142.

Doyle WJ. A formal description of middle ear pressure-regulation. Hear Res. 2017 Oct;354:73-85.

Leuwer R. Anatomy of the Eustachian Tube. Otolaryngol Clin North Am. 2016 Oct;49(5):1097-106.

Plaza G, Navarro JJ, Alfaro J, Sandoval M, Marco J. Consensus on treatment of obstructive Eustachian tube dysfunction with balloon Eustachian tuboplasty. Acta Otorrinolaringol Esp (Engl Ed). 2020 May-Jun;71(3):181-189. English, Spanish.

Schilder AG, Bhutta MF, Butler CC, Holy C, Levine LH, Kvaerner KJ, et al.. Eustachian tube dysfunction: consensus statement on definition, types, clinical presentation and diagnosis. Clin Otolaryngol. 2015 Oct;40(5):407-11.

Smith ME, Scoffings DJ, Tysome JR. Imaging of the Eustachian tube and its function: a systematic review. Neuroradiology. 2016 Jun;58(6):543-556.

Teixeira MS. Understanding Eustachian tube function. Braz J Otorhinolaryngol. 2020 Sep-Oct;86(5):523-524.

Tratado de Otorrinolaringologia e Cirurgia Cérvicofacial da ABORL-CCF: Elsevier, 2017. EPUB.

CAPÍTULO 16

OTITE MÉDIA AGUDA

Renata Cantisani Di Francesco ■ Nathália Novello Ferreira

Otite média aguda (OMA) é o diagnóstico mais frequente em crianças e se torna menos comum com o avançar da idade.

O risco anual de uma criança contrair esta doença é da ordem de 10%. A infecção do ouvido médio continua sendo um problema de saúde significativo, com 80% das crianças, principalmente entre as idades de 6 e 24 meses, apresentando pelo menos um episódio de otite média aguda.

Mesmo com a vacina antipneumocócica, a OMA ocorrerá em 60% das crianças até o terceiro ano de vida.

Nos dias de hoje esta doença representa sozinha o motivo mais comum de consultas em pediatria para o diagnóstico de uma criança doente. O custo do tratamento clínico e cirúrgico pelas sequelas que estas doenças podem determinar é altíssimo.

O quadro clínico da OMA é bem conhecido, porém a vulgarização de seu tratamento pode modificá-lo. A criança sofre tanto dos sinais e sintomas da OMA, como também das sequelas infecciosas do ouvido médio.

DEFINIÇÃO

Otite média aguda é uma entidade clínica que se caracteriza por processo inflamatório agudo da mucosa de revestimento da orelha média e que levam a lesões anatomopatológicas inflamatórias agudas do revestimento conjuntivo epitelial das cavidades da orelha média, com sintomatologia inflamatória aguda da orelha média.

ETIOLOGIA

A OMA pode ser condicionada por alguns fatores:

A) Vírus e microrganismos patogênicos.
B) Fatores anatômicos e patológicos locais que favoreçam a implantação destes germes.
C) Fatores ambientais (exógenos) e de predisposição (endógenos).

Germes Patogênicos

Vírus

Os vírus adquirem importância por ocasião das doenças sazonais na etiologia da OMA. Predispõem à infecção microbiana, que com frequência se sucede.

Os vírus sincicial respiratório, o vírus de *Influenza*, *Parainfluenza* 2, Adenovírus 3, o vírus *Cocsakie* B4 e os Enterovírus são os mais frequentemente imputados como agentes causadores, entretanto, é difícil identificá-los, e os dados clínicos nos fazem supor que são o fator primário ou predominante.

Bactérias

As bactérias patogênicas mais frequentemente isoladas, em nosso meio, das secreções de ouvido médio em doentes com OMA, são:

1. *Streptococcus pneumoniae*, *Streptococcus* hemolítico do grupo A, *Streptococcus* do grupo B e *Escherichia coli* e são os principais causadores de sepses e meningite em recém-nascidos. Bacteremia nesta idade está frequentemente associada a OMA.
2. *Haemophilus influenzae*: frequentemente na idade pré-escolar, porém tem sido detectado em crianças maiores, adolescentes e adultos. Citam-se taxas que variam de 3% a 30% dos *Haemophilus influenza* isolados de líquidos da orelha média de crianças com OMA, produzem betalactamase, enzima esta que hidrolisa a penicilina G, a ampicilina e amoxicilina.
3. *Moraxella catarrhalis*: 15% têm sido identificadas nas secreções do ouvido médio de crianças com OMA. Cerca de 25% das cepas de *Moraxella catarrhalis* são produtoras de betalactamase.
   Estima-se que 20% das crianças com OMA apresentem bactérias produtoras de betalactamase na secreção do ouvido médio.
4. Bacilos entéricos Gram-negativos: *Pseudomonas* aeruginosa e *Proteus mirabilis* são os bacilos Gram-negativos mais frequentes, apesar de mais raros em relação aos supracitados. Estão presentes em 20% nas secreções da orelha média, de doentes com OMA, principalmente nas crianças menores, em indivíduos com doenças metabólicas que comprometem o estado imunitário como a diabetes, doenças consumptivas, entre outras. Os doentes têm alto grau de complicações como mastoidites, bacteremia e osteomielites.

A literatura tem relatado com relativa frequência a ocorrência de infecções invasivas severas causadas por um *Streptococcus* agressivo; o estreptococo do grupo A.

O recente aparecimento de infecções graves causadas por este estreptococo (síndrome do choque tóxico estreptocócico) recai numa entidade não vista muito frequentemente, ou seja, a otite média aguda necrotizante. Uma infecção causada por um estreptococo do grupo A associado à infecção de tecidos moles profundos, bacteremia, choque, e falha de múltiplos órgãos constitui esta síndrome. Acomete adultos saudáveis e normais e apresenta possibilidade de mortalidade. A natureza virulenta de certas cadeias de estreptococo do grupo A parece dever-se à proteína M que se constitui em fator invasivo elaborado por organismos que apresentam potentes propriedades antigênicas. Indivíduos que apresentam anticorpos específicos para a proteína M parecem apresentar uma resistência específica para esta infecção. Não se tem relatado até agora casos desta síndrome que se origine na orelha média ou mastoide. Entretanto erosões extensas da mastoide e do osso temporal **devem merecer o cuidado da possibilidade da ocorrência desta infecção.**

Em muitos casos, 15% a 30%, obtêm-se culturas negativas dos fluidos da orelha média de indivíduos com OMA.

Várias são as possibilidades para explicar a etiologia nestes casos:

- Presença de organismos não bacterianos como vírus e *mycoplasma.*
- Presença de bactérias anaeróbias.
- Administração prévia de quimioterápicos ou antibióticos.
- Presença de enzimas antimicrobianas.

Outras bactérias em menor incidência são observadas, tais como: *K. pneumoniae, S. pyogenes, Klebsiella* sp., *S. aureus, Corynebacterium* sp., *Proteus mirabilis.*

Para sintetizar: *S. pneumoniae, Haemophilus influenzae* e *Moraxella catarrhalis*, são os germes que mais frequentemente estão presentes em fluidos da orelha média de crianças com OMA. Os bacilos entéricos Gram-negativos estão presentes em cerca de 20% dos fluidos de ouvido médio de crianças até 6 meses de idade com OMA.

Estes foram os resultados obtidos de recente levantamento que realizamos em nosso pronto socorro do Hospital das Clínicas da Faculdade de Medicina da Universidade de São Paulo e são concordes com os resultados referidos na maioria da literatura mundial sobre o assunto.

Fatores Anatômicos e Patológicos Locais e Regionais

Vias de Propagação

A infecção chega até o ouvido médio propagada por várias vias, entretanto a via rinotubária é a mais frequente, pois principalmente na infância a tuba auditiva é mais curta, mais aberta e mais horizontalizada. Essas condições anatômicas associadas à maior permanência da criança no leito, favorecem a penetração de secreções nasais e rinofaríngeas na tuba, alcançando a caixa do tímpano, determinando a OMA.

A infecção rinofaríngea acompanha ou precede quase sempre a OMA. Alterações importantes da fisiologia tubária como comprometimento da função de drenagem associada ao comprometimento da função protetora devido a alterações importantes do complexo mucociliar, fazem com que a infecção atinja o ouvido médio.

Outras vias podem também propagar a infecção para a orelha média. A via hematogênica (rara), traumatismos diretos sobre a membrana timpânica, corpos estranhos, barotrauma e iatrogenia são os exemplos.

Fatores Favorecedores

Podemos agrupar estes fatores em três grupos:

1. Rinógenos
   - Por obstrução e infecção das fossas nasais, dos seios paranasais e do *cavum.*

   Na infância, a hipertrofia das tonsilas faríngeas com infecção são fatores muito importantes. Esta hipertrofia bloqueia e contamina o orifício tubário, dificultando a penetração de ar para o ouvido médio.

   As infecções nasais e sinusais têm também, assim, importante papel como fatores que favorecem a OMA.

   A própria obstrução nasal favorece o aparecimento de infecção local causando alterações da drenagem sinusal e consequentemente a infecção sinusal.

   O déficit de fluxo aéreo no nível do *cavum*, principalmente o inspiratório, compromete as funções de drenagem e equipressão da tuba auditiva. A obstrução da tuba gera pressão negativa no ouvido médio, favorecendo a passagem de secreções contaminadas do *cavum* ao ouvido médio, explicando a maioria das recidivas destas otites.
2. Tubários
   - Alterações da função mucociliar da tuba auditiva.
   - Alterações vasomotoras tubárias e dos linfáticos tubários.

   As alterações de complexo mucociliar são de origem toxicoinfecciosa. Alterações linfáticas tubárias favorecem a propagação da infecção e da obstrução da tuba. O edema da mucosa da tuba pode ser devido a fenômenos alérgicos que favorecem, pelo comprometimento da função de drenagem, a infecção.
3. Fatores regionais

   As más-formações faciais, mais frequentemente a fenda palatina, favorecem o aparecimento da OMA por perturbações funcionais do músculo tensor do véu palatino, que é responsável pelo movimento de abertura do orifício tubário a nível da rinofaringe.

   Crianças com tais más-formações são sujeitas a quadros de otites de repetição, otite secretora e otite média crônica.

Fatores Ambientais (Exógenos) e de Predisposição (Endógenos)

São fatores que têm importância considerável na otite média de repetição as condições higiênico-dietéticas, o modo de alimentação e a amamentação, principalmente no período de aleitamento materno. Nota-se que crianças que tiveram aleitamento materno por período inferior a 6 meses são mais predispostas a quadros de OMA de repetição. O desmame precoce, o hábito de mamar deitada, o contato com outras crianças em creches e berçários, piscinas, poluentes atmosféricos e o fumo são igualmente fatores importantes. As doenças infecciosas, principalmente a rubéola, fragiliza a criança desempenhando papel imunodepressor. A alergia, o déficit intelectual e déficits imunológicos são doenças nas quais as OMA são mais frequentes.

A alergia nasal favorece pelo edema tubário a:

- Obstrução da tuba auditiva comprometendo as funções de drenagem.
- Má função protetora do ouvido médio, pelas alterações do complexo mucociliar. Portanto ambas favorecem o aparecimento de otites médias de repetição.

O déficit intelectual e a OMA, são uma associação que se constata clinicamente, provavelmente por fatores higiênicos e dietéticos. Crianças com déficits imunológicos importantes apresentam otites de repetição e pouco sensíveis aos antibióticos.

A orelha média é sede de um sistema imunossecretor, similar a outras áreas do trato respiratório. As secreções da orelha média, resultantes de processos infecciosos agudos ou crônicos, contêm várias classes de imunoglobulinas, complemento, mediadores químicos da inflamação, antígenos e anticorpos. As respostas imunológicas aos vários antígenos podem contribuir na limpeza ou na drenagem das secreções otológicas, podendo prevenir subsequentes infecções ou então contribuir para o acúmulo de fluido na cavidade timpânica. Frente a uma criança com OMA, com evolução incerta, incomum, repetitiva, tendo-se excluído outros fatores, deve-se pensar em déficit imunitário.

QUADRO CLÍNICO E DIAGNÓSTICO

A OMA acomete com maior frequência crianças com quadro de infecção das vias aéreas superiores e que logo desenvolvem otalgia. Nas crianças menores que não sabem localizar a dor, estas apresentam-se com choro constante, irritação geral ou letargia, diminuição do apetite, podendo apresentar vômito ou diarreia.

A febre geralmente é frequente. A dor aumenta durante os movimentos de deglutição.

Em crianças maiores e nos adultos, a sensação de plenitude auricular, sensação de ruídos pulsáteis síncronos com a pulsação traduzem a presença de secreções na orelha média.

No exame clínico a otoscopia revela membrana timpânica congesta, hiperemiada, perda de brilho e às vezes abaulada (Fig. 16-1). Em alguns casos observam-se bolhas na superfície da membrana do tímpano, são quadros virais, conhecidas como miringite bolhosa (Fig. 16-2).

Em alguns casos, quando ocorre supuração, nota-se acúmulo de secreção no conduto auditivo externo que, após sua adequada remoção, visualiza-se uma perfuração na membrana timpânica, por onde a secreção é drenada (Fig. 16-3).

Na OMA necrotizante, que ocorre com certa frequência durante surtos de sarampo e escarlatina, a otite média aguda necrotizante apresenta sintomatologia semelhante ao da OMA simples. As alterações anatomopatológicas que ocorrem neste tipo de otite caracterizam-se por perfuração ampla da membrana timpânica acompanhada de otorreia e lesões dos elementos da orelha média, representadas por necrose e processos de osteíte dos ossículos. A evolução desta doença pode levar a processos de reparação cicatricial, traduzidas por aderências e fibrose da mucosa da orelha média e do tímpano neoformado. A otite média necrotizante leva a sequelas infecciosas e funcionais da orelha média.

O exame otorrinolaringológico deve ser completo e sistemático. A OMA pode preceder a um quadro de rinofaringite, com rinorreia seromucosa e às vezes supurada no momento da ocorrência da OMA. A importância de posteriormente efetuar-se uma verificação do volume das adenoides, nasofibroscopia ou RX de *cavum*, visa uma propedêutica dirigida aos casos de otites de repetição, otite secretora e otite média crônica supurativa.

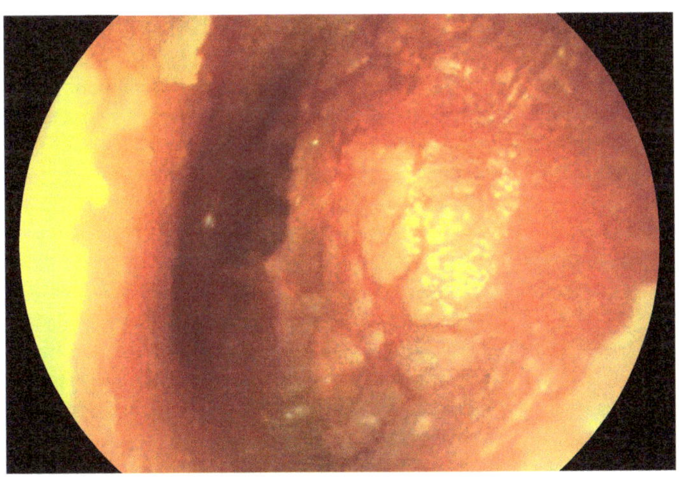

Fig. 16-1. Otoscopia de paciente com otite média aguda com abaulamento de membrana timpânica.

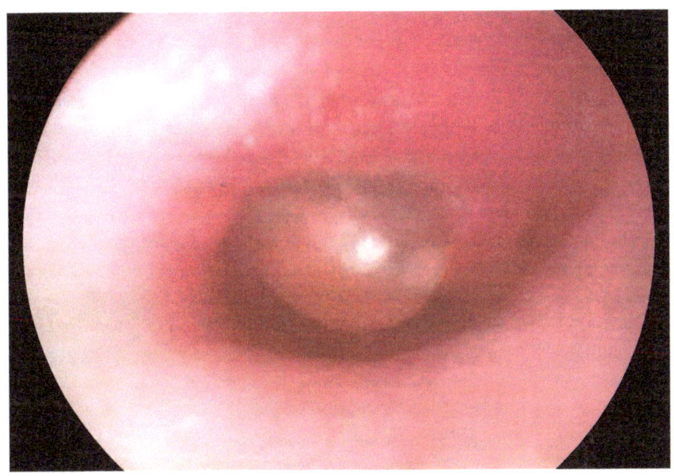

Fig. 16-2. Otoscopia de membrana timpânica com bolha – miringite bolhosa.

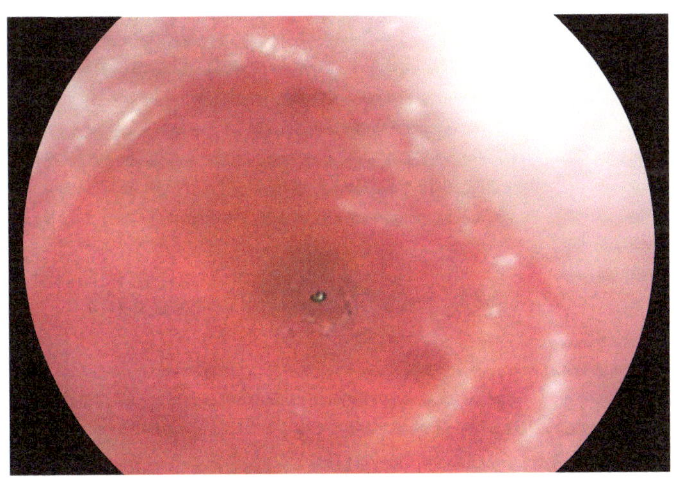

Fig. 16-3. Otoscopia de membrana timpânica com sinais de otite média aguda supurada. Presença de perfuração central com discreta secreção.

O exame radiográfico da mastoide não é realizado rotineiramente durante os quadros de OMA. São indicados quando se suspeita de colesteatoma ou de complicações intracranianas ou intratemporais.

TRATAMENTO

Com o aumento da resistência bacteriana foi reavaliado o uso de antibióticos em todos os casos de OMA, frente à possibilidade de observação inicial, prática já adotada há mais de 30 anos na Holanda, por exemplo.

Os ensaios clínicos do tratamento para a melhora dos sintomas e a resolução da OMA mostram diferenças significativas após 24 horas para o uso de antibióticos. Porém, ao avaliar o número de pacientes que precisam ser tratados (NNT), observa-se que este benefício é modesto: os ensaios clínicos mostram que 11 a 25 crianças precisam ser tratadas com antibióticos para que uma criança melhore do quadro, por exemplo.

Além disso, deve ser considerado o risco da utilização de antibióticos, como reações alérgicas, desconforto gastrointestinal, indução de resistência bacteriana e alteração da flora bacteriana nasofaríngea.

A observação inicial pode ser indicada para crianças com OMA não complicada nas primeiras 72 horas, iniciando-se tratamento sintomático com analgésicos. A antibioticoterapia será indicada quando os sintomas piorarem ou permanecem após este período. Para a escolha de realizar somente a observação inicial é indispensável um canal de comunicação acessível com o responsável pela observação do paciente.

A observação inicial poderá ser feita em crianças sem sintomas de gravidade (toxemia, otalgia persistente por mais de 48 horas, ou febre acima de 39°C), e em crianças sem otorreia com OMA unilateral a partir dos 6 meses de idade. Caso a OMA seja bilateral, a observação inicial estará indicada somente a partir dos 2 anos (Quadro 16-1).

Os pacientes que não são candidatos para observação inicial são: menores de 6 meses de vida; presença de otorreia; OMA com sintomas de gravidade; OMA bilateral em menores de 2 anos; falhas no tratamento da OMA; recidiva de OMA (em menos de 30 dias); imunodeficiências; anormalidades craniofaciais; outras infecções associadas.

Os antibióticos são os principais antimicrobianos de que dispomos para o tratamento da OMA. As doses devem ser terapêuticas e recomenda-se sua administração por um período de 7 dias para crianças de 2-5 anos de idade e 5-7 dias para crianças ≥ 6 anos com OMA leve ou moderada, segundo a Academia Americana de Pediatria (2013). Um curso de 10 dias de antibióticos parece ser superior nos casos de otorreia ou OMA recorrente.

O tratamento de escolha é a administração de penicilina endovenosa. Em pacientes com história de alergia à penicilina, existem agentes com razoável espectro de atividade incluindo a clindamicina (6,5 mg/kg para crianças e 300 mg para adultos durante 10 dias), eritromicina, para crianças e os macrolídeos (azitromicina) para os adultos. Alguns trabalhos mostram a superioridade terapêutica nestes casos da clindamicina em relação à penicilina. Ciprofloxacina não deve ser usada pois apresenta fraca atividade contra estreptococo, incluindo o pneumococo e o estreptococo anaeróbio. Embora as quinolonas sejam efetivas para muitas infecções de cabeça e pescoço, elas não devem ser administradas para terapia de OMA, a não ser que seja identificada *Pseudomonas aeruginosa.*

Os antibióticos mais recomendados segundo a *guideline* da Academia Americana de Pediatria (2013) são:

- Amoxicilina (80-90 mg/kg/dia) ainda é a droga de escolha para o tratamento da OMA, sendo bem tolerada, segura e com espectro de ação correto.

Devido ao aumento da resistência bacteriana pela presença de cepas produtoras de betalactamase, (*H. influenzae* e *M. catarhalis*) recomendam-se utilizar 90 mg/kg/dia de amoxicilina com 6,4 mg/kg por dia de clavulanato nos pacientes que utilizaram amoxicilina nos últimos 30 dias ou que apresentem síndrome conjuntival associada.

Os antibióticos iniciais alternativos incluem cefuroxima (30 mg/kg por dia em duas doses divididas), ou ceftriaxona (50 mg/kg, administrados por via intramuscular ou intravenosa 1 a 3 dias).

Para OMA recorrente a *guideline* recomenda altas doses de amoxicilina com clavulanato (90 mg/kg/dia) ou cefuroxime. O cefatriaxone deve ser considerado por ser fármaco com ação em amplo espectro bacteriano, porém de uso reservado para casos especiais, em complicações ou quando o antibiótico não é absorvido adequadamente por vômitos; deve ser administrado em três doses em dias consecutivos.

A conduta nos casos de OMA pode variar de acordo com a idade da criança. Assim, em neonatos com OMA, e em recém-nascidos hospitalizados por outros problemas, a timpanocentese e a cultura devem ser instituídas. Em crianças nesta fase da vida a OMA é geralmente causada por germes não usuais em comparação com crianças de mais idade, como bacilos Gram-negativos.

Por outro lado, nos indivíduos adultos com OMA unilateral recidivante ou otite média aguda secretora, devemos sempre suspeitar de doença expansiva de rinofaringe (tumores) como causadora da otite média. Nestes casos a propedêutica adequada da rinofaringe faz-se necessária, devendo ser realizada de maneira rigorosa.

Os pais da criança devem ser avisados de que se os sintomas e sinais (otalgia e febre) perdurarem por mais de 72 horas, deve ela ser reexaminada antes mesmo de se completar o tratamento com antibióticos. Em crianças com baixo grau

Quadro 16-1. Recomendação para Manejo Inicial de OMA não Complicada

Idade	OMA com otorreia	Sintomas de gravidade	OMA bilateral sem otorreia	OMA unilateral sem otorreia
6 meses-2 anos	Antibioticoterapia	Antibioticoterapia	Antibioticoterapia	Antibioticoterapia ou observação
Maior de 2 anos	Antibioticoterapia	Antibioticoterapia	Antibioticoterapia ou observação	Antibioticoterapia ou observação

Fonte: Tratado de otorrinolaringologia/organização Shirley Shizue Nagata Pignatari, Wilma Terezinha Anselmo Lima. 3. ed. – Rio de Janeiro: Elsevier, 2018

de higiene ou com condições sociais desfavoráveis, o reexame deverá ser realizado após 48 a 72 horas da introdução do antibiótico.

Em caso de falha inicial após 48-72 horas do tratamento antibiótico, o *guideline* americano sugere o uso de amoxicilina-clavulanato (90 mg/kg por dia de amoxicilina, com 6,4 mg/kg por dia de clavulanato) ou ceftriaxona (50 mg/kg por dia intramuscular ou intravenoso por 3 dias). Opções alternativas seriam ceftriaxona ou clindamicina (30-40 mg/kg por dia divididos em 3doses), com ou sem cefalosporina de segunda ou terceira geração (Quadros 16-2 a 16-4).

A persistência de febre ou dor ou ambos com sinais de toxicidade neste período ou resposta insatisfatória à antibioticoterapia, pode indicar a necessidade de miringotomia com estudo bacteriológico, o qual poderá revelar um germe não frequente. A paracentese (miringotomia) deverá ser ampla o suficiente para a drenagem da secreção. É realizada no quadrante póstero-inferior da membrana timpânica (Fig. 16-4). Entretanto, quando a drenagem se fizer espontaneamente, a limpeza do conduto auditivo externo com cultura do material deverá ser realizada. Gotas otológicas (sem ototóxicos) nestes casos poderão ser benéficas.

Medicação adicional que inclui analgésicos, antipiréticos e calor local são de grande valia. O uso de descongestionantes orais melhora a congestão nasal, porém quando usados em doses não adequadas podem aumentar a viscosidade da secreção por desidratação da mesma, com consequente piora de sua drenagem. Em casos indicados, deve-se ter em conta, que a corticoterapia associada a antibioticoterapia promove efeito anti-inflamatório, facilita a penetração dos antibióticos nas mucosas, promovendo também efeito analgésico.

Quando a membrana timpânica se encontra abaulada, podendo este abaulamento ser de grande intensidade, a drenagem pode-se fazer através de perfuração espontânea da membrana, seguida de grande alívio da dor. Esta perfuração tem tendência a fechamento num período de 7 a 14 dias, quando acompanhada clinicamente. Na criança, coleção purulenta na orelha média (empiema) pode desencadear sinais de meningismo, por edema da dura-máter. A mucosa que reveste a orelha média se restitui, evitando evolução para um processo crônico. A otite média aguda simples geralmente não leva a sequelas no sentido infeccioso e funcional, quando devidamente tratada.

A completa drenagem das secreções da orelha média pode demorar 1 mês ou mais. Se após este período, a membrana timpânica apresentar-se normal e este episódio foi o único ou eventual, a criança receberá alta.

OTITE MÉDIA AGUDA RECORRENTE (OMAR)

Em algumas crianças verifica-se a persistência de secreções na orelha média ou alterações da membrana timpânica quanto ao grau de retração e coloração, acompanhadas de episódios recorrentes de OMA, com intervalos relativamente curtos.

Considera-se por definição OMAR a ocorrência de três ou mais episódios de OMA em 6 meses ou quatro ou mais episódios em 1 ano.

A prevenção de crises recorrentes deve ser levada em conta, tratando-se as causas regionais:

- Notadamente, a hipertrofia da tonsila faríngea pode ser a tradução de adenoidite crônica. Através da nasofibroscopia ou radiografia do *cavum* ou nota-se imagem que bloqueia a coluna aérea da rinofaringe, ou tórus tubários, muitas vezes, com secreções patológicas a este nível.

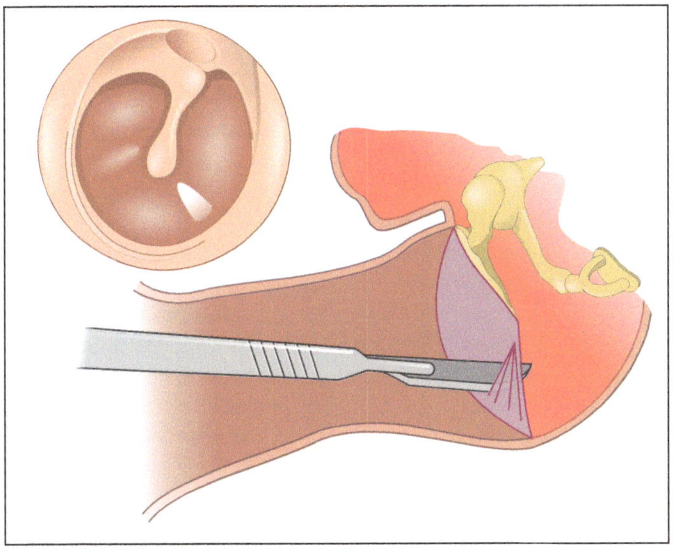

Fig. 16-4. Esquema de paracentese de membrana do tímpano, com local de incisão.

Quadro 16-2. Primeira Linha de Tratamento

- Amoxicilina (80-90 mg/kg por dia) dividido em 2 doses por dia
- Amoxicilina-clavulanato (90 mg/kg por dia de amoxicilina, com 6,4 mg/kg por dia de clavulanato

Quadro 16-3. Tratamento Alternativo – Alergia a Penicilina

- Cefuroxima (30 mg/kg por dia divididos em 2 doses)
- Ceftriaxona (50 mg/kg dia – intramuscular ou intravenoso por 1 a 3 dias)

Quadro 16-4. Em caso de Falha do Tratamento Inicial após 48-72h

Primeira linha de tratamento	Tratamento alternativo
▪ Amoxicilina-clavulanato (90 mg/kg por dia de amoxicilina, com 6,4 mg/kg por dia de clavulanato divididos em 2 doses) ▪ Ceftriaxona (50 mg/kg dia – intramuscular ou intravenoso por 1 a 3 dias)	▪ Ceftriaxone 3 dias ou clindamicina (30-40 mg/kg por dia divididos em 3 doses), com ou sem cefalosporina de terceira geração ▪ Clindamicina (30-40 mg/kg por dia divididos em 3 doses) com cefalosporina de segunda ou terceira geração ▪ Timpanocentese + avaliação com especialista

- O tratamento de fatores infecciosos reinfectantes como as sinusites, que muitas vezes passam despercebidas na infância sendo a tosse noturna o único sintoma. A amigdalite crônica, a doença dentária infecciosa e a fase de erupção dentária, igualmente não deverão ser esquecidas. As creches e as piscinas têm sido grandes fatores de reinfecções e/ou alergia das vias aéreas superiores e consequentemente do aumento de ocorrência dos casos de OMA recidivante.
- Lembrar os déficits gerais (imunológicos), fatores ambientais, higiênico, dietéticos, creches, berçários, aulas de natação, posição ao mamar, falta de aleitamento materno até os 6 meses, tabagismo passivo, primeiro episódio de OMA antes dos 6 meses de idade, história familiar de OMA, alcoolismo materno durante a gestação e antibioticoterapia inadequada quanto a dose e duração anteriormente instituídas.
- As más-formações craniofaciais, em especial a fissura palatina altera a fisiologia tubária quanto ao mecanismo de drenagem e aeração. Crianças com tais malformações são sujeitas a OMA recorrente e OM secretora.

A miringotomia com ou sem colocação de tubo de ventilação tem sido útil na prevenção e no tratamento da OMA recorrente. As indicações para instalação de tubos de ventilação em OMA e OMA recorrente são:

1. Presença ou suspeita de complicações supurativas.
2. Disfunção tubária causadora de perda auditiva por um período superior a 3 meses uni ou bilateral, geralmente flutuante, com vertigem ou zumbido, bolsa de retração ou retração significativa da membrana timpânica. A adenoidectomia e/ou amigdalectomia pode ter indicação precisa nestes casos.

IMUNOPROFILAXIA

Vacinas na Prevenção da Otite Média

As vacinas são substâncias ativadoras de resposta imune adquirida, protegendo o organismo de agentes patógenos virais ou bacterianos.

Vacina Antipneumocócica Pentavalente Conjugada

Protege contra pneumonias, meningites, otites e sinusites pelos sorotipos que compõem a vacina. É composta de polissacarídeo capsular de 10 sorotipos pneumococos. O esquema vacinal consiste na administração de duas doses, aos 2 e 4 meses de idade e um reforço aos 12 meses de idade, via intramuscular.

Os polissacarídeos da cápsula do pneumococo ficam conjugados a uma proteína carreadora, neste caso, a proteína diftérica. Estes induzem imunidade célula T dependente resultando maior resposta de anticorpos e memória imunológica. É eficaz desde o nascimento. A eficácia desta vacina contra doenças pneumocócicas invasivas como pneumonia, em crianças, reduziu em mais de 80% dos casos. Os sorotipos da vacina pentavalente conjugada representam a maioria causadora de OMA pneumocócica em nosso meio.

A eficácia da vacina antipneumocócica conjugada com relação a OMA recorrente varia segundo pesquisas de 6% a 60%. Assim na OMA teríamos uma redução esperada de 15% a 20%. Devido a substituição de alguns sorotipos de pneumococo e outras bactérias não inseridas na vacina estarem se proliferando em substituição daqueles. Houve por este fato um aumento de 27% a 33% das OMAs causadas por outros subtipos não presentes na vacina. Outro fato constatado foi o aumento de OMAs por *H. influenza* e *M. catarhalis*, no período pós-vacina e redução de OMAs causadas por pneumococo.

Na otite média com efusão houve redução de 20% a 30% na necessidade de instalação de tubo de ventilação. Na otite média recorrente houve redução de sua incidência em 11,9% nos grupos vacinados. É esperada menor incidência *S. pneumoniae* resistente a penicilina com evolução clínica mais branda e aumento de incidência de *H. influenza* e *M. catarhalis*. A vacinação antipneumocócica apesar de não produzir uma redução importante na incidência da OMA, irá alterar o seu perfil com pneumococo com resistência antibiótica. Poderá haver redução da necessidade de uso de antibióticos, uma vez que os microrganismos de menor virulência terão aumento importante na etiologia da OMA.

Indicações:

- Está indicada para todas as crianças menores de 2 anos de idade.
- Crianças de 2 a 5 anos com anemia falciforme, asplenia, doenças pulmonares e cardíacas crônicas, diabetes, insuficiência renal, síndrome nefrótica, imunossuprimidas.
- Pacientes que irão receber implante coclear.

Vacina Contravírus Influenza Inativado

As infecções das vias aéreas superiores por influenza em crianças, podem evoluir para OMA em cerca de 20% dos casos em menores de 2 anos de idade.

Pelo uso desta vacina pode ocorrer, segundo alguns estudos, redução na incidência da OMA em 32% a 50%, no período de maior prevalência de infecções pelo vírus Influenza e de 26% de casos de otite média secretora. A vacinação com vírus inativado só pode ser utilizada apara maiores de 6 meses, devendo ser reaplicada anualmente devido as suas constantes mutações. É recomendada para crianças entre 6 e 23 meses. Em nosso país esta vacina faz parte do programa de vacinação nacional para maiores de 60 anos e também para: pacientes com AIDS (síndrome da imunodeficiência adquirida), transplantados de órgãos sólidos e de medula óssea, imunodeficiência congênita, câncer ou terapêutica imunossupressora, profissionais da saúde, comunicantes, cardiopatias, pneumopatias crônicas ou asma, asplenia orgânica ou funcional, diabetes, fibrose cística, implantes cocleares, usuários crônicos de AAS, nefropatias crônicas. Esta vacina deve ser administrada anualmente devido a suas cepas mudam constantemente.

COMPLICAÇÕES E SEQUELAS DA OMA

As complicações da OMA não desapareceram completamente, mesmo com o avanço da antibioticoterapia. Não se trata de erro terapêutico, mas sim de alguns fatores como: situações anatômicas da orelha média, virulência do germe, variações epidemiológicas e fatores predisponentes.

A paralisia facial pode aparecer principalmente na infância, sendo o fator favorecedor, a deiscência do canal de Falópio. É entidade rara. A antibioticoterapia eficaz e a realização de tomografia computadorizada de mastoides serão as condutas a seguir. A paracentese com colheita da secreção para estudo bacteriológico e o hemograma poderão mudar a antibioticoterapia. A corticoterapia é discutida. Os tratamentos fisioterápicos não são uteis. A exploração cirúrgica não está indicada, a não ser que a paralisia facial não apresente tendência à regressão após 21 dias e se o exame eletrofisiológico mostrar sinais de degeneração walleriana. A otite média aguda tuberculosa apresenta alto grau de incidência de paralisia facial, acompanhada de otorreia aquosa, otalgia, adenopatias periauriculares e disacusia precoce.

A labirintite aguda é uma complicação possível no decurso de OMA. Em caso de ocorrer secreção na orelha média, esta deverá ser drenada e seguida de antibioticoterapia intensa e eletiva.

A mastoidite aguda, geralmente ocorre após antibioticoterapia inadequada. Esta complicação implica na maioria das vezes em decisão cirúrgica, embora alguns edemas retroauriculares não representem a ruptura da cortical da mastoide, podendo desaparecer após tratamento clínico adequado. Deve-se evitar a temporização excessiva. A tomografia computadorizada de mastoides é útil nestes casos. A mastoidectomia é uma excelente profilaxia à cronicidade.

A mastoidite subaguda ou crônica é devida a quadros de mastoidites agudas nos quais o adequado tratamento cirúrgico foi evitado (pelos familiares ou pelo médico). Esta doença promove a obstrução do ático, a maior causa de recidivas e cronicidade.

Complicações venosas e encefálicas são raras atualmente. A meningite aguda deve ser lembrada, bem como os abcessos intra e extradurais. Quando há qualquer suspeita clínica, um exame do líquor cefalorraquidiano e tomografia computadorizada de crânio devem ser imediatamente realizados.

Alguns doentes apresentam evolução prolongada, podendo ser mais bem classificados como portadores de otite média crônica.

A passagem do processo agudo à cronicidade determina sequelas na orelha média, constituindo-se hoje a preocupação dos especialistas. As principais possibilidades são: a permanência de perfuração da membrana timpânica, descontinuidade ossicular e o comprometimento da orelha interna. Estas complicações serão mais amplamente abordadas no capítulo das complicações das otites medias.

OTITE MÉDIA SECRETORA OU COM EFUSÃO

Conceito

Otite média secretora (OMS) é uma entidade clínica que se caracteriza pela presença na orelha média de efusão (do tipo seroso ou mucoso), sem perfuração da membrana timpânica, e sem processo infeccioso agudo, por um período de 3 meses. Determina geralmente perda auditiva condutiva e ocasionalmente disacusia mista ou sensorioneural.

A OMS, é uma doença frequente na infância, nas idades pré-escolar e escolar (acima de 3 anos de idade); idades estas de capital importância na aquisição das linguagens falada e escrita.

O principal sintoma da OMS é a diminuição da audição, que ocorrendo nestes períodos da vida da criança, compromete a aquisição e o desenvolvimento das linguagens, acarretando consequente mau aproveitamento escolar e repercussão social negativa, além de outras complicações que serão discutidas ao longo deste capítulo.

Tem como sinonímia os termos otite serosa, otite catarral, hidropsia ex-vácuo do ouvido médio e *glue ear*. Entretanto, otite média com efusão é o termo mais correto pois se refere mais abrangente aos vários tipos de secreções patológicas possíveis de existir na orelha média. Corriqueiramente, entre nós, o termo otite média secretora é o mais conhecido dos profissionais.

Etiopatogenia

Podemos considerar a OMS como resultado da combinação de alguns fatores:

1. Disfunções tubárias que causem hipoventilação e distúrbio de drenagem do ouvido médio.
2. Inflamação pós-infecciosa da mucosa da orelha média
3. Patência tubária, ou seja, propriedade da tuba se abrir mais do que o normal, propiciando passagem de secreções da nasofaringe para a cavidade timpânica. O acúmulo da secreção favorece a colonização bacteriana, consequente recorrência de infecções na fenda auditiva, levando ao fechamento do círculo: otite média aguda → otite secretora → otite média aguda.

Tanto a hipertrofia adenoideana (que atinge o seu maior tamanho em crianças na mesma época da maior prevalência de ocorrência de otite média secretora – entre 2 e 4 anos) quanto sua infecção, podem ter causas mecânicas de bloqueio e/ou contaminação do tórus e do ósteo tubário na infância. Por outro lado, nos adultos, a doença expansiva de rinofaringe é causa frequente de obstrução tubária, inicialmente unilateral. Desta maneira, cria-se pressão negativa intratimpânica, com consequente retração da membrana timpânica, ocasionando a formação de transudato a partir dos capilares sanguíneos *hidropisia ex-vácuo*. A viscosidade das secreções depende da cronicidade de sua instalação e da reabsorção de água. Recentemente foi demonstrada a importância de fatores surfactantes de superfície no desempenho da função tubária de drenagem.

Muitas vezes em pacientes com otite média secretora e tumor de rinofaringe, este não obstrui o ósteo tubário, o que pode ser comprovado pela nasofibroscopia. Nestes casos, a presença de fluido na orelha média seria devido à falta de aeração na orelha média, por estar afetando o músculo tensor do véu do palatino em sua profundidade e não por bloqueio tumoral do ósteo tubário, sendo possível sua comprovação por meio de tomografia computadorizada.

A disfunção tubária pode ser explicada pela diminuição do calibre de sua luz por ingurgitamento inflamatório do seu revestimento mucoso (infecção ou alergia), diminuição ou desaparecimento de substância tensoativa surfactante e dificuldade de abertura da tuba por acolamento de suas paredes por pressão negativa intratimpânica (efeito ventosa – hidropisia *ex-vácuo*).

Fatores alérgicos, infecciosos, obstrutivos endonasais (desvios de septo, hipertrofia de cornetos, pólipos) bem como fatores paranasais (sinusites) determinam disfunções tubárias mecânicas ou funcionais.

Modificações gasosas intratimpânicas sobretudo o aumento da taxa de CO_2, dão origem a metaplasia da mucosa da orelha média às custas das células mucíparas e glândulas submucosas responsáveis pela produção de muco mais ou menos viscoso. Esta metaplasia determina, portanto, alterações dos movimentos ciliares. Estas alterações ciliares, podendo chegar até a paralisia. As alterações da viscosidade do muco e a pressão negativa intratimpânica, dificultam a drenagem das secreções pela tuba.

Muitas vezes, esta metaplasia pode ser resposta da mucosa à infecção residual da otite média aguda como consequência de antibioticoterapia insuficiente quanto à escolha do antimicrobiano, da dose e da manutenção do tratamento.

A manutenção da inflamação pode iniciar-se por respostas imunológicas, causando danos aos tecidos pelos mediadores químicos da inflamação provenientes das células inflamatórias ou pela exotoxina, mesmo quando a bactéria não mais está presente. Estas endotoxinas (endotoxina e protease lisossomal) aumentam a infiltração de leucócitos na mucosa da orelha média e consequentemente prolongam a inflamação, o que pode ser responsável pela demora da recuperação da OMS.

A presença de bactérias nos fluidos das OMS é da ordem de 45%. Esta efusão na orelha média é composta de células epiteliais necrosadas, leucócitos, bactérias vivas e mortas, proteínas e muco. Em 60% dos doentes, as mesmas bactérias presentes na cavidade timpânica são encontradas na nasofaringe.

As más-formações crânio faciais, sobretudo a fenda palatina, promove contato direto da cavidade nasal, oro e rinofaríngea com o orifício tubário. A disfunção tubária, inerente nestes doentes, faz com que eles constituam uma população de risco para o desenvolvimento de OMS.

Atualmente, o refluxo gastroesofágico tem sido relatado, em alguns casos, como provável causa de otite média secretora. Assim, a presença de pepsina nas efusões da orelha média é certamente devida ao refluxo gastroesofágico. Nesses casos, é considerado como o fator primário na origem da OMS, iniciando a cascata de eventos inflamatórios observada nessa doença. O tratamento do refluxo colabora, nessa situação, com o tratamento da OMS. Estudos recentes identificam a permanência em creches como fator maior de risco para desenvolvimento de OMS e OMA recorrente.

Quadro Clínico

A OMS acomete com maior frequência crianças em idade pré-escolar e escolar (3 a 9 anos), causando perdas de audição, sem outros sintomas otológicos. As crianças são muito pequenas para relatar a perda de audição, de tal forma, que este sintoma é percebido, na maioria das vezes, pelos pais (desatenção, perguntar várias vezes, ouvir televisão alta) e pelos professores (desatenção, desinteresse, mau aproveitamento escolar). Também pode estar associada ao atraso do desenvolvimento da fala em crianças menores. A OMS então pode permanecer latente e não diagnosticada por vários meses. Por outro lado, crianças maiores e adultos acometidos de OMS referem ouvido bloqueado, plenitude auricular, desconforto otológico e sensação de líquido no ouvido, audição que se altera com a mudança da posição da cabeça (flutuante). Apresenta-se na maioria das vezes bilateralmente nas crianças e unilateralmente nos adultos. A OMS, via de regra, não produz dor nem febre, a não ser nos casos agudos como obarotrauma.

EXAME CLÍNICO

A otoscopia é o exame essencial para o diagnóstico da OMS (Figs. 16-5 a 16-7).

Na maioria das vezes a membrana timpânica perde sua translucidez, apresentando-se mais opaca, sem brilho, dando a impressão de plenitude da orelha média. A trama vascular está aumentada muitas vezes excedendo sobre a porção adjacente ao conduto auditivo externo.

O acúmulo de efusão na orelha média pode ser notado, através da membrana timpânica, como um verdadeiro nível na cavidade timpânica. Muitas vezes as secreções se misturam com ar, fazendo com que sejam vistas bolhas no interior da caixa. Dependendo da viscosidade do fluido, pode-se verificar que este nível permanece na linha horizontal mesmo com a mudança de posição da cabeça, à semelhança de uma régua de nível dos construtores.

Abaulamentos da membrana timpânica podem ser notados nos casos de aquisição recente da OMS. Por outro lado, retração, atrofia e diminuição de espessura da membrana timpânica, podem ser observados nos casos em que a OMS persiste por longo tempo ou que tenha apresentado algumas recidivas. A retração no seu maior grau de intensidade, constitui a atelectasia da membrana timpânica. É considerada como consequência de disfunção tubária prolongada. Nos casos de dúvida, a otoscopia pneumática revelará alteração da mobilidade da membrana. Estas características podem apresentar-se isoladas ou em associação.

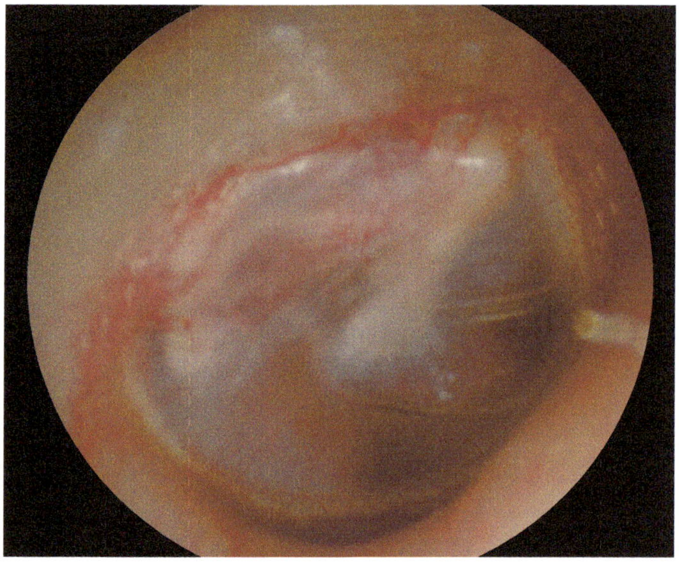

Fig. 16-5. Otoscopia à direita. Visualização de membrana timpânica opaca e com aumento da vascularização. Ausência de triângulo luminoso de Politzer. Identificação de nível líquido.

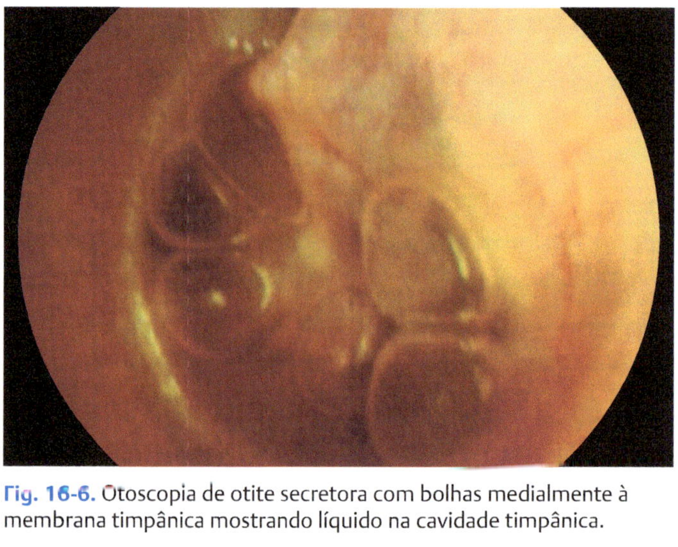

Fig. 16-6. Otoscopia de otite secretora com bolhas medialmente à membrana timpânica mostrando líquido na cavidade timpânica.

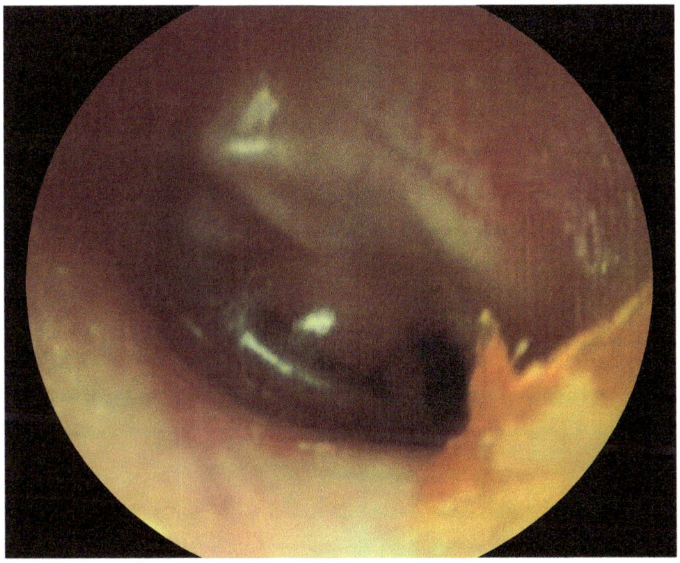

Fig. 16-7. Otoscopia de otite secretora com tímpano azul.

Exame Audiológico

A confirmação do diagnóstico da OMS deverá ser realizada por meio da audiometria e da imitânciometria. A audiometria tonal limiar revelará uma perda auditiva condutiva em média de 25 a 40 dB. Em crianças menores onde o método apresenta dificuldades inerentes à idade, o *peep show test* auxilia a avaliação (o *peep show test* trata-se de uma técnica de audiometria usada em crianças com auxílio de figuras como forma de orientação das respostas). A avaliação audiométrica nos portadores de OMS, deve preceder a orientação terapêutica. A OMS pode agravar ou piorar uma disacusia de percepção pré-existente ou ainda determinar disacusia mista ou perceptiva. Assim, nestes casos, quando não for possível a avaliação da audição pelos métodos subjetivos, estará indicada a sua avaliação por meio dos métodos objetivos (PEATE – potenciais evocados auditivos do tronco encefálico, ou eletrococleografia. O tratamento da OMS nestes casos facilitará a reabilitação da surdez.

Em todos os casos deve-se completar o exame audiométrico com a realização da imitanciometria. As curvas do tipo B são características da presença de secreção na orelha média (Fig. 16-8). Entretanto, pode haver efusão na cavidade timpânica quando se constatar curvas do tipo C. O reflexo estapediano deve estar abolido quando houver secreção.

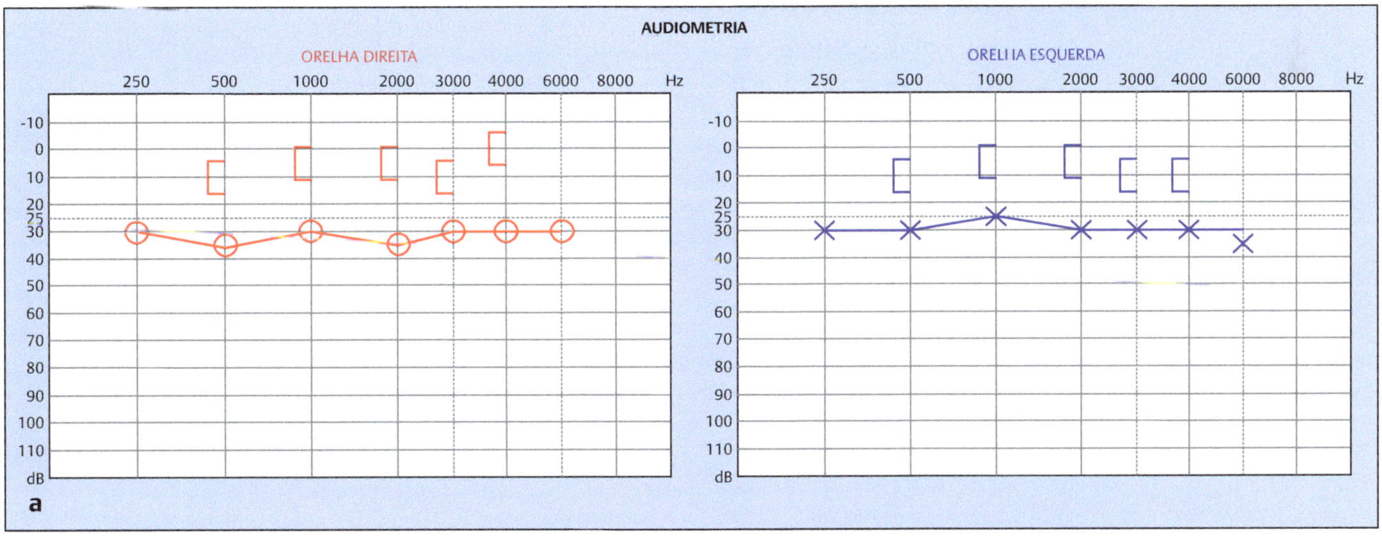

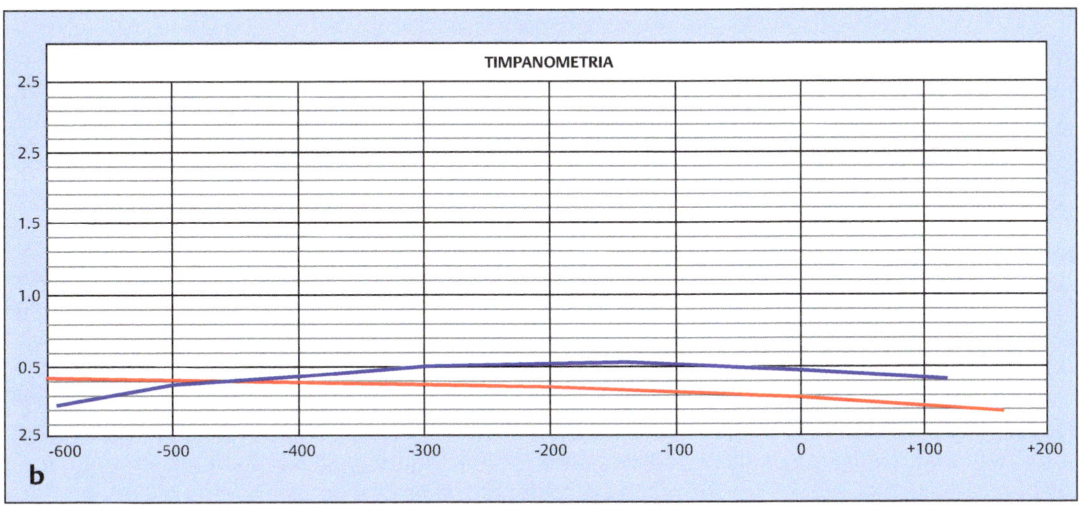

Fig. 16-8. (a) Audiograma e (b) timpanometria. Perda condutiva leve bilateral e curva B bilateral. (https://portal.secad.artmed.com.br/artigo/atendimento-otorrinolaringologico-em-pediatria-situacoes-comuns-peculiaridades-e-pontos-chave)

A audiometria tonal e a imitanciometria são os exames que permitem confirmar o diagnóstico clínico na maioria dos casos de OMS e avaliar a perda auditiva, que será fundamental para o planejamento terapêutico.

O exame clínico deverá ser orientado no sentido de se identificar um ou vários dos fatores etiológicos da OMS descritos acima. Este deve ser completo e sistemático, o qual na maioria das vezes identifica estes fatores. Para a confirmação, a nasofibroscopia ou o exame radiológico da região do *cavum* confirmam a hipertrofia de adenoides ou de tumorações na rinofaringe; a nasofibroscopia ou os exames de imagem dos seios paranasais confirmam os processos inflamatórios dos seios paranasais; os exames bacteriológicos e citológicos nasais confirmam e orientam as doenças infecciosas e alérgicas.

Evolução da Otite Média Secretora

A OMS tem como maior incidência etiológica, as infecções das vias aéreas superiores, de origem infecciosa, alérgica ou viral, e as sequelas de OMA. As crianças são as mais atingidas, mas, felizmente, com o evoluir da idade, a maturidade imunológica se completa, e estas crianças não fazem mais quadros de infecções aéreas superiores e nem OMA e OMS. A disfunção tubária, igualmente fator etiológico das OMS, também tende a se normalizar com a idade.

Entretanto, algumas crianças que apresentam OMS tendem a manter o mesmo quadro em idades maiores. Estas crianças que apresentam OMS mais prolongada podem evoluir para atelectasia do ouvido médio, bolsas de retração do quadrante posterossuperior da membrana timpânica com formação de tecido de granulação, o que pode levar a complicações como otite média crônica e colesteatoma. Outras complicações com o evoluir da doença podem ocorrer, tais como otite adesiva decorrente da atelectasia da membrana timpânica associada a processo granulomatoso permanente, tímpano azul idiopático e alterações das características da perda auditiva característica da OMS quanto ao tipo e intensidade.

A maioria dos casos de OMS apresenta tendência a cura. Entretanto, deve-se levar em conta que a permanência da perda auditiva por um período superior à 3 meses é extremamente prejudicial, mesmo em sendo unilateral, principalmente na faixa etária pediátrica. Portanto, torna-se necessário o controle médico, audiométrico e imitanciométrico para se acompanhar a evolução favorável ou não da OMS.

Tratamento

O tratamento da OMS visa:

1. Tratar a disacusia.
2. Evitar a evolução da OMS a um processo irreversível com sequelas funcionais como ocorre na otite adesiva, na destruição ossicular, perfuração timpânica e colesteatoma.
3. Prevenir a instalação de quadros de OMA recidivantes e suas complicações.

História clínica antiga, acompanhada de alterações da membrana timpânica como retrações do quadrante posterossuperior, são elementos de pior prognóstico.

Vários fatores devem ser levados em conta na decisão a se tomar frente a um doente com OMS. Assim uma criança com OMS unilateral, assintomática, com perda de audição discreta, sem alterações importantes da membrana timpânica pode ser candidata a um tratamento expectante, porém com seguimento periódico não superior a 3 meses. Por outro lado, em uma criança com OMS bilateral, com perda de audição modera ou severa é indicado tratamento efetivo.

Fatores importantes devem ser levados em conta conjuntamente com a perda de audição. Assim, a ocorrência de OMS em crianças com episódios supurativos das vias aéreas superiores, a permanência de perda auditiva condutiva constante ou disacusia neurossensorial, vertigem, alterações da membrana timpânica especialmente atelectasia, bolsa de retração no quadrante posterossuperior ou na *pars flaccida* ou ambos e persistência prolongada da secreção na orelha média por 3 meses ou mais.

Antes de se optar por tratamento clínico ou cirúrgico, deve-se pesquisar tratar as possíveis etiologias da OMS.

TRAMENTO CLÍNICO

O uso de antibióticos é discutido. As secreções da OMS são resultantes do processo inflamatório pós-infeccioso, porém as bactérias se encontram na secreção, sob forma de biofilme, o determina a longa permanência dos processos que levam a produção das secreções. Em recentes trabalhos são relatados a presença de bactérias patogênicas em 45% das secreções da orelha média com OMS. As bactérias encontradas foram: *Haemophylus influenzae* (15% a 43%), *Moraxella catarrhalis* (9% a 24%), *Streptococcus pneumoniae* (7% a 17%), *S. aureus* (3% a 7%), *Streptococcus pyogenes* (3%), culturas mistas (7%), e raras bactérias anaeróbias. A porcentagem de cepas bacterianas produtoras de betalactamase é semelhante ao que é relatado nos fluidos de doentes com OMA. Acredita-se que cerca de 20% das crianças com OMS apresentem bactérias produtoras de betalactamase nas secreções da orelha média.

Utilizando-se metodologia de pesquisa pelo PCR esta cifra de positividade bacteriana ascende para 75% nestas efusões. A presença do *Alloicococcus otiditis* – bactéria Gram-positiva, aeróbica, encontrada em cerca de 52% nas efusões inclusive nas culturas negativas pelo método de cultura. Explica-se este fato pela maior sensibilidade do método e por esta bactéria permanecer agregada à mucosa da orelha média, isto é, biofilme, diferentemente das bactérias que flutuam livremente na efusão. Este fato pode justificar a dificuldade no tratamento com antibióticos. Com estas evidências, não podemos considerar que os fluidos da OMS sejam estéreis só pela aparência da membrana timpânica. A bactéria pode determinar infecção subclínica, ou ainda representar uma resposta autoimune à sua prolongada permanência na orelha média.

Esta mudança de incidência de germes patogênicos e produtores de betalactamase, tem grande importância atualmente no sentido terapêutico.

A amoxicilina é o antimicrobiano de escolha, entretanto, se não houver resposta satisfatória, deve-se instituir antibioticoterapia efetiva contra microrganismos resistentes, com amoxicilina com clavulanato, cefalosporinas, eritromicina, que são agentes antimicrobianos que devem ser considerados.

Como cerca de 20% das cepas bacterianas são produtoras de betalactamase, o uso de antimicrobianos resistentes à betalactamase devem ser indicados às crianças com OMS antes de se optar por tratamento cirúrgico.

As doses devem ser terapêuticas, por um período de 14 dias, seguida de avaliação médica, audiométrica e impedanciométrica após 20 dias do início do tratamento.

O uso de corticosteroides é controverso pelos riscos inerentes à droga. Entretanto o corticosteroide tem a propriedade de ser antialérgico potente (rinossinusites alérgicas), antiedematoso, (osteotubário, tuba e mucosa da orelha média estaciona o processo de metaplasia da mucosa da orelha média, mucolítico e fluidificante, além de diminuir a tensão superficial e viscosidade do muco, facilitando seu escoamento pela tuba. Seu uso em associação com antibióticos parece ser benéfico no sentido da resolução da secreção da OMS. Seu uso por um período de 7 a 10 dias na maioria das vezes não necessita de dose decrescente.

O uso de descongestionantes e anti-histamínicos sistêmicos pode ser útil em adolescentes e adultos desde que haja evidência de alergia das vias aéreas superiores, embora não haja trabalhos que comprovem sua eficiência no sentido de resolução da secreção da orelha média. Em crianças deve ser usado com cuidado, por seus efeitos colaterais e por aumentar a viscosidade do muco, consequentemente dificultando sua drenagem.

A insuflação moderada da tuba auditiva através das manobras de Valsalva, mascar, deglutir e inflar balões tem seu mérito no sentido de criar pressão positiva na orelha média consequentemente favorecer a drenagem do muco, quando fluido, através da tuba. Entretanto, não são relatados estudos randomizados no sentido de estabelecer sua eficácia.

Devem-se evitar estas manobras quando houver presença de secreções patológicas nasais ou de rinofaringe por ocasião da reagudização destas doenças. Nesta situação, pode haver introdução de secreção contaminada para o interior do ouvido médio.

TRATAMENTO CIRÚRGICO

A miringotomia com aspiração da secreção do ouvido médio é o procedimento mais indicado no sentido de restabelecer a audição de imediato. Porém a incisão se fecha por um período de algumas horas nas crianças e em razão da existência da metaplasia da mucosa da orelha média, forma-se novamente secreção e a hipoacusia reaparece. A instalação de drenos de ventilação tem por finalidade evitar a cicatrização da miringotomia, promover aeração prolongada das cavidades timpânica, drenar as secreções que porventura possam ser formadas e restabelecer a fisiologia tubária. Nos casos de efusão muito viscosa não é necessária sua total aspiração. Aspirações prolongadas podem resultar em disacusia neurossensorial, muitas vezes atribuídas à instalação do tubo de ventilação. A coleta da secreção para posterior estudo bacteriológico é aconselhável.

A miringotomia deve ser realizada sob anestesia geral em crianças. Em adolescentes e em adultos pode ser realizada sob anestesia local. A incisão da membrana timpânica deve ser realizada nos quadrantes anteriores, preferentemente no anterossuperior. Deve-se evitar o quadrante posterossuperior para se evitar traumatismo da cadeia ossicular. Sabe-se que a inserção no quadrante anterossuperior imediatamente à frente do cabo do martelo é o local para permanência mais prolongada do tubo de ventilação, uma vez que o mesmo migra pelo tímpano acompanhando seu crescimento epitelial que se dá do quadrante anterossuperior para o anteroinferior, seguindo para posteroinferior e finalmente para o posterossuperior, por onde encosta no anel timpânico sendo assim extruído.

O tamanho da incisão deve ser o suficiente para se inserir o tubo de ventilação e evitar que este caia na cavidade timpânica e suficientemente grande para que não se produza esforço nem lesão da membrana timpânica e da cadeia ossicular durante sua introdução. Estudos demonstram que o tipo de incisão que pode ser circular ou radial não altera o tempo de permanência do tubo de ventilação na membrana timpânica (Fig. 16-9).

A escolha do modelo de tubo de ventilação depende de sua maior ou menor necessidade e permanência. Assim, na presença de secreção fluida na orelha média, tubos de curta permanência (4 a 6 meses) estão indicados como os modelo Shepard (Fig. 16-10). Entretanto frente a secreções mais viscosas ou alterações importantes da membrana timpânica ou OMS recidivante na qual já foi instalado tubo de ventilação uma ou duas vezes, é necessário um tubo de maior permanência como o modelo Paparella número 2 (Fig. 16-11), que

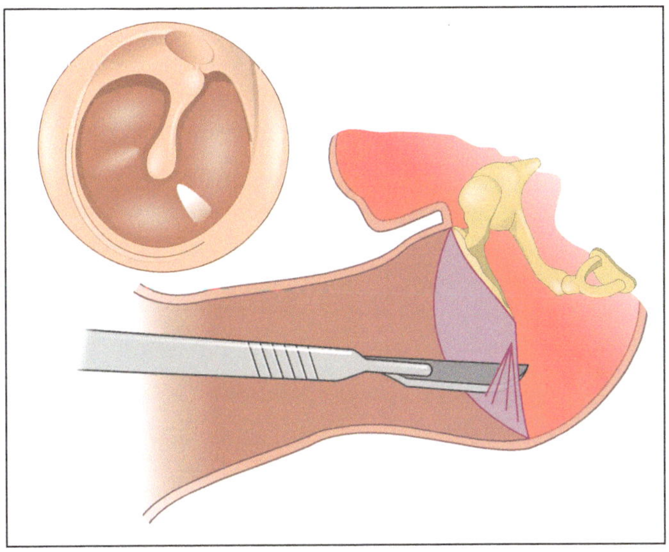

Fig. 16-9. Esquema da incisão na membrana do tímpano para colocação de tubo de ventilação.

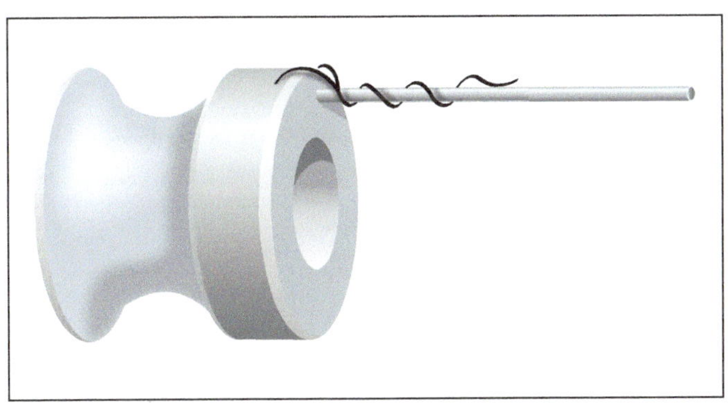

Fig. 16-10. Tubo de ventilação tipo Shepard.

permanece de 12 a 18 meses e tubo em "T" (Fig. 16-12), que permanece em definitivo (Fig. 16-13 e 14).

Nos doentes submetidos à timpanostomia deve-se orientá-los quanto ao cuidado de evitar entrada de líquidos na orelha. Porém de curta duração não costumam permitir entrada de água na cavidade timpânica, se a natação for realizada sem mergulho.

As complicações que os tubos de ventilação podem determinar, devem ser agrupadas em:

A) As que ocorrem durante a permanência do tubo de ventilação:
   - Queda do dreno para o interior do ouvido médio:
     - Devido à má técnica de instalação, geralmente por incisão muito ampla. Sua retirada pode ser feita pela tração do fio-guia, ou por incisão da membrana timpânica.
   - Otorreia purulenta através do dreno:
     - Ocorre geralmente por entrada de água no conduto auditivo externo, ou no decurso de rinofaringite. O tratamento consiste na limpeza cuidadosa do conduto e instilação de gotas otológicas antissépticas ou antibióticos não ototóxicos.
   - Obstrução do tubo por secreções:
     - Ocorre com certa frequência nos casos de OMS com secreções viscosas. A instilação de gotas mucolíticas na maioria das vezes desobstrui o dreno.
   - Aparecimento de perda auditiva:
     - Pode ocorrer por traumatismo durante sua instalação por aspiração enérgica de fluido viscoso, ou por trauma sonoro do aspirador.
   - Migração epitelial na borda da perfuração da inserção do tubo e aparecimento de colesteatoma.

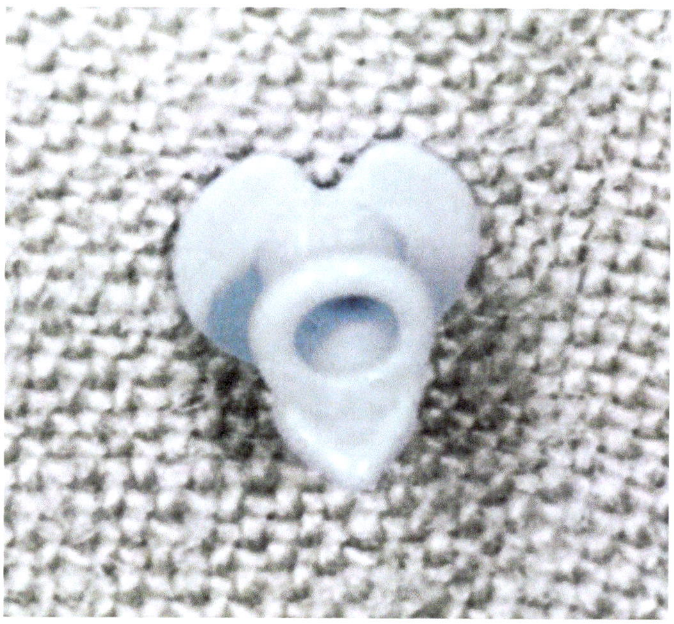

Fig. 16-11. Tubo de ventilação tipo Paparella II.

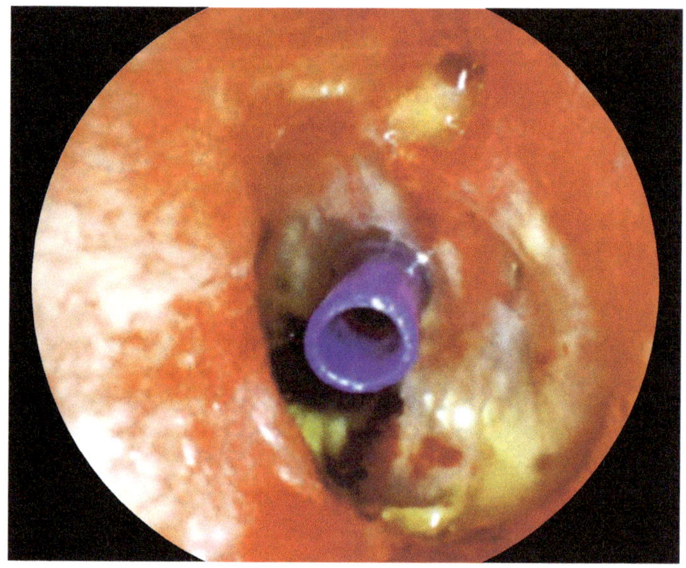

Fig. 16-13. Tubo T posicionado na membrana timpânica.

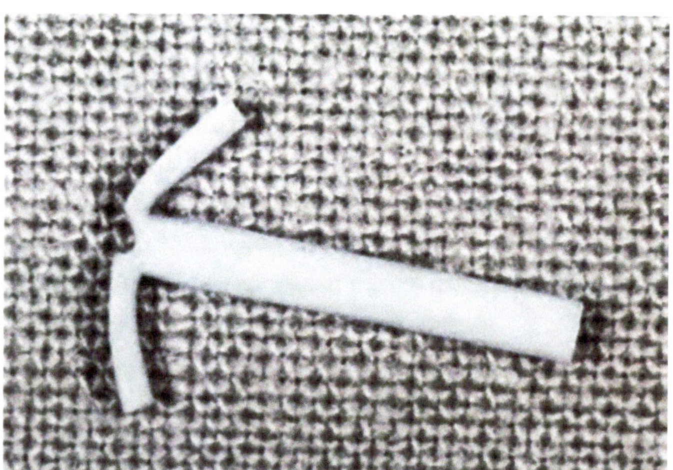

Fig. 16-12. Tubo de ventilação tipo T.

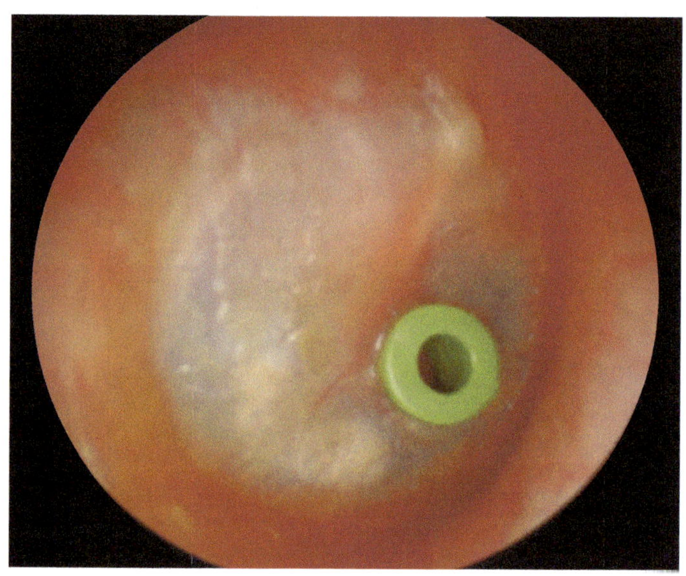

Fig. 16-14. Tubo Shepard posicionado na membrana timpânica.

B) Que ocorrem após a saída do tubo ventilação:
- Placas calcáreas na membrana timpânica semelhante a timpanosclerose (ou miringoesclerose), é mais frequente nos casos que foram inseridos tubos de longa permanência. Não acarreta alterações auditivas importantes.
- Depressão no nível da cicatriz da incisão:
  - Geralmente devida a certo grau de recidiva do processo, atribuída à disfunção tubária.
- Presença de perfuração na membrana timpânica (Fig. 16-15). Ocorre com maior frequência nos tubos de longa permanência. Para seu fechamento (que dependendo do tamanho ocorre espontaneamente), pode ser necessária miringoplastia.

Estas complicações que podem advir pelo emprego do tubo de ventilação são passageiras e benignas na grande maioria dos casos.

Adenoidectomia e Amigdalectomia

Como já referido na etiopatogenia da OMS, a hipertrofia adenoideana é o fator extrínseco obstrutivo mais frequente na infância, determinando hipoventilação e má drenagem das secreções da orelha média.

A infecção clínica do tecido adenoideano favorece a contaminação da cavidade timpânica.

As adenoides e as amígdalas fazem parte do anel linfático de Waldeyer. Infecções crônicas e hipertrofias amigdalianas constituem fator *loco* regional na etiopatogênese da OMS.

É excepcional que somente a adenoidectomia resolva o processo da OMS. Assim, desde que haja indicação de instalação de tubos de ventilação numa criança com OMS e adenoides hipertrofiadas e ou infectadas é recomendada a adenoidectomia em crianças maiores de 4 anos.

Igual conceito temos em relação à amigdalectomia. Crianças com OMS e que apresentem amigdalas cronicamente infectadas ou hipertrofiadas se beneficiarão da amigdalectomia. Em nossa experiência a taxa de recidivas de OMS é muito menor nas crianças submetidas à adenoidectomia e/ou amigdalectomia, do que naquelas que foram submetidas somente à timpanostomia.

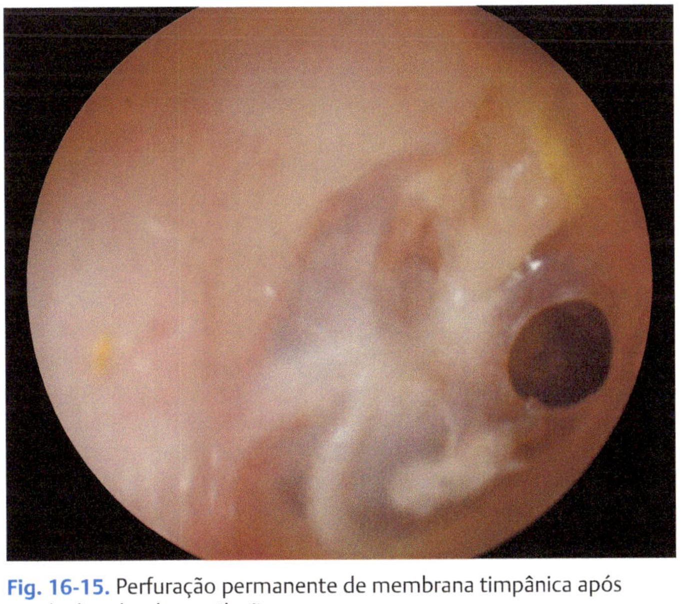

Fig. 16-15. Perfuração permanente de membrana timpânica após queda do tubo de ventilação.

DIFICULDADES CLÍNICAS PARTICULARES DA OMS

OMS Recidivante

Nas OMS recidivantes mesmo após insistentes tratamentos clínicos e cirúrgicos, pode-se estar frente a lesões granulomatosas da mucosa da cavidade timpânica e da região aticomastóidea. Após a devida confirmação radiológica, a aticomastoidectomia com timpanotomia posterior é o procedimento mais adequado. Esta conduta é excepcional e está somente indicada nos casos acima descritos e naqueles com osteíte mastóidea ou com colesteatoma.

Tímpano Azul Idiopático

O tímpano azul é resultante de uma forma prolongada de OMS com formação de células gigantes de corpo estranho e de granuloma de colesterol, responsável pela coloração azul escura com viscosidade variável. Deve-se iniciar o tratamento com a drenagem do fluido, podendo ser ou não instalado dreno de ventilação na dependência de sua viscosidade. Entretanto, o aparecimento de otorreia castanho-escura deve fazer pensar em indicação de aticomastoidectomia para se remover todo tecido granuloso das cavidades mastóidea, atical e caixa timpânica. A instalação de tubo de ventilação neste ato cirúrgico tem por finalidade a aeração e a drenagem das cavidades por período mais prolongado. Deve-se fazer o diagnóstico diferencial com bulbo jugular alto, tumor glômico, OMS e barotite.

Evolução e Complicações

Com o evoluir da doença ou quando esta não é devidamente tratada, algumas complicações podem advir, com comprometimento funcional da orelha média e às vezes da orelha interna. Podemos citar:

Atelectasia e Otite Média Adesiva

São sequelas comuns que podem aparecer no decurso da otite média crônica secretora e da otite média supurativa.

Caracteriza-se pela perda de tensão da membrana timpânica a qual é aspirada para a cavidade timpânica (Fig. 16-16). A retração ou colapso da membrana timpânica pode ser:

A) *Parcial:* quando acometer o quadrante posterossuperior.
B) *Total:* quando acometer toda *pars tensa* da membrana timpânica.

A otite média adesiva é uma sequela decorrente de um processo de inflamação do ouvido médio, de longa duração.

Não está ainda perfeitamente claro se estas doenças são as mesmas que ocorrem em diferentes estágios da otite média crônica, ou se são doenças distintas.

A atelectasia é um estágio evolutivo de uma mesma doença. Encontramos vários estágios da doença:

- *Estágio I:* simples retração.
- *Estágio II:* retração severa.
- *Estágio III:* retração mais avançada (colapso) da membrana timpânica sobre o promontório.
- *Estágio IV:* adesão da membrana timpânica colapsada ao promontório.

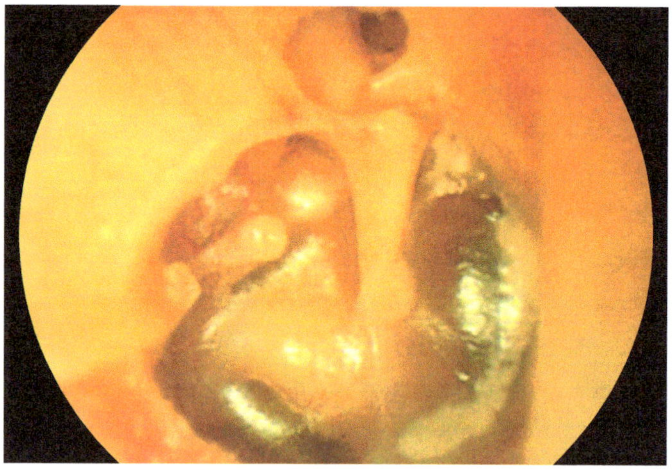

Fig. 16-16. Otoscopia de atelectasia timpânica com retração atical.

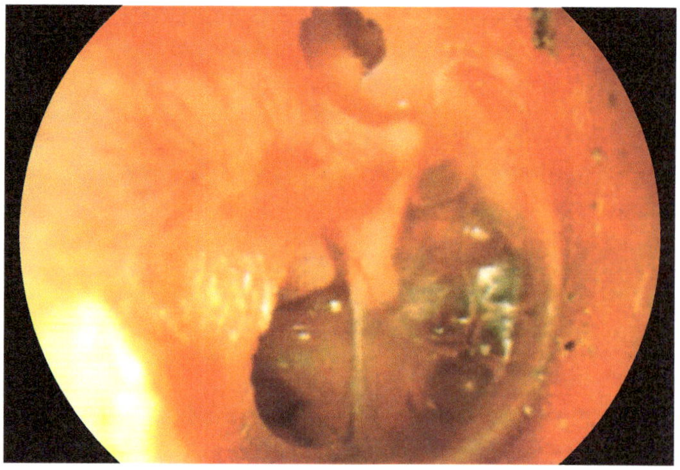

Fig. 16-17. Otoscopia com retração atical.

A incidência de ocorrência de atelectasia e otite adesiva durante o acompanhamento a longo prazo de otite média secretora varia de 0,4% a 35%, segundo a literatura.

A membrana timpânica atelectásica caracteriza-se antomopatologicamente pela perda da camada média colágena na região da *pars* tensa. Na otite adesiva há adesão fibrosa da membrana ao promontório.

A disacusia nos casos de otite média adesiva com evolução recente é do tipo condutivo, entretanto, nos casos de evolução mais longa, devido às alterações anatomopatológicas que ocorrem no nível de ouvido médio, a disacusia pode apresentar-se do tipo misto ou do tipo neurossensorial.

Os limiares nas frequências graves em otite adesiva com *gap* aéreo-ósseo encontram-se mais diminuídos nas frequências graves.

Nos estágios iniciais da atelectasia, o tratamento clínico, a manobra de Valsalva e as manobras de aeração da orelha média estão indicadas.

Se estes tratamentos clínicos conservadores não forem eficazes está indicada a timpanotomia com a colocação de tubo de ventilação.

Entretanto, se a doença estiver avançando ou se a membrana timpânica se apresentar delgada, aderida ao promontório e aos ossículos, a timpanomastoidectomia é recomendada.

Por outro lado, a membrana timpânica pode ser espessa e com mobilidade suficiente de se deslocar do promontório. A introdução de uma fina lâmina (0,5 mm de espessura) de "Silastic" entre o promontório e a membrana timpânica pode prevenir a adesão. Esta deve ser retirada após o acompanhamento clínico mostrar estabilização do tímpano.

O acompanhamento clínico e audiométrico constante e periódico nestes casos torna-se necessário no sentido de se prevenir as sequelas auditivas importantes e de se tomar a conduta terapêutica adequada.

Retração Atical e Colesteatoma

Embora a retração da membrana de Schrapnell com formação de bolsa de retração atical seja relativamente rara entre os pacientes com otite média secretora, as complicações do colesteatoma atical podem ser sérias (Fig. 16-17).

Estas complicações são encontradas nos estágios avançados da doença, associadas à otite média crônica supurativa, sendo rara a associação colesteatoma/otite média secretora. As três hipóteses da formação da bolsa de retração atical e as hipóteses da formação do colesteatoma são bastante semelhantes. Têm em comum a grande disfunção tubária como fator desencadeante, assim como a otite média secretora.

A bolsa de retração atical é devida à alta pressão negativa na cavidade timpânica, em razão de má função ou oclusão tubária. Esta pressão negativa faz com que a *pars flaccida* da membrana timpânica seja aspirada em direção ao promontório.

A segunda possibilidade é que a membrana de Schrappnell completa sua maturação na área atical após o nascimento e infecções da orelha média na idade mais jovem causam alterações fibróticas entre esta membrana e a mucosa da orelha média, gerando retração secundária, enquanto a inflamação se resolve e a proliferação celular, causada pelo estímulo inflamatório, oriente o crescimento para o interior da epiderme, resultando em colesteatoma.

A terceira possibilidade proposta por Sadé sugere que o colesteatoma atical não é formado por bolsa de retração, mas sim por metaplasia da membrana mucosa.

O diagnóstico da bolsa de retração atical é feito por exame cuidadoso da membrana timpânica em particular da membrana de Schrappnell. Qualquer depressão ou perfuração nesta área é suspeita.

A maioria dos adultos refere disacusia progressiva. Esta é do tipo condutivo podendo evoluir a mista e se tornar neurossensorial. Em crianças, o colesteatoma atical é menos sintomático que o colesteatoma no quadrante posterossuperior. A descontinuidade ossicular é mais frequente com consequente perda de audição mais significativa.

Quanto a timpanometria não há parâmetros patognomônicos de colesteatoma. Um timpanograma anormal alerta sobre doença na orelha média, entretanto, a timpanometria pode ser normal mesmo na presença de colesteatoma.

Os testes audiométricos revelam perda de audição do tipo condutivo ou misto, entretanto, audiometria normal pode ser encontrada em casos de colesteatoma. A disacusia do tipo neurossensorial pode ser devida a fístula labiríntica ou à labirintite serosa.

O tratamento varia de acordo com o grau de retração e tipo e grau de disacusia. Tubos de ventilação podem ser instalados. Nos casos mais avançados, a timpanoplastia deve ser levada em conta. Na presença de colesteatoma a timpanomastoidectomia está indicada.

Timpanosclerose

A timpanosclerose é caracterizada pela presença de placas de calcificação na membrana timpânica e na cavidade timpânica. Estas podem ser confluentes ou dispersas (Fig. 16-18). Frequentemente envolvem a membrana timpânica, ossículos, janela oval, nicho da janela redonda e promontório. Geralmente promove disacusia de condução e às vezes disacusia mista.

Atingindo a membrana timpânica frequentemente é limitada à *pars tensa*, raramente atinge a *pars flaccida*.

O achado de maior intensidade patológica desta lesão é a degeneração hialina do colágeno, que geralmente foi calcificada e às vezes ossificada.

Estudos de microscopia eletrônica sugerem que a matriz da membrana extracelular das vesículas que estão no meio das fibras colágenas serve como um primeiro lugar de calcificação, o qual é feito às custas de respostas inflamatórias inespecíficas do ouvido médio.

Timpanosclerose é a condição mais comum que se encontra em acompanhamento de pacientes com otite média secretora. Sua incidência varia de acordo com a literatura de 14% a 42%.

É mais frequente em pacientes que foram submetidos à timpanotomias. A disacusia causada pela timpanosclerose é mínima, não podendo ser considerado um argumento contra a colocação dos tubos de ventilação.

Poliquin 1981 sugeriu que a resposta imunecitotóxica tipo II resultante da autoimunidade para fibras colágenas está envolvida neste processo.

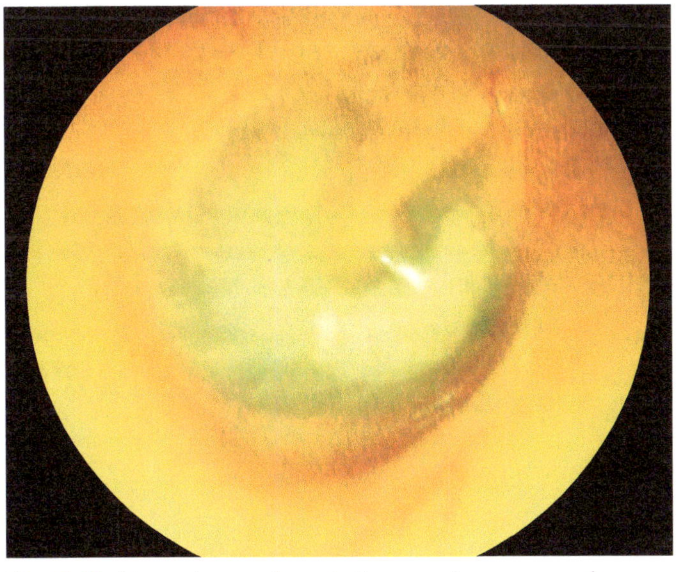

Fig. 16-18. Otoscopia com placas de timpanosclerose na membrana timpânica.

Se a lesão atingir o estribo pode ser confundida com otosclerose causando fixação ossicular. O paciente pode então ser submetido à cirurgia, no sentido de restabelecer a audição.

Granuloma de Colesterol

O granuloma de colesterol é uma sequela da otite média secretora. Tem sido descrita como hemotímpano idiopático. Ao exame otoscópico, a membrana timpânica apresenta-se com cor azulada escura, daí o nome de tímpano azul. Esta cor visualizada pela otoscopia é provavelmente devida à reflexão da luz pelo líquido espesso (granuloma) da orelha média. Esta coloração da presença de ferro resulta da lactoferrina secretada pela mucosa da orelha média.

O tecido é composto por granulações, com células gigantes de corpo estranho. Cristais de colesterol estão frequentemente presentes. Esta doença é rara em todas as faixas etárias, porém, sua ocorrência em crianças está relacionada com a otite média secretora.

O diagnóstico diferencial deve ser feito com bulbo jugular alto, tumor glômico, otite média crônica e barotite.

A disacusia é do tipo condutiva.

O tratamento consiste na miringotomia com aspiração e colocação de tubo de ventilação, se a doença for restrita à cavidade timpânica; entretanto se o granuloma atingir a mastoide deve-se proceder à mastoidectomia.

Labirintite

Esta complicação da otite média secretora pode ocorrer quando a infecção se espalha no aparelho coclear ou vestibular.

As portas de entrada usuais são:

1. Janela redonda e janela oval, sendo mais frequente a janela redonda.
2. Focos adjacentes como o antro da mastoide, osso petroso e meninges. Pode também provir de quadro de bacteremia.

Schuknecht classificou a labirintite em quatro tipos:

1. *Labirintite aguda serosa (tóxica):* pela ação da toxina bacteriana (sem bactérias).
2. *Labirintite aguda supurativa:* purulenta. A bactéria atinge a cápsula ótica.
3. *Labirintite crônica:* secundária à invasão por novos tecidos como colesteatoma, granulações ou fibrose.
4. *Labirintite esclerosante:* quando ocorre substituição das estruturas labirínticas normais por tecido fibroso ou ósseo. Pode também ser classificada como localizada ou circunscrita e generalizada.

Labirintite Aguda Serosa (Tóxica) – com ou sem Fístula Perilinfática

As toxinas bacterianas provenientes das secreções da orelha média podem penetrar na orelha interna principalmente pela janela redonda intacta ou com defeito congênito. Pode também penetrar para a orelha interna por um defeito congênito ou adquirido como trauma de crânio ou cirurgia prévia da orelha média ou mastoide.

A cóclea é mais frequente e severamente acometida que o sistema vestibular.

Em estudos feitos em nosso serviço em pacientes que foram submetidos à cirurgia da orelha média, encontrou-se significante perda de audição óssea naqueles com otite média crônica de longa duração. As perdas neurossensoriais nas frequências agudas que geralmente estão presentes nesta doença é devido a agressões na espira basal da cóclea.

Disacusia neurossensorial flutuante tem sido descrita em pacientes com otite média, parecendo ser devida a hidropsia endolinfática ou fístula perilinfática.

Mogi (1980) estudando a influência das secreções de cavidade timpânica na perilinfa coclear conclui que as concentrações de IgG e prostaglandinas E2 eram significativamente maiores na perilinfa das otites médias secretoras induzidas. Estes achados indicam que estes efeitos na perilinfa são transitórios e reversíveis.

Estudos experimentais demonstraram que endotoxina bacteriana presente na cavidade timpânica pode ser encontrada na perilinfa coclear e os achados histopatológicos são hemorragias, processos inflamatórios e degeneração de células sensoriais.

Sinais e Sintomas

Os principais sintomas são:

- Disacusia neurossensorial ou vertigem ou ambos, que podem ser súbitas ou progressivas ou ainda flutuante, associados à otite média com uma ou mais complicações como mastoidite ou osteíte. A disacusia pode ser também do tipo misto. Em algumas crianças, a audição pode ser normal entre os episódios de infecção da orelha média.
- A vertigem pode não ser óbvia em algumas crianças, especialmente nas menores. Crianças maiores descrevem sensação de rotação, enquanto as menores não são capazes de verbalizar os sintomas, porém manifestam os sintomas pelo desequilíbrio, quedas ou problemas ao andar.
- A vertigem pode ser moderada e momentânea podendo recorrer por meses.
- A febre geralmente está ausente, entretanto se ela ocorrer pode ser devida a infecções das vias aéreas.
- Nistagmos espontâneos podem também estar presentes, porém náuseas e vômitos estão geralmente ausentes.
- A presença de fístula labiríntica pode ser pesquisada pelo teste da fístula com o otoscópio pneumático de Siegle ou com o auxílio da porção bomba-manômetro do imitanciômetro. A eletronistagmografia documenta a presença ou ausência do nistagmo. Os resultados podem ser duvidosos. Há muitos falso-positivos e negativos. A tomografia computadorizada é valiosa no sentido de localizar defeitos congênitos ou adquiridos do temporal, mas nem sempre positivos.

Quando há otite média com secreção, deve-se proceder à timpanocentese para estudo microbiológico e drenagem e se possível instalar tubo de drenagem de maior permanência. Antibióticos devem ser administrados.

Após a resolução da secreção da orelha média, os sinais e sintomas de labirintite devem rapidamente desaparecer, entretanto, a disacusia neurossensorial poderá persistir.

Se houver diagnóstico de suspeita de malformação congênita ou adquirida do labirinto, a timpanotomia exploradora deve ser levada em conta tão logo a orelha média esteja sem infecção. Se houver fístula perilinfática, esta pode ser reparada usando-se gordura do lóbulo da orelha com cola de fibrina, ou pó de osso.

O tubo de timpanostomia deve ser reimplantado se persistir a secreção na orelha média. Havendo sinais de osteíte, mastoidite, otite média crônica supurativa ou colesteatoma, o tratamento radical ou cirúrgico deve ser realizado no sentido de eliminar o envolvimento do labirinto.

Em crianças com surdez súbita ou disacusia neurossensorial flutuante ou progressiva associada à déficits sensoriais múltiplos, como cegueira ou trauma de crânio prévio, a conduta cirúrgica deve ser levada em conta. Uma conduta mais agressiva na otite média secretora em tais pacientes é indicada para minimizar as flutuações de audição causadas pela superposição da perda condutiva.

Deve-se também tomar o cuidado de distinguir flutuações de perdas auditivas com flutuações nos testes audiológicos.

Toda criança com disacusia neurossensorial com ou sem vertigem que apresente otite média recorrente ou otite média secretora deve ser investigada no sentido de possível existência de labirintite serosa, secundária à fístula perilinfática. Esta associação é frequente e a falha na sua identificação pode resultar em perdas auditivas severas e irreversíveis.

Desde que outras causas de disacusia neurossensorial como as congênitas e virais sejam de difícil prevenção, nosso intuito deveria ser na prevenção desse tipo de disacusia. A labirintite serosa pode evoluir para labirintite supurativa.

Labirintite Supurativa Aguda

A labirintite supurativa aguda é uma complicação rara da otite média secretora, entretanto pode se desenvolver como complicação da otite média ou de suas complicações ou sequelas, quando a bactéria migra da orelha média pela janela redonda ou oval, podendo haver fratura temporal ou zona óssea erosada por colesteatoma, infecção crônica ou por defeito congênito. Sua frequência é desconhecida como complicação de otite média.

Labirintite Crônica e Esclerose Labiríntica

São raros como complicações de otite média crônica secretora.

EFEITOS SOBRE O PROCESSO DE APRENDIZADO

As consequências que a disacusia pode determinar em uma criança durante o processo de aprendizado são: diminuição dos escores nos testes de inteligência, atraso na fala, atraso na aquisição de novas palavras, atraso na conversação e comunicação e baixo desempenho escolar. As secreções da orelha média podem levar a perdas auditivas leves em média de 38 dB, que neste nível não afeta a audição das vogais. Entretanto ocorre menor percepção da fala que contenha consoantes mudas ou fricativas com "s" e "z". Este fato pode levar a discreta dificuldade na aquisição de linguagem oral em crianças. Estas crianças costumam fazer trocas de alguns fonemas na fala como: "t" por "d", "f" por "v", "p" por "b", "q" por "g". Este aluno na maioria das vezes é considerado como desatento na escola, não prestando atenção à professora, costuma não atender aos chamados ou ordens, pergunta sempre o que/", ou ouve televisão alta. Deve-se orientar os pais e os professores sobre este fato.

PREVENÇÃO

São tantos os efeitos patogênicos que a OMA, a OMA recorrente e a OMS podem determinar, tanto no aspecto orgânico quanto no funcional, não só pela doença em si, mas também pelas suas sequelas, que muitas vezes são de difícil tratamento, que a prevenção é justificável.

Assim, a prevenção destas doenças se inicia pelo aconselhamento de melhores condições higiênicas e alimentares das crianças.

As populações de risco (alérgicos, desnutridos, portadores de malformações craniofaciais, fenda palatina, desvios de septo, os portadores de quadros infecciosos regionais, como a adenoidite e/ou amigdalite crônica, rinites e sinusites, e os portadores de doenças sistêmicas) devem ser seguidas mais de perto.

Estas doenças devem ser diagnosticadas pelos métodos propedêuticos descritos anteriormente e tratadas pronta e corretamente.

Por fim, deve-se enfatizar que o desmame precoce reduz a imunidade passiva da criança, contribuindo sobremaneira para que estas apresentem quadros repetidos de infecções das vias aéreas superiores, OMA, OMA recorrente e OMS. Crianças que tiveram aleitamento materno por mais de 6 meses apresentam menor incidência destas doenças. Devemos aconselhar e estimular, portanto, os programas de promoção e estímulo de aleitamento materno.

Um fator interessante a se notar, é o fato que apesar do alto espírito clínico de diagnóstico na primeira metade do século, encontramos poucas citações desta doença naquela época. É descrito que tal ocorrência passou a ser muito mais frequente após o declínio do uso de paracentese para as otites médias agudas e adenoamigdalectomias a partir do final da década de 1960, como também pela maior frequência e permanência de crianças em creches e convivência com maior número de crianças, aumentando a possibilidade de infecções virais de vias aéreas superiores.

BIBLIOGRAFIA

Akanmode AM, Winters R. Tympanocentesis. 2023 Jan 3. In: StatPearls [Internet]. Treasure Island (FL): StatPearls Publishing; 2023 Jan-. Disponível em: https://pubmed.ncbi.nlm.nih.gov/32809429/

Al-Salim S, Tempero RM, Johnson H, Merchant GR. Audiologic Profiles of Children With Otitis Media With Effusion. Ear Hear. 2021 Sep/Oct;42(5):1195-1207.

Asiri S, Hasham A, al Anazy F, Zakzouk S, Banjar A. Tympanosclerosis: review of literature and incidence among patients with middle-ear infection. J Laryngol Otol. 1999 Dec;113(12):1076-80.

Atkinson H, Wallis S, Coatesworth AP. Otitis media with effusion. Postgrad Med. 2015 May;127(4):381-5.

Bayramoğlu I, Ardiç FN, Kara CO, Ozüer MZ, Katircioğlu O, Topuz B. Importance of mastoid pneumatization on secretory otitis media. Int J Pediatr Otorhinolaryngol. 1997 May 4;40(1):61-6.

Bluestone CD. Otitis media and congenital perilymphatic fistula as a cause of sensorineural hearing loss in children. Pediatr Infect Dis J. 1988 Nov;7(11 Suppl):S141-5.

Cai T, Mcpherson B. Hearing loss in children with otitis media with effusion: a systematic review. Int J Audiol 2017;56(2):65-76.

Canali I, Rosito LPS, Longo VD, Costa SSD. Critical analysis of moderate and severe retractions in the pars tensa and pars flaccida of the tympanic membrane. Braz J Otorhinolaryngol. 2023 Jan-Feb;89(1):114-121.

Chonmaitree T, Trujillo R, Jennings K, Alvarez-Fernandez P, Patel JA, Loeffelholz MJ, et al. Acute otitis media and other complications of viral respiratory infection. Pediatrics. 2016;137:e20153555.

Dagan R, Pelton S, Bakaletz L, Cohen R. Prevention of early episodes of otitis media by pneumococcal vaccines might reduce progression to complex disease. Lancet Infect Dis. 2016;16:480-492.

Daniel M. Antibiotics for otitis media with effusion in children. Clin Otolaryngol. 2013 Feb;38(1):56-7.

Dinç AE, Kumbul YÇ. Clinical landmarks in chronic otitis media with tympanosclerosis: clinical history may have predictive value in the diagnosis of ossicular chain mobility. J Laryngol Otol. 2019 Nov;133(11):992-994.

Feldman C, Anderson R. Epidemiology, virulence factors and management of the pneumococcus. F1000Res. 2016 Sep 14;5:2320.

Fergie N, Bayston R, Pearson JP, Birchall JP. Is otitis media with effusion a biofilm infection? Clin Otolaryngol Allied Sci. 2004 Feb;29(1):38-46.

Fortanier AC, Venekamp RP, Boonacker CW, Hak E, Schilder AG, Sanders EA, et al. Pneumococcal conjugate vaccines for preventing otitis media. Cochrane Database Syst Rev. 2014 Apr 2;(4):CD001480. pub4. Update in: Cochrane Database Syst Rev. 2019 May 28;5:CD001480.

Galić MZ, Klančnik M. Adenoid size in children with otitis media with effusion. Acta Clin Croat. 2022 Feb;60(3):532-539.

Harris JP, Ryan AF. Effect of a middle ear immune response on inner ear antibody levels. Ann Otol Rhinol Laryngol. 1985 Mar-Apr;94(2 Pt 1):202-6.

Homøe P, Heidemann CH, Damoiseaux RA, Lailach S, Lieu JEC, Phillips JS, et al. Panel 5: Impact of otitis media on quality of life and development. Int J Pediatr Otorhinolaryngol. 2020 Mar;130 Suppl 1(Suppl 1):109837.

Hueb MM, Goycoolea MV. Experimental evidence suggestive of early intervention in mucoid otitis media. Acta Otolaryngol. 2009 Apr;129(4):444-8.

Ikeda R, Hidaka H, Ito M, Kamide Y, Kuroki H, Nakano A, et al. Pharmacotherapy focusing on for the management of otitis media with effusion in children: Systematic review and meta-analysis. Auris Nasus Larynx. 2022 Oct;49(5):748-754.

Jesic SD, Rovcanin LH, Jovicevic OD, Jotic AD, Slijepcevic NA, Ljubic VR. Pars tensa retractions without cholesteatoma in children: predictors for ossicular chain destruction, air conduction thresholds, and postoperative retractions. Otol Neurotol. 2014 Jul;35(6):997-1002.

Kaur R, Pham M, Yu KOA, Pichichero ME. Rising Pneumococcal Antibiotic Resistance in the Post-13-Valent Pneumococcal Conjugate Vaccine Era in Pediatric Isolates From a Primary Care Setting. Clin Infect Dis. 2021 Mar 1;72(5):797-805.

Li S, Huang Y, Chen X, Wang W, Zhang Q, Zhang Q, et al. [Effect of otitis media with effusion on vestibular function in children: a pilot study]. Lin Chuang Er Bi Yan Hou Tou Jing Wai Ke Za Zhi. 2020 Mar;34(3):202-206. Chinese.

Lieberthal AS, Carroll AE, Chonmaitree T, Ganiats TG, Hoberman A, Jackson MA, et al. The diagnosis and management of acute otitis media. Pediatrics. 2013 Mar;131(3):e964-99.

Lin HW, Shargorodsky J, Gopen Q. Clinical strategies for the management of acute mastoiditis in the pediatric population. Clin Pediatr (Phila). 2010 Feb;49(2):110-5.

Lubianca Neto JF, Hemb L, Silva DB. Systematic literature review of modifiable risk factors for recurrent acute otitis media in childhood. J Pediatr (Rio J). 2006 Mar-Apr;82(2):87-96.

Mandel EM, Casselbrant ML. Recent developments in the treatment of otitis media with effusion. Drugs. 2006;66(12):1565-76.

Marchisio P, Galli L, Bortone B, Ciarcià M, Motisi MA, Novelli A, et al. Italian Panel for the Management of Acute Otitis Media in Children. Updated Guidelines for the Management of Acute Otitis Media in Children by the Italian Society of Pediatrics: Treatment. Pediatr Infect Dis J. 2019 Dec;38(12S Suppl):S10-S21.

Mason KM, Marsh RL, Pelton SI, Harvill ET. Editorial: Otitis media. Front Cell Infect Microbiol. 2022 Nov 25;12:1063153.

Massa HM, Cripps AW, Lehmann D. Otitis media: viruses, bacteria, biofilms and vaccines. Med J Aust. 2009 Nov 2;191(S9):S44-9.

Massa HM, Lim DJ, Kurono Y, Cripps AW. Chapter 101 - Middle Ear and Eustachian Tube Mucosal Immunology. In: Mestecky J, Strober W, Russell MW, Kelsall BL, Cheroutre H, Lambrecht BN. Mucosal Immunology. 4th edition. Academic Press; 2015. p. 1923-1942.

McIsaac WJ, Coyte PC, Croxford R, Asche CV, Friedberg J, Feldman W. Otolaryngologists' perceptions of the indications for tympanostomy tube insertion in children. CMAJ. 2000 May 2;162(9):1285-8.

Miura M, Sando I, Orita Y, Hirsch BE. Histopathologic study of the temporal bones and Eustachian tubes of children with cholesterol granuloma. Ann Otol Rhinol Laryngol. 2002 Jul;111(7 Pt 1):609-15.

Miura MS, Mascaro M, Rosenfeld RM. Association between otitis media and gastroesophageal reflux: a systematic review. Otolaryngol Head Neck Surg. 2012;146(3):345-52.

Monasta L. Burden of disease caused by otitis media: systematic review and global estimates. PLoS ONE. 2012;7:e36226.

Murphy TF, Chonmaitree T, Barenkamp S, Kyd J, Nokso-Koivisto J, Patel JA, et al. Panel 5: Microbiology and immunology panel. Otolaryngol Head Neck Surg. 2013 Apr;148(4 Suppl):E64-89.

Ngo CC, Massa HM, Thornton RB, Cripps AW. Predominant Bacteria Detected from the Middle Ear Fluid of Children Experiencing Otitis Media: A Systematic Review. PLoS One. 2016 Mar 8;11(3):e0150949.

Nokso-Koivisto J, Marom T, Chonmaitree T. Importance of viruses in acute otitis media. Curr Opin Pediatr. 2015 Feb;27(1):110-5.

Norhayati MN, Ho JJ, Azman MY. Influenza vaccines for preventing acute otitis media in infants and children. Cochrane Database Syst Rev. 2017 Oct 17;10(10):CD010089.

Otteson T. Otitis Media and Tympanostomy Tubes. Pediatr Clin North Am. 2022 Apr;69(2):203-219.

Pazdro-Zastawny K, Pośpiech L, Zatoński T. Long-term evaluation of the effect of middle ear effusion on the vestibular system in children. Int J Pediatr Otorhinolaryngol. 2018 Jun;109:13-16.

Penido Nde O, Chandrasekhar SS, Borin A, Maranhão AS, Gurgel Testa JR. Complications of otitis media - a potentially lethal problem still present. Braz J Otorhinolaryngol. 2016 May-Jun;82(3):253-62.

Phillips M, Finelli L, Saiman L, Wang C, Choi Y, Patel J. Respiratory Syncytial Virus-associated Acute Otitis Media in Infants and Children. J Pediatric Infect Dis Soc. 2020 Nov 10;9(5):544-550.

Pichichero ME, Marsocci SM, Murphy ML, Hoeger W, Francis AB, Green JL. A prospective observational study of 5-, 7-, and 10-day antibiotic treatment for acute otitis media. Otolaryngol Head Neck Surg. 2001 Apr;124(4):381-7.

Pignatari SSN, Lima WTA. Tratado de otorrinolaringologia. 3. ed. Rio de Janeiro: Elsevier; 2018.

Principi N, Esposito S. Unsolved problems and new medical approaches to otitis media. Expert Opin Biol Thera. 2020 Jul;20(7):741-749.

Priti S, Hajare SS, Patil VD, Havaldar RR, Mudhol RS. Acute necrotizing otitis media in infant: a rare and challenging case. Int J Otorhinolaryngol Head Neck Surg. 2020 Jul;6(7):1383-1386.

Restuti RD, Tamin S, Nugroho DA, Hutauruk SM, Mansyur M. Factors affecting the occurrence of otitis media with effusion in preschool and elementary school children: a comparative cross-sectional study. BMJ Open. 2022 Sep 28;12(9):e065291.

Roditi RE, Caradonna DS, Shin JJ. The Proposed Usage of Intranasal Steroids and Antihistamines for Otitis Media with Effusion. Curr Allergy Asthma Rep. 2019 Sep 5;19(10):47.

Rosenfeld RM, Kay D. Natural History of Untreated Otitis Media. In: Rosenfeld RM, Bluestone CD. Evidence Based Otitis Media. 2nd ed. Hamilton – London: BC Decker Inc; 2003. p.180-198.

Rosenfeld RM, Schwartz SR, Pynnonen MA, Tunkel DE, Hussey HM, Fichera JS, et al. Clinical practice guideline: Tympanostomy tubes in children. Otolaryngol Head Neck Surg. 2013 Jul;149(1 Suppl):S1-35.

Rosenfeld RM, Shin JJ, Schwartz SR, Coggins R, Gagnon L, Hackell JM, et al. Clinical Practice Guideline: Otitis Media with Effusion (Update). Otolaryngol Head Neck Surg. 2016 Feb;154(1 Suppl):S1-S41.

Rosenfeld RM, Tunkel DE, Schwartz SR, Anne S, Bishop CE, Chelius DC, Hackell J, Hunter LL, Keppel KL, Kim AH, Kim TW, Levine JM, Maksimoski MT, Moore DJ, Preciado DA, Raol NP, Vaughan WK, Walker EA, Monjur TM. Clinical Practice Guideline: Tympanostomy Tubes in Children (Update). Otolaryngol Head Neck Surg. 2022 Feb;166(1_suppl):S1-S55.

Rosenfeld RM. Surgical prevention of otitis media. Vaccine. 2000 Dec 8;19 Suppl 1:S134-9.

Sadé J, Avraham S, Brown M. Atelectasis, retraction pockets and cholesteatoma. Acta Otolaryngol. 1981 Nov-Dec;92(5-6):501-12.

Sadé J, Berco E. Atelectasis and secretory otitis media. Ann Otol Rhinol Laryngol. 1976 Mar-Apr;85(2 Suppl 25 Pt 2):66-72.

Sadé J, Teitz A. Cholesterol and cholesteatoma. Acta Otolaryngol. 1983 May-Jun;95(5-6):547-53.

Schilder AG, Chonmaitree T, Cripps AW, Rosenfeld RM, Casselbrant ML, Haggard MP, et al. Otitis media. Nat Rev Dis Primers. 2016 Sep 8;2(1):16063.

Schuknecht HF. Neurolabyrinthitis: questions and answers. In: Nomura Y, ed. Hearing loss and dizziness. Tokyo: Igaku-Shoin; 1985:13-5.

Schuknecht HF. Neurolabyrinthitis: viral infections of the peripheral auditory and vestibular systems. In: Nomura Y, ed. Hearing loss and dizziness. Tokyo: Igaku-Shoin; 1985:1-12.

Supance JS, Bluestone CD. Perilymph fistulas in infants and children. Otolaryngol Head Neck Surg. 1983;91:663-671.

Tay HL, Mills RP. Tympanic membrane atelectasis in childhood otitis media with effusion. Laryngol Otol 1995;109(6):495-8.

Tewfik TL, Mazer B. The links between allergy and otitis media with effusion. Curr Opin Otolaryngol Head Neck Surg. 2006 Jun;14(3):187-90.

Trinidad A, Ramírez-Camacho R, García-Berrocal JR, Verdaguer JM, Daza R. Labyrinthitis secondary to experimental otitis media. Am J Otolaryngol. 2005 Jul-Aug;26(4):226-9.
van Buchem FL, Peeters MF, van 't Hof MA. Acute otitis media: a new treatment strategy. Br Med J (Clin Res Ed). 1985 Apr 6;290(6474):1033-7.
Vanneste P, Page C. Otitis media with effusion in children: Pathophysiology, diagnosis, and treatment. A review. J Otol. 2019 Jun;14(2):33-39.
Whittaker R, Economopoulou A, Dias JG, Bancroft E, Ramliden M, Celentano LP; European Centre for Disease Prevention and Control Country Experts for Invasive Haemophilus influenzae Disease. Epidemiology of Invasive Haemophilus influenzae Disease, Europe, 2007-2014. Emerg Infect Dis. 2017 Mar;23(3):396-404.
Williamson I. Otitis media with effusion. Clin Evid. 2002;7:469-476.
Yoshida S, Seki S, Sugiyama T, Kikuchi S, Iino Y. Clinical characteristics of atelectatic eardrums and adhesive otitis media in children. Int J Pediatr Otorhinolaryngol. 2022 Aug;159:111188.
Yoshida S, Seki S, Sugiyama T, Kikuchi S, Yoshida N, Iino Y. Comparative study on adhesive otitis media and pars tensa cholesteatoma in children. Auris Nasus Larynx. 2022 Oct;49(5):790-796.

CAPÍTULO 17

OTITE MÉDIA CRÔNICA

Roberto Andrea Carlo Bonanomi

A otite média crônica (OMC) é constituída por diversas entidades patológicas caracterizadas por uma inflamação de longa duração da mucosa da orelha média que pode ser usualmente consequência de um processo agudo prévio, em especial na infância.

Normalmente a otite média crônica apresenta perfuração timpânica permanente associada ou não a doença de orelha média (caixa timpânica e mastoide), porém há igualmente formas de OMC com membrana íntegra, retraída ou mesmo aderida totalmente à cavidade timpânica e ao promontório da cóclea. Pode estar associada ou não a otorreia contínua ou intermitente.

A otite média crônica é descrita como uma das mais prevalentes formas de doença infecciosa em nosso meio. Apresenta grande impacto socioeconômico, tanto pelo aspecto infeccioso, podendo levar a complicações graves, como meningite e abscesso cerebral, quanto pelo aspecto funcional, pois é causa frequente de distúrbio auditivo.

Não existem estudos epidemiológicos no Brasil, em relação à frequência da otite média crônica, mas sabe-se que a incidência da patologia é inversamente proporcional ao nível socioeconômico do indivíduo por fatores que iremos discutir adiante.

Fatores sociais, geográficos e étnicos são igualmente relacionados com OMC, bem como nutrição, vacinação adequada, higiene e meio ambiente. Tem-se observado maior incidência em determinados grupos étnicos em diferentes regiões como os aborígenes da Austrália, os inuis do Alasca e do Canadá, os índios americanos e na Índia, países da África meridional e Egito.

ETIOLOGIA

As causas da OMC são múltiplas e complexas e apresentam um fator comum como traumas de membrana timpânica ou otite média aguda supurada associada a aeração alterada da orelha média secundária a fatores, tais como defeitos do desenvolvimento do osso temporal, fendas palatinas, hipertrofia de adenoides, processos inflamatórios ou tumorais da rinofaringe que alterem a função da tuba auditiva, hipertrofia de cornetos, rinossinusite em especial aquelas que afetam o grupo de células etmoidais posteriores, malformações ou desvios do septo nasal e tonsilas sépticas com episódios frequentes de tonsilites agudas. Como fatores coadjuvantes, temos as afecções sistêmicas, metabólicas ou infecciosas gerais graves e doenças imunológicas desde alergias até alterações imunológicas graves, diabetes, hipotireoidismo, doenças do colágeno, tuberculose, sífilis, escarlatina, difteria e febre tifoide e mais atualmente a AIDS. Mesmo sem um fator desencadeante, o simples fato de haver uma má aeração da orelha média pode levar a alterações de mucosa, baixa pressão na cavidade timpânica, agravamento da disfunção tubária, retração ou perfuração timpânica e o início do quadro de OMC.

Devem-se também considerar atividades predisponentes como contato com gases tóxicos como o amoníaco, serviços de desinfecção com formol, trabalho em refinarias de petróleo ou fábricas de cimento, exposição a barotraumas, trabalho em minas ou câmeras de pressão.

Todos os pacientes que apresentem alguma anomalia anatômica com repercussão a nível tubário são especialmente afetados associados a outros fatores como o consumo de álcool ou tabaco, que diminuem a movimentação da mucosa ciliar.

Os germes envolvidos são diversos, porém os microrganismos predominantes são Gram-negativos, como a *Pseudomona aeruginosa*, *Escherichia coli* e *Proteus mirabolis*, portanto se constituindo em infecções de difícil tratamento e alta incidência de recidiva e complicações. O *Staphilococcus aureus* é um hóspede habitual do conduto auditivo externo e a perfuração timpânica faz com que ele se converta em um hospede do ouvido médio, acompanhando toda a gama de germes respiratórios que fazem com que as infecções crônicas da orelha média sejam predominantemente do tipo polimicrobiano. Os germes anaeróbicos também podem ser encontrados, sendo difíceis de cultivar. O mais frequentemente encontrado é o *Bacteriodes fragilis*.

PATOLOGIA

Não se encontra um padrão uniforme, já que ao quadro de infecção persistente e intermitente, em algumas vezes, normalmente se agregam os efeitos de destruição tissular, cura e cicatrização. As alterações patológicas da mucosa da orelha média incluem hiperplasia, metaplasia e timpanosclerose como consequência final e irreversível. As principais alterações hiperplásicas são observadas na submucosa com edema, neoformação capilar, proliferação de fibroblastos e colágeno e aparecimento de células inflamatórias. As glândulas mucosas variam em sua densidade por toda a orelha média, sendo maior nos nichos das janelas redonda e oval e no hipotímpano. Quando há um número considerável de glândulas ativas, começa-se a observar a produção aumentada de muco. O tempo de formação de uma glândula é de

1 a 2 meses e ela demora outro tanto para começar a produzir muco. Por outro lado, o epitélio desenvolve células caliciformes que secretam rapidamente, mas que se revertem uma vez cessado o estímulo patológico. Estas alterações tanto epiteliais quanto glandulares são consideradas por alguns autores mais como metaplasia do que hiperplasia. Os fatores de indução metaplásica estariam relacionados com alterações hormonais, alergias e fricção com diferenças dos gradientes de oxigênio, dióxido de carbono e pH. As alterações metaplásicas epiteliais incluem a presença de epitélio escamoso estratificado com discretas propriedades queratinizantes, porém, sem dar lugar à formação de colesteatoma. Nos períodos latentes ou não supurativos, a mucosa pode apresentar um aspecto normal exceto se as alterações anotadas anteriormente originaram engrossamento da mesma ou metaplasia escamosa.

Durante a fase de cura e como consequência da infecção crônica pode aparecer timpanosclerose, termo primeiramente utilizado por Von Tröltsch em 1864, para descrever "um processo patológico em que a membrana mucosa se tornou mais densa, mais rígida e sem elasticidade". Há invasão de fibroblastos e organização de uma túnica própria debaixo do epitélio em um tecido rico em colágeno que posteriormente sofre degeneração hialina. As massas hialinas não só crescem em superfície como também em profundidade e podem penetrar levemente no osso. A timpanosclerose pode-se apresentar tanto com tímpano perfurado como íntegro. A timpanoscerose não tem relação com nenhum tipo de infecção viral ou bacteriana.

A timpanosclerose, clinicamente, tem duas formas de apresentações; mucosite esclerosante ou mucoperiostite osteoclática. Os lugares afetados são tanto a membrana timpânica quanto a orelha média. Na membrana timpânica observam-se placas brancas características na parte tensa. Na orelha média, os locais mais afetados são a janela oval junto ao estribo e seu tendão e no ramo longo da bigorna. Raramente se encontram placas que obstruem a janela redonda ou a entrada da tuba auditiva. O efeito sobre a audição vai depender de sua localização e extensão.

QUADRO CLÍNICO GERAL

Os sintomas mais frequentes da OMC são a otorreia e a hipoacusia. Outros sintomas como a otalgia, zumbidos, vertigem e até paralisia do nervo facial são bem menos incidentes. A otorreia pode ter várias características como veremos a seguir. A hipoacusia é normalmente condutiva e sua severidade vai depender muito do estado da cadeia ossicular. Quadros de hipoacusias do tipo mista ou até neurossensorial podem ser encontradas associadas a ouras etiologias de surdez da orelha interna ou por acometimento do ouvido interno decorrente de labirintite infecciosa disseminada pela infecção da orelha média. A otalgia normalmente só ocorre com a agudização de infecções. O zumbido normalmente tem a característica de um chiado, podendo se apresentar com tom fino caso haja acometimento da orelha interna. Vertigem e paralisa facial são quadros decorrentes de complicações que serão discutidas posteriormente.

No estudo do paciente com OMC tem especial importância o exame das fossas nasais e faringe e as alterações estruturais e as doenças ali encontradas devem ser tratadas clínica ou cirurgicamente antes do tratamento da OMC.

Os sinais encontrados no exame físico são muito variáveis e serão explorados mais minuciosamente quando apresentarmos cada entidade da OMC, porém o ideal é a exploração com um microscópio ou endoscópios de 0, 30 ou 70 graus com os quais se pode até penetrar na orelha média através da perfuração e visualizar diretamente patologias de mucosa, colesteatomas e até tumores. Deve-se observar a presença de otorreia ou não, e suas características, estado da membrana timpânica, mucosa de orelha média e cadeia ossicular.

A membrana timpânica pode estar perfurada, retraída ou totalmente aderida medialmente ao promontório. Podem-se ver descamações epidérmicas (colesteatoma) granulações, perfurações ou retrações de sua parte flácida, pólipos e descrever o tipo de perfuração central, marginal e de qual tamanho. Verificam-se também placas de timpanosclerose e aneis fibrosados na margem da perfuração.

EXAMES SUBSIDIÁRIOS

Os estudos audiológicos em especial a audiometria tonal e vocal e logoaudiometria são essenciais. Estes exames corroboram testes de diapasão que podem ser realizados durante a consulta médica.

Os exames de imagens são essenciais em algumas formas de otite média crônica e podem ser dispensáveis em outras como a otite média crônica simples. O exame de eleição é a tomografia computadorizada de alta resolução do osso temporal em que erosões ósseas e dos ossículos poderão ser observadas, bem como avaliar tamanho, pneumatização, velamento e relações com estruturas subjacentes como seio sigmoide e dura-máter da fossa média e posterior e o golfo da jugular. A ressonância nuclear magnética tem ganhado espaço no diagnóstico do colesteatoma, principalmente com o advento da técnica de difusão. Os exames de imagem são particularmente essenciais nos casos de suspeita de complicações.

CLASSIFICAÇÃO

Classificamos a otite média crônica em:

- Simples.
- Supurativa:
  - Com colesteatoma.
  - Sem colesteatoma.

Otite Media Crônica Simples

Definimos otite média crônica simples como aquela condição em que há uma perfuração timpânica de qualquer etiologia na qual as alterações da orelha média e mastoide não são permanentes e a sintomatologia apresentada pode ser muito pobre, ocorrendo em alguns casos surdez de tipo condutivo e quadros intermitentes de otorreia com cor amarelada de consistência mucoide e com cheiro fraco, sem otalgia e com longos períodos de acalmia. Estes quadros de otorreia podem estar associados a infecções de vias aéreas superiores como gripes comuns, com entrada de água no ouvido ou espontaneamente sendo facilmente controlados com tratamento antibacteriano local ou sistêmico ou até com remissão espontânea.

A queixa principal do doente é a otorreia na grande maioria das vezes. A hipoacusia não costuma ser uma queixa valorizada. Nestes quadros não encontramos dor. Frequentemente os doentes apresentam alterações de vias aéreas superiores como alergias, obstrução nasal e outros sinais relacionados com a disfunção tubária já discutida anteriormente.

Ao exame otológico encontramos uma perfuração timpânica.

As perfurações timpânicas podem ser:

- Centrais, que envolvem a parte tensa da membrana e não se estende para as margens (Fig. 17-1). Nestas perfurações são raramente encontradas complicações como otites médias crônicas supurativas e colesteatomatosas.
- Marginais, que se estendem para a margem da parte tensa da membrana e o anel timpânico está destruído (Fig. 17-2). Nestes casos a evolução para otites médias crônicas supurativas e colesteatomatosas é mais comum.
- Aticais, que são localizadas na parte flácida da membrana timpânica (Shrapnell) e são frequentemente associadas ao colesteatoma (Fig. 17-3).
- Totais, sem rebordo e anel timpânico (Fig. 17-4).

Em todas elas, é importante definir o tamanho, seus rebordos e a presença do cabo do martelo.

Na vigência de um quadro de infecção vamos encontrar secreção serosa, mucosa ou purulenta no conduto auditivo, que após aspiração cuidadosa, mostra a perfuração timpânica. Nestes casos encontramos frequentemente alterações da mucosa de revestimento da cavidade timpânica, que se encontra edemaciada, exsudativa e com sinais inflamatórios. Igualmente a membrana timpânica e o epitélio de revestimento do conduto auditivo externo podem apresentar sinais de hiperemia, edema e até granulações.

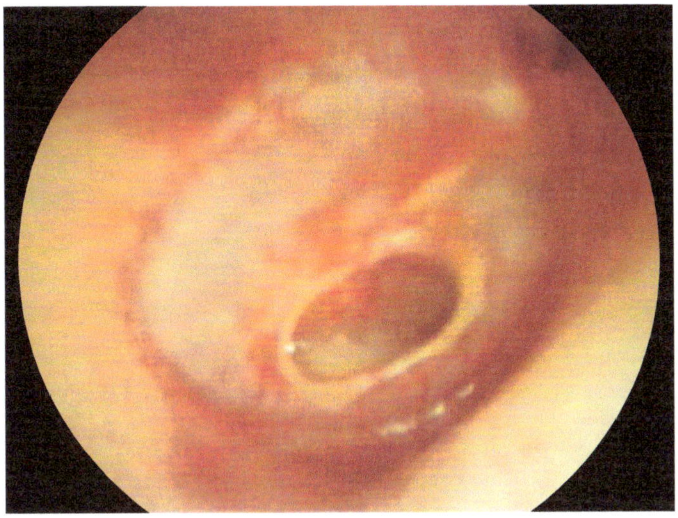

Fig. 17-1. Otoscopia de membrana timpânica com perfuração central.

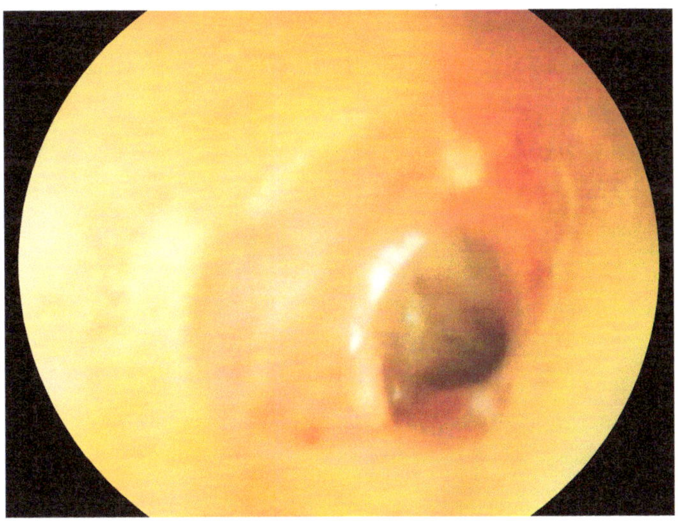

Fig. 17-2. Otoscopia de membrana timpânica com perfuração marginal.

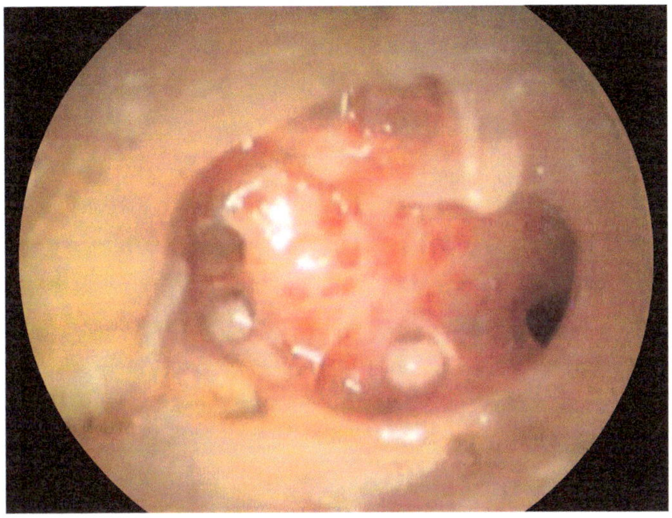

Fig. 17-3. Otoscopia de membrana timpânica com perfuração timpânica total.

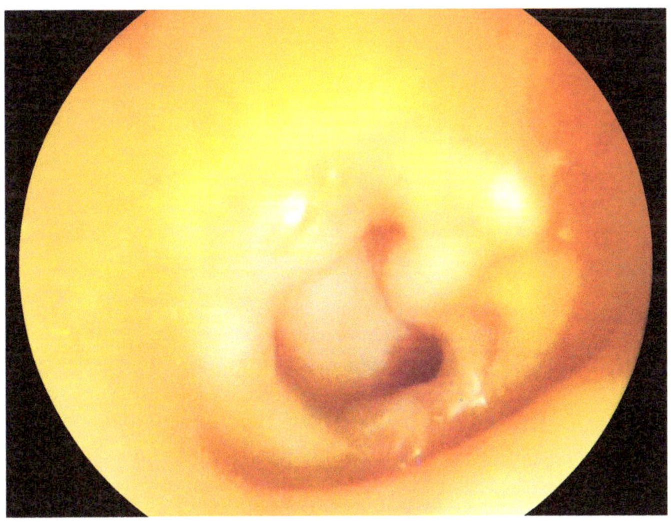

Fig. 17-4. Otoscopia de membrana timpânica com perfuração timpânica úmida.

Quando fazemos o exame otoscópico, sem vigência de infecção, vamos observar a perfuração e devemos sempre ter atenção na:

- *Pars flaccida* da membrana (Schrapnnel) retrações, descamações epiteliais.
- Placas de timpanosclerose nos rebordos da perfuração (Fig. 17-5).
- Retrações.
- Cabo do martelo e sua posição.
- Possibilidade de observação do ramo longo da bigorna e sua articulação com estribo.
- Possíveis placas de timpanosclerose estendendo-se à cadeia ossicular.
- Possibilidade de verificação do hipotímpano e relação com o óstio tubário.

Com a perfuração seca é possível pedir ao paciente que faça a manobra de Valsalva ou até a otoscopia pneumática para se ter uma ideia da abertura ou não da tuba auditiva.

A etiologia das otites médias crônicas simples são:

- Traumáticas.
- Otite média aguda supurada sem tratamento adequado.
- Otites médias agudas necrotizantes.

Obs.: outras doenças podem levar à quadros de perfuração timpânica, como tumores que serão tratados em capítulo próprio.

Associada a uma das condições acima, se tivermos uma disfunção de tuba auditiva, com seus aspectos já discutidos, um quadro alérgico de vias aéreas superiores, um quadro obstrutivo nasal (desvio septal ou hipertrofia de adenoides), rinossinusopatias crônicas ou infecções de repetição do anel linfático de Waldeyer, torna-se mais fácil a permanência da perfuração timpânica e a configuração da otite média crônica.

As perfurações timpânicas traumáticas na maioria das vezes se resolvem espontaneamente se não houver infecção presente. A cicatrização do tímpano se dá em dias. Normalmente mesmo que ela for de tamanho grande e não houver resolução espontânea, só se infecciona com entrada de água na cavidade timpânica, e devido à ausência de outros fatores fisiopatológicos tende à bom resultado cirúrgico através da miringoplastia,

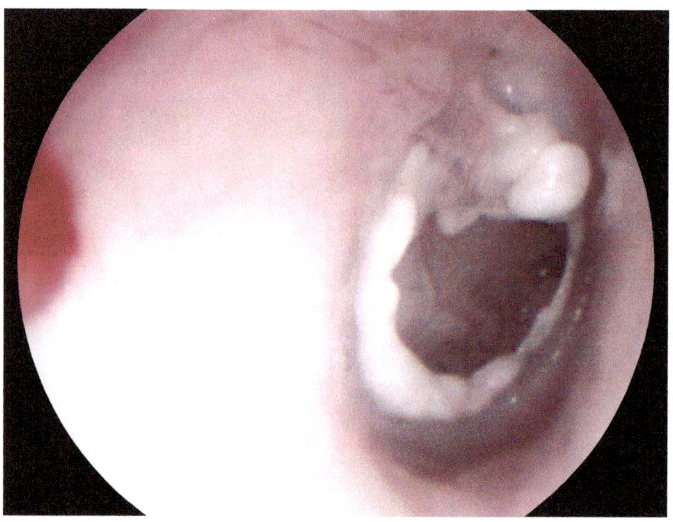

Fig. 17-5. Otoscopia de membrana timpânica com perfuração cujo rebordo se encontra envolvido por formações timpanoscleróticas.

As otites médias agudas supuradas após tratamento adequado normalmente evoluem para a resolução da perfuração, porém nestes casos há normalmente alterações fisiopatológicas que tendem a perpetuar um quadro crônico se não forem adequadamente conduzidas.

Já a otite média aguda necrotizante produz perfuração de tamanho grande, que normalmente não se resolve espontaneamente. Em geral está associada a doenças exantemáticas como sarampo e escarlatina.

As perfurações timpânicas que envolvem menos de 50% da parte tensa da membrana produzem pequena ou nenhuma perda auditiva (de 15 dB ou menos). Perfurações maiores com envolvimento da cadeia ossicular podem produzir grandes perdas auditivas do tipo condutivo, porém de modo geral quando a perfuração timpânica é isolada sem comprometimento da cadeia ossicular, a perda auditiva é pequena.

Uma perfuração central tende a promover hipoacusia mais acentuada que uma perfuração anterior de igual tamanho, uma vez que esta respeita a proteção acústica da janela redonda. O som deve incidir em oposição de fase nas janelas labirínticas para permitir fluxo endolinfático. Não havendo a proteção acústica da janela oval pela membrana timpânica, o som tenderá a incidir nas duas janelas em concordância de fase.

Quando observamos perda auditiva (do tipo condutivo) grande podemos esperar envolvimento da cadeia ossicular.

Raramente na otite média crônica simples encontramos comprometimento neurossensorial, e quando isso ocorre pode até ser devido a outros fatores sem relação com a perfuração.

O exame audiológico é de suma importância para a quantificação da perda auditiva, avaliação do ouvido contralateral e planejamento de tratamento cirúrgico.

Nos casos de otite média crônica simples o exame radiológico é dispensável, eventualmente uma tomografia computadorizada de ouvido pode nos orientar quanto a celularidade e tamanho da mastoide para termos uma noção quanto à cronicidade da doença, uma vez que mastoides ebúrneas e pouco pneumatizadas apontam para um quadro de hipodesenvolvimento da mastoide já nos primeiros anos de vida e uma disfunção tubária mais importante com consequente mostra de menor possibilidade de resultado cirúrgico.

O tratamento clínico consiste em antibioticoterapia local e sistêmica nas fases agudas, orientação do doente quanto à sua doença e os fatores que fazem reagudizar as infecções (entrada de água, gripes etc.).

Na vigência de infecção é importante o médico aspirar o conduto auditivo externo e a perfuração antes do início do tratamento e periodicamente até que haja remissão da infecção, e observar a periodicidade desta infecção e, se caracterizado o quadro de otite média crônica simples, orientar o paciente de que anualmente ele deverá submeter-se à uma revisão otológica para observar a evolução do quadro, principalmente quanto à formação de colesteatoma. A formação de colesteatoma como complicação de otite média crônica simples, apesar de existir, é rara e normalmente outros fatores estarão envolvidos. Uma causa frequente é a realização de cirurgias como timpanoplastia com técnica inadequada.

Para a resolução definitiva da perfuração, o tratamento adequado deve ser o cirúrgico no sentido de fechar a perfuração e reparar as lesões da cadeia ossicular nos casos necessários.

Otite Média Crônica Supurativa

A otite média crônica supurativa (OMCS) é uma entidade na qual fatores envolvidos predispõem a um quadro de infecção constante ou quase constante, onde a otorreia é permanente ou com curtos períodos de acalmia, sendo acalmada durante o tratamento antimicrobiano e logo em seguida voltando ao período infeccioso. Nestes casos existem condições patológicas na cavidade timpânica e na mastoide (granulações, obliteração da comunicação cavidade timpânica/antro mastóideo e colesteatomas) ou quadros sistêmicos que não permitem a remissão do quadro (Fig. 17-6).

Podemos ter otite média crônica supurativa com ou sem colesteatoma.

Na OMCS a otorreia é amarelo-esverdeada podendo se apresentar com cheiro forte. Encontramos quase que sistematicamente os fatores predisponentes citados na otite média crônica simples. Podem existir fatores sistêmicos envolvidos, como diabetes, hipotireoidismo, alteração de respostas imunológicas e fatores nutricionais socioeconômicos e de hábitos.

O exame físico através da otoscopia revela normalmente perfurações grandes, marginais, com retrações (Fig. 17-7). Após a aspiração do conduto auditivo externo, a mucosa da orelha média apresenta-se edemaciada, com tecido de granulação e até pólipos que podem insinuar-se através da perfuração para o conduto auditivo externo (Fig. 17-8). A mucosa das células da mastoide está invariavelmente envolvida, o que ajuda a manter o processo infeccioso. A mastoide normalmente é ebúrnea com poucas células e de tamanho pequeno.

A hipoacusia é maior do que na otite média crônica simples, uma vez que a perfuração é maior e existe envolvimento da cadeia ossicular. É mais frequente na OMCS encontrarmos disacusia neurossensorial resultante do comprometimento do ouvido interno pela infecção crônica.

Ao contrário da otite média crônica simples, ocorre com maior frequência comprometimento sensorioneural, pela cronicidade e permanência de longos períodos de infecção, nestes casos, que levaria a passagem de toxinas da infecção à orelha interna através da janela redonda, do ligamento anular ou do endósteo exposto em caso de fístula e consequente lesão coclear.

A cadeia ossicular se altera em casos de doença prolongada produzindo uma osteíte que leva a absorção óssea do ramo longo da bigorna (mais comum), cruras do estribo, corpo da bigorna e cabo do martelo. Entre os fatores que explicam a destruição óssea estão a pressão, a isquemia e as atividades enzimática e lisosômica dos histiócitos.

O exame audiológico é de suma importância para a quantificação da perda auditiva, avaliação do ouvido contralateral

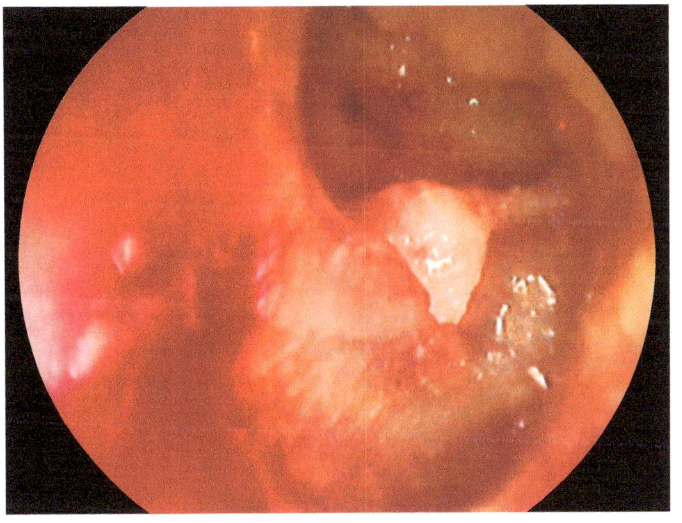

Fig. 17-7. Otoscopia com cavidade timpânica com sinais de otite média crônica supurativa. Notar o aspecto granuloso e polipoide da mucosa.

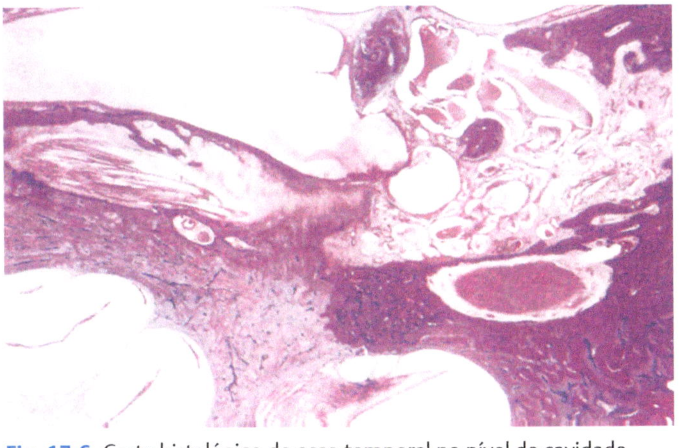

Fig. 17-6. Corte histológico de osso temporal no nível de cavidade timpânica com sinais histopatológicos de granulação e pólipos, mostrando um processo de otite média crônica supurativa.

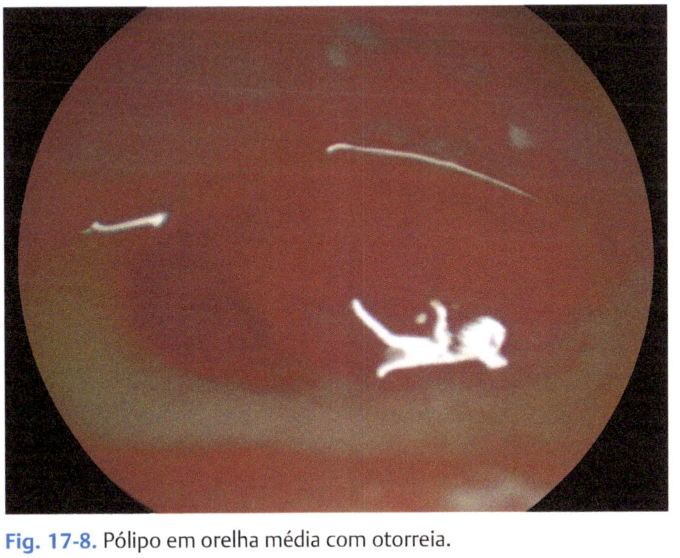

Fig. 17-8. Pólipo em orelha média com otorreia.

e planejamento de tratamento cirúrgico. O grau de comprometimento auditivo vai depender das lesões ossiculares ou da propagação para a orelha interna.

Nos casos de otite média crônica supurativa, o exame radiológico é indispensável. A tomografia computadorizada de ossos temporais pode mostrar o envolvimento da mastoide e de granulações.

Esta condição, resistente a tratamento clínico isolado feito com antimicrobianos específicos de acordo com a flora encontrada através de cultura, deve ser acompanhada de aspiração e limpeza frequentes. O uso de gotas otológicas de neomicina ou gentamicina é descrito em alguns casos como possível causador de lesões neurossensoriais. Na prática este evento é pouco frequente. É importante a orientação do paciente quanto aos hábitos e deve-se impedir a entrada de água no ouvido. Normalmente o processo só se resolve através de uma mastoidectomia com limpeza do tecido de granulação para eliminar o foco infeccioso e para a tentativa de reconstrução funcional.

Otite Média Crônica Supurativa por Germes Específicos

Otite Média Crônica Tuberculosa

A tuberculose de osso temporal foi descrita inicialmente por Jean Louis Petit, no início do século XVIII. Eschle, em 1883, foi o primeiro a identificar o bacilo no ouvido, 1 ano após sua descoberta por Koch. No mesmo ano, Habormann demonstrou pela primeira vez lesões tuberculosas na membrana timpânica. A incidência da doença diminuiu progressivamente desde o início do século XX, pela melhoria das condições de higiene e nutrição, tendo-se tornado significativamente mais rara a partir de 1944, com o advento da estreptomicina. A tuberculose é uma infecção bacteriana necrotizante, com manifestações múltiplas e ampla distribuição. No mundo ocidental, onde a tuberculose bovina foi controlada, a porta de entrada é o pulmão na maioria das vezes, porém as lesões podem-se propagar para outros órgãos. Mais raramente temos infecção primária de outros órgãos, como por exemplo o ouvido, sem que se detecte um foco pulmonar primário. O acometimento da orelha média é excepcional atualmente, ao contrário da era pré-antibiótica, quando sua incidência era bastante elevada. A raridade da doença, entretanto, não nos autoriza a excluí-la do diagnóstico diferencial das otites médias crônicas, principalmente daquelas resistentes às terapêuticas habituais. Com o advento da síndrome da imunodeficiência adquirida (AIDS) houve um aumento substancial do aparecimento de tuberculose e este diagnóstico deve ser lembrado em casos de OMC.

São basicamente duas espécies de micobactérias que causam infecção clínica no homem: o *M. tuberculosis* e o *M. bovis*, este último muito mais raramente, a partir de leite contaminado (consumo de leite não pasteurizado), pela via gastrintestinal. Outras espécies de micobactérias apenas causam doença em situações especiais, como em portadores de doença pulmonar obstrutiva crônica, silicose, em imunodeprimidos etc. O *Mycobacterium* é um bacilo álcool-ácido resistente, individualizado pela coloração de Ziehl-Nielsen (fucsina básica). Sua cultura, no meio de Loevenstein-Jensen, é difícil e demorada. O contato inicial com o bacilo de Koch geralmente ocorre na infância, tendo os pulmões como porta de entrada, exceto em regiões onde a prevalência de tuberculose bovina é alta, onde a porta de entrada costuma ser intestinal. Quando a inoculação é por via pulmonar há formação de um pequeno tubérculo subpleural (tubérculo de Gohn). Ocorre uma adenopatia satélite focal e linfangite entre a adenopatia e a alveolite subpleural. A este conjunto denominamos complexo primário ou "complexo de Gohn". Neste período desenvolve-se uma reação tissular característica, com granulomas de células epitelioides e necrose na lesão pulmonar, pela liberação de material citotóxico pelos linfócitos T, que destrói tecidos do hospedeiro, bem como os bacilos da tuberculose. Geralmente há cicatrização do sítio primário por fibrose e calcificação. Havendo alguma falha neste sistema de defesa do organismo, pode haver disseminação local ou sistêmica da doença pela corrente sanguínea. Nos casos de disseminação hematogênica, pode haver lesões de órgãos isolados, como o ouvido, por exemplo. Estes casos não são bacilíferos (BK no escarro negativo), tornando o diagnóstico muito mais difícil. Segundo Meyerson, a via hematogênica é a principal via de disseminação da doença para o ouvido.

Outros autores, como Politzer, Cox e Kerrison atribuem a infecção do ouvido à disseminação por via ascendente pela tuba auditiva, nos casos bacilíferos, devido à tosse e regurgitação. Atualmente a tuberculose primária do ouvido (sem outro foco detectável) está se tornando mais frequente, sendo que também nestes casos as vias de infecção mais aceitas são a hematogênica e a linfática a partir das proximidades do óstio faríngeo da tuba auditiva. Outras possibilidades de infecção do ouvido já descritas, embora muito mais raras são pelo conduto auditivo, através de perfurações da membrana timpânica, ou como extensão direta a partir de lesões intracranianas. Na esfera otorrinolaringológica, o ouvido é o segundo local mais frequentemente acometido pela doença, sendo superado em número apenas pelos casos de tuberculose de laringe.

A tuberculose de ouvido pode-se manifestar de duas maneiras: uma forma aguda, muito rara; e uma forma crônica e insidiosa. É característica da otite tuberculosa crônica apresentar uma hipoacusia condutiva importante e precoce, desproporcional aos achados otoscópicos, e uma otorréia indolor. Na maioria dos pacientes há aumento dos gânglios linfaticos periauriculares. Na otoscopia, observa-se inicialmente um quadro semelhante a uma otite média aguda, com aumento da vascularização do cabo do martelo. Na evolução ocorrem múltiplas perfurações na membrana timpânica, que coalescem rapidamente, formando uma perfuração única. Portanto, o clássico quadro de perfurações múltiplas é efêmero e difícil de ser visualizado. Nesta fase é frequente também o aparecimento de múltiplos pólipos sangrantes no conduto auditivo (Fig. 17-9). A forma aguda da otite tuberculosa provoca rapidamente uma destruição total de parte tensa da membrana, importante edema de mucosa e granulações com destruição da cadeia ossicular e às vezes do ouvido interno.

Os critérios para o diagnóstico clínico da otite média tuberculosa são:

1. Otite média crônica resistente a vários antibióticos, exceto aos agentes tuberculostáticos.
2. Tecido granulomatoso exuberante no ouvido médio, indo até o conduto auditivo externo.
3. Disacusia de condução importante.
4. História de tuberculose pulmonar ativa ou curada.

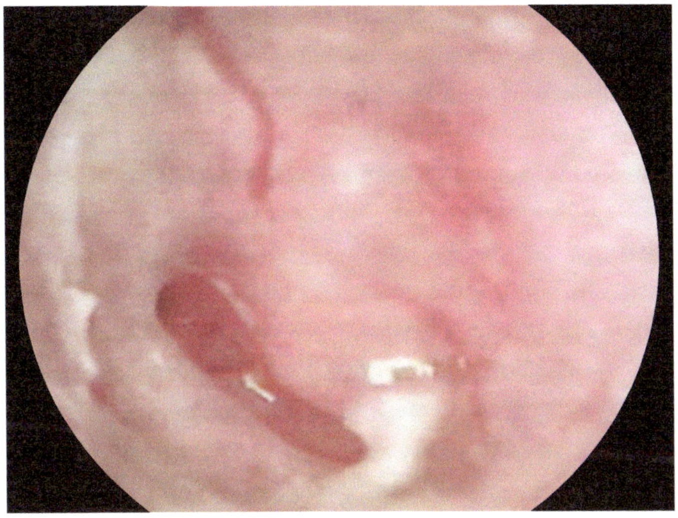

Fig. 17-9. Otoscopia de paciente com tuberculose de ouvido.

5. Presença de linfadenite regional, principalmente em crianças.
6. Teste de Mantoux positivo.
7. Presença de paralisia facial.

A presença de três dos sinais acima enumerados dá-nos a suspeita da doença, enquanto cinco ou mais nos autorizam a fazer o diagnóstico clínico de otite média tuberculosa. A suspeita diagnóstica fica mais forte nos casos bacilíferos, nos quais estão mais evidentes os sintomas gerais de febrícula, sudorese noturna e emagrecimento, sintomas estes que na criança equivalem a retardo ponderoestatural, apatia, mau rendimento escolar, anorexia. O exame anatomopatológico é fundamental à confirmação diagnóstica, embora em alguns casos o isolamento do bacilo de Koch possa ser extremamente difícil. Windle-Taylor, numa série de 22 pacientes ressaltou que 20 tiveram o seu diagnóstico confirmado por exame anatomopatológico, enquanto um caso foi por cultura e o outro por bacterioscopia. O achado de granuloma caseoso é praticamente patognomônico e se confirma com a coloração de Ziehl-Nielsen, na qual são localizados os bacilos álcool-ácidos resistentes (Fig. 17-10). Em torno da área de caseificação aparecem células gigantes tipo Langhans, infiltrado linfocitário e exuberante tecido fibroso, que explicam a intensa disacusia condutiva nestes casos. Juntamente com o quadro clínico já descrito, é fundamental a busca de dados epidemiológicos positivos. A confirmação diagnóstica é, muitas vezes difícil, por isso devemos ter esta entidade sempre em mente, principalmente nos casos de evolução atípica e não responsiva à terapêutica habitual. O PPD nos dá uma ajuda apenas relativa, pois nas crianças vacinadas com o BCG intradérmico, uma induração de até 10 ou 15 mm pode ser atribuída à vacina. Diante da suspeita de otite média tuberculosa, devemos lançar mão de todos os recursos para demonstrar a presença do bacilo de Koch por biópsia, cultura ou bacterioscopia, pois só assim estaremos autorizados a confirmar o diagnóstico. Note-se que há casos em que se pode tornar extremamente difícil demonstrar a presença do bacilo, apesar de todo o esforço que se fizer neste sentido.

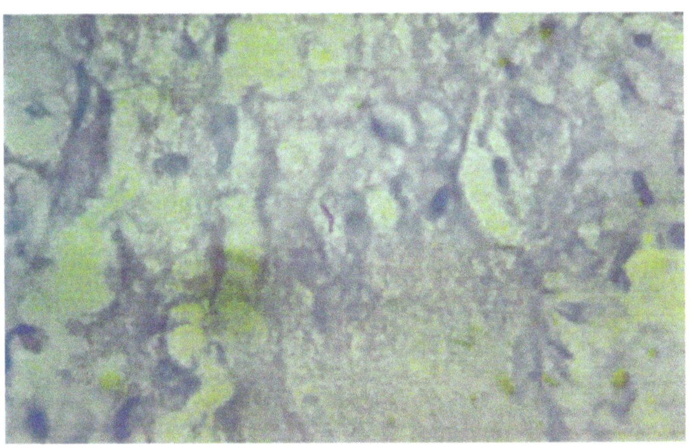

Fig. 17-10. Corte histológico de tuberculose de ouvido, no qual se observam granuloma caseoso e bacilos.

Então, se a suspeita persiste, e outras patologias já tiverem sido afastadas, estaremos autorizados a realizar uma prova terapêutica. Trabalhos desenvolvidos em nosso serviço (5 e 6) mostraram que por vezes o diagnóstico é feito somente com tratamento de prova. Com as drogas tuberculostáticas à nossa disposição atualmente, temos condições de curar praticamente a totalidade dos nossos pacientes.

O tratamento será desenvolvido sob regime ambulatorial, supervisionado, com pelo menos três observações semanais da tomada dos medicamentos nos primeiros 2 meses e uma observação por semana até o seu final.

A supervisão poderá ser realizada de forma direta na unidade, no local de trabalho e na residência do paciente por meio de visitador sanitário ou agente comunitário de saúde. A unidade de saúde pode identificar líderes comunitários ou responsáveis familiares que auxiliem na supervisão do tratamento.

Na forma pulmonar negativa e extrapulmonar (exceto a meningoencefálica), o regime poderá ser ou não supervisionado. Neste caso, devem ser adotadas medidas estimuladoras da adesão dos pacientes ao tratamento e utilizados métodos de verificação do uso correto das drogas.

A hospitalização é admitida somente em casos especiais e de acordo com as seguintes prioridades:

- Meningoencefalite.
- Indicações cirúrgicas em decorrência da tuberculose.
- Complicações graves da tuberculose.
- Intolerância medicamentosa incontrolável em ambulatório.
- Intercorrências clínicas e/ou cirúrgicas graves.
- Estado geral que não permita tratamento em ambulatório.
- Em casos sociais, como ausência de residência fixa ou grupos com maior possibilidade de abandono, especialmente se for um caso de retratamento ou falência.

O período de internação deve ser reduzido o mínimo possível, devendo limitar-se ao tempo suficiente apenas para atender às razões que determinaram sua indicação, independentemente do resultado do exame bacteriológico, procurando-se não o estender além da primeira fase do tratamento.

Esquemas de Tratamento

Em todos os esquemas, a medicação é de uso diário e deverá ser administrada de preferência em uma única tomada.

Esquemas de tratamento intermitente, com doses adequadas a este tipo de regime, sempre supervisionados, poderão ser utilizados após a fase inicial diária, sob a responsabilidade das coordenações estaduais.

Atenção especial deve ser dada ao tratamento dos grupos considerados de alto risco de toxicidade, constituído por pessoas com mais de 60 anos, em mau estado geral, alcoolistas, infectadas pelo HIV, em uso concomitante de drogas anticonvulsivas e pessoas que manifestem alterações hepáticas. A rifampicina interfere na ação dos contraceptivos orais, devendo as mulheres em uso desse medicamento receber orientação para utilizar outros métodos anticoncepcionais.

Em crianças menores de 5 anos, que apresentem dificuldade para ingerir os comprimidos, recomenda-se o uso das drogas em forma de xarope ou suspensão.

Segundo a situação do caso, os esquemas a serem adotados são:

- Para efeito de indicação de esquemas terapêuticos, considera-se sem tratamento anterior ou virgem de tratamento (VT) os pacientes que nunca se submeteram à quimioterapia antituberculosa, ou a fizeram por apenas 30 dias.
- Recomendamos consultar o site do Ministério da Saúde para proceder aos esquemas de tratamento sob a supervisão especializada de médicos infectologistas (http://bvsms.saude.gov.br/bvs/publicacoes/manual_tuberculose.pdf).
- Muitas vezes o diagnóstico é difícil e só se consegue através de tratamento de prova.

Otite Média Crônica Sifilítica

Entidade atualmente rara e seu agente causal é o *Treponema pallidum* o qual ingressa no organismo por contato direto com uma ferida, através de uma solução de continuidade na pele ou até através de uma mucosa intacta.

A manifestação da sífilis no ouvido é dada por uma meningoneurolabirintite e as alterações da orelha média consistem em osteíte ou osteoperiosite.

O ouvido pode ser afetado em qualquer das fases da sífilis, porém geralmente se dá nas fases mais tardias da sífilis congênita e pode afetar os dois ouvidos. Na sífilis adquirida pode haver otites médias aguda e crônica e as lesões são inespecíficas. Clinicamente as lesões da orelha média são semelhantes às da tuberculose e deve-se demonstrar a presença da espiroqueta no exsudato mesmo em que algumas vezes é difícil. Ocorre otorreia fétida e indolor. No início pode haver perfurações timpânicas múltiplas rodeadas de pequenas granulações pálidas. Há hipoacusia condutiva, mas pela afinidade da espiroqueta pelo sistema nervoso pode haver associada perda auditiva neurossensorial. O tratamento deve ser local e sistêmico ressecando os sequestros ósseos e administrando penicilina associada a esteroides. A ampicilina pelo alto nível de concentração alcançado na orelha média pode ser também utilizada. Outros antibióticos como eritromicina ou até tetraciclina podem ser utilizados.

Granuloma de Colesterol

O granuloma de colesterol é uma entidade inespecífica, diferente do colesteatoma que porém não representa uma entidade clínica ou patológica independente. É mais uma resposta tissular do osso temporal à presença de corpos estranhos como cristais de colesterol. Foi descrito inicialmente por Manasse e sua patogenia é muito discutida. O granuloma pode se desenvolver em qualquer parte pneumatizada do osso temporal e ocorre em qualquer tipo de OMC em que haja estase, edema de mucosa, exsudação e hemorragia.

Se consideram três fatores principais para o desenvolvimento de um granuloma de colesterol: interferência com a drenagem, obstrução da ventilação e hemorragia. A hemorragia pode originar-se de um trauma, de transtornos vasculares ou inflamação.

Histologicamente se observam cristais de colesterina liberados do tecido conjuntivo, rodeados de células gigantes de corpo estranho e vasos. Quando se desenvolve a partir de fenômenos hemorrágicos com destruição de células podem aparecer massas de hemácias e histiócitos rodeando os cristais. A manifestação clínica pode se dar por hemotímpano idiopático ou tímpano azul. Em estados avançados pode ocorrer osteíte e erosão óssea. A reabsorção do osso pode levar a uma ampla destruição do osso temporal.

Atelectasia e Bolsa de Retração

As atelectasias e bolsas de retração e a otite adesiva são achados otoscópicos de depressão da membrana do tímpano em direção medial para a cavidade timpânica que pode ser tanto da parte flácida quanto da parte tensa. A etiopatologia da atelectasia é múltipla e se dá basicamente por alteração da ventilação da orelha média por disfunção ou processos obstrutivos da tuba auditiva e por processos inflamatórios da mucosa da orelha média. Para que o quadro se componha são necessárias alterações estruturais da membrana timpânica.

Estas alterações podem estar vinculadas a qualquer alteração da orelha média como otite média crônica secretora, otite média crônica supurativa com ou sem colesteatoma e em alguns processos granulomatosos e tumores do osso temporal.

Para uma ótima transmissão mecânica sonora, o mecanismo tímpano ossicular depende do fato de a pressão atmosférica ser igual à pressão da cavidade timpânica. A pressão timpânica é a soma das pressões parciais dos gases que compõem a bolsa gasosa da orelha média. Tendo isso em mente, uma harmonia entre as trocas gasosas provenientes das células que compõem a mucosa da orelha média e da mastoide e a abertura e o fechamento da tuba auditiva são essenciais na manutenção desta pressão. Estas trocas podem ocorrer também através da membrana timpânica. A formação das atelectasias dá-se pela sinergia de alguns fatores que agem sobre a membrana timpânica, que são o fator mucoso da orelha média, o fator fibroso da membrana timpânica e o fator epidérmico do fundo do meato acústico externo.

No ouvido médio é clássico que uma obstrução ou disfunção tubária (diminuindo sua função equipressiva) induza a uma pressão negativa intratimpânica por reabsorção de conteúdo gasoso da orelha média.

Na membrana timpânica, o estímulo inflamatório somado à pressão negativa da orelha média gera uma desorganização na arquitetura timpânica alterando sua camada média formada por fibras elásticas radiais e circulares. Esta membrana atrófica não resiste às variações pressóricas havendo formação de bolsa de retração.

Por fim a epiderme que reveste externamente a membrana timpânica pode permanecer estável ou pode frente a estímulos inflamatórios transformar-se em hiperativo e hiperplásico com descamação na superfície e migração na profundidade. Este fenômeno explica a acumulação de escamas nas bolsas de retração, sua possível reinfecção e o potencial evolutivo.

Esta evolução poderá levar à erosão óssea da parede posterior do meato acústico externo particularmente junto ao espaço de Proussac chamado pelos radiologistas de "muro da lojeta" (Fig. 17-11).

A evolução pode também levar à formação de colesteatoma primário ou secundário a uma perfuração.

Sadè em 1976 classificou as atelectasias timpânicas em cinco graus:

- *Grau I:* leve retração da MT.
- *Grau II:* retração da MT fazendo contato com a bigorna ou com o estribo.
- *Grau III:* MT fazendo contato com o promontório, sem aderência.
- *Grau IV:* MT aderida no promontório.
- *Grau V:* é o grau III ou IV com perfuração timpânica associada.

O diagnóstico é baseado fundamentalmente na otoscopia e otomicroscopia ou endoscopia do conduto auditivo externo e membrana timpânica. Devemos examinar a posição da retração e se possível o fundo da bolsa. Devemos avaliar a atividade inflamatória, a secreção, as granulações, os pólipos, as descamações e o colesteatoma, além de:

- Aderências da MT com os ossículos.
- Perfuração única ou múltipla de MT.
- Processo inflamatório da pele do meato acústico externo.
- Placas de timpanosclerose associadas.

É importante o acompanhamento do paciente por alguns meses para que se tenha ideia da evolução da doença, de sua estabilidade e dos períodos de recorrência das infecções.

Podemos também realizar as provas de Toynbee e Valsalva para verificar o grau da mobilidade e diferenciar de um grau III ou IV na classificação de Sadè.

Estudos Audiológicos

Audiometrias tonal e vocal avaliarão o grau de hipoacusia, geralmente dos tipos condutivo ou misto, que pode ser pequena nos casos em que a MT toca na cadeia ossicular.

Imagem

É muito importante o exame de imagem e particularmente a tomografia computadorizada de alta resolução do osso temporal na qual se avaliará a pneumatização da mastoide, a MT e os ossículos, a erosão óssea e a massa colesteatomatosa.

À parte o diagnóstico otológico, não nos devemos esquecer da avaliação geral otorrinolaringológica, principalmente da rinofaringe e do nariz, para tratar as patologias desta região que possam levar a disfunção ou obstrução tubária.

Tratamento

O tratamento pode ser dividido em: medicamentoso, exercícios e cirúrgico.

Medicamentoso: corticoterapia, que pode alterar o curso da evolução da doença, principalmente nas etapas iniciais atuando em diminuir o edema da mucosa da tuba auditiva e da orelha média e reduzir a secreção da orelha média. Agindo nos fatores rinossinusais, em particular, nas alergias.

Antibioticoterapia: ajuda no controle das reinfecções bloqueando fatores fisiopatológicos da evolução da atelectasia. Este deve ser com antibióticos de amplo espectro ou no caso em que se colhe cultura e antibiograma utilizando um antibiótico específico. Diminuindo as reinfecções sem dúvida se diminui o risco de evolução.

Outros medicamentos como pseudoefedrina, anti-histamínicos, mucolíticos ou vaporizadores nasais não demonstraram evidência de ação direta sobre o controle das retrações timpânicas e sim como coadjuvante dos processos patológicos associados apresentados pelos pacientes.

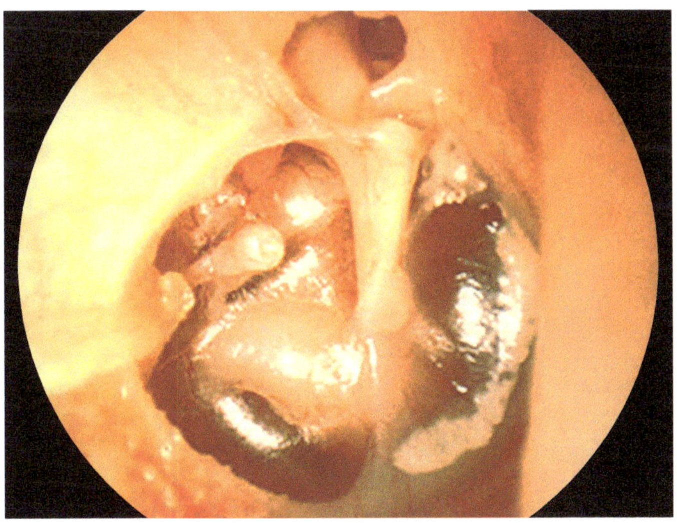

Fig. 17-11. Erosão da região atical.

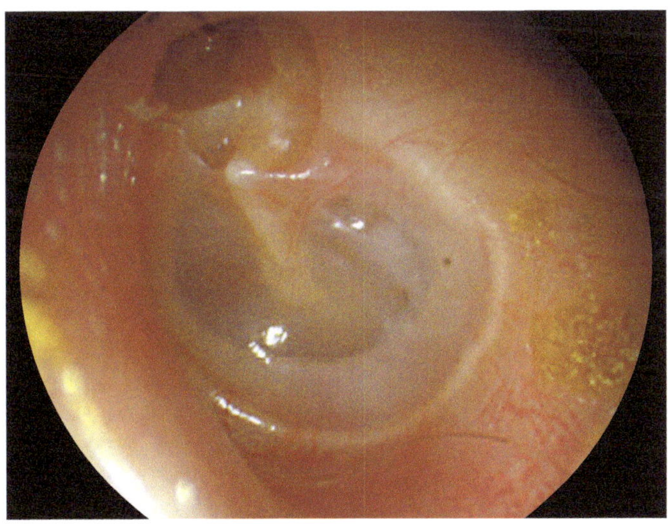

Exercícios

São baseados em exercícios de pressão positiva ou com manobras tipo Valsalva ou ainda com ajuda de instrumentos como balões de borracha, língua de sogra e apitos colocados na fossa nasal para forçar a abertura da tuba e nivelar a pressão intratimpânica.

Cirúrgico

Vários procedimentos cirúrgicos foram propostos na literatura para solução do problema. Eles naturalmente vão depender do estado evolutivo da lesão, do fator infeccioso e das sequelas causadas por perfuração timpânica e erosão ossicular. Nos casos em que houve formação de colesteatoma, o tratamento cirúrgico é indiscutível como veremos a seguir.

Miringotomia e Colocação de Dreno de Ventilação

Discutido anteriormente, este procedimento tem o objetivo de, através da comunicação do ar exterior com a cavidade timpânica, equalizar suas pressões. Ela só é possível nos graus I, II e III da classificação de Sadè e preferencialmente utilizamos um tubo de ventilação de longo tempo de duração ou permanente como o tubo Paparella tipo II (média duração) ou tubo em "T" (permanente). Quando temos parte do tímpano aderido ao promontório ou até à cadeia ossicular normalmente não é possível desfazer esta aderência com o uso do tubo. Por vezes esta abertura da cavidade timpânica pelo tubo pode desenvolver infecções frequentes e a remoção do tubo deve ser realizada.

Timpanoplastia

Fechamento de pequenas perfurações timpânicas associadas, quando há infecções frequentes ou utilizando cartilagem associada para reforçar os locais mais fracos do tímpano.

Técnicas que se tira todo o tímpano e o anel e se refaz todo o canal com o enxerto também são preconizadas. Nestes casos também se pode deixar um dreno de ventilação associado no tímpano ou na parede óssea.

Mastoidectomia

- *Cavidade fechada:* abertura da mastoide e melhorar aeração pelo *aditus ad antrun*, timpanotomia posterior e reconstrução total do tímpano.
- *Cavidade aberta:* nos casos mais graves deve-se fazer uma abertura radical da mastoide.

Como regra geral nas atelectasias preferimos ser o mais conservador possível e só realizar cirurgias reconstrutivas em caso de infeções frequentes. Para as indicações levamos em consideração infecção ou não uma vez que a tendência nas atelectasias é a recidiva do processo pois a alteração tubária, na verdade, não foi resolvida.

Atualmente com as próteses auditivas implantáveis, que discutiremos em capítulo à parte, pode-se resolver a hipoacusia e o problema funcional.

Otite Média Crônica Supurativa com Colesteatoma

A otite média crônica supurativa pode se apresentar com colesteatoma.

As primeiras referências históricas do colesteatoma remontam ao ano de 1683, no qual Du Verncy publicou sobre uma formação no ouvido que denominou de esteatoma. Em 1829 Cruveilhier publicou sobre um *tumeur perlee* (tumor perláceo) do ouvido. Johannes Muller foi o primeiro a citar o colesteatoma palavra que derivou de três formações: *chole* (bilis), *steaton* (gordura) e *oma* (neoformação). Posteriormente em 1855 Virchow publicou também sobre colesteatoma definindo-o como uma formação epitelial de origem embrionária. Cushing (1922), Critchely e Ferguson (1928) publicaram sobre os epidermoides que eram tumores intracranianos ou da medula espinal. Até hoje se descrevem estes tumores como colesteatomas primários, colesteatoma real, epidermoide verdadeiro, cisto dermoide ou epidermoide, e achamos que o termo colesteatoma congênito é o melhor para definir este tipo de lesão.

Na verdade, é difícil uma definição do colesteatoma. Esta definição vai depender em última análise de seu tipo.

Por definição, o colesteatoma consiste na existência de epitélio escamoso estratificado com formação abundante de queratina, dentro da orelha média.

O colesteatoma congênito é a existência de uma inclusão de epitélio escamoso queratinizante embrionário que cresce no osso temporal, com membrana timpânica íntegra e sem história prévia de lesão ou doença otológica.

O colesteatoma é uma formação tumoral constituída predominantemente por queratina proveniente de epitélio escamoso altamente irritado inflamatoriamente. Usualmente tem forma de saco que segue a arquitetura do ouvido médio, ático e mastoide. Esta estrutura tem a capacidade de progredir e crescer às expensas do osso que o rodeia e com tendência a recidivar após sua exérese. Sua ação destrutiva depende de um efeito físico (de massa), químico (enzimático) e celular (osteoclasto). Esta queratina descamada é continuamente eliminada por uma matriz epitelial e forma a parte central do colesteatoma. O colesteatoma não contém colesterol, e o termo mais apropriado histologicamente para sua denominação seria por isso queratoma. Geralmente há uma camada de tecido de granulação em contato com o osso, esta camada elabora várias enzimas dentre as quais a mais importante é a colagenase que causa lise do tecido ósseo.

A classificação do colesteatoma pode ser feita de várias maneiras, entretanto preferimos utilizar a classificação segundo sua origem em três formas:

1. Colesteatoma congênito.
2. Adquirido primário.
3. Adquirido secundário.

O congênito é aquele que se origina a partir de um defeito do desenvolvimento embriológico provocado pela existência de ninhos de tecido epitelial no osso temporal. Este tecido epitelial embrionário se origina no ectoderme da notocorda primitiva. Estes restos existem antes do nascimento e podem se localizar na pirâmide petrosa, na mastoide ou na cavidade timpânica. Em outros pontos da cavidade craniana podem existir igualmente células epidermoides em repouso que podem originar a doença. É uma doença rara e se apresenta em menos de 2% dos colesteatomas. A doença é mais diagnosticada em adultos, porém com a melhora dos recursos propedêuticos como o endoscópio e com o melhor treinamento os pediatras para otoscopia mais e mais diagnósticos de colesteatomas congênitos tem sido feito em crianças.

O crescimento do tumor vai causar surdez de condução pela massa na orelha média ou erosão da cadeia ossicular, podendo evoluir para hipoacusia neurossensorial até anacusia, zumbido e mais frequentemente do que em outros colesteatomas, paralisa facial periférica por comprometimento de qualquer dos segmentos do nervo facial intratemporal ou até extratemporal na fossa posterior craniana. Seu crescimento normalmente é mais no sentido medial em direção à ponta do rochedo. Por vezes pode se infectar e levar a alguma complicação intracraniana. A membrana timpânica também se pode apresentar normal à otoscopia ou se observar por transparência uma área radiolúcida de destruição óssea arredondada e esbranquiçada que simule uma placa de timpanosclerose.

Os colesteatomas adquiridos são aqueles que aparecem após o nascimento.

Os adquiridos primários originam-se a partir de um defeito atical. Podem aparecer de maneira espontânea sem perfuração prévia. Sua origem está baseada na teoria da pressão negativa dentro da orelha média secundariamente a uma disfunção tubária crônica que faz com que a membrana timpânica e em particular a sua parte flácida invagine-se para dentro do espaço de Prussak inicialmente e depois ao ático. Normalmente são como pequenos sacos bem delimitados.

Os adquiridos secundários caracterizam-se por aparecer secundariamente a causas etiológicas bem definidas. Três causas devem ser consideradas: pós-infecciosa, pós-traumática ou pós-cirúrgica. Podem evoluir através de uma perfuração de membrana timpânica marginal ou central e são mais comuns. Outras teorias existem para os adquiridos que veremos posteriormente.

A fisiopatologia da erosão do colesteatoma pode ser explicada por várias teorias.

Inicialmente se explicava a reabsorção óssea pela pressão do tumor nos capilares ósseos levando à necrose e absorção.

Sabe-se, porém que a matriz do colesteatoma libera fosfatase ácida, colagenase e outras enzimas proteolíticas que causam lise óssea.

No mecanismo imunológico ou celular, infecção e pressão ativam osteoclastos, através das células de Langerhans, que reabsorvem o osso.

O pH das lâminas de queratina dentro do colesteatoma é ácido e pode levar à desmineralização da hidroxiapatita do osso.

A queratina pode levar à reação inflamatória (granuloma de corpo estranho) que induz à reabsorção das células ósseas.

Os efeitos físicos (pressão) do colesteatoma podem levar a geração de potenciais elétricos transientes e recrutamento de monócitos no espaço subepitelial que podem ativar os eventos celulares de reabsorção óssea.

Etiopatogenia do Colesteatoma

Para sua etiopatogenia existem basicamente três teorias, que podem explicar a formação dos vários tipos de colesteatomas.

Em nossa opinião não existe uma só teoria que explicaria todos os tipos de colesteatomas e sim vários eventos colaborariam para sua formação e progressão.

Estas teorias são: a congênita, a metaplásica e a migratória (Figs. 17-12 a 17-14).

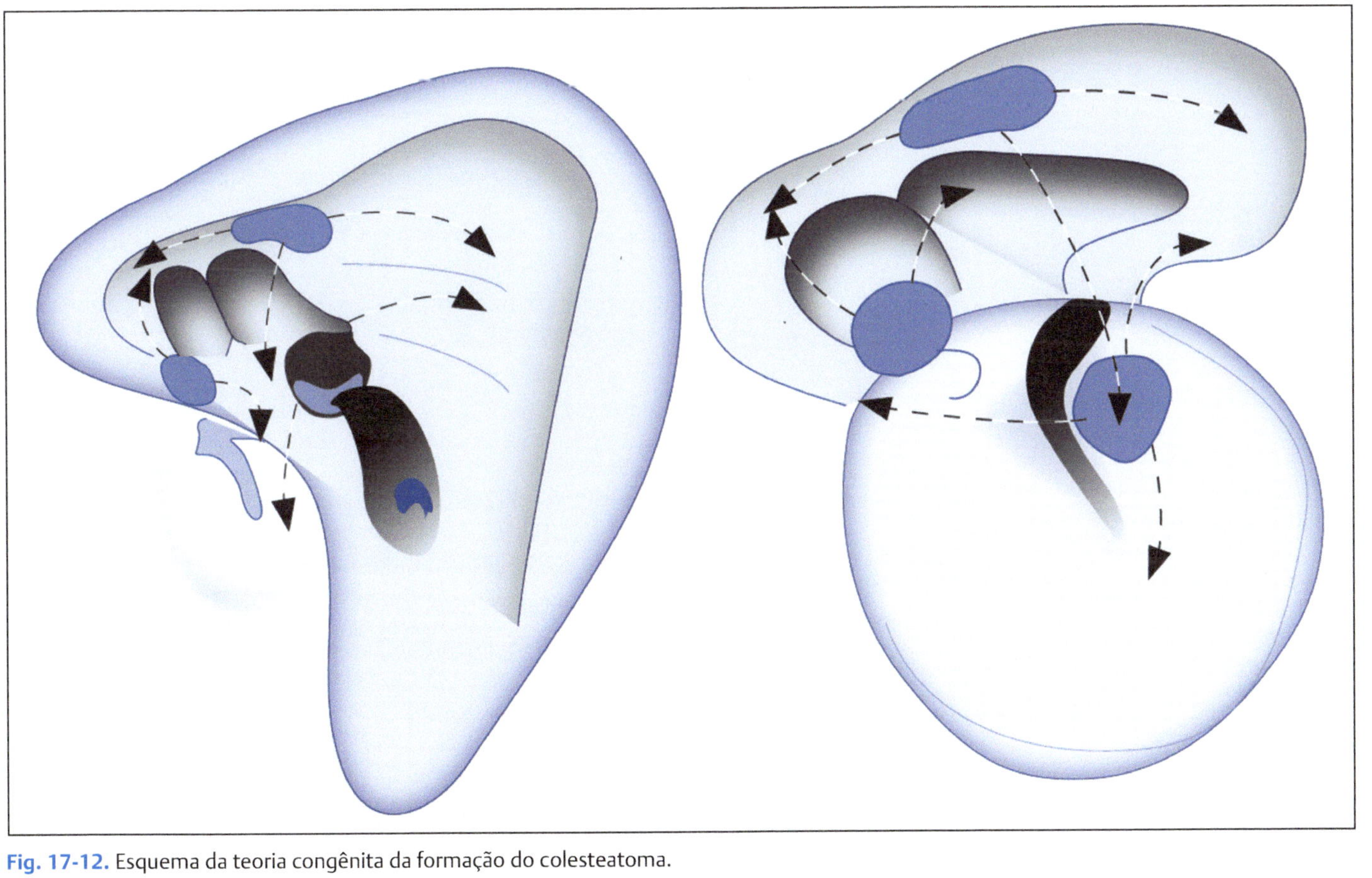

Fig. 17-12. Esquema da teoria congênita da formação do colesteatoma.

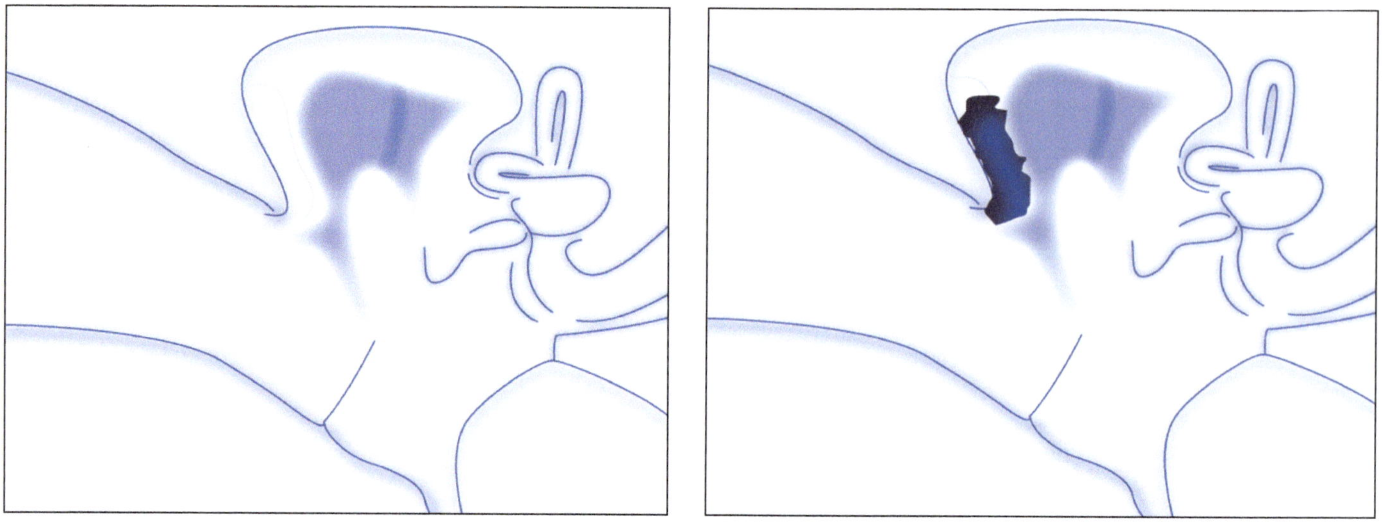

Fig. 17-13. Esquema da teoria metaplásica da formação do colesteatoma.

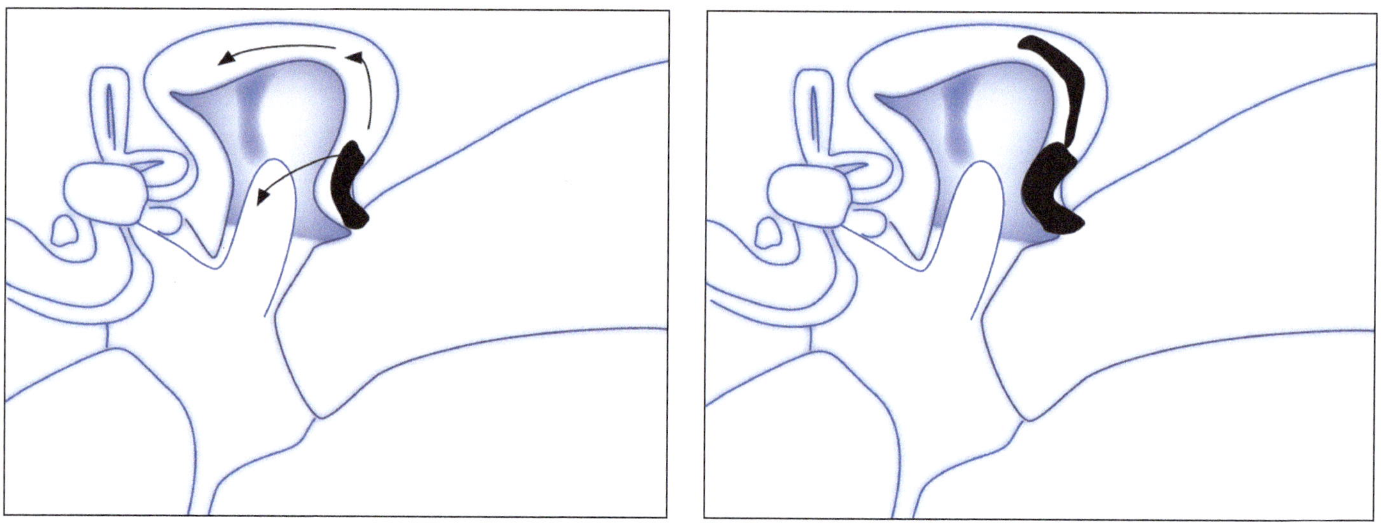

Fig. 17-14. Esquema da teoria migratória da formação do colesteatoma.

Teoria Congênita

Os colesteatomas congênitos são consequência de inclusões embrionárias de epitélio escamoso durante o desenvolvimento do osso temporal. Foi proposta inicialmente por Korner em 1830 e posteriormente confirmada por outros autores (Cushing 1922, Diamant 1932, Wayoff 1959 entre outros), todos estes autores preconizam a ideia que o colesteatoma é primário e a perfuração é secundária a ele.

A indubitável existência dos colesteatomas congênitos não é posta em dúvida nos casos de colesteatomas ou inclusões epidermoides de sintomatologia otológica, totalmente neurológica ou otoneurológica, pois não há nenhuma relação entre a pele meatal e a massa colesteatomatosa.

Os colesteatomas congênitos devem possuir as seguintes características:

- Desenvolver-se com tímpano íntegro.
- Sem história de infecções de ouvido.
- Que tenham sua origem em inclusões embrionárias de tecido escamoso epitelial ou de tecido indiferenciado que se transforme em epitélio escamoso no desenvolvimento do osso temporal.

No osso temporal existem três pontos de origem distintos; um no ático outra no *aditus* e um terceiro na caixa timpânica. Na primeira não dará sintomatologia até seu deslocamento em direção ao tímpano, a segunda dará sintomatologia quando se exteriorizar no tímpano através de uma perfuração timpânica ou quando provocar hipoacusia referida pelo doente, a terceira no estribo dará como primeiro sintoma a hipoacusia por lesão de cadeia ossicular. Os três casos quando se exteriorizam no tímpano podem ser infectados secundariamente produzindo sintomas infecciosos.

Teoria Metaplásica

A metaplasia epitelial existe no ouvido médio seja em forma mucosa ou escamosa. O que se discute é que se esta metaplasia for de forma escamosa conduziria ou não a uma queratinização e consequente formação de colesteatoma.

Wendt em 1973 e Sade em 1977 são os defensores desta teoria com estudos histológicos. A presença deste epitélio no ouvido médio se encontra nas seguintes situações clínicas:

A) Em presença de uma perfuração, central ou marginal, ocorreria uma metaplasia da mucosa da cavidade timpânica quando existem fatores inflamatórios ou irritativos presentes.
B) Também se encontram estas metaplasias em avançados estados de atelectasia, nas otites adesivas pelo contato da pele do tímpano e a mucosa do promontório.
C) Se encontram metaplasias de epitélio nos casos de pólipos que se exteriorizam no ático e no mesotímpano.

A possibilidade da metaplasia das células mucosas em escamosas e queratinizantes foi comprovada histologicamente.

Teoria Migratória

É a teoria mais aceita entre os otologistas, baseada tanto em observações clínicas como experimentais.

Foi Politzer em 1901 que primeiro afirmou a possibilidade deste crescimento de pele do conduto auditivo externo para o interior do ouvido médio através de uma perfuração. Bezold em 1902, afirmou que este crescimento se dava principalmente nas perfurações marginais. Posteriormente Ruedi em 1959 propôs que a formação de colesteatoma se realizava por um estímulo inflamatório da lâmina basal do epitélio escamoso na parte flácida que possui a qualidade de formar uma massa de epitélio escamoso que posteriormente se encheria de queratina. Esta teoria prega a invaginação por vários fatores, que discutiremos a seguir, da pele do conduto auditivo externo ou da membrana timpânica para o interior do ouvido médio. Por este fato poderíamos explicar quase todas as formas de colesteatomas exceto aqueles com tímpano íntegro e aqueles de aparição brusca no ático. Para estes, as teorias congênitas e metaplásicas explicariam a patogênese. A teoria migratória é aplicável quando existe as seguintes condições predisponentes: hereditariedade, diminuição de pneumatização da mastoide, diminuição da pressão intratimpânica e presença de neoformação de tecido conjuntivo.

Fatores Etiopatogênicos

A partir da origem do colesteatoma, em qualquer das teorias, vemos que existem fatores etiológicos ou desencadeantes que põem em marcha o que potencialmente seria um colesteatoma. Até que se forme um colesteatoma propriamente dito o que predisporia o indivíduo ao aparecimento deste tumor?

Estes fatores são:

- Genéticos: alterações congênitas da membrana timpânica, pneumatização reduzida da mastoide, malformações do osso temporal e alterações da tuba auditiva.
- Ambientais: estado socioeconômico, hábitos alimentares hipoproteicos e hipovitamínicos, hábitos de higiene e clima.
- Imunológicos com alterações de imunoglobulinas séricas, ou doenças de baixa imunológica.
- Microbiológicos dependendo da flora bacteriana presente.
- Infecções otológicas prévias.
- Disfunção tubária levando a alteração pressórica e infecções de repetição.
- Traumas naturais ou cirúrgicos.

No caso dos colesteatomas congênitos vemos que a disfunção tubária , um fator preponderantemente etiológico/patogênico pode estar ligado à proliferação dos restos epiteliais e consequente desenvolvimento do tumor. Por esta razão os autores citam que em 75% dos casos de colesteatoma congênito existem antecedentes de disfunção tubária.

Estudando a teoria metaplásica vemos que para que esta exista e transforme o epitélio da orelha média em epitélio escamoso queratinizante deve existir o fator irritativo ou inflamatório (por exemplo a disfunção tubária e a persistência de otite secretora). Estes fatores etiopatogênicos seriam também responsáveis pelo crescimento e das recidivas dos colesteatomas principalmente na criança.

Os colesteatomas secundários a traumas não se adaptam às teorias previamente citadas, porém sua etiologia é clara. Posterior ao trauma ou fratura do osso temporal pode haver pinçamento e introdução de epitélio do conduto auditivo externo para dentro da orelha média. O epitélio queratinizado implantado pode formar um cisto epidermoide e desenvolver um colesteatoma.

Nos colesteatomas pós-cirúrgicos há uma despitelização incompleta dos restos timpânicos durante uma miringoplastia.

Anatomia Patológica do Colesteatoma

Histologicamente a definição de colesteatoma é de um epitélio poliestratificado plano e queratinizado que se invagina e cresce em locais não habituais do osso temporal provocando o crescimento de uma massa tumoral que se estende progressivamente. É constituído por epitélio formado recentemente. Podem-se observar vários estádios de degeneração, abundantes escamas de queratina e com frequência se associa a granuloma de cristais de colesterol e células inflamatórias crônicas.

Se observa um revestimento epidérmico delgado com uma capa germinativa que evolui rapidamente. A capa superficial se transforma em extrato granuloso que se queratiniza e se desprende rapidamente. Este material com células mortas e sem núcleo forma placas escamosas brancas e brilhantes. A capa epitelial é conhecida clinicamente como matriz. Esta matriz se expande nos espaços livres da mastoide e em suas células. Dentro da matriz se observam claramente diferenciadas as capas queratínicas, granulosa, malpigiana e basal.

Comportamento Histobioquímico

Não existem grandes diferenças entre pele normal e colesteatoma. Em alguns colesteatomas pode haver um estado de hiperqueratinização com elevada velocidade de síntese de proteínas. O colesteatoma apresenta intensa atividade enzimática na sua matriz. Ele possui o triplo de atividade de fosfatase alcalina e o dobro de fosfatase ácida do que a pele normal. Estas enzimas são necessárias para o processo de queratinização. Na capa queratínica do colesteatoma se encontra um alto conteúdo de colesterol, que tem via metabólica diversa do colesterol sérico (granuloma de colesterol). Fatores gerais induzem a estas alterações epidérmicas. Outros fatores contribuem para o controle destas alterações: hormônios (adrenalina e glucocorticoides), fatores de origem mesenquimal, grânulos de querato-hialina (contém proteínas com atividades ribonucleicas e ligadoras de DNA) e células de Langerhans às quais também se atribui um papel de controle das mitoses.

O Espaço Subepitelial

É o mais importante no comportamento histobioquímico do colesteatoma. Durante sua patogenia, produzem-se neste espaço várias alterações patológicas, a saber:

- Produção de derrame líquido.
- Produção de tecido de granulação.
- Produção de timpanosclerose.
- Contribuição para a produção de granuloma de colesterol (fibroblastos, macrófagos e hemácias).
- Mecanismos de defesa (fagocitose, células plasmáticas, mediadores de mecanismos imunológicos como linfócitos e macrófagos).
- Secreção de moléculas inflamatórias (lisozima, prostaglandinas, interferon etc.).
- Produção de fibroblastos (colágeno).
- Osteogenese e destruição óssea.
- Influência sobre as células epiteliais estimulando seu desenvolvimento.

Alteração sobre a Mucosa

Nas otites médias crônicas com colesteatoma a mucosa pode ser destruída ou substituída.

Uma série de fatores pode atuar sobre a mucosa provocando a metaplasia:

- Inflamação subepitelial.
- Pressões parciais de gases, O_2 CO_2 e pH e N2.
- Infecção bacteriana ou viral.
- Pressão atmosférica.

Estas alterações levam à eliminação enzimática e tóxica da mucosa. Quando a PCO_2 do OM está aumentada (> 18,2 mmHg) há hiperplasia secretora da mucosa. Em ouvidos perfurados a presença de ar leva a metaplasia escamosa do epitélio.

Infecção

O odor fétido do colesteatoma, explicado por estudos microbiológicos do colesteatoma onde se encontrou germes anaeróbios (*Peptococus*, bacteroides melaninogênicos), aeróbios (*Pseudomonas aeruginosa*) e facultativos (*Proteus mirabilis* e *Stafilococus aureus*) que colonizam zonas superficiais ou profundas da orelha média e do saco colesteatomatoso, por serem ambientes de oxigenação pobre.

As bactérias no colesteatoma infectado são diferentes das encontradas na otite média aguda e otite média secretora. O colesteatoma é meio de cultura para as bactérias do conduto auditivo externo. O colesteatoma infectado reabsorve osso mais rapidamente.

Reabsorção Óssea

É um mecanismo importante presente no colesteatoma e responsável pela maioria das complicações. Estes mecanismos provêm:

- De reações do tecido conjuntivo subepitelial, com células mononucleares, mediadores químicos e enzimas lisosômicas. Os lisosomas tipo II têm tendência a calcificação no espaço subepitelial e se associam a timpanosclerose.
- Da matriz do colesteatoma, através de um fator químico estimulador da atividade osteoclástica.
- Indiretamente por reações inflamatórias por corpo estranho.
- De células de Langerhans que são as "sentinelas" da vigilância imune.
- De mecanismo de pressão do saco colesteatomatoso produzindo osteoclastos.

Para resumir a inflamação crônica na qual participa o linfócito T e o monócito vai iniciar a desmineralização, através das células de Langerhans, produzindo ativação de osteoclastos (derivados dos monócitos). O osteoclasto vai dissolver a hidroxiapatita com fagocitose. Os osteoblastos parecem também secretar grande quantidade de ácidos (cítrico e lático) aumentando a lise óssea.

Diagnóstico

Anamnese

A anamnese é fundamental no diagnóstico do colesteatoma. A otorreia é a queixa mais frequente, e é um sintoma capital na clínica do tumor. Normalmente é constante, com períodos de melhora, mas não de desaparecimento, espessa, fétida, de cor amarelada e indolor. O odor é característico, todo o otorrinolaringologista que já examinou um colesteatoma não o esquece.

A otorreia não tem relação com processos infecciosos de vias aéreas superiores nem com entrada de água no ouvido, podendo apresentar-se sem causas desencadeantes. Os tratamentos clínicos podem fazê-la diminuir, mas raramente desaparece. Às vezes a otorreia vem mesclada com laivos de sangue, resultado de roturas de vasos de lesões poliposas ou granulomatosas associadas. Nos colesteatomas com tímpano íntegro, principalmente os congênitos, não encontramos este sintoma. O médico deve ficar igualmente atento para os pequenos colesteatomas em indivíduos hígidos e com boa nutrição e cuidados de higiene pois às vezes a otorréia pode não ser muito importante ou até não aparecer em fases da doença.

A hipoacusia, o segundo sintoma mais frequente, e é tipicamente de transmissão, podendo haver componente neurossensorial que pode ser devido à passagem de substâncias tóxicas ao ouvido interno através de membranas labirínticas. Este comprometimento coclear pode ser explicado em alguns casos pela ototoxicidade de substâncias tópicas empregadas em seu tratamento. O grau de hipoacusia é muito variável e não proporcional ao tamanho do colesteatoma ou de suas lesões. A hipoacusia está ligada à lesão tímpano ossicular e ao efeito de massa que o colesteatoma pode causar permitindo a condução sonora levando a perdas pequenas. A perda auditiva é o sintoma principal e as vezes único quando encontramos colesteatoma com tímpano íntegro (congênito).

O zumbido pode estar presente, mas normalmente é negligenciado pelo doente devido aos outros sintomas (otorreia e hipoacusia) e excepcionalmente, a causa de motivação da consulta. Normalmente é de tonalidade grave como ocorre em geral em perdas condutivas.

Raramente é intermitente ou agudo e se agudo pode traduzir comprometimento neurossensorial.

Certos graus de alteração de equilíbrio podem estar associados a colesteatomas grandes pelo efeito de plenitude auricular, porém as crises vertiginosas objetivas com distúrbios neurovejetativos constituem um sintoma alarmante que demanda assistência médica imediata pois traduzem uma complicação labiríntica em geral causadas por erosão da cápsula ótica. Estas vertigens podem ser desencadeadas por manobras no ouvido como limpeza ou manipulação e que fazem suspeitar da presença de uma fístula labiríntica. Que podem melhor diagnosticadas com a prova de fístula em que se aplica uma pressão de ar sobre o ouvido médio com uma pêra de borracha que oblitera o meato acústico externo e o paciente apresenta vertigem objetiva e até nistagmo visível. Normalmente optamos por realizar pressão do *tragus* contra o conduto auditivo externo verificando a presença de vertigens ou nistagmo.

Excepcionalmente o colesteatoma pode ser diagnosticado na vigência de uma complicação como uma paralisia facial periférica, surdez súbita, crise vertiginosa ou meningite.

Por vezes encontramos crises de agudização do processo infeccioso aumento de otorreia, otorragia cefaleia febre ou até otomastoidite aguda.

Exame Físico

A otoscopia é o método mais importante no diagnóstico do colesteatoma. A exploração pode ser feita com otoscópio convencional de aumento, mas o microscópio binocular e o endoscópio devem ser utilizados para uma melhor visualização. Após limpeza cuidadosa da secreção observa-se descamação epidérmica de coloração branca nacarada facilmente aspirável.

Várias imagens otoscópicas podem ser encontradas, a saber:

1. Na parte flácida:
   - Uma perfuração com ou sem descamações epidérmicas.
   - Uma invaginação na qual podemos ver ou não seu fundo.
   - Crostas que ao serem retiradas revelam descamação epidérmica. A presença de cerúmen sobre a parte flácida também deve levantar suspeita de colesteatoma.

   Nem sempre é fácil distinguir uma perfuração de uma invaginação e estas podem as vezes se acompanhar de destruições ósseas do sulco timpânico, da parede do ático sendo que verdadeiras aticotomias naturais epitelizadas podem ser encontradas (vide atelectasia).
2. Na parte tensa:
   - Uma invaginação podendo-se ou não ver o fundo.
   - Uma perfuração através da qual podemos ou não ver acúmulo de material queratínico.

Poucos colesteatomas retraem a membrana do tímpano. Algumas vezes o quadro é acompanhado de degeneração polipoide da mucosa da caixa ou de abundante tecido de granulação.

Em algumas ocasiões a otoscopia pode até ser normal ou com presença de massa por transparência em tímpano íntegro (congênitos). Sendo o diagnóstico após a exploração cirúrgica. A presença de pólipo no conduto auditivo externo em crianças com história de otorreia crônica é altamente sugestiva de colesteatoma (Figs. 17-15 a 17-17).

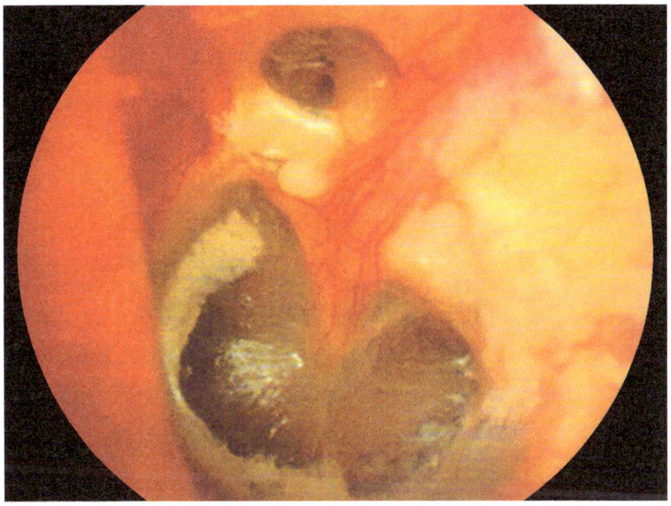

Fig. 17-15. Otoscopia de otite média crônica colesteatomatosa com colesteatoma atical e erosão da região do esporão de Chausse.

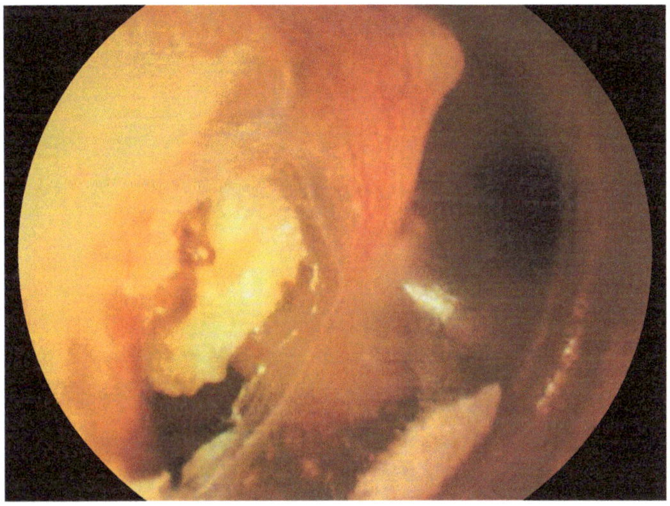

Fig. 17-16. Otoscopia de cole na perfuração de otite média crônica colesteatomatosa com colesteatoma na cavidade timpânica.

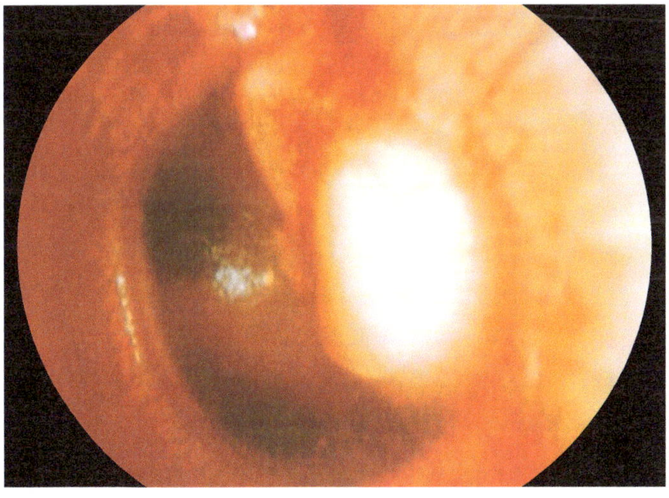

Fig. 17-17. Otoscopia de membrana timpânica íntegra com imagem de uma massa branca na cavidade timpânica, que é um colesteatoma congênito.

Exploração Cocleovestibular

Um estudo da função auditiva deve sempre ser realizado e compreende:

- Acumetria: provas de Weber, Rinne e Schawabach.
- Audiometria tonal para determinação dos limiares ósseos e aéreos.
- Discriminação vocal.
- Imitanciometria nos casos de tímpano fechado. Provas de função tubaria podem ser realizadas, mas não vemos muito auxílio no diagnóstico do colesteatoma.

Nos casos em que encontramos sintomas vestibulares os sinais labirínticos espontâneos devem ser pesquisados (Romberg, prova da marcha e Babinsky Weil), bem como sinais centrais de alterações cerebelares.

Exame de nistagmo espontâneo e prova da fístula subjetiva ou objetiva com gravação de nistagmo deve ser realizada.

Imagem

Os exames de imagens estão sendo tratados em capítulo especial neste livro, mas sob o ponto de vista radiológico o colesteatoma pode se estender-se a várias direções no osso temporal, mas a região mais comum é a posterolateral em direção ao *aditus* e antro. A extensão mesotimpânica, mais atípica e com predominância na criança.

A radiologia deve nos ajudar em:

- Verificar a erosão da parede lateral do epitímpano com apagamento do esporão ou muro da lojeta.
- Aumento da distância entre a parede do epitímpano e a cadeia ossicular e aumento do espaço de Proussak.
- Erosões de cadeia ossicular, principalmente cabeça do martelo e bigorna.
- Cavidades antrais alargadas e sinais de imagens radiolúcidas correspondentes à reação osteolítica, especialmente, a perda do trabeculado ósseo.
- Eventuais complicações como fístulas labirínticas, ou continuidades com estruturas correlatas (dura-máter e seio sigmoide).

Atualmente não existe mais espaço para a radiografia simples, a não ser para a avaliação da pneumatização da mastoide.

A tomografia computadorizada de osso temporal, é o exame radiológico de escolha (Fig. 17-18).

Os exames radiológicos não são imprescindíveis, pois se um exame clínico denota a presença de colesteatoma, o tratamento deverá ser efetuado. O diagnóstico diferencial deve ser feito com outros tumores do osso temporal, granulomas de colesterol, infecções crônicas simples ou específicas do ouvido.

Nos últimos anos a ressonância nuclear magnética com técnica de difusão veio a trazer enorme contribuição no diagnóstico do colesteatoma e também com casos de acompanhamento cirúrgico pós-operatório de eventuais recidivas. A ressonância é útil também para o diagnóstico diferencial entre outras patologias como tumores e granulações. Também deve ser pedida nos casos de erosão do tégmen da mastoide e epitímpano para investigarmos a presença de eventuais herniações de conteúdo encefálico para orelha média.

Somente o exame radiológico não faz o diagnóstico sendo imprescindíveis a anamnese e o exame físico.

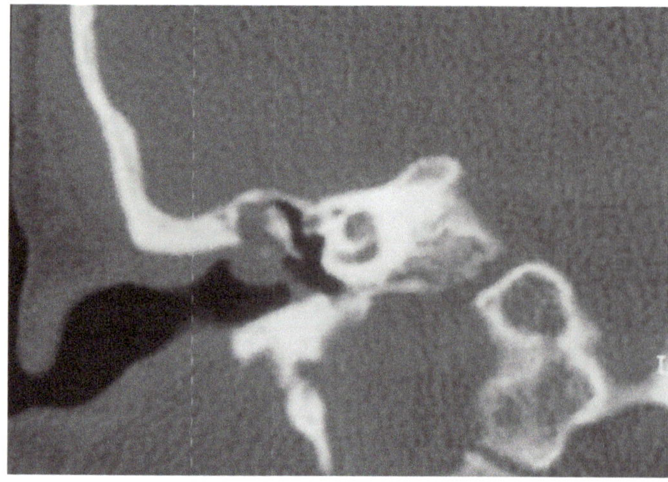

Fig. 17-18. Tomografia computadorizada de osso temporal com imagem de colesteatoma preenchendo a cavidade timpânica e erodindo o esporão de Chausse.

Complicações

Nas últimas décadas tem-se reduzido substancialmente o índice de complicações causadas pelo colesteatoma. Tanto a mudança de hábitos e a melhora de condições socioeconômicas da população quanto à melhora das condições de atendimento médico e de profilaxia e tratamento mais eficaz das infecções e da doença em si. Tudo isso levou a uma prevenção destas complicações (Fig. 17-19).

Estas complicações dependem então de uma série de fatores que vão desde a profilaxia até o tratamento cirúrgico passando pela localização anatômica do tumor.

Estas complicações são descritas com detalhes entre as complicações gerais das otites médias.

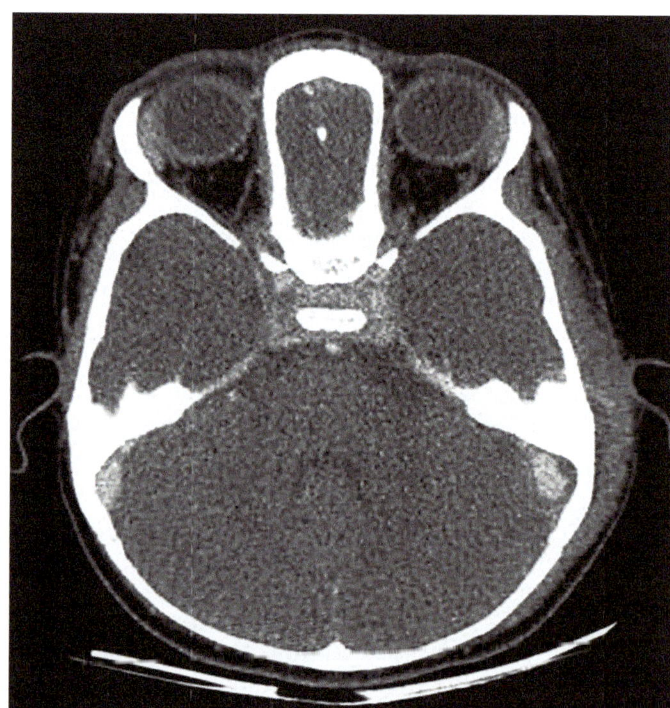

Fig. 17-19. Trombose do seio sigmoide. Mastoidectomia.

Tratamento do Colesteatoma

Profilático

Profilaxia ambiental, constitucional, fatores obstrutivos nasais, adenoidianos, tonsilites crônicas, pólipos nasais e neoplasias, devem ser lembrados.

Tratamento da disfunção crônica da tuba auditiva e suas repercussões sobre o ouvido médio, tratando as alergias de vias aéreas superiores, as doenças nasais e sinusais as otites secretoras e adesivas e as bolsas de retração de membranas do tímpano. Não caberia aqui discutirmos todos os tratamentos dos tópicos acima, mas vale a pena ressaltar que em colesteatomas unilaterais em que o ouvido contralateral se apresenta com retração de membrana timpânica deverá ser realizado tratamento clínico ou cirúrgico desta retração para prevenção da gravidade da doença bilateral.

Clínico

Através de antibioticoterapia sistêmica e local com aplicação tópica de ácido bórico e água oxigenada juntamente com aspirações e limpeza das secreções para prevenção das complicações infecciosas e melhora da infecção secundária para o tratamento cirúrgico.

É descrita a ação da vitamina A sobre a epidermização e a queratinização da mucosa do ouvido médio e da pele.

O uso de vitamina A em forma tópica foi descrito por Ducan (1981) com bons resultados nos pós-operatórios de colesteatomas ou naqueles casos iniciais.

Cirúrgico

O tratamento do colesteatoma, salvo raríssimas exceções é sempre cirúrgico.

Entre nós muitos autores estudaram o tratamento cirúrgico do colesteatoma uma vez que em nosso meio ele apresenta certas particularidades que por vezes diferem dos doentes de outros países.

Muitas técnicas e variações são descritas e utilizadas na cirurgia do colesteatoma.

Para o tratamento cirúrgico devemos ter em mente os seguintes princípios que passo a enumerar por ordem de prioridade:

1. Exérese total do colesteatoma.
2. Preservação do bloco labiríntico e nervo facial.
3. Retirada dos tecidos de granulação e mucosa com alterações patológicas.
4. Preservação de condições de aeração da cavidade, proporcionais ao seu tamanho.
5. Reconstrução funcional da membrana timpânica e cadeia ossicular.

Para cumprirmos os princípios acima a condição seguinte não deve influir para impedir o cumprimento do princípio anterior.

Dentro deste espírito, poderemos basicamente utilizar uma timpanotomia ou uma mastoidectomia.

As timpanotomias via endaural, sem abertura da mastoide, ficam restritas somente àqueles colesteatomas de tamanho pequeno e restritos à orelha média, que não se insinuam ao *aditus ad antrum* e ático e que sua exérese por esta via permita não deixar nenhuma dúvida de retirada completa. Neste tempo poderão ser realizadas recontruções ossiculares.

A cirurgia mais adequada e mais utilizada no tratamento do colesteatoma é sem dúvida a mastoidectomia. Muitos tipos e vias de abordagem para a abertura da cavidade mastóidea podem ser utilizados.

A escolha da técnica vai depender dos seguintes parâmetros:

- Comprometimento auditivo (limiares aéreos e ósseos tonais e discriminação vocal).
- O estado do ouvido contralateral.
- Idade do doente.
- Tamanho e localização do colesteatoma (exame físico e radiográfico).
- Opção durante o ato cirúrgico conforme o achado intraoperatório.

Em crianças o índice de recidivas é muito alto (cerca de 30% em nosso serviço).

As vantagens da técnica fechada são a possibilidade de reconstrução funcional do ouvido e uma estabilização anatômica e infecciosa da orelha. Como sabemos que a grande maioria dos casos de colesteatomas apresentam fatores gerais e locais que levaram à sua formação (disfunção tubária, principalmente), e a reconstrução funcional nem sempre apresenta resultados ideais, mesmo que tecnicamente adequada, podendo persistir perda condutiva. Com uma reconstrução tipo microcaixa na técnica aberta podemos obter ganhos auditivos extremamente favoráveis.

Para a técnica aberta a meatoplastia a ser realizada no meato acústico externo é essencial e deve ser ampla de modo permitir aeração e visualização adequada da cavidade. A abertura da parede posterior do conduto auditivo externo deve também ser ampla. O muro do facial deve ser bem rebaixado. As paredes da cavidade mastóidea devem ser deixadas lisas e sem rugosidades de modo a permitir adequada epitelização pós-operatória. As células mastóideas devem ser removidas em sua totalidade. A cavidade pode ser deixada livre ou preenchida por músculo pediculado. Utilizamos retalhos do músculo temporal ou do músculo esternocleidomastóideo nos casos de grandes cavidades cirúrgicas feitas em mastoides bem pneumatizadas. Nestes casos, no entanto, devemos dar preferência à técnica fechada.

Nas técnicas fechadas a comunicação do antro e do ouvido médio deve ser deixada permeável e uma timpanotomia posterior com abertura do recesso do facial deve ser realizada para adequada visão da caixa e do ático. Este muro deve ser sustentado com osso da cortical ou cartilagem na colocação do enxerto para que previna as retrações de enxerto.

Outros autores indicam sistematicamente uma revisão da cavidade fechada após alguns meses para observação de possíveis recidivas.

As complicações cirúrgicas pós-operatórias são:

1. Hipoacusia, seja condutiva ou por lesão neurossensorial.
2. Atelectasia.
3. Infecção pós-operatórias.
4. Pericondrites de pavilhão.
5. Estenose da meatoplastia.
6. Paralisia facial.

7. Hérnias de dura-máter de fossa média.
8. Liquorreia.
9. Falhas de reconstrução.
10. Atelectasia.

TRATAMENTO CIRÚRGICO DA OTITE MÉDIA CRÔNICA

Nas otites médias crônicas com presença de infecção o tratamento clínico deve ser instituído para inibir o agente infeccioso e melhorar a condição do ouvido preparando-o para um tratamento cirúrgico definitivo.

Sempre que fizermos o diagnóstico de otite média crônica não colesteatomatosa em vigência de quadro infeccioso é importante a aspiração frequente do conduto auditivo externo e da membrana do tímpano e um tratamento anti-infeccioso. Sempre começamos com um antibiótico de amplo espectro (amoxacilina ou cefalosporina) e uso de gotas locais com polimixina B, cloranfenicol ou ciprofloxacina. Se a infecção não melhora clinicamente colhemos material para cultura e antibiograma e repetimos o tratamento orientado. Se a condição de alteração da mucosa persiste há indicação cirúrgica.

De modo geral o tratamento curativo das otites médias crônicas é cirúrgico. Nestas cirurgias alguns princípios básicos devem ser seguidos:

- Técnicas que permitam o controle da infecção (fechamento das perfurações timpânicas, remoção de granulações, pólipos, e focos osteomielíticos das células mastóideas e do colesteatoma) prevenindo as complicações.
- Reconstruções de cadeia ossicular, no sentido de recuperação funcional da audição, sem que as mesmas levem ao prejuízo do princípio anterior.

Como sabemos, cada paciente deve ser considerado individualmente, porém, nas indicações, devem ser levados em consideração.

Na presença de otite média crônica simples em um ouvido e quando o ouvido contralateral:

- Apresentar disacusia neurossensorial profunda ou severa, não há indicação cirúrgica, devido à possibilidade mesmo que remota de lesão sensorioneural iatrogênica transoperatória.
- Apresentar otite média crônica simples, deve ser operado o ouvido de melhor prognóstico cirúrgico quanto à resolução do controle da infecção (perfuração timpânica menor, menor presença de placas de timpanosclerose, mastoide mais pneumatizada).
- Apresentar otite média crônica supurativa ou colesteatomatosa, operá-lo primeiro.

A otite média crônica simples com ouvido com longos períodos de ausência de infecção não tem indicação absoluta de tratamento cirúrgico, sendo passível de controle clínico com orientação aos doentes, porém, o tratamento cirúrgico pelos seus resultados nestes casos é recomendável.

Na presença de otite média crônica supurativa sem colesteatoma, e o ouvido contralateral com surdez severa ou profunda, deve-se protelar ao máximo o tratamento cirúrgico daquele ouvido. Se, no entanto, o ouvido contralateral apresentar sinais de colesteatoma deverá ser dada preferência ao tratamento cirúrgico deste lado.

Na presença de otite colesteatomatosa em ouvido único deve-se realizar a cirurgia prevendo um eventual implante coclear em um segundo tempo.

Na presença de otite média crônica supurativa colesteatomatosa e o ouvido contralateral:

- Apresentar disacusia neurossensorial profunda ou severa, a cirurgia deve ser realizada, com o devido cuidado para manipulações próximas às janelas labirínticas e aos canais semicirculares. Nestes casos damos preferência à técnica aberta no sentido de evitarmos cirurgias múltiplas em ouvido único.

Quando a doença é bilateral aparentemente com condições técnicas semelhantes, o ouvido com pior limiar auditivo deve ser escolhido para cirurgia.

Muitas são as técnicas cirúrgicas que podem ser utilizadas e dependem da experiência pessoal de cada cirurgião. Descreveremos aqui as técnicas e princípios que nós mais utilizamos:

Miringoplastias e Timpanoplastias

As primeiras cirurgias que visavam o fechamento de perfurações da membrana timpânica parecem ter sido realizadas por Toynbee (1853), Kessel (1878) e Stacke (1893). Apesar de tecnicamente bem planejadas, a falta do microscópio cirúrgico e dos antibióticos determinaram o seu abandono de modo precoce. Na década de 1950, graças à introdução do microscópio cirúrgico e aos trabalhos de Schulhof e Valdez (1944) e Zöllner e Wullstein (1952), a cirurgia otológica ganhou novo impulso. Desde então, o tratamento cirúrgico da otite média crônica vem sofrendo uma evolução gradativa. Até a década de 1950 a preocupação essencial era a cura da infecção e suas complicações. A partir daquela data, a evolução técnica permitiu assegurar ao paciente não só um ouvido seco, mas também funcionante. Porém, devemos lembrar que a primeira finalidade da cirurgia é resolver o problema infeccioso e a tentativa de recuperação funcional não deve prejudicar esta finalidade.

As miringoplastias e as timpanoplastias, são cirurgias para erradicar a doença da orelha média e restaurar o mecanismo da audição, com reconstrução da membrana timpânica, utilizadas principalmente nas otites médias crônicas simples.

Denomina-se miringoplastia a cirurgia que tem por objetivo apenas e tão somente o fechamento da perfuração da membrana timpânica. Já o termo timpanoplastia compreende uma cirurgia que tem por objetivo a reconstrução da membrana timpânica perfurada e a recuperação funcional da orelha média, ou mesmo sua inspeção. Portanto, a timpanoplastia pode ou não envolver uma reconstrução ossicular, mas sempre envolve uma exploração do ouvido médio.

A indicação de miringoplastia é a presença de perfuração timpânica com ou sem hipoacusia condutiva persistente por mais de 3 meses devido a trauma, infecção ou cirurgia.

Como em todas as outras situações tais indicações devem ser analisadas com bom senso. Em pacientes muito idosos as miringo/timpanoplastias têm indicação cirúrgica reservada, devendo-se optar por observação clínica, tratando as infecções para evitar a evolução para colesteatoma. A principal indicação de timpanoplastia no idoso é permitir a colocação de prótese amplificadora sem ocorrer em otorreia. Nos casos em que a timpanoplasstia está contraindicada podem ser indicados aparelhos de amplificação sonora individuais (AASI) ventilados ou próteses osteoancoradas. Em crianças menores de 6 anos as timpanoplastias não devem ser feitas e até os 8 anos de idade devem ser realizadas com muito critério, sendo o ideal operar-se somente as maiores de 10 anos pela menor incidência, a partir desta idade, dos fatores etiopatogênicos que fariam recidivar com maior frequência as infecções.

Avaliação Pré-Operatória

O diagnóstico correto da lesão é esse essencial para o sucesso da cirurgia. Deve-se, portanto, conseguir uma boa anamnese do paciente e realizar detalhado exame da lesão, sob otomicroscopia ou endoscopia, que pode revelar dados precisos para a programação cirúrgica. Especial atenção deve ser dada aos seguintes elementos:

1. Dimensão e configuração do conduto auditivo externo.
2. Tipo e localização da lesão da membrana timpânica.
3. Presença de secreção.
4. Estado da mucosa da orelha média.
5. Lesões ossiculares.

Um conduto auditivo externo estreito ou com uma protrusão na sua parede anterior que não permite a visualização de toda a lesão pode constituir um empecilho para a realização de um procedimento transcanal (endaural) (Fig. 17-20).

Nesses casos a via retroauricular torna-se mais apropriada.

Às vezes, encontra-se granulações nas bordas da perfuração, que mantém uma discreta umidade na cavidade. Estas granulações devem ser removidas e cauterizadas (nitrato de prata ou ácido tricloroacético a 50%) no pré-operatório.

Finalmente, podem-se encontrar amplas retrações da membrana timpânica, principalmente, no quadrante posterossuperior. Cabo do martelo retraído e membrana timpânica aderente ao promontório são achados que implicam em prognóstico desfavorável à cirurgia.

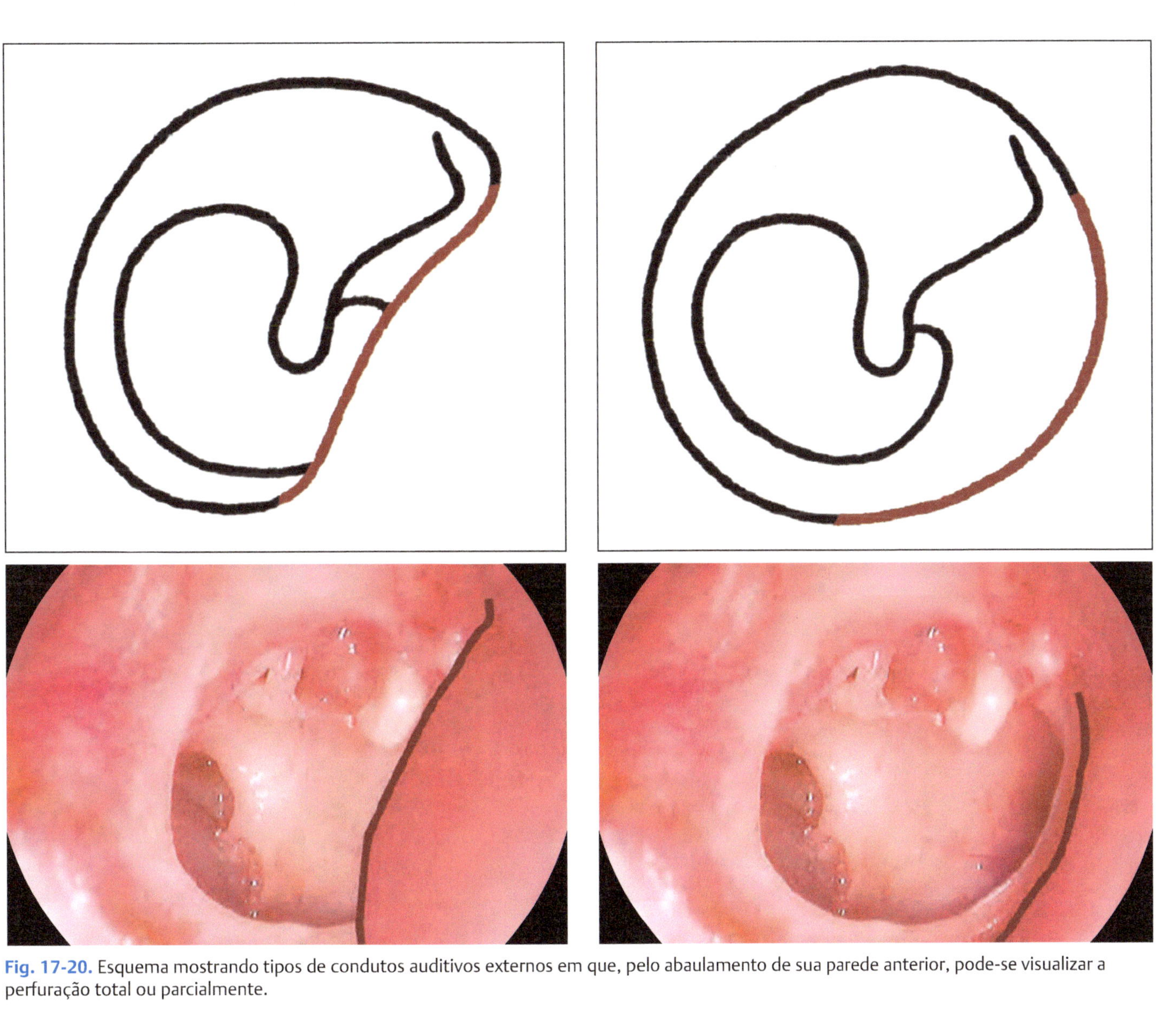

Fig. 17-20. Esquema mostrando tipos de condutos auditivos externos em que, pelo abaulamento de sua parede anterior, pode-se visualizar a perfuração total ou parcialmente.

As miringoplastias e timpanoplastias devem ser realizadas preferentemente em ouvido seco, isto é, livre de infecção, onde a probabilidade de incorporação do enxerto é maior. Rotineiramente aguardam-se 3 meses após a última infecção para realizá-la, até porque é bom aguardar este tempo para observar se o ouvido permanece seco por um período mais prolongado. Uma otorreia mais persistente sugere a necessidade de abrirmos a mastoide durante o ato cirúrgico.

Na avaliação microscópica ou endoscópica pode-se ter excelente noção do estado da mucosa. O ideal para a cirurgia é aquela mucosa delgada e bem vascularizada. Por vezes, encontra-se um edema da mucosa, que se mostra espessada e ao toque com a ponta do aspirador deixa-se deprimir com facilidade. Em um estágio mais avançado de degeneração encontra-se uma polipose extensa de toda a mucosa, que pode ultrapassar os limites da perfuração. Tal achado implica incluir mastoidectomia ao procedimento.

A posição do cabo do martelo é de extrema importância. Uma acentuada retração do cabo pode aumentar a rigidez do sistema e, na maioria das vezes, é sinal significativo de comprometimento da bigorna. Às vezes, pode-se observar através de uma perfuração, a articulação incudoestapédica. Presença da apófise longa da bigorna é indício de um resultado favorável. Sua destruição implica em reconstruir a cadeia ossicular também com bom prognóstico. Já quando o estribo estiver ausente, o prognóstico de fechamento do *gap* aereoósseo audiométrico não é tão favorável.

Além deste rigoroso exame otoscópico, deve constar da avaliação pré-operatória: testes auditivos (audiometria tonal com testes de discriminação auditiva). Testes para verificar a permeabilidade da tuba, são interessantes para prognóstico, porém não contraindicam a cirurgia. A manobra de Valsalva já é um bom indicativo, principalmente se a tuba estiver fechada. Contudo, cabe ressaltar que uma tuba obstruída não é contraindicação para timpanoplastia, mas sim um aviso de que se deve inspecionar a região tubária durante a cirurgia. O paciente deve ser observado com maior cuidado no pós-operatório, pois, persistindo a obstrução, haverá uma tendência ao aparecimento de retrações que podem evoluir para atelectasias ou mesmo colesteatomas (considerar nestes casos a introdução de um tubo de ventilação e a utilização de enxerto de cartilagem)

Materiais Empregados

A perfuração timpânica deve ser fechada com um tecido fino autólogo, se possível, para permitir que haja uma reepitelização da membrana timpânica garantindo suas propriedades vibráteis. Vários tipos de tecidos foram tentados, alguns autólogos e homólogos (dura-máter) e outros heterólogos. Autólogos desde enxerto livre de pele (da região retroauricular) até veias. Atualmente, entre os tecidos autólogos mais utilizados temos, a fáscia do músculo temporal, o pericôndrio da cartilagem tragal e o periósteo da cortical mastóidea além da própria cartilagem.

Ainda dispomos de tecidos homólogos como a dura-máter retirada de cadáver e conservada em glicerina e heterólogos como o pericárdio bovino, raramente utilizado.

Materiais sintéticos foram usados também por alguns autores como látex natural. Pessoalmente damos preferência para o pericôndrio da cartilagem do trágus ou para fáscia do músculo temporal. Para perfurações maiores, optamos sempre pelo enxerto de cartilagem com ou sem pericôndrio.

Para as ossiculoplastias (substituição ou reposição de ossículos da cadeia ossicular com vistas a refazer o sistema columelar de condução do ouvido médio) há inúmeros materiais que podem ser utilizados. Quando não dispormos de interposições de titânio em geral, preferimos o uso de materiais autólogos, justamente pelo risco de reações de corpo estranho que os implantes sintéticos podem causar. Entre os materiais autólogos utilizamos os ossículos ou restos de ossículos sempre disponíveis (Fig. 17-21), cartilagem tragal ou osso da retirado da cortical da mastoide. Os materiais homólogos que podem ser obtidos em bancos são os ossículos isolados, cartilagens (de septo nasal) e conjuntos membrana timpânica e ossículos. Com o advento das infecções virais e das infecções por proteínas (príons) e com a utilização em mais larga escala de materiais sintéticos para substituir a cadeia estes ossículos de banco foram praticamente abandonados.

Os materiais sintéticos moldados para substituir parcial ou integralmente a cadeia ossicular podem ser utilizados entre eles, as próteses de metal em especial as de titânio, "Plastipore" (esponja de polietileno de alto peso molecular) portanto porosa, cerâmica e hidroxiapatita são as mais empregadas. Algumas delas (plastipore e hidroxiapatita) mostram a propriedade de permitir o crescimento de vasos e penetração de tecido conjuntivo no seu material, incorporando-se totalmente ao organismo. Esses materiais podem ser apresentados em blocos (nos quais o cirurgião tem a liberdade de moldar) e na forma ossicular original. Todavia, as formas mais difundidas são os chamados PORP (*Partial Ossicular Replacement Prostesis*) e TORP (*Total Ossicular Replacement Prostesis*), que têm a forma de um cogumelo no qual a parte plana é encostada na membrana e o "caule" sobre a cabeça do estribo (no caso do PORP) ou sobre a platina (no caso do TORP) (Fig. 17-22).

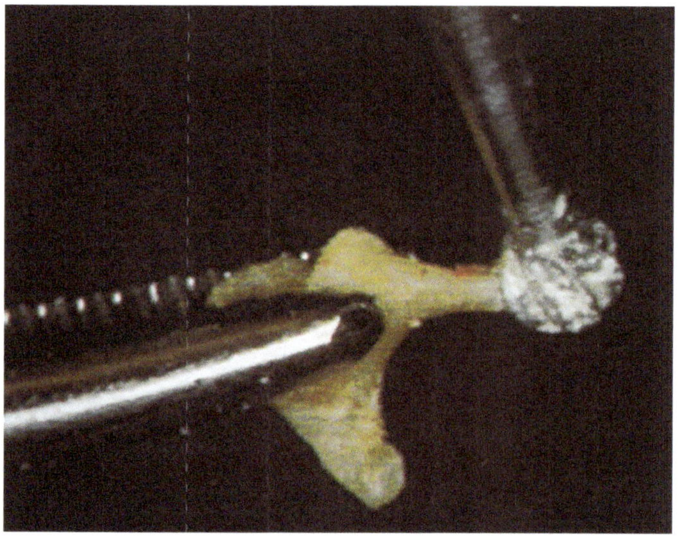

Fig. 17-21. Fotografia mostrando uma forma de se moldar uma bigorna para reconstrução de cadeia ossicular.

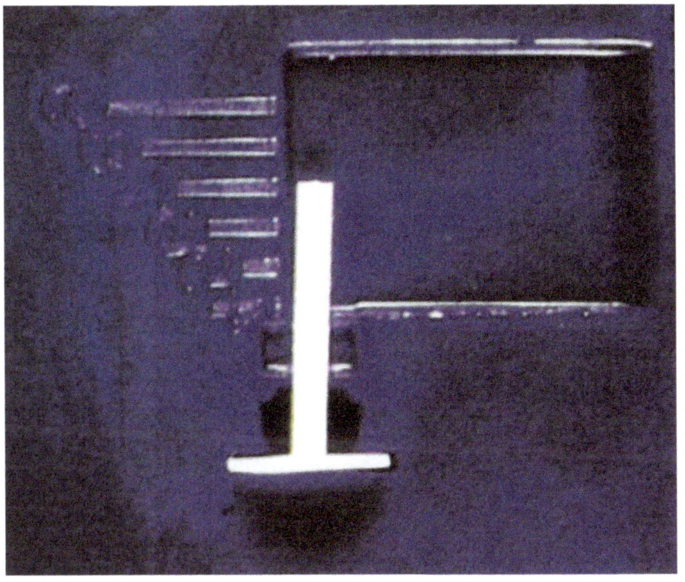

Fig. 17-22. Fotografia de um TORP (*Total Ossicular Replacement Prosthesis*) usado para reconstrução de cadeia ossicular.

O titânio tem sido o material de escolha por ser de fácil manuseio, delicado e que normalmente não permite aderência de tecidos ou fibrose pós-operatórias.

Vias de Acesso

As vias de acesso para as miringoplastias e timpanoplastias são:

A) Endaural (ou transmeática): através do CAE com o uso de um espéculo auricular (Fig. 17-23).

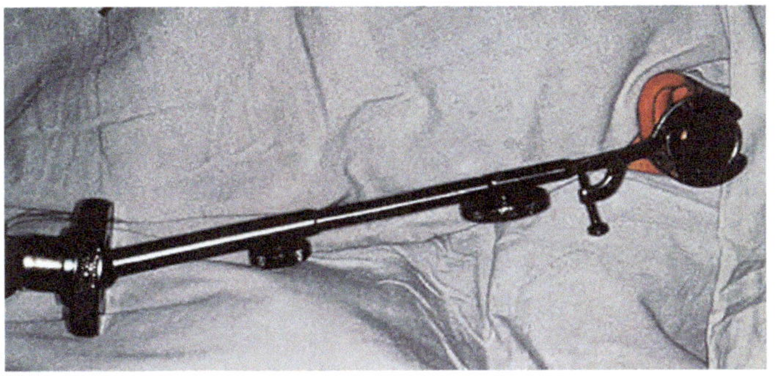

Fig. 17-23. Fotografia de um espéculo ortostático (Holder) colocado para cirurgia e abordagem intrameatal.

B) Retroauricular (de Wilde): através de incisão retroauricular expondo a cortical da mastoide e a parede posterior do CAE (Fig. 17-24). É geralmente utilizada em mastoidectomias ou em timpanoplastias quando a via endaural é insuficiente para a visualização de toda a membrana timpânica.

C) Incisões supra meatais (Lempert) (Fig. 17-25):
- Lempert I (ou suprameatal): é uma incisão intertragus-heliciana que permite abordagem endaural de boa visão, sem o uso de espéculos ortostáticos.
- Lempert II (suprameatal + hemicanal): é uma ampliação da incisão anterior, inferiormente em direção à parede posterior do CAE, possibilitando maior visão.
- Lempert III (suprameatal + parede posterior do canal completo): é uma ampliação maior que permite o afastamento do pavilhão, posteriormente, e abordagem da cortical da mastoide.
- Lempert IV (anterior + incisão intralóbulo cartilagiana): Possibilita a avulsão completa do pavilhão e abordagem até a eminência mastóidea.

A incisão retroauricular é a mais usada para acesso à mastoide e apresenta melhor exposição, cicatriza rapidamente e raramente deixa cicatriz disforme.

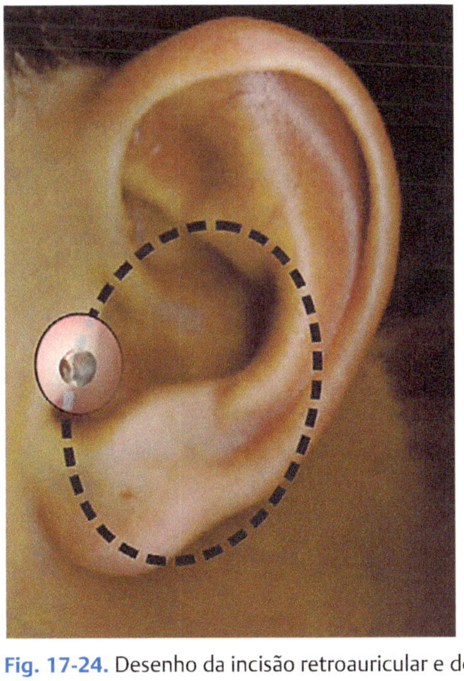

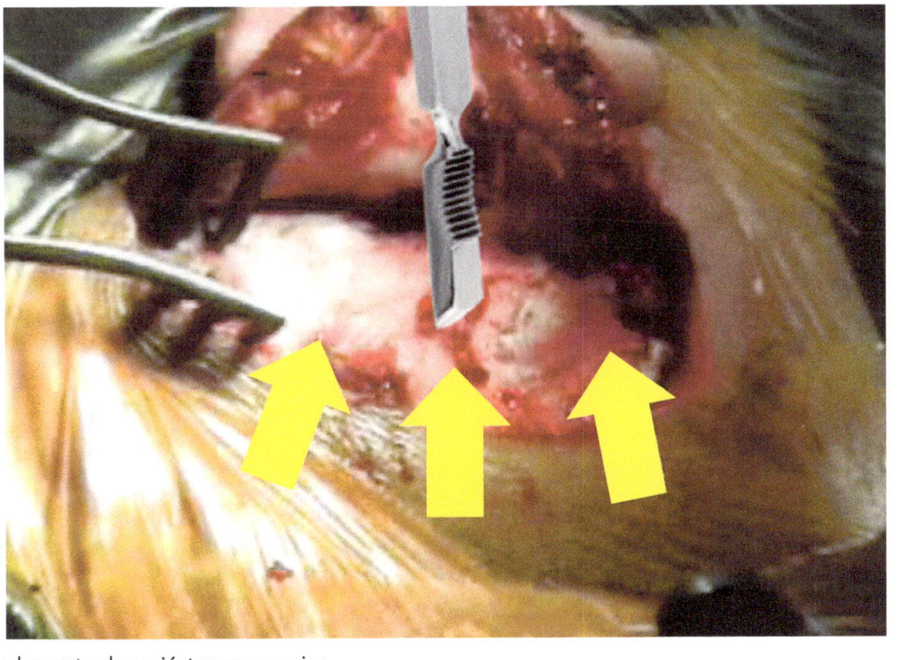

Fig. 17-24. Desenho da incisão retroauricular e descolamento de periósteo com rugina.

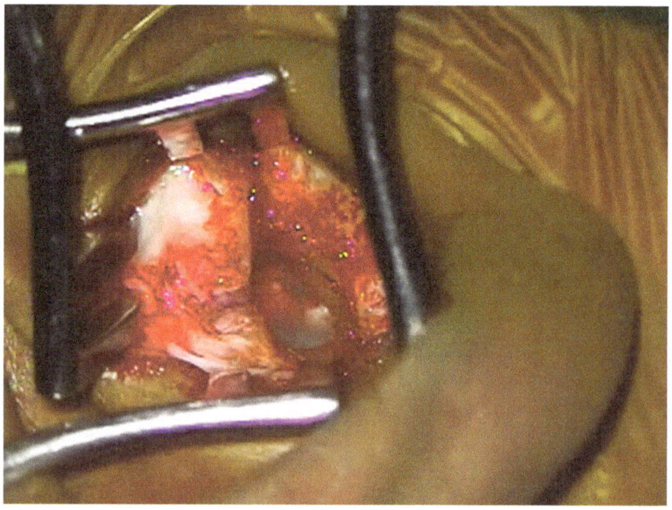

Fig. 17-25. Imagem da abordagem por incisão suprameatal. Notem a amplitude do campo cirúrgico, o que facilita a técnica.

As incisões endaurais foram descritas por Kessel em 1885 e mais tarde popularizadas por Lempert em 1938. São pouco usadas em mastoidectomias devido à limitação de exposição. Estas incisões podem ser usadas durante timpanoplastias e procedimentos de meatoplastia para facilitar a exposição.

Técnica de Miringoplastia

De modo geral, em adultos preferimos a anestesia local com sedação para as miringoplastias, porém, isto depende do paciente e da necessidade de prolongar a cirurgia.

Existem duas técnicas para miringoplastias. Na primeira, o enxerto é colocado sob os resíduos da perfuração, enquanto na segunda, sobre eles. Temos também ultimamente empregado uma técnica denominada de *sandwich* para os casos mais difíceis nos quais reoperações são necessárias, na qual são colocados dois enxertos um por baixo outro por cima da perfuração.

Preferimos o emprego da técnica "sob" que oferece maiores vantagens e segurança. É menos traumática pois se manipula menos o tecido (o que leva a um pós-operatório quase sem dor); permite a reconstrução da membrana timpânica o mais próximo possível da sua posição original; oferece um contato mais uniforme com o cabo do martelo; permite a cicatrização mais rápida e sem a presença de tecido de granulação no CAE, que frequentemente aparece na técnica "sobre". O crescimento epitelial sobre a "ponte" formada pelo enxerto em nossa opinião dar-se-á melhor pela superfície lateral do que pela medial desta "ponte".

Ambas as técnicas podem ser realizadas por qualquer das vias de acesso citadas. A via de acesso é escolha pessoal do cirurgião. Se for possível a visualização de toda a perfuração pelo meato, optamos pela via transmeatal. Caso contrário, deve-se passar a uma via retroauricular. Preferencialmente utilizamos a via suprameatal (Lempert). Certos pacientes apresentam uma protrusão na parede anterior do conduto auditivo externo que impede a visualização da borda anterior da perfuração, exigindo broqueamento ósseo em qualquer via utilizada.

Descrição da Via

Após introdução do espéculo auricular (procura-se adaptar o maior espéculo possível) ou da incisão de Lempert, infiltra-se o conduto auditivo externo com lidocaína associada a vasoconstritor para facilitar o descolamento da pele (que também tem a finalidade de reduzir o sangramento) inspeciona-se a perfuração da membrana timpânica e procede-se à remoção do anel fibroso existente na borda da perfuração e que impede o crescimento e a cicatrização. O próximo passo é a incisão do conduto auditivo externo, de 12 a 6 horas se compararmos sua circunferência ao quadrante de um relógio, em sua parede posterior, na região de transição osteocartilagínea aproximadamente 0,5 cm do anel timpânico (guiar-se por pelos). Descola-se rebate-se anteriormente com pequenos descoladores o retalho timpanomeatal penetrando-se sob o anel timpânico (Fig. 17-26). Na inspeção da cavidade, atenção especial deve ser dada a: 1. cadeia ossicular (quanto à sua integridade anatômica e funcional); 2. região da tuba auditiva (quanto à presença de alterações anatômicas que promovam sua obstrução); 3. passagem antroatical; 4. janelas labirínticas; e 5. mucosa da cavidade. Esta mucosa é fundamental para a vitalidade da orelha e deve-se preservá-la sempre que possível. Sua remoção pode determinar aderências e fibroses que certamente comprometeriam o resultado da cirurgia. Contudo, quando necessário, deve ser realizada com muita parcimônia. Pequenos resíduos de mucosa hiperplásica podem ser conservados sem maiores problemas. Nos casos em que grandes segmentos de mucosa são removidos, deve-se utilizar lâminas de "Silastic" ou "Teflon" para cobrir o osso desnudado e uma segunda cirurgia deve ser programada para sua remoção. O próximo passo será a colocação e o correto posicionamento do enxerto por baixo dos remanescentes da membrana timpânica, que se encontra rebatida anteriormente (Figs. 17-27 e 17-28). A aderência com a face medial da membrana timpânica se dá por capilaridade (Fig. 17-29). Procede-se, então, à colocação de esponja cirúrgica absorvível (cortado em pequenos fragmentos) na cavidade

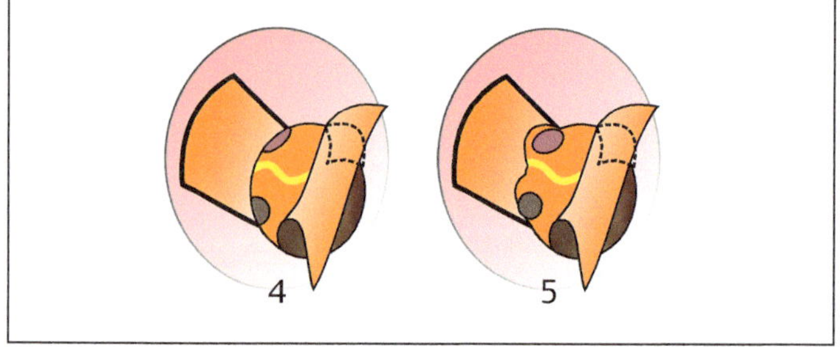

Fig. 17-26. Sequência esquemática de levantamento do retalho da pele do conduto auditivo externo na timpanoplastia.

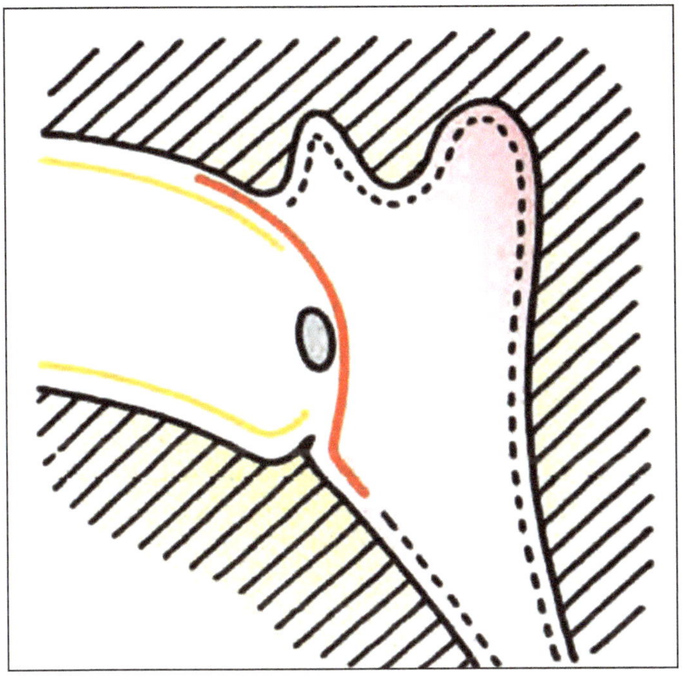

Fig. 17-27. Esquema mostrando a colocação do enxerto no retalho de maneira correta.

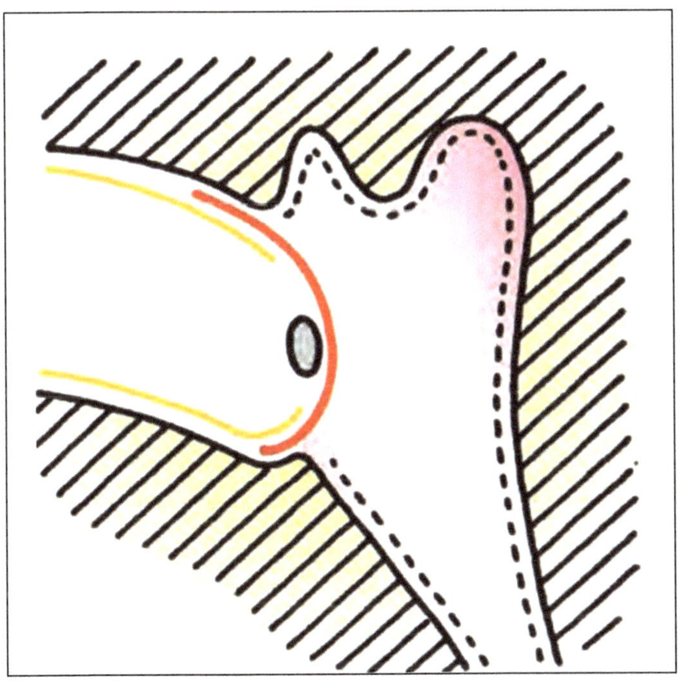

Fig. 17-28. Esquema mostrando a colocação do enxerto no retalho de maneira correta.

timpânica, com o intuito de garantir o contato do enxerto com a membrana timpânica sem, contudo, provocar a sua lateralização. Não se deve utilizar qualquer medicação (corticoide, antibióticos) na cavidade. A seguir, a membrana timpânica é recolocada em sua posição original e o conduto é preenchido com a mesma esponja. O curativo é completado com uma compressa de gaze que deve ser trocada diariamente.

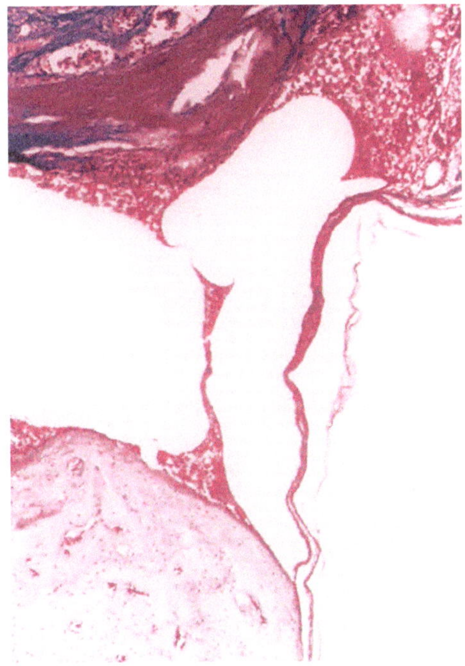

Fig. 17-29. Corte histológico no nível de cavidade timpânica e ouvido médio mostrando o enxerto sob o tímpano.

Descrição da Técnica Suprameatal

Com um bisturi lâmina 11, procede-se uma incisão entre a cartilagem do trágus e da hélice. A ponta do mesmo deve tocar o osso temporal e a incisão corre paralela à hélice de aproximadamente 2 cm na pele. Com uma pequena rugina descola-se o periósteo anterior e posteriormente. Colocam-se dois afastadores ortostáticos de modo a abrir o vestíbulo meatal obtendo-se uma ampla exposição do conduto auditivo externo. Esta ampla exposição é a grande vantagem da via, possibilitando ao cirurgião grande visão e segurança na via.

O procedimento de descolamento da pele do meato e do anel timpânico, bem como da colocação do enxerto, é igual ao da técnica já descrita.

Para o fechamento usa-se fio reabsorvível e colocação no vestíbulo meatal de uma gaze tipo *rayon* embebida em substância antibiótica (normalmente usamos nitrofurazona).

Técnica Retroauricular

A incisão é feita, em adultos, a 5 milímetros da prega retroauricular. Esta incisão permite acesso translabiríntico, retrolabiríntico e retrossigmoide. Se a incisão for mais próxima à prega retroauricular é mais difícil a sutura e, com a cicatrização, ocorre retração do pavilhão auditivo.

Em crianças menores de 2 anos, a incisão na porção inferior deve ser desviada posteriormente para evitar lesão do nervo facial.

A incisão é feita na pele e no subcutâneo, expondo a fáscia temporal superiormente e músculos retroauriculares e tecidos pericranianos inferiormente. Após a exposição da fáscia temporal, o plano é desenvolvido com dissecção romba. Uma incisão horizontal é então feita acompanhando a linha temporal, que é a margem inferior do músculo temporal. Inferiormente a incisão curvolinear pode então se estender ao osso do córtex mastóideo e um retalho é criado com base anteriormente. A extensão para região inferior pode lesar a inserção do músculo esternocleidomastóideo, o que pode causar dor no pós-operatório.

O periósteo do córtex mastóideo e do conduto auditivo externo é levantado. A preservação do periósteo facilita no fechamento e ajuda a manter um bom meato após a mastoidectomia.

Em crianças e jovens a elevação anterior do periósteo deve ser conservadora, próxima ou abaixo do nível do conduto auditivo externo devido à possível presença do nervo facial. Em crianças ou adultos com atresia congênita do conduto auditivo externo, há uma ausência ou mau desenvolvimento do osso timpânico e o nervo facial pode aparecer no córtex mastóideo.

Uma segunda opção é realizar o retalho muscular com incisão circundando o conduto auditivo externo e descolamento retrógrado, mantendo-se uma base posterior. Esta técnica evita a retração do pavilhão auricular quando da realização de mastoidectomia aberta.

Pós-Operatório

Mesmo não havendo infecção concomitante ou contaminação intraoperatória, recomenda-se o uso de antibióticos de largo espectro por um período de 7 dias. Os analgésicos devem ser prescritos, mas raramente são empregados, pois não há dor. Evita-se o uso de corticosteroides tópicos para não prejudicar o processo inflamatório, necessário para a pega do enxerto.

O acompanhamento ambulatorial compreende uma visita após 1 semana quando se procede à remoção dos pontos de pele das áreas doadoras do enxerto e busca-se por sinais de infecção, vertigem ou alguma outra complicação, não se manipulando ainda o ouvido operado (no caso do uso da via suprameatal há retirada do *rayon* no 2° dia de pós-operatório). Somente numa segunda visita, no 30° pós-operatório, deverão ser removidos os restos de esponja absorvível. Qualquer manipulação precoce só poderá ser prejudicial. Neste momento procede-se à inspeção da membrana para comprovar a pega do enxerto e o controle das infecções.

Algumas manobras como cauterização de pequenas granulações, controles de infecção local podem em certas situações salvar o resultado da cirurgia.

A audiometria pós-operatória pode ser feita antes 2 meses após a cirurgia .

Complicações

As seguintes complicações podem ocorrer nas timpanoplastias:

1. *Elevação do ângulo timpanomeatal anterior:* é relativamente frequente na técnica "sobre", mas rara na técnica "sob" uma vez que o enxerto é colocado abaixo do rebordo.
2. *Deslocamento lateral do retalho:* também não ocorre na técnica "sob" pelas mesmas razões.
3. *Colesteatoma residual:* é raro, mas pode ocorrer se forem deixados resíduos epiteliais dos rebordos sob o enxerto. Também é mais frequente na técnica "sobre".
4. *Reperfuração:* ocorre em 8-12% dos casos, geralmente devido a inadequado posicionamento do enxerto. É raro na técnica "sobre".
5. *Bolsas de retração:* podem ocorrer quando a tuba é malfuncionante. Se a retração ocorrer na região atical pode levar à formação de um colesteatoma iatrogênico.

Reconstrução Ossicular na Timpanoplastia

Nas lesões ossiculares é possível uma reconstrução, sempre que não houver prejuízo da cura da infecção.

Normalmente estes procedimentos devem ser realizados no mesmo ato cirúrgico do fechamento da membrana.

Existem doenças bem definidas que diminuem o sucesso de uma única cirurgia.

São elas: a) perda do martelo, b) doença de mucosa extensa e grave, c) perfuração total, d) atelectasia grave. Contudo, a única situação que requer estadiamento em todos os pacientes é a presença de platina fixa em ouvido cronicamente infectado.

Na otite média crônica não colestestomatosa a lesão ossicular mais frequentemente encontrada é a do ramo longo da bigorna (necrose por má vascularização ou osteíte) e algumas vezes a presença de placas de timpanosclerose comprometendo a mobilidade da cadeia. O acometimento do estribo (por necrose de seus ramos ou fixação secundária na janela oval) é mais raro, assim como lesões do martelo (ao contrário do que ocorre no colesteatoma).

Existem diferentes técnicas de reconstrução para as diferentes situações com as quais o cirurgião pode se defrontar:

1. Presença de estribo móvel e martelo (é o defeito mais comum ocorrendo em 60% dos casos). A reconstrução pode ser feita de duas maneiras:
   - Interposição da bigorna: constitui a técnica mais amplamente empregada. Como a lesão é geralmente do ramo longo da bigorna pode-se aproveitar seu corpo e o ramo curto para a reconstrução. Ela é moldada com uma pequena broca de diamante e interposta entre a cabeça do estribo e o martelo, com o cuidado de não deixar muita tensão entre os ossículos, o que levaria a uma rigidez do sistema. É uma técnica que proporciona bons resultados, porém, quando o cabo do martelo se encontra muito anteriorizado ou horizontalizado torna-se difícil a interposição. Nesses casos deve-se considerar o posicionamento da prótese sob a porção posterior da membrana, evitando uma angulação excessiva da prótese, que implicaria em pobres resultados funcionais.
   - Reconstrução com cartilagem tragal. A cartilagem é moldada e interposta entre ossículos. Esta técnica apresenta resultados tão favoráveis quanto a interposição da bigorna, com a vantagem de independer da presença do martelo.

   Outra opção é a utilização de um PORP da cabeça do estribo até a membrana do tímpano, técnica que envolve um custo bem mais elevado e implica em riscos de extrusão.
2. Presença de platina móvel (com ou sem martelo): nestes casos está indicado o uso do TORP. Quando existe o cabo do martelo, o TORP deve ser encaixado entre ele e a base do estribo, o que geralmente corresponde a uma distância de 5,5 mm. Novamente, uma medição precisa é fundamental pois uma prótese muito longa, além de enrijecer a cadeia, aumenta os riscos de fratura e luxação da platina, enquanto uma prótese curta pode deslocar-se ou transmitir mal o som. Na ausência do cabo do martelo, temos a situação de mais difícil correção. O problema aqui é proporcionar estabilidade e ao mesmo tempo impedir

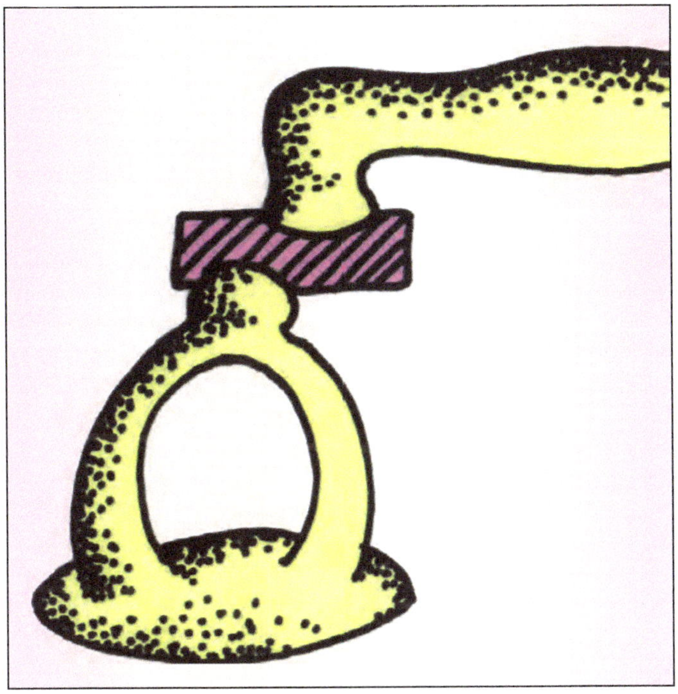

Fig. 17-30. Esquema de reconstrução de cadeia com interposição de cartilagem entre o ramo longo da bigorna e o estribo.

a extrusão, que acaba ocorrendo em até 30% em 3 anos nas mãos dos mais experientes cirurgiões. Para diminuir este risco deve ser colocado um fragmento de cartilagem entra o TORP e a membrana do tímpano.

3. Ramo longo da bigorna desarticulado do estribo.

Colocação de uma pequena cartilagem retirada do trágus (Fig. 17-30).

Existe um grande número de soluções para interposições ossiculares disponíveis no comércio.

Resultados

O objetivo funcional da cirurgia é fornecer ao paciente um limiar aéreo mínimo de 30 dBHL nas frequências de fala (500-4.000 Hz) de modo que o paciente possa se comunicar sem a necessidade de um aparelho de audição. Os resultados obtidos a longo prazo com cada tipo de reconstrução estão demonstrados no Quadro 17-1. Obviamente, os resultados variam de acordo com vários fatores (habilidade do cirurgião, tipo e material da prótese empregada, gravidade da doença que causou a ossiculopatia etc.) sendo este quadro apresentado apenas como uma diretriz de referência.

Causas de Insucesso

As principais causas de insucesso são:

1. Extrusão. A taxa de extrusão é diminuída para a metade protegendo-se a membrana timpânica com cartilagem.
2. Doença residual ou recorrente (15% a 45% dependendo da doença).
3. Deslizamento da prótese (2% a 5%).
4. Perda do contato com a platina (2% a 5%).
5. Fixação da prótese (5% a 10%) ocorre em virtude de espaços pequenos entre o osso e a prótese.
6. Retração da membrana do tímpano (10% a 15%).

Complicações

Intraoperatórias

A) Fratura ou luxação da platina com formação de fístula perilinfática.

B) Lesão do nervo facial ou do nervo corda do tímpano.

Pós-Operatórias

A) Piora da audição (ocorre em 10% dos casos).

B) Vertigem (por trauma sobre a janela oval). Pensar em fístula perilinfática e se não houver boa resposta à terapia medicamentosa considerar exploração cirúrgica.

Mastoidectomias

Denomina-se mastoidectomias as técnicas cirúrgicas em que as células da mastoide são abordadas cirurgicamente.

Várias variações técnicas podem ser utilizadas.

Classificaremos aquelas por nós utilizadas.

As chamadas cavidades fechadas são aquelas em a parede posterior do conduto auditivo externo é preservada, não havendo comunicação permanente entre o exterior e a cavidade cirúrgica.

Nas abertas, a parede posterior não é preservada e há comunicação entre o exterior e a cavidade cirúrgica.

Em mastoidectomias recomenda-se fortemente o uso de monitorização do nervo facial (vide no capítulo de eletrofisiologia).

Quadro 17-1. Técnicas Cirúrgicas

Técnica	Vantagens	Desvantagens
Fechada	■ MT em posição fisiológica ■ Ouvido médio preservado ■ Cavidade pequena ■ Manter a parede post. CAE	■ Colesteatoma residual oculto ■ Recorrência de colesteatoma atical ■ Incompleta exteriorização do recesso do facial ■ Déficit de suprimento sanguíneo do conduto ■ Ter que reexplorar em 1 ano
Aberta	■ Colesteatoma residual visível ■ Recorrência é rara ■ Total exteriorização do recesso do facial ■ Raramente ter que reexplorar	■ Cavidade ampla pode ter problemas constantes de reinfecção ■ Ouvido médio de difícil reconstrução

Mastoidectomias com cavidade fechada (Fig. 17-31):

- *Mastoidectomias simples (antrotomia):* procede-se a uma abertura do antro.
- *Mastoidectomias com aticotomia:* procede-se a uma abertura do antro e do ático com possibilidade de atingir todas as células laterais do osso temporal.
- *Timpanomastoidectomias (mastoidectomia com timpanotomia posterior):* procede-se a mastoidectomia c/aticotomia e uma timpanotomia posterior para atingir a cavidade timpânica através das células retrofaciais entre o canal de Falópio e o anel timpânico.

Mastoidectomias com cavidade aberta (Fig. 17-32):

- *Mastoidectomia radical modificada:* procede-se a uma mastoidectomia com aticotomia com rebaixamento da parede posterior do conduto auditivo externo de modo a obter-se uma comunicação permanente entre o meato e a cavidade cirúrgica sem, porém, atingir o anel e sulco timpânico, procurando com isso maior possibilidade funcional com o respeito às estruturas da cavidade timpânica.
- *Mastoidectomia radical com microcaixa:* semelhante à anterior, porém, sem respeito ao sulco timpânico, e com reconstrução funcional a partir do estribo, quando está preservado ou com a colocação de columela óssea entre a platina e um enxerto sustentado no promontório e no muro do facial.

Mastoidectomia Radical

Semelhante à anterior, porém, sem a preocupação de nenhum trabalho funcional com rebaixamento total da parede posterior do conduto auditivo externo e do muro do facial, com oclusão da tuba auditiva com músculo ou cera de osso.

As técnicas fechadas são aquelas em que a parede posterior do conduto auditivo externo é conservada, após a retirada das células da mastoide, permitindo uma condição de reconstrução funcional mais próxima da anatomia normal do ouvido médio, pois a parede posterior servirá de sustentação para o enxerto timpânico e uma reconstrução da continuidade ossicular é possível.

As técnicas abertas são aquelas nas quais esta parede posterior é derrubada total ou parcialmente permitindo uma ventilação da cavidade aberta da mastoide através do meato acústico externo, no qual é realizada uma meatoplastia. Através desta abertura, no pós-operatório esta cavidade pode ser examinada e limpada periodicamente, prevenindo recidivas.

Técnica

Utilizamos em todas as mastoidectomias a incisão retroauricular e a adequada exposição do córtex mastóideo incluindo a porção posterior do conduto auditivo externo, com a identificação da linha temporal. O antro é localizado geralmente na ponta da intersecção entre uma linha horizontal e uma vertical que tangenciam as margens superior e posterior do conduto auditivo externo. Inicia-se o broqueamento do córtex mastóideo geralmente no nível da zona crivosa, posteriormente à espinha suprameatal. O limite superior é a linha temporal que corresponde ao tégmen timpânico e mastóideo. O limite inferior é a eminência mastóidea. O limite anterior é o conduto auditivo externo e o posterior, as células retrossigmóideas.

As relações das células mastóideas com as estruturas labirínticas e o nervo facial devem ser bem conhecidas para a cirurgia. Um adequado treinamento em ossos temporais retirados de cadáveres é primordial.

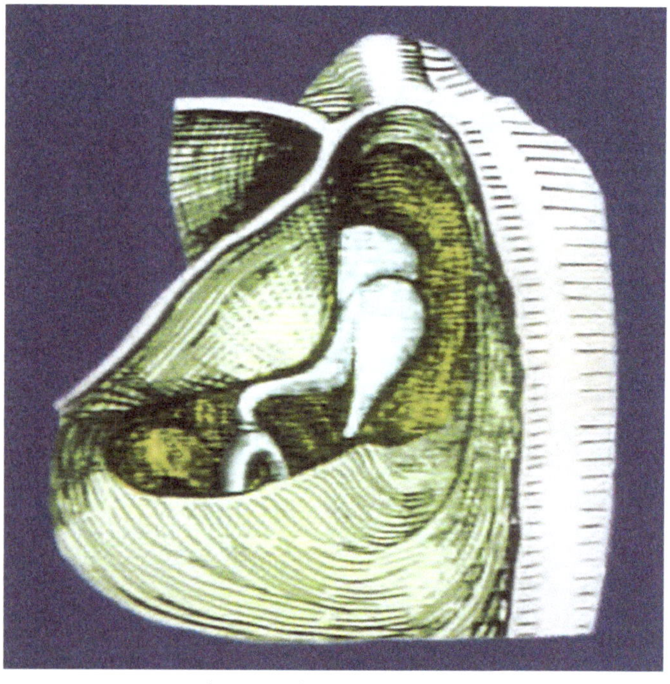

Fig. 17-31. Esquema de mastoidectomia com cavidade fechada, no qual se percebe a parede posterior do conduto auditivo externo preservada.

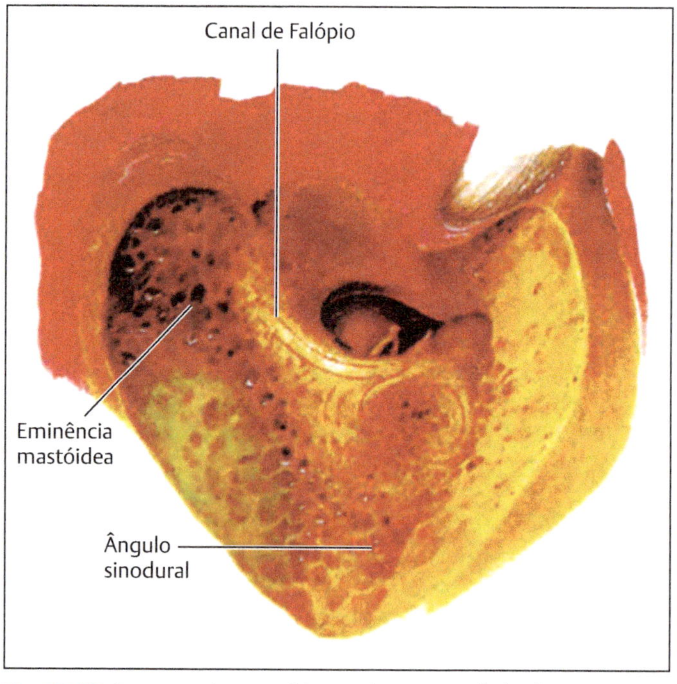

Fig. 17-32. Esquema de mastoidectomia com cavidade aberta, em que a parede posterior do conduto auditivo externo foi derrubada, comunicando a cavidade com o conduto auditivo externo.

Mastoidectomia Simples

A mastoidectomia simples permite acesso ao antro, ao canal semicircular lateral e posterior, às células inferiores da mastoide. É pouco utilizada, uma vez que a restringimos aos casos de otoantrite em crianças ou para averiguarmos se existe doença (mucosite crônica) no antro. Em caso afirmativo, realiza-se a cirurgia completa com aticotomia ampla para a remoção envolvendo a cadeia ossicular.

Em mastoide bem pneumatizada, o tégmen timpânico pode ser localizado superiormente e o seio sigmoide posteriormente. Anterior e inferiormente temos a parede posterior do conduto auditivo externo. O tégmen mastóideo é limitado superiormente pela dura da fossa média. Exposição de pequena área da dura não tem maiores consequências, entretanto quando grandes áreas da dura são expostas, poderá ocorrer herniação de tecido da fossa média.

Uma vez encontrado o antro, a proeminência do canal semicircular lateral pode ser vista na porção medial do antro. O ramo curto da bigorna, se presente, é visto anteriormente.

Após a completa mastoidectomia cortical, pode-se observar algumas vezes, o septo de Koerner, que é um processo ósseo lateralmente ao antro e é um remanescente da sutura petroescamosa (quando identificado pode auxiliar na dissecção).

Posteriormente a dissecção pode ser direcionada para a região do seio sigmoide. Células podem estender-se para a porção posterior do osso temporal lateral e posteriomente ao seio sigmoide. Inferiormente vamos até a ranhura digástrica.

Durante a mastoidectomia é importante a irrigação do ouvido médio para remover todo osso residual, que pode resultar em neoformação óssea e consequente perda audítica condutiva.

Timpanomastoidectomia (Cavidade Fechada)

A meta da timpanomastoidectomia é a exposição da doença, remoção do tecido, se necessário, reconstrução do mecanismo de condução do som e manter a anatomia da orelha média o mais intacta possível. É particularmente usado em pacientes com otite média crônica e mastoidite sem colesteatoma. Pode ser usado em pacientes com colesteatoma, mas há um risco considerável de doença residual ou recidiva. Este procedimento consiste em mastoidectomia, com parede posterior do conduto auditivo externo intacta e, através da timpanotomia posterior, chega-se à caixa timpânica, expondo o recesso do facial.

O recesso do facial é uma extensão da cavidade timpânica posterossuperior e medial ao ânulus timpânico e lateralmente ao canal de Falópio e pode ter acesso através da cavidade mastóidea. Quando aberto pela cavidade mastoidea, o recesso do facial é visto através de uma abertura que tem como borda inferior o nervo facial, superior ao corda do tímpano, e uma trave óssea que serve de suporte para a bigorna. O recesso do facial visto pela timpanotomia posterior com parede do conduto intacta, promovendo a visão do estribo, articulação incudoestapediana e tendão do estapédio, porção timpânica do facial, processo cocleariforme, janela redonda e tuba auditiva. Esta exposição já seria suficiente para a retirada de colesteatoma, já que frequentemente este se desenvolve no nível do recesso do facial. O seio timpânico, no entanto, permanece sem visibilidade.

Após a mastoidectomia simples, o osso da parede posterior do conduto é brocado, deixando sua parede bem delgada. Mais internamente pode-se identificar o canal de Falópio em sua porção descendente ou mastóidea. O nervo facial pode ser identificado através vários pontos de reparo: processo cocleariforme, processo curto da bigorna, canal lateral, canal posterior, corda do tímpano e ranhura do digástrico.

O processo curto da bigorna, quando presente, é um excelente ponto de identificação do facial. O nervo geralmente passa medial e inferiormente ao processo curto da bigorna. O segundo joelho do facial, entre a porção timpânica e mastóidea geralmente forma um ângulo de 95 a 125 graus.

A mais frequente variação do canal de Falópio é a deiscência do facial que ocorre em 55% a 57% dos ossos temporais. A área mais comum de deiscência é a porcão timpânica, onde ocorre 50% da deiscência do nervo facial. Outras áreas são: gânglio geniculado, recesso do facial, seio timpânico, células retrofaciais. Estas variações do nervo facial aumentam os riscos da cirurgia, sendo o mais comum sítio de lesão do facial na porção inferior ao canal lateral. Erosão óssea devido a colesteatoma também podem gerar deiscência do canal de Falópio.

Outras alterações no facial podem ser observadas como nervo bífido ou nervo que cursa inferiormente à janela oval (muito raro).

Quando o nervo corda do tímpano é encontrado, o osso entre o corda e o facial pode ser aberto para se chegar ao recesso do facial. Se adicional exposição é necessária, o nervo corda do tímpano pode ser removido e o osso entre o ânulo timpânico e o canal de Falópio pode ser removido expondo a janela redonda e o hipotímpano. Devemos, porém, fazer o máximo de esforço para preservá-lo. O seu estiramento provoca na maioria das vezes o sintoma de disgeusia pós-operatória que pode ser permanente, enquanto a secção completa provoca uma disgeusia transitória.

É prudente manter uma pequena ponte óssea na porção superior do recesso do facial para proteger a bigorna e assim o ouvido interno de possível trauma acústico, se a bigorna for tocada durante a dissecção. Se é necessária maior exposição, é melhor desarticular a bigorna do estribo para prevenir a transmissão do som para a cóclea.

Colesteatomas do recesso do facial, ático e antro podem ser removidos por esta via.

Para completar este procedimento, silastic pode ser colocado no recesso para evitar adesão da membrana timpânica, que poderia resultar em retração da membrana, resultando em recorrência do colesteatoma. Se a mucosa da orelha média também foi traumatizada, silastic pode ser usado para prevenir adesões e manter a aeração da cavidade. Nestes casos, aconselha-se também o uso de materiais mais rígidos, como cartilagem na reconstrução timpânica visando-se prevenir a retração e a eventual invaginação do neotímpano através da timpanotoma posterior.

Técnica Aberta × Técnica Fechada

Cada técnica tem vantagens e desvantagens. A escolha da técnica depende da natureza e da extensão da doença, da reabilitação do paciente, da experiência e da capacidade do cirurgião.

A revisão é sempre necessária após aproximadamente 1 ano da cirurgia, com uma nova mastoidectomia e verificação da cavidade. Com o desenvolvimento dos *softwares* das ressonâncias magnéticas está sendo possível cada vez mais diferenciar a imagem de um colesteatoma de uma granulação ou cisto, principalmente nos casos de tamanho grande. O estudo de imagens seriadas anuais autoriza-nos apenas a acompanhar o paciente desde que não haja aumento do tamanho lesão.

Mastoidectomia Cavidade Aberta (Radical)

A mastoidectomia radical é a base da cavidade aberta (com retirada da parede posterior do conduto) combinada com a retirada do tímpano, ânulo timpânico, martelo, bigorna e mucosa do ouvido médio e obstrução da tuba auditiva. Nenhum tipo de reconstrução do ouvido médio é realizado.

Antes da timpanoplastia, a mastoidectomia cavidade aberta era o procedimento mais comum, mas hoje em dia tem sido menos utilizado. Atualmente a indicação de mastoidectomia cavidade aberta é para colesteatoma secundário com extensão para tuba, cóclea ou região perilabiríntica ou em ouvido único. Nestes casos porém se tenta sempre um tempo funcional ou uma eventual prótese osteoancorada.

Mastoidectomia Radical Modificada

A mastoidectomia radical modificada consiste na reconstrução da membrana timpânica e da cadeia ossicular, com ou sem a obliteração da cavidade mastóidea.

A mastoidectomia radical modificada começa com a mastoidectomia simples, com ou sem acesso ao recesso do facial. Após determinar a extensão da doença, opta-se pela técnica aberta, removendo a parede posterior do conduto auditivo externo até o nível do nervo facial. Devem ser eliminadas todas as células, incluindo as células da região de seio sigmoide. A parede anterior do conduto auditivo externo pode ser brocada para melhor exposição anterior (raramente necessária). Após a mastoidectomia completa, o ouvido médio é reconstruído com membrana timpânica e cadeia ossicular (microcaixa).

Há uma variação da mastoidectomia radical modificada na qual realiza-se a mastoidectomia, baixando o muro do facial até o nível do ânulo timpânico; descolado o ânulo é então retirado o colesteatoma atical sob visualização pela mastoide e pelo conduto, sem manipulação de ossículos e mucosa da caixa timpânica. É reservado para casos de colesteatoma atical, com audição preservada e cadeia ossicular e ouvido médio livre da doença, sendo limitada à mastoides pouco pneumatizadas.

Meatoplastia

Para obtermos bom resultado após uma cavidade aberta é necessária uma ampla meatoplastia (Fig. 17-33). A meatoplastia ampla permite a limpeza da cavidade e a observação de possível recidiva, o que facilita a epitelização da cavidade. O aspecto mais importante da meatoplastia é a adequada remoção de cartilagem da concha em crescente, não deixando borda de cartilagem exposta e fazendo uma meatoplastia ampla, com posicionamento da pele da parede posterior do conduto após a retirada da cartilagem, o que auxilia na epitelização da cavidade. Para manter a meatoplastia aberta deve ser colocada gaze ou *rayon* embebido em nitrofurazona ou com pomada com antibiótico e corticoide que pode ser retirado em 48 horas. Em nosso serviço usamos pomada com antibiótico (terramicina) e corticoide para preencher a cavidade após a retirada do *rayon*. Podem-se também empregar pomadas a base de cloranfenicol.

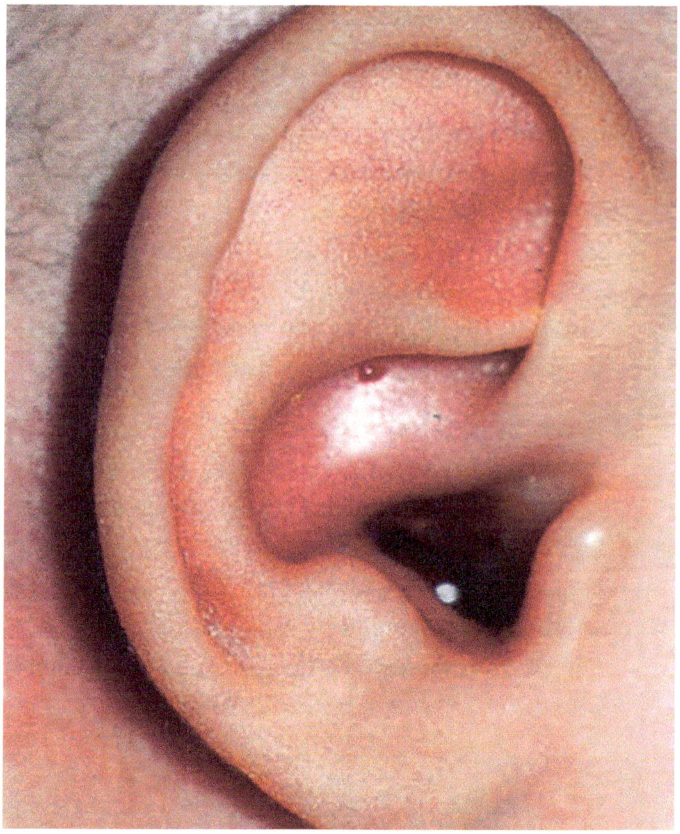

Fig. 17-33. Pavilhão auditivo no pós-operatório de mastoidectomia radical, no qual observa-se a meatoplastia no conduto auditivo externo, com intuito de ampliar a aeração da cavidade radical.

Obliteração da Mastoide

Após a mastoidectomia radical, o paciente fica com uma cavidade ampla e seus problemas inerentes. A cavidade precisa ser limpa periodicamente, variando de pessoa a pessoa, e entre 6 a 12 meses é propensa a coletar descamações e consequentemente apresentar infecção e necessita cuidados com a contaminação por água. Várias técnicas têm sido usadas para minimizar as potenciais complicações.

O retalho musculoperiostal retroauricular (Palva), originalmente descrito por Moshar tem sido usado para obliterar a mastoide. Em estudo *post mortem* foi observado que no retalho de Palva havia músculo viável, gordura, colágeno e tecido ricamente vascularizado, mas há uma gradual atrofia, resultando em aumento da cavidade em 5 anos. Outros retalhos têm sido usados que incluem músculo temporal pediculado anteriormente, ou fáscia temporal pediculada com artéria temporal superficial. Em pacientes com mastoide bem pneumatizada é frequentemente incompleta a obliteração da cavidade. Nestes casos tentamos sempre optar pela técnica fechada.

Palva modificou seu retalho acrescentando pasta (pó) de osso ou lascas de osso. A adição de osso pode resolver o problema da atrofia do retalho.

Mais recentemente Grote e Blitterswijk descreveram o uso de hidroxiapatita para reconstruir a parede posterior do conduto auditivo externo diminuindo a cavidade radical e Tsuji *et al.* descreveram o uso de cimento ósseo de fosfato de *alpha-tricalcium*.

Em nosso meio, Fonseca *et al.* realizaram a obliteração com osso liofilizado e retalho pediculado de fáscia temporal.

O método de obliteração da mastoide mais comumente empregado é o de coletarmos o osso da cortical, no início da mastoidectomia, através de dispositivo coletor colocado no sistema de aspiração. Nunca se deve utilizar osso removido do antro ou de células da mastoide sob risco de implantarmos doença, inclusive células do colesteatoma, em nossa obliteração.

A reconstrução da parede posterior é feita utilizando-se cartilagem ou osso do próprio paciente.

Apicectomia

A infecção do ouvido médio e da mastoide pode progredir para porção medial do osso temporal, o ápice petroso. O processo supurativo do ápice petroso causa infecção crônica e algumas vezes dor profunda, paralisia do abducente e paralisia facial.

O ápice petroso pode ser dividido em anterior e posterior por um plano que passa através do conduto auditivo interno. A ponta do ápice petroso apresenta relação com o V e VI pares, o que explica seu envolvimento em alguns casos. Trinta por cento dos indivíduos têm pneumatização do ápice petroso posterior e 9% do anterior, estando sujeitos à infecção ou colesteatomas que se originam do ouvido médio. Quando o ápice é pneumatizado, podem-se identificar cinco tratos de células pneumatizadas:

1. Peritubal.
2. Perilabiríntico.
3. Posterossuperior.
4. Posteromedial.
5. Subarcuato.

O acesso cirúrgico ao ápice petroso pode ser realizado pela mastoide e ouvido médio ou via fossa média. A via por fossa média só é necessária em processos supurativos de ápice petroso anterior quando o ouvido médio não está afetado. A maioria dos processos de apicites ocorrem em ouvidos com doença crônica de mastoide e ouvido médio. A via mais usada é através do ouvido médio e da mastoide.

Após mastoidectomia, os tratos infectados podem ser seguidos até o ápice petroso. As vias que podem ser seguidas ao ápice petroso são o retrofacial, subarcuato e ao longo do ângulo sinodural. O trato afetado é encontrado e drenado, porém a completa exposição do ápice posterior não pode ser feita sem labirintectomia. O uso do endoscópio cirúrgico facilita esta tarefa.

O acesso ao ápice anterior pode ser obtido após mastoidectomia com exposição do trato infralabiríntico entre o canal posterior e posteriormente ao canal de falópio, entrando no ápice anterior e posterior. Um bulbo da jugular alto pode bloquear esta via.

Uma grande exposição do ápice anterior é obtida através da fossa glenoide, com remoção do côndilo da mandíbula, remoção da parede anterior do CAE e todo osso entre a carótida e a dura da fossa média.

A completa exenteração do ápice anterior é impossível sem labirintectomia, mas em muitos casos, somente a drenagem das células infectadas já é suficiente para reverter o processo supurativo.

Mastoidectomia Subcortical ou Retrógrada

Talvez seja a técnica mais elegante para tratamento do ouvido crônico. Deve ser realizada, no entanto, por cirurgiões experientes e restrita a colesteatomas pequenos e em temporais pouco pneumatizados.

Após a abordagem retroauricular, como descrito anteriormente, com amplo descolamento e rebatimento da pele do conduto auditivo externo, inicia-se o broqueamento da parede posterossuperior do esporão com exposição do ático, cadeia ossicular e articulação incudomalear. Progride-se então em direção ao antro. A presença da cadeia ossicular ajuda-nos a dosar a profundidade do broqueamento, protegendo o nervo facial. Uma vez exposto o colesteatoma em sua totalidade, procede-se à sua extirpação seguindo-se então o tempo funcional, reconstruindo-se a membrana timpânica e o sistema ossicular. A exposição completa do colesteatoma é fundamental para a remoção do tumor evitando-se a possibilidade de colesteatoma residual. Nos casos em que a cavidade resultante é pequena, não realizamos a meatoplastia.

BIBLIOGRAFIA

Bento RF, Martins GSQ, Pinna MH. Tratado de Otologia. 2. ed. São Paulo: Atheneu; 2013.

Bukurov B, Haggard M, Spencer H, Arsovic N, Jesic S, Dudvarski Z. Gains in Quality of Life in Chronic Otitis Media Patients After Surgery, Adjusted for Placebo Bias. Otol Neurotol. 2022 Oct 1;43(9):e936-e943.

Fonseca ACO. Obliteração de cavidades mastoideas com aloenxerto ósseo particulado congelado em cirurgias revisionais de otite média crônica colesteatomatosa [tese]. São Paulo: Universidade de São Paulo, Faculdade de Medicina; 2016.

Jolink C, Huijsman A, Dreschler WA, de Wolf MJF, Ebbens FA, van Spronsen E. Surgery for chronic otitis media in the elderly. Am J Otolaryngol. 2023 Mar-Apr;44(2):103698.

Leichtle A, Hoffmann TK, Wigand MC. Otitis media – Definition, Pathogenese, Klinik, Diagnose und Therapie [Otitis media: definition, pathogenesis, clinical presentation, diagnosis and therapy]. Laryngorhinootologie. 2018 Jul;97(7):497-508. German.

Pais JP, Caçador M, Mourato T, Paço J. Chronic nasopharyngeal and otitis media tuberculosis: diagnosis and management difficulties. BMJ Case Rep. 2022 Aug 25;15(8):e250690.

Principi N, Esposito S. Unsolved problems and new medical approaches to otitis media. Expert Opin Biol Ther. 2020 Jul;20(7):741-749.

Shirai N, Preciado D. Otitis media: what is new? Curr Opin Otolaryngol Head Neck Surg. 2019 Dec;27(6):495-498.

Tailor BV, Phillips JS, Nunney I, Yung MW, Doruk C, Kara H, Kong T, et al. Presentation of dizziness in individuals with chronic otitis media: data from the multinational collaborative COMQ-12 study. Eur Arch Otorhinolaryngol. 2022 Jun;279(6):2857-2863.

Tsuji RK. Uso do cimento de osso alfa-tricálcio-fosfato no tratamento cirúrgico da cavidade mastóidea. Estudo experimental [tese]. São Paulo: Universidade de São Paulo, Faculdade de Medicina; 2008.

Wiatr M, Skladzien J, Strek P, Przeklasa-Muszynska A, Wiatr A. Chronic Otitis Media with Granulation Is a Poor Prognostic Factor for Hearing Improvement and Development of Intracranial Complications. J Int Adv Otol. 2019 Apr;15(1):12-17.

CAPÍTULO 18

COMPLICAÇÕES DAS OTITES MÉDIAS

Andréa Felice dos Santos Malerbi

INTRODUÇÃO

As complicações das otites ocorrem seja pela evolução natural das infecções otológicas não diagnosticadas ou pelo tratamento inadequado instituído.

As complicações das otites podem ser graves, ocasionando sequelas irreversíveis e eventualmente levando a óbito. Na era dos antibióticos, a incidência destas complicações diminuiu significativamente, entretanto com o crescente número de patógenos multirresistentes, alguns trabalhos atuais apontam para um aumento da incidência. Por esses motivos, deve fazer parte da formação médica geral e principalmente do otorrinolaringologista a compreensão desta patologia para facilitar o diagnóstico precoce e o tratamento adequado.

A patogênese primária decorre de uma complexa interação entre os organismos envolvidos e o hospedeiro.

1. Fatores que influenciam no desenvolvimento das complicações:
   - Infecção aguda em uma orelha anatomicamente suscetível a complicações.
   - A persistência da infecção e supuração resulta em ulceração epitelial e desenvolvimento de tecido de granulação, que reduzem a drenagem e aeração da orelha, produzem enzimas osteolíticas que favorecem a osteomielite e a criação de novas rotas de disseminação da infecção no osso temporal. Por esses motivos, as otites supurativas têm maior incidência de complicação do que as otites não supurativas.
2. Rotas anatômicas e barreiras contra a disseminação da infecção.

   O osso é naturalmente a melhor barreira anatômica contra a disseminação de infecções. No osso temporal consideramos três rotas de disseminação da infecção: extensão direta, tromboflebite e disseminação hematogênica.

   O osso temporal é separado de estruturas importantes como a fossa craniana, meninges, nervo facial, seio sigmoide, bulbo da jugular, seios petrosos superior e inferior e artéria carótida por delgadas camadas ósseas, que muitas vezes podem estar deiscentes ou apresentar persistências de fissuras embrionárias que facilitam a disseminação de infecções por extensão direta.

   A presença de vasos sanguíneos no interior do osso temporal também pode comprometer a barreira óssea, podendo levar à disseminação hematogênica de agentes infecciosos.

Quadro 18-1. Classificação das Complicações das Otites Médias

Complicações extracranianas	Complicações intracranianas
▪ Mastoidite ▪ Abscesso ou celulite subperiosteal ▪ Abscesso cervical alto ou abscesso de Bezold ▪ Petrosite ▪ Labirintite ▪ Paralisia facial ▪ Fístula labiríntica	▪ Meningite ▪ Petrosite ▪ Tromboflebite do seio sigmoide ▪ Abscesso extradural ▪ Abscesso cerebral ▪ Abscesso subdural ▪ Hidrocefalia otogênica

CLASSIFICAÇÃO

As complicações das otites podem ser didaticamente divididas em extracranianas e intracranianas, podendo ocorrer simultaneamente (Quadro 18-1).

PATOGENIA

O tipo de bactéria, responsável pela complicação, depende da presença ou não de perfuração timpânica. Quando não há perfuração, o principal agente da complicação geralmente é o mesmo que iniciou a infecção. Quando há perfuração, normalmente há contaminação de agentes presentes no meato acústico externo.

Patógenos mais frequentes nas otites médias agudas e crônicas:

A) Otite média aguda (Quadro 18-2.):
   - Agentes virais são patógenos frequentes nas otites médias agudas, entretanto, a maioria dos casos apresenta colonização bacteriana secundária, e por isso a otite média aguda pode ser considerada uma infecção essencialmente bacteriana.

Quadro 18-2. Agentes Bacterianos mais Frequentes nas Otites Médias Agudas

- *Streptococcus pneumoniae*
- *Haemophilus influenzae*
- *Moraxella (Branhamella) catarrhalis*
- Bacilos entéricos Gram-negativos
  - Pseudomonas aeruginosa
  - *Proteus mirabilis*
- Menos frequentes: *K. pneumoniae*, *Streptococcus pyogenes*, *Klebsiella* sp., *Staphylococcus aureus*, *Corynebacterium* sp.

Quadro 18-3. Agentes Bacterianos mais Frequentemente Encontrados nas Otites Médias Crônicas Colesteatomatosas

Bactérias aeróbicas	Bactérias anaeróbicas
■ *Pseudomonas aeruginosa*	■ *Bacteroides*
■ *Staphylococcus aureus*	■ *Peptococcus*
■ *Proteus mirabilis*	■ *Peptostreptococcus*
■ *Escherichia coli*	■ *Clostridium*
■ *Klebsiela pneumoniae*	■ *Fusobacterium*
	■ *Propionibacterium acnes*

B) Otite média crônica colesteatomatosa:
- Nos colesteatomas a flora mais frequente encontrada é a polimicrobiana, constituída por bactérias aeróbias e anaeróbias. Entre as bactérias mais frequentes, podemos citar (Quadro 18-3).

Nas complicações intracranianas de origem otogênica, os principais agentes etiológicos são bactérias anaeróbias, *Streptococcus faecalis, Proteus mirabilis* e *Pseudomonas aeruginosa.*

Obs.: os anaeróbios têm um importante papel sinérgico na patogênese pois diminuem a defesa do hospedeiro, inativando antibióticos e criando ambiente propício para outros microrganismos.

DIAGNÓSTICO

A história clínica e o exame físico são as principais ferramentas diagnósticas das complicações otológicas. A história clínica deve ser detalhada com especial preocupação em determinar o tipo de otite, início do quadro clínico, utilização de medicações para o quadro atual, história prévia de doença otológica, identificação de sintomas de acometimento central, presença de comorbidades associadas e sinais de imunodeficiência.

Deve-se atentar à presença de sintomas como: vertigem, dor retro-orbitária, dor e abaulamento retroauricular, ocorrência de paralisia facial periférica, perda auditiva recente, cefaleia de início recente, confusão mental, dores atípicas, febre em pacientes com otite média crônica, dentre outros.

O exame físico deve conter: inspeção e palpação de toda a área periauricular e cervical, otoscopia detalhada com remoção de cerúmen e secreções que dificultem a visualização, o exame dos pares cranianos, a avaliação do equilíbrio, a pesquisa de sinais de fístula labiríntica e os testes com diapasão.

Entre os exames complementares principais estão a audiometria completa e a tomografia computadorizada (TC) de alta resolução de crânio e ossos temporais, cortes finos, com e sem contraste. Em alguns casos, a ressonância magnética (RM) com gadolínio também se faz necessária.

COMPLICAÇÕES EXTRACRANIANAS

Mastoidite

Mastoidite é a complicação mais frequente de otite média aguda em crianças. Atualmente a incidência desta complicação é muito menor do que na era pré-antibiótico, entretanto contrariando a maioria das expectativas, estudos recentes reportam um aumento na incidência de mastoidites agudas, provavelmente associados com o uso incorreto da antibioticoterapia.

Sabendo que as células da mastoide são consideradas parte da orelha média, e apresentam comunicação direta com a cavidade timpânica, fica claro compreender que em quadros de otite média as células da mastoide vão estar acometidas em algum grau. Na maioria das vezes esse acometimento não apresenta quadro clínico específico e é observado apenas com exames de imagem. Porém, em alguns casos, ocorrem repercussões clínicas significativas, e então o acometimento da mastoide passa a ser considerado uma complicação, denominada mastoidite.

A história clínica inicia-se com quadro de otite média aguda que progride para abaulamento, hiperemia e dor retroauricular associada a protrusão anterior do pavilhão auricular (Fig. 18-1).

Existem duas formas distintas de mastoidites:

A) *Coalescente aguda:* ocorre reabsorção dos septos ósseos que separam as células aéreas e, assim, os espaços coalescem entre si (Fig. 18-2). A doença incide principalmente em crianças pequenas, com otites médias agudas. As crianças são as mais afetadas devido à imaturidade do sistema imune e a particularidades na anatomia da mastoide nesta faixa etária. Os principais agentes etiológicos são *Streptococcus pneumoniae, Pseudomonas aeruginosa, Staphylococcus aureus, Streptococcus pyogenes* e *Haemophilus influenzae.*

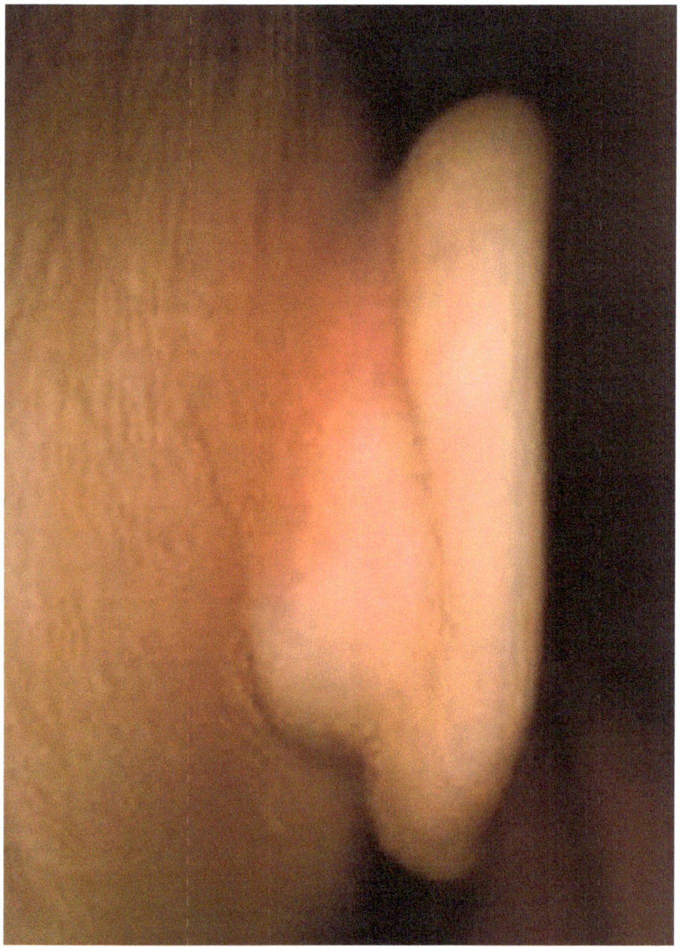

Fig. 18-1. Paciente com mastoidite aguda. Presença de edema, hiperemia e abaulamento retroauricular em orelha direita.

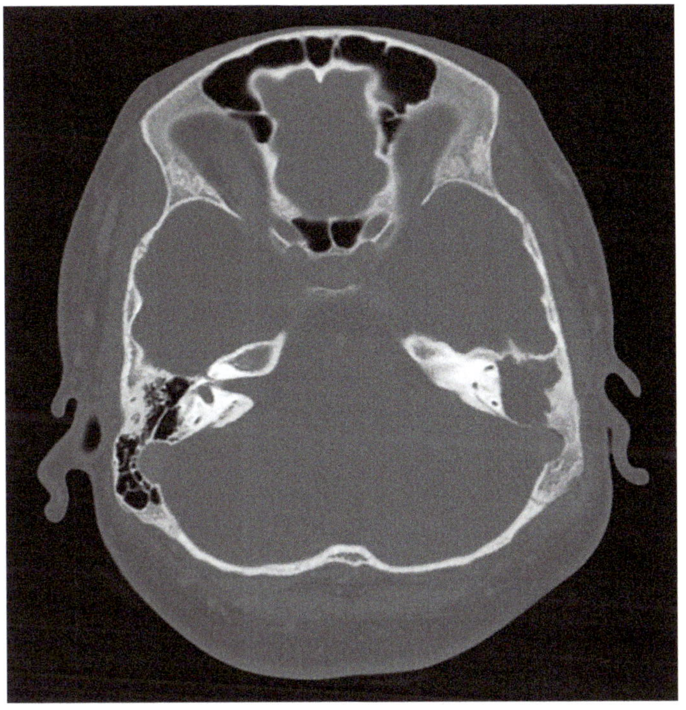

Fig. 18-2. Tomografia computadorizada de ossos temporais. Visualização de reabsorção dos septos ósseos da mastoide à esquerda.

B) *Crônica com osteíte:* ocorre com mais frequência em crianças mais velhas com história de otite média aguda recorrente ou após episódio único inadequadamente tratado. Os sintomas e os exames laboratoriais são semelhantes à mastoidite aguda, porém são mais brandos e persistentes. A tomografia computadorizada apresenta menos evidência de destruição óssea. O agente mais frequente é *Pseudomonas aeruginosa*. Acredita-se que nas mastoidites crônicas o uso frequente de antibióticos para o tratamento das otites de repetição selecione agentes mais resistentes, como a *Pseudomonas.*

Inicialmente, pode ser instituído tratamento com antibioticoterapia endovenosa de amplo espectro, associado a corticoterapia por curto período. Antes do início da antibioticoterapia, deve ser realizada miringotomia para drenagem e coleta de material para cultura e antibiograma.

Pacientes que não evoluem com melhora clínica em 24-48 h horas, apresentam outras complicações (abscesso subperiosteal, trombose de seio sigmoide) ou otite média crônica colesteatomatosa associada e devem ser submetidos à cirurgia. A dosagem sérica de proteína C-reativa pode ser utilizada como parâmetro laboratorial de piora.

No caso de abordagem cirúrgica, realiza-se uma mastoidectomia simples e miringotomia com inserção de tubo de ventilação.

Abscesso ou Celulite Subperiosteal

É a presença de secreção purulenta subperiosteal, adjacente à mastoide, comumente sobre o triângulo de MacEwen. Ocorre quando o processo infeccioso das células da mastoide estende-se para o espaço subperiosteal, podendo haver erosão da cortical mastóidea.

É mais frequente em crianças pequenas com otite média aguda, podendo ser uma complicação da mastoidite aguda. Pode estender-se para a região pré-auricular e zigoma ou para a região cervical alta (abscesso de Bezold).

O quadro clínico caracteriza-se por dor retroauricular, febre, eventualmente otorreia, deslocamento do pavilhão auditivo, eritema e ponto de flutuação. Pode ocorrer drenagem espontânea.

Ao exame físico, observa-se massa flutuante retroauricular com sinais flogísticos importantes (Fig. 18-3).

Pode ser confundido com adenite retroauricular supurativa decorrenre de otite externa ou cisto branquial infectado (Fig. 18-4). O exame de tomografia computadorizada faz o diagnóstico diferencial pois na adenite não há opacificação das células da mastoide ou destruição óssea.

A tomografia computadorizada com contraste delimita a extensão do abscesso subperiosteal (Fig. 18-5).

O tratamento consiste em antibioticoterapia endovenosa, associada a drenagem retroauricular e timpanotomia com colocação de tubo de ventilação ou mastoidectomia com drenagem do abscesso e colocação de tubo de ventilação.

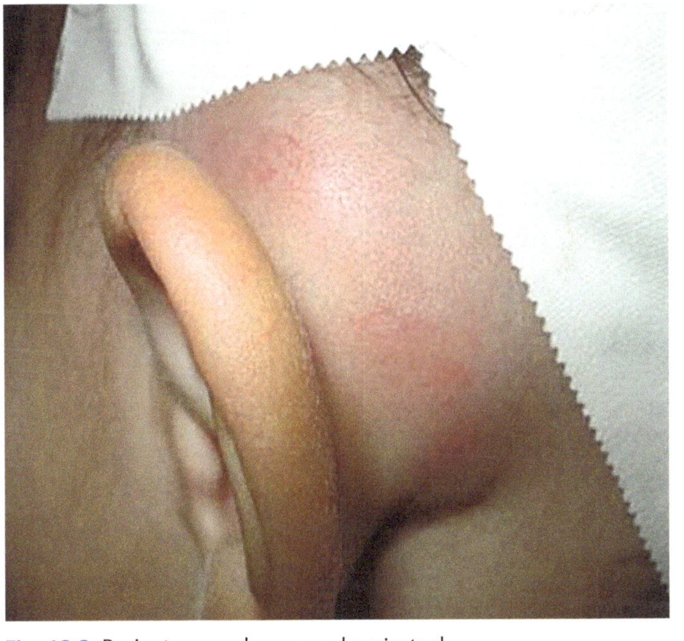

Fig. 18-3. Paciente com abscesso subperiosteal.

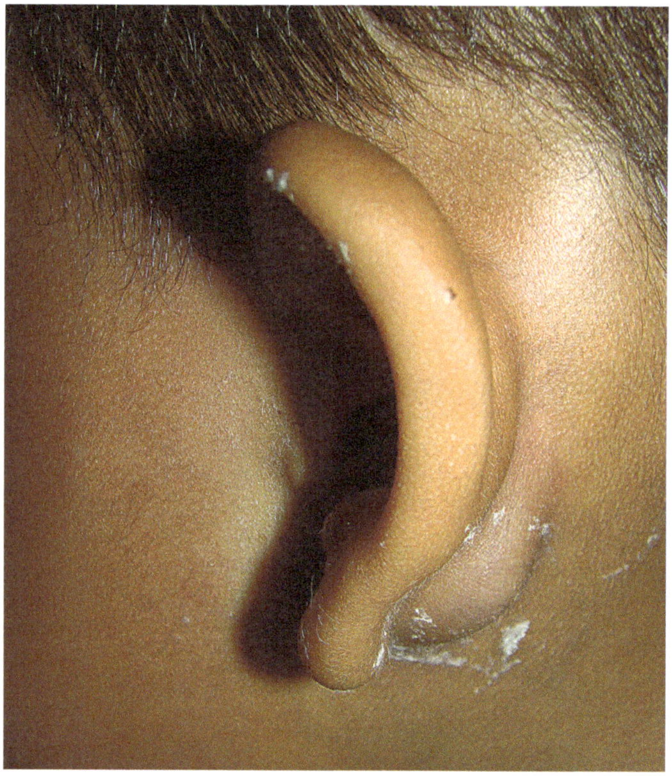

Fig. 18-4. Adenite retroauricular.

Abscesso Cervical Alto ou Abscesso de Bezold

O abscesso de Bezold é um abscesso cervical alto, que ocorre a partir de uma fistulização na cortical das células da ponta da mastoide. A coleção cervical acompanha o músculo esternocleidomastóideo. Ocorre em adultos e crianças mais velhas, nos quais a pneumatização da mastoide já alcançou a ponta. Da mesma forma que o abscesso subperiosteal, o abscesso de Bezold é mais frequente em otites médias agudas.

Clinicamente, o paciente apresenta dor à palpação cervical e diminuição da mobilidade cervical. Pode apresentar abaulamento visível e ponto de flutuação (Fig. 18-6).

A tomografia computadorizada contrastada de crânio, mastoide e cervical irá determinar a extensão do abscesso (Fig. 18-7). Observa-se velamento da cavidade timpânica, das células da mastoide, erosão da ponta da mastoide e coleção ao longo do músculo esternocleidomastóideo. Pode estar associado a tromboflebite de seio sigmoide, por compressão e/ou trombose da veia jugular interna.

Otite média crônica colesteatomatosa com erosão das células da ponta da mastoide também pode evoluir com a formação de abscesso de Bezold.

Em raras exceções, a coleção purulenta pode prosseguir pela porção medial do músculo até o mediastino, causando mediastinite.

O tratamento é realizado com antibioticoterapia de amplo espectro, até o resultado de culturas, associada a drenagem do abscesso e mastoidectomia.

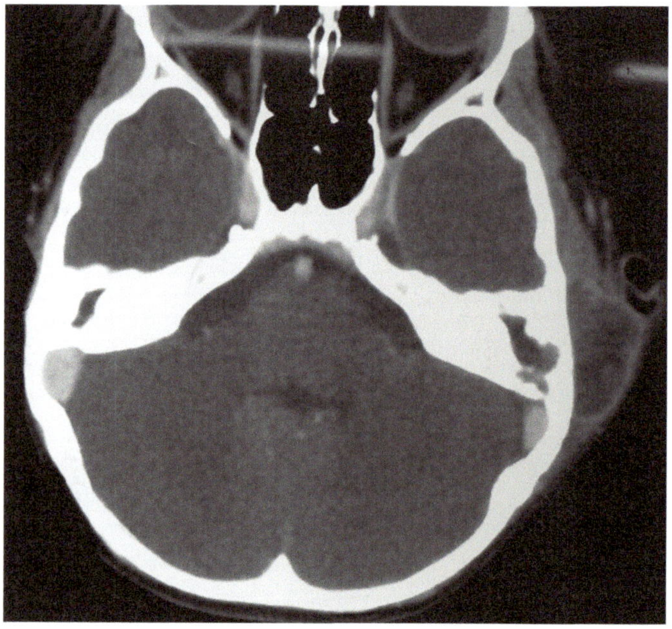

Fig. 18-5. Tomografia computadorizada de ossos temporais com contraste. Visualização de abscesso subperiosteal à esquerda.

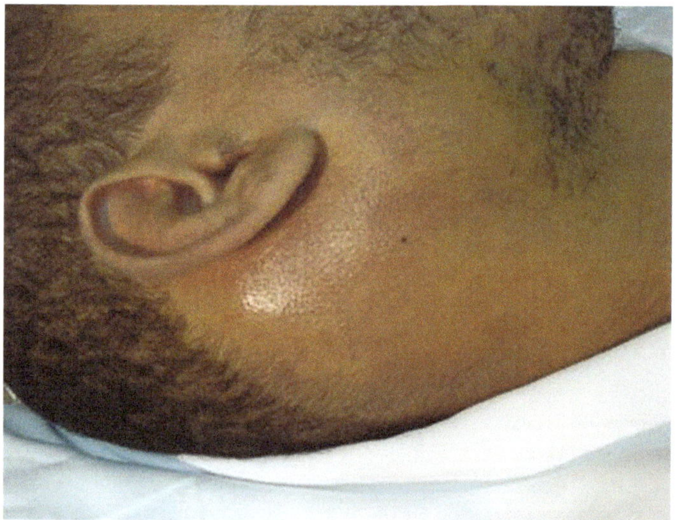

Fig. 18-6. Paciente com abscesso de Bezold à direita.

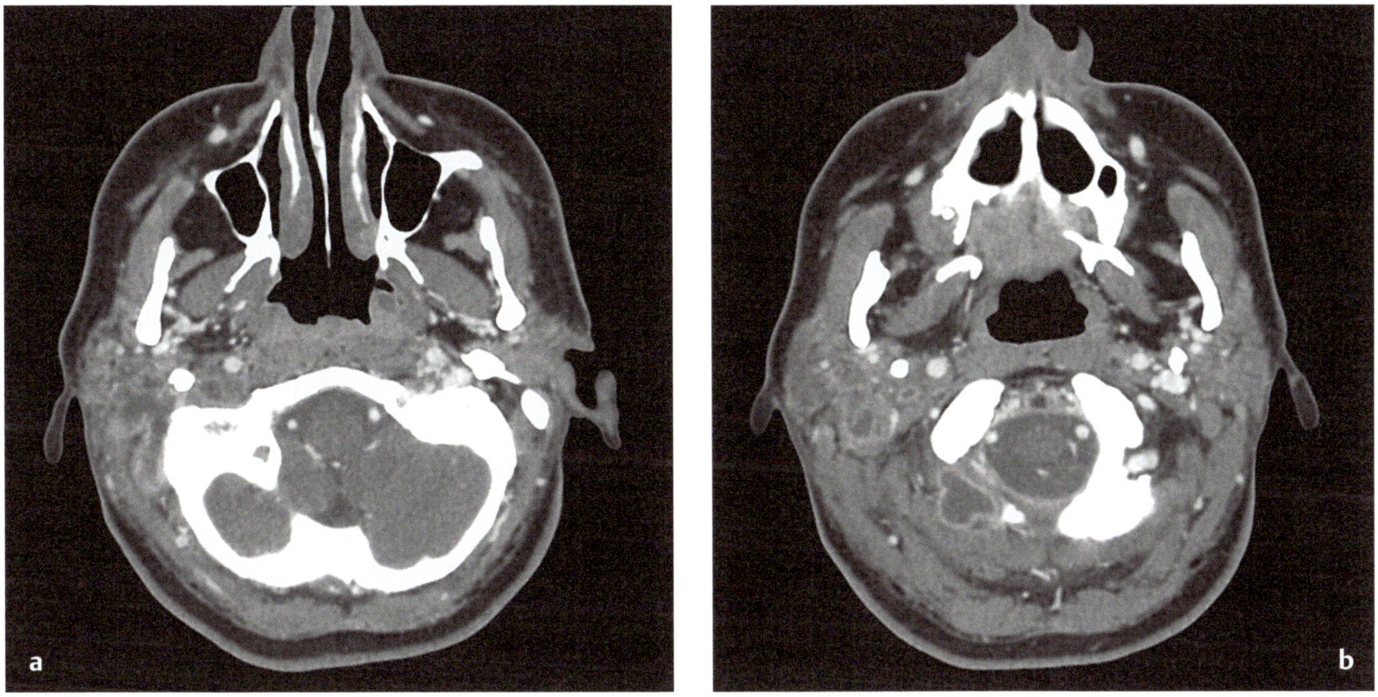

Fig. 18-7. Tomografia computadorizada de pescoço com contraste. (a) Visualização de abscesso cervical alto ou abscesso de Bezold a direita. (b) Visualização de abscesso de Bezold acometendo espaço paravertebral à direita.

Petrosite ou Apicite

O ápice petroso é definido como a porção petrosa do osso temporal que está localizada anteromedial à orelha interna e lateral à fissura petro-occiptal. Traçando um plano coronal ao meato acústico externo podemos dividir o ápice petroso em duas porções:

- *Porção peritubal (anterior):* medial à cóclea, pneumatizado em 10% dos indivíduos.
- *Porção perilabiríntica (posterior):* medial aos canais semicirculares, pneumatizado em 30% dos indivíduos.

Na parte superior e medial do ápice petroso encontramos o gânglio de Gasser do nervo trigêmeo e, ao longo da superfície medial, encontramos um pequeno canal, o canal de Dorelo, por onde se situa o nervo abducente (VI par craniano).

Petrosite é a infecção do ápice petroso por extensão da infecção da mastoide. É uma rara complicação das otites médias que pode ocorrer nas formas crônicas ou agudas. A pneumatização do ápice petroso não é um pré-requisito para a ocorrência de petrosite, isto porque a disseminação da infecção pode ocorrer através de tromboflebite, osteíte ou pelo trajeto dos nervos cranianos.

O diagnóstico é inicialmente clínico. A presença de dor facial ou retro-orbitária é o sintoma mais frequente. No entanto, a natureza insidiosa e incomum dessa complicação pode dificultar e retardar o diagnóstico precoce.

A tríade da síndrome de Gradenigro consiste em sinais e sintomas clássicos, porém não patognomônicos, associados à petrosite: dor facial profunda (devido ao acometimento do gânglio de Gasser do nervo trigêmeo), otorreia (pelo comprometimento da orelha média) e diplopia (por paresia ou paralisia do nervo abducente ipsilateral). A tríade clássica completa ocorre em menos da metade dos pacientes, o que pode dificultar o diagnóstico precoce.

A tomografia computadorizada dos ossos temporais e do crânio com contraste é o exame de imagem mais adequado. Nele observamos velamento do ápice petroso, com destruição dos septos ósseos e córtex adjacente. É importante ressaltar que a assimetria entre os ápices de um mesmo indivíduo nem sempre significa doença, pois pode ocorrer diferença de pneumatização dos ápices em indivíduos sem doença otológica.

A ressonância magnética pode auxiliar na identificação da coleção ou lesão no interior do ápice petroso.

As petrosites são frequentemente acompanhadas de complicações intracranianas devido à proximidade do ápice petroso com a fossa craniana média e posterior. As complicações mais comuns são: meningite, abscesso extradural, abscesso cerebral e labirintite supurativa.

O tratamento inicial consiste em antibioticoterapia sistêmica de amplo espectro ou quando possível, guiada por cultura e antibiograma. Os microrganismos mais frequentes são: *Pseudomonas aeruginosa*, *Streptococcus*, *Staphylococcus* e micobactéria. Na falha do tratamento conservador, indica-se abordagem cirúrgica.

O ápice petroso é uma região de difícil exposição cirúrgica devido a sua localização medial dentro do osso temporal. A maioria dos acessos utilizados foram desenvolvidos na era pré-antibiótico, quando a cirurgia era o único tratamento adequado, e podem ser divididos em: infracoclear, retrolabiríntico, via fossa média, translabiríntico e transcoclear. Todos eles permitem o acesso ao ápice, porém com graus diferentes de exposição e morbidade. O acesso translabiríntico e transcoclear garantem um acesso direto ao ápice petroso, porém com sacrifício da audição e da função vestibular. Atualmente são utilizados apenas para pacientes sem audição funcional no lado acometido.

Labirintite

É um processo inflamatório do labirinto.

Classificamos a labirintite em:

- *Serosa:* produtos inflamatórios ou toxinas bacterianas invadem a orelha interna através da janela redonda.
- *Supurativa:* presença de bactérias na orelha interna.
- *Crônica:* tecido mole (colesteatoma ou tecido de granulação) penetrando no espaço perilinfático, através de uma fístula na cápsula ótica.

A labirintite timpanogênica é geralmente unilateral, e está associada a uma infecção da orelha média.

A labirintite meningogênica é geralmente bilateral e o agente provém das meninges e do líquido cefalorraquidiano (p. ex., em um trauma craniano).

Nos estágios finais das labirintites pode ocorrer esclerose labiríntica, ou seja, substituição de todo ou parte do labirinto por tecido ósseo ou fibrótico (ossificação).

O local mais comum de lesão do bloco labiríntico, em consequência a uma infecção otológica, é o canal semicircular lateral.

O quadro clínico tem características próprias nas diversas formas:

- Na labirintite serosa os sinais e sintomas são de disfunção da orelha interna — perda auditiva em altas frequências, lentamente progressiva e sensação de instabilidade, vertigem posicional intermitente ou constante.
- Na labirintite supurativa o início é mais agudo, apresentando perda auditiva súbita ou rapidamente progressiva, vertigem incapacitante e vômitos. Nistagmo geralmente está presente.
- Na labirintite crônica o local mais frequente de fístula é o canal semicircular lateral, e o paciente apresenta pouco ou nenhum sintoma. As fístulas geralmente são recobertas por uma camada de tecido epitelizado, como colesteatoma.

Pacientes com labirintite apresentam risco significativo de desenvolver meningite devido à comunicação da orelha interna com o líquido cefalorraquidiano por meio do aqueduto vestibular. Portanto, a presença de meningite deve ser sempre afastada.

Tomografia computadorizada de ossos temporais e crânio ou ressonância magnética são úteis para excluir outras complicações associadas. No quadro agudo, pode haver realce ao contraste, no interior do labirinto. Em casos mais tardios, pode-se identificar a presença de fibrose ou ossificação das estruturas do labirinto como sequela da labirintite.

O tratamento deve ser rápido, com imediata internação hospitalar e introdução de antibióticos endovenosos, além de antivertiginosos e antieméticos. O objetivo é erradicar a infecção e prevenir a ocorrência de meningite. Nos casos de infecção otológica, deve ser realizado tratamento cirúrgico, que varia segundo o quadro clínico. Pode ser realizada desde miringotomia até mastoidectomia.

Paralisia Facial Periférica

Paralisia do nervo facial pode ocorrer como complicação de otite média aguda (principalmente em crianças) ou crônica.

Existem dois mecanismos para infecções otológicas ocasionarem paralisia facial. O primeiro ocorre por contato de mediadores inflamatórios em áreas deiscentes do nervo facial. A porção mais acometida é a timpânica, pois é nessa região onde ocorre a maior porcentagem de deiscências congênitas do canal de Falópio. O segundo mecanismo ocorre por compressão direta do nervo pela presença de tecidos moles, como colesteatoma ou tecido de granulação. Inicialmente a toxicidade ou compressão levam ao bloqueio da condução sem degeneração neural. Se a agressão persistir, ocorre destruição das fibras nervosas e consequente degeneração nervosa.

O quadro clínico consiste na presença de paralisia facial periférica ipsilateral à orelha com sinais infecciosos agudos ou crônicos.

Exames topodiagnósticos, como teste de Schirmmer, teste do reflexo do músculo do estribo e gustometria auxiliam na identificação da porção acometida do nervo facial. Como o local mais frequentemente acometido é distal ao gânglio geniculado, e, portanto, após a emergência do nervo petroso superficial maior, a função lacrimal raramente é afetada, por outro lado é frequente a ausência de reflexo do músculo do estapédio e alterações gustativas.

A tomografia computadorizada de ossos temporais e crânio com contraste e ressonância magnética complementa o topodiagnóstico e auxilia na avaliação do comprometimento infeccioso do osso temporal e na exclusão de outras complicações.

Eletroneurografia pode ser realizada após os primeiros 3 a 4 dias para documentação e auxílio no prognóstico da paralisia facial.

O tratamento visa resolver a infecção o mais rapidamente possível.

Nas otites médias agudas deve ser sempre realizada miringotomia, coleta de material para cultura e antibiograma. Antibioticoterapia endovenosa de amplo espectro deve ser iniciada até o resultado das culturas. Nesses casos, o tratamento clínico associado à miringotomia costuma ser eficaz em resolver o processo infecioso e na regressão da parilisia facial. Caso a paralisia facial não apresente sinais de melhora em até 2 semanas ou a eletroneurografia apresentar sinais de degeneração Waleriana, realiza-se intervenção cirúrgica.

A cirurgia indicada é a timpanomastoidectomia com descompressão óssea do canal de Falópio e limpeza de toda orelha média. A bainha do nervo facial não deve ser aberta, a fim de evitar disseminação da infecção aos tecidos neurais.

Se a paralisia facial periférica for uma complicação de otite média crônica é indicada a introdução de antibioticoterapia de amplo espectro até resultado de culturas e mastoidectomia com exploração do nervo facial, sem abertura do perineuro, o mais precoce possível.

Fístula Labiríntica

É a complicação mais comum na otite média crônica colesteatomatosa, ocorrendo em aproximadamente 7% dos casos.

O canal semicircular lateral é a porção mais atingida, sendo acometido em aproximadamente 90% dos casos. A fístula também pode acometer o canal semicircular posterior, superior e cóclea.

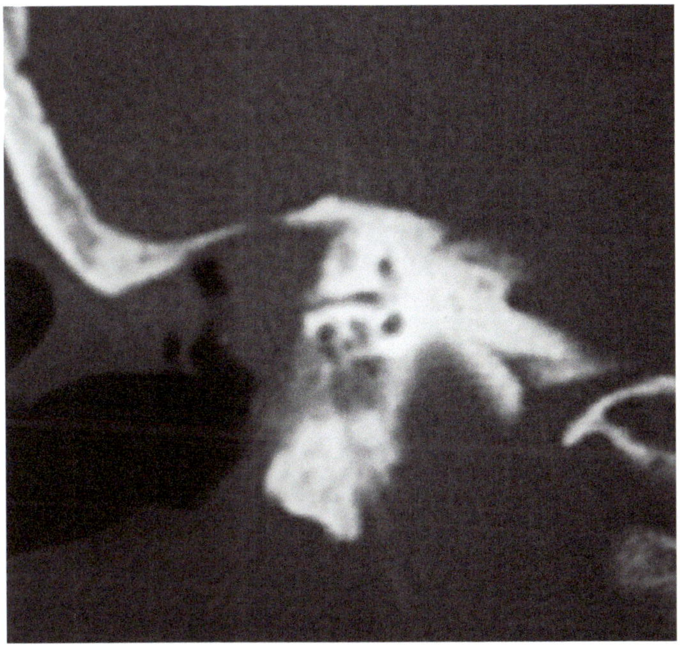

Fig. 18-8. Tomografia computadorizada de ossos temporais com identificação de erosão do canal semicircular lateral.

O paciente pode ser assintomático ou apresentar vertigem, perda auditiva neurossensorial e vertigem induzida por barulho (sinal de Túlio) ou por alterações de pressão na orelha média (sinal de Hennebert). Labirintite supurativa com perda auditiva neurossensorial e arreflexia vestibular pode ocorrer secundariamente à fístula.

A tomografia computadorizada em alta resolução, de ossos temporais, em cortes finos detecta a fístula em aproximadamente 57% a 60% dos casos (Fig. 18-8). No entanto, o diagnóstico de certeza só é obtido no intraoperatório.

O tratamento é cirúrgico através da mastoidectomia e obliteração da fístula com gordura ou fáscia.

Nos casos de fístula do canal semicircular lateral inferiores a 2 mm e sem exposição do labirinto membranoso, pode ser realizada a remoção da matriz de colesteatoma com extremo cuidado e imediata cobertura com fáscia, raspado de osso, cera de osso, cartilagem, gordura, cola de fibrina ou associação entre esses tecidos e materiais. A vantagem desse procedimento consiste em diminuir a probabilidade de recidiva do colesteatoma, bem como prevenir a extensão da fístula ao labirinto membranoso, e da perda auditiva associada à produção de colagenase pela matriz do colesteatoma. Na maioria dos pacientes (80%), há preservação da condução óssea no pós-operatório. Nesses pacientes, pode ser utilizado corticosteroide intraoperatório e nas primeiras 48 h para evitar processo inflamatório local e diminuir as chances de degeneração auditiva.

Nos casos de fístulas em outros canais que não o canal lateral ou em que haja acometimento do labirinto membranoso, o risco de perda auditiva associado à remoção da matriz é maior e, portanto, a matriz pode ser mantida. Nesse caso, deve-se optar por uma cavidade aberta para melhor controle do colesteatoma.

COMPLICAÇÕES INTRACRANIANAS

A taxa de mortalidade das complicações otológicas intracranianas diminui de 75% na era pré-antibiótico para 34% no início da era pós antibiótico. Atualmente as taxas são ainda menores, constituindo-se raras quando tratadas adequadamente.

Abscesso Extradural ou Epidural

O abscesso extradural caracteriza-se pela presença de material purulento, tecido de granulação ou secreção infectada na superfície lateral da dura-máter.

Na maioria das vezes é assintomático ou apresenta sintomas inespecíficos como dor local profunda, cefaleia e febre baixa.

Nas otites médias crônicas é frequente a comunicação direta do abscesso com o processo supurativo nos espaços pneumatizados da mastoide.

Os locais mais acometidos são entre a fossa média e o *tegmen* timpânico ou na fossa posterior, frequentemente associado a trombose do seio sigmoide.

Devido à sua apresentação insidiosa e sutil, o diagnóstico do abscesso extradural, geralmente, é incidental durante uma cirurgia para colesteatoma ou TC (Fig. 18-9).

Procede-se à internação clínica para antibioticoterapia endovenosa de amplo espectro, avaliação de equipe de neurocirurgia e abordagem cirúrgica.

O tratamento cirúrgico consiste na drenagem do abscesso e mastoidectomia com remoção do colesteatoma ou tecido de granulação. O abscesso extradural eventualmente pode ser drenado através da mastoidectomia.

Pode estar associado a outras complicações como meningites e abscessos intradurais.

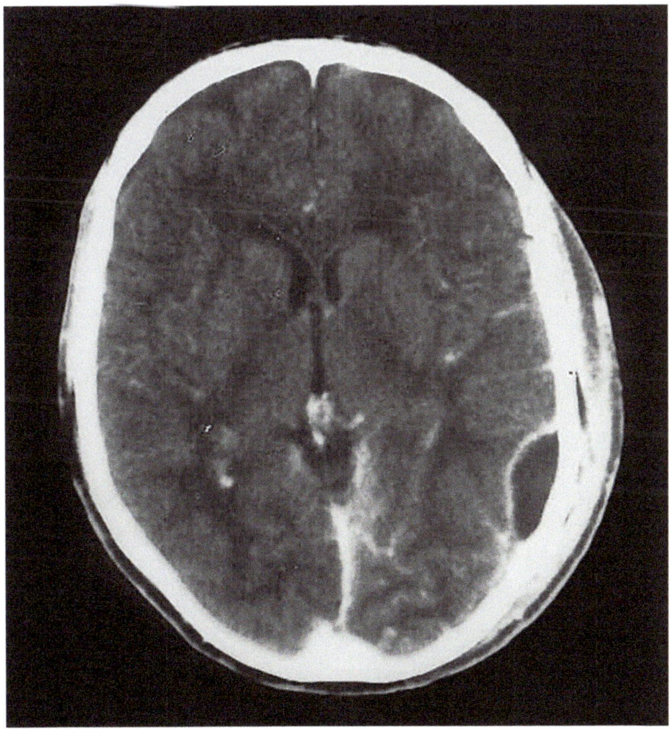

Fig. 18-9. Tomografia computadorizada de crânio com contraste. Visualização de abscesso extradural à esquerda.

Abscesso Cerebral

O abscesso cerebral otogênico é uma coleção purulenta intraencefálica com origem em um processo infeccioso da orelha. Origina-se predominantemente de tromboflebite venosa e não de extensão direta através da dura-máter.

É consequência, quase que exclusiva, das otites médias crônicas.

Em crianças, 25% de todos os abscessos cerebrais são de origem otogênica, enquanto em adultos esse número pode chegar a 50%.

O local mais atingido é o lobo temporal, seguido do cerebelo (Fig. 18-10).

A progressão dos sintomas pode ser gradual, ocorrendo durante dias e até semanas. Entre os achados clínicos podem ocorrer febre, diminuição do nível de consciência, cefaleia, vômitos, rigidez de nuca, convulsões e papiledema. Sintomas focais podem ocorrer conforme a área de localização do abscesso.

O tratamento com antibioticoterapia de amplo espectro com cobertura para Gram-positivos, Gram-negativos e anaeróbios deve ser imediato devido à severidade da infecção e à natureza polimicrobiana dos abscessos cerebrais. O curso de antibioticoterapia, em geral, é de 6 semanas para que haja resolução completa do quadro e evitar a ocorrência de recidivas.

A drenagem cirúrgica de urgência, realizada através de craniotomia está indicada em pacientes com abscesso intracraniano associado a septicemia, alteração do nível de consciência, convulsão ou outros déficits neurológicos. Pacientes sem estes sintomas não precisam obrigatoriamente se submeter a drenagem do abscesso de urgência. Porém, cada caso deve ser analisado individualmente e em conjunto com a equipe de neurocirurgia. A cirurgia para a doença otológica idealmente deve ser realizada no mesmo momento da drenagem intracraniana ou pode ser programada quando o paciente estiver estabilizado para a realização de procedimento cirúrgico com maior tempo de duração.

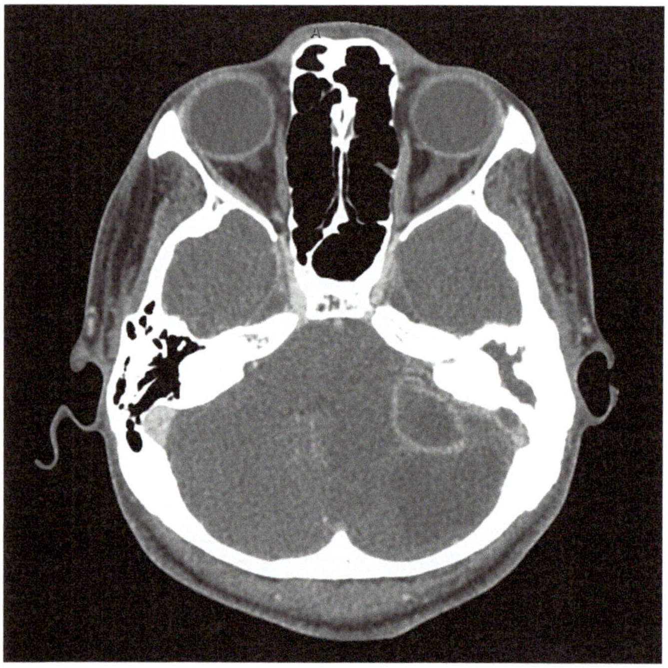

Fig. 18-10. Tomografia computadorizada de crânio com contrate. Visualização de abscesso cerebral à esquerda.

Abscesso Subdural

É a coleção circunscrita de material purulento sob a dura-máter.

O quadro clínico é dramático, e o paciente pode evoluir rapidamente para o coma, com hemiparesia, convulsões, febre e rigidez de nuca. Apresenta alta taxa de mortalidade (20-40%).

O diagnóstico é feito através dos exames de imagem.

O tratamento é semelhante ao mencionado para o abscesso cerebral. Está indicada a drenagem cirúrgica do empiema através de craniotomia associada a antibioticoterapia. A cirurgia para a doença otológica, sempre que possível, deve ser realizada no mesmo tempo cirúrgico.

Meningite

A meningite bacteriana é uma das principais complicações intracranianas das otites médias. No entanto, em virtude da disseminação da imunização anti-*Haemophilus influenzae* tipo B e antipneumocócica, houve diminuição da sua incidência desde os anos 2000.

A introdução da vacina antipneumocócica nos anos 2000, reduziu a incidência de meningite pneumocócica decorrente de otite média aguda. Atualmente, no calendário do Ministério da Saúde, a vacina é 10-valente e indicada para crianças aos 2, 4 e 12 meses de vida, idosos e paciente com comorbidades. A 23-valente está indicada para idosos a partir dos 60 anos com comorbidades ou institucionalizados e para a população indígena a partir dos 5 anos de idade, que não receberam a vacina 10-v.

A vacina anti-*Haemophilus influenzae* tipo B é administrada aos 2, 4 e 6 meses de vida.

A meningite pode ocorrer por otite média crônica, porém é mais frequente durante episódios de otite média aguda. As vias de disseminação da meningite podem ser por extensão direta através de deiscências ou falhas ósseas na orelha média, via hematogênica ou pelo aqueduto coclear.

Os agentes mais frequentemente envolvidos são *Haemophilus influenzae* tipo B, *Streptococcus pneumoniae* e *Neisseria meningitidis*.

Cerca de 30% dos casos de meningite pneumocócica têm, como origem, a otite média aguda.

O diagnóstico é realizado por suspeição clínica e confirmação com análise de celularidade e cultura do líquido cefalorraquidiano por meio de punção lombar. Na suspeita de meningite bacteriana, a antibioticoterapia endovenosa de amplo espectro associada a corticoesteroide sistêmico deve ser introduzida enquanto se aguarda confirmação diagnóstica. Utiliza-se frequentemente cefalosporina de terceira geração, como a ceftriaxona, podendo ser associada vancomicina em infecções confirmadas por *S. pneumoniae*.

A indicação cirúrgica ainda é motivo de controvérsia e deve ser individualizada conforme a doença otológica. No entanto a maioria dos serviços optam por aguardar a estabilização clínica do paciente antes de realizar qualquer procedimento cirúrgico.

Na presença de membrana timpânica íntegra, a miringotomia deve ser realizada com a possibilidade de coleta de material para cultura e antibiograma. Em pacientes com otite média crônica colesteatomatosa, deve-se realizar mastoidectomia com correção de eventual falha na dura-máter.

Tromboflebite do Seio Sigmoide (Seio Lateral)

A presença de tromboflebite ou trombose do seio sigmoide durante infecções otológicas ocorre devido à proximidade deste com a orelha média. O envolvimento do seio pode ser resultado da erosão óssea, com extensão direta da infecção, ou pode ocorrer através da tromboflebite de veias emissárias da mastoide. Um processo infeccioso adjacente ao seio sigmoide pode resultar em flebite localizada, com formação de um trombo mural que pode ocluir o lúmen do seio. Nos casos em que o trombo se torna infectado, libera êmbolos sépticos causando septicemia e picos febris. O trombo pode propagar-se proximalmente ou distalmente para o seio sagital e o bulbo jugular (síndrome do forame jugular – acometimento do IX, X e XI pares cranianos).

O diagnóstico é baseado nos sinais e sintomas que resultam de inflamação e alteração da hidrodinâmica intracraniana, ou seja, cefaleia, astenia, picos febris (devido à liberação de êmbolos sépticos), calafrios, otalgia, hipertensão intracraniana e sinal de Griesinger (edema retroauricular secundário à trombose de veia emissária).

A tomografia computadorizada com contraste auxilia o diagnóstico, demonstrando imagem hipoatenuante do seio com margem hiperatenuante (sinal do Delta) (Fig. 18-11). A ressonância magnética pode confirmar a trombose (hipossinal em sequência ponderada em T2) e avaliar a extensão da infecção para outros tecidos intracranianos. À angioressonância, pode-se observar hipofluxo na topografia do seio sigmoide.

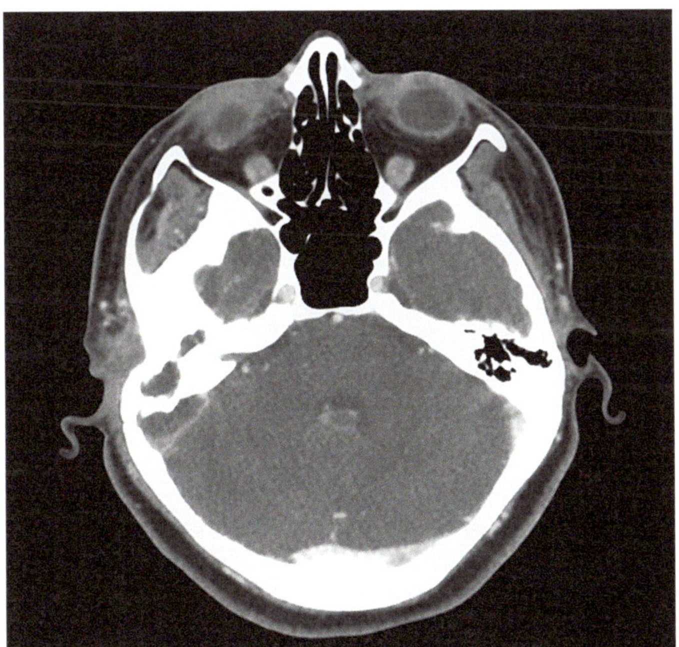

Fig. 18-11. Tomografia computadorizada de crânio com identificação de trombose de seio sigmoide à direita.

O objetivo do tratamento é controlar o processo infeccioso. Deve ser iniciada antibioticoterapia sistêmica de amplo espectro, que pode começar com cefalosporina de terceira geração (ceftriaxone). Mesmo após a melhora clínica e alta hospitalar, antibioticoterapia oral deve ser mantida por mais 14 dias.

Realiza-se a mastoidectomia com ampla exposição e exploração do seio sigmoide, removendo todo o tecido de granulação e osso infectado. Procede-se então à punção do seio sigmoide. Se ocorrer saída de sangue vivo é sinal de fluxo normal intraluminal. Se houver saída de material purulento está indicada abertura do seio para drenagem da coleção. A remoção do trombo intraluminal pode ser realizada, porém, não há evidência direta de melhora da morbimortalidade com esse procedimento. Na maioria dos casos, a introdução de antibioticoterapia endovenosa, associada à remoção dos tecidos infectados no intraoperatório são suficientes para promover a resolução da infecção e posterior recanalização do seio sigmoide. Outro tema controverso é a necessidade de heparinização, que não é indicada de rotina, estando restrita a pacientes com extensão da tombose para a veia jugular interna e/ou outros seios venosos proximais. Porém, a sua introdução deve ser avaliada em conjunto com a equipe de neurologia ou cirurgia vascular.

Hidrocefalia Otogênica ou Pseudotumor Cerebral

A hidrocefalia ótítica ou otogênica é descrita como sinais e sintomas de hipertensão intracraniana, associados a características normais do líquor cefalorraquidiano, exceto pela pressão que apresenta valores elevados. O nome é considerado inadequado, pois não ocorre apenas durante quadros otológicos, e os pacientes não apresentam dilatação de ventrículos, o que caracteriza a hidrocefalia verdadeira. Acredita-se que sua etiologia seja decorrente do hipofluxo do seio sigmoide.

O diagnóstico é de exclusão, após descartar outras causas de aumento da pressão intracraniana como edema cerebral, abscesso extra e subdural, meningite, abscesso cerebral.

Os sinais clínicos são os de hipertensão intracraniana, bem como papiledema, cefaleia, diminuição da consciência e letargia.

Exames de imagem, tomografia computadorizada e ressonância magnética, devem ser sempre realizados.

A resolução do quadro geralmente é espontânea após a erradicação da infecção otológica, mas pode levar semanas a meses.

Hérnia Cerebral

É a herniação de dura-máter ou tecido encefálico para a cavidade mastóidea. Geralmente ocorre através de um defeito no *tegmen timpani* ou no *tegmen mastoideum* (de etiologia iatrogênica).

Se há perda da integridade da dura-máter, com ou sem fístula liquórica, é necessário reparação cirúrgica.

Na cirurgia deve-se remover todo o osso ao redor da hérnia até a exposição da dura-mater normal. Após a exposição adequada, a correção de falhas pequenas pode ser realizada com a inserção de fáscia ou gordura entre a dura-máter e o *tegmen*. Em falhas maiores é necessário sustentar o tecido herniado com cartilagem ou osso para prevenir recidiva.

BIBLIOGRAFIA

Alkhaldi AS, Alwabili M, Albilasi T, Almuhanna K. Bezold's Abscess: A Case Report and Review of Cases Over 20 Years. Cureus. 2022 Jan 23;14(1):e21533.

Bento RF, Brito R, Ribas GC. Surgical management of intracranial complications of otogenic infection. Ear Nose Throat J. 2006 Jan;85(1):36-9.

Bento RF, Martins GSQ, Pinna MH. Tratado de Otologia. 2. ed. São Paulo: Atheneu; 2013.

Brasil. Ministério da Saúde. Calendário Nacional de Vacinação [Internet]. Brasília, DF: 2023 [citado 2023 Abril 14]. Disponível em: https://www.gov.br/saude/pt-br/assuntos/saude-de-a-a-z/c/calendario-nacional-de-vacinacao

Edwards S, Kumar S, Lee S, Pali BL, Marek RL, Dutta A. Epidemiology and variability in management of acute mastoiditis in children. Am J Otolaryngol. 2022 Sep-Oct;43(5):103520.

Govea-Camacho LH, Pérez-Ramírez R, Cornejo-Suárez A, Fierro-Rizo R, Jiménez-Sala CJ, Rosales-Orozco CS. Abordaje diagnóstico y terapéutico de las complicaciones de la otitis media en el adulto. Serie de casos y revisión de la literatura. Cirugía y Cirujanos. 2016;84(5):398-404.

Guillén-Lozada E, Bartolomé-Benito M, Moreno-Juara Á, Villalobos-Pinto E, Noguerol-Pérez MD, Santos-Santos S. Intratemporal and intracranial complications of acute mastoiditis in children. Why do they occur? An analysis of risk factors. Int J Pediatr Otorhinolaryngol. 2022 May;156:111124.

Israeli A, Kosec A, Shochat I, Piras G, Braverman I, Klein A, Grinblat G. Analysis of Prognostic Factors Impacting Pediatric Acute Mastoiditis Outcomes. J Int Adv Otol. 2023 Jan;19(1):50-54.

Kaufmann MR, Shetty K, Camilon PR, Shetty A, Levi JR, Devaiah AK. Management of Acute Complicated Mastoiditis. A Systematic Review and Meta-analysis. Pediatr Infect Dis J. 2022 Apr 1;41(4):297-301.

Kordeluk S, Kraus M, Leibovitz E. Challenges in the management of acute mastoiditis in children. Curr Infect Dis Rep. 2015 May;17(5):479.

Sahi D, Nguyen H, Callender KD. Mastoiditis. In: StatPearls [Internet]. Treasure Island (FL): StatPearls Publishing; 2023 Jan. 2022 Aug 8.

Talmor G, Vakil M, Tseng C, Svider P, Ying M, Eloy JA. Petrous Apicitis: A Systematic Review and Case Presentation. Otol Neurotol. 2022 Aug 1;43(7):753-765.

Tawfik KO, Ishman SL, Altaye M, Meinzen-Derr J, Choo DI. Pediatric Acute Otitis Media in the Era of Pneumococcal Vaccination. Otolaryngol Head Neck Surg. 2017 May;156(5):938-945.

Taxak P, Ram C. Labyrinthitis and Labyrinthitis Ossificans - A case report and review of the literature. J Radiol Case Rep. 2020 May 31;14(5):1-6.

Thangavelu K, Weiß R, Mueller-Mazzotta J, Schulze M, Stuck BA, Reimann K. Post-operative hearing among patients with labyrinthine fistula as a complication of cholesteatoma using "under water technique". Eur Arch Otorhinolaryngol. 2022 Jul;279(7):3355-3362.

Tomasoni M, Arcuri M, Dohin I, Zorzi S, Borsetto D, Piazza C, Redaelli de Zinis LO, Sorrentino T, Deganello A. Presentation, Management, and Hearing Outcomes of Labyrinthine Fistula Secondary to Cholesteatoma: A Systematic Review and Meta-analysis. Otol Neurotol. 2022 Dec 1;43(10):e1058-e1068.

Viswanatha B, Thriveni CN, Naseeruddin K. Nonseptic and septic lateral sinus thrombosis: a review. Indian J Otolaryngol Head Neck Surg. 2014 Jan;66(Suppl 1):10-5.

CAPÍTULO 19

BAROTRAUMA/DISBARISMO

Juliana Maria Araújo Caldeira ■ Kleber Falcão Rebêlo

O homem poderia ascender na atmosfera bem como mergulhar centenas de metros se fosse constituído apenas por tecido incompressível. No entanto, somos constituídos por cavidades pneumáticas naturais cuja fisiologia e equilíbrio dependem da sua integridade anatômica e obedecem às leis físicas ligadas à variação da pressão atmosférica. Assim, os disbarismos são eventos patológicos decorrentes da variação de pressão ambiente. Dentre eles, encontram-se os barotraumas e outras comorbidades, como a doença descompressiva, por exemplo.

Baros vem do grego e significa peso, pressão; portanto, o barotrauma, é um tipo de disbarismo que ocorre devido à incapacidade de equilibrar a pressão no interior das cavidades pneumáticas do nosso organismo frente à variação da pressão ambiente. Desta forma, o barotrauma está muito relacionado com a otorrinolaringologia, uma vez que os seios paranasais e a orelha média são cavidades cheias de ar, acometidas pela variação de pressão, seja nas atividades do voo ou do mergulho. Assim, as barossinusites e as barotites fazem parte do rol de patologias preveníveis e tratadas pelo otorrinolaringologista.

RESUMO ANATOMOFISIOLÓGICO

A tuba auditiva é um canal, cujo terço distal é ósseo e os dois terços proximais são cartilaginosos. É responsável pela ventilação dos espaços aéreos dentro do osso temporal, equalizando a pressão entre estes e o meio ambiente.[1] Possui um mecanismo valvular unidirecional, da orelha média para a nasofaringe, inclusive a mucosa da tuba apresenta um pregueamento inclinado no sentido da nasofaringe, o que facilita o escoamento das secreções da orelha média para a nasofaringe, e, em contrapartida dificulta a passagem das secreções oriundas das infecções nasossinusais, no sentido de proteger a orelha média.[2]

Na posição de repouso, a porção cartilaginosa da tuba permanece fechada. Durante a oclusão, a pressão da orelha média diminui lentamente uma vez que o ar vai sendo absorvido pela mucosa vascularizada do promontório, o que contribuirá na sucção do ar quando a tuba auditiva se abrir. A abertura da tuba é um fenômeno ativo, ocorre de maneira intermitente durante movimentos faríngeos decorrentes principalmente da contração do músculo tensor do véu palatino, como bocejo e deglutição (aproximadamente uma vez por minuto quando acordado e uma vez a cada 5 minutos quando dormindo).[2] Quando esse mecanismo deixa de funcionar por condições patológicas, haverá uma tendência de a pressão negativa aumentar progressivamente, levando a alterações inflamatórias crônicas na mucosa, retração da membrana timpânica podendo haver sua ruptura, mesmo no nível do mar, sem variação da pressão atmosférica.

O MECANISMO DO BAROTRAUMA NA ORELHA MÉDIA

Para entender a fisiopatologia do barotrauma é preciso ter conhecimento da lei física de Boyle, que diz que a pressão e o volume de um gás variam inversamente frente à mudança de altitude, considerando uma temperatura constante. Ou seja, baixa altitude: maior pressão e menor volume de um gás; alta altitude: menor pressão e maior volume de um gás. Considerando o meio aéreo, na subida da aeronave, o gás na cavidade da orelha média expande-se e escapa ao longo da tuba auditiva para a nasofaringe, equalizando a pressão em ambos os lados da membrana timpânica. Uma vez que a estrutura anatômica da porção faríngea da tuba atua como uma válvula unidirecional, a própria pressão positiva na orelha média favorece a saída do ar uma vez a cada 500-1.000 pés aproximadamente, sendo muito incomuns as dificuldades de equalização (Fig. 19-1a).[4]

Já quando a aeronave descende, ocorre um aumento progressivo da pressão atmosférica e consequentemente na nasofaringe em relação à orelha média. A menor pressão no interior da orelha média provoca o colabamento da parte cartilaginosa da tuba auditiva, dificultando a entrada de ar para que ocorra a equalização das pressões (Fig. 19-1b). A abertura da tuba passa a depender de um processo ativo que pode ocorrer com a deglutição ou bocejo, por exemplo, mas em cerca da metade dos tripulantes, as manobras de equalização como a de Valsalva ou a de Frenzel tornam-se necessárias para se aumentar a pressão na nasofaringe forçando a passagem de ar para a orelha média.

Nas aeronaves pressurizadas a diferença de pressão entre o ambiente e a orelha média é muito atenuada, facilitando a equalização. Os voos comerciais costumam manter a altitude entre 30.000 a 40.000 pés, sendo que a pressurização da cabine equivale aproximadamente a 8.000 pés, altitude em que já ocorre a expansão em mais de 35% dos gases.[5] Entretanto, o barotrauma pode ocorrer principalmente se houver obstrução tubária, seja por processos agudos ou crônicos,[6] como será visto mais adiante.

Apesar de o diferencial de pressão ser fundamental para o desenvolvimento do barotrauma, o mais importante é a velocidade da variação de pressão. A variação mais veloz é muito mais danosa do que uma variação quantitativa da altitude e

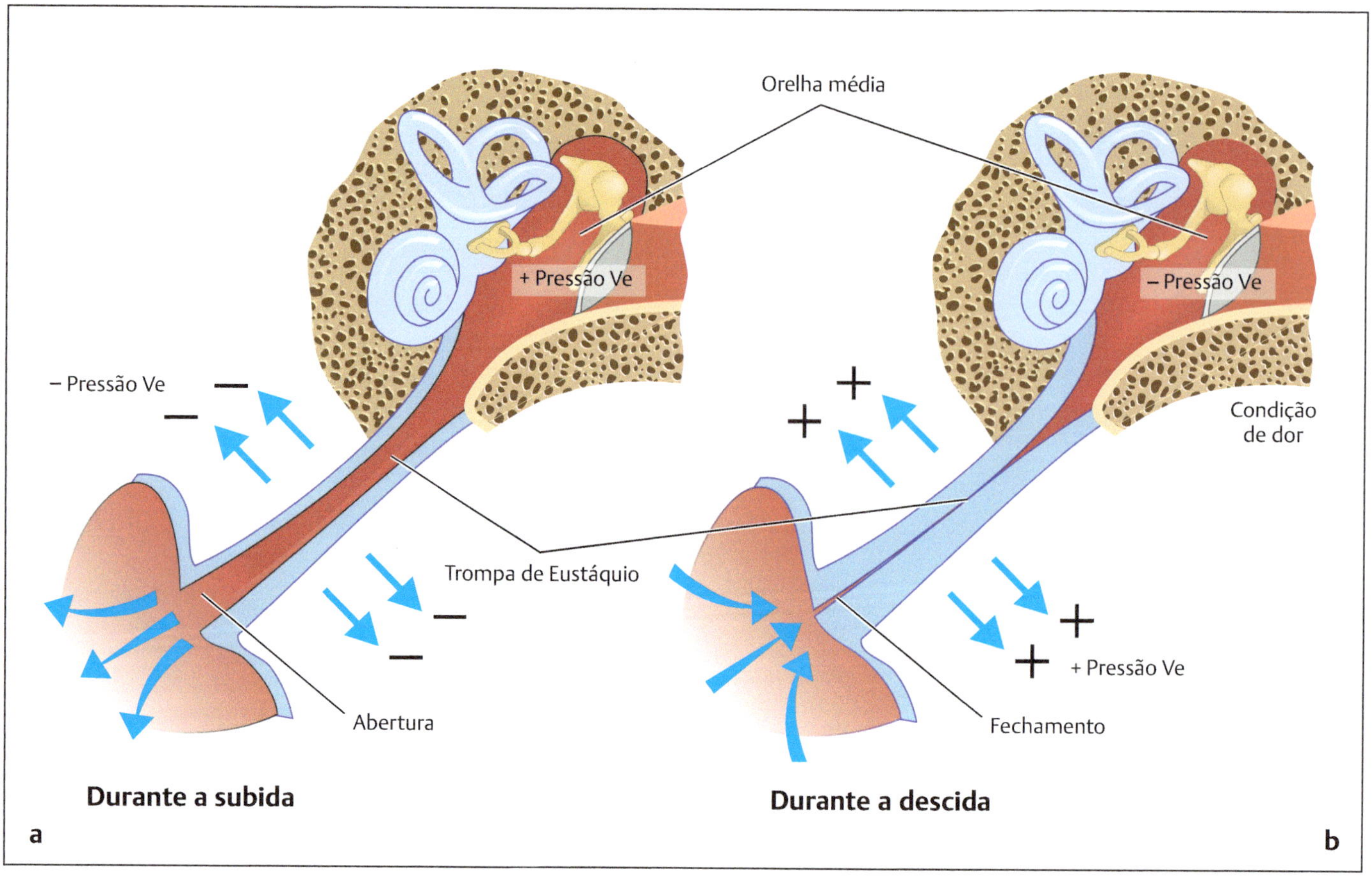

Fig. 19-1. Fisiopatologia do barotrauma na orelha média (OM) durante o voo explicada pela Lei de Boyle. (**a**) Na subida há o escape de ar pela tuba auditiva pela própria pressão positiva da OM. (**b**) Na descida há o colabamento da tuba auditiva pela pressão positiva na nasofaringe, exigindo mecanismos ativos de abertura da tuba para a equalização da pressão com a OM.

consequentemente da pressão atmosférica, como acontece, por exemplo, nas aeronaves militares de velocidade supersônica. Outra consideração do meio aéreo é que quanto maior a altitude, menores as chances do barotrauma. Ou seja, a mesma variação de 5.000 pés aos 20.000 pés de altitude é menos provável de provocar barotrauma comparando a mesma variação, dos mesmos 5.000 pés, aos 10.000 pés de altitude por exemplo.[7,8]

No mergulho, o barotrauma tem a mesma base fisiopatológica do voo, decorrente das variações de pressão e volume dos gases explicadas pela lei de Boyle. Em relação ao voo, como atenuante, a velocidade de descida e subida do mergulhador é infinitamente menor em relação à das aeronaves, desde que não se utilize nenhum equipamento de propulsão. Todavia, como agravante, a pressão do meio hiperbárico, que acontece no mergulho, é estabelecida pela água, muito mais densa que o ar. Portanto, à medida que mergulhamos, a pressão exercida pela água aumenta e o volume do ar nas cavidades do nosso organismo diminui. Todavia, na água, as condições hiperbáricas são estabelecidas com pouca variação na profundidade. A 10 metros de profundidade, por exemplo, já se observa o volume de ar reduzido pela metade (Fig. 19-2).[9]

Comparando-se com o meio aéreo, para que esta mesma situação aconteça, ou seja, para haver redução pela metade do volume do ar nas cavidades pneumáticas do nosso organismo, teríamos que descer uma altitude aproximada de 10.000 metros. Portanto, no mergulho, a equalização principalmente da orelha média também é muito mais difícil e mais frequente. A poucos metros de profundidade, a pressão da água já pode começar a colabar as paredes da cartilagem tubária, exigindo a execução das manobras de equalização. É descrito que a ruptura da membrana timpânica já pode acontecer quando a diferença de pressão atingir entre 100 a 200 mmHg, caso as manobras de equalização não sejam efetivas.[2,9]

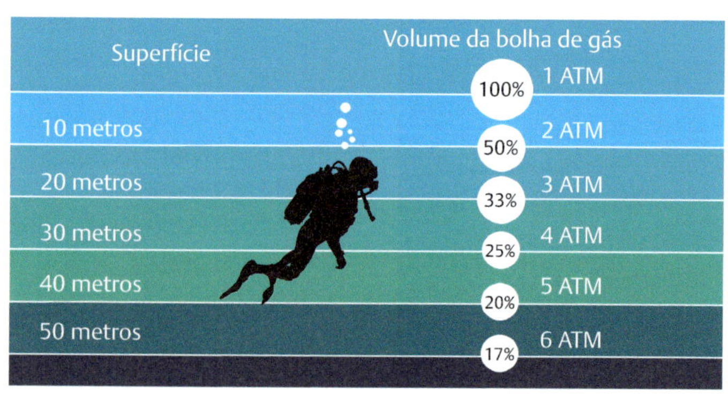

Fig. 19-2. Proporção entre volume gasoso e profundidade. (Fonte: Spitz C, Diniz JW, Ferreira MVF, Cruz AC. Acometimentos otorrinolaringológicos relacionados com o mergulho. In: Gândara MER, Soares JS, Mariz IPS, Korn GP. Doenças otorrinolaringológicas relacionadas ao trabalho e suas repercussões éticas e jurídicas. Rio de Janeiro: Thieme Revinter; 2023.)

BAROTRAUMA DA ORELHA INTERNA

É raro e grave quando acontecem as fístulas perilinfáticas (mais comum na janela redonda), sendo mais provável de acontecer em portadores de malformações congênitas da orelha interna, imperceptíveis aos métodos semiológicos. As principais consequências são perda auditiva neurossensorial de discreta a total, e as vertigens que podem ser muito intensas levando à desorientação espacial, o que pode ser fatal em voo ou durante o mergulho.[9]

Deve-se diferenciar das vertigens alternobáricas, que não necessariamente evoluem com fístulas perilinfáticas. Ocorre pelo deslocamento da cadeia ossicular, pressionando o estribo na janela oval, associada à pressão positiva na orelha média de forma súbita decorrente da expansão gasosa após uma subida rápida, ou após uma manobra de Valsalva muito forçada. Consequentemente o excesso de pressão pode provocar uma onda intralabiríntica levando à tontura e predispondo às fístulas perilinfáticas. Ocorre principalmente no mergulho de apneia, pela subida rápida e aumento súbito da pressão na orelha média que pode levar à desorientação espacial e afogamentos.[10] Outro dado que aponta para o acometimento da orelha interna pelo barotrauma, é o dado estatístico de que os mergulhadores mostram mais perdas auditivas para os sons agudos quando comparados com os grupos-controles.[9] Admite-se que o trauma das compressões e descompressões da orelha média levariam a microtraumatismos no órgão de Corti pelos movimentos da endolinfa.

BAROTRAUMA DA ORELHA EXTERNA

Ocasionado por um tamponamento de cerume impactado, pelo uso de *plugs* auriculares ou pelo uso de toucas muito justas à orelha que podem gerar uma camada de ar entre estes obstáculos e a membrana timpânica, tornando-se negativa nas condições hiperbáricas. Pelo mecanismo de sucção, pode haver um deslocamento do epitélio do conduto auditivo externo formando bolhas e pontos de hemorragia.[2] O sintoma é de otalgia, podendo ocorrer otorragia e ruptura da membrana timpânica em casos muito raros. O tratamento seria igual ao da otite externa, devendo-se transpor o objeto obliterante e se necessário perfurar cuidadosamente as bolhas.

DIAGNÓSTICO E SINTOMATOLOGIA

O diagnóstico é baseado na história do paciente e nos sintomas relatados. Os sintomas da barotite estão relacionados com o processo inflamatório agudo da mucosa frente à pressão negativa e pelo efeito de sucção. Num primeiro momento, a sensação é de desconforto, plenitude aural, podendo ocorrer hipoacusia e zumbidos leves ou evoluir rapidamente para uma dor lancinante, que pode cessar espontaneamente ou quando há ruptura da membrana timpânica. Havendo comprometimento da orelha interna, a hipoacusia ocorre em diferentes níveis, e as vertigens acompanhadas de sintomas neurovegetativos de grau leve e até mesmo incapacitante podem estar presentes.

Os sinais clínicos mais observados são retração da membrana timpânica, rupturas, hemotímpano, transudatos e presença de bolhas na cavidade da orelha média, havendo mais de uma classificação quanto ao seu grau de acometimento. Segue a classificação de Teed, da Marinha Americana (Quadro 19-1).[11]

Quadro 19-1. Classificação de Teed para o Barotrauma da Orelha Média

Grau 0	Normal
Grau 1	Membrana timpânica retraída com hiperemia na membrana de Schrapnell e ao longo do manúbrio do martelo
Grau 2	Membrana timpânica retraída e inteiramente hiperemiada
Grau 3	Semelhante ao grau 2, mas com evidente efusão de líquido na orelha média ou hemotímpano
Grau 4	Perfuração de membrana timpânica

FATORES PREDISPONENTES

- A velocidade do mergulho e o retorno à superfície, assim como variações rápidas da pressão atmosférica durante o voo.
- Infecções agudas das vias respiratórias, destacando-se os resfriados e os processos alérgicos agudizados.
- Alterações crônicas da tuba auditiva ou da orelha média.
- As obstruções das vias aéreas superiores crônicas, destacando-se aquelas causadas por hipertrofias das amígdalas palatinas e adenoides, desvios septais ou pólipos.
- Falta de treinamento e adaptação.
- Falhas na seleção do pessoal de voo e mergulho.
- Pacientes incapazes em realizar manobras de equalização.
- Voos longos, com muitas escalas e pousos repetidos.
- Falha na pressurização da cabine do voo.

PROFILAXIA

A profilaxia ainda é a melhor forma de tratamento para o barotrauma. Pessoas que sentem sensação de plenitude auricular ao deslocamento de veículos rápidos como trens e elevadores, ou com história de barotrauma anterior, devem ser orientadas e observadas com mais cuidado se pretenderem exercer a atividade aérea ou de mergulho.

É essencial a orientação aos mergulhadores de forma a começarem a equalização da orelha média ainda à superfície, assim como de realizarem as manobras de equalização durante a descida, três vezes por metro até alcançarem os 5 metros de profundidade. Os mergulhadores frequentes devem ser estimulados ao treinamento de mais de uma manobra. Embora a manobra de Valsalva seja a mais utilizada, existem outras, como por exemplo a de Frenzel na qual se deve fechar as narinas e as cordas vocais e realizar um som "k" que provoque a elevação da língua comprimindo o ar na região posterior da garganta contra a trompa de Eustáquio, forçando sua abertura.

No voo, deve-se estimular os passageiros a acordarem durante o procedimento de descida, desta forma estarão aptos a realizarem as manobras de equalização e, lembrando que dormindo, a deglutição é menos frequente assim como a abertura da tuba auditiva. Para as crianças menores que não conseguem realizar as manobras de equalização, recomenda-se oferecer mamadeiras ou chupetas.

A testagem da função da tuba auditiva antes do mergulho ou do voo, principalmente após um quadro de agudização das vias aéreas superiores deve ser recomendada. Dentre as opções estão a realização da timpanometria, do teste de Politzer, e, para alguns autores, a realização da manobra de Valsalva com visualização otoscópica direta seria o método mais confiável e prático para se testar a função da tuba[2].

TRATAMENTO

O tratamento medicamentoso está muito relacionado com a administração de descongestionantes tópicos e sistêmicos. Estes podem ser usados de forma preventiva, caso um paciente precise voar mesmo apresentando um processo inflamatório agudo das vias aéreas superiores. Isso não vale no caso dos pilotos, pois a melhor opção seria o afastamento do voo nestas situações. Já para os mergulhadores, o uso dos descongestionantes deve ser recomendado com cuidado pelo risco de sonolência e taquicardia, por exemplo.

Uma vez o barotrauma já instalado, dependendo do seu grau, o uso de descongestionantes tópicos e sistêmicos também são indicados e podem ser suficientes. Mas, havendo sinais de contaminação bacteriana, como nos casos nasossinusais mais arrastados, pode-se utilizar os antimicrobianos, que também têm sua indicação profilática nos casos de hemotímpano. Os corticoides podem ser usados nos casos mais refratários, valendo lembrar que muitas vezes, esses pacientes precisam se recuperar rapidamente para retornar à atividade aérea. A resolução em geral ocorre num período de 10 dias. Durante este período, voos e mergulhos devem ser evitados.

No caso dos barotraumas da orelha interna, recomenda-se corticoides em altas dosagens, nos casos de hipoacusia, medidas de repouso, cabeceira elevada, uso de anti-vertiginosos, sendo a timpanotomia exploradora estimulada na suspeita de fístula perilinfática.

Já o tratamento da causa obstrutiva nasossinusal ou dos processos crônicos da tuba auditiva e da orelha média deve ser realizado, buscando-se evitar os barotraumas de repetição.

REFERÊNCIAS BIBLIOGRÁFICAS

1. Teschner M. Evidence and evidence gaps in the treatment of Eustachian tube dysfunction and otitis media. GMS Curr Top Otorhinolaryngol Head Neck Surg. 2016 Dec 15;15.
2. Temporal W. Medicina Aeroespacial. Rio de Janeiro: Luzes; 2004.
3. Schilder AG, Bhutta MF, Butler CC, Holy C, Levine LH, Kvaerner KJ, et al. Eustachian tube dysfunction: consensus statement on definition, types, clinical presentation and diagnosis. Clin. Otolaryngol. 2015;40(5):407-411.
4. Gradwell DP, Rainford DJ. Ernsting's Aviation and Space Medicine. 5th ed. Boca Raton: CRC Press; 2016.
5. Hinninghofen H, Enck P. Passenger well-being in airplanes. Auton Neurosci. 2006;129(1-2):80-85.
6. Jumah MD, Schlachta M, Hoelzl M, Werner A, Sedlmaier B. Pressure regulating ear plug testing in a pressure chamber. Aviat Space Environ Med. 2010;81(6):560-565.
7. Armstrong HG, Heim JW. The effect of flight on de middle ear. JAMA. 1937;109:417-421.
8. Dehart RL, Davis JR. Fundamentals of Aerospace Medicine. 3rd ed. Lippincott Williams and Wilkins; Philadelphia, PA: 2002.
9. Gândara MER, Soares JS, Mariz IPS, Korn GP. Doenças Otorrinolaringológicas Relacionadas ao Trabalho. Rio de Janeiro: Thieme Revinter; 2023.
10. Mallen JR, Roberts DS. SCUBA Medicine for otolaryngologists: Part I. Diving into SCUBA physiology and injury prevention. Laryngoscope. 2020 Jan;130(1):52-58.
11. Teed RW. Factors producing obstruction of the auditory tube in submarine personnel. US naval medical bulletin 1944;42:293-306.

CAPÍTULO 20

ALTERAÇÕES GERIÁTRICAS DA ORELHA MÉDIA

Ricardo Ferreira Bento

Apesar de a orelha interna ser a mais afetada pelo envelhecimento, levando à surdez neurossensorial, à medida que envelhecemos. Várias mudanças podem ocorrer também na orelha média com menos frequência. Algumas das alterações que podem ocorrer incluem:

1. *Perda de audição:* a perda de audição é uma das mudanças mais comuns que ocorrem na orelha média, à medida que envelhecemos. Isso ocorre porque o tecido dentro da orelha média perde elasticidade e torna-se mais rígido, dificultando a condução adequada do som para a cóclea.
2. *Mudanças no tamanho e formato do pavilhão e do canal auditivo:* e queratoses na pele. À medida que envelhecemos, o canal auditivo pode encolher e mudar de forma, o que pode afetar a forma como o som é conduzido até o tímpano (Figs. 20-1 e 20-2).
3. *Alterações na estrutura do tímpano:* o tímpano pode tornar-se mais espesso e menos elástico, à medida que envelhecemos, o que pode afetar sua capacidade de vibrar e transmitir as ondas sonoras para a orelha interna.
4. *Calcificação dos ossículos:* os ossículos da orelha média, podem sofrer calcificação, à medida que envelhecemos, o que pode afetar sua capacidade de transmitir o som para a cóclea.
5. *Redução na produção de cera:* à medida que envelhecemos, a produção de cera no ouvido pode diminuir, o que pode tornar o ouvido mais suscetível a infecções.

As alterações mais frequentes na orelha média em idosos envolvem as articulações ossiculares. Alterações de artrites nas cápsulas articulares vão de leves a severas e podem levar a estreitamento de espaços articulares. Osteoporose severa pode levar à calcificação da cápsula articular, calcificação difusa das cartilagens e discos articulares e fusão ou obliteração das partes ou todo espaço articular.

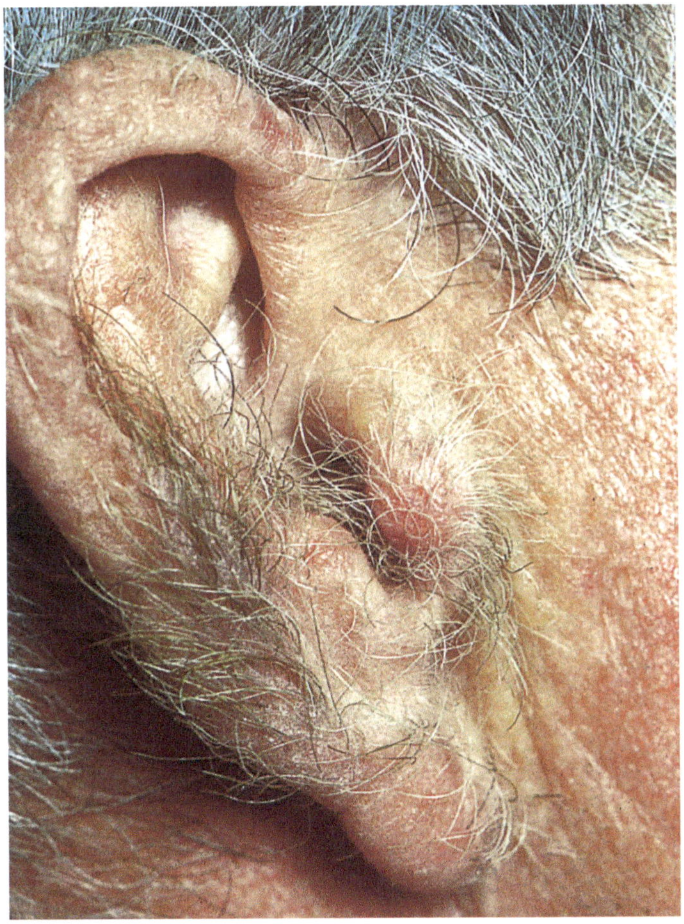

Fig. 20-1. Aumento do pavilhão auditivo e queratoses na pele.

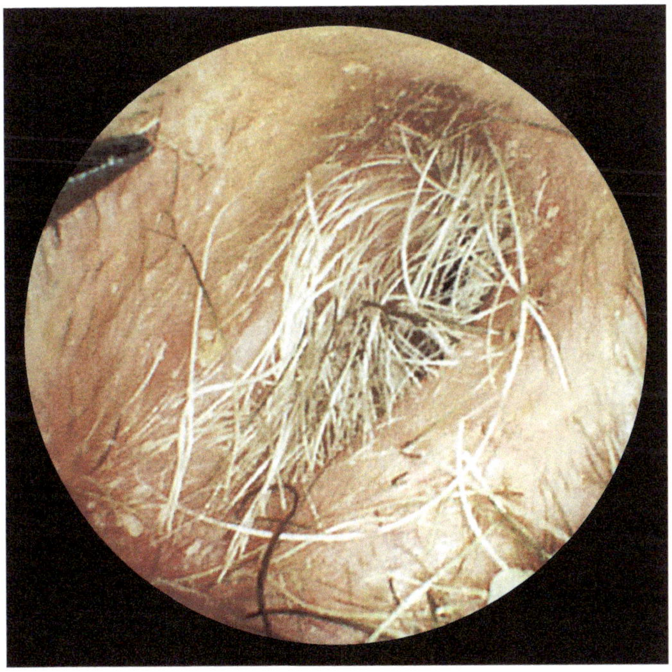

Fig. 20-2. Estreitamento do conduto auditivo externo.

Muitas pessoas após 40 anos têm alterações artríticas de leve à severa nas articulações da orelha média que se agravam depois de 70 anos, com manifestações artríticas de moderada à severa, que muitas vezes são simétricas e mais evidentes na articulação incudomaleolar.

As alterações artríticas devem ser acompanhadas audiometricamente, e por exame de imagem (tomografia computadorizada de alta resolução com reconstrução da cadeia ossicular), e mesmo a completa obliteração do espaço articular muitas vezes não tem efeito na transmissão sonora pela orelha média. Estas alterações de orelha média secundárias à idade geralmente não levam a perdas condutivas significativas.

É importante lembrar que as mudanças na orelha média variam de pessoa para pessoa, e nem todas as pessoas experimentam as mesmas alterações.

BIBLIOGRAFIA

Bento RF, Martins GSQ, Pinna MH. Tratado de Otologia. 2. ed. São Paulo: Atheneu. 2013.

CAPÍTULO 21

ASPECTOS EPIDEMIOLÓGICOS DA PERDA AUDITIVA NEUROSSENSORIAL

Leticia Raquel Baraky Vasconcelos ▪ Sandra Helena Cerrato Tibiriçá
Erika Ferreira Gomes ▪ Natalia Baraky Vasconcelos

A epidemiologia pode ser definida como estudo da frequência, da distribuição e dos determinantes dos estados ou eventos relacionados com a saúde em populações específicas, bem como a aplicação desses achados para o controle dos problemas de saúde.[1]

A perda auditiva incapacitante (PAI) em crianças (abaixo de 15 anos de idade) é definida como a elevação permanente do limiar auditivo na melhor orelha para níveis acima de 30 dBNA e para níveis acima de 40 dBNA em adultos, usando tons puros nas frequências de 0,5, 1, 2 e 4 KHz, sendo esta a classificação estabelecida pela Organização Mundial da Saúde para a coleta de dados epidemiológicos referentes à perda auditiva (PA) ou surdez.[2]

O conhecimento da epidemiologia da surdez, ou PAI, permite o adequado planejamento dos programas de saúde auditiva que incluem ações de promoção, proteção, diagnóstico, habilitação e reabilitação auditiva.

O IMPACTO DA PERDA AUDITIVA NÃO TRATADA

Globalmente, mais de 1,5 bilhão de pessoas experimentam algum grau de perda auditiva. Na Região das Américas cerca de 217 milhões de pessoas vivem com perda auditiva, constituindo 21,52% da população. Espera-se que até 2050, este número possa subir para 322 milhões (Fig. 21-1).[3,4]

Quando não tratada, a perda auditiva afeta muitos aspectos da vida do ponto de vista individual e social que incluem:

- Distúrbios envolvendo a comunicação e a fala.
- Redução do potencial cognitivo.

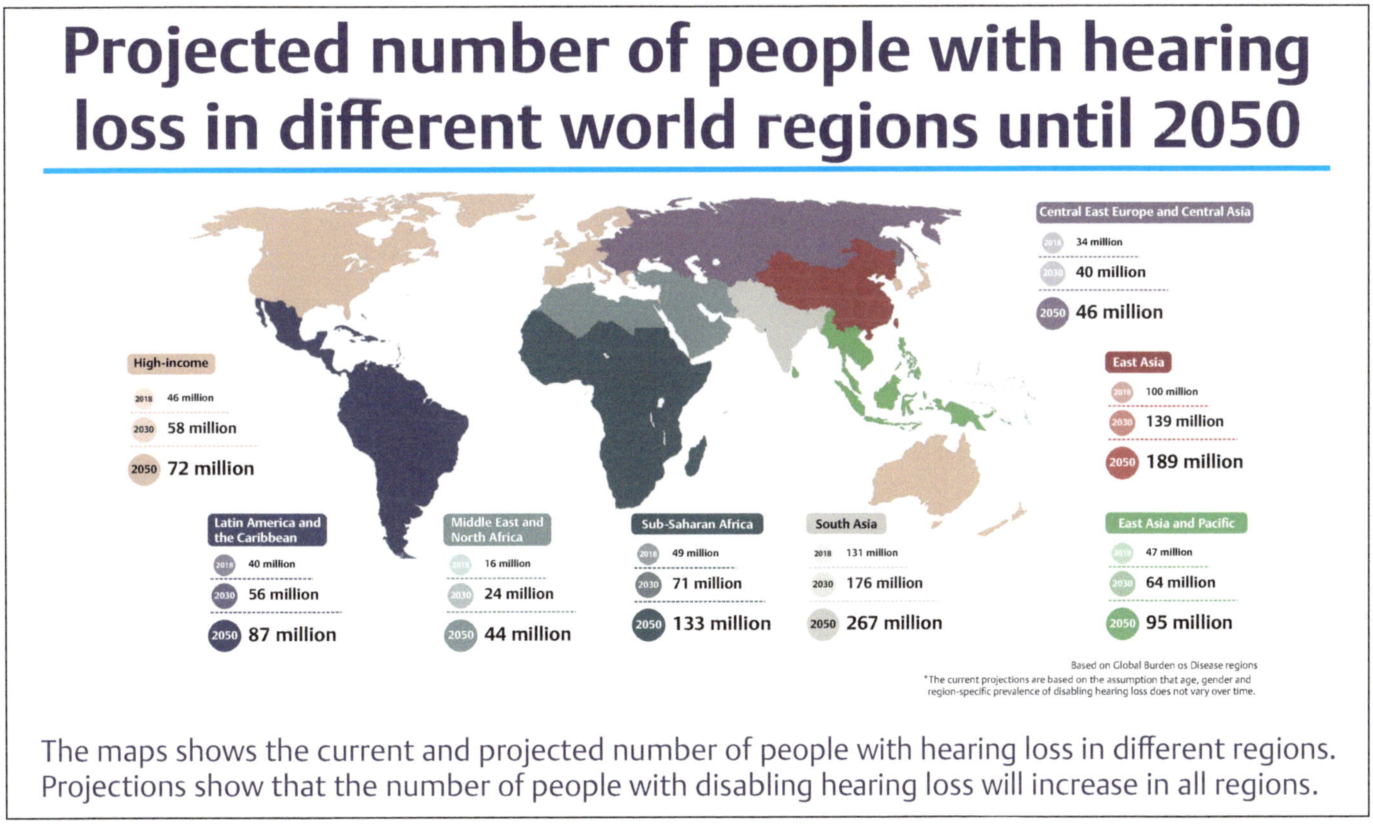

Fig. 21-1. Projeção mundial de pessoas com perda auditiva em 2050. (Fonte: World Health Organization, 2018.)[4]

- Implicações na educação formal e empregabilidade. Nos países em desenvolvimento, crianças com perda auditiva e surdez muitas vezes não são inseridas na educação formal. De forma semelhante, adultos com perda auditiva têm maior taxa de desemprego. Entre aqueles que estão empregados, uma porcentagem maior de pessoas com perda auditiva ocupa os níveis mais baixos de emprego em comparação com a força de trabalho em geral.
- Isolamento social, solidão e estigma.
- Impacto na economia.
- Efeitos sobre anos vividos com incapacidade (YDLs) e anos de vida ajustados por incapacidade (DALYs).
- Maior possibilidade de desenvolver demência.[3]

PERDA AUDITIVA POR GRUPOS ETÁRIOS

Aproximadamente 360 milhões de pessoas (5% da população mundial) têm perda auditiva incapacitante e quase 32 milhões são crianças.[5]

A prevalência da surdez varia significativamente com a idade. Embora seja mais comum em idosos, também pode afetar crianças e adultos jovens. Cerca de 1 em cada 1.000 crianças nasce com surdez profunda ou severa, e muitos outros desenvolvem perda auditiva ao longo da infância e da adolescência.[6]

Recém-Nascidos

A incidência de perda auditiva (PA) na população infantil varia de 1 a 6:1.000 nascidos vivos normais e de 1 a 4:100 recém-nascidos atendidos em UTI neonatal, segundo dados de diferentes estudos epidemiológicos. Se forem consideradas as perdas neurossensoriais parciais, a incidência em nascidos vivos normais chega a 6 a 8:1.000. Comparando com outras doenças de triagem universal, como fenilcetonúria (0,07/1.000), hipotireoidismo congênito (0,17/1.000), anemia falciforme (0,20/1.000) ou hiperplasia congênita de suprarrenal (0,14/1.000), verificamos a importância de um programa de triagem auditiva.[7] Devemos somar a isto, a importância da detecção da perda dentro dos primeiros 3 meses de vida, para atendimento apropriado antes dos 6 meses. Estatísticas da Academia Americana de Pediatria revelam que, nos Estados Unidos, a média para detecção por familiares ou pediatras é de 14 meses, sendo que em países que ainda não possuem um programa de triagem a detecção ultrapassa os 3 anos de idade, trazendo danos, muitas vezes irreversíveis, para essas crianças.[8]

Nos países desenvolvidos, a PA sensorioneural acomete um em cada 1.000 recém-nascidos na fase pré-lingual. Em cerca de 60% dos casos a etiologia da perda auditiva é hereditária, 30% adquirida e 10% idiopática. Dentre as causas hereditárias, as formas sindrômicas representam 30% dos casos de perda auditiva em crianças e as formas não sindrômicas, cerca de 70% dos casos. Dentre as formas de herança, a autossômica-recessiva é a mais frequente (75-85%), seguida pela dominante (12-13%) e ligada ao X ou mitocondrial por 2-3% dos casos de perda auditiva não sindrômica.[5,9]

A triagem auditiva neonatal universal (TANU) tem permitido detecção precoce da perda auditiva neurossensorial (PANS) congênita ou de aparecimento logo após o nascimento.[10] Como consequência, os serviços para intervenção auditiva precoce também tiveram um importante desenvolvimento.[7] No entanto, a TANU não está consolidada nos países em desenvolvimento, apesar do grande número de crianças com PANS nestas regiões, o que acarreta um enorme prejuízo ao desenvolvimento das mesmas.[11] A própria estratégia de instalação da TANU, deve feita após estudos locais, uma vez que em muitas regiões os nascimentos ocorrem, na maioria dos casos, fora dos ambientes hospitalares, o que determinaria uma menor eficácia da TANU na detecção da PANS.[12]

Crianças e Adolescentes

A avaliação de escolares com uso de audiometria convencional incorre em falhas na detecção de PA nas altas frequências que se caracterizam pela dificuldade de entendimento da fala em ambientes ruidosos, situações típicas de muitas salas de aula. Tal situação poderia ser minimizada com a associação das avaliações do desempenho escolar e da acuidade auditiva. Estima-se a prevalência mundial da PA sensorioneural em crianças e adolescentes entre 1,7% e 1,8%.[13]

É notório o aumento na deficiência auditiva em crianças e adolescentes relacionada com a exposição ao ruído durante as atividades de lazer. Muitos jovens se expõem voluntariamente a níveis elevados de intensidade de ruído pelo hábito de ouvir música em bares, casas noturnas, festas, academias e, principalmente, utilizando fones de inserção dos dispositivos eletrônicos, sem a preocupação com o tempo e a intensidade dessa exposição. A OMS estima que 1,1 bilhão de pessoas jovens, em todo o mundo, encontra-se em risco de perda de audição devido à exposição indiscriminada a ruídos de alta intensidade.[11]

Quando comparados indivíduos de diversas faixas etárias, há de se considerar os adolescentes como o grupo etário mais suscetível a perda auditiva induzida ao ruído não ocupacional e aos efeitos extra-auditivos, em decorrência de suas atividades de lazer com uso de tecnologias quase sempre sob exposição contínua e acentuada aos ruídos.[11]

Adultos

Na população adulta, o impacto da PAI engloba declínio cognitivo, piora de quadros depressivos, redução da capacidade funcional, além de desvantagens econômicas. As alterações auditivas adquiridas são mais comuns, sendo estas a presbiacusia e a perda auditiva induzida por ruído (PAIR). A PAIR se deve à exposição ocupacional a intensos níveis de ruído, acima do nível ou do tempo máximo recomendado na Norma Regulamentadora 15 (NR 15).[14] Tal acometimento é irreversível e quase sempre bilateral e simétrico; manifestando rebaixamento inicial nas altas frequências da audiometria.[14]

Idosos

A perda auditiva é a terceira condição crônica mais prevalente entre os idosos, ficando atrás apenas da artrite e da hipertensão arterial, com uma ligeira tendência para os homens apresentarem maior prevalência do que as mulheres. Segundo dados da ASHA (American Speech Language Hearing Association), atualmente, 28 milhões de indivíduos nos Estados Unidos apresentam alguma perda auditiva, sendo que 80% dos mesmos, irreversíveis. Isto se deve a fatores, tais como ruído, inalação de substâncias tóxicas, ingestão de medicamentos ototóxicos, alterações metabólicas e circulatórias, além de infecções, traumas de várias naturezas e hereditariedade.[15]

Mader define PA no envelhecimento como efeito combinado da presbiacusia, socioacusia e ruído ocupacional que está em concordância com Agrawal *et al.*, que observaram aumento da prevalência da PA com a idade entre todos os grupos, e Sousa *et al.*, que encontraram correlação entre presbiacusia e o avançar da idade, sexo masculino, diabetes melito (DM) e história familiar de presbiacusia.[16,17] Em relação à idade, na Austrália, verificou-se prevalência de PAI em 13,4% na faixa etária de 55 a 99 anos, tendo sido a prevalência de PAI deste estudo em pessoas com mais de 60 anos estimada em 23,4%. No Brasil, em pacientes com idade superior a 60 anos, estimou-se uma prevalência de PAI em 30%.[18] Outros trabalhos mostram a PAI no idoso entre 13,8% e 33% em SP, 26,8% na região Nordeste, 36,0% em Canoas no Rio Grande do Sul e entre 42,9% e 64,3% no Rio de Janeiro.[19]

Perda Auditiva e Demência

A perda auditiva é responsável por 8% dos casos globais de demência, tornando-se o maior fator de risco modificável para demência em nível populacional.[20]

Diversos estudos na última década vêm trazendo à luz os mecanismos dessa ligação. Dentre eles encontramos: um mecanismo patológico comum que afetaria a cóclea e a via auditiva ascendente (causando perda auditiva) e o córtex (causando demência), o "empobrecimento" do ambiente causando diminuição da reserva cognitiva por falta de estímulo cortical e atrofia difusa, a hipótese de que as pessoas com deficiência auditiva utilizam maiores recursos cognitivos para a escuta, tornando esses recursos indisponíveis para outros aspectos da cognição superior quando estão "ocupados" durante a escuta e ainda a interação entre atividade cerebral do lobo temporal médio relacionada com a cognição auditiva e a patologia demencial.[20]

Estudos de Huang *et al.* apontam que a prevalência de demência com perda auditiva moderada a severa foi maior do que a prevalência em sujeitos com audição normal. O uso de aparelho auditivo foi associado a menor prevalência de demência em comparação com o não uso de aparelho auditivo. Em uma amostra nacionalmente representativa de idosos nos EUA, a perda auditiva moderada a grave foi associada à maior prevalência de demência em comparação com a audição normal. A tecnologia de aparelhos auditivos tem melhorado significativamente nas últimas décadas, proporcionando soluções eficazes para muitas pessoas com perda auditiva, o que não é uma realidade economicamente viável para todas as populações.[21]

FATORES DE RISCO E CAUSAS DE PERDA AUDITIVA

Genética

Os fatores genéticos são responsáveis por quase 40% das PAI em crianças, sendo mais frequentes em filhos nascidos de uniões consanguíneas. Mais de 120 genes e 160 *loci* foram identificados relacionados com o dano auditivo.[22]

Sindrômica e Não Sindrômica

Mais de 400 síndromes genéticas resultam em anormalidades que podem afetar a habilidade auditiva. O Quadro 21-1 reúne algumas das síndromes e suas características clínicas.[23]

Quadro 21-1. Síndromes Genéticas Associadas à Surdez e suas Principais Características Clínicas

Síndrome	Características clínicas
Alport	Insuficiência renal progressiva e alterações oculares (lenticone anterior, arco senil, rotura da cápsula anterior do cristalino, catarata subcapsular, pigmentação macular e descolamento de retina entre outras)
Pendred	Bócio difuso e hipotireoidismo
Usher	Retinite pigmentosa e perda visual progressiva
Jervell e Lange-Nielsen	Intervalo QT longo, anemia, gastrina elevada, fadiga, síncope, arritmias
Waardenburg	Heterocromia total ou parcial da íris, mecha branca frontal, *distopya canthorum*, base nasal alargada, hipopigmentação cutânea, fenda labial ou palatina
Pfeiffer	Craniossinostose, hipoplasia do terço médio da face, braquissindactilia (tipo 1 – neurológico normal, tipo 2 – crânio em forma de trevo, alterações neurológicas, tipo 3 – semelhante ao 2, sem a alteração craniana
Donnai-Barrow	Face típica, alterações oculares (alta miopia, descolamento de retina), retardo do desenvolvimento, onfalocele, hérnia diafragmática, agenesia do corpo caloso
Stickler	Vitreorretinopatia, sequência de Pierre-Robin completa ou incompleta, alterações ósseas
Cockayne	Baixa estatura, aparência facial característica, envelhecimento precoce, fotossensibilidade, disfunção neurológica progressiva, deficiência intelectual

Fonte: Elaborado pelo autor, com dados de Orphanet.[23]

Aberrações Cromossômicas

A síndrome de Turner é causada pela deleção parcial ou total do cromossomo X, afetando 1:2.000 a 1:5.000 nascidos vivos. A PA é uma das principais manifestações clínicas, tendo sido demonstrada maior prevalência em pacientes com monossomia do 45,X. As trissomias como Down, Edward e Patau também se associam à PA.[23]

Não Sindrômica

A PA autossômica recessiva frequentemente resulta da mutação do gene *GJB2* (estimada em 20% de todas as perdas congênitas), com variações na gravidade da perda, porém sendo frequentemente pré-lingual, acentuada e não progressiva. O gene *GJB2* codifica a conexina 26 que é uma proteína de junção em hiato ou *gap junction* protein. Esta proteína permite a passagem dos íons potássio na orelha interna. Foram identificadas mais de 110 mutações, sendo a mutação 35del mais frequente, presente em 70% de todas as mutações *GJB2*. Os três genes associados mais frequentemente com PA autossômica dominante são *WFS1*, *MYO7A* e *COCH*.[24]

Doenças Infecciosas

Infecções virais podem causar PA por dano direto às estruturas da orelha interna ou por indução de resposta inflamatória secundária. As infecções congênitas mais comuns incluem citomegalovírus (CMV) e rubéola. Os vírus da imunodeficiência humana (HIV) e os herpesvírus 1 e 2 (HSV) podem causar perda congênita ou adquirida pós-natal.[25] Têm sido observados casos de PAI decorrentes de infecções virais por flavivírus como zika, chikungunya e dengue. Existem alguns artigos publicados documentando a perda em crianças afetadas pela microcefalia do zika, mas ainda se carecem de estudos em crianças que sofreram a infecção, porém sem comprometimento neurológico evidente ao nascer.[26] Entre as infecções virais que causam PA adquirida, estão o sarampo, a caxumba, o varicela-zóster e outros mais raros em nosso meio (coriomeningite linfocítica, febre do Nilo, febre de Lassa).[27]

A PANS associada à sífilis congênita é descrita como súbita, bilateral, simétrica e ausência de sintomas vestibulares. Nos adultos, é súbita, assimétrica, flutuante, com progressão variável e muitas vezes com zumbidos e vertigem.[28]

Quando se trata da infecção pelo citomegalovírus,[29] estima-se incidência de 22% de perda auditiva neurossensorial em assintomáticos com taxa de surdez tardia de 5%. No entanto, até 50% das crianças com citomegalovírus assintomático podem apresentar perda auditiva neurossensorial de início tardio a partir dos 44 meses de idade.[6]

Na meningite bacteriana a PA pode resultar da disseminação direta de bactérias ou de mediadores inflamatórios pela barreira hematoencefálica. Os fatores de risco associados são otite, idade avançada, comorbidades, gravidade da meningite (choque séptico, proteína alta ou glicose baixa no líquor). Em ordem de frequência os que mais sofrem de PA são adultos com infecção pneumocócica, crianças com pneumocócica e crianças com meningocócica. A PA se desenvolve logo após os primeiros dias de evolução. Se após a convalescença, a audição estiver preservada, tende a assim permanecer, porém se já apresentar PA, pode haver deterioração da função ao longo do tempo.[30,31]

Atualmente, um crescente corpo de evidências sugere que pacientes com a doença de coronavírus 2019 (COVID-19) correm o risco de desenvolver perda auditiva neurossensorial súbita cuja patogênese ainda permanece incerta. PANS geralmente se desenvolve entre alguns dias a 2 meses após o diagnóstico de COVID-19, e uma proporção de pacientes a desenvolve antes do diagnóstico de COVID-19. Em torno de 60,9% dos casos apresentam sintomas concomitantes de zumbido.[32] Alguns autores questionam se os sintomas otológicos observados poderiam ser atribuídos à hemorragia intralabiríntica por coagulopatia associada à COVID-19 e/ou invasão viral direta do labirinto ou nervo coclear.[33]

Condições ao Nascimento

Prematuridade, baixo peso ao nascer, hipóxia perinatal, trauma de parto, icterícia e malformações congênitas são condições ao nascimento que predispõem à PA.[6]

Exposição a Ruído

A exposição ao ruído é a causa prevenível mais comum de PAI. A OMS estima que um terço de todos os casos de PA podem ser atribuídos ao ruído. A PA relaciona-se com a intensidade sonora, o tempo de exposição, a frequência e a suscetibilidade individual.[34]

Exposição Ocupacional

Existe evidência crescente que a exposição ao ruído excessivo, além de afetar diversas frequências de percepção dos sons, podem ocasionar uma sinaptopatia com dificuldade de compreensão da fala em ambientes com competição sonora, mesmo com audição preservada para tons puros. A perda também pode ser assimétrica, relacionada com variações de sensibilidade no mesmo indivíduo, com alguns estudos mostrando que a orelha esquerda é a mais afetada, mesmo com exposição simétrica.[35]

Considerando as causas relacionadas com a exposição ambiental, a OMS estima que, em todo o mundo, a exposição ao ruído ocupacional foi a principal causa de PANS, em um sexto dos indivíduos com perda auditiva em grau moderado ou mais elevado.[34] Apesar de ser o agravo na saúde mais frequente na população de adultos trabalhadores, a prevalência da perda auditiva induzida por ruído ocupacional vem crescendo entre adolescentes. Nos EUA na faixa etária entre 12 a 19 anos encontrou-se 15,9% de perda auditiva atribuível à exposição ao ruído enquanto nos países baixos, 14,2% de 5.355 crianças de 9 a 11 anos apresentaram perda auditiva relacionada com o excesso de uso de fone de ouvido.[36,37]

Lazer

Exposição a sons recreativos gerados por sistemas de áudio pessoais, como dispositivos eletrônicos portáteis, transmitidos por fones de inserção, supra-aurais, *circum* aurais e variados modelos em constante evolução e lançamento no mercado, podem ocasionar PA. Dentre estes os fones de inserção parecem liberar maior nível de ruído. Exposições agudas a sons de alto impacto, mesmo que por curtos períodos, como fogos de artifícios, trios elétricos e tiros, podem causar

PA permanente.[38] O ruído gerado pelo maquinário em unidade neonatal também pode contribuir para a PAI pós-natal.[39]

Doença Imunomediada da Orelha Interna

A doença imunomediada da orelha interna (DIMOI) é definida como PA sensorioneural bilateral causada por uma resposta imune exacerbada. A prevalência estimada nos Estados Unidos é de 15/100.000, afeta mais mulheres, entre a terceira e a sexta décadas de vida. É considerada primária quando o único órgão afetado é a orelha interna, ou secundária quando ocorre na presença de doença autoimune sistêmica. Em até 30% dos casos se encontra associada a doenças como lúpus eritematoso sistêmico, granulomatose com poliangeíte, artrite reumatoide, ceratoconjuntivite *sicca*.[40]

Doenças Crônicas

Pacientes com DM tipo 1 têm prevalência de PAI maior que controles, com lesão comparável com outras doenças microvasculares.[41] A correlação de hipertensão à PAI ainda não é consistente. Em um estudo chinês de mais de 18 mil participantes a síndrome metabólica e seus componentes, como obesidade central, hiperglicemia, e baixo nível de HDL-colesterol correlacionaram-se com a PA. Outro estudo, de mais de 11 mil motoristas no Azerbaijão, encontrou correlação com obesidade, hipertensão, hipertrigliceridemia, circunferência do quadril e glicemia de jejum.[42]

Ototoxicidade

Diversos fármacos têm seu efeito ototóxico estabelecido: antimicrobianos, aminoglicosídeos, cisplatina, macrolídeos e diuréticos de alça. O efeito sobre a função da orelha interna pode ser potencializado por insuficiência renal, sepse, DM, prematuridade, exposição ao ruído, e fatores genéticos. A PA pode ocorrer por longo período após a exposição à cisplatina. A radioterapia sobre o osso temporal tem um efeito potencializador, maior em conjunto, que a soma dos efeitos individualmente. A ototoxicidade por aminoglicosídeo pode ocorrer após uma única dose em caso de suscetibilidade genética como mutações mitocondriais. Perda auditiva após o uso de macrolídeos parece ser reversível com a cessação do uso. Outros fármacos como antimaláricos e tuberculostáticos também têm efeito ototóxico.[43]

Presbiacusia

Presbiacusia, ou PA relacionada com a idade, é uma causa comum de PAI no mundo. Caracteriza-se por ser simétrica, progressiva ao longo dos anos, iniciando-se nas frequências agudas, mas com curso clínico variável. A presbiacusia tem um impacto tremendo na qualidade de vida de milhões de idosos, afeta mais da metade dos idosos aos 75 anos e praticamente todos aos 90 anos.[44]

Hábitos

Poucos fatores dietéticos foram associados à perda de audição. Alguns estudos relacionaram o consumo de peixes e ácidos graxos poli-insaturados de cadeia longa ômega-3 com uma menor queixa espontânea de PA.[45]

Foi demonstrado um efeito deletério sobre a orelha interna em ex-usuários de *crack* e cocaína quando comparados com a maconha, mas não existe ainda evidência suficiente do efeito sobre o sistema auditivo do feto, em mães usuárias.

Estudos demonstraram um fator protetivo do consumo moderado de álcool sobre a função auditiva. Enquanto tanto o fumo ativo quanto o passivo mostraram maior risco de PA.[46]

Trauma

A incidência de PA, após traumatismo cranioencefálico leve, varia de 7% a 50%. A literatura sugere que a recuperação ocorre de 3 a 9 meses na maioria dos indivíduos, mas que os sintomas persistem por mais de 1 ano em 10% a 15% dos afetados.[47]

PERDA AUDITIVA NO CONTEXTO DA PANDEMIA PELA COVID-19

Relacionada com a Infecção pelo Vírus Sars-CoV-2

A PA durante ou após a infecção pela Sars-CoV-2 tem sido descrita em associação a zumbido, vertigem, paralisia facial ou a outros comprometimentos sensoriais como anosmia/ageusia com gravidade variável, sendo identificada em aproximadamente um terço dos casos como sendo de grau severo a profundo. Diversos mecanismos em combinação podem ser elencados como fatores causais: hipóxia, dano imunomediado, distúrbio de coagulação e invasão direta. Um dos mecanismos de dano direto envolve os receptores da enzima conversora de angiotensina -2 (ECA2) à qual se liga a proteína *spike* viral. Foram identificados receptores da ECA2 na tuba auditiva, orelha, média, células ciliadas tanto em modelos animais quanto humanos. Infelizmente a avaliação audiológica ficou limitada em pacientes em isolamento ou em unidades de terapia intensiva retardando o diagnóstico e intervenção adequados. Alguns relatos demonstram recuperação completa em apenas 12,5% dos casos.[48]

Relacionada com os Imunizantes contra a Covid-19

Considerável número de eventos adversos relacionados com disfunções auditivas como surdez, zumbido e vertigem foram reportados aos sistemas de vigilância de eventos adversos por medicamentos e imunizantes como ao VAERS (*Vaccine Adverse Event Reporting System*) vinculado aos órgãos governamentais dos Estados Unidos da América e ao *Yellow Card* da agência reguladora de saúde do Reino Unido, após aplicação de imunizantes contra a Covid-19, que obtiveram autorização emergencial em contexto pandêmico.[49] No sistema VAERS (até março de 2023) foram 10.028 casos com a descrição: surdez, perda auditiva, surdez súbita ou hipoacusia. No sistema *Yellow Card* foram 724 casos de PANS do total de 7.046 efeitos adversos relacionados com o aparelho auditivo, sendo superado por *tinnitus* (2.684) e vertigem (1.850), para o imunizante BNT162b (plataforma de mRNA viral). Enquanto para o imunizante ChAdOx1 nCoV-19, que utiliza plataforma de adenovetor viral de chimpanzé, foram 924 casos de PANS de 10.963 efeitos adversos relacionados com o aparelho auditivo, sendo também mais frequentes *tinnitus* (4.572) e vertigem (2.547), em dados compilados disponibilizados até 24 de novembro de 2022.[50,51] Um estudo de base populacional de Israel mostrou o aumento da taxa de incidência padronizada (SIR-*Standardized Incidence Ratio*) de surdez súbita, chegando a 2,5 em adultos masculinos entre 16 e 45 anos, após a aplicação do imunizante BNT162b2, comparada com a incidência pré-pandemia.[52] Publicações recentes de outros países comparando a incidência após o uso de imunizantes com a incidência esperada (dados pré-pandemia) sugerem não haver associação entre vacinação e aumento de casos de PANS nos adultos que receberam o imunizante.[53,54]

Relacionada com as Barreiras de Comunicação

Em uma pesquisa sobre os impactos da Covid-19 na acessibilidade da comunicação para adultos com PA, mais de 80% dos entrevistados relataram dificuldade em entender outras pessoas que usam máscaras faciais. Mais de 60% dos entrevistados relataram dificuldade em entender os outros que estão atrás de barreiras de acrílico. Cerca de 45% dos entrevistados com PA severa entendem 50% ou menos de uma videochamada com familiares. 78% dos entrevistados usaram atendimento médico remoto; um em cada quatro entrevistados com PA severa ou profunda relatou dificuldade em acessar atendimento médico remoto.[55]

O uso de máscaras, generalizado e mandatório por longo período, durante a pandemia, trouxe dificuldades e desafios principalmente para pessoas que sofrem com PAI. Além do bloqueio da expressão facial e da leitura labial, a máscara abafa sons de alta frequência que são essenciais à comunicação humana. A fixação retroauricular da máscara impõe dificuldade adicional se o indivíduo faz uso de aparelho auditivo de modelo retroauricular.[56]

Outras Causas Não Avaliadas

Um estudo japonês comparando a incidência de perda auditiva por faixa etária entre os anos de 2019 e 2020 encontrou um importante aumento da prevalência principalmente em faixas etárias mais jovens, abaixo de 40 anos e entre 40 e 59 anos. Na análise estatística ajustaram os dados para avaliar consumo de álcool, tabaco e atividade física, não encontrando diferença estatística. Sugeriram que mudanças como o trabalho domiciliar, aumento do tempo de uso de fones, estresse pelo isolamento social e mudanças no estilo de vida podem ter influenciado.[57]

PREVALÊNCIA NO BRASIL

O Censo de 2019, realizado pelo IBGE, quantificou o número de pessoas acometidas por perda auditiva na nossa população. Este estudo foi realizado através de levantamentos separados de casos por situação urbana ou rural, faixa etária e região domiciliar.

As pessoas, que portam perda auditiva no Brasil, representam 1,1% da população, resultando no total de 2.330.000 indivíduos, que se acham distribuídos 1.931.000 em áreas urbanas, onde a concentração populacional e exposição aos fatores de risco são maiores, e 400.000 em áreas rurais. Segundo a faixa etária, se destacam os idosos que formam o maior número de deficientes auditivos, cujo total de indivíduos acometidos acima de 60 anos perfaz 1.474.000 pessoas, das quais 1.222.000 se encontram em áreas urbanas e 251.000 em áreas rurais (Quadro 21-2).[58]

No Brasil, atenção especial às necessidades dos deficientes auditivos e a importância de sua inclusão na sociedade, iniciou-se durante o Império, no governo de Dom Pedro II, que criou a primeira escola de educação de meninos surdos, em 26 de setembro de 1857, na antiga capital do país, o Rio de Janeiro. Então, os surdos passaram a ter acesso a uma educação direcionada para propiciar melhor comunicação e integração social.[59]

Embora esta iniciativa tenha acontecido no século XIX, a preocupação com dados acerca da prevalência da PAI é relativamente recente no Brasil. Visto que o primeiro estudo de base populacional, segundo o protocolo da OMS, realizado em Canoas-RS, foi publicado em 2007.[60] Desde então tivemos mais três estudos seguindo a mesma metodologia: um na região Sudeste,[18] outro no Sul e um na região Norte.[61,62]

A prevalência da PAI foi estimada entre 6,8% e 7% na região Sul (municípios de Canoas e Itajaí, respectivamente),[60,61] na região Norte foi estimada em 3,8% (município de Monte Negro) e na região Sudeste em 5,2% (município de Juiz de Fora).[18,62] Estima-se que a menor prevalência encontrada nos estudos mais recentes se deve, possivelmente, às ações governamentais, como campanhas de vacinação, programas de detecção precoce de surdez desenvolvidas nas maternidades e a institucionalização TANU, dentre outras.

A incidência de perda auditiva referida em idosos e fatores associados foi estimada em São Paulo onde foi encontrada taxa de 28,9/1.000 pessoas-ano e proporção da mesma de 17,4%. Os fatores de risco associados foram idade igual ou maior a 80 anos, sexo masculino, ocupações nos setores agropecuário, industrial ou de manutenção e osteoporose.[19]

Da mesma forma, em Manaus, na população de idosos, encontrou-se uma prevalência de perda auditiva autorreferida de 25,7%. A limitação na comunicação social, que sofrem os portadores de perda auditiva, foi identificada como um grande impacto dessa deficiência.[63]

Em Juiz de Fora, foi realizada uma triagem auditiva no total de 122 idosos, que não tinham queixas de perda auditiva. Deste total, 69,6% apresentaram perda auditiva incapacitante. A surdez afeta significativamente a qualidade de vida dos idosos, deve ser rastreada e, consequentemente, diagnosticada precocemente.[64]

A PA foi a única deficiência estudada com resultados estatisticamente diferenciados por cor ou raça, em que os brancos (1,4%) apresentam proporção superior aos negros e pardos (ambos com 0,9%). Na população geral, 0,9% da deficiência auditiva foi causada por alguma doença ou causa externa (acidente), enquanto 0,2% já estava presente desde o nascimento. A proporção foi maior na região Sul (1,3%).[65]

As principais causas da perda auditiva no Brasil e em outros países em desenvolvimento têm sido relacionadas com fatores ambientais, entretanto, estudos genéticos poderão revelar outras realidades. Foi detectada uma alta prevalência de perda auditiva de origem genética em áreas de colonização onde os casamentos consanguíneos eram frequentes, como a cidade de Monte Santo na Bahia.[66]

Em Minas Gerais, foi verificada uma frequência da mutação 35delG em 8,5% dos pacientes testados como causa de surdez neurossensorial. Esta frequência quando comparada com a de outros estados mostra diferentes resultados.

Quadro 21-2. Pessoas com Deficiência Auditiva, por Grupo de Idade e Situação de Domicílio (2019)

Variável – Pessoas com deficiência auditiva (Mil pessoas)									
Brasil e Grande Região	**Situação do domicílio**	**Grupo de idade**							
		Total	**2 a 9 anos**	**10 a 17 anos**	**18 a 29 anos**	**30 a 39 anos**	**40 a 59 anos**	**60 anos ou mais**
Brasil	Total	2.330	31	47	108	163	507	1.474
	Urbana	1.931	29	37	91	140	411	1.222
	Rural	400	3	9	18	23	96	251
Norte	Total	181	3	7	14	13	41	104
	Urbana	–	–	–	–	–	–	–
	Rural	–	–	–	–	–	–	–
Nordeste	Total	678	8	19	30	48	177	395
	Urbana	–	–	–	–	–	–	–
	Rural	–	–	–	–	–	–	–
Sudeste	Total	951	15	11	51	56	176	642
	Urbana	–	–	–	–	–	–	–
	Rural	–	–	–	–	–	–	–
Sul	Total	373	5	6	8	35	76	243
	Urbana	–	–	–	–	–	–	–
	Rural	–	–	–	–	–	–	–
Centro-Oeste	Total	147	1	4	5	12	37	89
	Urbana	–	–	–	–	–	–	–
	Rural	–	–	–	–	–	–	–

Fonte: IBGE – Pesquisa Nacional de Saúde.
Notas:
A classificação "Situação do domicílio" está disponível apenas para o nível territorial Brasil.
Foram consideradas apenas as pessoas de 2 anos ou mais de idade.
Por motivos de mudança na captação das informações no questionário, os dados de períodos anteriores estão disponibilizados na tabela 5717 (https://sidra.ibge.gov.br/Tabela/5717).

Em São Paulo, foi encontrada uma variação de frequências de 9,8%, 13,3%, 21,21% em três trabalhos realizados; enquanto que no Espírito Santo houve 7,8% e no Norte do Brasil 5,19%.[67]

No trabalho realizado em Juiz de Fora encontramos alguns dados, como: principais fatores causais entre a faixa etária de 6 e 60 anos a exposição ao ruído e acima de 60 anos a presbiacusia; a prevalência de PAI na população com mais de 60 anos foi seis vezes superior à encontrada entre os mais jovens; os portadores de zumbido e com baixa escolaridade apresentam prevalência de PAI 145% e 91% superiores aos demais, respectivamente; quando considerados apenas menores de 15 anos essa prevalência reduziu-se para 2,5%.[18]

Em relação à perda induzida por ruídos foi observada uma subnotificação, o que impacta a compreensão da magnitude do problema e, consequentemente, o desenvolvimento e implementação de ações e programas de saúde pública, voltados para a saúde e segurança do trabalhador. Em 14 anos (2006-2019) de notificação, foram notificados apenas 7.819 casos no Brasil.[68]

Devem ser objetos de preocupação o controle da hiperglicemia e os distúrbios da tireoide que foram significativamente mais comuns em pacientes com surdez súbita do que na população em geral, segundo estudo brasileiro; foram considerados importantes fatores de risco associados.[69]

Considerando a importância da audição para um bom equilíbrio, a ocorrência de quedas poderia ser um outro impacto em pacientes portadores de perda auditiva incapacitante. Baseado nisso, outro estudo foi realizado com 117 idosos, em Juiz de Fora, mas neste estudo, nenhuma associação estatisticamente significativa entre a ocorrência de quedas e a presença de perda auditiva incapacitante foi detectada.[70]

A prevalência de surdez em crianças de mães infectadas por zika na gestação foi de 5,8% com perda auditiva neurossensorial sem outras possíveis causas evidentes. Na síndrome de zika congênita ainda é possível que a perda auditiva não esteja presente ao nascimento, mas se apresentar tardiamente, o que justifica incluir este grupo infantil em acompanhamento auditivo.[71]

No mundo globalizado acessamos em tempo real grande quantidade de dados sobre perda auditiva neurossensorial, o que nos ajuda a entender fisiopatologias, etiologias possíveis e possibilidades de prevenção e detecção precoce. A prática do "teste da orelhinha", triagem de rotina em recém-nascidos é de grande importância para a detecção precoce e tratamento oportuno dos casos de perda auditiva na infância. Assim como é importante conhecer a realidade dos nossos dados, obtidos a partir de estudos epidemiológicos nacionais que otimizam a implementação de políticas públicas de saúde, com melhor planejamento e investimento direcionado às necessidades da população.

As prevenções primárias ou secundárias da PA constituem batalhas de longa data para abordagem deste agravo de magnitude mundial, e que se tornam frágeis com as atuais baixas coberturas vacinais em todo o mundo e especialmente no Brasil, muitas vezes fruto da desinformação. Desta forma todos os profissionais da saúde são convidados a colaborar para a redução de nossas taxas de PA, bem como para melhorar a qualidade de vida e a saúde mental desta população muitas vezes invisibilizada nos sistemas de saúde.

Ações Preventivas

A elaboração de diretrizes para o desenvolvimento de programas de prevenção de surdez e PAI com base nas recomendações da OMS e na avaliação das necessidades demográficas regionais é medida prioritária no âmbito das ações governamentais.

No Brasil, em 2004, o Ministério da Saúde, por meio da Portaria GM/MS nº 2.073, instituiu a Política Nacional de Atenção à Saúde Auditiva, que possibilitou um avanço nas atividades relacionadas com a saúde auditiva no âmbito do Sistema Único de Saúde (SUS).[72] O programa prevê assistência aos pacientes com deficiência auditiva contempla ações tanto de diagnóstico, tratamento e reabilitação, como de promoção e proteção em saúde. Nesta linha, é desejável que as ONGs (organizações não governamentais) correlatas possam trabalhar alinhadas às diretrizes de políticas claras formulada por órgãos governamentais.

O papel das Sociedades Profissionais (entidade de classes de especialistas) consiste em prestar qualificada assessoria técnica às políticas governamentais, bem como de proporcionar educação continuada sobre o tema PAI nos âmbitos nacionais e internacionais.

As ações preventivas devem ser direcionadas para as respectivas causas de perda auditiva e suas faixas etárias, incluindo ações preventivas para a perda auditiva hereditária, para a perda auditiva relacionada com os fatores ambientais e para a perda auditiva complexa mesclada com fatores genéticos e ambientais.

Aproximadamente, metade dos casos de perda auditiva têm etiologia genética, sendo assim a prevenção, no período perinatal, fica a cargo da triagem pré-gestacional dos casais normais para a mutação do gene da surdez, bem como os testes de triagem neonatal. Para casais, com mutações heterozigóticas, do mesmo gene, o aconselhamento genético e diagnóstico pré-natal pode reduzir o nascimento de crianças afetadas e tem um grande valor clínico para a prevenção e intervenção do defeito congênito.

Considerando a PA relacionada com aidade, a presbiacusia, os fatores de risco preveníveis podem ser divididos em quatro categorias: envelhecimento coclear (com atenção para o diagnóstico precoce com foco na faixa etária), meio ambiente (redução da exposição ao ruído e das medicações ototóxicas), predisposição genética (atenção ao sexo, etnia e variante genética), e finalmente controle das comorbidades incluindo a síndrome metabólica e hipertensão.

Na otoesclerose, uma variedade de fatores ambientais preveníveis podem estar associados às causas genéticas, incluindo o controle de infecção pelo vírus do sarampo e a redução da exposição ao estrogênio (como os contraceptivos orais).

Dentre as causas ambientais de perda auditiva preveníveis em todas as faixas etárias é importante focar duas categorias amplas: as infecciosas e as induzidas por ruído. A otite média é a causa infecciosa prevenível mais comum de perda auditiva em todo o mundo somada, em menor escala, à meningite infecciosa. Em ambas as situações o diagnóstico precoce e tratamento adequado na infância e adolescência são fundamentais. A utilização da imunização ativa incluindo as vacinas para *Streptococcus* sp. e *Neisseria* sp. contribuíram de forma considerável para a redução das meningites bacterianas e todos os continentes.

A exposição aos demais agentes infecciosos como: toxoplasmose, sífilis, rubéola, CMV, zika, HIV e vírus do herpes podem ser prevenidas por adequado acompanhamento pré-natal e pela vacina contra rubéola. O apropriado suporte às gestantes no pré-natal propicia benefícios múltiplos para a redução da surdez na infância, uma vez que contribui para o controle das infecções congênitas, da prematuridade e do baixo peso ao nascer.

Como formas de prevenção à exposição ao ruído estão: o uso oportuno de proteção auditiva coletiva, individual e redução ambiental da exposição ao ruído ocupacional. Os protetores auditivos devem ser indicados por profissionais da segurança do trabalho em conformidade com o tipo de ruído e condições de trabalho. São elementos relevantes na utilização de protetores auriculares: a qualidade da vedação, a eficiência na atenuação do ruído, o conforto e o tempo de uso do equipamento, além disto, devem permitir o uso concomitante de outros equipamentos de segurança como capacete, óculos etc. Os exames audiométricos devem ser considerados em situações especiais para a realização do diagnóstico precoce.

A tecnologia dos fones de ouvido propicia a redução do tamanho do equipamento e sua interiorização no conduto auditivo externo, meato acústico externo com melhoria na qualidade e na clareza do som. Campanhas de conscientização em relação ao uso indevido de fones em equipamentos de áudio recreativos e a regulamentação do nível de pressão sonora máxima emitida pelos dispositivos eletrônicos são ações necessárias para a prevenção da PAI em adolescentes e adultos jovens.

O que é necessário saber sobre este capítulo:

- É necessário que generalistas e especialistas conheçam os fatores de risco para perda auditiva incapacitante em todas as faixas etárias.
- O diagnóstico oportuno e a prevenção são determinantes para o futuro produtivo do potencial portador de transtornos auditivos.
- Importante identificar as ações preventivas apropriadas às múltiplas causas da perda auditiva que incluem: a perda hereditária, a perda auditiva complexa com fatores genéticos e ambientais, ou a perda auditiva mais especificamente relacionada com o ambiente.
- O conhecimento epidemiológico das necessidades locais e regionais, considerando questões ambientais, genéticas e culturais contribui para a otimização dos investimentos e para a implementação de ações planejadas de vigilância em saúde.
- São necessários investimentos em estudos acerca da PAI, principalmente nos países em desenvolvimento.

CONSIDERAÇÕES FINAIS

A perda auditiva é uma das deficiências mais prevalentes e afeta seus portadores ao longo da vida de formas diversas. O conhecimento dos dados referentes à PAI permite o envolvimento de profissionais da saúde, órgãos governamentais e sociedade civil organizada no desenvolvimento de novas estratégias de abordagem desde a prevenção, triagem, diagnóstico, tratamento e reabilitação.

REFERÊNCIAS BIBLIOGRÁFICAS

1. Porta M. A Dictionary of Epidemiology New York: Oxford University Press; 2008.
2. WHO. Earand Hearing Disorders Survey Protocol (Part 1: Survey Methods). Genebra: WHO - World Health Organization; 1999.
3. World Health Organization. World report on hearing. Geneva: WHO; 2021. [Acesso em 20/05/2022] Available from: https://www.who.int/publications/i/item/9789240020481.
4. World Health Organization. [World Hearing Day 2018]. 2018. [Acesso em 21/10/2021]. http://www.who.int/deafness/world-hearing-day/whd-2018/en/
5. Bigler D, Burke K, Laureano N, Alfonso K, Jacobs J, Bush ML. Assessment and treatment of behavioral disorders in children with hearing loss: a systematic review. Otolaryngol Head Neck Surg. 2019;160:36-48.
6. World Health Organization [WHO], 2022.
7. American Academy of Pediatrics, Joint Committee on Infant Hearing. Year 2007 Position Statement: Principles and guidelines for early hearing detection and intervention programs. Pediatrics. 2007 Oct; 120(4): p. 898-921
8. Tiensoli LO, Goulart LMH, Resende LM, Colosimo EA. Hearing screening in a public hospital in Belo Horizonte, Minas Gerais State, Brazil: hearing impairment and risk factors in neonates and infants. Cad Saude Publica. 2007 Jun; 23(6):1431-1441.
9. Bitner-Glindzicz M. Hereditary deafness and phenotyping in humans. British Medical Bulletin. 2002;63:73-94.
10. Smith RJ, Bale JF Jr, White KR. Sensorineural hearing loss in children. Lancet. 2005 Mar 5-11;365(9462):879-90.
11. Marques APC, Miranda Filho AL, Monteiro GTR. Prevalência de perda auditiva em adolescentes e adultos jovens decorrentes de exposição a ruído social: meta-análise. Revista CEFAC. 2015;17(6):2056-2064.
12. United Nations Children's Fund; 2008.
13. WHO. Prevention of hearing impairment - The Forty-Eight World Health Assembly, WHA48.9. Genebra: WHO - World Health Organization; 1995.
14. ABNT. Noise Levels for Acoustic Comfort. NBR 10152. Rio de Janeiro: ABNT - Brazilian Association of Technical Standards; 1987
15. ASHA. 2000 Clinical Indicators for Instrumental Assessment of Dysphagia. Practice Policy. ASHA - American Speech-Language-Hearing Association; 2000.
16. Agrawal Y, Platz EA, Niparko J. Risk factors for hearing loss in US adults: data from the National Health and Nutrition Examination Survey, 1999-2002. Otol. Neurotol. 2009;30(2):139-145.
17. Sousa CS, Castro Junior N, Larsson EJ, Ching TH. Risk factors for presbycusis in a socio-economic middle-class sample. Braz J Otorhinolaryngol. 2009;75(4):530-536.
18. Baraky LR, Bento RF, Raposo NR, Tibiriçá SH, Ribeiro LC, Barone MM, et al. Prevalência de perda auditiva incapacitante em Juiz de Fora, Brasil. Braz J Otorhinolaryngol. 2012;78(4):52-8.
19. Cruz MS, Lima MCP, Santos JLF, Lebrão ML, Duarte YAO, Cerqueira ATAR. Incidência de deficiência auditiva referida em idosos no Município de São Paulo, Brasil, e fatores associados: Estudo SABE. Cad. Saúde Pública. 2013 Apr;29(4):702-712.
20. Griffiths TD, Lad M, Kumar S, Holmes E, McMurray B, Maguire EA, et al. How Can Hearing Loss Cause Dementia? Neuron. 2020 Nov 11;108(3):401-412.
21. Huang AR, Jiang K, Lin FR, Deal JA, Reed NS. Hearing Loss and Dementia Prevalence in Older Adults in the US. JAMA. 2023;329(2):171-173.
22. Beheshtian M, Babanejad M, Azaiez H, Bazazzadegan N, Kolbe D, Sloan-Heggen C, et al. Heterogeneity of Hereditary Hearing Loss in Iran: a Comprehensive Review. Arch Iran Med. 2016;19(10):720-728.
23. INSERM. Orphanet. [Online]. [cited 05 Dez 2018]. Available from: https://www.orpha.net/.
24. Venkatesh MD, Moorchung N, Puri B. Genetics of non syndromic hearing loss. Med J Armed Forces India. 2015;71(4):363-368.
25. Mittal R, Fifer RC, Liu XZ. A Possible Association Between Hearing Loss and Zika Virus Infections. JAMA Otolaryngol Head Neck Surg. 2018;144(1):3-4.
26. Dimitrov L, Gossman W. Pediatric Hearing Loss. [Updated 2023 Jan 9]. In: StatPearls [Internet]. Treasure Island (FL): StatPearls Publishing; 2023 Jan-. Available from: https://www.ncbi.nlm.nih.gov/books/NBK538285/
27. Cohen BE, Durstenfeld A, Roehm PC. Viral causes of hearing loss: a review for hearing health professionals. Trends Hear. 2014 Jul 29;18:2331216514541361.
28. Chau J, Atashband S, Chang E, Westerberg BD, Kozak FK. A systematic review of pediatric sensorineural hearing loss in congenital syphilis. Int J Pediatr Otorhinolaryngol. 2009 Jun;73(6):787-92.
29. Foulon I, Naessens A, Foulonv W, Casteels A, Gordts F. A 10-year prospective study of sensorineural hearing loss in children with congenital cytomegalovirus infection. 2008 Jul;153(1):84-8.
30. Lucas MJ, Brouwer MC, Van de Beek D. Neurological sequelae of bacterial meningitis. Journal of Infection. 2016;73(1):18-27.
31. Rodenburg-Vlot MB, Ruytjens L, Oostenbrink R, Goedegebure A, Van der Schroeff MP. Systematic Review: Incidence and Course of Hearing Loss Caused by Bacterial Meningitis: In Search of an Optimal Timed Audiological Follow-up. Otol Neurotol. 2016 Jan;37(1):1-8.
32. Meng X, Wang J, Sun J, Zhu K. COVID-19 and Sudden Sensorineural Hearing Loss: A Systematic Review. Front Neurol. 2022 Apr 28;13:883749.

33. Chern A, Famuyide AO, Moonis G, Lalwani AK. Bilateral Sudden Sensorineural Hearing Loss and Intralabyrinthine Hemorrhage in a Patient With COVID-19. Otol Neurotol. 2021 Jan;42(1):e10-e14.
34. WHO. Surdez e distúrbios auditivos; 2005.
35. Le TN, Straatman LV, Lea J, Westerberg B. Current insights in noise-induced hearing loss: a literature review of the underlying mechanism, pathophysiology, asymmetry, and management options. J Otolaryngol Head Neck Surg. 2017 May 23;46(1):41.
36. Niskar AS, Kieszak SM, Holmes AE, Esteban E, Rubin C, Brody DJ. Estimated prevalence of noise-induced hearing threshold shifts among children 6 to 19 years of age: the Third National Health and Nutrition Examination Survey, 1988-1994, United States. Pediatrics. 2001 Jul;108(1):40-3.
37. le Clercq CMP, Goedegebure A, Jaddoe VWV, Raat H, Baatenburg de Jong RJ, van der Schroeff MP. Association between portable music player use and hearing loss among children of school age in the Netherlands. JAMA Otolaryngol Head Neck Surg. 2018;144:668-75.
38. Dehankar SS, Gaurkar SS. Impact on Hearing Due to Prolonged Use of Audio Devices: A Literature Review. Cureus. 2022 Nov 12;14(11):e31425.
39. Sá MM, Azevedo R, Neves J, Machado O, Tavares J. Noise in an Intensive Care Nursery/Newborn Unit. J Health Edu Res. 2018 Dec;6(2):265.
40. Ciorba A, Corazzi V, Bianchini C, Almoni C, Pelucchi S, Skarzynski PH, et al. Autoimmune innear ear disease (AIED): A diagnostic challenge. Int J Immunopathol Pharmacol. 2018 Mar-Dec;32:2058738418808680.
41. Mujica-Mota MA, Patel N, Saliba I. Hearing loss in type 1 diabetes: Are we facing another microvascular disease? A meta-analysis. Int J Pediatr Otorhinolaryngol. 2018 Oct;113:38-45.
42. Aghazadeh-Attari J, Mansorian B, Mirza-Aghazared-Attari M, Ahmadzadeh J, Mohebbi I. Association between metabolic syndrome and sensorineural hearing loss: a cross-sectional study of 11,114 participants. Diabetes Metab Syndr Obes. 2017;10:459-465.
43. Bisht M, Bist SS. Ototoxicity: the hidden menace. Indian J Otolaryngol Head Neck Surg. 2011;63(3):255-259.
44. Blevings NH. Up to Date. [Online].: Melin; 2018 [cited 05 Dec 2018. Available from: https://www.uptodate.com/contents/presbycusis.
45. Curhan S, Eavey R, Wang M, Rimm E, Curhan G. Fish and fatty acid consumption and the risk of hearing loss in women. Am J Clin Nutr. 2014;100(5):1371-1377.
46. Lin YY, Chen HC, Lai WS, Wu LW, Wang CH, Lee JC, et al. Gender Differences in the Association between Moderate Alcohol Consumption and Hearing Threshold Shifts. Sci Rep. 2017;7(1):2201.
47. Fitzgerald D. Head trauma: hearing loss and dizziness. J Trauma. 1996;40(3):488-496.
48. Fancello V, Fancello G, Hatzopoulos S, Bianchini C, Stomeo F, Pelucchi S, et al. Sensorineural Hearing Loss Post-COVID-19 Infection: An Update. Audiol Res. 2022 Jun 1;12(3):307-315.
49. Centers for Disease Control and Prevention. Vaccine Adverse Event Reporting System- VAERS. Disponível em https://wonder.cdc.gov/controller/datarequest/D8;jsessionid=55E4D755E4FE647A3995B799A584. Acesso em: 08 de abr. 2023.
50. Medicines & Healthcare products Regulatory Agency- Yellow Card scheme. COVID-19 Vaccine Pfizer/BioNTech Vaccine Analysis Print. Disponível em: https://mhra-gov.filecamp.com/s/1vthOWtsWP3dXKjn/d. Acesso em: 08 de abr. 2023.
51. Medicines & Healthcare products Regulatory Agency- Yellow Card scheme. COVID-19 Vaccine AstraZeneca Vaccine Analysis Print. Disponível em: https://mhra-gov.filecamp.com/s/nyhgBl5iR0l1Y98Y/d, Acesso em: 08 de abr. 2023
52. Yanir Y, Doweck I, Shibli R, Najjar-Debbiny R, Saliba W. Association Between the BNT162b2 Messenger RNA COVID-19 Vaccine and the Risk of Sudden Sensorineural Hearing Loss. JAMA Otolaryngol Head Neck Surg. 2022 Apr 1;148(4):299-306.
53. Formeister EJ, Wu MJ, Chari DA, Meek R 3rd, Rauch SD, Remenschneider AK, et al. Assessment of Sudden Sensorineural Hearing Loss After COVID-19 Vaccination. JAMA Otolaryngol Head Neck Surg. 2022 Apr 1;148(4):307-315. Erratum in: JAMA Otolaryngol Head Neck Surg. 2022 Nov 1;148(11):1082.
54. Nieminen TA, Kivekäs I, Artama M, Nohynek H, Kujansivu J, Hovi P. Sudden Hearing Loss Following Vaccination Against COVID-19. JAMA Otolaryngol Head Neck Surg. 2023 Feb 1;149(2):133-140.
55. Chodosh J, Weinstein BE, Blustein J. Face masks can be devastating for people with hearing loss. BMJ. 2020 Jul 9;370:m2683.
56. Poon BT, Jenstad L, Angelozzi K, Atchison C. Impacts of COVID-19 on Communication Accessibility for Adults with Hearing Loss: Overview of Survey Results. Vancouver, BC: Wavefront Centre for Communication Accessibility in partnership with the University of British Columbia and the Canadian Hard of Hearing Association (CHHA); 2021 June.
57. Wagatsuma Y, Daimaru K, Deng S, Chen JY. Hearing loss and the COVID-19 pandemic. BMC Res Notes. 2022 Jun 27;15(1):228.
58. IBGE. Pesquisa Nacional de Saúde, Tabela 8218 - Pessoas com deficiência auditiva, por grupo de idade e situação do domicílio; 2019. Disponível em: https://sidra.ibge.gov.br/tabela/8218
59. Fundação FEAC. Apesar de avanços, pessoas com deficiência auditiva ainda enfrentam barreiras de acessibilidade. https://feac.org.br/apesar-de-avancos-pessoas-com-deficiencia-auditiva-ainda-enfrentam-barreiras-de-acessibilidade/
60. Béria JU, Raymann BC, Gigante LP, Figueiredo AC, Jotz G, Roithman R, et al. Hearing impairment and socioeconomic factors: a population-based survey of an urban locality in southern Brazil. Rev Panam Salud Publica. 2007 Jun;21(6):381-7.
61. Gondim LM, Balen SA, Zimmermann KJ, Pagnossin DF, Fialho Ide M, Roggia SM. Study of the prevalence of impaired hearing and its determinants in the city of Itajaí, Santa Catarina State, Brazil. Braz J Otorhinolaryngol. 2012 Apr;78(2):27-34.
62. Bevilacqua MC, Banhara MR, de Oliveira AN, Moret ALM, Alvarenga K de F, Caldana M de L, et al. Survey of hearing disorders in an urban population in Rondonia, Northern Brazil. Rev Saude Publica. 2013 Apr;47(2):309-15.
63. Crispim KGM, Ferreira AP. Prevalência de deficiência auditiva referida e fatores associados em uma população de idosos da cidade de Manaus: um estudo de base populacional. Rev CEFAC. 2015;17(6):1946-56.
64. Vasconcelos LR, Rodrigues PF, Tavares PL, Nogueira AO. Prevalência de perda auditiva incapacitante em idosos. Adv Tratar Distúrbio ORL. 2019;3:12-3
65. EBC - Empresa Brasil de Comunicação. IBGE: 6,2% da população têm algum tipo de deficiência. Disponível em: https://memoria.ebc.com.br/noticias/2015/08/ibge-62-da-populacao-tem-algum-tipo-de-deficiencia. Acesso em: 08 de abr. 2023
66. Manzoli GN, Abe-Sandes K, Bittles AH, da Silva DS, Fernandes Lda C, Paulon RM, et al. Non-syndromic hearing impairment in a multi-ethnic population of Northeastern Brazil. Int J Pediatr Otorhinolaryngol. 2013 Jul;77(7):1077-82.
67. Schüffner ROA, Nascimento KL, Dias FA, Silva PHTD, Pires WGB, Cipriano Junior NM, et al. Molecular study of hearing loss in Minas Gerais, Brazil. Braz J Otorhinolaryngol. 2020 May-Jun;86(3):327-331.

68. Hillesheim D, Gonçalves LF, Batista DDC, Goulart MLM, Zucki F. Perda auditiva induzida por ruído no Brasil: descrição de 14 anos de notificação. Audiol Commun Res. 2022;27:e2585.
69. Oiticica J, Bittar RS. Metabolic disorders prevalence in sudden deafness. Clinics (Sao Paulo). 2010;65(11):1149-553.
70. Baraky LR, Vasconcelos NB, de Moraes Ribeiro I, de Araújo Assis Viúdes M, Rodrigues PF, et al. (2020) Hearing loss and risk of falls in elderly. Otorhinolaryngol Head Neck Surg 5:
71. Leal MC, Muniz LF, Ferreira TS, Santos CM, Almeida LC, Van Der Linden V, et al. Hearing Loss in Infants with Microcephaly and Evidence of Congenital Zika Virus Infection - Brazil, November 2015-May 2016. MMWR Morb Mortal Wkly Rep. 2016 Sep 2;65(34):917-9.
72. Minas Gerais. Secretaria de Estado de Saúde. Portaria nº 2.073, de 15 de setembro de 2021. Disponível em: https://www.saude.mg.gov.br/images/documentos/PORTARIA_2073.pdf. Acesso em: 17/06/2022.

CAPÍTULO 22

DISACUSIAS CONGÊNITAS DE ORIGEM GENÉTICA SINDRÔMICAS E NÃO SINDRÔMICAS

Karina Lezirovitz ▪ Regina Célia Mingroni-Netto
Ana Carla Batissoco ▪ Jeanne Oiticica

O conteúdo deste capítulo (págs. 285 a 312), encontra-se disponível on-line.

Para acessá-lo, aponte a câmera do seu smartphone ou tablet para a imagem acima.

CAUSAS DE PERDAS AUDITIVAS CONGÊNITAS NÃO GENÉTICAS

Myriam de Lima Isaac ▪ Rosimar Costa Penido

O conteúdo deste capítulo (págs. 313 a 326), encontra-se disponível on-line.

Para acessá-lo, aponte a câmera do seu smartphone ou tablet para a imagem acima.

DISACUSIAS INFECCIOSAS ADQUIRIDAS

Paula Tardim Lopes

Neste grupo de doenças estão aquelas que se manifestam após o nascimento, independentemente de o fator causal existir ao nascer ou antes, e elas podem ser de etiologia viral ou bacteriana.

INFECÇÕES VIRAIS

Os vírus capazes de lesar a orelha interna podem fazê-lo em qualquer fase da vida, desde o período intrauterino até a fase adulta, sem que se observem distinções no quadro histológico das viroses pré ou pós-natal. As alterações patológicas, que predominam na cóclea basal, compreendem degeneração do órgão de Corti, atrofia da estria vascular, deslocamento e distorção da membrana tectória, e degeneração do sáculo. O utrículo e canais semicirculares tendem a ser preservados.

Citomegalovírus

O citomegalovírus (CMV) é um herpes-vírus com alta prevalência em crianças e na população adulta, principalmente em países em desenvolvimento. O diagnóstico é raro na população em geral, principalmente devido ao quadro oligo ou assintomático. Além disso, a doença geralmente não requer tratamento na população imunocompetente. No entanto, o diagnóstico precoce e o manejo adequado são cruciais em pacientes imunossuprimidas, durante a gravidez e no período pós-natal. A infecção congênita por CMV é considerada a causa não genética mais comum de perda auditiva neurossensorial fetal, mas também deve ser de investigação como possível etiologia infecciosa em pacientes adultos com surdez súbita ou de evolução progressiva.

Como outros vírus do herpes (como herpes simples tipo 1 e 2; varicela-zóster; e vírus do herpes humano 6, 7 e 8), sabe-se que o CMV está associado a infecções que apresentam um padrão persistente e latente. Após a infecção primária, associada ou não a manifestações clínicas, a reinfecção por CMV com outras cepas virais relacionadas é possível em qualquer momento da vida. A reativação está particularmente associada a outras condições médicas ou doenças que suprimem o sistema imunológico do hospedeiro.

O manejo da infecção primária ou reinfecção/reativação por CMV em pacientes imunossuprimidos depende do estado imunológico e dos sintomas associados. O tratamento raramente é necessário em pacientes imunocompetentes, porém, as infecções graves em pacientes imunossuprimidos, ou mesmo aqueles que em que se diagnostica a infecção aguda por CMV como causador de surdez, tanto a terapia antiviral quanto a medicação específica para a surdez súbita como o uso do corticoide oral ou intratimpânico de resgate não estão frequentemente associadas à recuperação total da audição. A avaliação pós-natal também é importante porque muitos recém-nascidos com CMV congênito podem ser assintomáticos ao nascer e progredir com perda auditiva, principalmente, no primeiro ano de vida, com difícil detecção.

Parotidite Epidêmica (Caxumba)

A caxumba é uma doença viral sistêmica, evitável por vacinação, que geralmente afeta crianças e é caracterizada por inchaço uni ou bilateral das glândulas parótidas. Complicações incomuns, como orquite, ooforite, surdez, pancreatite, meningite asséptica e encefalite ocorrem com mais frequência em adultos.

Antes da década de 1970, quando foi criada uma vacina efetiva contra a caxumba, esta infecção era a principal causa de meningites e encefalites virais nos Estados Unidos e causava grande número de mortes. Após a introdução da vacinação, a incidência de caxumba diminuiu drasticamente. No entanto, surtos da doença ainda são identificados e tais surtos podem ser atribuídos a falhas na vacina, principalmente quando administrada apenas uma dose.

Nos dias atuais, a caxumba ainda é uma causa significativa de perda de audição. Em muitas partes do mundo a vacina não está disponível ou é voluntária. Em populações não vacinadas, a maioria dos casos ocorre em menores de 14 anos. Alguns estudos apontam uma incidência pouco maior em homens, porém, outros estudos não apresentaram diferença em relação ao sexo.

A surdez é uma complicação rara, mas importante, da infecção pelo vírus da caxumba. Sua incidência foi estimada em 0,5 a 5,0 por 100.000 casos de caxumba. A perda de audição associada à caxumba manifesta-se de forma súbita, durante ou logo após a infecção aguda, mas pode ocorrer até meses após. Geralmente é profunda e unilateral, permanente e pode ser acompanhada de sintomas vestibulares e zumbido.

Alguns fatores podem dificultar a associação entre a caxumba e a perda de audição. Entre eles podemos citar a possibilidade de infecção assintomática de caxumba e a baixa sensibilidade das sorologias. Além disso, crianças pequenas com surdez unilateral podem ser diagnosticadas apenas após anos do episódio de caxumba. Por isso é recomendado que audiometrias de rotina sejam realizadas após uma infecção por esse vírus. Não existe tratamento que seja comprovadamente efetivo para a prevenção da perda auditiva pós-infecção. Alguns trabalhos mostram que mesmo nos casos em que a perda de audição foi diagnosticada precocemente, o uso de corticoide não preveniu a deterioração da audição.

Sarampo

O sarampo é causado pelo vírus da família *Paramyxoviridae*. A transmissão ocorre através do contato com secreções respiratórias contaminadas.

O quadro clínico é composto por febre alta, tosse seca, coriza, conjuntivite, linfonodomegalias cervicais, manchas de Koplik e exantema maculopapular, com progressão cefalocaudal. As complicações são mais frequentes em crianças com menos de 5 anos e podem ocorrer em até 30% dos casos. Entre elas podemos citar pneumonia intersticial, diarreia, laringotraqueobronquite e otite. Encefalite e morte podem ocorrer, sendo mais frequente em pacientes imunodeprimidos. A otite média parece ser mais frequente em pacientes com comprometimento importante de vias respiratórias.

A perda auditiva associada ao sarampo ocorre em um pequeno número de casos e também apresentou grande diminuição após a introdução da vacinação em massa. Os mecanismos pelos quais o vírus do sarampo induz a perda de audição não são claros, assim como não é clara a associação entre sarampo e otosclerose. A perda auditiva induzida por sarampo tende a ser simétrica, bilateral e de intensidade moderada, acometendo principalmente as frequências agudas.

HIV

A infecção pelo vírus do HIV pode estar associada à perda auditiva por diversos motivos. Entre elas podemos citar:

- Ototoxicidade dos medicamentos utilizados no tratamento da infecção.
- Ação direta do vírus no sistema nervoso central.
- Sequela de infecções oportunistas, como a meningite criptocócica, aspergilose, pneumocistose extrapulmonar, citomegalovírus, sífilis e síndrome de Hansay Hunt.
- Tumores do sistema central, como metástase de sarcoma de Kaposi ou linfoma primário de sistema nervoso central.
- Possível acometimento direto do VII par craniano pelo vírus do HIV.

O tratamento deve ser voltado para a tentativa de descobrir e controlar o principal motivo para o comprometimento da audição. Os pacientes acometidos pelo vírus, tanto adultos quanto crianças, devem ser referenciados para acompanhamento audiométrico e com otorrinolaringologista.

INFECÇÕES BACTERIANAS

Meningite Bacteriana

A perda auditiva é citada por alguns autores como a complicação mais frequente de crianças com meningite bacteriana. De 5 a 35% dos pacientes que apresentam meningite bacteriana evoluem com perda auditiva neurossensorial severa à profunda bilateral.

Pode ocorrer em meningites causadas por *Haemophilus influenzae, Neisseria meningitidis e Streptococcus pneumoniae.* Apesar de o comprometimento audiológico ser aparentemente mais frequente em crianças infectadas pelo *Streptococcus pneumoniae* do que pela *Neisseria meningitidis*, a diferença não parece ser estatisticamente significativa.

Alguns fatores preditores de perda auditiva durante uma meningite bacteriana são internação hospitalar prolongada, convulsões e líquido cefalorraquidiano com nível elevado de proteínas e baixo de glicose.

A perda auditiva pode-se instalar de forma súbita ou progressiva, uni ou bilateral. A taxa de déficit uni ou bilateral é semelhante na literatura. Após a instalação, a perda auditiva é irreversível.

A patogênese da perda auditiva na meningite é complexa e multifatorial. O déficit auditivo pode ser por comprometimento coclear, envolvendo as células ciliadas ou retrococlear, acometendo o nervo coclear e cérebro.

A disseminação bacteriana pode ocorrer pelo espaço perilinfático pelo ducto coclear, pelo meato auditivo interno ou até por via hematogênica.

A meningite pode causar ossificação do labirinto, o que dificulta a reabilitação do paciente com implante coclear. A literatura não apresenta um consenso em relação à porcentagem de pacientes que evoluem para ossificação coclear, podendo aparecer valores de 20 a 65%. A ossificação pode-se instalar 15 dias a meses ou anos após o quadro de meningite. O *S. pneumoniae* é o principal agente associado à perda auditiva neurossensorial profunda e labirintite ossificante (30%), mesmo na população pediátrica. O *Neisseria meningitidis* provoca ossificação em 10% dos casos e o uso de corticoide mostrou reduzir as chances de perda auditiva de forma mais importante no *Haemophilus influenzae*. A escala timpânica da espira basal da cóclea é o local mais comum de ossificação, independente da causa. A ossificação é usualmente parcial, sendo rara a total.

A ossificação coclear pode ser dividida em quatro estágios:

1. Inflamação aguda.
2. Fibrose e angiogênese.
3. Deposição osteoide.
4. Calcificação osteoide.

Acredita-se que a inflamação começa na espiral basal da cóclea, com posterior progressão para o ápice, o que condiz com a progressão da perda de audição de frequências altas para frequências baixas.

A antibioticoterapia precoce e eficaz é responsável pela diminuição da incidência desta complicação. Existem controvérsias sobre o efeito do corticoide na prevenção da perda de audição.

Todas as crianças com meningite bacteriana devem ser submetidas ao potencial evocado auditivo de tronco cerebral ou audiometria tonal e vocal antes da alta hospitalar, e devem ser periodicamente acompanhadas.

Sífilis

A sífilis congênita pode causar perda auditiva neurossensorial severa a profunda e acometer separadamente as duas orelhas. Acreditava-se que o *Treponema pallidum* não era capaz de atravessar a barreira placentária até a 18ª semana de gravidez, pois alterações patológicas no tecido fetal em decorrência de infecção não são detectáveis antes deste período.

No entanto, já foram encontradas espiroquetas em tecido fetal de aborto que ocorreu entre a 9ª e a 10ª semanas.

Este fato demonstra que a infecção pode ocorrer em qualquer etapa de gravidez, apresentando maior morbimortalidade fetal no primeiro e segundo trimestres. Infecções no terceiro trimestre são frequentemente assintomáticas. Atualmente, apesar de ainda existirem grandes controvérsias, acredita-se que crianças com pior prognóstico são aquelas infectadas no primeiro ou segundo trimestre de gestação de uma mãe com sífilis primária ou secundária. As manifestações da sífilis congênita podem ser bem variadas. O recém-nascido pode ser assintomático ou apresentar acometimento de múltiplos órgãos. As manifestações podem ser divididas em precoces, aquelas que ocorrem nos primeiros dois anos de vida e geralmente são a forma mais grave; ou tardias, aquelas que ocorrem após os dois anos de vida. Entre as manifestações da sífilis congênita tardia podemos encontrar a Tríade de Hutchinson, composta por ceratite intersticial, incisivos de Hutchinson e alterações do VII par craniano. A perda auditiva é o componente menos frequente da tríade. Pode ser uni ou bilateral, com acometimento inicial de frequências altas. A idade típica de aparecimento é entre os 8 e 10 anos de vida, mas pode aparecer apenas na fase adulta. A perda auditiva pode-se desenvolver na sífilis congênita ou adquirida. Alguns autores sugerem que o *T. pallidum* pode afetar o oitavo nervo dentro ou fora do espaço liquórico, do aparelho cocleovestibular ou do osso temporal.

O diagnóstico é realizado pela sorologia, sendo a prova do FTA-abs a mais específica. A sífilis secundária adquirida também pode afetar a orelha interna, simulando a doença de Ménière. No início do processo da doença, espiroquetas podem invadir diretamente a perilinfa da orelha interna, resultando em inflamação confinada ao labirinto ósseo.

Se a bactéria estiver restrita à cóclea e ao sistema vestibular, pacientes apresentariam perda auditiva e/ou vertigem.

A disacusia, inicialmente com boa discriminação, pode ter progressão rápida ou flutuação, associada a zumbido bilateral, vertigem e nistagmo espontâneo ou provocado. O zumbido e os sintomas vestibulares podem desaparecer à medida que a destruição labiríntica evolui. É importante que a sífilis seja reconhecida como uma causa de perda de audição, especialmente por ser uma das raras causas de perda auditiva que podem ser reversíveis com diagnóstico precoce e tratamento adequado. A sífilis terciária adquirida pode causar perda auditiva condutiva por osteíte do osso temporal. Se ocorrer neurossífilis, a perda auditiva pode ser neurossensorial, por comprometimento do oitavo par craniano.

A perda auditiva pode ser uni ou bilateral, muitas vezes com início súbito e progressão rápida, e os pacientes que relatam comprometimento unilateral podem ter doença bilateral no audiograma. A perda auditiva bilateral pode ser simétrica ou assimétrica e pode-se apresentar de várias formas: leve ou moderada e baixa a alta frequência com escores de discriminação de fala ruins ou excelentes. Não existe um tipo clássico de apresentação. Em série de casos recentes, o tempo médio entre o início dos sintomas e o tratamento foi de aproximadamente 1 a 2 meses, mas pode variar de alguns dias a anos.

Alguns médicos recomendam o uso de penicilina G-benzatina adicional (BPG) 2,4 milhões de unidades intramuscular, semanalmente, por até 3 semanas após a conclusão do recomendado tratamento de otossífilis; no entanto, isso não é prescrito rotineiramente.

Doença de Lyme. A doença de Lyme (DL) é causada pela espiroqueta Borrelia burgdorferi, transmitida por carrapatos infectados da espécie Ixodes. Essa doença tem prevalência em todo o mundo, especialmente na Europa. As manifestações otorrinolaringológicas da LD incluíram diferentes sintomas, como garganta, otalgia, adenopatia cervical, paralisia do nervo facial, zumbido, vertigem e perda auditiva. Muitos autores têm mencionado a ocorrência de perda auditiva.

A incidência de perda auditiva associada à doença crônica de Lyme pode variar de 1,5 a 15% dos casos em diferentes estudos na literatura. A perda auditiva geralmente é unilateral, progressiva ou súbita, e frequentemente associada à intolerância a sons de alta intensidade e o tratamento comumente indicado baseia-se no uso de antibióticos da classe do doxaciclina por 21 dias.

Bacterianas Inespecíficas

Outras bactérias inespecíficas podem levar à surdez. Principalmente aquelas que produzem otite média crônica com ou sem colesteatoma.

Culturas intraoperatórias de colesteatoma mostraram que 70% apresentam aeróbios, 67% anaeróbios e 50% ambos. Metade das culturas apresenta mais de um organismo, sendo a média de três. Culturas realizadas em meato acústico externo na vigência de perfuração de membrana timpânica mostravam flora semelhante à da pele, sendo que *Staphylococcus aureus* foi o organismo predominante em orelhas secas e *Pseudomonas aeruginosa* em orelhas com mínimo grau de umidade ou com discreto grau de otite externa.

O processo inflamatório labiríntico pode ser classificado em:

- *Labirintite serosa:* é causada pela liberação de produtos tóxicos. A membrana da janela redonda é infiltrada por células inflamatórias que produzem toxinas que penetram a membrana basilar da escala timpânica. A perda de audição é neurossensorial, progressiva, acometendo principalmente frequências altas. O quadro pode ser associado à vertigem de diversas formas de intensidade.
- *Labirintite supurativa:* presença de infecção bacteriana no interior do labirinto. A origem do foco infeccioso labiríntico pode ser timpanogênico, quando o agente tóxico entra na perilinfa por meio dos espaços pneumatizado, ou meningogênica, quando o agente chega através do LCR. O quadro clínico é mais agudo e intenso que a serosa. O paciente refere infecção aguda ou crônica da orelha associado à surdez súbita ou rapidamente progressiva e vertigem significante.

BIBLIOGRAFIA

Douglas SA, Sanli H, Gibson WP. Meningitis resulting in hearing loss and labyrinthitis ossificans - does the causative organism matter? Cochlear Implants Int. 2008 Jun;9(2):90-6.

Hashimoto H, Fujioka M, Kinumaki H; Kinki Ambulatory Pediatrics Study Group. An office-based prospective study of deafness in mumps. Pediatr Infect Dis J. 2009 Mar;28(3):173-5.

Lorenzi MC, Bittar RS, Pedalini ME, Zerati F, Yoshinari NH, Bento RF. Sudden deafness and Lyme disease. Laryngoscope. 2003 Feb;113(2):312-5.

Plotogea M, Isam AJ, Frincu F, Zgura A, Bacinschi X, Sandru F, Duta S, Petca RC, Edu A. An overview of cytomegalovirus infection in pregnancy. Diagnostics (Basel). 2022 Oct 7;12(10):2429.

Ramchandani MS, Litvack JR, Marra CM. Otosyphilis: A Review of the Literature. Sex Transm Dis. 2020 May;47(5):296-300.

Sowula K, Szaleniec J, Stolcman K, Ceranowicz P, Kocoń S, Tomik J. Association between Sudden Sensorineural Hearing Loss and Lyme Disease. J Clin Med. 2021 Mar 8;10(5):1130.

OTOSCLEROSE

CAPÍTULO 25

José Celso Rodrigues de Souza ▪ Ricardo Ferreira Bento
Stephanie Rugeri de Souza Novaretti

INTRODUÇÃO

A primeira descrição da doença foi feita pelo médico francês Du Verney, em 1683, que relatou casos de hipoacusia condutiva com membrana timpânica normal.

A anquilose do estribo na janela oval foi descrita pela primeira vez por Valsalva, anatomista italiano, em 1735, em estudos de necropsia que denominou o achado como "catarro seco". Somente mais de 150 anos após seria descrita a otospongiose como doença. Esta entidade clínica é também conhecida como otosclerose ou doença de Politzer.

Em 1860, Joseph Toynbee em Londres publicou estudo de dissecção, em 1659, nos ossos temporais em que encontrou fixação da platina em 39 deles.

Schwartz na Alemanha, em 1873, descreveu pela primeira vez uma mancha avermelhada que se veria por transparência nestes casos de hipoacusia condutiva com membrana normal (Figs. 25-1 e 25-2).

O termo otosclerose foi primeiro empregado pela primeira vez por Anton Von Troltsch, em 1881, na Alemanha, para designar as alterações escleróticas da mucosa timpânica que supunha ser responsável pela fixação do estribo. Este conceito permaneceu até 1893, quando Politzer descreveu os achados histológicos de 16 casos que acompanhou durante a vida, e cuja surdez era atribuída a uma otite média secretora, com uma fixação secundária do estribo. Ele constatou ser na realidade uma doença primária da cápsula labiríntica.

O fato foi confirmado posteriormente, também por Bezold, Siebemmann e vários outros autores. Em virtude do aspecto poroso e não denso de uma cápsula óssea normal, Siesemmann sugeriu o termo otospongiose. Porém a despeito de esta última denominação corresponder mais à realidade, a primeira denominação, dada por Troltsch, ficou sendo a mais utilizada.

Otosclerose e otospongiose são usadas indistintamente para denominar a doença, apesar de se tratar de estágios distintos da doença, fases inativa e ativa respectivamente.

DEFINIÇÃO E EVOLUÇÃO

Otosclerose é uma doença primária e exclusiva da cápsula ótica labiríntica dos seres humanos, porém alguns autores descreveram lesões semelhantes em animais tanto espontâneas, como provocadas experimentalmente. É uma doença em muitos casos hereditária e transmitida por um gene autossômico dominante, com penetrância variável.

A cápsula ótica é um dos tecidos ósseos mais densos do corpo humano e normalmente sofre mínima remodelação

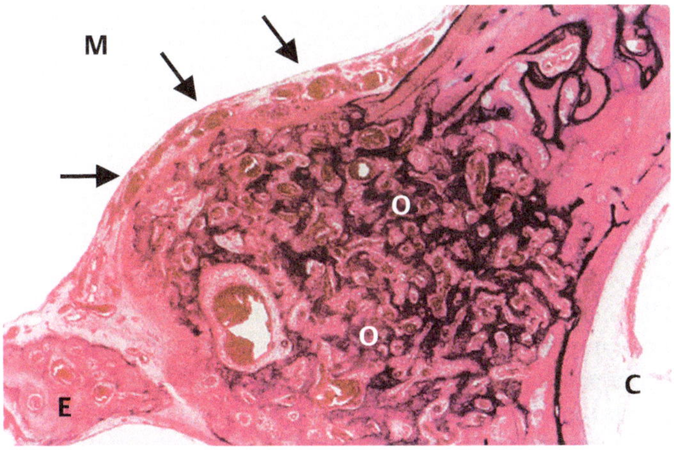

Fig. 25-1. Histologia da mancha de Schwartz. M: Orelha média; O: foco de otosclerose; C: cóclea de foco de otosclerose no promontório (setas pretas).

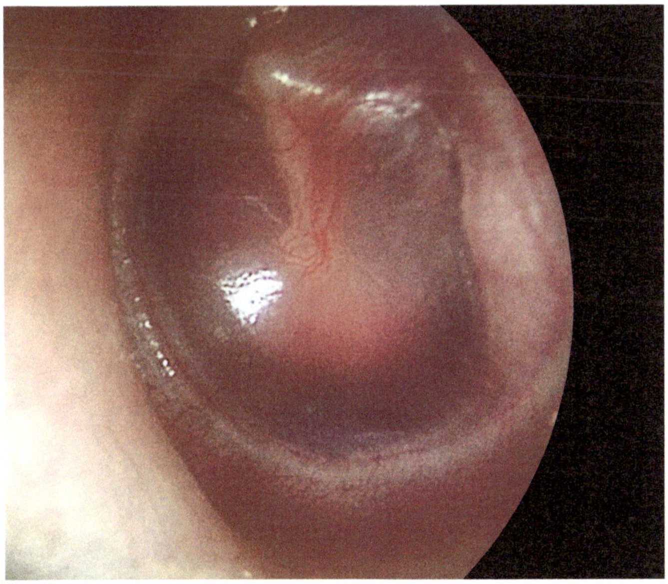

Fig. 25-2. Mancha de Schwartz.

durante a vida. Na otospongiose estas alterações patológicas consistem em áreas de reabsorção únicas ou múltiplas, seguidas de cicatrização e remodelação/neoformação óssea.

A lesão histológica da otospongiose inicia com uma reabsorção óssea perivascular que afeta o osso endocondral, com numerosos espaços vasculares dentro do tecido ósseo, que apresenta uma disposição em trama. Estes focos têm por ordem de predileção a físsula *ante fenestram* junto à platina do estribo na janela oval (80%-90% dos casos) (Fig. 25-3), parte anterior da janela oval, janela redonda (raramente apresenta sua obliteração total), cóclea, conduto auditivo interno, canais semicirculares e aqueduto coclear (Fig. 25-4).

Progressivamente a otosclerose evolui com fases de focos ativos e inativos durante a vida toda. No foco ativo o osso fica esponjoso, hipervascularizado. Na fase inativa o osso fica duro, esclerótico e pouco vascularizado. Na fase ativa é possível visualizar pela membrana timpânica uma mancha rósea no promontório, denominada de mancha avermelhada de Schwartz. O foco típico pode apresentar diferentes fases da doença simultaneamente. São conhecidas três fases de desenvolvimento da doença:

1. *Fase ativa:* encontram-se áreas de reabsorção óssea irregulares, rodeadas de osteoclastos e cheias de tecido conjuntivo vascular (Fig. 25-5). A lesão é porosa e vascular. O foco ativo fixa-se intensamente em azul pela hematoxilina. Há intensa atividade celular. Os espaços perivasculares são preenchidos por tecido conjuntivo rico em vasos (digitações vascularizadas). No promontório estas lesões é que formam a chamada mancha de Schwartz que será visualizada pela otoscopia uma mancha avermelhada.
2. *Fase inativa:* encontram-se espaços escavados ocupados por tecido conjuntivo menos vascularizado e mais fibroso e maduro (Fig. 25-6).
3. *Fase cicatricial ou crônica:* ossificação inicialmente com osso basofílico, e, à medida que o osso amadurece, torna-se acidófilo.

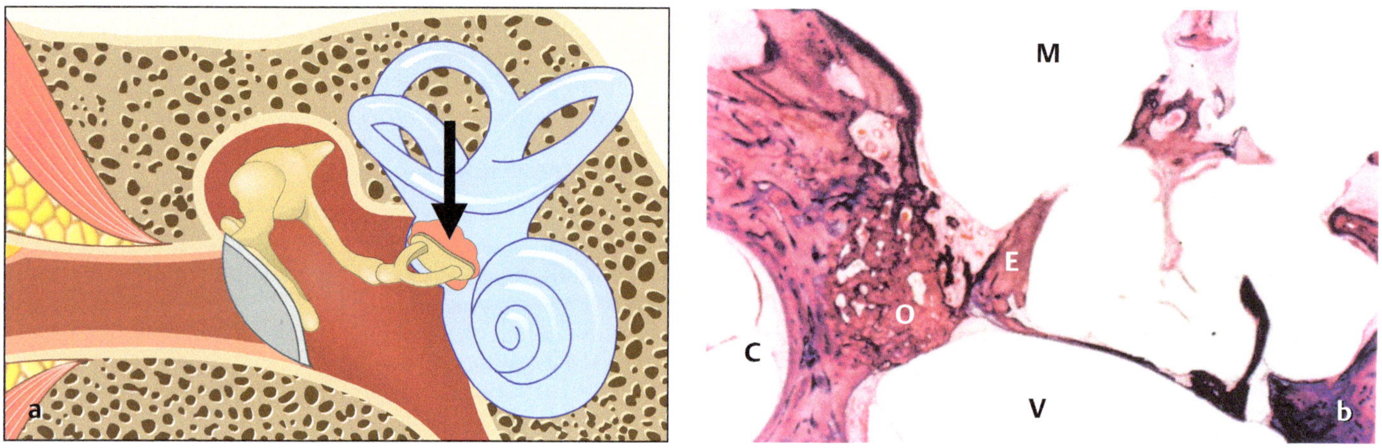

Fig. 25-3. Desenho do comprometimento da físsula *ante fenestram* (a). Foco otosclerótico na margem anterior da janela oval (b). M: Orelha média; O: foco de otosclerose; C: cóclea; V: vestíbulo.

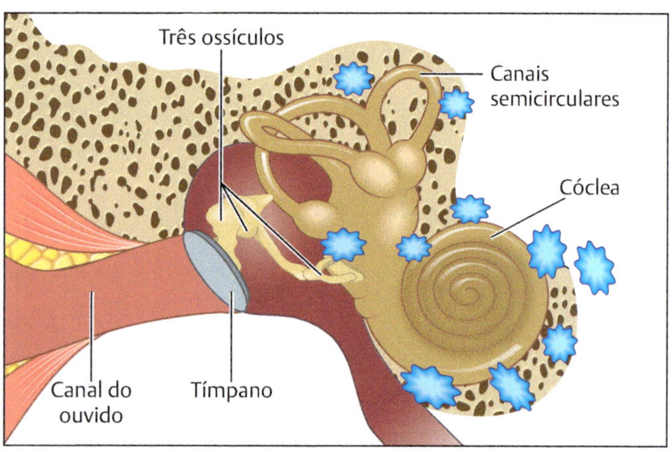

Fig. 25-4. Locais de possível aparecimento de rarefações ósseas na capsula ótica.

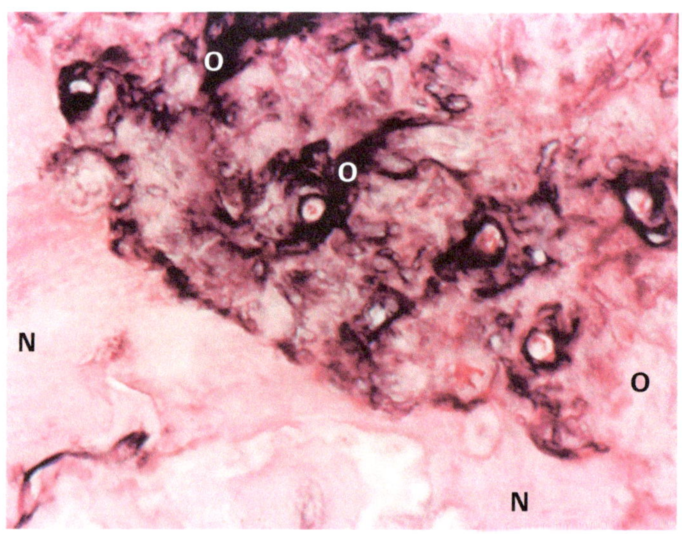

Fig. 25-5. Histologia da fase ativa da doença. N: Osso normal; O: foco de otosclerose.

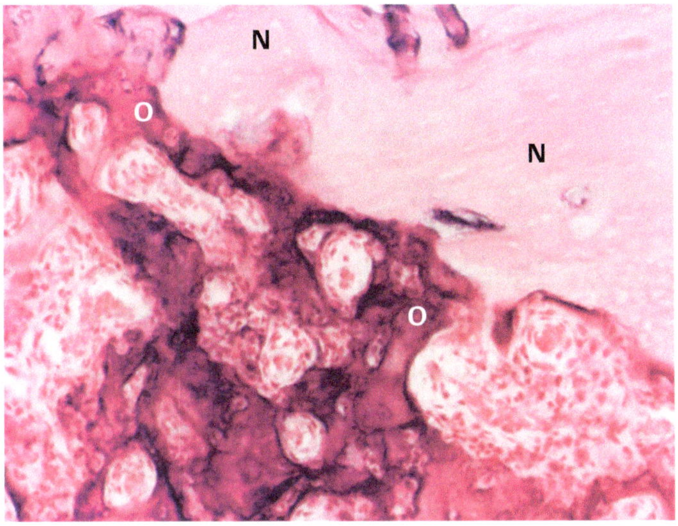

Fig. 25-6. Histologia da fase inativa da doença. N: Osso normal; O: foco de otosclerose.

A evolução destes focos é totalmente imprevisível tanto na sua localização, quanto na sua extensão e no grau de atividade das lesões. O processo de remodelação óssea evolui de forma individual em fases ativa/inativa da doença durante a vida toda. Acredita-se que em casos com história familiar presente ou em casos de otosclerose juvenil haja uma maior atividade da doença. Em um estudo com tomografia computadorizada em pacientes com otosclerose e história familiar da doença que apresentaram envolvimento difuso da cápsula ótica, e nos casos de otosclerose esporádica sem história familiar o envolvimento foi limitado às margens da janela oval.

A otosclerose pode ser classificada como **otosclerose histológica** (foco limitado à cápsula ótica, sem sintomatologia), **otosclerose clínica** (há perda auditiva condutiva com ou sem zumbido, manifestações secundárias à fixação da platina do estribo ou com acometimento do endósteo coclear que leva a perdas mistas com ou sem zumbido e raramente tontura). **Otosclerose coclear** isoladamente se caracteriza com a doença invadindo o endósteo coclear, sem fixação da platina do estribo, clinicamente há uma hipoacusia neurossensorial pura, pode acompanhar zumbido ou tontura. Na **otosclerose muito avançada** há um envolvimento extenso da cápsula ótica com perda auditiva neurossensorial profunda com limiares ≥ 85 dB na via aérea e sem resposta aos estímulos por via óssea.

A maioria dos pacientes com otosclerose, cerca de 60%, apresenta um comprometimento bilateral dos ouvidos, com certa tendência à simetria quanto à localização, tamanho e estrutura histológica das lesões otoscleróticas.

ASPECTOS ETIOLÓGICOS

A despeito de extensos estudos histológicos da lesão otospongiótica e de trabalhos experimentais, sua etiologia permanece indefinida. Entretanto como teoria da patogênese, devemos levar em consideração algumas características bastante nítidas, é uma doença mais comum na raça caucasiana e frequente entre os hindus, é raro na raça amarela e negros e não existe nos indígenas.

Análises genéticas de famílias otoscleróticas fazem supor que haja uma herança autossômica dominante com penetrância variável de 25% a 40% (Gapany-Gapanavicius, 1975; Causse, 1984). Alguns estudos encontraram o antígeno leucocitário humano (HLA), gene *COL1A1, TGFB1, BMP2, BMP4, ACE, AGT E RELN* com o desenvolvimento da doença. Há uma alta variabilidade de genes com provável relação à otosclerose, além de diferentes *loci*, confirmando a sua heterogeneidade genética. Atualmente são descritos 7 *loci* (OTSC1, OTCS2, OTSC3, OTSC4, OTSC5, OTSC7 E OTSC8), respectivamente localizados nos cromossomos 15q, 7q, 6p, 16q, 3q, 6q, 9.

Ainda permanece desconhecido como e porque o processo otosclerótico se inicia. Pode ser desencadeado por um fator único ou multifatores, como processo autoimune, hereditário, metabólico, endocrinológico, fatores vasculares, traumática e secundária à infecção.

O metabolismo ósseo depende de fatores endocrinológicos como o equilíbrio da produção de paratormônio, níveis de calcitonina e cálcio. O processo de remodelação óssea sofre influência de mediadores proteicos, como fator de necrose tumoral, citocinas, fatores angiogênicos, de fibroblastos e de plaquetas e de mediadores não proteicos.

O processo de remodelação óssea no osso temporal é mínimo, o ligamento espiral produz massivamente a osteoprotegerina que age inibindo o recrutamento, formação e ativação dos osteoclastos. Assim os níveis baixos da osteoprotegerina podem estar associados à reabsorção e neoformação ósseas.

Em todas as fases do equilíbrio e do metabolismo ósseo pode haver alterações, que podem desencadear a otosclerose.

Segundo vários autores há evidências histológicas e bioquímicas de um fator infeccioso como potencializador, que seria o sarampo. Em estudos recentes foram encontrados relação com o vírus do sarampo, nucleocapsídeos virais do paramixovírus em osteoblastos, antígenos virais em tecidos otoscleróticos e aumento dos níveis séricos de imunoglobulinas antissarampo em pacientes com otosclerose.

A incidência quanto ao sexo é numa proporção de quase 2/1 com prevalência do sexo feminino. Acreditava-se que com aumento da exposição a estrógenos haveria uma hipervascularização e liberação de substâncias líticas pelo foco otospongiótico. Este fato é bastante discutido até a atualidade, um estudo recente com 1.196 mulheres comprovou que mulheres com otosclerose com históricos de gravidez não tiveram audição significativamente pior no momento do diagnóstico, sugerindo que a gravidez não está associada à gravidade ou que possa provocar a evolução da doença. Outro estudo sistemático em uma série grande de pacientes do sexo feminino dividindo em dois grupos mulheres com otosclerose clínica, um grupo que ficou grávida, e outro grupo que não ficou grávida no período de 10 anos de acompanhamento. Segundo o autor, não houve diferença significativa na piora do quadro clínico entre os dois grupos. Estes trabalhos são importantes para orientar os médicos de que talvez a orientação e o alerta dado por muitos médicos para as mulheres com otosclerose que se ficarem grávidas podem piorar a audição não tenha evidência na literatura.

A fixação do estribo pode também pode estar associada à algumas doenças ósseas sistêmicas, como a osteogênese imperfeita, a Síndrome de Van der Hoeve e Kieijn, que se caracteriza por apresentar a esclerótica azulada, história de múltiplas fraturas e em 40% a 60% dos casos apresenta fixação do estribo.

As lesões ósseas na cápsula labiríntica dessa síndrome são idênticas à lesão da otosclerose sem osteogênese imperfeita. Tanto que alguns autores supunham que a otospongiose fosse uma manifestação local da osteogênese imperfeita, que permanece restrita à cápsula labiríntica, porém em alguns casos eles se generalizam, ocasionando múltiplas fraturas como ocorre na síndrome de Van der Hoeve e Kleijn. Eles argumentam que existiria uma deficiência funcional dos osteoblastos que levariam à formação de um tecido ósseo anormal, com uma acentuada tendência à reabsorção osteoclástica. Nessa fase as fraturas são frequentes, mais tarde o tecido reabsorvido é substituído por um tecido ósseo esclerótico e duro, quando então as fraturas diminuem e coincidem com a instalação da fixação do estribo na osteogênese imperfeita.

Outras teorias vinculam também fenômenos autoimunes como fatores desencadeadores ou de piora.

ASPECTOS CLÍNICOS E DIAGNÓSTICO

A lesão histológica da otospongiose na cápsula labiríntica pode estar presente e não apresentar sintomas (otosclerose, doença). Os sintomas aparecem dependendo da localização e extensão do foco de otospongiose, ao alcançar a janela oval fixando o estribo ou atingindo o endósteo da cóclea. No primeiro caso há uma disacusia de condução, e no segundo uma perda neurossensorial, não raro podendo haver uma combinação dos dois.

Na maioria dos casos a otoscopia é normal, raramente pode-se visualizar o sinal de Schwartz (mancha avermelhada no promontório que se vê pela transparência da membrana), gerado pela anastomose do foco de otosclerose e vasos da submucosa do promontório.

A otosclerose clínica geralmente apresenta uma queda progressiva da audição, ela se inicia na idade da puberdade até a meia-idade (dos 15 aos 35 anos), sendo comumente na terceira década de vida. Raramente acomete os extremos de idade, antes da primeira década e após a quinta década de vida.

A otosclerose quando diagnosticada antes dos 18 anos de idade é chamada otosclerose juvenil e após chama-se otosclerose do adulto.

O envolvimento do osso temporal geralmente é bilateral, mas o quadro clínico inicialmente acomete um ouvido depois o ouvido oposto. A otosclerose clínica unilateral ocorre em 10,7%-15% dos casos.

A doença otosclerose é diagnosticada em exame do osso temporal *post mortem* ou pela tomografia computadorizada de alta resolução dos ouvidos, ela é 10× mais frequente do que a otosclerose clínica. Embora seja uma doença de diagnóstico clínico, a tomografia computadorizada apresenta sensibilidade e especificidade superior a 90%, sendo um exame útil no diagnóstico, estadiamento e principalmente para detecção de diagnósticos diferenciais, como timpanosclerose, malformação de cadeia, fixação congênita da cadeia ossicular e deiscência do canal semicircular superior. Portanto deve ser solicitada em todos os pacientes com suspeita do diagnóstico, paciente com perda neurossensorial e candidatos à cirurgia.

O teste com diapasão pode ser um coadjuvante para seu diagnóstico. Geralmente realiza-se o teste de Weber – ao colocar o diapasão vibrante em posição medial na testa do paciente a sensação auditiva se lateraliza para o lado doente, e o teste de Rinne – coloca-se o diapasão vibrante na mastoide até que o som não seja mais ouvido, então coloca-se o diapasão ao lado do ouvido para se testar a via aérea. Num paciente normal a audição pela via aérea (diapasão ao lado do ouvido) persiste com seu som audível, no paciente com otosclerose devido à perda condutiva o Rinne será negativo, quer dizer ao colocar o diapasão ao lado do ouvido não irá ter a percepção sonora, demonstrando melhor condução óssea. Existe também, mas menos frequente, o teste de Bonnier, o paciente com otosclerose e fixação de cadeia, o som emitido pelo diapasão pode ser escutado quando ele é colocado no cotovelo, patela, punho, maléolo lateral do tornozelo ou esterno.

O paciente por vezes pode afirmar que ouve melhor em ambientes barulhentos, efeito chamado paracusia de Willis.

O zumbido ocorre em ¾ dos pacientes (60%-70%), ainda não se sabe a causa se pela própria atividade da doença ou fixação do estribo.

A tontura e o desequilíbrio causados pelos focos de otosclerose são raros (25%-35%), ocorrem geralmente nos casos de otosclerose mais avançada com comprometimento grande do componente neurossensorial. Segundo Paparella, 28% dos ossos temporais de otosclerose examinados apresentavam hidropsia endolinfática e geralmente assintomáticos. Quando o paciente apresenta queixas de tontura ou desequilíbrio, deve-se pedir uma Ressonância Magnética de osso temporal com preparo para Ménière, que mostrará se há a hidropsia endolinfática.

Para o diagnóstico levamos em consideração a história clínica do paciente, possível hereditariedade, a audiometria e a tomografia computadorizada, mesmo assim a confirmação final é intraoperatória em que há a visualização do foco de otosclerose fixando a platina do estribo.

TESTES AUDIOMÉTRICOS

Os testes audiométricos variam com o grau de fixação do estribo e da presença ou não do acometimento coclear.

De início uma pura fixação do estribo apresenta uma curva aérea ascendente com uma queda maior nos graves. Em alguns casos a curva óssea pode apresentar um entalhe na frequência de 1.000 ou 2.000 Hz, denominada de entalhe de Carhart. Este entalhe, após uma estapedectomia bem-sucedida, deve desaparecer, evidenciando não se tratar de uma lesão neural, e sim um efeito mecânico da fixação do estribo, sobre a condução óssea. É uma perda limiar não real na testagem da via óssea, geralmente calculada em 5 dB em 500 Hz, 10 dB em 1.000 Hz, 15 a 20 dB em 2.000 Hz e 5 dB em 4.000 Hz. Eventualmente acompanhada de "melhora" na frequência de 2.000 Hz por via aérea, isoladamente.

Pode ser explicado pelo mecanismo de condução da via óssea que é o somatório de 3 fatores: a recepção da via sonora por via aérea que escapa para o conduto auditivo externo, a resposta inercial dos ossículos e dos líquidos da orelha interna e a compressão dos espaços da orelha média. Todo sistema mecânico/rígido possui uma frequência **própria** de ressonância. O pico desta na cadeia ossicular humana encontra-se entre 1.500 e 2.000 Hz. Essa ressonância causa um "incremento" na sensação acústica total da cóclea, e sua abolição é refletida pela queda artificial da via óssea.

A discriminação auditiva nos casos de otosclerose é normal, mesmo nos casos onde há comprometimento coclear.

Classificação de Shambaugh

Curva I

Sua fase inicial caracteriza-se clinicamente por apresentar curva aérea ascendente (queda em 250, 500 e 1.000 Hz). Via óssea normal ou entalhe de Carhart: 2.000 Hz (Fig. 25-7).

Curva II

Curva horizontal: caracteriza-se clinicamente por apresentar (Fig. 25-8):

- Via óssea acusa discreta lesão coclear (+- 20 dB).
- Entalhe de Carhart pode atingir ou ultrapassar 30 dB.

AUDIOMETRIA

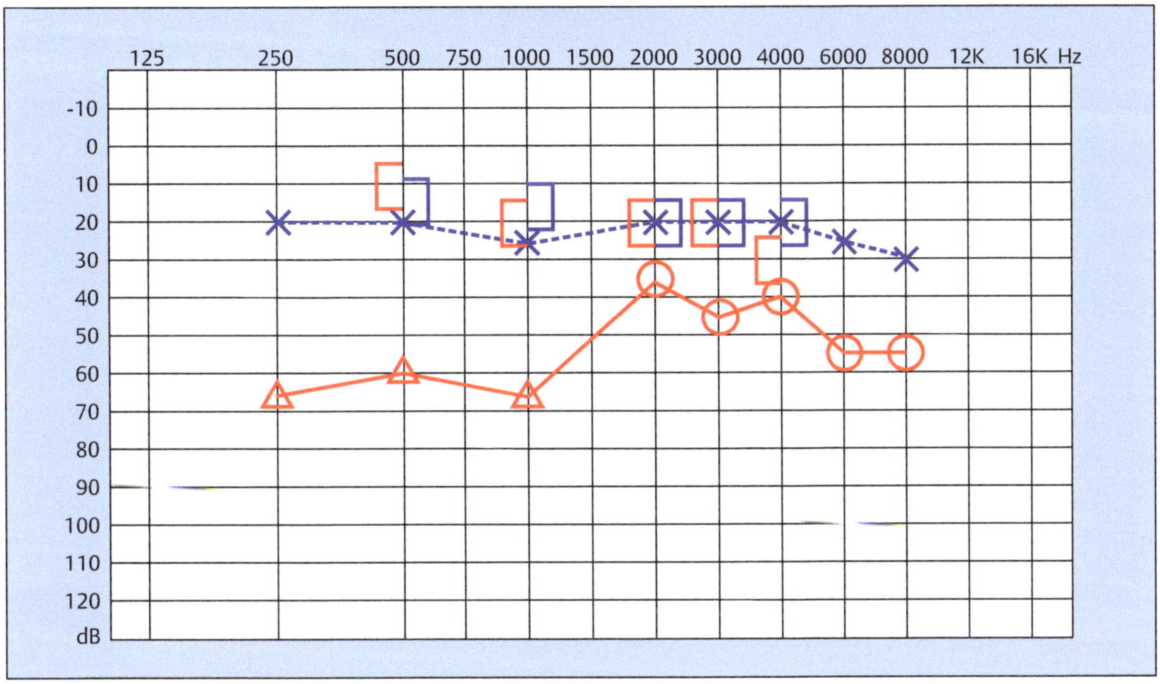

Fig. 25-7. Curva I.

AUDIOMETRIA

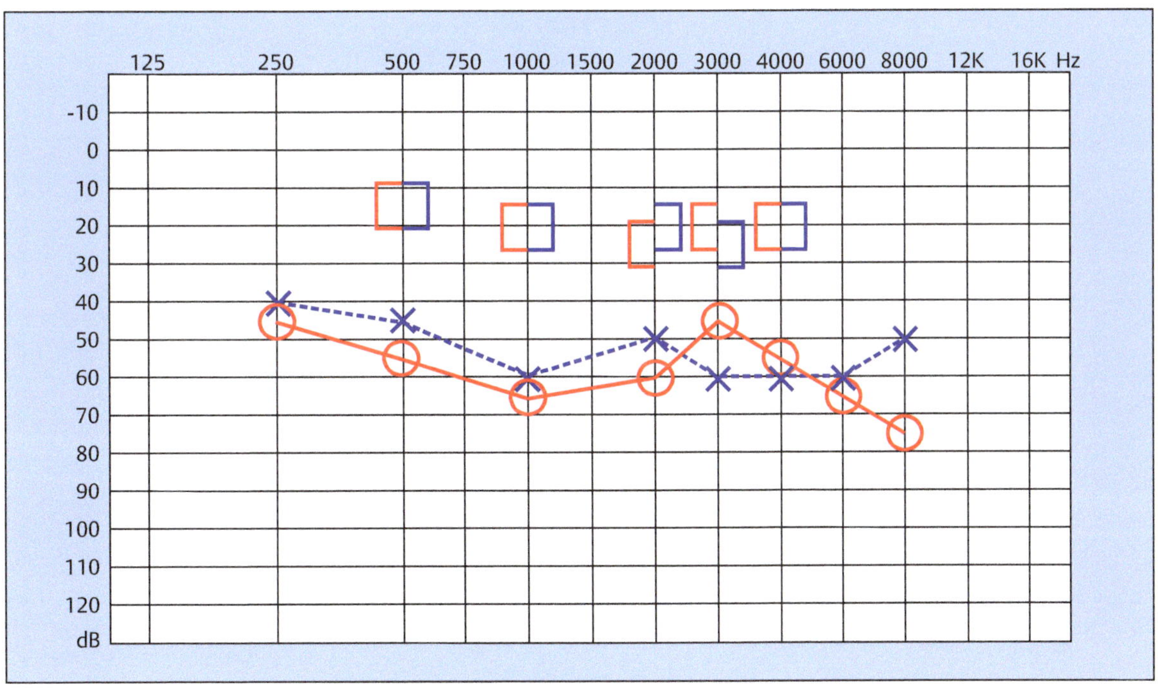

Fig. 25-8. Curva II.

Curva III

Curva descendente: caracteriza-se clinicamente por apresentar (Fig. 25-9):

- Perda por via aérea até 90 dB com predomínio para sons agudos.
- Via óssea: lesão coclear acentuada ≥ 50-60 dB para sons de frequência acima de 2.000 Hz (fenômeno de recrutamento).

Curva IV

Atrofia coclear moderada, severa ou profunda: caracteriza-se clinicamente por apresentar:

- Amputação dos sons agudos pelas vias aérea e óssea (Fig. 25-10).
- Diagnóstico diferencial com surdez neurossensorial.
- Pode existir outra lesão associada à orelha interna. Por exemplo: indivíduos idosos com otospongiose mais presbiacusia.

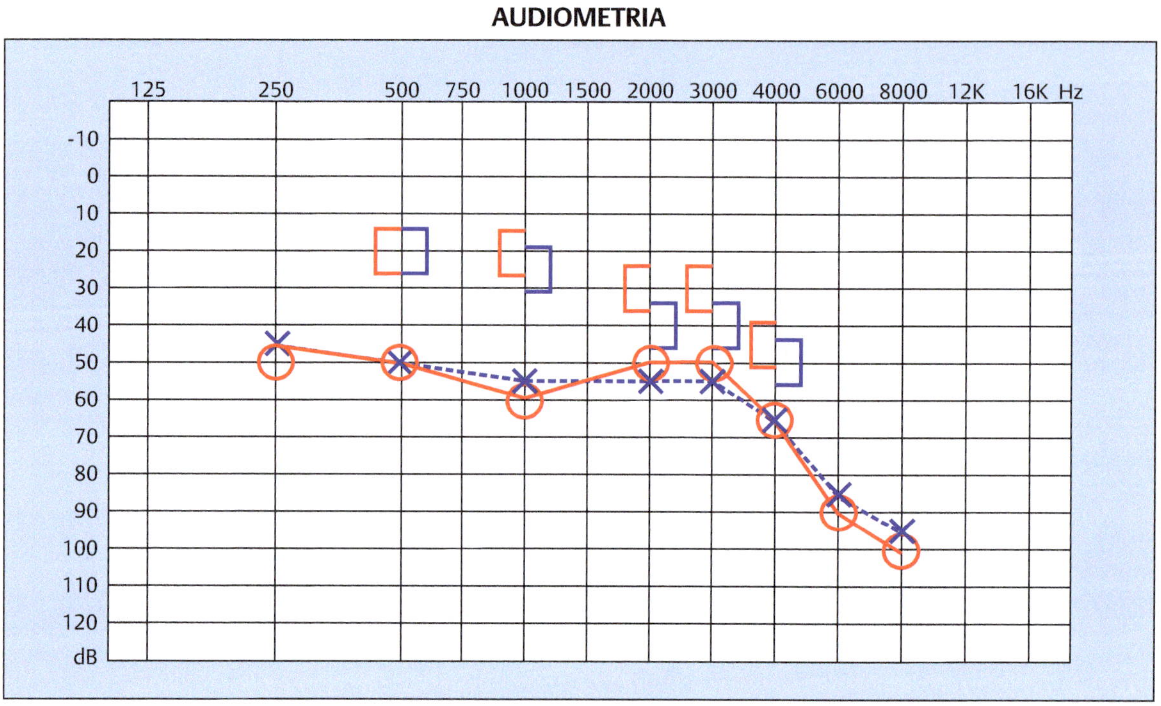

Fig. 25-9. Curva III.

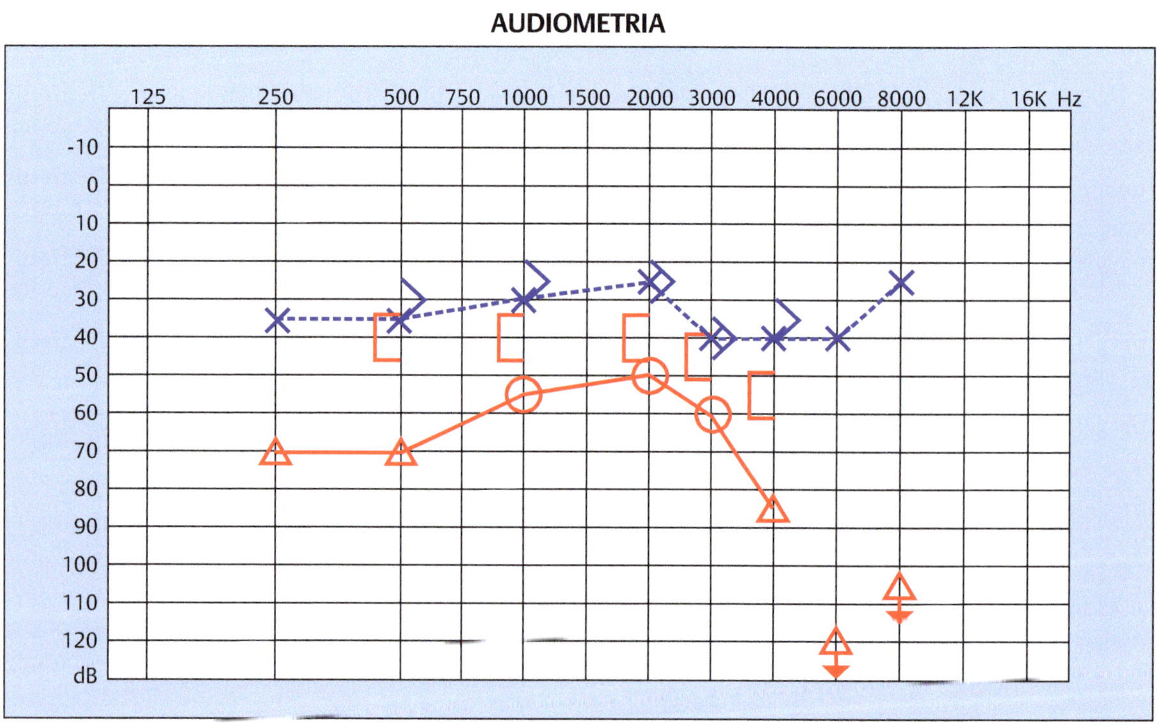

Fig. 25-10. Curva IV.

Timpanometria

Apresenta-se geralmente normal (tipo A) ou levemente rígida, tipo Ar ou As (Fig. 25-11).

Reflexo do Estapédio

Normalmente encontra-se ausente, demonstrando haver fixação do estribo. Encontramos em alguns casos um sinal chamado efeito *ON-OFF* que aparece geralmente na lesão precoce, pois a platina não está completamente fixada, mas seu movimento pode estar impedido pelo foco otosclerótico adjacente, levando a uma deflexão negativa e a uma resposta bifásica que é patognomônico de otospongiose. O efeito desaparece quando a platina se torna totalmente fixa. O efeito *on-off* frequentemente precede ao desenvolvimento do "GAP aéreo-ósseo".

Este efeito aparece, pois, apesar de a borda anterior da platina estar fixa na janela oval, a elasticidade da platina e das cruras não envolvidas permite que a porção posterior se mova independentemente por um breve período (*on*). A elasticidade da platina faz com que essa retorne à sua posição anterior onde permanece até que a tração brusca do tendão do estribo seja relaxada, permitindo outra breve alteração da complacência (*off*).

A presença do efeito *on-off* num paciente com disacusia neurossensorial aparentemente pura é evidência de otospongiose coclear. Encontramos este efeito em 30% dos pacientes com GAP pequeno ou sem GAP, porém com disacusia neurossensorial com boa discriminação e história familiar positiva.

ESTUDO RADIOLÓGICO

O exame de imagem ideal é a tomografia computadorizada de alta resolução com cortes de 0,5 mm.

A tomografia computadorizada é fundamental no diagnóstico, em que se pode visualizar a rarefação óssea do foco otosclerótico, realizar diagnóstico diferencial com outras patologias, e em situações em que o diagnóstico não é claro. A imagem é de áreas de rarefação óssea na físsula *ante fenestram* (Fig. 25-12), cóclea (Fig. 25-13), janela oval e no bloco labiríntico. Nos casos mais graves temos o sinal do duplo anel, patognomônico de otosclerose coclear (Fig. 25-14). Nos casos de otosclerose obliterativa pode-se também visualizar espessamento da platina do estribo.

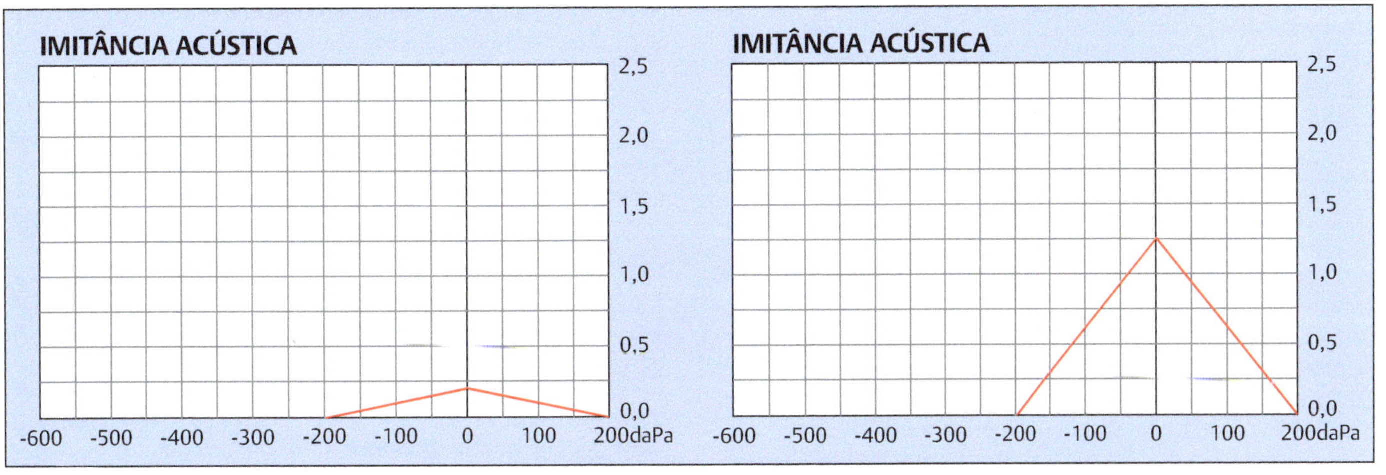

Fig. 25-11. Imitanciometria acústica mostrando tipos de curvas que podem ser encontradas em otosclerose.

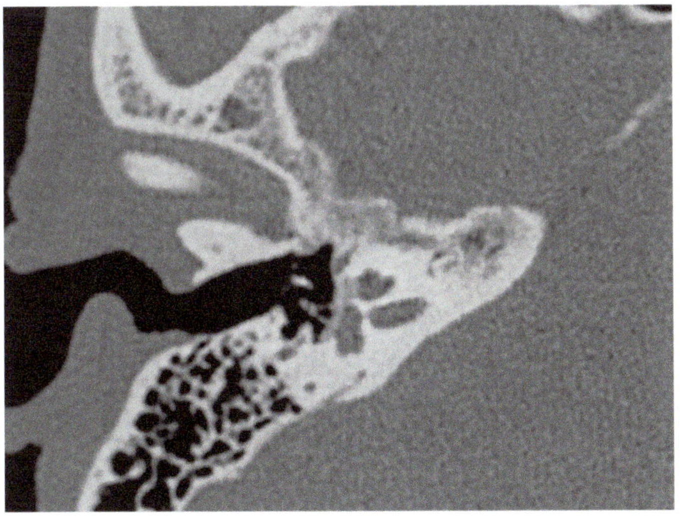

Fig. 25-12. Otosclerose fenestral: foco de desmineralização óssea na físsula *ante fenestram*, que se estende à janela oval, fixando a platina.

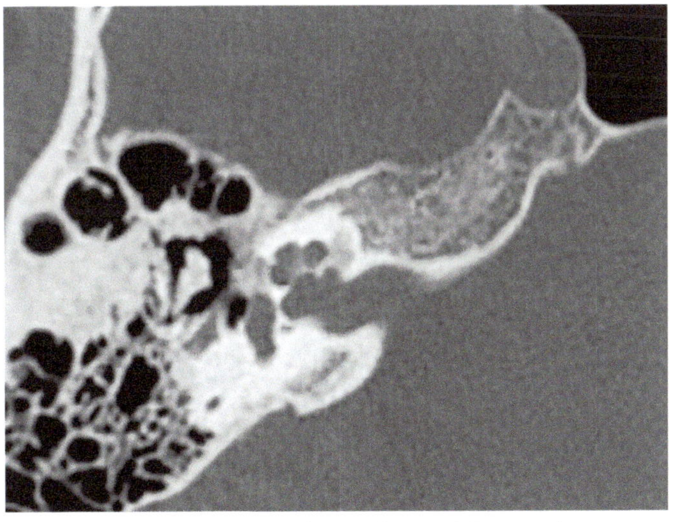

Fig. 25-13. Otosclerose fenestral e retrofenestral: focos exuberantes de desmineralização na físsula ante *fenestram* e pericoclear. Observar também a presença de "divertículo" na parede anterior do CAI.

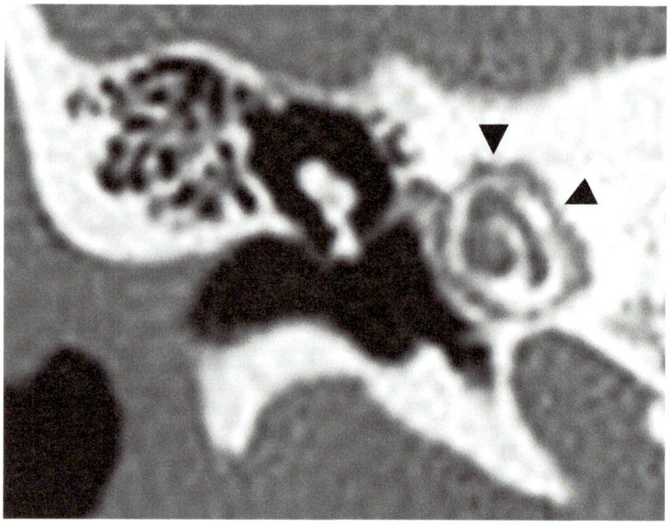

Fig. 25-14. Grande foco otosclerótico com sinal de duplo halo (patognomônico de otosclerose coclear).

A imagem é importante no diagnóstico diferencial com malformações ossiculares, localização de terceira janela (deiscência do canal semicircular superior), arqueduto vestibular alargado, outras malformações das orelhas interna e média, doença de Paget entre outros.

A tomografia computadorizada desempenha um papel essencial no pós-cirúrgico, quando há alguma intercorrência, como a não melhora da audição, zumbido e tontura incapacitante, deve-se pedir o exame. Na tomografia podem-se ver prótese deslocada, prótese longa invadindo o vestíbulo ou curta, granuloma na janela oval, fístula perilinfática entre outras complicações que pode haver no pós-operatório (Fig. 25-15).

A otospongiose coclear pode estar frequentemente presente com a otospongiose fenestral, porém a otospongiose coclear pura que pode ocorrer sem envolvimento do estribo é rara. Nestes casos estaremos em frente a uma surdez neurossensorial, com ou sem antecedente familiar de otosclerose. O diagnóstico da otospongiose coclear pura é diagnosticada pela tomografia computadorizada, mostrando um foco descalcificado na capsula labiríntica, acompanhada de perda neurossensorial pura curva plana.

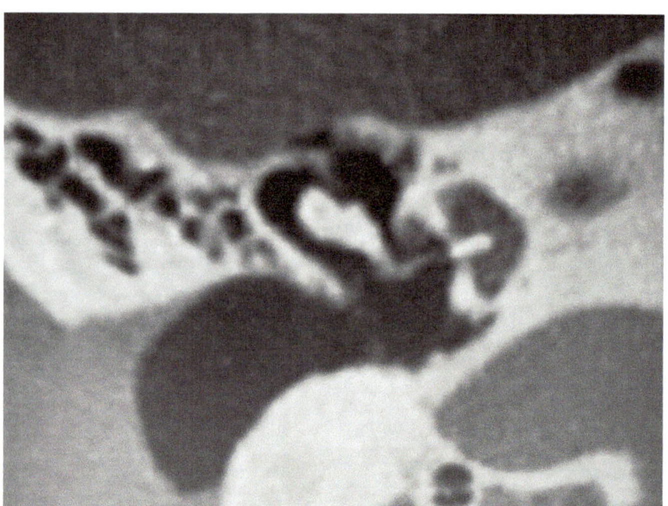

Fig. 25-15. Prótese longa insinuada no vestíbulo.

Esses pacientes que evoluem com a forma muito agressiva da doença, gerando a perda auditiva severa/profunda, podem ser pacientes candidatos ao implante coclear, neste caso se faz necessária a avaliação com ressonância magnética para avaliação da permeabilidade coclear.

A ressonância magnética é considerada um método mais sensível para avaliação da redução da atividade otospongiótica, em alguns estudos usados como parâmetro para avaliação do sucesso terapêutico de terapia medicamentosa.

DIAGNÓSTICO DIFERENCIAL

O diagnóstico diferencial deve ser feito com todas as doenças que acometem a orelha média, levando à perda condutiva, em especial a timpanosclerose e as sequelas de otites médias crônicas, as malformações de cadeia ossicular, malformação da orelha interna, fixação congênita da cadeia ossicular, osteogênese imperfeita, colesteatomas congênitos e a doença de Paget. Não devemos nos esquecer da chamada síndrome da terceira janela, ou deiscência de canal semicircular, que trataremos em espaço à parte neste livro.

Fixação Congênita do Martelo ou Bigorna

Deficiência auditiva condutiva congênita, o diagnóstico é tardio, por volta do final da primeira década, pois o indivíduo aceita a perda auditiva como normal. Geralmente diagnosticada quando a reserva coclear diminui por outras causas, então o indivíduo nota diminuição da audição. O exame radiológico do epitímpano pode ser útil.

Fixação Congênita do Estribo

Normalmente bilateral é rara e do tipo mista. Podemos encontrar anormalidades vestibulares com prova de Romberg anormal e respostas ausentes ou anormais aos testes calóricos. História familiar é positiva. Podem desenvolver fístula com pressão pela janela oval o chamado *gusher* durante o procedimento cirúrgico e abertura da platina e do vestíbulo, portanto estes pacientes não são bons candidatos à cirurgia. A história de cirurgia malsucedida em outro familiar pode levantar suspeita.

Anormalidades Ossiculares Congênitas

São raras e geralmente fazem parte da síndrome do 1° ou 2° arcos branquiais. Anormalidades de outros elementos do osso temporal podem ser encontradas principalmente no nervo facial que pode ter curso aberrante.

Fixação Ossicular Pós-Inflamatória

História prévia de infecção e otoscopia com sinais de timpanosclerose. Pode ser pós-traumática ou pós-operatória.

Descontinuidade Ossicular

Ocorre geralmente pós-trauma cranioencefálico (deslocamento de bigorna). Grande luxação: aparente no exame físico e na timpanometria.

Deficiência auditiva flutuante mista ou acompanhada de tontura deve-se suspeitar de subluxação da platina do estribo

Osteogênese Imperfeita (S. de Van der Hoeve-Kleyn/Waardenburg)

A osteogênese imperfeita (OI) é uma doença genética do tecido conjuntivo causada por um erro na formação do colágeno tipo I, ela atinge principalmente os ossos, mas também os tendões, ligamentos, fáscias, pele, esclera e vasos sanguíneos. Sua incidência é de 1:20.000 e não tem predileção por sexo ou grupo étnico. As características principais da OI são fraturas múltiplas após traumas mínimos. Na OI a formação e o remodelamento do osso são afetados. A cápsula ótica e os ossículos são afetados de maneira variável.

Ecmann, em 1788, foi o primeiro a descrever casos de ossos frágeis e sua constância em três gerações. Looser, em 1906, classificou a doença em congênita e tardia. Os primeiros autores a descreverem a diminuição da audição foram Adair e Dighton, em 1912.

Van Der Hoeve e Kleyn, em 1918, descreveram uma síndrome com a tríade clássica de tendência a fraturas espontâneas, esclera azul e perda auditiva.

A perda auditiva é a característica menos constante da OI. Sua incidência varia de 26% a 60%. Geralmente se manifesta no fim da segunda ou início da terceira décadas. Pedersen, em 1981, estudou 173 pacientes com OI do ponto de vista otológico e obteve 50% de normais, disacusia mista em 27%, condutiva em 12% e neurossensorial 8% e anacusia em 3%.

Usualmente os pacientes jovens têm perda auditiva condutiva, enquanto que os idosos têm perda mista, e a pesquisa do reflexo do músculo do estribo é negativa. Esse achado é explicado tanto pela fixação do estribo, como pela descontinuidade da cadeia ossicular.

Clínica e audiologicamente é difícil distinguir a OI da otosclerose. Estudos recentes mostram diferenças nos ossículos e na janela oval. A perda auditiva pode ser resultante de fixação do estribo por foco semelhante da otospongiose, fratura, deiscência ou atrofia das cruras do estribo, atrofia distal ou ausência do processo longo da bigorna. Muitas vezes a supraestrutura do estribo está normal, e só é encontrado aumento da espessura da platina e sua fixação por foco semelhante à otospongiose inicial (lesão otospongiótica ativa com grandes espaços de reabsorção óssea contendo tecido celular fibroso). Quando a platina não está fixada por um foco, sua histologia mostra tecido ósseo imaturo ou áreas fibrosas, indicando fraturas prévias.

A pirâmide petrosa é marcada por finura do córtex e das trabéculas esponjosas. O processo otospongiótico da OI é caracterizado pelo envolvimento extensivo e multicêntrico da cápsula ótica. Esta exibe formação osteoide deficiente, podendo mostrar microfraturas. As paredes da orelha média também mostram evidência de ossificação deficiente, podendo se manifestar como deiscência do canal de Falópio ou canal carotídeo. A perda auditiva neurossensorial pode resultar do escape de sangue para os espaços da orelha interna. As células acumuladas e as proteínas plasmáticas podem perturbar a dinâmica da orelha interna pela alteração da viscosidade do fluido. A liberação de potássio dos eritrócitos desintegrados pode mudar o gradiente eletrolítico das células ciliadas e interferir com a despolarização.

Outros comprometimentos da função da orelha interna podem ser associados ao desenvolvimento de labirintite ossificante. Esta sequela tardia da hemorragia da orelha interna é considerada secundária à organização do coágulo sanguíneo. Outro possível mecanismo de comprometimento da audição e equilíbrio são as fraturas da cápsula ótica que são associadas ao rompimento de membrana. Isso pode causar mistura de fluidos entre os compartimentos cocleovestibulares.

A classificação proposta por Sillence, em 1979, divide a OI em quatro subgrupos, todos eles associados em alguma extensão a fraturas múltiplas, esclera azul, dentinogênese imperfeita, frouxidão articular e perda auditiva: São eles:

- *Tipo I:* é a forma mais benigna caracterizada por fraturas não deformantes que ocorrem na infância e que geralmente cessam após a puberdade, podendo voltar nas mulheres após a menopausa. O modo de transmissão é autossômico dominante.
- *Tipo II:*é a forma mais severa e quase sempre letal. A morte ocorre no útero ou no parto por fragilidade excessiva dos ossos do crânio, costelas e tendência a sangramentos. A transmissão é autossômica recessiva.
- *Tipo III:* é a forma menos severa e frequentemente compatível com a vida. As principais características são deformidades nos ossos longos, pequena estatura, frouxidão articular e rosto triangular. A deambulação é possível. A transmissão é autossômica recessiva.
- *Tipo IV:* geralmente leva a algumas deformidades ósseas e requer ajuda externa para deambulação. A herança pode ser autossômica dominante ou recessiva.

O diagnóstico de OI deve ser suspeitado quando um paciente apresenta hipoacusia, fraturas múltiplas e recorrentes, esclera azul e história semelhante na família. O diagnóstico diferencial deve ser feito principalmente com otospongiose. Até agora nenhum método objetivo para o diagnóstico foi proposto. Pedersen, em 1984, sugeriu a medição da espessura da córnea para o diagnóstico invasivo da patologia. Nesse método nota-se a redução da espessura da córnea acontecendo o mesmo na otospongiose. Biópsias na pele em pacientes com otospongiose e controles revelaram diferenças significativas entre suas fibras colágenas na microscopia eletrônica. A biópsia da crista ilíaca em pacientes com otosclerose mostra tecido normal, e na OI tecido ósseo reduzido, e o espaço medular é também diminuído, e o número de osteócitos alterado. Achados radiológicos nos ossos longos aparecem grande variedade de anormalidades devidas à sobreposição de fraturas, deformação, imobilização e frouxidão articular.

A indicação cirúrgica é controversa. O primeiro autor a realizar estapedectomia em pacientes com OI foi SHEA, em 1963, seus resultados imediatos foram bons. Vários autores publicaram resultados compensadores em relativamente poucos pacientes com um seguimento audiológico longo e relatam grande insucesso cirúrgico na cirurgia, e complicações de surdez e paralisia facial são mais comuns.

Nós não recomendamos a estapedectomia nestes casos, e sim o uso de aparelho de amplificação sonora.

Doença de Paget

Doença hereditária de características autossômicas dominantes com características mono ou poliostótica e pode ser confinada ao osso temporal. Existe um aumento da atividade dos osteoclastos. É geralmente diagnosticada por imagem em radiografia ou exame laboratorial de rotina. A queixa mais comum é a deformidade esquelética e dor musculoesquelética. Surge por volta dos 50 anos. Deve-se afastar em paciente idoso com surdez neurossensorial ou mista unilateral, de início recente. A platina pode estar fixa, porém o resultado da estapedectomia não é tão bom. Às vezes sintomas vestibulares, zumbido e alteração da retina (diminuição da visão) podem estar presentes. No exame radiográfico encontra-se lesão osteolítica com área radiolucente. No soro encontram-se aumento da fosfatase alcalina, com cálcio normal, e aumento do ácido úrico. Na urina encontramos aumento da excreção de hidroxiprolina (índice de reabsorção óssea) e aumento do cálcio (exames podem ser normais se atividade da doença for baixa). O tratamento é à base de analgésicos, anti-inflamatórios, calcitonina e mitramicina.

Osteopetrose (Doença de Albers-Schönberg)

É rara com aumento da densidade óssea. A forma maligna apresenta osteopetrose congênita (autossômica recessiva); medula óssea substituída por osso; anemia, infecção, morte precoce, proptose, cegueira, surdez, hidrocefalia, ossos frágeis (fraturas frequentes), hepatoesplenomegalia, aumento da fosfatase alcalina, diminuição do cálcio, morte por infecção, sangramento, anemia.

Na forma benigna a osteopetrose tardia é autossômica dominante, podendo ser assintomática com disfunção dos osteoclastos, acidose tubular renal, ausência da isoenzima anidrase carbônica II nos eritrócitos, fraturas do osso acometido, osteomielite (geralmente da mandíbula), fosfatase alcalina elevada. O tratamento experimental é o transplante de medula óssea. A deficiência auditiva condutiva resulta em parte da fixação congênita persistente dos ossículos no ático e em parte do crescimento ósseo na orelha média.

Pressão Perilinfática Anormal

Anormalidade do aqueduto coclear e do conduto auditivo interno consiste em comunicação entre liquor e perilinfa, causando pressão na platina; pode ocorrer fístula com pressão ou *gusher* durante a cirurgia. O reflexo acústico normalmente se encontra normal. Na tomografia computadorizada é frequente o aparecimento de deformidade do tipo Mondini. O déficit auditivo aparece normalmente na infância.

Colesteatoma Congênito

O déficit auditivo é estável com história familiar negativa e geralmente aparece em crianças.

Atrofia da Bigorna e Necrose do Processo Lenticular

Pode ocorrer por infecção, anemia falciforme ou trauma.

Síndrome da Terceira Janela

Tratado em sessão à parte.

TRATAMENTO

O paciente deve ter o entendimento sobre sua doença, evolução e suas opções de tratamento, o otorrinolaringologista deve ter como principal objetivo melhorar a qualidade de vida do paciente e deve indicar a melhor conduta individualmente. Pontuaremos fatos importantes a serem levados em consideração.

Em pacientes com otospongiose inicial com perda pequena e estável, principalmente se unilaterais e sem comprometimento social ou profissional, pode-se ter uma conduta expectante. Sempre deve-se alertar ao paciente que a progressão é imprevisível e pode-se desenvolver sem razão aparente, por isso os acompanhamentos otológico e audiológico devem ser realizados periodicamente. A evolução da perda auditiva pode ser tanto pela piora do *gap* aéreo-ósseo, como o aparecimento do componente sensorioneural e indicam a necessidade terapêutica.

A otosclerose juvenil (< 18 anos) apresenta focos com alto grau de atividade, aumentando a presença de otosclerose obliterativa, recidiva mais precocemente e mais frequente do que a otosclerose do adulto, podendo comprometer o resultado cirúrgico auditivo final. Nos casos de otosclerose juvenil o diagnóstico diferencial é principalmente com fixação congênita da cadeia ossicular, timpanosclerose e malformação da cadeia ossicular. Na otosclerose do adulto o diagnóstico diferencial é principalmente com timpanosclerose e deiscência do canal semicircular superior.

Pacientes com otosclerose e hidropsia endolinfática ou Ménière, o procedimento cirúrgico deverá ser indicado com cautela, há trabalhos demonstrando resultados audiológicos igual de um paciente sem a hidropsia, mas é um risco que o cirurgião estará assumindo. A manipulação cirúrgica da platina, abertura e colocação da prótese podem gerar um trauma do labirinto membranoso (sáculo e utrículo) que está distendido e colado na parte interna da platina, podendo gerar uma perda neurossensorial severa ou anacusia. A própria hidropsia endolinfática aumenta o risco de *gusher* ao abrir a platina, drenagem de perilinfa pela janela oval que compromete o resultado audiológico cirúrgico. Nos casos de otosclerose com Ménière recomenda-se que o procedimento cirúrgico seja realizado apenas após controle absoluto dos sintomas de Ménière ou estabilização da doença.

Prótese Auditiva Convencional

Apresenta bom resultado quando o paciente, após o teste com aparelho, aceita a qualidade e o tipo do som gerado pela prótese auditiva, além da limitação que, quando estiver sem a prótese, a hipoacusia ainda será um fator limitante. A maioria dos pacientes com otospongiose são jovens, e normalmente preferem cirurgia.

Costuma-se indicar em pacientes relutantes ao procedimento cirúrgico ou com alguma contraindicação e em casos de insucesso cirúrgico. Em pacientes cuja profissão há um maior risco de fístula ou deslocamento de prótese como mergulhador profissional, pilotos de aeronaves pequenas, trabalhador de ambiente ruidoso ou que necessite de equilíbrio fino, opta-se pela protetização.

Próteses Auditivas Ancoradas no Osso

Outra opção que pode ser oferecida aos pacientes são as próteses ancoradas no osso. Existem basicamente dois tipos, percutâneas e transcutâneas, são eficazes em perdas auditivas condutivas e mistas com boa reserva óssea. Estas próteses estão tratadas em capítulo especial nesse livro.

Tratamento Clínico

O tratamento clínico na otosclerose fenestral e/ou coclear tenta estabilizar a progressão do foco de otospongiose e da perda de audição. Tanto a cirurgia, quanto o tratamento clínico não curam a doença Otosclerose.

O tratamento clínico deverá ser feito com muita precaução e cuidado devido à sua limitação e por apresentar muitos efeitos colaterais. Os medicamentos mais utilizados são uso de fluoreto de sódio, alendronato de sódio e bifosfanatos. Alguns autores relatam a estabilização ou retardo da doença com o uso destas drogas, para outros autores a aparente estabilização da doença nada mais é a propria evolução dela.

O fluoreto de sódio popularizou-se, nas décadas de 1960 e 1970, e foi estudado por alguns autores que demonstraram a estabilização da doença por tirar da chamada fase ativa. Atua melhorando a recalcificação óssea, aumentando a absorção intestinal de Ca^{+2} e diminuindo a reabsorção pelos osteoclastos. A dose utilizada é de 20-40 mg/dia com 355 mg de lactato ou carbonato de cálcio em cápsulas de liberação entérica. Deve ser utilizada também vitamina D (400 UI) para diminuir a ação do fluoreto sobre outros ossos e impedir o hiperparatireoidismo secundário.

As doses de fluoreto de sódio vão de 10 a 120 mg/dia, alendronato de sódio de 70 mg por semana, os bifosfonatos são o risedronato e zoledronato; o tratamento clínico ainda é muito divergente quanto ao tempo e dose e principalmente qual exame mostrará a estabilização da doença, podendo ser a audiometria de controle ou ressonância magnética.

Vale lembrar que a atividade e inatividade do foco de otosclerose dura a vida toda. O controle da evolução da doença não deve ser feito pela audiometria, porque o foco de otosclerose provoca uma perda auditiva de 2-3 dB por ano, quando o foco está em atividade. Os exames audiométricos eles avaliam de 5-5 dB, por vezes não mostrando a evolução da doença.

Essas medicações apresentam efeitos colaterais importantes e frequentes, como dores epigástricas e musculares, úlcera gástrica, náuseas, vômitos, calculoses renal e vesicular, fasceíte plantar entre outras. Portanto é recomendável serem aplicadas e manejadas com profissionais habituados à utilização destes medicamentos.

Estes tratamentos com fluoretos ou bifosfonatos podem ser indicados em todos os casos, cirúrgicos ou não, e seus resultados não têm grandes evidências científicas, mas parece que na fase ativa da doença pode ter benefícios.

Tratamento Cirúrgico

A indicação para cirurgia estapedotomia/estapedectomia quando há um *gap* aéreo-ósseo de 15 ou mais dB em três ou mais frequências e a curva aérea fora do limiar social, até mesmo nos casos de otosclerose unilateral.

Para o procedimento cirúrgico o paciente deve ser bem esclarecido sobre seus riscos e possíveis complicações e limitações pós-cirúrgicas. A orelha a ser operada em casos de perda auditiva bilateral se assimétrico escolher o pior ouvido, em caso de perda simétrica bilateralmente independe a orelha escolhida ou pode-se levar em consideração a atividade do paciente.

A cirurgia proposta é a timpanotomia exploradora que vai confirmar o foco de otosclerose fixando a platina do estribo, uma vez confirmado segue-se para a realização da estapedotomia ou estapedectomia.

Na estapedotomia ou estapedectomia terão a retirada da supraestrutura do estribo, abertura da platina e colocação da prótese para restituir a transmissão sonora e recuperarmos o componente de condução.

Para a abertura da janela oval hoje existe a opção da utilização de microbrocas, *laser* de CO_2 e piezocirurgia (vibrações em frequência ultrassônica), além do tradicional perfurador de platina, o cirurgião ao escolher a técnica a ser empregada deve levar em conta os resultados cirúrgicos, o risco de lesão audiológica ou até de lesão do nervo facial que se encontra em muitos casos proeminente junto à platina e priorizar aquele que tem mais familiaridade.

A cirurgia pode ser realizada no microscópio cirúrgico e atualmente tem-se difundido mais a técnica endoscópica que possibilita uma visualização dos parâmetros anatômicos (eminência piramidal, tendão do estribo, estribo, platina e bigorna) mais facilmente necessitando menor curetagem do conduto auditivo externo, no entanto em estudos recentes demonstrou-se necessidade de conversão para o microscópio de 40%, em um trabalho australiano.

A prótese mais utilizada e difundida atualmente é a de teflon, mas existem as de titânio, platina, e mais recentemente a de Nitinol (níquel e titânio).

A cirurgia é indicada em perdas condutivas ou mistas, em casos com boa reserva coclear (limiar ósseo até 30 dB) tem maior chance de sucesso, mas mesmo nos casos que o limiar ósseo está mais comprometido, o paciente pode apresentar melhora na curva aérea e óssea no pós-operatório. Fenômeno descrito por Carhart, em 1950, melhora da curva óssea em 10-20 dB no pós-operatório, esse fenômeno é mecânico, com a recuperação da mobilidade da cadeia ossicular, retirando a superestrutura, colocando a prótese há um reaproveitamento da energia sonora da curva óssea que vai para o conduto auditivo externo e orelha média. Com a fixação do estribo essa energia não era reaproveitada.

Ao avaliar a audiometria conforme maior o *gap* aéreo-ósseo, acredita-se maior comprometimento da janela oval, podendo o cirurgião encontrar maior dificuldade na permeabilização da platina.

O objetivo cirúrgico é retornar o nível de audição social e melhorar a qualidade de vida do paciente.

A cirurgia da otospongiose passou por uma longa e incessante evolução, observando progressivamente um melhor resultado audiológico e menor deterioração audiológica em longo prazo.

Estapedotomia/Estapedectomia

A técnica cirúrgica e sua sistematização estão muito bem consolidadas, iremos colocar um vídeo ilustrativo pelo QR code, mas pontuaremos alguns pontos importantes para a avaliação do cirurgião.

A estapedotomia é um procedimento eletivo, seguro, único, com mínimo, mas real risco, e o paciente não deve ser persuadido para a cirurgia. Envolve segurança, precisão dos movimentos e experiência do cirurgião.

Via de acesso *endaural* (transcanal) ou *endaural* ampliada (Lempert) não interfere no resultado, é uma escolha do cirurgião de acordo com o seu aprendizado. A anestesia pode ser geral ou local, deve-se considerar anestesia geral nos casos em que se espera cirurgia prolongada, difícil ou quando o paciente não coopera.

Há várias descrições na literatura que parece haver uma estabilização da progressão da doença após a cirurgia, sendo este fato um fator indutor para a realização da cirurgia. Atualmente utilizamos de rotina a estapedotomia.

Ao realizar a timpanotomia exploradora o primeiro tempo é verificar a mobilidade da cadeia, excluir a fixação congênita da cadeia, ou demais alterações ossiculares possíveis para mobilidade da futura prótese que será implantada.

Num segundo tempo o cirurgião poderá classificar macroscopicamente qual o grau do foco de ostospongiose analisando a coloração da platina (I a V). A localização do foco de otosclerose é mais frequente (≥ 95% dos casos) na físsula *ante fenestram* e em sua evolução invade a janela oval, fixando a platina do estribo. Inicialmente compromete o ligamento anular (otosclerose tipo I); depois progride para a porção anterior da platina do estribo (otosclerose tipo II). Posteriormente compromete toda a periferia da platina com a porção central normal (otosclerose tipo III), se assemelha a um "biscoito", macroscopicamente, é branco e ocupa toda a periferia da platina, e a porção central sem o foco ou com pouco comprometimento apresenta-se azulada. Por fim foco de otosclerose tipo IV quando o foco abrange toda a platina, mas os seus limites estão bem definidos e na otosclerose tipo V a platina está totalmente invadida pelo foco de otosclerose, e seus limites estão indefinidos.

A otosclerose tipos III, IV e V é chamada de otosclerose obliterativa, principalmente a IV e a V. Nestes casos a platina encontra-se mais espessa, menor, com pouca elasticidade e maior rigidez, aumentando a dificuldade na abertura e aumentando os riscos de acidentes intraoperatórios.

A platinotomia, nestes casos, é mais difícil, e intercorrências indesejáveis, como fratura da platina e platina flutuante, são mais frequentes e podem comprometer o resultado final da cirurgia. Malafronte *et al.* classificam as platinas em branca e azul, em estudo verificou que nas platinas brancas há mais complicações intraoperatórias do que nas platinas azuis. A platina "azul" revela um comprometimento menor do foco de otospongiose, mantém a elasticidade e pouca rigidez facilitando a sua abertura.

A platinotomia, abertura da platina do estribo, em casos não obliterativos, consegue-se realizar com estilete/perfurador manual. Nas platinas brancas para realizar a platinotomia recomenda-se realizar com microbrocas diamantadas tamanho 0,6 mm e 0,8 m para afinamento e posterior abertura da platina. Após a platinotomia poderá ser ampliada com *laser* ou perfurador manual o suficiente para colocação da prótese (tamanho 0,4 mm ou 0,6 mm de diâmetro).

Em teoria a estapedotomia oferece as seguintes vantagens sobre a estapedectomia:

- Risco menor de lesão direta do ducto coclear e utrículo.
- Menor efeito crítico do comprimento da prótese com o ramo longo da bigorna e o orifício na platina.
- Impede a migração da prótese para a periferia da platina.

Segundo Fish, os resultados na estapedectomia e estapedotomia são semelhantes, pode-se fazer a técnica tradicional ou a técnica reversa.

Na técnica tradicional após exposição total da platina do estribo, corta-se o tendão do estribo, retira a sua superestrutura, efetua a platinotomia e coloca-se a prótese.

Em 1980, Fish descreveu a primeira técnica reversa que consiste, após exposição da platina, cortar o tendão do estapédio, fazer a platinotomia para retirar a superestrutura e colocar a prótese. Em 1994, Fish descreveu a segunda técnica reversa (completa): após exposição total da platina, corta-se o tendão do estribo com tesoura de Bellucci, faz a platinotomia, coloca-se a prótese e depois realiza a remoção da superestrutura do estribo.

Inúmeros trabalhos comprovam que a técnica reversa de Fish diminui consideravelmente intercorrências intraoperatórias, como fratura da platina, platina flutuante e luxações da bigorna. No entanto, infelizmente nem sempre consegue realizá-la em casos de platinas pequenas, proeminência do nervo facial (20% dos casos), otosclerose obliterativa (graus IV e V) opta-se pela técnica tradicional.

Complicações podem ocorrer durante a cirurgia, dias, meses ou até mesmo anos após o procedimento cirúrgico, até mesmo em mãos experientes. Portanto, a prevenção das complicações, durante a cirurgia, é muito importante para o resultado auditivo final.

É um resultado definitivo e, na maioria dos casos, há uma melhora substancial da audição em mais de 90% dos casos. A perda neurossensorial maior que 20 dB ou até mesmo anacusia pós-cirúrgica é raríssima (< 1% dos casos) em mãos de cirurgiões experientes. Em um trabalho no HCFMUSP houve o levantamento de resultados cirúrgicos realizados pelos residentes sempre sob orientação de um cirurgião experiente, e os casos de insucesso foram inferiores a 2%.

Consideramos sucesso cirúrgico quando há uma média do *gap* aéreo-ósseo menor que 10 dB nas frequências de 500 Hz, 1.000 Hz, 2.000 Hz e 3.000 Hz.

Contraindicações à Cirurgia

O procedimento cirúrgico pode ser contraindicado no pré-operatório ou durante a cirurgia, complicações devem ser avaliadas e julgadas criteriosamente a fim de evitar deterioração funcional, áudios vestibular e facial no paciente.

Contraindicação absoluta:

- Ouvido único, ou audição contralateral com perda auditiva que comprometa para vida social mesmo em uso de prótese auditiva. Contraindicamos formalmente a cirurgia no lado oposto, devido ao risco, embora mínimo, de degeneração coclear pós-estapedotomia.
- Síndrome de Ménière ativa.
- Infecção da orelha externa ou média.
- Infecção ativa do trato respiratório superior (alterações da tuba e da pressão da orelha média comprometem a cirurgia, esperar 2 semanas após infecções de vias aéreas superiores.).

- Deiscência de canal semicircular.
- Contraindicações gerais à cirurgia eletiva, como gestação e alteração de coagulação.
- Posicionamento aberrante do nervo facial.
- Persistência da artéria estapediana.
- Complicações da platina – p. ex., platina flutuante.

Contraindicações relativas:

- Cirurgia recente no outro ouvido (< 6 meses).
- Reserva coclear inadequada.
- Pessoas que profissionalmente são expostas continuamente a ruído (a fixação do estribo age como atenuador do ruído diminuindo o dano coclear), mergulhadores profissionais, pilotos de aeronaves pequenas.
- Pessoas que precisam de equilíbrio fino (p. ex., equilibrista).

Pós-Operatório

O paciente deve manter cabeceira elevada e repouso relativo, tonturas são comuns devido à manipulação da platina, a abertura e colocação da prótese provocam uma "labirintite edematosa". Medicações, como antieméticos, analgésicos e corticoides, devem ser prescritas a fim de dar maior conforto ao paciente e diminuir possíveis sintomas pós-operatórios. Evitar vômitos é de extrema importância, ao vomitar aumenta a pressão venosa e do liquor cefalorraquidiano, aumentando a chance de fístula perilinfática e de deslocamento da prótese.

Vertigem leve é comum e pode persistir por dias ou semanas, pode ser gerada pela labirintite edematosa que pode manter *gap* residual na audiometria de 10-20 dB durante até 6 meses e gerar o desequilíbrio por 30-45 dias.

O aparecimento de zumbido no pós-operatório não é comum, existem trabalhos que confirmam melhora do zumbido em 80% dos casos operados. O zumbido, a tontura persistente e qualquer alteração audiológica no pós-operatório devem ser investigados com audiometria e tomografia computadorizada a fim de excluir prótese longa, deslocamento da prótese, granuloma inflamatório e outras complicações.

A sensação auditiva de melhora geralmente se dá logo no pós-operatório, o paciente com otosclerose bilateral terá a sensação audiológica de melhora mais acentuada na primeira cirurgia. Ao operar o segundo ouvido esperam-se uma melhora na discriminação auditiva e localização da fonte sonora.

O aparecimento de gosto metálico é comum pela manipulação do nervo corda do tímpano que pode durar dias ou semanas.

Atividades restritas por quatro semanas, o paciente não deve carregar peso, evitar movimentos bruscos da cabeça, assoar o nariz de um lado, depois o outro, evitando fechar as duas narinas e manter ouvido seco. Viagens de avião e exercícios físicos pesados são recomendadas apenas após quatro semanas da cirurgia.

O paciente deverá ser medicado de alta com antibioticoterapia profilática, corticosteroides, analgésicos e antieméticos. O cuidado com o ouvido para evitar infecções é de extrema importância, pois qualquer infecção no sítio cirúrgico pode levar o paciente à tontura incapacitante e surdez total.

Complicações

A estapedectomia proporciona 97% de bom êxito, imediato e permanente através dos anos, na recuperação da capacidade auditiva, porém deve ser realizada por cirurgião com experiência e que normalmente realiza a cirurgia.

As causas de insucesso podem decorrer de complicações perioperatórias, como perfuração timpânica, tentativas intempestivas de posicionamento da prótese que podem desarticular a bigorna, ou insinuar demasiadamente a prótese no vestíbulo (Fig. 25-15). Em alguns casos pode ocorrer fratura da platina ou rompimento do ligamento anular no momento da remoção da superestrutura do estribo, deixando a platina flutuante.

Uma vez que a platina aberta não se deve aspirar a janela, nem manipulá-la desnecessariamente, isso pode levar à perda auditiva neurossensorial, vertigem e zumbido. Sangramentos intraoperatórios devem ser controlados, caso não controlados deve-se suspender o procedimento cirúrgico, ao entrar na caixa timpânica, e o campo cirúrgico deve estar seco, em casos de artéria estapediana persistente é uma contraindicação cirúrgica.

Paresia ou paralisia do nervo facial são raras e podem ser temporárias ou definitivas, geralmente ocorrem por trauma mecânico ou por aquecimento da utilização de *laser* ou do *microdrill*.

O *gusher* perilinfático é um fluxo de liquor cefalorraquidiano através do labirinto via aqueduto coclear patente (anormal) que pode ocorrer ao abrir a platina, nestes casos aspirar o mínimo possível sempre longe da platinotomia e costuma-se colocar gordura para obliterar a janela oval.

O granuloma inflamatório pode ocorrer na janela oval ou envolvendo a prótese e a cadeia óssea, geralmente ocorre após 15 a 30 dias do pós-operatório. O paciente apresenta tontura persistente, zumbido e não melhora da audição e discriminação ruim. O diagnóstico é feito pela tomografia computadorizada, no primeiro momento opta-se pelo tratamento clínico com corticosteroides e antibióticos, caso não melhore e se estabilize, indica-se a reoperação.

O insucesso cirúrgico pode ocorrer por prótese curta ou longa, obliteração da janela oval por nova invasão de hiperostose otosclerótica (1% a 3%), queda da prótese que se desarticula da bigorna, a necrose do ramo longo da bigorna por pressão da prótese abraçada à bigorna e degeneração coclear por atividade da doença. Nas três primeiras eventualidades é possível fazer-se revisão cirúrgica para reabertura da janela oval ou recolocação da prótese ou utilização de prótese especiais que substituem o ramo longo da bigorna e o estribo.

Reoperações devem ser indicadas e efetivadas com cautela, numa reoperação o risco cirúrgico de deterioração auditiva e complicações é maior.

A vertigem no pós-operatório é diretamente proporcional à manipulação feita na janela oval que deve ser a menor possível, mas pode acontecer mesmo sem manipulação. A possibilidade de fístula endolinfática existe e deve ser considerada nos casos de vertigens resistentes a tratamento clínico no pós-operatório.

O grau de recuperação auditiva proporcionado pela estapedectomia está na dependência da "reserva coclear", isto é, se a cóclea estiver normal, o paciente recuperará a audição a um nível normal, mas se houver lesão coclear (decorrente da própria evolução de certos casos de otospongiose), a quantidade de retorno da audição ficará na dependência do grau dessa lesão coclear. Antes de se indicar uma estapedotomia, deve-se orientar o paciente sobre os riscos e complicações da cirurgia a fim de evitarem-se mal-entendidos e decepções.

BIBLIOGRAFIA

Balle VH, Bretlau P, Hainau B. Collagen fibres in otosclerosis and osteogenesis imperfecta tarda. A light and electron microscopic study. Acta Otolaryngol. 1984;98:413-7.

Bento RF, Bogar P, Formigoni GG, Formigoni LG, Caldas Neto S, Miniti A. "Osteogenesis imperfecta": quelques particularités différentielles avec l'otospongiose. Revue de Laryngologie Otologie Rhinologie. 1991;112(1):3-5.

Bento RF, Martins GSQ, Pinna MH. Tratado de Otologia. 2. ed. São Paulo: Atheneu. 2013.

Berger G, Hawke M, Johnson A, Proops D. Histopathology of the temporal bone in osteogenesis imperfecta congenita a report of 5 cases. Laryngoscope. 1985;95:193-8.

Glasgold A, Altmann F. The effect of stapes surgery on tinnitus in otosclerosis. Laryngoscope. 1966 Sep;76(9):1524-32.

Lima Ada S, Sanchez TG, Marcondes R, Bento RF. The effect of stapedotomy on tinnitus in patients with otospongiosis. Ear Nose Throat J. 2005 Jul;84(7):412-4.

Lima AS, Sanchez TG, Bento RF. Efeito da estapedotomia no zumbido. In: XXXIV Conventus ORL Latina. São Paulo, Brasil, 2002, Anais, p. 66.

Paparella MM, Mancini F, Liston S. Otosclerosis and Meniere's syndrome diagnosis treatment. Laryngoscope. 1984;94:1414-7.

Pedersen U, Bramsen T. Central corneal thickness in osteogenesis imperfecta and otosclerosis. Orl J Otorhinolaryngol Relat Spec. 1984;46:38-41.

Pedersen U, Melben F, Elbrond O, Charles P. Histopathology of the stapes in osteogenesis imperfecta. J Laryngol Otol. 1985;99:451-8.

Pedersen U. Osteogenesis imperfecta clinical features, hearing loss and stapedectomy. Biochemical, osteodensitometric, corneometric and histological aspects in comparison with otosclerosis. Acta Otolaryngol (Suppl) (Stockh). 1985;415:1-36.

Sillence DO apud: Pedersen, U. Osteogenesis imperfecta clinical features, hearing loss and stapedectomy. Biochemical, osteodensitometric, corneometric and histological aspects in comparison with otosclerosis. Acta Otolaryngol (Suppl) (Stockh). 1985;415:1-36.

Souza CD, Glasscock ME. Hearing aids and otosclerosis. In: Souza CD, Glasscock ME. Otosclerosis and stapedectomy: diagnosis, management and complications. New York: Thieme Medical. 2004. p. 69-72.

Thys M, Camp GV. Genetics of Otosclerosis. Otol Neurotol. 2009 Jun 19. [Epub ahead of print]

Ziyeh S, Berlis A, Ross UH, Reinhardt MJ, Schumacher M. MRI of active otosclerosis. Neuroradiology. 1997 Jun;39(6):453-7.

Nager GT. Osteogenesis imperfecta of the temporal bone and its relation to otosclerosis. Ann Otol Rhinol Laryngol. 1988;97:585-93.

Kawase S, Naganawa S, Sone M, Ikeda M, Ishigaki T. Relationship between CT densitometry with a slice thickness of 0.5 mm and audiometry in otosclerosis. Eur Radiol. 2006 Jun;16(6):1367-73.

CAPÍTULO 26

PERDA AUDITIVA INDUZIDA POR NÍVEIS DE PRESSÃO SONORA ELEVADOS (PAINPSE)

Mara Edwirges Rocha Gandara ▪ Santiago Luis Vallejos Riart

INTRODUÇÃO

A perda auditiva induzida por níveis de pressão sonora elevados (PAINPSE) é uma doença adquirida, passiva de prevenção, é a segunda causa mais comum de perda auditiva em todo o mundo, depois da presbiacusia, representando um fardo significativo tanto para os indivíduos, quanto para os sistemas de saúde.

A relação entre a exposição ao ruído e a perda auditiva é conhecida desde a Antiguidade. O Antigo Testamento relata no Eclesiástico que "O barulho do martelo lhe fere o ouvido de golpes repetidos" referindo-se ao trabalho dos ferreiros. Em 600 a.C. os sibaritas proibiram trabalho em metal que exigisse o uso do martelo e a criação de galos dentro dos limites da cidade. No primeiro século da era cristã, o romano, Caius Plinius Secundus, observou a audição diminuída em muitas pessoas que viviam perto das cataratas do rio Nilo e a relacionou com o ruído.

A perda auditiva induzida por ruído em ambientes de trabalho ganhou mais destaque desde a revolução industrial. Em 1700, Bernardino Ramazzini descreveu, em seu livro "As Doenças dos Trabalhadores", os efeitos da exposição ao ruído intenso nos bronzistas. Em 1946, estudos sobre traumatismo sonoro na Inglaterra e EUA comprovaram a relação entre perda auditiva e ruído. No Brasil a primeira publicação sobre a audição em trabalhadores expostos ao ruído foi, em 1938. O otorrinolaringologista, Waldemir Salem, estudou a audição de 100 pilotos da aviação por meio da audiometria tonal. Em 1942, fez outra pesquisa, pela primeira vez utilizou uma cabina audiométrica para avaliar 258 pilotos.

Já na segunda metade do século XX, os principais avanços foram feitos nos níveis científico e normativo legal neste campo do conhecimento. No Brasil, a audiometria só foi incluída, em 1983, na Norma Regulamentadora 07 (NR 07) pela Portaria nº 12, que recomendava o uso da tabela de Fowler e transformava as perdas auditivas de decibéis em porcentagens.

A perda auditiva induzida pelo ruído relacionada ao trabalho é reconhecida como uma doença profissional, a partir de 1992, e tem vários sinônimos, inclusive somente sua sigla: PAIR – perda auditiva induzida pelo ruído; PAIRO – perda auditiva induzida pelo ruído ocupacional, surdez profissional, disacusia ocupacional e, mais recentemente, a forma mais aceita de denominação; PAINPSE – perda auditiva induzida por níveis de pressão sonora elevados.

LEGISLAÇÃO

O Comitê Nacional do Ruído e Conservação Auditiva, órgão interdisciplinar, constituído por representantes da Associação Nacional de Medicina do Trabalho (ANAMT), Sociedade Brasileira de Acústica (SOBRAC), Sociedade Brasileira de Fonoaudiologia (SBFa), Sociedade Brasileira de Otologia (SBO) e Associação Brasileira de Otorrinolaringologia e Cirurgia Cervicofacial (ABORLCCF), emitiu seis boletins, no período de 1993 a 1999, que deram os direcionamentos técnico e científico para a normatização da Perda Auditiva Induzida pelo Ruído no âmbito da saúde do trabalhador no Brasil e serviram como base para as legislações previdenciária e trabalhista.

As diretrizes e parâmetros mínimos para a avaliação e o acompanhamento da audição em trabalhadores expostos a níveis de pressão sonora elevados são publicadas como Portaria nº 19 em 9 de abril de 1998, como anexo I do Programa de Controle Médico de Saúde Ocupacional (PCMSO), Norma Regulamentadora nº 7 (NR-7), no cumprimento da Consolidação das Leis do Trabalho (CLT), considerada referência nacional para a abordagem das perdas auditivas dos trabalhadores.

A Ordem de Serviço do Instituto Nacional do Seguro Social (INSS) nº 608, de 19 de agosto de 1998, institui a atualização clínica da Perda Auditiva Induzida por Ruído Ocupacional (PAIRO) (Seção I) e a Norma Técnica de Avaliação da Incapacidade Laborativa (Seção II), para instrução dos médicos peritos da previdência.

O Decreto 3.048, de 6 de maio de 1999, novo regulamento da Previdência Social, inclui o ruído em exposições acima dos limites de tolerância, superiores a 85 dB(A), como agente físico patogênico para a orelha. Inclui no anexo II os efeitos do ruído sobre a orelha interna: perda da audição provocada pelo ruído e trauma acústico com o código H83.3 na lista das doenças da orelha relacionadas ao trabalho (CID-10).

A Portaria nº 777, de 28 de abril de 2004, inclui a Perda Auditiva Induzida por Ruído – PAIR como agravo à saúde do trabalhador de notificação compulsória no Sistema Único de Saúde (SUS).

A NR-7 foi atualizada, em 2022, e as diretrizes para o controle médico ocupacional da exposição a níveis de pressão sonora elevados são incluídas no anexo II do PCMSO, onde o antigo conceito de PAIR passa a ser nominado como PAINPSE (perda auditiva induzida por níveis de pressão sonora elevados). Na literatura inglesa, o nome NIHL – *Noise-induced hearing loss* ainda é mantido.

CONCEITOS

A Perda Auditiva Induzida por Ruído, relacionada ao trabalho, é uma diminuição gradual da acuidade auditiva, decorrente da exposição continuada a níveis elevados de pressão sonora. O termo Perda Auditiva Neurossensorial por Exposição Continuada a Níveis Elevados de Pressão Sonora é mais adequado.

Assim conceituada, a PAIR em nada se assemelha ao trauma acústico, definido como perda súbita da acuidade auditiva decorrente de uma única exposição à pressão sonora intensa (p. ex., em explosões e detonações), ou devido a trauma físico do ouvido, crânio ou coluna cervical.

CARACTERÍSTICAS DA PAIR/PAINPSE

De acordo com o Comitê de Ruído e Conservação da Audição da American College of Occupational Medicine, e segundo o Comitê Nacional de Ruído e Conservação Auditiva, são características da PAIR:

1. Perda auditiva sensorioneural, por lesão às células do órgão de Corti.
2. Uma vez instalada é irreversível e quase sempre com traçados audiométricos similares bilateralmente.
3. Progressão gradual com o tempo de exposição. Inicialmente acomete os limiares auditivos em uma ou mais frequências da faixa de 3.000 a 6.000 Hz (Fig. 26-1), com o agravamento da lesão, estende-se às frequências mais baixas e mais altas, 8, 2, 1, 0,5 e 0,25 kHz, que poderão levar mais tempo para serem afetadas (Fig. 26-2).
4. Uma vez cessada a exposição, não haverá progressão da redução auditiva.
5. Raramente leva à perda auditiva profunda, pois não costuma ultrapassar os 40 dBNA nas frequências baixas e médias e os 75 dBNA nas frequências altas.
6. Tratando-se de uma doença predominantemente coclear, o portador da perda auditiva pode apresentar intolerância a sons intensos, zumbidos, além de ter comprometida a inteligibilidade da fala, em prejuízo do processo de comunicação.
7. É principalmente influenciada pelos seguintes fatores: características físicas do ruído (tipo, espectro e nível de pressão sonora), tempo de exposição e fatores genéticos (suscetibilidade individual).
8. Geralmente atinge o nível máximo para as frequências de 3, 4 e 6 kHz nos primeiros 10 a 15 anos de exposição, sob condições estáveis de ruído. Com o passar do tempo, a progressão da lesão torna-se mais lenta.
9. Não torna a orelha mais sensível a futuras exposições.
10. O diagnóstico nosológico de perda auditiva só pode ser estabelecido por meio de um conjunto de procedimentos que envolvam anamneses clínica e ocupacional, exame físico, avaliação audiológica e, se necessário, exames complementares.
11. Pode ser agravada pela exposição simultânea a outros agentes, como por exemplo, produtos químicos e vibrações.
12. É uma doença passível de prevenção e pode acarretar ao trabalhador alterações funcionais e psicossociais capazes de comprometer sua qualidade de vida.

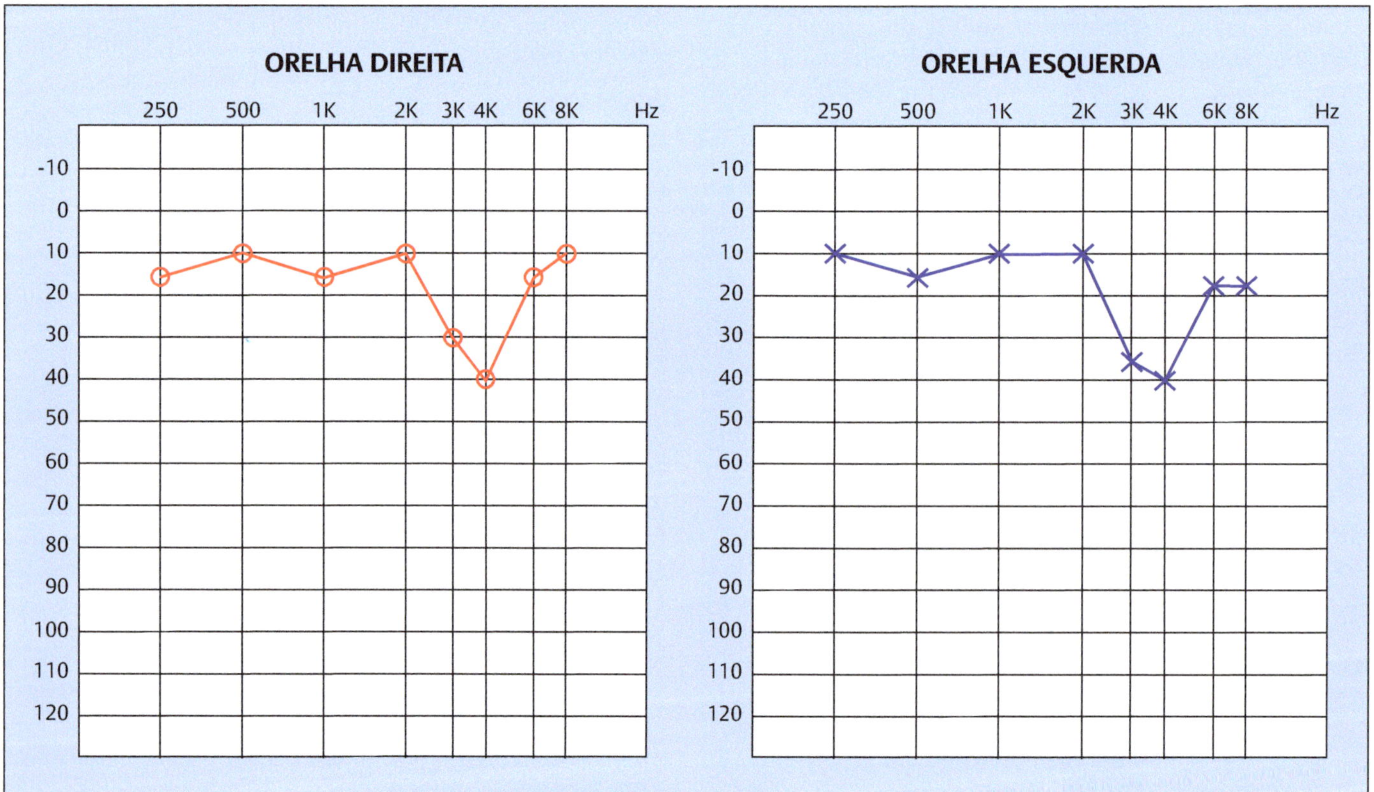

Fig. 26-1. Traçado característico de PAIR/PAINPSE.

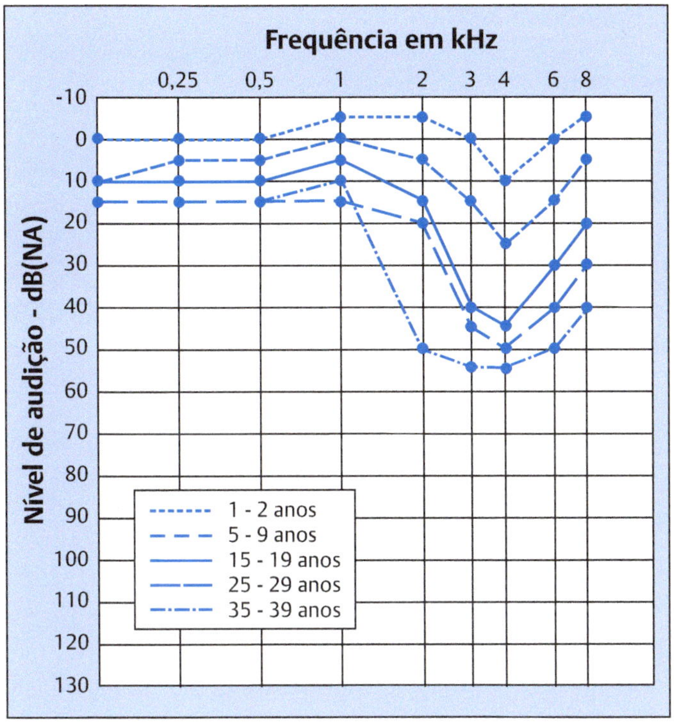

Fig. 26-2. Evolução dos limiares auditivos pelo tempo de exposição acumulada.

RUÍDO

O ruído define-se como um som sem interesse ou desagradável para o auditor. Está presente em todos os ambientes, pois não há na natureza silêncio absoluto. Assim, desde o nascimento estamos expostos ao risco de lesão coclear devido aos ruídos das incubadoras e aspiradores nos berçários, brinquedos eletrônicos, aparelhos e caixas de som, fones de orelha, no lazer, no trânsito e em vários outros ambientes. Em conversação coloquial a intensidade da fala oscila entre 40 e 60 dB(A) e os ruídos de fundo, acima de 35 dB(A), interferem na inteligibilidade da fala (Quadro 26-1).

Quadro 26-1. Níveis de Ruído

Os níveis de ruído podem atingir em dB(A)	
Escritórios	60-65
Ruas	85-95
Aspirador de Pó	90
Brinquedos eletrônicos	119
Ipod, MP3, walkman	120
Discoteca	105-115
Conjunto de Rock	102-116
Buzinas de Carro	110
Motocicleta	120
Decolagem de Avião	150
Tiro de Revolver	150

Tipos de Ruído

O ruído pode ser classificado de acordo com variabilidade do pico de energia e tempo de duração, como de impacto, contínuo ou intermitente.

Ruído de impacto é aquele que apresenta picos de energia acústica de duração inferior a um segundo, em intervalos superiores a um segundo ou único. Por exemplo: explosão, detonação.

O ruído de impacto é mais prejudicial, causando perda auditiva mais severa do que o ruído contínuo.

Ruído contínuo é aquele cuja intensidade (NPS) pode variar até 3 dB(A) num longo período de tempo, maior que 15 minutos, e o intermitente varia até 3 dB(A) em períodos curtos, menor que 15 minutos e superior a 0,2 segundos.

O tempo de exposição ao ruído não deve exceder aos limites de tolerância, conforme consta no Anexo I da norma regulamentadora NR-15 – Atividades e Operações Insalubres, da Portaria 3.214 (08/06/1978) (Quadro 26-2).

Quadro 26-2. Limites de Tolerância para Ruído Contínuo ou Intermitente

Nível de ruído dB(A)	Máxima exposição diária permissível
85	8 horas
86	7 horas
87	6 horas
88	5 horas
89	4 horas e 30 minutos
90	4 horas
91	3 horas e 30 minutos
92	3 horas
93	2 horas e 40 minutos
94	2 horas e 15 minutos
95	2 horas
96	1 hora e 45 minutos
98	1 hora e 15 minutos
100	1 hora
102	45 minutos
104	35 minutos
105	30 minutos
106	25 minutos
108	20 minutos
110	15 minutos
112	10 minutos
114	8 minutos
115	7 minutos

Avaliação do Ruído

O ruído no ambiente de trabalho deve ser avaliado pela equipe do SESMET – Serviços Especializados em Engenharia de Segurança e em Medicina do Trabalho (NR 4, Portaria nº 3.214, 1978). Serão medidos o nível de intensidade e o tempo de exposição, conforme os limites de tolerância permitidos para exposição ao ruído, que não causem danos à saúde do trabalhador, durante a sua vida laboral.

Para se medir o ruído ambiental são utilizados dois tipos de equipamentos: os medidores de nível de pressão sonora, que possuem escalas diferenciadas para os diferentes tipos de ruídos, e os dosímetros, que medem a dose de ruído a que o trabalhador está exposto durante a jornada de trabalho, especialmente quando o nível de ruído é variável. As medidas devem ser realizadas próximas às orelhas do trabalhador, e os resultados serão registrados nos documentos do Programa de Gerenciamento de Risco (PGR) e Laudo Técnico de Condições Ambientais do Trabalho (LTCAT).

EPIDEMIOLOGIA

De acordo com o relatório mais recente (*Global Burden of Disease*, 2019), estima-se que cerca de 1,57 bilhão de pessoas no mundo, o que representa aproximadamente 20,3% da população mundial, sofra de algum tipo de perda auditiva. Desse grupo, 62% têm mais de 50 anos.

A prevalência de PAINPSE varia consideravelmente entre diferentes populações e faixas etárias. Globalmente, estima-se que afete cerca de 5% da população, sendo mais frequente em homens adultos. Nos países em desenvolvimento, a exposição aos ruídos ocupacional e urbano aumenta o risco de PAINPSE, no entanto, a falta de acesso aos serviços de saúde e triagem resulta em um alto número de casos não detectados. Também é importante observar que nos países em desenvolvimento pode haver falta de orientação governamental e legislação para limitar a exposição ao ruído, bem como uma escassez de medidas de educação pública para promover o uso de protetores auditivos.

PAINPSE também é comum em nações desenvolvidas. De acordo com a *National Health and Nutrition Examination Survey* (NHANES) do *Center for Disease Control and Prevention* (CDC) dos EUA, entre 6% e 24% dos adultos têm perda auditiva devida à exposição ao ruído em um ou ambos os ouvidos. A taxa é maior em homens. Além disso, cerca de 17% dos jovens nos Estados Unidos, especialmente mulheres, com idades entre 12 e 19 anos, têm testes auditivos indicativos de PAINPSE, principalmente devido a níveis inseguros de ruído recreativo.

No Brasil, os dados epidemiológicos sobre PAINPSE são escassos, quando falamos de PAINPSE relacionado ao trabalho, apesar de ser considerado acidente do trabalho, nem todos os casos são notificados, o que impede uma visão epidemiológica completa da situação. No entanto, estima-se que cerca de 25% dos trabalhadores expostos sofram algum grau de perda auditiva devido aos altos níveis de pressão sonora. Além disso, tem sido observado aumento na ocorrência de zumbido e perda auditiva na população jovem, principalmente devido à exposição prolongada a sons altos de brinquedos barulhentos, jogos, uso de fones de ouvido, telefones celulares e ambientes recreativos.

ETIOPATOGENIA

A vasta literatura não questiona a associação do ruído intenso com a perda auditiva. A exposição ao ruído resulta em perda auditiva sensorioneural, pela agressão ao órgão espiral.

O comprometimento das estruturas vasculares e celulares da cóclea depende das características do ruído, tipo, nível de intensidade, tempo de duração da exposição e número de exposições, acarretando diferentes efeitos sobre a orelha interna desde um efeito adaptativo ou fadiga auditiva, uma perda auditiva temporária (*temporary threshold shift* – TTS) até a perda permanente (*permanent threshold shift* – PTS), PAINPSE e Trauma Acústico.

Na adaptação ocorre diminuição da sensibilidade auditiva durante um estímulo intenso e de longa duração, ou seja, adaptação perestimulatória. Esse fenômeno não ocorre com a estimulação intermitente devido à recuperação neural nos intervalos de silêncio.

Na fadiga auditiva a estimulação sonora prolongada acarreta uma diminuição da resposta auditiva após a interrupção do estímulo, fadiga pós-estimulatória, que pode ser restabelecida por um processo de recuperação funcional, uma perda temporária da sensibilidade auditiva.

Na perda auditiva temporária ou *temporary threshold shift* (TTS) ocorre mudança do limiar auditivo por um período curto de tempo, devido a alterações cocleares temporárias de natureza metabólica, vascular, química, queda dos níveis K+ e fechamento temporário dos canais iônicos na transdução mecanoelétrica, discretas deformações de células de sustentação, diminuição da rigidez dos estereocílios e diminuição do contato dos cílios das células ciliadas externas com a membrana tectória. Nesses casos é possível encontrar reduções significativas dos níveis das emissões otoacústicas e alteração no traçado audiométrico, que, cessada a exposição ao ruído intenso, normalizam seus limiares após algumas horas ou dias.

Na perda auditiva permanente ou *permanent threshold shift* (PTS) ocorre mudança permanente dos limiares auditivos por lesão coclear, deformação de células ciliadas e de sustentação, alterações mecânicas dos estereocílios, degeneração de fibras nervosas aferentes, alterações vasculares e alterações estruturais das células ciliadas externas, que resultam em desarranjo celular do padrão W ou V.

Ao que parece, TTS e PTS são produzidos por mecanismos diferentes: TTS não resulta necessariamente, no desenvolvimento de um PTS, porém uma exposição a ruído capaz de induzir um TTS num curto período de tempo, poderá provavelmente em longo prazo produzir um PTS. Sendo assim o TTS pode ser considerado sinal de alerta do PTS.

As teorias atuais do dano metabólico centram-se na formação de radicais livres ou espécies reativas de oxigênio (ERO) e excitotoxicidade do glutamato, ocorrida pela estimulação excessiva do ruído, seguida pela ativação de vias de sinalização que levam à morte celular. As ERO surgem imediatamente após a exposição ao ruído e persistem por 7 a 10 dias depois, espalhando-se da extremidade basal do órgão de Corti ao ápice, ampliando a área de necrose e apoptose.

A exposição ao ruído também pode causar um aumento de cálcio livre (Ca2+) nas células ciliadas externas imediatamente após a superestimulação acústica, tanto pela entrada pelos canais iónicos, quanto pela liberação das reservas intracelulares.

A sobrecarga de Ca2+ também pode desencadear morte celular apoptótica e necrótica, independentemente da formação de ERO.

Danos graves induzidos por ruído na orelha interna levam à degeneração das fibras nervosas auditivas, reduzindo assim a entrada neural no núcleo coclear (CN). Paradoxalmente, isso leva a um aumento significativo da atividade espontânea no CN e alterações na neurotransmissão glutamatérgica ou GABAérgica ou na neuroinflamação, associada a zumbido, hiperacusia e dor de orelha (dor neuropática).

Estudos recentes têm mostrado que ocorrem respostas inflamatórias na orelha interna (ligamento espiral, estria vascular e neurônios do gânglio espiral), em decorrência à superestimulação pelo ruído. Entre as diversas citocinas detectadas, a interleucina-1 beta (IL-1) e interleucina-6 (IL-6), produzidas pela própria estrutura da cóclea em resposta à exposição ao ruído, podem dar início a uma resposta inflamatória e ter algum papel no mecanismo da lesão coclear induzida por ruído.

FATORES INTERATIVOS

Podem existir outros fatores capazes de afetar a audição e interagir com o ruído, considerados como de risco ou agravantes, individuais (endógenos e exógenos) e/ou do meio ambiente.

Fatores Individuais Endógenos

Idade

Embora a idade avançada tenha sido relatada como fator de risco para a perda auditiva por ruído, a literatura também relata relação inversa, maior idade, menor suscetibilidade. A evolução da PAINPSE estabiliza em certo momento, enquanto a perda auditiva progride com o avançar da idade, aumentando a dificuldade de definir o grau da perda que decorre de cada uma dessas etiologias.

Genéticos

Há evidências de influência da história familiar de perda auditiva na probabilidade de manifestação da PAINPSE e de que a suscetibilidade à PAINPSE possa ser determinada por fatores genéticos.

Sexo

Encontra-se maior ocorrência nos homens do que nas mulheres. No entanto, não está claro se ocorre pelas diferenças biológicas ou apenas um reflexo dos diferentes estilos de vida.

Raça

Uma das particularidades do indivíduo quanto à origem étnica é a cor da pele, assim como a cor dos olhos, e uma vez que a quantidade de melanina na íris reflita a quantidade de melanina na cóclea, a cor dos olhos pode ser um importante marcador da sensibilidade auditiva à exposição ao ruído. Indivíduos de olhos claros (menor quantidade de melanina) são mais suscetíveis à perda auditiva induzida pelo ruído que os de olhos escuros (maior quantidade de melanina).

Condição Física

Alterações do ritmo de sono, de alimentação, cansaço, hipertermia e outras situações que provocam desequilíbrios orgânico e funcional.

Estresse

Pelas alterações fisiológicas que o estresse impõe ao organismo, pode agir como fator agravante da PAINPSE.

Distúrbios Metabólicos

Ocorrem em algumas doenças sistêmicas, como nas hormonais, hemáticas, vasculares, autoimunes, reumáticas, inflamatórias e genéticas, assim como alterações na concentração de oxigênio, deficiência de ferro e magnésio e no metabolismo da glicose, cálcio e fósforo que podem modificar o processo ativo de transdução do estímulo e predispor ou agravar a perda auditiva ao interagir com o ruído.

Fatores Individuais Exógenos

Medicamentos Potencialmente Ototóxicos

Podem causar lesão nas células ciliadas externas e entre eles se destacam alguns quimioterápicos (cisplatina), alguns diuréticos (furosemida), alguns antibióticos (gentamicina, estreptomicina, amicacina, tobramicina), alguns analgésicos (ácido acetilsalicílico), anti-inflamatórios não esteroides, antimaláricos (quinino e derivados: Cloroquina).

Tabagismo

É relatado que fumantes crônicos com a exposição ao ruído ocupacional têm um maior risco de desenvolver perda auditiva permanente nas frequências de 3 e 4 kHz, quando comparados a não fumantes com histórico profissional semelhante. O efeito combinado de tabagismo e ruído, quando associado a doenças cardiovasculares ou à hipertensão arterial e fenômeno de Raynaud ocupacional (vibração mão braço), pode causar maior risco de perda auditiva do que qualquer um desses fatores isoladamente.

Alcoolismo

Existe correlação entre o álcool e os limiares auditivos elevados em frequências altas, inclusive, com a utilização prolongada do álcool, os distúrbios auditivos podem tornar-se mais frequentes e mais intensos.

Fatores Ambientais – Exposições a Outros Agentes que não o Ruído

Produtos Químicos

Os solventes orgânicos e fumos metálicos, presentes no ambiente de trabalho, podem causar surdez, interagir com o ruído presente e potencializar seus efeitos sobre a audição.

Ruído e tolueno, solvente presente em muitos produtos de uso doméstico e industrial, podem potencializar a perda auditiva. Associação a xileno, estireno, tricloroetileno e outros solventes pode causar dano à audição e comprometer limiares auditivos em frequências altas, com traçados semelhantes aos da perda auditiva induzida pelo ruído.

Ruído e dissulfeto de carbono (CS2), solvente altamente tóxico ao sistema nervoso central, aumentam a prevalência de perda auditiva sensorioneural, agindo nas vias auditivas em nível de tronco encefálico.

A interação com o chumbo pode induzir a neuro-ototoxicidade, principalmente em indivíduos suscetíveis.

Há evidências que a exposição ao manganês em combinação com a exposição ao ruído excessivo resulta em perda de audição.

O mercúrio orgânico é um neurotóxico, e a associação ao ruído tem mostrado um efeito mais acentuado, assim, mesmo em baixas concentrações pode comprometer o órgão de Corti, afetar a região apical no início, evoluir com perdas auditivas maiores e lesão neurológica.

Monóxido de carbono, sais de cianeto (cianeto de hidrogênio), mesmo em doses baixas e moderadas, podem potencializar a perda auditiva induzida pelo ruído. O ruído intermitente provoca menos perda de audição que o ruído contínuo de intensidade igual, porém quando em exposição combinada com monóxido de carbono causa lesão na região basal da cóclea.

Vibrações

A exposição isolada à vibração da mão-braço não causa alteração no limiar auditivo de cada frequência testada, mas a combinação de vibração e ruído causa um aumento significativamente maior do que a exposição isolada ao ruído, nas frequências de 4 e 6 kHz.

Calor

A exposição ao calor pode ser um fator de alto risco para a PAINPSE. Chen *et al.* encontram TTS agravado quando desencadeado pela associação de ruído e calor.

Radiações Ionizantes

Kozak relata que indivíduos em exposição às radiações ionizantes apresentam distúrbios mais acentuados nas estruturas da via auditiva e tronco encefálico do que aqueles expostos ao ruído isolado. São necessários mais estudos para esclarecer essa correlação.

Outras doenças da orelha (inflamatórias, infecciosas, traumáticas, neoplásicas etc.), levando à perda auditiva sensorioneural, podem ter a exposição ao ruído como fator contributivo para o agravamento dessa perda auditiva e assim serem consideradas como perda auditiva híbrida ou de causa multifatorial. Deve-se considerar a exposição ao ruído como de alto risco para os casos de anacusia unilateral, mesmo que a orelha contralateral seja normal e os casos com perdas auditivas sensorioneurais, causada por outros agentes etiológicos que não o ruído e que comprometa as frequências de 2.000 e/ou 1.000 e/ou 500 Hertz.

FATORES DE PROTEÇÃO

São considerados fatores de proteção contra o ruído lesivo: hipotermia e aclimatação ao calor, exposição binaural, exposições intermitentes ao ruído, músculos da orelha média em bom funcionamento, otospongiose/otosclerose, exposições prévias imediatas em baixo nível do mesmo ruído, uso adequado de protetores auditivos, controle de ruídos nos ambientes profissional e não profissional.

DIAGNÓSTICO

O diagnóstico da PAINPSE, como qualquer outra doença em medicina, deverá ser feito por anamnese clínico-ocupacional, exame físico e exames complementares, e confirmado o nexo causal, mediante a comprovação do tempo de exposição a níveis elevados de pressão sonora.

Competem ao otorrinolaringologista os diagnósticos nosológico e diferencial, como também o grau de risco da orelha e desconhece o ambiente do trabalho.

Para estabelecimento do nexo causal deverá ser atendida a Resolução n° 1488/1998 do CFM, abaixo transcrita:

Art. 2° – Para o estabelecimento do nexo causal entre os transtornos de saúde e as atividades do trabalhador, além do exame clínico (físico e mental) e os exames complementares, quando necessários, deve o médico considerar:

I – as histórias clínica e ocupacional, decisiva em qualquer diagnóstico e/ou investigação de nexo causal;
II – o estudo do local de trabalho;
III – o estudo da organização do trabalho;
IV – os dados epidemiológicos;
V – a literatura atualizada;
VI – a ocorrência de quadro clínico ou subclínico em trabalhador exposto a condições agressivas;
VII – a identificação de riscos físicos, químicos, biológicos, mecânicos, estressantes e outros;
VIII – O depoimento e a experiência dos trabalhadores;
IX – os conhecimentos e as práticas de outras disciplinas e de seus profissionais sejam ou não da área da saúde.

Conforme esta resolução, somente poderá realizar o diagnóstico (nexo causal) quem conhece o ambiente de trabalho. Suas implicações jurídicas são imensas e graves, podendo levar a processos em diversas áreas. Sem conhecimento do local de trabalho o diagnóstico fica limitado à disacusia sensorioneural de etiologia não determinada.

O diagnóstico conclusivo, o diagnóstico diferencial e a definição da aptidão para a função ou atividade, na suspeita de PAINPSE, são atribuições do médico do trabalho responsável pelo PCMSO.

ANAMNESE CLÍNICA

A anamnese deve ser completa: queixa principal, história da doença atual, interrogatório sobre vários sistemas, antecedentes pessoais e familiares, hábitos pessoais, histórias ocupacionais atual e pregressa. O comportamento do paciente, a cognição assim como sua maneira de falar e de ouvir, durante a consulta, devem ser avaliados e considerados como mais um dado na análise conclusiva do caso.

A queixa principal deve ser bem caracterizada: início dos sintomas, evolução, situações de piora, tratamentos realizados e sintomas não auditivos. No início, o quadro clínico pode ser pobre, e os sintomas auditivos passarem despercebidos, pois nem sempre eles aparecem proporcionalmente ao agravamento da doença.

Sintomas auditivos: sensação de audição abafada, sensação de plenitude, diminuição da audição, zumbido, dificuldade de entender a fala principalmente em ambiente ruidoso, "eu escuto e não entendo", dificuldade de localização da fonte sonora.

O trabalhador pode não perceber sua perda auditiva e somente depois do seu desligamento do trabalho perceber suas dificuldades auditivas. Alguns trabalhadores adaptados à perda auditiva desenvolvem leitura labial e tendem a aumentar o volume do rádio ou da televisão para entender melhor.

Sintomas não auditivos são muitas vezes desencadeados pelo estresse da perda auditiva, distúrbios psicológicos, transtornos do comportamento (isolamento social), distúrbios do sono (insônia, sonolência, irritabilidade, cansaço, diminuição da memória etc.), distúrbios digestivos (dores abdominais, gastrites e úlcera), distúrbios cardiovasculares (hipertensão arterial) e transtornos hormonais.

Antecedentes pessoais: internações prolongadas (complicações cirúrgicas, meningite), uso de medicamentos ototóxicos, barotraumas, história de infecção ou cirurgia otorrinolaringológica, trauma acústico (exposição a explosões, fogos de artifício, uso de arma de fogo), história de traumatismo cranioencefálico, de face, de coluna cervical, doenças da infância (caxumba, sarampo), doenças sistêmicas (cardiológicas, neurológicas, hormonais, nefrológica, reumatológica, doenças osteomusculares, doenças da coluna cervical e articulação temporomandibular) e uso rotineiro de medicamentos.

Hábitos pessoais: alcoolismo, tabagismo, hábitos alimentares, atividades extralaborais, hábito de escutar música com fone de inserção e uso rotineiro de medicamentos.

Antecedentes familiares: história de surdez familiar e de outras afecções capazes de gerar perdas auditivas ou de aumentar a suscetibilidade à exposição ao ruído.

Anamnese ocupacional: função exercida e período de tempo nos empregos anteriores e atual, exposição a agentes físico, químico e biológico e uso de equipamentos de proteção individual.

EXAME FÍSICO

Geral (peso, altura, frequência cardíaca e aferição da pressão arterial) e otorrinolaringológico completo.

Na PAINPSE em geral o meato acústico externo e a membrana timpânica encontram-se dentro dos padrões da normalidade.

Acumetria: o uso dos diapasões ainda é importante na avaliação auditiva, na diferenciação entre perdas auditivas sensorioneurais e condutivas, com resultados imediatos, que possibilitam a comparação e confirmação com os resultados da audiometria. Os diapasões mais utilizados são os de 256 Hertz (Hz), 512 Hz e 1.024 Hz, e na rotina os testes mais utilizados são: Weber e Rinne.

EXAMES COMPLEMENTARES

Audiometria Tonal Ocupacional

O exame audiométrico ocupacional tem por finalidade a detecção precoce de perdas auditivas, o monitoramento da audição dos trabalhadores expostos ao ruído com risco de desenvolver a PAINPSE e o planejamento da prevenção.

Os exames audiométricos ocupacionais são realizados, no mínimo, no momento da admissão, anualmente a partir de então e na demissão. Na demissão pode ser aceito exame audiométrico realizado até 120 dias antes da data de finalização do contrato de trabalho. O intervalo entre os exames audiométricos pode ser reduzido a critério do médico do trabalho responsável pelo PCMSO.

Os exames audiométricos ocupacionais são realizados, sempre, pela via aérea nas frequências de 250, 500, 1.000, 2.000, 3.000, 4.000, 6.000 e 8.000 Hz; em caso de alteração detectada no teste pela via aérea ou segundo avaliação do profissional responsável pela execução do exame, o mesmo deverá ser complementado, pela pesquisa da via óssea nas frequências de 500, 1.000, 2.000, 3.000 e 4.000 Hz e bem como pela pesquisa dos limiares de reconhecimento de fala (LRF).

O exame audiométrico deve ser realizado:

- Em repouso acústico de, no mínimo, 14 horas para evitar que a perda auditiva temporária – TTS (*Temporary Threshold Schift* – TTS) falseie o resultado.
- O exame audiométrico será realizado em cabina audiométrica, cujos níveis de pressão sonora não ultrapassem os níveis máximos permitidos, de acordo com a norma técnica ISO 8253-1.
- O audiômetro deve ser submetido a procedimentos de verificação e controle periódico do seu funcionamento, incluindo aferição acústica anual e calibração acústica, conforme norma técnica ISO 8253-1, e os resultados devem ser incluídos em certificado de aferição e/ou calibração que acompanhará o equipamento.

O exame audiométrico deve ser executado por médico ou fonoaudiólogo, conforme resoluções dos respectivos conselhos federais profissionais.

O resultado do teste audiométrico para fins ocupacionais deve conter, no mínimo: nome, idade, CPF e função do empregado; razão social da organização e CNPJ ou CPF; tempo de repouso auditivo cumprido para a realização do exame audiométrico; nome do fabricante, modelo e data da última aferição acústica do audiômetro; traçado audiométrico e símbolos, conforme indicados no NR-7; nome, número de registro no conselho regional e assinatura do profissional responsável pelo exame audiométrico. Em nossa prática diária realizamos a identificação com documento que tenha foto recente e solicitamos a assinatura do trabalhador na folha de audiometria.

São considerados dentro dos limites aceitáveis os limiares auditivos menores ou iguais a 25 dBNA em todas as frequências examinadas, e sugestivos de perda auditiva induzida por níveis de pressão sonora elevados (PAINPSE) os limiares auditivos acima de 25 dBNA nas frequências de 3.000 e/ou 4.000 e/ou 6.000 Hz e mais elevados do que nas outras frequências testadas, estando estas comprometidas ou não, tanto no teste da via aérea quanto da via óssea, em um ou em ambos os lados.

A análise da comparação do audiograma sequencial com o de referência considera evolução da perda auditiva ou sugestivos de desencadeamento, quando preenche um dos critérios:

- A diferença entre as médias aritméticas dos limiares auditivos no grupo de frequências de 3.000, 4.000 e 6.000 Hz iguala ou ultrapassa 10 dBNA.
- A piora em pelo menos uma das frequências de 3.000, 4.000 ou 6.000 Hz iguala ou ultrapassa 15 dBNA.

São considerados sugestivos de agravamento da perda auditiva os casos já confirmados em exame audiométrico de referência, e a comparação ao exame audiométrico sequencial mostra uma evolução dentro dos critérios:

- A diferença entre as médias aritméticas dos limiares auditivos no grupo de frequências de 500, 1.000 e 2.000 Hz, ou no grupo de frequências de 3.000, 4.000 e 6.000 Hz iguala ou ultrapassa 10 dBNA.

- A piora em uma frequência isolada iguala ou ultrapassa 15 dBNA.

É considerado exame de referência o 1º exame, que permanece o mesmo até o momento que algum dos exames audiométricos sequenciais apresente alteração de acordo com os critérios estabelecidos anteriormente, e uma vez alterado, este será considerado o novo exame de referência.

Todos os exames devem ser arquivados e constituem o histórico evolutivo da audição do trabalhador.

O diagnóstico conclusivo, o diagnóstico diferencial e a definição da aptidão para a função ou atividade, na suspeita de PAINPSE, são atribuições do médico do trabalho responsável pelo PCMSO.

AUDIOMETRIA TONAL

A audiometria tonal (vias aérea e óssea) deve ser realizada com o objetivo de confirmar os limiares tonais encontrado nos exames audiométricos ocupacionais e é a base da avaliação auditiva na investigação dos diagnósticos: nosológico e diferencial.

LOGOAUDIOMETRIA

Representa importante ferramenta na avaliação das habilidades auditivas para a fala, do topodiagnóstico, da simulação e confirmação dos limiares tonais.

Limiar de Reconhecimento de Fala (LRF) ou *Speech Recognition Threshold* (SRT) é útil na confirmação dos limiares tonais, ou seja, sempre que seu valor estiver em desacordo, acima ou abaixo da média das três frequências, é indicada nova pesquisa dos limiares tonais.

Índice de Reconhecimento da Fala (IRF) analisa a habilidade do indivíduo para detectar, entender e repetir corretamente uma lista de palavras, monossílabas, dissílabas e trissílabas, apresentadas em nível de intensidade fixa e confortável, normalmente em torno de 40 dB acima do LRF e seus resultados expressos em porcentagem de 0% a 100%. Consideram-se acertos de 90% a 100% como limites normais, variações de 60% a 88% sugestivos de lesões cocleares e raramente ultrapassa os 60% em lesões retrococleares.

IMITANCIOMETRIA

Exame objetivo, não invasivo, imprescindível na avaliação do comprometimento funcional da orelha média, auxilia no diagnóstico diferencial das perdas auditivas condutivas, integridade do conjunto tímpano-ossicular e das vias aferentes e eferentes (arco reflexo estapediococlear) com a detecção do limiar do reflexo do músculo do estribo.

A presença do reflexo do músculo do estribo dentro dos limites normais, 70 a 90 dBNA, em paciente com surdez severa pode sugerir simulação ou surdez psicogênica. O intervalo, entre o nível tonal e nível do reflexo, encurtado menor que 60 dBNA, indica a presença de recrutamento, sinal de lesão coclear.

EMISSÕES OTOACÚSTICAS

O exame das emissões otoacústicas evocadas (EOA) avalia a integridade das células ciliadas externas. Assume importante contribuição para identificar precocemente alterações auditivas, nas lesões cocleares iniciais, provocadas pela exposição ao ruído e ainda não detectadas na audiometria tonal. A pesquisa de EOA transientes ocorre na faixa de frequências entre 1.000 e 4.000 Hz e estas poderão estar presentes mesmo havendo alterações de células ciliadas externas na porção basal em frequência mais alta. As EOA produtos de distorção podem diminuir a amplitude até a ausência de respostas, numa faixa de frequência maior. É um exame objetivo com especificidade de frequência, importante na avaliação da perda auditiva induzida pelo ruído, porém, não tem, ainda, uma padronização de aplicação.

AUDIOMETRIA DE TRONCO ENCEFÁLICO (BERA) OU POTENCIAL EVOCADO AUDITIVO DE TRONCO ENCEFÁLICO (PEATE)

Exame objetivo, passivo de ser realizado sem anestesia ou sedações, permite avaliar a atividade eletrofisiológica do sistema auditivo, desde o receptor periférico até o tronco encefálico, assim como o limiar eletrofisiológico. Doenças cocleares ou retrococleares, que induzem às alterações auditivas, podem ser detectadas com as alterações na condutibilidade do potencial evocado auditivo até o tronco encefálico, seja devido a tumores, como o schwannoma do VIII par craniano ou doenças neurológicas desmielinizantes ou compressivas. Este exame assume importância relevante nas perdas auditivas unilaterais e, muitas vezes, reforça a necessidade de pesquisa complementar com exame de imagem.

Os limiares eletrofisiológicos não medem a audição e sim fenômenos neurofisiológicos altamente correlacionados com a audição, que envolvem interações neuropsicológicas não detectáveis pelos atuais métodos de avaliação eletrofisiológica.

A pesquisa do limiar de frequência específica pode ser estudada pelo estímulo *tone burst* ou *logon*, exame demorado e oneroso, que limita o seu uso rotineiro.

Outro exame, o *Auditory Steady-State Response* ou Respostas Auditivas Estado-Estável, proposto como mais uma alternativa para audiometria objetiva de frequência específica, onde se utilizam como estímulo tons de frequência modulada em amplitude, é limitado às frequências de 0,5, 1, 2 e 4 KHz; todavia pode ser utilizado em diagnóstico objetivo da perda auditiva profissional em medicina ocupacional. É um exame também demorado e ainda pouco utilizado em nosso meio.

DIAGNÓSTICO DIFERENCIAL

O diagnóstico diferencial deve ser feito principalmente com as doenças que apresentam traçado audiométrico sensorioneural com características semelhantes à PAINPSE. A investigação complementar pode incluir exame otoneurológico, exames laboratoriais e de imagem, tomografia computadorizada e ressonância magnética.

Nos casos de simuladores os exames devem ser repetidos, e os resultados confirmados com exames objetivos.

Os fatores individuais detectados e a possibilidade de múltiplas causas não implicam na desconsideração de fatores de riscos ambientais (Quadro 26-3).

Quadro 26-3. Classificação em Relação à Etiologia

Doenças do sistema auditivo
▪ Presbiacusia ▪ Otospongiose/Otosclerose ▪ Otites adesivas ▪ Tumores glômicos ▪ Shwannomas vestibulares ▪ Doença de Ménière (de caráter flutuante) ▪ Fístulas labirínticas ▪ Displasias congênitas de manifestação tardia ▪ Surdez neurossensorial familiar progressiva
Doenças sistêmicas
▪ Distúrbios renais – Sd de Alport ▪ Tireoidopatias ▪ Diabetes melito ▪ Doenças autoimunes ▪ Distúrbios vasculares
Traumáticas
▪ TCE ▪ Trauma acústico ▪ PAIR ▪ Barotrauma ▪ Radiação ▪ Iatrogênicas (pós-operatórias de cirurgias otológicas)
Infecciosas
▪ Meningite, mingoencefalopatias e encefalites ▪ Herpes-zóster com ou sem paralisia facial ▪ Parotidite epidêmica (caxumba) ▪ Lues ▪ Toxoplasmose ▪ Sequela da otite por sarampo ou escarlatina ▪ Gripe ▪ HIV
Ototóxicos
▪ Aminoglicosídeos (no início a PA em frequências altas) ▪ Diuréticos de alça (ácido etacrínico e furosemida) ▪ Salicilatos ▪ Anestésicos locais (PA unilaterais) ▪ Citostáticos (ciclofosfamida, vincristina e cisplatina) ▪ Tuberculostáticos (estreptomicina e rifampicina)
Intoxicações ocupacionais
▪ Chumbo ▪ Mercúrio ▪ Dissulfeto de carbono ▪ Solventes (efeito sinérgico com o ruído)
Lesões no SNC
▪ Distúrbios bulbopontinos ▪ Degerações mesencefálicas ▪ Esclerose múltipla ▪ Lesões corticais e subcorticais de vias auditivas

REPERCUSSÕES DA PAINPSE

A PAINPSE, à medida que evolui, pode afetar a percepção da fala e resultar em dificuldade auditiva e prejudicar as habilidades da comunicação. A fala é composta de mistura de sons complexos que abrange a faixa de 400 a 4.000 Hz, concentrando sua maior energia entre 500 e 2.000 Hz, sendo que 95% da energia da fala encontra-se entre 125 e 1.000 Hz, região onde ocorre melhor percepção das vogais e 60% da inteligibilidade da fala entre 1.000 e 8.000 Hz, região onde ocorre a percepção da maioria das consoantes. Na PAINPSE ocorre, predominantemente, o entalhe audiométrico nas frequências de 3.000, 4.000 e 6.000 Hz e com o agravamento o comprometimento se estende para as frequências mais baixas, consequentemente, alargando esse entalhe. A maioria das queixas de dificuldades de entendimento da fala ocorre em ambientes com ruído de fundo, e os exames ,sendo realizados em cabines acusticamente tratadas, não retratam a real capacidade auditiva. Os exames audiométricos admissionais e sequenciais têm por objetivo registrar e controlar a condição auditiva, prevenir a PAINPSE e atender a legislação trabalhista.

Atualmente a funcionalidade e a incapacidade, associadas aos estados de saúde, são definidas pelos critérios da CIF – Classificação Internacional de Funcionalidade, Incapacidade e Saúde da Organização Mundial da Saúde, resolução WHO (World Health Organization) 54.21 de 22 de maio de 2001; e os estados de saúde (doenças, perturbações, lesões etc.) pela Classificação Internacional de Doenças, décima revisão (CID-10).

A CIF conceitua a Funcionalidade como um termo que engloba todas as funções do corpo, atividades e participação; e a Incapacidade como um termo que inclui deficiências, limitação da atividade ou restrição na participação e relaciona com os fatores ambientais: duas pessoas com a mesma doença podem ter níveis diferentes de funcionamento, e duas pessoas com o mesmo nível de funcionamento não têm necessariamente a mesma condição de saúde.

A CIF estabelece uma linguagem comum através de um esquema de codificação que permite a comparação de dados. Constitui um instrumento informativo com uma visão global do indivíduo e das suas restrições, facilita a melhor tomada de decisões e inclui a prevenção e a promoção da saúde.

EFEITOS PSICOSSOCIAIS

Esses efeitos crescem progressivamente, de acordo com o agravamento da perda auditiva e acarretam no ambiente familiar os conflitos, por falta de entendimento principalmente a fala mais aguda das mulheres e crianças, aumento do volume da TV, tendendo às brigas, isolamentos e baixa de autoestima. A situação se desdobra para a vida social, quando há o afastamento das festas, cultos e outros eventos que reúnem várias pessoas, falando ao mesmo tempo. Repercute no trabalho com baixa de autoestima, afastamento dos colegas e negação da perda auditiva.

Em todas as situações há o envolvimento de terceiros que compartilham das desvantagens da perda auditiva e, consequentemente, da deterioração da qualidade de vida.

TRATAMENTO/REABILITAÇÃO

A PAINPSE por ser uma lesão neurossensorial, de caráter irreversível, não tem tratamento clínico ou cirúrgico, capaz de recuperar a queda dos limiares auditivos. Assim, tem como principal medida a prevenção.

O uso de um aparelho de amplificação sonora individual pode ser um recurso para minimizar as repercussões da PAINPSE, associado às terapias fonoaudiológica e psicológica, dependendo do grau de perda auditiva.

OTOPROTEÇÃO

Vários estudos são encontrados na literatura, ainda em caráter experimental e que servem de orientação e estímulo para um maior investimento em outras pesquisas.

O ruído de impacto é mais agressivo que o contínuo, e há referências sobre a possibilidade de atenuação da perda auditiva com o uso de medicamentos antioxidantes, quando administrados antes da exposição ao ruído de impacto. A administração de antioxidante concomitante com a exposição ao ruído pode impedir o déficit auditivo, mas a eficácia de um tratamento tardio não é conhecida. O estudo de diferentes drogas antioxidantes tem sido relatado, nesse caso os salicilatos e trolox reduziram as perdas auditivas pela diminuição das lesões nos cílios das células da cóclea e formação de espécies reativas de oxigênio e de nitrogênio. Os agentes antioxidantes (cobre- zinco superóxido dismutase (CuZn-SOD) e alopurinol, nl acetilcisteína (L-NAC) e do inibidor da Src, KX1-004, têm sido testados para proteger a cóclea do ruído. Os agentes antioxidantes, vitaminas A, C e E, agem em sinergia com magnésio para prevenir eficazmente o Trauma Acústico, porém nem os agentes antioxidantes, nem o magnésio, reduzem a PAINPSE ou a morte de células sensoriais administrados isoladamente. Outros autores afirmam que níveis elevados de vitamina C pode ser benéfica na redução da suscetibilidade à PAINPSE, e a vitamina E pode atenuar o dano coclear causado pelo ruído, tendo um efeito preventivo sobre o PAINPSE sem associação a outras drogas. A glutationa, um importante antioxidante celular, limita a produção de espécies reativas de oxigênio, diminuindo os danos celulares, o que pode ser uma intervenção profilática eficaz na PAINPSE.

Foi realizado um estudo com pacientes baseado em achados experimentais, mostrando que a exposição ao ruído resulta em hipóxia coclear e pode ser compensada com a oxigenoterapia hiperbárica. A recuperação dos limiares auditivos e a diminuição do zumbido mostraram que a oxigenoterapia hiperbárica pode ser valiosa terapia adjuvante para pacientes com trauma acústico agudo.

PREVENÇÃO

A PAINPSE é uma doença evitável, e medidas protetoras devem ser instituídas antes da instalação e progressão da perda auditiva, uma vez que a perda auditiva pode ser temporária, mas tornar-se permanente com a exposição contínua ao ruído acima dos limites de tolerância, em dose e tempo suficiente e agravada na presença de fatores interativos.

As empresas devem organizar e elaborar programas de prevenção da perda auditiva (PPPA), conhecidos também como programas de conservação auditiva (PCA) ou proteção auditiva (PPA), sempre que for constatada a presença do ruído e de outros agentes nocivos à audição dos trabalhadores no ambiente de trabalho com o objetivo de impedir que as condições do trabalho sejam a causa da perda auditiva e devem atuar:

- Na prevenção, ou seja, no controle da exposição com medidas de proteção coletiva, atenuação do ruído na fonte emissora com o isolamento da mesma ou redução da propagação do som intenso ou individual com o uso dos equipamentos de proteção individual (EPI).
- No monitoramento da audição dos trabalhadores com a realização das audiometrias ocupacionais periódicas, analisar e estabelecer diagnósticos, arquivar todos os dados, proporcionar informações e orientação sobre a importância dos cuidados com a audição.
- No treinamento e fiscalização quanto ao uso adequado dos equipamentos de proteção individual. A eficácia dos dispositivos de proteção auditiva depende da sua correta utilização.

O programa deve ser dinâmico e passível de intervenções. O gerenciamento dos exames de audiometria e redução das perdas auditivas ocupacionais são os marcadores da eficácia do programa (Fig. 26-3).

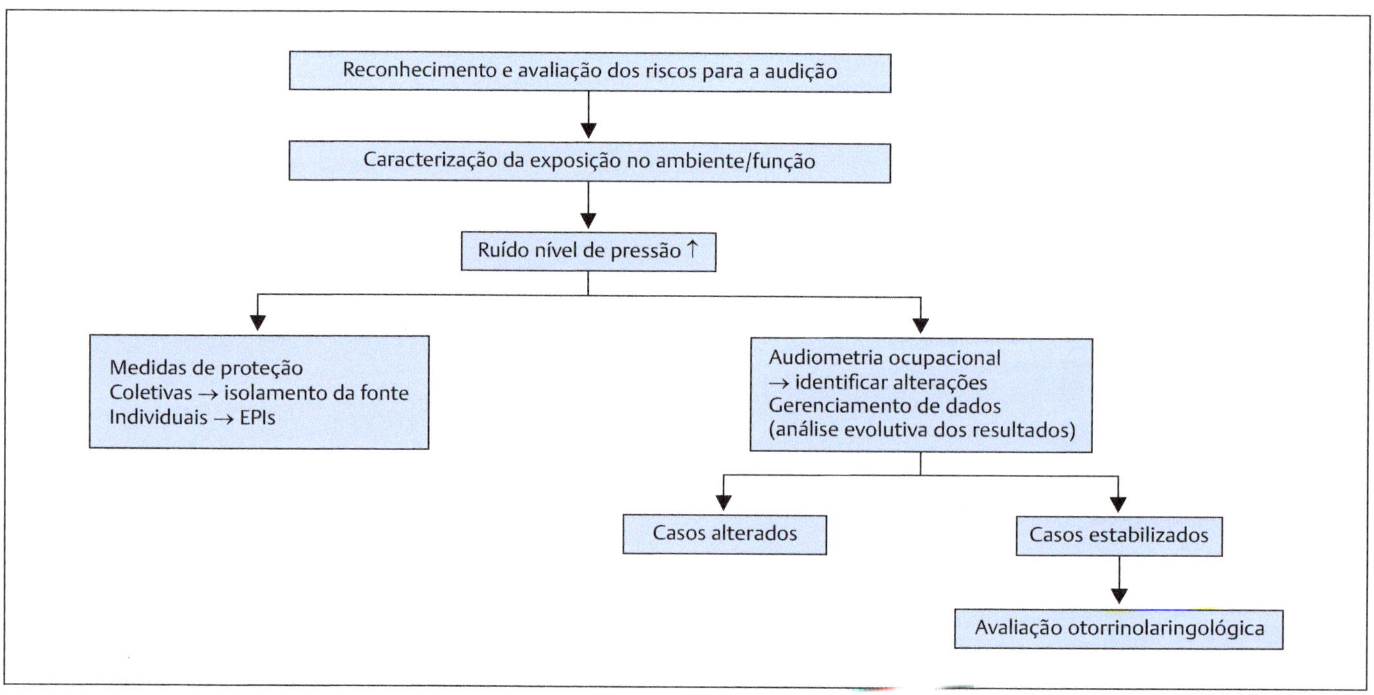

Fig. 26-3. Esquema do Programas de Prevenção da Perda Auditiva (PPPA).

BIBLIOGRAFIA

Basner M, Babisch W, Davis A, Brink M, Clark C, Janssen S, et al. Auditory and non-auditory effects of noise on health. Lancet. 2014 Apr 12;383(9925):1325-32.

Bohne BA, Harding GW. Degeneration in the cochlea after noise damage: primary versus secondary events. Am J Otol. 2000 Jul;21(4):505-9.

Borg E, Canlon B, Engström B. Noise-induced hearing loss. Literature review and experiments in rabbits. Morphological and electrophysiological features, exposure parameters and temporal factors, variability and interactions. Scand Audiol Suppl. 1995;40:1-147.

Brasil. Decreto nº 3.048, de 6 de maio de 1999. Aprova o Regulamento da Previdência Social, e dá outras providências.

Brasil. Ministério da Saúde. Portaria nº 777, de 28 de abril de 2004. Dispõe sobre os procedimentos técnicos para a notificação compulsória de agravos à saúde do trabalhador em rede de serviços sentinela específica, no Sistema Único de Saúde – SUS.

Brasil. Ordem de Serviço DSS nº 608 de 05/08/1998. Aprova Norma Técnica sobre Perda Auditiva Neurossensorial por Exposição Continuada a Níveis Elevados de Pressão Sonora de Origem Ocupacional. Federal – Publicado em 19 ago 1998.

Brasil. Portaria MTB Nº 3214 de 08/06/1978. Aprova as Normas Regulamentadoras – NR – do Capítulo V, Título II, da Consolidação das Leis do Trabalho, relativas à Segurança e Medicina do Trabalho. Publicado no DOU em 8 jun 1978.

Brasil. Portaria MTP nº 567, de 10 de março de 2022. Altera a Norma Regulamentadora No. 7 (NR-7) – Programa de Controle Médico e Saúde Ocupacional – PCMSO. DOU em 01/04/2022.

Brasil. Portaria SSMT nº 12 de 06/06/1983. Altera as Normas Regulamentadoras NR 7, NR 8, NR 9, NR 10, NR 12, NR 13, NR 14, e o Anexo VIII da NR 15. Norma Federal – Publicado no DOU em 14 jun 1983.

Brasil. Portaria SSST Nº 19 de 09/04/1998. Altera a Portaria nº 24, de 19.12.1994 – NR 7 – Programa de Controle Médico de Saúde Ocupacional. Publicado no DOU em 22 abr 1998.

Carroll YI, Eichwald J, Scinicariello F, Hoffman HJ, Deitchman S, Radke MS, et al. Vital Signs: Noise-Induced Hearing Loss Among Adults — United States 2011–2012. MMWR Morb Mortal Wkly Rep 2017;66:139-44.

Chen KH, Su SB, Chen KT. An overview of occupational noise-induced hearing loss among workers: epidemiology, pathogenesis, and preventive measures. Environ Health Prev Med. 2020 Oct 31;25(1):65.

Chen Y, Hansell AL, Clark SN, Cai YS. Environmental noise and health in low-middle-income-countries: A systematic review of epidemiological evidence. Environ Pollut. 2023 Jan 1;316(Pt 2):120605.

CIF: Classificação Internacional de Funcionalidade, Incapacidade e Saúde / [Centro Colaborador da Organização Mundial da Saúde para a Família de Classificações Internacionais em Português, org.; coordenação da tradução Cássia Maria Buchalla]. – 1. ed., 1. reimpre. – São Paulo: Editora da Universidade de São Paulo, 2008.

Conselho Federal de Medicina. Resolução CFM Nº 1.488, de 11 de fevereiro de 1998. Dispõe de normas especificas para médicos que atendam o trabalhador. Diário Oficial União; Poder Executivo, Brasília, DF, n. 44, 6 mar. 1998. Seção 1, p.150.

Daniel E. Noise and hearing loss: a review. J Sch Health. 2007 May;77(5):225-31.

Ding T, Yan A, Liu K. What is noise-induced hearing loss? Br J Hosp Med (Lond). 2019 Sep 2;80(9):525-9.

Fridberger A, Flock A, Ulfendahl M, Flock B. Acoustic overstimulation increases outer hair cell Ca2+ concentrations and causes dynamic contractions of the hearing organ. Proc Natl Acad Sci U S A. 1998 Jun 9;95(12):7127-32.

Gandara MER, Soares JS, Mariz IPS, Korn GP. Doenças otorrinolaringológicas relacionadas ao trabalho e suas repercussões éticas e jurídicas. Rio de Janeiro: Thieme Revinter. 2023.

GBD 2019 Hearing Loss Collaborators. Hearing Loss Prevention and Years Lived with Disability, 1990-2019: Findings From the Global Burden of Disease Study 2019. The Lancet 2021; 397(10278): 996-1009.

Goines L, Hagler L. Noise pollution: a modem plague. South Med J. 2007 Mar;100(3):287-94.

Heeringa AN, van Dijk P. The dissimilar time course of temporary threshold shifts and reduction of inhibition in the inferior colliculus following intense sound exposure. Hear Res. 2014 Jun;312:38-47.

Henderson D, Bielefeld EC, Harris KC, Hu BH. The role of oxidative stress in noise-induced hearing loss. Ear Hear. 2006 Feb;27(1):1-19.

Henderson E, Testa MA, Hartnick C. Prevalence of noise-induced hearing-threshold shifts and hearing loss among US youths. Pediatrics. 2011 Jan;127(1):e39-46.

Hong O, Kerr MJ, Poling GL, Dhar S. Understanding and preventing noise-induced hearing loss. Dis Mon. 2013 Apr;59(4):110-8.

Huang Z, Qiu W, Zhang V, Wang H, Ye B, Wang Q. Editorial: Noise-induced hearing loss: From basic to clinical research. Front Integr Neurosci. 2023;17:1172081.

International Organization for Standardization. ISO 8253-1: 1989: Acoustics – Audiometric test methods -- Part 1: Basic pure tone air and bone conduction threshold audiometry.

Kalisa E, Irankunda E, Rugengamanzi E, Amani M. Noise levels associated with urban land use types in Kigali, Rwanda. Heliyon. 2022 Sep 16;8(9):e10653.

Kim DK, Park Y, Back SA, Kim HL, Park HE, Park KH, et al. Protective effect of unilateral and bilateral ear plugs on noise-induced hearing loss: functional and morphological evaluation in animal model. Noise Health. 2014 May-Jun;16(70):149-56.

King EA. Here, there, and everywhere: How the SDGs must include noise pollution in their development challenges. Environ. Sci. Policy. 2022;64(3):17–32.

Knobel KA, Lima MC. Effectiveness of the Brazilian version of the Dangerous Decibels(®) educational program. Int J Audiol. 2014 Mar;53 Suppl 2:S35-42.

Knobel KA, Lima MC. Knowledge, habits, preferences, and protective behavior in relation to loud sound exposures among Brazilian children. Int J Audiol. 2012 Feb;51 Suppl 1:S12-9.

Kohrman DC, Wan G, Cassinotti L, Corfas G. Hidden Hearing Loss: A Disorder with Multiple Etiologies and Mechanisms. Cold Spring Harb Perspect Med. 2020 Jan 2;10(1):a035493.

Kujawa SG, Liberman MC. Acceleration of age-related hearing loss by early noise exposure: evidence of a misspent youth. J Neurosci. 2006 Feb 15;26(7):2115-23.

Kujawa SG, Liberman MC. Adding insult to injury: cochlear nerve degeneration after "temporary" noise-induced hearing loss. J Neurosci. 2009 Nov 11;29(45):14077-85.

Kurabi A, Keithley EM, Housley GD, Ryan AF, Wong AC. Cellular mechanisms of noise-induced hearing loss. Hear Res. 2017 Jun;349:129-37.

Lavinsky J, Ge M, Crow AL, Pan C, Wang J, Salehi P, et al. The Genetic Architecture of Noise-Induced Hearing Loss: Evidence for a Gene-by-Environment Interaction. G3 (Bethesda). 2016;6(10):3219-28.

Lavinsky J, Nudelmann AA. Perda auditiva induzida pelo ruído. Rotinas em Otorrinolaringologia. Porto Alegre: Artmed. 2015. p. 86 a 90.

Liberman MC, Epstein MJ, Cleveland SS, Wang H, Maison SF. Toward a Differential Diagnosis of Hidden Hearing Loss in Humans. PLoS One. 2016 Sep 12;11(9):e0162726.

Liberman MC, Kujawa SG. Cochlear synaptopathy in acquired sensorineural hearing loss: Manifestations and mechanisms. Hear Res. 2017 Jun;349:138-47.

Manohar S, Dahar K, Adler HJ, Dalian D, Salvi R. Noise-induced hearing loss: Neuropathic pain via Ntrk1 signaling. Mol Cell Neurosci. 2016 Sep;75:101-12.

Ministério do Trabalho. Secretaria de Segurança e Saúde no Trabalho. Portaria N.° 19, de 9 de abril de 1998. D.O.U. de 22/04/98 – Seção 1 – págs. 64 a 66. ANEXO I – Diretrizes e parâmetros mínimos para avaliação e acompanhamento da audição em trabalhadores expostos a níveis de pressão sonora elevados.

Mirza R, Kirchner DB, Dobie RA, Crawford J. ACOEM Task Force on Occupational Hearing Loss. Occupational Noise-Induced Hearing Loss. J Occup Environ Med. 2018 Sep;60(9):e498-e501.

Monteiro ARC. A otorrinolaringologia na aeronáutica do Brasil. Folha méd. abr 1985; 90(4):205-13.

Muca A, Standafer E, Apawu AK, Ahmad F, Ghoddoussi F, Hali M, et al. Tinnitus and temporary hearing loss result in differential noise-induced spatial reorganization of brain activity. Brain Struct Funct. 2018 Jun;223(5):2343-60.

Natarajan N, Batts S, Stankovic KM. Noise-Induced Hearing Loss. J Clin Med. 2023 Mar 17;12(6):2347.

Nordmann AS, Bohne BA, Harding GW. Histopathological differences between temporary and permanent threshold shift. Hear Res. 2000 Jan;139(1-2):13-30.

Norma Regulamentadora No. 7 (NR-7) – Programa de Controle Médico e Saúde Ocupacional – PCMSO. Última modificação: Portaria SEPRT 6.734, de 09/03/2020. Início de vigência: 03 de janeiro de 2022 – Portaria SEPRT 8.873, de 23/07/2021.

Nudelmann AA, Costa EA, Seligman J. Ibanez RN. PAIR – Perda Auditiva Induzida pelo Ruida, Editora Bagaggem, Porto Alegre. 1997:291-2.

Oishi N, Schacht J. Emerging treatments for noise-induced hearing loss. Expert Opin Emerg Drugs. 2011 Jun;16(2):235-45.

Orrenius S, Zhivotovsky B, Nicotera P. Regulation of cell death: the calcium-apoptosis link. Nat Rev Mol Cell Biol. 2003 Jul;4(7):552-65.

Perda auditiva induzida por ruído (Pair) / Ministério da Saúde, Secretaria de Atenção à Saúde, Departamento de Ações Programáticas Estratégicas. – Brasília: Editora do Ministério da Saúde, 2006. 40 p. : il. – (Série A. Normas e Manuais Técnicos) (Saúde do Trabalhador ; 5. Protocolos de Complexidade Diferenciada).

Plack CJ, Barker D, Prendergast G. Perceptual Consequences of "Hidden" Hearing Loss. Trends in Hearing. 2014. p. 18.

Portaria 6.735 de 10 de março de 2020 Ministério da Economia/ Secretaria Especial de Previdência e Trabalho, Diário Oficial da União: 12/03/2020 NR-09- Avaliação e controle das exposições ocupacionais a agentes físicos, químicos e biológicos 9.3.6.1.

Portaria n° 6.734, de 9 de março de 2020 do Ministério da Economia/Secretaria Especial de Previdência e Trabalho, Diário Oficial da União: 13/03/2020, ed.: 2020;50(1):15.

Rabinowitz PM. Noise-induced hearing loss. Am Fam Physician. 2000 May 1;61(9):2749-56, 2759-60.

Ramazzini B. As doenças dos trabalhadores. 4. ed. São Paulo: Fundacentro. 2016.

Schaette R, McAlpine D. Tinnitus with a normal audiogram: physiological evidence for hidden hearing loss and computational model. J Neurosci. 2011 Sep 21;31(38):13452-7.

Shi L, Chang Y, Li X, Aiken S, Liu L, Wang J. Cochlear Synaptopathy and Noise-Induced Hidden Hearing Loss. Neural Plast. 2016;2016:6143164.

Spoendlin H. Histopathology of noise deafness. J Otolaryngol. 1985 Oct;14(5):282-6.

Tikka C, Verbeek JH, Kateman E, Morata TC, Dreschler WA, Ferrite S. Interventions to prevent occupational noise-induced hearing loss. Cochrane Database Syst Rev. 2017 Jul 7;7(7):CD006396.

US Centers for Disease Control and Prevention. Noise-induced Hearing Loss. NIH Pub. No. 99-4233. March 2014. Reprinted June 2019. Available online: https://www.nidcd.nih.gov/health/noise-induced-hearing-loss (accessed on 28 November 2022).

Valderrama JT, Beach EF, Yeend I, Sharma M, Van Dun B, Dillon H. Effects of lifetime noise exposure on the middle-age human auditory brainstem response, tinnitus and speech-in-noise intelligibility. Hear Res. 2018 Aug;365:36-48.

Verbeek JH, Kateman E, Morata TC, et al. Interventions to prevent occupational noise-induced hearing loss. Cochrane Database Syst Rev. 2012;10:CD006396.

Ward WD, Santi PA, Duvall AJ 3rd, Turner CW. Total energy and critical intensity concepts in noise damage. Ann Otol Rhinol Laryngol. 1981;90(6-1):584-590.

Yamane H, Nakai Y, Takayama M, Iguchi H, Nakagawa T, Kojima A. Appearance of free radicals in the guinea pig inner ear after noise-induced acoustic trauma. Eur Arch Otorhinolaryngol. 1995;252(8):504-8.

Yamashita D, Jiang HY, Schacht J, Miller JM. Delayed production of free radicals following noise exposure. Brain Res. 2004 Sep 3;1019(1-2):201-9.

CAPÍTULO 27

SURDEZ SÚBITA

Paula Tardim Lopes

INTRODUÇÃO

A **surdez súbita** (**SS**) pode ser definida, de acordo com National Institute for Deafness and Communication Disorders (NIDCD), como toda **perda auditiva neurossensorial**, igual ou superior a 30 dB, acometendo pelo menos três frequências consecutivas de instalação súbita ocorrendo em até 3 dias.

Sua distribuição é proporcional entre sexos e apresenta maior incidência entre a 3ª e a 6ª décadas de vida, diminuindo nos extremos de idade. Na maioria das vezes acomete ouvido único, apresentando bilateralidade em cerca de 5% dos casos.

EPIDEMIOLOGIA (GENÉTICA)

Sua incidência é de 5 a 20 casos por 100.000 pessoas por ano nos EUA, 8 por 100.000 pessoas por ano na Tailândia, 27,5 por 100.000 pessoas por ano no Japão, país em que foi observado aumento de cerca de 7 vezes nos últimos 30 anos. Aparentemente o curso natural da doença leva à recuperação espontânea com taxas que variam de 45 a 65%. Quando considerados os pacientes submetidos à terapia medicamentosa, as taxas de recuperação situam-se entre 50 e 78%. Cerca de metade dos pacientes submetidos a tratamento recupera a audição nos primeiros dias e a outra metade em até 3 meses; um pequeno percentual apresenta recuperação tardiamente.

ETIOLOGIA E PATOGÊNESE

Apesar de sua apresentação súbita, muitas vezes associada a sintomas como tontura e zumbido, sua fisiopatologia ainda está por ser definida. A bateria de testes para investigação diagnóstica muitas vezes falha em identificar sua etiologia em até 88% dos casos. A lista de agentes potencialmente causadores ou associados à SS é longa e muitos deles são fatores etiológicos, como o schwannoma do vestibular, enquanto outros são apenas fatores associados cuja relação causal não pode ser estabelecida.

As possíveis etiologias de uma perda súbita de audição incluem vários diagnósticos:

1. Infecciosas (meningite, caxumba, sarampo, rubéola, sífilis, herpes-vírus, HIV, mononuclose, toxoplasmose, citomegalovírus, Lyme, COVID).
2. Tóxicas (medicações conhecidamente ototóxicas, venenos).
3. Imunológicas (doença imunomediada primária da orelha interna, ou secundária a outras doenças incluindo lúpus eritematoso sistêmico, síndrome antifosfolipídio, granulomatose de Wegener, Síndrome de Cogan).
4. Neoplásicas (neuroma do acústico, meningioma, linfoma, leucemia, mieloma, carcinomatose meníngea).
5. Neurológicas (esclerose múltipla, neurossarcoidose).
6. Vasculares (AVC, anemia, *by-pass* cardiopulmonar, insuficiência vertebrobasilar, arritmias).
7. Traumática (fratura de osso temporal, trauma acústico, barotrauma, fístula perilinfática, cirurgia otológica).

No Hospital das Clínicas da Faculdade de Medicina da USP-SP pesquisamos as causas de surdez súbita dos pacientes e identificamos em 47,5% dos casos um fator etiológico provável ou associado pôde ser identificado, conforme podemos observar na Figura 27-1.

Dados de nossa instituição atestam que os pacientes portadores de queixas otoneurológicas apresentam prevalência de disfunções metabólicas em percentuais significantemente maiores do que os observados na população geral. Contudo, a literatura é pobre no que se refere ao estudo da associação entre fatores de risco metabólicos e SS. Em estudo caso-controle, a análise multivariada evidenciou que o colesterol sérico elevado constituiu fator de risco 4,8 vezes mais frequente na população com SS do que em controles normais. Alguns autores sugerem, ainda, que a terapia com agentes anti-lipêmicos tende a melhorar a audição de pacientes com SS e hiperlipidemia associada. Em uma análise multivariada com regressão linear de pacientes com SS acompanhados durante 20 anos, o TSH sérico abaixo do valor de referência foi encontrado em 15,4% dos casos, constituindo-se fator negativo quando considerado o prognóstico de recuperação auditiva. Em estudo coorte transversal realizado a partir de levantamento clínico do ambulatório de SS da FMUSP, foram observados 18,5% de hiperglicemia, frequência significantemente maior que o valor de referência histórico da prevalência para a população geral que é de 7,6%. Quando consideradas as dosagens séricas dos hormônios tireoidianos, 21,6% dos casos apresentaram frequência também estatisticamente significante quando comparada ao valor de referência histórico da prevalência para a população geral, que é de 10%.

A seguir será descrito as teorias cogitadas nos casos idiopáticos.

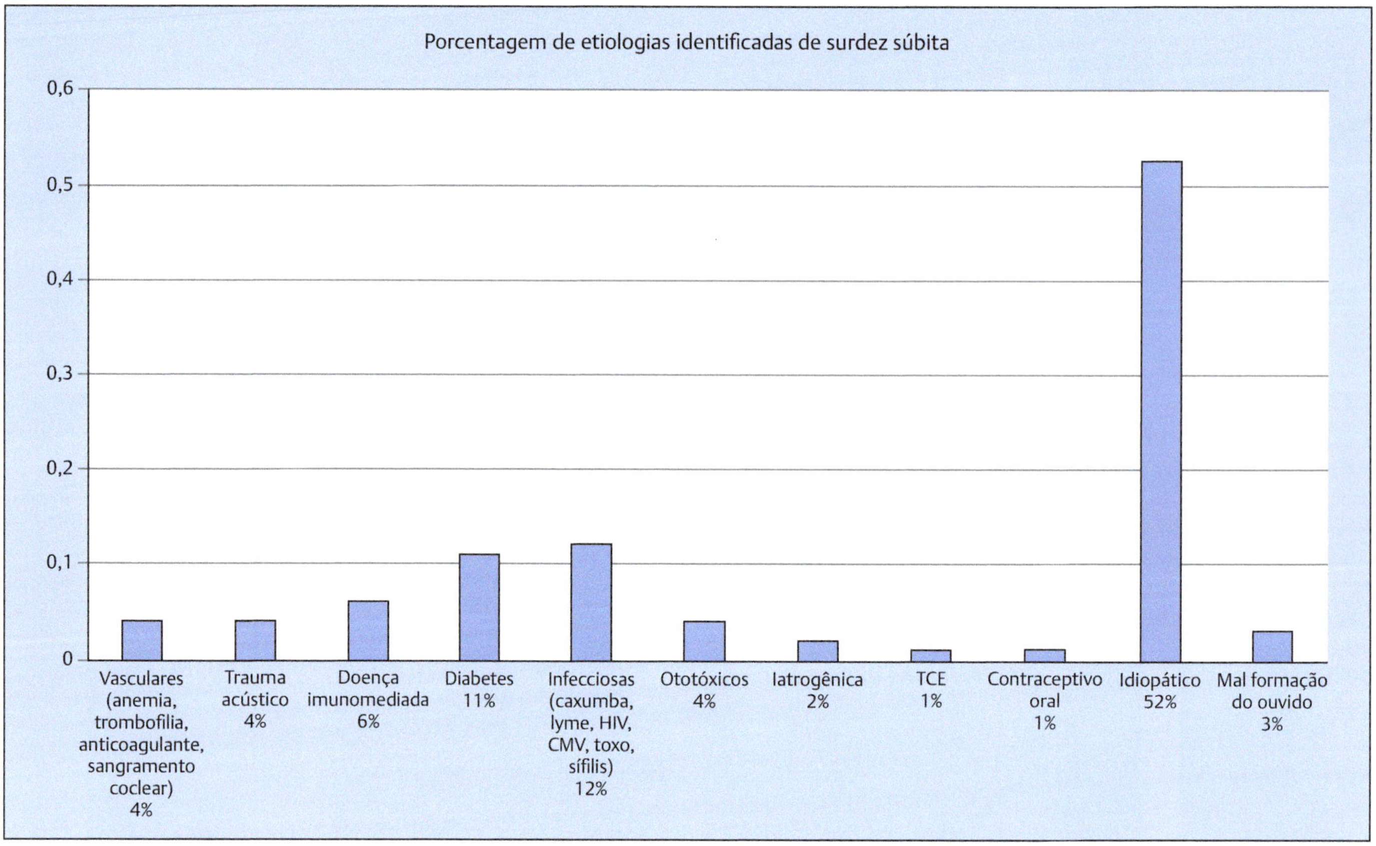

Fig. 27-1. Principais fatores etiológicos observados em casuística de 139 pacientes atendidos, em levantamento de 10 anos, do Ambulatório de Surdez Súbita da FMUSP.

Hipótese Viral

Existem alguns mecanismos propostos para explicar como uma infecção viral pode levar à SS. Um dos mecanismos propõe a invasão viral dos fluidos labirínticos por tecidos frouxos da cóclea (**cocleíte**), ou invasão do nervo coclear (**neurite**). O vírus, presumidamente, atinge a orelha interna **por rota hematogênica**, embora seja possível a disseminação por outras vias, como por líquido cerebrospinal (líquor) ou orelha média.

O segundo mecanismo propõe a reativação de vírus latente nos tecidos da orelha interna. Essa teoria sugere que os **vírus neurotrópicos** infectam neurônios da cóclea e permanecem silentes por período indefinido de tempo; após esse período, são reativados e causam neurite ou cocleíte viral e SS.

Um terceiro mecanismo envolve uma infecção viral sistêmica ou à distância que desencadearia produção de anticorpos. Por sua vez, esses anticorpos apresentariam reação cruzada contra antígenos da orelha interna, **hipótese da resposta imunomediada**; ou, ainda, promoveriam a circulação de um fator que pudesse ativar de forma patológica as vias de estresse celular na cóclea, **hipótese da resposta ao estresse**. Contudo, essa terceira hipótese já não se enquadraria mais em um mecanismo viral, e sim imunológico ou de estresse celular.

As evidências que suportam a teoria viral são baseadas em algumas observações: 1. o início da surdez muitas vezes ocorre em associação a, ou imediatamente após quadro de infecção de vias aéreas (IVAS); 2. estudos sorológicos em pacientes afetados mostraram-se positivos para infecção viral sistêmica; 3. achados histopatológicos de ossos temporais humanos de orelhas afetadas são similares aos observados em pacientes com surdez decorrente de sarampo ou rubéola (labirintite viral pós-natal). Contudo, essas evidências descritas são circunstanciais, uma vez que não existe ensaio clínico demonstrando evidência direta de invasão viral ou infecção viral na orelha acometida, como o isolamento do vírus no labirinto; a presença de achados citopatológicos geralmente virais ou de partículas virais à microscopia eletrônica; ou, ainda, a identificação de antígenos virais específicos.

Algumas evidências se opõem à hipótese de uma cocleíte viral como mecanismo causal para SS, entre elas:

1. Não há elevação nos títulos de anticorpos entre inúmeros vírus testados.
2. A administração de drogas antivirais, aciclovir ou vanciclovir, em ensaios clínicos prospectivos, não mostrou benefício terapêutico adicional.
3. Quando comparados ossos temporais de pacientes com SS e orelhas acometidas por labirintite viral pós-natal foram observadas diferenças significantes na contagem neuronal coclear.
4. A inoculação direta experimental de vírus patogênicos na orelha interna não conseguiu reproduzir achados clínicos e histopatológicos observados na SS.

5. Perdas auditivas são frequentes após meningite bacteriana, ocorrendo em 21% dos casos, e são raras ou não relatadas após meningites virais.

Hipótese Vascular

A **oclusão vascular ou isquemia** foi proposta como mecanismo para a SS à semelhança da natureza súbita da doença, que lembra um evento tromboembólico cerebral. As evidências que falam contra a teoria vascular como mecanismo causador da SS incluem: 1. os eventos tromboembólicos seriam mais esperados em idosos, pacientes com doença vascular periférica, história pregressa de AVC ou IAM, características não encontradas habitualmente em pacientes de SS, que costumam ser indivíduos jovens e saudáveis; 2. muitos casos de SS apresentam recuperação auditiva em poucos dias ou semanas, fato que contradiz a hipótese vascular, pois, nesse caso, seria esperado que a surdez fosse irreversível por consequência do bloqueio ao fluxo sanguíneo; 3. a artéria labiríntica, responsável pela irrigação sanguínea da cóclea e do vestíbulo, é um ramo terminal e, assim, é difícil explicar casos de SS profunda sem vertigem ou acometimento vestibular. Apesar de todas as considerações contrárias à hipótese vascular, em nossa experiência pessoal documentada anteriormente, observamos vertigem em mais de 50% dos pacientes e também a presença de hemorragia cocleovestibular.

Algumas evidências apoiam a hipótese de eventos isquêmicos ou hemorrágicos como causadores da SS e incluem:

1. Infarto da artéria cerebelar anteroinferior documentado em pacientes após SS.
2. Detecção de fatores de risco vasculares, protrombóticos e genéticos em pacientes com SS.
3. Achados patognomônicos de lesão vascular como deposição de tecido conectivo e neoformação óssea na cóclea de ossos temporais de pacientes com SS.
4. Plasmaférese e tratamentos capazes de reduzir a viscosidade sanguínea parecem ser benéficos no tratamento da SS.

Hipótese Imunológica

A teoria imunológica é baseada na **reação cruzada** entre anticorpos circulantes e antígenos da orelha interna ou, ainda, na ativação de células T com lesão da orelha interna. O gatilho para produção destes anticorpos poderia ser um vírus, outros agentes ou, ainda, uma resposta desencadeada por doença imunomediada primária da orelha interna. Inúmeros antígenos da orelha interna foram alocados como possíveis candidatos a esta reação cruzada com anticorpos circulantes: hsp70, β-actina, coclina, β-tectorina, colina (*choline transporter-like protein 2*, CTL2).

Inúmeros estudos demonstraram a presença de anticorpos circulantes contra antígenos orelha interna bovina, em pacientes com SS. O antígeno alvo isolado era uma proteína de peso molecular **68kD** (a ***heat shock protein - 70***), que, originalmente, acreditou-se ser específica da orelha interna e possível fator etiopatogênico para doenças autoimunes. Posteriormente foi demonstrado que a *heat shock protein* (hsp) expressava-se em praticamente todas as células do corpo. Estudando-se a presença de anticorpos contra a hsp70 (anti-hsp70) observou-se que 19% dos casos de SS apresentavam positividade, índice semelhante ao observado em indivíduos-controle normais. Foram observados anticorpos contra a **CTL2** em 45% dos pacientes com SS. Na tentativa de reproduzir a SS, a surdez foi induzida em cobaias por administração deste anticorpo via intracoclear. No entanto, ao contrário do observado em pacientes, a perda auditiva não foi súbita, mas instalou-se em dias.

A dificuldade em se isolar anticorpos que realmente possam ser considerados responsáveis em um evento como a SS reside em fatores que incluem:

1. Falta de ensaios clínicos em larga escala comparando indivíduos normo-ouvintes e pacientes com SS para investigar se são ou não imunologicamente diferentes da população geral.
2. Necessidade de demonstrar a elevação dos títulos de anticorpos em sincronia com o *status* auditivo do paciente.
3. Demonstração de anticorpos na cóclea de pacientes com SS.

Hipótese da Resposta ao Estresse

A teoria da resposta ao estresse propõe uma **ativação anormal das vias de estresse celular** na cóclea, que envolveriam fatores de transcrição como o **fator nuclear-κ B** (NFκ B). O **NFκ B** está presente em grande parte dos tecidos cocleares: células de suporte do órgão de Corti, *limbus* espiral, ligamento espiral. A ativação patológica do NFκ B poderia desencadear a produção de citocinas inflamatórias e de outras proteínas relacionadas com o estresse celular, espécies reativas de oxigênio, capazes de romper a homeostase celular ou tecidual e desencadear eventos que culminam com a SS.

Uma das hipóteses propõe que diferentes eventos possam desencadear a resposta anormal ao estresse na orelha interna, com produção de ligantes circulantes. Entre os eventos propostos estão doença sistêmica viral, doença inflamatória sistêmica, estresse físico, mental ou metabólico. Esta hipótese se adequa às diversas características clínicas e histopatológicas observadas na SS pelo que se segue:

1. A ativação transiente do sistema de estresse celular poderia resultar tanto em recuperação espontânea da audição, quanto em dano irreversível quando consideradas lesões mais severas.
2. Está bem estabelecido que os corticoides sejam inibidores efetivos do NFκ B, fato consistente com a resposta clínica que pacientes com SS apresentam a esta droga.
3. É compatível com a ausência de efeito benéfico dos medicamentos antivirais na SS, pois a invasão viral ou sua reativação na cóclea não ativariam o NFκ B.
4. Explica os achados histopatológicos encontrados em ossos temporais humanos de pacientes com SS, tanto em uma fase aguda quanto em estágio tardio quando se observa atrofia do órgão de Corti.

QUADRO CLÍNICO E EXAME FÍSICO

O principal objetivo na avaliação dos pacientes com surdez súbita é procurar determinar a etiologia do evento, na tentativa de fornecer o tratamento mais adequado ao caso. Uma vez levantada a suspeita de SS, os pacientes devem ser submetidos à anamnese e exame otorrinolaringológico completo. O primeiro passo é, portanto, a coleta de uma história clínica detalhada cujos elementos incluem: tempo de início da surdez, orelha afetada, progressão ou flutuação da audição, fatores desencadeantes, sintomas associados (zumbido, vertigem, plenitude auricular, distorção sonora, otorreia, otalgia, paralisia facial).

A forma clínica mais comum de SS é a perda auditiva súbita unilateral acompanhada de zumbido. Alguns pacientes conseguem identificar o exato momento em que ocorreu a perda, embora a surdez possa progredir em até 3 dias. O acometimento bilateral é bastante raro. Em estudo coorte transversal de 139 pacientes atendidos entre os anos de 1996 e 2006, no ambulatório de Surdez Súbita da Divisão de Clínica Otorrinolaringológica do Hospital das Clínicas da Faculdade de Medicina da Universidade de São Paulo, foram observadas as seguintes características clínicas:

1. A **idade média dos pacientes foi de 45,4** ± 15,8 anos (mínimo = 13 anos e máximo = 82 anos).
2. A distribuição de sexo revelou-se equivalente com 66 homens e 73 mulheres.
3. A surdez ocorreu na orelha esquerda em 56,5% dos casos, na orelha direita, em 43,4%, e **bilateral em 7,2% dos pacientes**.
4. **O zumbido esteve associado em 94,9% dos casos, e vertigem em 53,9%**; o que concorda com a literatura que cita que sintomas vestibulares estão presentes em 23-56% dos pacientes e zumbido em 95% deles.

É importante incluir ainda a pesquisa dos antecedentes pessoais, entre eles:

1. A história de IVAS recente pode estar presente em 25% dos casos e, em nossa casuística, a presença de **IVAS associadas alguns dias antes da perda auditiva foi referida por 18% dos pacientes**.
2. O uso de drogas ototóxicas (aminoglicosídeos, diuréticos, anti-inflamatórios não hormonais, quimioterápicos, anticoncepcional oral).
3. A presença de doenças associadas (hipertensão arterial sistêmica (HAS), diabetes, doenças imunomediadas, doenças vasculares, acidente vascular cerebral, cardiopatias, coagulopatias, abortos, trombose, meningite).
4. Se o paciente é originário de zona endêmica, perguntar se houve contato com carrapato e eritema de pele. A doença de Lyme está associada ao desenvolvimento de SS, mas também a outras neuropatias cranianas, incluindo paralisia facial.
5. Existência de vacinação, cirurgias ou anestesia recentes.
6. É pertinente questionar, ainda, se existe história familiar de surdez.

O exame otorrinolaringológico deve incluir otoscopia, exame clínico vestibular, avaliação dos pares cranianos. Na otoscopia deve-se atentar para a presença de rolha de cerume ou alterações da orelha externa que possam ser a causa da surdez.

A perda súbita de audição causada pela impactação da rolha de cerume é comum nos pacientes que têm o hábito de usar hastes de algodão nos ouvidos. Ainda na otoscopia é importante avaliar a integridade da membrana timpânica e presença de alterações da orelha média, efusões, infecções. Na grande maioria dos casos, os pacientes com surdez súbita apresentam otoscopia normal. A **disfunção tubária é um importante diagnóstico diferencial**, uma vez que pode se apresentar como perda súbita de audição com otoscopia normal. A presença de dor aural pode ocorrer quando a etiologia é infecciosa e, quando associada a vesículas dolorosas em pavilhão auditivo, sugerem a síndrome de Ramsay-Hunt. Na rinoscopia é importante observar o septo nasal, buscando lesões sugestivas de granulomatose ou processo autoimune.

Entre os exames complementares, um simples teste de diapasão pode caracterizar a perda como sendo de caráter condutivo ou neurossensorial no lado afetado. O teste de Weber e Rinne pode ser realizado com diapasões de 512 Hz e ajudam na suspeita diagnóstica.

1. *O teste de Weber:* o diapasão é colocado na linha média da fronte. A lateralização do som para a orelha contralateral à surdez sugere perda neurossenssorial.
2. *O teste de Rinne:* o diapasão é posicionado primeiramente próximo ao conduto auditivo externo e, posteriormente, na margem posterossuperior da mastoide. Nas perdas neurossensoriais ou em normo-ouvintes, o som é percebido com mais intensidade no meato externo e, nas perdas condutivas, a percepção sonora na mastoide é mais intensa.

Ainda na avaliação, é importante a pesquisa de disfunções vestibulares ou centrais, de nistagmo espontâneo, semiespontâneo ou posicional, pesquisa dos demais pares cranianos e expressão facial voluntária e mímica.

PROGNÓSTICO

O **prognóstico de recuperação da audição após a surdez súbita** depende da severidade da perda auditiva, da presença de vertigem, do tempo decorrido entre o início dos sintomas e o primeiro tratamento, da audição na orelha contralateral e do tipo de perda auditiva.

Em relação à severidade da perda auditiva, nas perdas leves a **recuperação do PTA** ocorre em 95% dos casos; já para perdas severas, superiores a 80 dB, apenas 22% dos casos apresentam recuperação significante. Quando avaliamos a presença de sintomas associados, o prognóstico é pior na presença de sintomas vestibulares. Há, ainda, relação entre o início dos sintomas e o primeiro tratamento; 60% dos pacientes tratados durante a primeira semana apresentam recuperação significante da audição, contra 40% dos pacientes tratados após a primeira semana. Quanto ao perfil de audição na orelha contralateral à SS, 73% dos pacientes com audição normal na orelha não acometida apresentam melhora significante, contra 30% dos pacientes com perda auditiva prévia. As perdas ascendentes ou descendentes apresentam alto percentual de recuperação (96-82%), quando comparadas às perdas planas (45%) ou totais (19%).

EXAMES COMPLEMENTARES

O primeiro exame complementar a ser solicitado para confirmação diagnóstica é **audiometria completa**, incluindo a pesquisa tonal (audiometria tonal pura, ***pure tone average* - PTA**), vocal (índice de reconhecimento de fala - IRF) e imitanciometria. Se for comprovada a perda auditiva neurossensorial, de pelo menos 30 dB, em três frequências consecutivas, está confirmado o diagnóstico de SS, desde que a perda tenha ocorrido de forma abrupta em até 3 dias. A avaliação do grau de melhora da audição após um evento de SS também é controversa na literatura. A definição específica do que constitui melhora ou recuperação da audição varia entre autores, desde melhora total até recuperação mínima. Em nosso ambulatório consideramos como **recuperação audiométrica**, por definição, um dos cinco critérios que se seguem:

1. Melhora de pelo menos 10 dB em três frequências.
2. Melhora de 15 dB em pelo menos duas frequências.
3. Melhora de 20 dB em pelo menos uma frequência.
4. Melhora maior ou igual a 10 dB no SRT.
5. Melhora de 15% ou mais no IRF.

A **avaliação laboratorial** inclui exames que auxiliam no diagnóstico dos possíveis fatores etiológicos ou associados à SS, entre eles:

1. *Gerais:* hemograma completo, glicemia de jejum, colesterol total e frações, triglicérides e função tireoideana (T4 livre e TSH).
2. *Provas de atividade inflamatória:* VHS, imunocomplexos circulantes (ICC), proteína C reativa (PCR), complemento total e frações (C3 e C4).
3. *Pesquisa de autoanticorpos:* fator reumatoide (FR), fator antinúcleo (FAN), anticardiolipina, anticoagulante lúpico, antitireoglobulina, antiperoxidase.
4. *Sorologias:* herpes-vírus, HIV, rubéola, mononucleose, toxoplasma, citomegalov[rus, caxumba, doença de Lyme, VDRL e FTA-ABS (sífilis).

Em todos os casos está indicada a realização de **exame de imagem**, preferencialmente **ressonância magnética** (**RM**) de crânio e conduto auditivo interno, com sequências em T1 e T2, antes e após administração venosa de meio de contraste paramagnético (gadolínio). O contraste permite detectar concentrações proteicas e sanguíneas e permite a investigação de lesões da orelha interna, VIII nervo craniano, ângulo pontocerebelar, entre outras. A ressonância magnética não é útil apenas para exclusão de doenças retrococleares, mas também para revelar alterações periféricas ou centrais, como áreas de desmielinização, metástases temporais e anormalidades em vasos sanguíneos. Em nosso serviço, observamos alterações na RM em 25% dos casos de SS, como realce e áreas de captação anômala no VIII nervo craniano (neurite), sinais de vasculite, hemorragia coclear; alterações geralmente associadas a pior prognóstico de recuperação auditiva. Em pacientes portadores de marca-passos, implantes metálicos, *clips* de aneurisma e próteses metálicas, a RM está contraindicada. Nesses casos há risco de que estes dispositivos se desloquem em decorrência do campo magnético gerado durante o exame. Quando o paciente apresenta claustrofobia ou as contraindicações anteriormente citadas, está indicada a **tomografia computadorizada** do crânio e ossos temporais em cortes finos e com contraste.

TRATAMENTO

O tratamento da SS é um dos tópicos mais controversos e inclui inúmeras medicações e diferentes regimes terapêuticos. Até o presente momento, nenhum **esquema terapêutico** é universalmente aceito. Em revisões de literatura nenhum agente terapêutico provou ser melhor ou pior na recuperação auditiva dos pacientes do que a própria evolução natural da doença. O uso de mais de um agente terapêutico no tratamento é extremamente comum e a escolha varia de acordo com a experiência clínica de cada autor. Nos EUA, o tratamento com corticoide oral é a droga de escolha, enquanto na Europa central a hemodiluição hipervolêmica é um dos regimes terapêuticos mais comuns. Outras drogas comumente utilizadas são os esteroides transtimpânicos e agentes antivirais. Outras opções menos comuns incluem inalação de carbogênio, expansores plasmáticos, oxigênio hiperbárico, diuréticos, agentes hemorreológicos, vasodilatadores e vitaminas.

Quando a **causa é identificada**, deve ser tratada de forma específica: nos casos de ototoxicidade, a suspensão da droga ototóxica; nas doenças tromboembólicas, o tratamento com anticoagulantes; na crise falcêmica, a terapia com oxigênio; nas infecções bacterianas (meningite, sífilis, Lyme), a antibioticoterapia. Nos casos que apresentam sorologia positiva para **doença de Lyme**, utilizamos amoxicilina em dose plena por 30 dias ou doxazosina. A sorologia deve ser repetida ao final do tratamento para observar sua negativação. As alterações metabólicas e autoimunes também devem ser tratadas de forma específica. Os pacientes com schwannoma vestibular podem ser ou não submetidos à cirurgia na dependência do tamanho do tumor, da idade e de suas condições clínicas.

Para os casos de **etiologia desconhecida**, as drogas mais estudadas e que apresentam resultados mais promissores são os corticoides. A cortisona está relacionada com a redução do tempo de recuperação auditiva, especialmente quando introduzida precocemente. A grande controvérsia do tratamento provavelmente está associada às altas taxas de recuperação espontânea, à baixa incidência da doença, e aos diferentes parâmetros utilizados para padronizar a recuperação auditiva.

A injeção transtimpânica de esteroide foi inicialmente proposta no tratamento da doença de Ménière. Tomando-se como base a boa aceitação do corticoide sistêmico no tratamento da SS, o uso do **corticoide transtimpânico** foi proposto pela primeira vez por Silverstein, em 1996. Estudos experimentais demonstraram que a via transtimpânica dispõe de elevadas concentrações de corticoide no labirinto. As principais vantagens do método são: 1. a facilidade de administração, simples e rápida; 2. é uma opção terapêutica nos casos em que o corticoide sistêmico está contraindicado (diabetes melito, hipertensão arterial sistêmica, insuficiência renal, glaucoma, imunossupressão, dentre outros) ou apresenta reações adversas (úlcera gástrica, supressão do sistema suprarrenal, catarata e hiperglicemia, dentre outros); 3. é uma terapia de resgate em casos de falha do corticoide sistêmico. A via transtimpânica permite que o fármaco seja aplicado diretamente no nicho da janela redonda. A grande vantagem é prevenir os efeitos colaterais indesejáveis da via sistêmica e permitir altas concentrações do agente terapêutico *in loco*, aumentando sua eficácia. É, ainda, um método terapêutico atrativo pelo baixo custo, poucos efeitos colaterais, boa tolerância, fácil execução, além de possibilitar o tratamento apenas da orelha afetada. Os efeitos colaterais relatados são, na maioria das vezes, leves, reversíveis e transitórios.

Quadro 27-1. Tratamento de Surdez Súbita Utilizado no Pronto-Socorro de Otorrinolaringologia do Hospital das Clínicas da Faculdade de Medicina da Universidade de São Paulo

Tempo de instalação	Droga	Dose	Administração	Posologia	Período
Até 5 dias	Dexametasona	8 mg/4 mg/2 mg	Via oral	1 vez ao dia por 5 dias em dose regressiva	15 dias
	Aciclovir	200 mg	Via oral	5 vezes ao dia	10 dias
	Pentoxifilina	400 mg	Via oral	8/8 horas	30 dias
	Vitamina A	50.000 UI	Via oral	1 vez ao dia	30 dias
Entre 6 e 30 dias	Dexametasona	8 mg/4 mg/2 mg	Via oral	1 vez ao dia por 5 dias em dose regressiva	15 dias
	Pentoxifilina	400 mg	Via oral	8/8 horas	30 dias
	Vitamina A	50.000 UI	Via oral	1 vez ao dia	30 dias
Mais de 30 dias	Pentoxifilina	400 mg	Via oral	8/8 horas	30 dias
	Vitamina A	50.000 UI	Via oral	1 vez ao dia	30 dias

O uso de **Dextran endovenoso** nos pacientes com SS também é recomendado por alguns autores. Em nossa experiência, o Dextran não se mostrou efetivo no tratamento da SS e por isso seu uso foi abandonado em nosso serviço. A terapia com **oxigênio hiperbárico** tem como objetivo aumentar a pressão parcial de oxigênio na orelha interna e melhorar sua microcirculação. Embora existam estudos que observem o aumento dos níveis de fibrinogênio nos pacientes com SS, a **desfibrinogenização** não parece ser um tratamento efetivo.

O tratamento atualmente utilizado no Hospital das Clínicas da Faculdade de Medicina da Universidade de São Paulo consiste no uso de **dexametasona, aciclovir, pentoxifilina e vitamina A**. A vitamina A é utilizada com base em estudos de experimentação que relatam degeneração auditiva em animais privados desse elemento em sua dieta. Nossa conduta é instituída conforme o Quadro 27-1.

O controle do tratamento medicamentoso é feito com a audiometria tonal, que é realizada semanalmente. Quando é alcançado o limiar terapêutico é iniciada a redução progressiva da dose plena do corticoide. No caso de piora dos limiares, a medicação pode ser reintroduzida.

O uso da dexametasona pode ser mantido até o trigésimo dia, na dependência de melhora dos limiares auditivos. A vitamina A é utilizada por até 60 dias e deve ser suspensa assim que haja estabilização dos limiares auditivos. A pentoxifilina pode ser utilizada por períodos mais longos, de até 6 meses. Todos os pacientes são acompanhados por vários meses após o episódio de SS, pois os limiares auditivos podem sofrer mudanças e sua estabilização pode levar até 6 meses.

Atualmente estabelecemos novo protocolo de estudo com injeção intratimpânica de diprospam aos pacientes que já abrem quadro de surdez súbita severa a profunda, concomitante à terapia oral e investigação diagnóstica, ou como terapia de resgate até 3 meses do evento instaurado, mesmo já tendo realizado tratamento oral sem resposta.

Nosso protocolo propõe a princípio três aplicações de diprospam (betametasona) com intervalo de 2 dias entre cada dose e, após 1 semana da última aplicação é repetido o exame de audiometria. Caso o paciente apresente melhora parcial, propomos novo ciclo de 3 aplicações e nova audiometria de controle após 1 semana do término do tratamento. Num total de 37 pacientes, 28 melhoraram (75,7%) com terapia de resgate e nos mantemos, atualmente, estudando esse protocolo de aplicação em nossos pacientes em comparação aos protocolos já estabelecidos na literatura com dexametasona nas diversas dosagens. Tradicionalmente, a corticoterapia intratimpânica é prescrita quando há falha com a terapia convencional e quando há limitação para o uso de corticosteroides para distúrbios sistêmicos, como por exemplo, diabetes melito ou insuficiência renal.

Tradicionalmente, a corticoterapia intratimpânica é prescrita quando há falha com a terapia convencional e quando há limitação para o uso de corticosteroides para distúrbios sistêmicos, como por exemplo, diabetes melitus ou insuficiência renal. Com base nesses resultados, ainda são necessários estudos prospectivos com grupo controle e padronização do tratamento para comparar os dados obtidos e a aplicabilidade da terapia proposta e acompanhamento audiológico por meio de métodos acústicos e eletrofisiológicos. Devido à melhora espontânea da PANS em uma quantidade de pacientes, é difícil comprovar a eficácia desse tratamento, mas a terapia que utilizamos atualmente proposta também com a medicação betametasona tem sido empregada em pacientes com história de PANS até 3 meses, podendo haver melhora do nível de SRT e PTA ou do zumbido em alguns casos e mostra resultados tão bons quanto ao uso da dexametasona, representando uma medicação acessível para o paciente, sem a necessidade de aguardar pela manipulação da dexametasona nas posologias propostas.

BIBLIOGRAFIA

Abdullah H, Erfanian R, Yazdani N, Hajbegloo S, Tajdini A. Evaluation and comparison of the efficacy of long-acting betamethasone and dexamethasone as injections in the treatment of idiopathic sudden hearing loss. Am J Otolaryngol. 2021 Jul-Aug;42(4):102955.

Ahmed OH, Gallant SC, Ruiz R, Wang B, Shapiro WH, Voigt EP. Validity of the hum test, a simple and reliable alternative to the Weber test. Ann Otol Rhinol Laryngol. 2018;127:402-5.

Alexander TH, Harris JP, Nguyen QT, Vorasubin N. Dose effect of intratympanic dexamethasone for idiopathic sudden sensorineural hearing loss: 24 mg/mL is superior to 10 mg/mL. Otol Neurotol. 2015 Sep;36(8):1321-7.

Alexander TH, Harris JP. Incidence of sudden sensorineural hearing loss. Otol Neurotol. 2013;34:1586-9.

Benjamin ES, Charlotte A, Dorian OH, Luxon LM. Sudden sensorineural hearing loss. Lancet. 2010;375:1203-11.

Bittar RSM, Zerati FE, Domingues EC, Ramalho JRO, Bento RF. Sudden hearing loss: ten years' treatment experience. Int Arch Otorhinolaryngol. 2007;11(3):300-4.

Byl FM. Seventy-six cases of presumed sudden hearing loss occurring in 1973: prognosis and incidence. Laryngoscope. 1977;87:817-25.

Chandrasekhar SS, Rubinstein RY, Kwartler JA, Gatz M, Connelly PE, Huang E, et al. Dexamethasone pharmacokinetics in the inner ear: comparison of route of administration and use of facilitating agents. Otolaryngol Head Neck Surg. 2000 Apr;122(4):521-8.

Chandrasekhar SS, Tsai Do BS, Schwartz SR, Bontempo LJ, Faucett EA, Finestone SA, et al. Clinical Practice Guideline: Sudden Hearing Loss (Update). Otolaryngol Head Neck Surg. 2019 Aug;161(1_suppl):S1-S45.

Cheng YF, Chu YC, Tu TY, Shiao AS, Wu SL, Liao WH. Modified Siegel's criteria for sudden sensorineural hearing loss: Reporting recovery outcomes with matched pretreatment hearing grades. J Chin Med Assoc. 2018 Nov;81(11):1008-12.

Crane RA, Camilon M, Nguyen S, Meyer TA. Steroids for treatment of sudden sensorineural hearing loss: a meta-analysis of randomized controlled trials. Laryngoscope. 2015;125(1):209-17.

Enna SJ, Bylund DB. xPharm: The Comprehensive Pharmacology Reference, Elsevier; 2007. Betamethasone. p. 1-2.

Ho GM, Lin HC, Shu MT, Yang CC, Tsai HT. Effectiveness of intratympanic dexamethasone injection in sudden-deafness patients as salvage treatment. Laryngoscope. 2004;114(7):1184-9.

Kuhn M, Heman-Ackah SE, Shaikh JA, Roehm PC. Sudden sensorineural hearing loss: a review of diagnosis, treatment, and prognosis. Trends Amplif. 2011 Sep;15(3):91-105.

Kuhn M, Heman-Ackah SE, Shaikh JA, Roehm PC. Sudden sensorineural hearing loss: a review of diagnosis, treatment, and prognosis. Trends Amplif. 2011;15(3): 91-105.

Mattox DE, Simmons FB. Natural history of sudden sensorineural hearing loss. Ann Otol Rhinol Laryngol. 1977;86:463-80.

Mirian C, Ovesen T. Intratympanic vs systemic corticosteroids in first-line treatment of idiopathic sudden sensorineural hearing loss: a systematic review and meta-analysis. JAMA Otolaryngol Head Neck Surg. 2020 May 1;146(5):421-28. Nadol J, Wilson W. Treatment of sudden hearing loss is illogical. Controversy in Otolaryngology. 1980:22-32.

National Institute on Deafness and Other Communication Disorders. NIDCD Fact Sheet: Sudden Deafness. Washington, DC: US Department of Health and Human Services; 2018.

Saunders JE, Luxford WM, Devgan KK, Fetterman BL. Sudden hearing loss in acoustic neuroma patients. Otolaryngol Head Neck Surg. 1995;113:23-31.

Skarzynska MB, Skarzynski PH. Corticosteroids in otorhinolaryngology. In: Pereira C, editor. Corticosteroids - a paradigmatic drug class [Internet]. [Acesso em 18/07/22] IntechOpen; 2021. Disponível em: http://dx.doi.org/10.5772/intechopen.98636

Stevens JR, Pfannenstiel TJ. The otologist's tuning fork examination-are you striking it correctly? Otolaryngol Head Neck Surg. 2015;152:477-9.

Vardanyan RS, Hruby VJ. Synthesis of Essential Drugs. Elsevier; 2006. Corticosteroids. p. 349-63.

Vijayendra H, Buggaveeti G, Parikh B, Sangitha R. Sudden sensorineural hearing loss: an otologic emergency. Indian J Otolaryngol Head Neck Surg. 2012;64(1):1-4.

Wei BP, Stathopoulos D, O'Leary S. Steroids for idiopathic sudden sensorineural hearing loss. Cochrane Database Syst Rev. 2013 July 2;2013(7):CD003998.

CAPÍTULO 28

FÍSTULA PERILINFÁTICA

Stephanie Rugeri Souza Novaretti

INTRODUÇÃO

A fístula perilinfática foi mencionada pela primeira vez em 1882, por Gellé. Em seus estudos ele manipulava o estribo verificando a vertigem resultante. Segundo Gellé, os quadros vertiginosos eram produzidos pela hipermotilidade do estribo.

Hennebert notou que variações de pressão bruscas poderiam produzir nistagmos com movimento conjugado dos olhos. Tal evento se observava apenas em indivíduos com a membrana timpânica íntegra, e não em indivíduos com perfuração. Este sinal foi, durante algum tempo, erroneamente considerado como sinal patognomônico de sífilis congênita. Posteriormente, Barany concluiu que o sinal de Hennebert seria decorrente da hipermobilidade do estribo, como proposto por Gellé.

Mais tarde, Mygind propôs que o sinal de Hennebert seria realmente positivo se a vertigem estivesse presente em combinação com compressão carotídea ou diminuição da pressão aérea no conduto auditivo externo (Teste de Fístula). Posteriormente com a associação das observações de Gellé e Hennebert, concluiu-se que a hipermotilidade do estribo era a causa deste fenômeno.

No início deste século, Alexander, Leider e McKenzie observaram que processos erosivos como o colesteatoma poderiam provocar uma resposta positiva para a prova de fístula. Consideravam que os casos em que não havia processos erosivos, com a prova de fístula positiva, como sendo uma abertura da cápsula labiríntica, comunicando o ouvido médio ao ouvido interno. Abordaram cirurgicamente alguns desses casos com membrana timpânica íntegra com prova de fístula positiva, sem, entretanto, encontrar evidência de fístula.

Tais conclusões foram controversas, principalmente, porque o microscópio cirúrgico não havia sido inventado e a presença de fístulas era difícil de ser encontrada.

Em 1967, Harrison e House reportaram a observação de fístulas perilinfáticas como complicações de estapedectomias. A maior preocupação na ocasião era a perda de audição relacionada com fístulas perilinfáticas. No ano seguinte a este relato, Fee demonstrou a presença de uma fístula perilinfática decorrente de um trauma não cirúrgico. Em 1970, Stroud e Calcaterra definiram o quadro clínico de uma fístula perilinfática na janela redonda resultante de lesão não cirúrgica. Em 1973, Goodwill *et al.* reportaram a relação entre surdez súbita e ruptura da janela labiríntica. Nos anos decorrentes foram descritas lesões com sintomas labirínticos e auditivos. É importante ressaltar a diferença entre o sinal de Hennebert e o sintoma, que podem ser decorrentes de fístulas perilinfáticas com sinais labirínticos apenas.

O mecanismo patogênico da fístula espontânea levando à perda auditiva ou vertigem é ainda desconhecido. Alguns autores propõem que o mesmo seja decorrente de um fenômeno mecânico devido à sua rápida melhora.

DEFINIÇÃO

A fístula perilinfática (PLF) é uma comunicação anormal entre a perilinfa do ouvido interno e a cavidade do ouvido médio, mastoide ou cavidade intracraniana. A fístula perilinfática se forma quando a integridade da janela oval ou redonda está comprometida extravasando perilinfa da cóclea ou do vestíbulo, pode ser induzida por trauma ou por causas desconhecidas (idiopática).

É uma doença rara cuja incidência é 1,5/100.000 adultos; nas crianças ocorre, geralmente, devido a malformações congênitas e pode estar presente em até 6% dos casos de crianças com perda neurossensorial idiopática.

Sua etiologia é desconhecida na grande maioria dos casos (24-51%). Os números das possíveis causas conhecidas variam muito de localização, primeiramente se observava mais em casos pós-estapedectomia com extravasamento do líquido de perilinfa envolta da prótese, mas, com o avanço da técnica cirúrgica, sua ocorrência reduziu para menos de 1%. Barotrauma, fratura do osso temporal, traumas penetrantes e força implosiva (dentro para fora como manobra de Valsalva forçada, aumento de pressão da orelha média) são possíveis causas.

Os sintomas de apresentação podem ser vagos, no entanto, acredita-se que pode ser uma das poucas etiologias de tontura, zumbido e perda de audição que podem ser tratados cirurgicamente.

DIAGNÓSTICO

Os sintomas geralmente encontrados são perda auditiva e/ou sintomas vestibulares (vertigens objetivas e subjetivas ou tonturas). Pode apresentar sintomas como surdez súbita unilateral, zumbido, tontura, plenitude auricular e desequilíbrio. Não existe um padrão típico de audiograma; a perda pode ser súbita ou progressiva.

Devem ser afastados os processos inflamatórios, granulomas, neoplasias ou outras doenças que possam simular uma fístula perilinfática. Portanto, os casos de surdez ou perda progressiva de audição fazem parte do diagnóstico diferencial. Sempre deve ser pesquisado o trauma cranioencefálico (mesmo que mínimo), barotraumas, trauma penetrante no ouvido, cirurgia otológica prévia e aumentos de pressão decorrentes de atividade física.

A fístula perilinfática faz diagnóstico diferencial com deiscência de canal semicircular superior ou posterior, migrânea vestibular, hidropsia endolinfática, doença de Ménière, disfunção da tuba auditiva, mal do desembarque, tontura postural persistente.

Alguns acidentes vasculares cerebrais ou doenças neurológicas podem simular sintomas de fístula perilinfática. Nestes casos costumam-se encontrar outros déficits neurológicos que não se conseguem justificar apenas como decorrentes da fístula perilinfática.

O diagnóstico clínico é realizado pela prova da fístula em que uma pressão constante é colocada no conduto auditivo externo por intermédio de uma pera plástica e o paciente refere sintomas vertiginosos e nistagmo – Sinal de Hennebert positivo. O nistagmo pode ser observado ou até registrado em eletronistagmografia.

O fenômeno de Tulio é a presença de vertigem na presença de sons de alta intensidade, também pode estar presente. Observa-se este sinal ao se realizar a pesquisa do reflexo do músculo do estribo (pelo fato de apresentar ao ouvido sons de alta intensidade acima de 90 dB HL) ou ao realizar-se audiometria usando-se sons acima daquela intensidade. O fenômeno está presente, principalmente, nas frequências entre 1.000 e 2.000 Hz.

Exames audiológicos e vestibulares são importantes – audiometria, VEMP cervical, eletrococleografia, videonistagmografia, assim como os potenciais evocados auditivos para afastarem doença retrococlear.

A tomografia computadorizada e a ressonância magnética de osso temporal são os exames imprescindíveis para diagnóstico, onde se pode ver o pneumolabirinto, ou ar dentro da cóclea, vestíbulo e/ou canais semicirculares (vê-se pequenas bolhas). A presença de fluidos envolta da janela oval também é um sinal confiável. Apenas a tomografia tem sensibilidade de

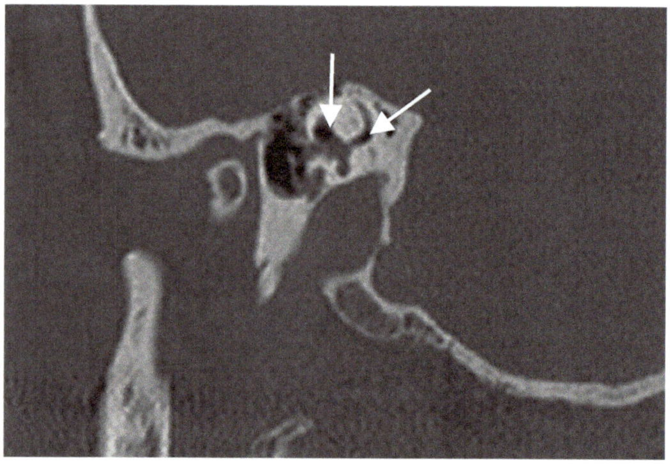

Fig. 28-1. Setas brancas demostram ar dentro do canal semicircular e vestíbulo. (Fonte: Sarna B, Abouzari M, Merna C, Jamshidi S, Saber T, Djalilian HR. Perilymphatic fistula: a review of classification, etiology, diagnosis, and treatment. Front Neurol. 2020 Sep 15;11:1046.)

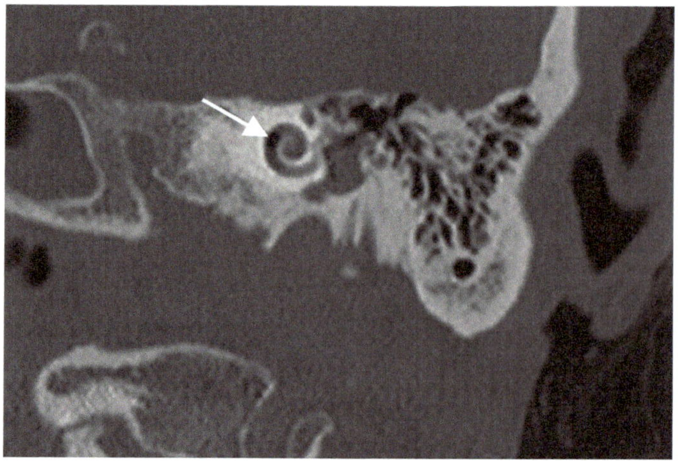

Fig. 28-2. Seta branca visualiza ar dentro da coclea. (Fonte: Sarna B, Abouzari M, Merna C, Jamshidi S, Saber T, Djalilian HR. perilymphatic fistula: a review of classification, etiology, diagnosis, and treatment. Front Neurol. 2020 Sep 15;11:1046.)

diagnóstico de 80%, a tomografia computadorizada combinada com a ressonância magnética chega a diagnosticar quase 100% dos casos. Na ressonância em corte coronal e axial no modo FIESTA ou MPR, são a sequência mais usada para diagnóstico.

Além disso, os exames de imagem são para exclusão de diagnósticos diferenciais como síndrome da terceira janela – deiscência do canal semicircular superior ou posterior, arqueduto vestibular alargado, dentre outros.

O uso de biomarcadores para detecção da perilinfa ainda estão em estudo, como a beta-2-transferrina e *cochlin tomoprotein* (CTP).

TRATAMENTO

O tratamento é divido em clínico ou cirúrgico e a conduta a ser seguida dependerá da etiologia e da severidade dos sintomas.

Tratamento Clínico

Uma vez realizado o diagnóstico, o tratamento clínico deve ser o primeiro tratamento, com cuidados que permitam o fechamento espontâneo da fístula perilinfática. Na maioria dos casos ocorre o fechamento espontâneo. Apesar de alguns prescreverem repouso absoluto, constata-se que apenas três cuidados básicos podem alterar o curso da fístula perilinfática, entre eles:

1. Preservar a cabeça acima do nível do coração.
2. Evitar levantar qualquer peso acima de 5 quilos.
3. Elevar a cabeceira da cama cerca de 6 cm.

De forma igual, o paciente deve evitar manobras de Valsalva, usar laxantes para evacuação, não assuar o nariz etc. a fim de evitar qualquer aumento de pressão no ouvido.

Atualmente é difundido o uso de corticoide intratimpânico como possível tratamento clínico, com melhora da perda de audição e dos sintomas vestibulares.

Estes cuidados sendo tomados, deve-se observar por 6 semanas. Em caso de não melhora indica-se a exploração cirúrgica. Em alguns casos em que o paciente se encontra internado por 5 dias, sem melhora significativa após esse período, a cirurgia é obrigatória; ou em casos onde ocorre piora progressiva da audiometria nesse período de 5 dias, a exploração cirúrgica é preconizada até antes de se completar estes 5 dias.

Tratamento Cirúrgico

A exploração do ouvido médio pode ser feita por meio da via transmeatal, onde é possível obter uma boa exposição da região anterior do estribo, platina e nicho da janela redonda.

Durante a cirurgia deve-se avaliar cuidadosamente a região da fissura *ante fenestram* anteriormente à platina do estribo. Quando a fístula está presente, esta região torna-se mais espessa e observa-se uma fissura. Uma vez aspirando-se o local delicadamente com uma ponta fina de aspirador e, mesmo assim, havendo novo acúmulo do fluido, confirma-se a fístula perilinfática.

A mucosa da região da fissura é então rebatida e a área exposta livre de mucosa deve ser secada com uma ponta fina de aspirador. Observa-se, então, se ocorre ou não acúmulo de líquido. Esse líquido aparecerá na profundidade da fissura e normalmente pode reacumular muito tempo após a aspiração.

A quantidade de perilinfa identificada na cirurgia é pequena (1 a 2 mL) para um volume labiríntico total de 75 mL, por isso a presença da fístula às vezes é difícil de perceber e pode ser confundida com umidade da mucosa da cavidade timpânica.

As fístulas de janela redonda são mais fáceis de serem visualizadas e podem ser múltiplas.

Em casos onde o fenômeno de Tulio está presente, procure cuidadosamente por uma formação semelhante a uma bula na mucosa da fissura *ante fenestram*. É descrito que, em alguns casos, o fenômeno desaparece após a lise dessa bula.

O nicho da janela redonda deve ser examinado. Assim como na avaliação da fissura *ante fenestram,* não espere ver perilinfa sem antes localizar a fissura. Esta área está localizada anterossuperiormente ao nicho.

Após a identificação da fístula na janela oval ou no nicho da janela redonda, a área deve ser recoberta por enxerto de partes moles. Utilizamos gordura ou fáscia de músculo temporal com cola de fibrina para fixar o enxerto no local.

O procedimento cirúrgico geralmente é efetivo na redução ou resolução dos sintomas vestibulares em 80-95% dos casos, e dos sintomas audiológicos em 20-49% dos casos.

Cuidados Pós-Operatórios

Para minimizar o aumento da pressão de líquido cerebrospinal, o paciente deve permanecer em repouso por 5 dias no leito para garantir a pega do enxerto. No primeiro dia pode-se permitir banho com auxílio no banheiro, no segundo dia podem-se levantar com ajuda. No terceiro dia podem realizar pequenas caminhadas e sentar-se, evitando sempre manobras de Valsalva. Durante um mês, exercícios físicos não devem ser realizados.

Evolução Pós-Operatória

Na maioria dos casos os pacientes apresentam melhora dramática, com a estabilização do quadro vertiginoso, porém, apresentando episódios de "desequilíbrios" no pós-operatório. Estes episódios se tornam cada vez menos frequentes com o tempo. Outros casos apresentam melhora progressiva e gradual dos sintomas vestibular em meses ou semanas, mas esse tipo de evolução é raro.

Quando não há melhora alguma do quadro vestibular, devem ser pesquisados outros fatores que podem estar associados, como esclerose múltipla.

É impossível prever a melhora ou a estabilização da perda auditiva. Entretanto, não é incomum ocorrer estabilização e melhora. Porém, para o que diz respeito à surdez, a cirurgia parece ter o mesmo resultado do tratamento clínico.

Nossa conduta é a indicação cirúrgica pelo sintoma vertiginoso nos casos de suspeitas de fístulas espontâneas.

BIBLIOGRAFIA

Allsopp T, Kim AH, Robbins AM, Page JC, Dornhoffer JL. Quality of life outcomes after transmastoid plugging of superior semicircular canal dehiscence. Am J Otolaryngol. 2020 Mar-Apr;41(2):102287.

Bento RF, Martins GSQ, Pinna MH. Tratado de Otologia. 2. ed. São Paulo: Atheneu; 2013.

Hakuba N, Hato N, Shinomori Y, Sato H, Gyo K. Labyrinthine fistula as a late complication of middle ear surgery using the canal wall down technique. Otol Neurotol. 2002 Nov;23(6):832-5.

Kapur TR, Bangash W. Tegmental and petromastoid defects in the temporal bone. J Laryngol Otol. 1986 Oct;100(10):1129-32.

Sarna B, Abouzari M, Merna C, Jamshidi S, Saber T, Djalilian HR. Perilymphatic fistula: a review of classification, etiology, diagnosis, and treatment. Front Neurol. 2020 Sep 15;11:1046.

Ward BK, van de Berg R, van Rompaey V, Bisdorff A, Hullar TE, Welgampola MS, et al. Superior semicircular canal dehiscence syndrome: Diagnostic criteria consensus document of the committee for the classification of vestibular disorders of the Bárány Society. J Vestib Res. 2021;31(3):131-41.

CAPÍTULO 29

ZUMBIDO

Jeanne Oiticica

DEFINIÇÃO

Zumbido

Toda e qualquer percepção sonora que ocorre na ausência de estímulo ambiental externo correspondente.[1]

Hiperacusia

Hipersensibilidade a sons, percepção atípica da intensidade sonora, ou redução atípica da tolerância a sons de média e baixa intensidade; sons de todos os tipos e, em geral, sem conotação emocional.[2,3] Pode ocorrer isoladamente, mas normalmente está associada ao zumbido.

Misofonia

Termo usualmente empregado para descrever aversão a sons específicos que envolvem conotações ou associações emocionais.[4] Também denominada síndrome da sensibilidade seletiva a sons (apelidada de 4S), é um distúrbio capaz de induzir uma forte reação emocional, desproporcional e abrupta (como raiva, irritação e angústia), por vezes acompanhada de sintomas neurovegetativos. O grau da reação depende não apenas das características do som, mas da experiência prévia e do contexto que o som representa. O perfil psicológico do paciente exerce diferença significativa na resposta aversiva à situação.

Fonofobia

Quando um indivíduo com misofonia tem como reação dominante o "medo do som", sua intolerância sonora é definida como fonofobia (fobia = medo). Medo de sons específicos que envolvem conotações ou associações emocionais.[4]

Alucinações Auditivas

Percepção de sons com conotação emocional, músicas ou vozes, na ausência de estímulo externo correspondente.[5] As alucinações musicais são mais comumente relacionados com lesões cocleares e neurológicas, enquanto a alucinação auditiva verbal é mais frequentemente associada a distúrbios psiquiátricos. No caso da esquizofrenia, por exemplo, a alucinação se caracteriza por vozes, palavras ou frases ouvidas geralmente em tom agressivo e punitivo. Esses distúrbios não são o nosso foco, mas é imprescindível caracterizar o som percebido e saber diferenciar o zumbido subjetivo de um possível transtorno psicótico.

CLASSIFICAÇÃO

Muitas classificações já foram propostas. A mais utilizada pela literatura divide o zumbido em dois tipos: subjetivo ou objetivo. Essa diferenciação é importante, pois o zumbido objetivo, em geral, tem uma fonte acústica identificável e requer ausculta da orelha e exame das estruturas para-auditivas para sua devida localização. Entretanto, essa classificação não é a mais adequada, uma vez que uma mesma doença pode provocar zumbido subjetivo em alguns pacientes, e objetivo em outros. Além disso, estudos com emissões otoacústicas (EOA) mostram que um som pode ser detectado no meato acústico de um indivíduo, sem que o mesmo tenha consciência deste estímulo. Tendo em vista considerarmos a classificação essencial para o diagnóstico e o tratamento, preferimos dividir o zumbido de acordo com sua origem, e com a anatomofisiologia das vias auditivas, como segue abaixo.

Zumbido do Sistema Para-Auditivo

São aqueles gerados por estruturas para-auditivas. Geralmente de origem vascular ou mioclônica. A origem pode ser um fluxo turbulento em vasos sanguíneos, decorrente de estreitamento do seu lúmen; ou contraturas musculares. Por exemplo, contraturas musculares podem causar um clique sonoro percebido pelo paciente e pelo examinador. É o caso da mioclonia palatal.[6] Nesse caso, além do paciente, o examinador também pode perceber o zumbido mediante exame clínico minucioso.

Zumbido do Sistema Auditivo

São aqueles gerados em qualquer ponto da via auditiva. Pertencem ao grupo dos fenômenos sensoriais fantasmas que podem acometer os diferentes sistemas sensoriais. É semelhante à dor do membro fantasma que surge após amputações, à parestesia do sistema somatossensorial, às fosfenas ou escotomas do sistema visual, e às alucinações olfatórias do sistema olfatório.[7] Estas percepções fantasmas não são doenças, mas sintomas decorrentes de disfunções cuja expressão envolve plasticidade neural.

CARACTERÍSTICAS

O zumbido pode ser caracterizado de diversas formas. Quanto à localização, pode ser referido em uma das orelhas, em ambas ou na cabeça. Quanto à intensidade, pode ser leve, moderado, severo, ou incapacitante. Um estudo populacional de campo, realizado com 2.000 habitantes por meio de entrevistas em domicílio no município de São Paulo – SP mostrou que em 68% dos sujeitos, o zumbido foi caracterizado como intermitente, e em 32% constante.[1] A percepção do sintoma foi considerada incômoda em 64% dos casos, e o mesmo interfere nas atividades diárias (trabalho, sono, concentração, trazendo sofrimento para o paciente, com prejuízo na qualidade de vida) em 18% dos indivíduos. O grau de incômodo mensurado pela escala visual analógica mostrou que o zumbido é moderado, com escore médio de 6,3.[1] Felizmente, apenas a minoria dos pacientes sofre de zumbido em sua forma mais severa e incapacitante. Em prol desses indivíduos, cabe ao otorrinolaringologista a tarefa de ser paciente e aplicar seus conhecimentos com o objetivo de melhorar sua qualidade de vida, em vez de proferir a célebre frase "não há nada que possa ser feito e você tem que aprender a conviver com isso". A avaliação quantitativa da intensidade do zumbido carece de correlação com a queixa clínica. Este é um dos principais obstáculos para monitorar objetivamente a evolução do zumbido, antes e após o tratamento instituído. Portanto, a avaliação é subjetiva e dependente da percepção do paciente. É por isso que na maioria dos casos adotamos a escala análogo-visual e os questionários clínicos direcionados[8,9] para estimar o grau de incômodo com o zumbido.

EPIDEMIOLOGIA

A prevalência do zumbido varia de acordo com a população estudada. Na cidade de São Paulo detectou-se que 22% da população apresenta zumbido.[1] A prevalência foi maior no sexo feminino, e essa triplica entre idosos com mais de 65 anos. Além da idade, fatores ambientais, como a exposição a ruídos e a presença de comorbidades interferem na prevalência do zumbido.[10] Indivíduos portadores de insônia, ansiedade e depressão apresentaram maior risco de desenvolver zumbido com o passar do tempo. Aproximadamente 40% dos pacientes com zumbido sofrem de depressão, e exacerbações de quadros depressivos também pioram o zumbido.[11] O risco também é maior entre os portadores da síndrome do intestino irritável e fibromialgia. Doenças vestibulares e da orelha constituem comorbidades positivamente associadas a um maior risco de desenvolver zumbido.[10] A maior associação ocorre com a disacusia sensorioneural, seguida da neurite vestibular aguda, otite média, labirintite, perda auditiva condutiva, vertigem postural paroxística benigna (VPPB), cerume, otite externa. As doenças de cabeça e pescoço também apresentaram correlação significativa com o risco de desenvolver zumbido, entre elas cefaleia tensional, concussão, distúrbios da articulação temporomandibular (ATM), *whiplash* ou lesão do tipo chicote, cervicalgia, migrânea, disfunção de nervo craniano.[10]

ETIOLOGIA

Dividimos as etiologias a partir da classificação adotada para o zumbido.

Zumbido do Sistema Para-Auditivo

As etiologias mais frequentemente observadas são: neoplasias vasculares, malformações arteriovenosas, hum venoso, contração muscular (mioclonia) e tuba patente. Nesse cenário, com exceção da mioclonia, o zumbido geralmente ocorre porque a cóclea detecta o aumento de fluxo sanguíneo e ou turbilhonamento adjacente. Nesses casos o zumbido costuma ser pulsátil e sincrônico com os batimentos cardíacos. O zumbido pulsátil em geral é resultado de fluxo sanguíneo turbulento em vasos, mas, eventualmente, pode ter origem não vascular.

1. *Causas vasculares podem ser: arteriais*, incluindo ateromatose de carótidas, fístulas arteriovenosas, malformações, alças vasculares, valvulopatias (estenose aórtica), hipertensão arterial; ou *venosas*, incluindo anomalias do bulbo jugular, tumores vasculares de base de crânio (*glomus* jugular), hipertensão intracraniana benigna.
2. *Causas não vasculares:* incluem anemia severa, hipertireoidismo, ejeção cardíaca elevada. Nos casos de mioclonia, pode haver contração muscular de um ou vários músculos, provocando um zumbido semelhante a um clique, sincrônico com a fase de relaxamento.

Neoplasias Vasculares

Os exemplos mais comuns são os tumores glômicos timpânicos ou jugulares. O zumbido é quase sempre pulsátil e sua intensidade depende da complexidade do leito vascular nutriente, da pressão e do fluxo sanguíneo do tumor, além da proximidade da neoplasia em relação ao ouvido. Sua frequência varia com a frequência cardíaca e não se altera com suave compressão do pescoço (interessando somente a veia jugular), posição da cabeça, postura ou manobra de Valsalva, dados esses importantes para o diagnóstico diferencial. Geralmente há uma associação com hipoacusia e, quando grandes, os tumores podem também afetar nervos adjacentes, como o IX, X e XII nervos cranianos. O diagnóstico pode ser feito pela otoscopia ou por tomografia computadorizada. A timpanometria pode ser útil ao mostrar perturbações regulares do traçado, síncronas com os batimentos cardíacos. Outras entidades devem ser consideradas, como hemotímpano, bulbo da jugular deiscente ou anomalia da carótida, as quais podem revelar uma otoscopia semelhante à do glômus (*blue ear*). A conduta, em geral, é cirúrgica, sempre precedida por exames radiológicos.

Malformações Vasculares

São anormalidades que podem ser difíceis de diferenciar de uma lesão tumoral, porém esta distinção é fundamental. Com frequência são mais extensas do que os sintomas sugerem. Alguns canalículos microscópicos podem se formar e rapidamente comunicar os vasos, resultando num rápido crescimento do fluxo, o que justifica a percepção de zumbido pulsátil. Após uma cirurgia, alguns canalículos remanescentes podem ser responsáveis pela "recorrência" da malformação.

Podem ser divididas em: arteriais, venosas ou arteriovenosas, dependendo dos vasos que as formam. As arteriais mais comuns são as de trajeto aberrante de carótida, estenose ou aneurisma da artéria braquiocefálica, da carótida e outras; assim como persistência da artéria estapediana. Entre as de origem venosa, o bulbo da jugular deiscente é a malformação mais comum. As malformações arteriovenosas mais comuns são as da fossa posterior, que comunicam a artéria occipital com o seio transverso. Também foram descritas comunicações entre a artéria carótida interna e o seio cavernoso (resultante de trauma), carótida interna e veias vertebrais, assim como entre a artéria meníngea média e o seio petroso superficial maior. As malformações arteriovenosas de mandíbula são pouco frequentes, porém notórias por causarem zumbido. As malformações da região da cabeça e pescoço geralmente manifestam-se com zumbido, podendo também provocar distorções anatômicas da face e/ou do pescoço, assim como descoloração da pele ou mucosa. Quando intracranianas, frequentemente se associam à cefaleia ou aos sinais de hipertensão intracraniana, como papiledema. Do mesmo modo que os tumores vasculares, também podem provocar um sopro. Quando palpáveis, geralmente são mais compressíveis do que os tumores e, dependendo da quantidade de *shunts* existentes, essa palpação pode diminuir os batimentos cardíacos. No caso das lesões mandibulares e maxilares, pode haver amolecimento dos dentes, sangramento periodontal e descoloração da mucosa. Uma das causas de óbito mais frequente nesses pacientes é a exsanguinação durante uma extração dentária. O diagnóstico é feito por ressonância magnética ou angiografia. Raramente os sintomas são suficientemente graves para merecer tratamento. Entretanto, quando necessário, a conduta a ser tomada dependerá do tamanho e da localização da malformação. Quando a lesão é suprida por um único ramo da carótida externa, pode-se recorrer à ligadura do vaso e excisão da lesão, com certa eficiência em relação à abolição dos sintomas. Nos casos de suprimento arterial múltiplo, com vários canalículos de comunicação, a chance de erradicação completa da malformação e dos sintomas diminui significativamente, aumentando o índice de recidiva. Além disso, como regra geral, a malformação sempre é maior na cirurgia do que aparenta ser radiologicamente. Nesses casos, pode-se recorrer à embolização arterial como tratamento coadjuvante (para melhorar o controle do sangramento durante a cirurgia) ou definitivo, nos casos de localizações inacessíveis à cirurgia, por exemplo: artéria carótida, seio cavernoso.

Hum Venoso

É resultante de fluxo turbulento na veia jugular, normalmente é auscultado no pescoço de crianças e adultos, principalmente mulheres jovens. A etiologia parece derivar da pressão do processo transverso da segunda vértebra cervical sobre a veia jugular, raramente pode estar associado ao aumento do retorno venoso secundário a malformações arteriovenosas, ou ao aumento da pressão intracraniana. Geralmente é unilateral, e pode ser ouvido em pacientes com hipertensão ou bulbo da jugular alto ou deiscente. O zumbido melhora com uma suave pressão no pescoço sobre a veia jugular, tomando-se cuidado para não ocluir a carótida; assim como melhora com a rotação da cabeça para o lado contralateral ao sintoma. Por outro lado, o zumbido piora com a rotação ipsilateral, manobra de Valsalva ou respiração profunda, e também aumenta em intensidade nas situações de maior débito cardíaco, como anemia, gravidez ou tireotoxicose. A conduta consiste na orientação do paciente em relação ao sintoma; e nos casos em que o paciente não consegue suportar o zumbido, pode-se tentar a ligadura alta da veia jugular interna. Nestes casos, é mandatória a angiografia pré-operatória para verificar a permeabilidade da veia jugular contralateral.

Mioclonia

Pode ter como etiologia a contração sincrônica de um ou vários músculos do ouvido médio ou do palato mole.[6,12] As contrações podem ser voluntárias ou involuntárias, ou como parte da síndrome de mioclonia palatal. A mioclonia palatal afeta, na maioria das vezes, indivíduos jovens, que apresentam outros distúrbios neurológicos, como infartos cerebrais, esclerose múltipla ou disfunção cerebelar. Consiste de contrações rápidas e repetidas, 60 a 200 por minuto, podendo afetar os seguintes músculos: tensor ou elevador do véu palatino, tensor do tímpano, salpingofaríngeo ou constritor superior da faringe. Assim como outros movimentos involuntários, a mioclonia palatal não é inibida pelo sono, anestesia barbitúrica, coma ou hemiplegia. O zumbido assemelha-se a cliques, síncronos com a fase de relaxamento da contração e com o fechamento da tuba auditiva. É provocado pelo contato das membranas mucosas das paredes da tuba auditiva, em resposta à contração muscular do palato. O zumbido de causa muscular geralmente não acompanha o batimento cardíaco, entretanto pode ter uma frequência semelhante. Nestes casos, a diferenciação se faz provocando-se um aumento da frequência cardíaca através de exercícios leves, que não são acompanhados do aumento da taxa de zumbido. Ao exame, nem sempre se pode visualizar a contração do palato, pois a abertura da boca pode suprimi-la. A timpanometria pode ser muito útil para o diagnóstico. O quadro responde bem ao uso de relaxantes musculares. Medicações anticonvulsivantes, incluindo a carbamazepina, difenil-hidantoína ou ácido valproico, têm se mostrado eficazes na supressão da mioclonia. Em raros casos torna-se necessária a secção do músculo tensor do tímpano ou o deslocamento do tendão do tensor do véu palatino do ânulo timpânico.

Tuba Patente

Na maioria das vezes está associada à rápida perda de peso, seja por dieta, pós-parto ou doenças consumptivas, ou então à radiação na região da nasofaringe. Frequentemente provoca zumbido unilateral, geralmente referido como barulho de mar. O som é síncrono com a respiração nasal e costuma melhorar quando o paciente deita. É comum a queixa de reverberação e autofonia nestes pacientes. A timpanometria pode ser diagnóstica quando o paciente apresenta flutuações na posição da membrana timpânica sincrônicas com a mudança do ritmo de respiração nasal.

Zumbido do Sistema Auditivo

Os mecanismos fisiológicos que provocam o zumbido do sistema auditivo serão discutidos em detalhes no tópico sobre fisiopatologia. Uma diversidade de entidades clínicas pode cursar com zumbido, como doenças otológicas, neurológicas, metabólicas, vasculares, odontológicas e psíquicas, entre outras. Na grande maioria dos casos, encontramos, em um mesmo indivíduo, mais de uma das etiologias citadas. Por este motivo, há a necessidade de pensar no portador de zumbido de uma maneira mais abrangente e de buscar na história clínica, na avaliação otorrinolaringológica e nos exames laboratoriais todas as possíveis causas. Em nosso serviço, questionários são utilizados com o intuito de caracterizar de modo abrangente as inúmeras condições associadas; e suas repercussões na percepção do sintoma.

Causas Otológicas

Seguramente, as causas otológicas são as mais frequentes. A correlação entre perda auditiva e zumbido é tão notória que pode ultrapassar 90% dos casos, segundo alguns autores.[13] As perdas auditivas decorrentes de exposição a ruído, presbiacusia e trauma acústico estão no topo da lista entre as mais frequentemente associadas ao zumbido. A maioria dos pacientes apresenta uma disacusia neurossensorial em frequências agudas, sendo a faixa entre 3 e 8 kHz a mais acometida.[14] Outra característica marcante é que, em geral, a frequência do zumbido está próxima à região de maior perda auditiva na audiometria. Muitas outras doenças otológicas podem causar ou agravar o zumbido. A doença de Ménière frequentemente provoca zumbido, mas somente 4% dos pacientes apresentam sintoma severo ou incapacitante. No caso da otosclerose, idem, apenas 4% dos pacientes relatam zumbido significativo. As otites crônicas, labirintites recorrentes e outras condições cocleovestibulares costumam cursar com zumbido associado.

Causas Cardiovasculares

Corresponde à causa comum de zumbido entre idosos. Aproximadamente um terço dos idosos são portadores de um ou mais distúrbios cardiovasculares.[15] A hipertensão arterial sistêmica (HAS) é o distúrbio mais encontrado, e muitas vezes o zumbido melhora após o controle adequado dos níveis pressóricos. Este grupo representa 5% dos pacientes com queixas graves. Outros fatores como a arteriosclerose extensa e distúrbios que aumentem o débito cardíaco precisam ser investigados, incluindo anemia, gravidez e tireotoxicose.

Causas Metabólicas

A orelha interna é praticamente isenta de reservas energéticas, e seu metabolismo depende diretamente do suprimento de oxigênio e de glicose oriundos do nosso débito sanguíneo. Assim, alterações do fluxo ou dos metabólitos sanguíneos, por mínimas que sejam, são sensivelmente detectadas pela homeostase do órgão auditivo.[16] Por esse e outros motivos, as causas metabólicas constituem etiologia importante de zumbido, com a vantagem de poderem ser facilmente reversíveis com o tratamento adequado.[17] A bomba de Na-K-ATPase encontrada na parede das células ciliadas tem o importante papel de carrear ativa e continuamente o potássio para o meio extracelular e sódio para o meio intracelular. A atividade dessa bomba pode ser comprometida tanto por alterações da glicemia como da insulinemia, resultando em maior acúmulo do sódio na endolinfa.[18] Estas alterações no metabolismo dos hidratos de carbono podem determinar o surgimento de sintomas compatíveis com hidropisia endolinfática, incluindo instabilidade, vertigem, perda auditiva flutuante, zumbido e plenitude auricular. Isto é o que basicamente ocorre nos indivíduos com curva glicêmica ou insulinêmica alterada. Na diabetes propriamente dita, a fisiopatologia do zumbido associa-se também à microangiopatia e às neuropatias.[19] Quando comparada à população em geral, a prevalência de distúrbios da glicose entre pacientes portadores de zumbido é significantemente maior, 15,7% contra 7% da população.[17] É interessante ressaltar que esta positividade de alterações na curva glicêmica e insulinêmica de 3 horas sobe para 90,3% nos indivíduos cuja anamnese é fortemente sugestiva: piora do zumbido nos períodos de jejum prolongado, cefaleia, tonturas tipo instabilidade, hábito de comer doces e/ou compulsão por doces, assim como antecedente familiar de diabetes.[17] O fato é que estes pacientes respondem muito bem ao tratamento dietoterápico, alcançando até 90% de sucesso terapêutico.[17] As alterações no metabolismo dos lipídios são outra classe de distúrbios também implicados no prejuízo do funcionamento da orelha interna. A primeira associação entre zumbido e hiperlipoproteinemia data de 1973.[20] Em estudo sobre a frequência destas alterações metabólicas entre portadores de zumbido, observou-se prevalência bem maior de hipercolesterolemia (56,9%) do que a esperada para população em geral (42%).[17] Estudo sobre o tratamento dos distúrbios do metabolismo dos lipídeos entre pacientes com queixas de hipoacusia, zumbido e tonturas relacionados, observou recuperação dos limiares auditivos após correção da hipercolesterolemia e da hipertrigliceridemia.[21] Portanto, há uma concordância na literatura quanto ao fator colesterol como possível etiologia do zumbido. Acredita-se que a fisiopatologia das doenças cocleovestibulares, nos indivíduos com distúrbios lipídicos, pode estar relacionada à obstrução crônica dos capilares da estria vascular, causando isquemia e consequente hidropisia; assim como ao aumento da viscosidade sanguínea, com menor fluxo nos capilares da orelha. O metabolismo dos hormônios tireoideanos também apresenta relação com a orelha interna.[17] Estudos mostram que receptores específicos, alfa e beta, para hormônios tireoideanos expressam-se na orelha interna no início da embriogênese, sendo fundamentais para a morfologia e a maturação desta, e que sua deficiência pode acarretar o aparecimento de várias doenças otológicas congênitas.[22] Esta associação é conhecida há muito tempo. Em levantamento realizado com portadores de hipotireoidismo, observou-se incidência de 7% de zumbido, e relacionou-se com a presença de sintomas cocleovestibulares com os casos de gravidade moderada ou severa da doença.[23] O hipertireoidismo pode causar zumbido pelo aumento do débito cardíaco e o hipotireoidimo, por provocar um aumento na pressão do ouvido interno. Em ambos os casos, a tireoidopatia costuma ser evidente e o zumbido responde bem ao tratamento da doença de base. De modo geral, as alterações metabólicas são bastante frequentes entre indivíduos com zumbido, especialmente aquelas relacionadas à glicose; e cabe ao otorrinolaringologista incluir tal avaliação na rotina de atendimento desses pacientes. Todos esses distúrbios são facilmente identificáveis laboratorialmente e passíveis de tratamento com reversão do quadro.

Causas Neurológicas

Doenças que afetam o SNC, como meningite, encefalite, isquemias ou acidente vascular cerebral (AVC), traumatismo cranioencefálico (TCE), tumores, doenças desmielinizantes ou degenerativas ou inflamatória crônica, podem deixar como sequela zumbido e hiperacusia. Dos pacientes com zumbido, cerca de 5% apresenta história de traumatismo craniano fechado ou fratura de crânio. As fraturas podem provocar uma disacusia neurossensorial em altas frequências ou uma hipoacusia condutiva se houver envolvimento dos ossículos. O trauma em chicote (*whiplash*), comum nos acidentes automobilísticos, pode causar zumbido tardio, o qual aparece dias ou semanas após o acidente. A esclerose múltipla costuma estar associada a sintomas do ouvido interno, como tontura e zumbido, podendo estes ser os sintomas iniciais em menor porcentagem de casos. Os pacientes que tiveram meningite em alguma época da vida podem permanecer com zumbido como sequela da infecção.

Causas Farmacológicas

As medicações são causa importante de zumbido. Segundo Seidman existem mais de 200 medicamentos implicados na gênese do zumbido, os principais são:[24] 1. antibióticos da classe dos aminoglicosídeos, amicacina, neomicina, gentamicina, estreptomicina, kanamicina, tobramicina; 2. anti-inflamatórios não hormonais, fenoprofen, naproxen, ibuprofen, fenilbutazona, indometacina, sulindac, cetoprofen, tolmetin; 3. antidepressivos, amitriptilina, imipramina, protriptilina, amoxapina, maprotilina, trazodona, desipramina, nortriptilina, trimipramina, doxepin; 4. diuréticos, incluindo a furosemida; 5. quimioterápicos, como a ciclofosfamida; 6. quininas.[24] Mais recentemente, novos fármacos têm sido acrescentados a esta lista, com base no número de relatórios enviados ao banco de dados da FDA, entre eles: a) alendronato, usado no tratamento da osteoporose, o zumbido é mais frequente em mulheres, com mais de 60 anos, medicadas há 1-2 anos; (b) estatinas, prescritas para reduzir o colesterol, depletam a coenzima Q10, composto essencial na produção de energia celular, antioxidante e neutralizador de radicais livres, além de causar zumbido existem relatos de casos de perda auditiva; c) sildenafil e tadalafil (inibidores da fosfodiesterase tipo 5 ou PDE-5i), usados no tratamento da disfunção erétil, podem causar perda auditiva irreversível, zumbido e tontura. A dose dos medicamentos nem sempre parece estar relacionada ao aparecimento do zumbido, uma vez que pequenas doses podem provocar tal sintoma. A disacusia neurossensorial pode ser resultante do uso de drogas ototóxicas e, nestes casos, o zumbido é, em geral, o primeiro sintoma a aparecer; e pode ser revertido a depender da classe medicamentosa, da dose utilizada, da predisposição genética individual, e do tempo de exposição, isto é, se o paciente interromper a medicação em tempo hábil.

Causas Odontogênicas

Há muito tempo atrás se observou que o zumbido poderia estar relacionado com disfunção da ATM, correlação esta reforçada recentemente.[25] Aproximadamente 45% dos pacientes com zumbido severo apresentam sintomas de disfunção da ATM (DTM); e destes, 38% relatam agravamento do zumbido com a piora da disfunção. Segundo Ralli *et al.*, 69% dos paceintes com zumbido submetidos a tratamento específico da DTM, apresentam melhora ou resolução do sintoma.[26] Em estudo controlado, pacientes de doença de Ménière e disfunção da ATM foram tratados e comparados a controles normais; observou-se redução significativa, após um ano de seguimento, de sintomas como vertigem, zumbido, dor miofacial, cefaleia e plenitude.[27] Atualmente acredita-se que o zumbido decorrente de DTM ocorra por estimulação atípica dos sistemas somatossensoriais, em especial sistema trigeminal; havendo correlação com o estímulo de fibras neurais da raiz C2 da medula espinal, que apresentam projeção direta e influência sobre as células do núcleo coclear dorsal (NCD).

Causas Musculares

Pontos-Gatilho Miofaciais

O primeiro relato que a percepção de um som poderia ser evocado na orelha, pela palpação de um ponto-gatilho na musculatura do pescoço, data de 1983.[28] Em estudo subsequente observou-se mudanças na percepção do zumbido, desencadeadas pela palpação do mesmo ponto-gatilho anteriormente descrito.[29] Contudo, só recentemente ficou evidente a existência de correlação importante entre pontos-gatilho miofaciais (PGM) entre portadores de zumbido.[30] Os PGM representam pequenas áreas hipersensíveis localizadas nos feixes tensos dos músculos esqueléticos, e que podem causar dor local ou referida, espontaneamente ou por meio de estimulação mecânica.[28] Os PGM latentes estão localizados em áreas assintomáticas e só provocam dor quando estimulados, são bem mais frequentes na população geral acometendo 50% dos indivíduos. Quando considerados pacientes com zumbido e PGM, 56% deles apresentam modulação temporária do zumbido mediante pressão digital de pelo menos um ponto.[30] Em 65% dos casos há piora do zumbido com a estimulação dos PGM; contudo, a desativação destes PGM foi capaz de reduzir o zumbido ou inativar sua percepção em alguns casos.[30] Os PGM capazes de modular a percepção do zumbido encontram-se mais frequentemente localizados no masseter, esplênio da cabeça, esternocleidomastóideo e músculos temporais.[30] Em estudo placebo controlado realizado em nossa instituição, pacientes com zumbido somatossensorial foram submetidos ao agulhamento a seco placebo ou ativo para tratamento de pontos gatilho miofasciais. Observou-se redução do incômodo do zumbido, medido pela na escala visual analógica (EVA) e no *tinnitus handicap inventory* (THI), diferença estatisticamente significante para o agulhamento a seco ativo em comparação ao placebo.[31]

Causas Psicogênicas

As duas principais manifestações são a ansiedade e a depressão, sendo que ambas podem ser primárias ou secundárias ao zumbido. A ansiedade parece acentuar a percepção do zumbido pelo paciente, enquanto a depressão faz com que o mesmo zumbido passe a ter maior importância para o indivíduo. Vários autores têm afirmado que 40% dos pacientes com zumbido apresentam depressão clínica e metade desses casos já relatava história prolongada de depressão antes do início do zumbido.[11]

FISIOPATOLOGIA

Mudanças no Funcionamento do SNC

Dentre as mudanças no funcionamento do SNC sabidamente associadas ao zumbido temos: desproporção entre inibição e excitação, reorganização das redes neuronais, mudanças nos mapas tonotópicos, e o redirecionamento das vias de informação.

Desproporção entre Inibição e Excitação

Uma desprorpoção entre aferências excitatórias e inibitórias pode resultar em hiperatividade no sistema auditivo, e consequentemente em zumbido. A cóclea normalmente fornece não só as aferências excitatórias para o núcleo coclear

(NC); mas também as aferências inibitórias que são bem abundantes. Diante do acometimento das células sensoriais cocleares ou das fibras do nervo auditivo, ocorre uma redução das aferências para o NC e para as vias auditivas centrais. Em geral as sinapses inibitórias são mais afetadas que as excitatórias, mudando o equilíbrio entre excitação e inibição na via auditiva, e criando a base para o conceito de hipersensibilidade e hiperatividade na via auditiva.[32] A redução nas aferências ao NC, estudada experimentalmente em modelos animais de ablação coclear, mostrou modulação para menos na expressão dos receptores de glicina no NCD, núcleo coclear ventral (NCV), e núcleo olivar superior lateral bilateralmente; já a atividade glicinérgica no núcleo olivar superior medial foi intensificada. A inibição é intensa no NCD que recebe a maior concentração das aferências inibitórias glicinérgicas. A glicina é um dos neurotransmissores inibitórios do SNC que atua em especial no tronco cerebral (TC) e na medula espinal; seus receptores quando ativados geram um potencial pós-sináptico inibitório. A redução na expressão dos neurotransmissores glicinérgicos no NCD também pode ser decorrente do envelhecimento do sistema. A redução das aferências inibitórias cocleares também pode determinar excitabilidade em outros núcleos das vias auditivas ascendentes.

Reorganização das Redes Neuronais

As disfunções do SNC responsáveis pela maior parte dos zumbidos são em geral resultado da expressão da plasticidade neural, que por sua vez podem ser decorrentes de mudanças nas aferências cocleares ou do nervo auditivo ou de causas desconhecidas. A privação das aferências, e o desequilíbrio entre excitação e inibição, mudam a síntese proteica e determinam a reorganização do SNC, que também podem resultar em zumbido. Esta privação também interfere na integração temporal dos estímulos somatossensoriais, a semelhança do que é observado na dor neuropática central crônica. O zumbido, em geral, é referido em uma ou ambas as orelhas ou na cabeça. Este fato dirigiu, durante muito tempo, o foco das investigações fisiopatológicas do zumbido para as orelhas. Existem evidências consistentes que a lesão das células ciliadas ou do nervo auditivo está envolvida nos primeiros estágios de desenvolvimento do zumbido crônico. Contudo, evidências recentes apontam que a maior parte dos zumbidos crônicos e severos são gerados no SNC; em especial decorrente da expressão da plasticidade neural. Isto significa que a correta localização anatômica das alterações fisiopatológicas que contribuem para a manutenção e a perpetuação da percepção do zumbido é de extrema importância do ponto de vista terapêutico, mas ainda está para ser completamente elucidada. O fato de o zumbido ocorrer após secção do nervo auditivo é uma das evidências que apontam que este pode surgir mesmo na ausência de afecção da orelha, e que a localização anatômica do centro gerador de zumbido encontra-se, provavelmente, no SNC. Também significa que a maioria dos zumbidos não é gerada no local que os sintomas são percebidos, e sim à distância, a semelhança do que ocorre com a dor fantasma. Portanto, o conceito mais aceito atualmente é que a atividade neural geradora do zumbido encontra-se no SNC, havendo ou não afecção no sistema auditivo periférico.[32]

Mudanças nos Mapas Tonotópicos

Os estudos sobre o papel do SNC como centro gerador do zumbido têm focado em três estruturas principais: o NCD, o colículo inferior (CI), e o córtex auditivo primário e secundário.

Núcleo Coclear Dorsal

A atividade neural que produz a sensação de zumbido difere entre as diversas formas de zumbido, e pode ser gerada por estruturas neurais diferentes das que normalmente são ativadas pelos sons que atingem a orelha, o que provavelmente ocorre por redirecionamento das vias de informação. O papel do NCD no zumbido tem sido exaustivamente estudado, além da hiperatividade decorrente da privação das aferências periféricas; a modulação do zumbido por mudanças no olhar e movimentos mandibulares também parecer ser mediada via NCD.[33,34] O NCD recebe aferências da medula espinal superior (C2) que usualmente estão relacionadas com o movimento do pavilhão auricular; mas cujas conexões podem explicar porque a estimulação elétrica da pele em torno da orelha, ou a movimentação de músculos da boca ou do pescoço, podem modular o zumbido em alguns indivíduos. A estimulação das aferências medulares em C2 afeta os neurônios do NCD, de modo diverso, a depender da fonte de estímulo. O estiramento e a tensão muscular são mais efetivos que o estímulo cutâneo, indicando que a propriocepção tem maior influência que os mecanorreceptores de pele sob os neurônios do NCD e sob a modulação do zumbido. Existem ainda conexões entre o gânglio trigeminal e o NCV. A estimulação trigeminal interfere em respostas das células do NCV e NCD.

Colículo Inferior

Inúmeros estudos, em humanos e animais, indicam que o CI pode estar implicado na geração do zumbido de diversas formas. A hiperatividade no núcleo central do CI é uma possível causa de zumbido. A ativação no núcleo externo do CI, e no córtex dorsal do CI, estruturas integrantes das vias extraleminiscais, está envolvida na geração do zumbido e no redirecionamento da informação através das vias não clássicas.

Córtex Auditivo

O envolvimento do córtex auditivo na geração do zumbido tem sua evidência baseada nos estudos de estimulação elétrica e magnética do córtex cerebral; alguns mostram ativação atípica do córtex auditivo e amígdala.[32,35] Pouca atenção tem sido dada aos núcleos auditivos talâmicos e ao corpo geniculado medial (CGM), ao que parece estas estruturas podem ter papel relevante em algumas formas de zumbido; e resultados da estimulação do córtex auditivo cerebral parecem ser decorrentes de efeitos sobre o CGM, através de vias corticotalâmicas descendentes.

Redirecionamento das Vias de Informação

O redirecionamento das vias de informação é um dos fatores responsáveis, que faz com que estruturas do SNC, que normalmente não estão envolvidas no processo de condução da audição, passem a ser ativadas por estímulo sonoro. Um exemplo deste remanejamento pode ser observado pelo envolvimento atípico das vias não clássicas extraleminiscais. Neurônios das vias não clássicas respondem por mais de uma modalidade sensorial, enquanto neurônios das vias clássicas ascendem para o córtex auditivo primário e respondem apenas por estímulos auditivos. Isto significa que se apenas vias clássicas são ativadas, a percepção do estímulo auditivo não pode ser modulada pela estimulação de outros sistemas sensoriais. O fato da percepção do zumbido em alguns indivíduos, em especial aqueles com zumbido severo, ser afetada por estimulação de outros sistemas sensoriais ou somatossensoriais é um sinal de envolvimento de vias não clássicas do sistema auditivo. Estudos de localização anatômica destas vias apontam que a informação somática interage com a auditiva, no núcleo externo e no córtex dorsal do CI; estas estruturas compõem as vias auditivas não clássicas, enquanto o núcleo central é integrante das vias auditivas clássicas ascendentes.

AVALIAÇÃO CLÍNICA

Anamnese

O primeiro passo é obter uma história detalhada sobre: o início dos sintomas, as características do zumbido, flutuação e progressão, sintomas associados incluindo perda auditiva, tontura, plenitude auricular, otalgia, hiperacusia, misofonia, cefaleia, cinetose. Pedir sempre para o paciente tentar descrever o tipo de zumbido, apito, chiado, motor, batida de asa de borboleta etc. Outro dado relevante é a localização, se ocorre em uma orelha, em ambas as orelhas, ou na cabeça. É importante perguntar sobre os fatores desencadeantes, zumbidos que aparecem após exposição ao ruído ou pelo uso de drogas zumbidogênicas, geralmente são autolimitados. Perguntar sobre os fatores de melhora ou piora podem dar pistas quanto possíveis etiologias, em alguns casos o zumbido piora com o consumo de bebidas alcoólicas e doces, em outros com o nervosismo. A frequência com que ocorre, se é intermitente, portanto, não acontece todos os dias, ou se é constante e está presente o tempo todo. Perguntar se é simples, zumbido único, ou múltiplo, tipos diferentes. O zumbido intermitente e simples tem melhor prognóstico. Importante é checar ainda o grau de incômodo, numa EVA, a mesma que usamos para dor, pedir para o paciente referir o quanto o zumbido incomoda. O paciente deve escolher, olhando para escala métrica de 10 cm, uma pontuação que represente o incômodo com o zumbido, sendo 0 ausência de incômodo e 10 o incômodo máximo. Perguntar sobre hábitos incluindo abuso de café, compulsão por doces, jejum prolongado, sedentarismo, funcionamento intestinal, alimentação desregrada. Perguntar sobre distúrbios da ATM, bruxismo, ranger de dentes, travamento de mordida, cervicalgia. Avaliar o impacto na qualidade de vida, perguntar sobre transtornos como ansiedade, depressão, déficit de memória, concentração, distúrbios do sono, humor, irritabilidade.

Exame Físico

A avaliação de todos os pacientes deve incluir exame otorrinolaringológico básico. A otoscopia pode revelar possíveis causas de zumbido, algumas delas podem ser resolvidas durante a consulta, incluindo a rolha de cerume, os debris de descamação, as infecções. Em especial em crianças, a otite média pode estar presente, sendo uma das principais causas de zumbido. Tumores glômicos, apesar de raros, estão entre as etiologias que também podem ser diagnosticados no exame físico inicial. A oroscopia e a rinoscopia são importantes, a inspeção cuidadosa da cavidade oral pode evidenciar mioclonia palatal. Contudo, muitas vezes a mioclonia palatal desaparece durante o exame da cavidade oral, neste caso uma nasofibrofaringolaringoscopia tem grande utilidade, pois possibilita a visualização da mesma, sem a inibição da contratura do tensor do tímpano. O exame da cabeça e pescoço é relevante; sempre que diante da queixa de zumbido pulsátil o investigador deve realizar a ausculta das carótidas, da região periaural, da área periocular, e a ausculta cardíaca, para tentar localizar a origem do sintoma. É crucial verificar se o zumbido pulsátil é sincrônico com o batimento cardíaco. Importante observar se o mesmo se modifica com a movimentação lateral da cabeça e pescoço, e ou com a compressão manual da musculatura local. A pesquisa dos pares cranianos pode revelar acometimento; algumas vezes além do VIII nervo craniano (NC), do V e do VII NC, em especial nos casos de tumores do ângulo pontocerebelar. A avaliação da ATM tem por objetivo checar quanto à presença de dor, creptações, e ou limitação de amplitude de movimento. É importante ainda checar a influência do apertamento dos molares e incisivos na modulação do zumbido. Além de incluir a avaliação da musculatura mastigatória e da cabeça e pescoço, através da palpação digital, para checar espasmos, contraturas musculares, dor, e ou modulação do sintoma.

Exames Complementares

Audiometria

A avaliação básica deve incluir audiometria tonal (limiar aéreo e ósseo) e vocal com índice de reconhecimento de fala, e a imitanciometria com a pesquisa do reflexo acústico, para identificar, quantificar e classificar a perda auditiva, identificar componentes condutivos potencialmente tratáveis, em especial otoesclerose e otites, diferenciar patologia coclear da retrococlear. Diante de pacientes com perda auditiva e zumbido unilateral sempre se preocupar em investigar neuroma do acústico (schwannoma). A suspeita aumenta quando, além do zumbido e da perda auditiva unilateral, a discriminação vocal é pobre e ou incompatível com o grau de perda auditiva. Somando-se a isto ausência de reflexo do acústico, quando este seria esperado, temos mais de três fatores de suspeição para doença retrococlear.

Exames Laboratoriais

A avaliação laboratorial básica inclui contagem sanguínea completa, perfil lipídico, glicemia de jejum, sorologia para sífilis (VDRL e FTA-ABS), perfil tireoidiano (T4 Livre, TSH). As provas de atividade inflamatória (imunocomplexos circulantes, complemento total e frações C3 e C4, PCR, VHS) e a pesquisa de autoanticorpos (FAN, FR, anticardiolipina, anticoagulante lúpico, antiperoxidase, antitireoglobulina) ficam reservadas aos casos de suspeita de doença autoimune sistêmica com acometimento secundário da orelha interna ou de doença autoimune primária da orelha interna; em especial nos casos de perda auditiva rapidamente progressiva ou flutuante bilateral. A curva glicêmica e insulinêmica de 3 horas deve ser solicitada sempre que houver suspeita pela história clínica ou hábitos.

Imagem

Os exames de imagem devem ser solicitados de acordo com a suspeita inicial, firmada após a coleta de uma boa história clínica. A tomografia computadorizada dos ossos temporais (TC) é importante nos casos de tumores glômicos ou timpânicos, bulbo jugular deiscente, diante da suspeita de otosclerose, malformações ósseas incluindo deiscência do canal semicircular superior, fístula perilinfática, aqueduto vestibular alargado. Diante da necessidade de excluir a suspeita de afecção retrococlear, tumores do ângulo pontocerebelar, o exame mais sensível é sem dúvida a ressonância magnética (RM) da orelha interna, em especial na detecção de tumores pequenos. Nos casos de zumbido pulsátil a avaliação por imagem deve ser específica, a depender da história e do exame físico; diante da suspeita de hum venoso, e na tentativa de identificar o ponto de turbilhonamento do fluxo sanguíneo, a TC é o exame de escolha; nos casos de suspeita de causa arterial, a angiorressonância é a melhor opção. Doppler de carótidas e vertebrais e transcraniano, fundoscopia, manometria liquórica são outras possibilidades a depender da suspeita clínica em questão.

TRATAMENTO

O progresso no tratamento do zumbido, em especial na última década, vem do conhecimento adquirido de áreas de ciência básica que contribuíram para o melhor entendimento da sua fisiopatologia, incluindo otologia, neuroimagem cerebral, neurociência, bioquímica, biologia molecular, epidemiologia, genética. Distinguir entre as diferentes formas de zumbido e construir um diagnóstico preciso são os passos primordiais para um tratamento efetivo, que muitas vezes envolve várias especialidades além do otorrinolaringologista, passando pelo fonoaudiólogo, neurologista, psiquiatra, psicólogo, dentista, fisiatra, fisioterapeuta, osteopata, bucomaxilofacial, entre outros. Em primeiro lugar e fundamental para o controle do sintoma, é identificar as prováveis causas para o zumbido em cada indivíduo, e revertê-las da melhor maneira possível, seja um distúrbio metabólico ou uma otosclerose passível de tratamento cirúrgico. Outro conceito fundamental é ter sempre em mente que em um único paciente, o zumbido em geral costuma ter mais de uma etiologia, e que o sucesso do tratamento depende da correção de cada uma delas, e do diagnóstico preciso antes de iniciar qualquer terapia.

Medidas Gerais

Como já foi dito anteriormente, boa parte dos pacientes apresenta um zumbido com poucas repercussões na vida diária. Muitos se beneficiam apenas em entenderem a origem do seu zumbido. O tratamento deve incluir inicialmente a orientação do paciente, desmistificando crenças inapropriadas e reforços negaivos como: "zumbido não tem cura"; "zumbido pode levar à surdez"; "zumbido pode ser um tumor", até pode, mas a probabilidade de isso ocorrer é muito pequena; "zumbido tem tendência a piorar com o tempo", entre outros. Em seguida deve-se focar na correção de hábitos inadequados, restrição de substâncias estimulantes do SNC, como a cafeína, o álcool, os doces, o tabaco, as drogas ilícitas, capazes de aumentar a percepção do zumbido. Com relação às substâncias a base de xantinas (café, chocolate, chás preto e mate, refrigerantes) geralmente recomendamos restrição completa por 15 dias para avaliar a influência no zumbido, após esse período, havendo melhora, recomendamos manutenção, caso contrário o paciente pode retomar a ingestão anterior. Checar intolerância a alimentos e bebidas ou se o paciente faz jejum prolongado, neste caso uma dieta fracionada e de restrição de açúcares de rápida absorção deve ser orientada. Sempre checar a lista e as dosagens das medicações em uso, algumas podem causar ou intensificar o zumbido, em especial aquelas cuja introdução coincide com o início ou a piora do zumbido, nestes casos, se possível, tentar frente ao colega que a introduziu a retirada da mesma ou ajuste da dose. O zumbido é frequentemente mais perceptível em ambientes silenciosos, pelo menor contraste com outros sons e ruídos de fundo. Contudo, pode se intensificar após exposição a ambientes ruidosos, em especial quando prolongada. Por isto a importância de orientar o paciente quanto às estratégias para minimizar a exposição a ruídos, usar protetores auriculares sempre que exposto a estas situações de ruído extremo, a fim de evitar maior lesão de células ciliadas e posterior piora do zumbido. O estresse é um fator importante na indução e manutenção do zumbido de alguns pacientes, sendo capaz de por si só intensificar a percepção e agravar o incômodo com o zumbido, por isto é importante orientar medidas para manter o equilíbrio emocional e reduzir o estresse, incluindo atividades físicas e de relaxamento, meditação, *mindfullness*, respiração profunda, entre outras. Procurar sempre identificar e reverter às doenças de base, já que estas contribuem diretamente para a manutenção do zumbido.

Medidas Específicas

Nos casos em que não houver melhora do sintoma apenas com as medidas gerais, parte-se para as medidas específicas. Muitas vezes essas medidas conseguem reduzir o zumbido do paciente. Até os dias atuais, não há qualquer modalidade terapêutica única que tenha tido bons resultados para todo e qualquer tipo de zumbido. Portanto, a escolha do método de tratamento deve sempre ser personalizada.

Medicações

Em nosso serviço a farmacoterapia se baseia nos princípios que seguem: a medicação deve ser personalizada para cada paciente; sempre adotar a monoterapia (uma droga por vez); iniciar o tratamento com as drogas que apresentam menos efeitos colaterais e menor risco de dependência; a duração da terapia pode ser de 30 a 90 dias, em caso de falha trocar a medicação. Em caso de melhora manter por mais algum tempo antes de tentar a redução da dose inicial. Dentro do possível, deve-se retirar ou manter a menor dose de controle. Em caso de piora voltar para dose inicial. De modo geral, as diversas classes de medicamentos apresentam eficácia de cerca de 50% na melhora do zumbido. Seguem a seguir algumas drogas que podem ser usadas com esta finalidade:

Complexos Vitamínicos e Minerais

Vitamina B12

As vitaminas do complexo-B são uma família de nutrientes agrupados em conjunto por suas funções nos sistemas enzimáticos do corpo humano, funcionam como coenzimas e facilitam o metabolismo e a produção de energia.[24] Existem estudos que correlacionam a deficiência destas vitaminas e o zumbido.[36] A vitamina B12, também conhecida como cobalamina, contribui para composição da bainha de mielina e estabiliza a atividade neural. Sua deficiência afeta 15 a 20% da população, sendo mais frequente após os 65 anos de idade. Entre os portadores de zumbido crônico esta prevalência chega a 47%.[36]

Zinco

O zinco faz parte da composição de mais de 100 enzimas, influencia na ação de neurotransmissores, inibindo sítios ligantes de peptídeos e de neurorreceptores, e sua deficiência pode estar associada a retardo do crescimento, infertilidade, problemas de cicatrização e zumbido.[24] Cerca de 98% do zinco corporal total é encontrado dentro das células e apenas 2% deste apresenta-se livre no plasma, por isso a zincemia sérica não é o parâmetro ideal para avaliar a quantidade de zinco no organismo. Estudos em cócleas humanas e em roedores evidenciaram elevadas concentrações de zinco na orelha interna, sendo este o tecido com maior concentração do mineral no corpo.[24] Alguns estudos correlacionaram a hipozincemia com o zumbido, porém, em estudo duplo-cego randomizado, nenhuma diferença significante foi observada no tratamento do zumbido com a suplementação deste mineral em comparação ao placebo.[37] Ainda assim a reposição de zinco pode ser adotada nos casos de hipozincemia sérica documentada, ou como alternativa no tratamento do zumbido em pacientes idosos.

Antiagregantes e Moduladores do Fluxo Sanguíneo

Extrato de Ginkgo Biloba (EGB)

O Ginkgo Biloba pode ser considerado a árvore mais antiga na terra e o extrato de suas folhas tem sido usado por séculos, pela medicina chinesa, no tratamento de bronquite e asma. Seu princípio ativo foi isolado, o extrato de ginkgo biloba (EGB761), e possui componentes importantes incluindo glicosídeos flavonoides e lactonas terpenas, responsáveis por seus efeitos biológicos de neuroproteção, interação com inúmeros neurotransmissores, aumento da microcirculação sanguínea via inibição do fator ativador plaquetário, sendo por isso classicamente recomendado para casos em que há insuficiência cerebral associada.[24] Poucos ensaios placebo-controlados investigaram os efeitos do EGB no tratamento do zumbido, e segundo os dados de revisão sistemática Cochrane recente, ao que parece os resultados falharam em mostrar uma diferença significante deste em relação à terapia placebo, em pacientes com queixa primária de zumbido.[38] Entretanto, dos quatro estudos incluídos em tal revisão sistemática, em um deles o EGB foi usado em pacientes com demência vascular ou doença de Alzheimer como queixa clínica primária; houve uma redução pequena, mas estatisticamente significativa do zumbido.[28] Até o momento, apenas um estudo experimental (em animais) mostrou redução do zumbido com o uso do EGB, mas a dose utilizada correspondeu a mais de 7 vezes a dose usualmente recomendada em humanos.[39] A dose em geral recomendada é de 120 a 240 mg/dia por 2 a 3 meses. Uma metanálise recente foi realizada para avaliar os efeitos do EGb 761® na dose diária de 240 mg no zumbido e tontura associados à demência.[40] No geral, o EGb 761® foi superior ao placebo, com diferenças médias ponderadas para alteração da linha de base, calculadas em metanálises usando modelos de efeitos aleatórios, de -1,06 (95% CI: -1,77, -0,36) para zumbido ($p = 0,003$) e -0,77 (IC 95%: -1,44, -0,09) para tontura ($p = 0,03$). Tais achados apoiam a noção de que o EGb 761® é eficaz no alívio de sintomas neurossensoriais concomitantes em pacientes com demência.[40]

Vasodilatadores Diretos

Betaistina

A betaistina é um análogo estrutural da histamina, com propriedades farmacológicas semelhantes, sendo um potente antagonista dos receptores H3. Atua aumentando o fluxo sanguíneo para o vestíbulo e a coclea; através de antagonismo dos receptores H3 locais. Dentre seus efeitos associados incluem-se o aumento na condutividade vascular e a redução na pressão arterial sistêmica, que pode resultar primariamente na vasodilatação da artéria cerebral anteroinferior e no aumento do fluxo sanguíneo vertebrobasilar. É uma droga classicamente usada no controle da vertigem incapacitante entre portadores de doença de Ménière, e seu efeito no zumbido baseia-se em ensaios clínicos com esta casuística específica.[24] Mostrou-se efetiva quando comparada ao placebo, ou quando comparada a associação da cinarizina ao dimenidrato no tratamento do zumbido em portadores de doença de Ménière, com até 60% de melhora do zumbido.[41] A dose recomendada é de 48 mg/dia.[42] Os efeitos adversos podem incluir cefaleia, epigastralgia e broncospasmo; sendo a asma, a bronquite asmática e a úlcera péptica contraindicações do seu uso.[24]

Estabilizadores de Membrana

Lidocaína Endovenosa

O uso de anestésicos locais no tratamento do zumbido data de 1935, quando Barany realizou uma infiltração local nos cornetos nasais e o paciente referiu melhora do zumbido. Desde então, apesar de o verdadeiro mecanismo de ação não ser completamente conhecido, muitos estudos mostraram que o uso da lidocaína endovenosa pode aliviar o zumbido.[24,43] Sabe-se que a lidocaína endovenosa não afeta as respostas nas emissões otoacústicas, o que indica que o efeito observado não é decorrente de sua ação na cóclea. Admite-se que a droga tenha um efeito anticonvulsivante, uma vez que nem os receptores aferentes da dor, nem as fibras dos nervos periféricos são bloqueadas significativamente pelo uso de doses não tóxicas por via sistêmica. Mesmo em pacientes submetidos à neurectomia por ressecção de schwannoma vestibular a droga foi capaz de suprimir o zumbido, indicando possível sítio de atuação no SNC. É possível que a lidocaína atue corrigindo a perda dos mecanismos centrais inibitórios que desencadeiam o zumbido, bloqueando a hiperexcitabilidade central, e exercendo efeito inibitório sobre a descarga dos neurônios do colículo inferior. Ensaios clínicos mostram que a melhora parcial ou completa do zumbido frente ao uso da lidocaína endovenosa ocorre em 71 a 76% dos casos.[43,44] Entretanto, o fato de a lidocaína ser administrada por via endovenosa limita seu uso na prática clínica; e as tentativas de substituir a mesma por drogas administradas por via oral, com eficácia similar, não foram bem sucedidas, em especial pelos efeitos adversos observados. As injeções endovenosas de lidocaína já foram usadas como teste prognóstico para se identificar os pacientes mais responsivos ao uso de drogas anticonvulsivantes no tratamento do zumbido.

Anticonvulsivantes

O uso de anticonvulsivantes e seus possíveis benefícios no tratamento do zumbido baseiam-se no mecanismo de ação destas drogas, que apesar de não terem a mesma estrutura química apresentam propriedades farmacológicas similares. Atuam inibindo os canais iônicos de sódio voltagem-dependentes e a permeabilidade da membrana a estes íons, interferindo na gênese do potencial de ação, reduzindo a hiperexcitabilidade neuronal nas vias auditivas. Os principais representantes do grupo são: carbamazepina, gabapentina, difenil-hidantoína, valproato de sódio. Acredita-se que os anticonvulsivantes suprimem a hiperatividade do zumbido do mesmo modo que o fazem em casos de neuralgia do trigêmeo, dor de membro fantasma, hemiespasmos faciais e mioclonia palatal. Apesar dos efeitos adversos possíveis atribuídos ao uso destas drogas, doses menores são normalmente usadas no tratamento do zumbido, o que minimiza tais reações. Os ensaios clínicos com o uso da carbamazepina no tratamento do zumbido mostram que a droga é efetiva em 56 a 58% dos casos.[44] A gabapentina é de longe o anticonvulsivante mais estudado no tratamento do zumbido. Em ensaio duplo-cego placebo controlado 25,6% dos pacientes apresentou melhora do zumbido em 5 meses de tratamento com a gabapentina, com melhores resultados para os casos cuja etiologia estava relacionada com trauma acústico.[45]

Ansiolíticos

Os benzodiazepínicos (BDZ) são agonistas dos receptores GABA (ácido gama-aminobutírico) e potencializadores GABAérgicos. Dois possíveis mecanismos de ação podem ser atribuídos quando se considera a efetividade que estas drogas podem ter no tratamento do zumbido: um efeito ansiolítico geral ou a redução da atividade neuronal por um mecanismo diferente daquele envolvido na geração do zumbido. Evidências se baseiam na redução dos sistemas GABAérgicos em resposta a hiperexcitabilidade do sistema auditivo central, e a redução da hiperatividade neural no colículo inferior pela administração de BDZ em modelos experimentais de zumbido.[46] Estudos sobre o clonazepam no tratamento do zumbido mostram que sua efetividade pode variar entre 32% e 90%, discrepância esta que, em parte, pode ser atribuída à falta de ensaios clínicos duplo-cegos controlados. Ensaio clínico duplo-cego placebo controlado com alprazolam mostrou melhora do zumbido em 76% dos pacientes tratados quando comparados ao grupo placebo.[47] Dentre os efeitos adversos possíveis a sedação se destaca.

Antidepressivos

Os antidepressivos são a classe de fármacos mais comumente prescritas para o tratamento do zumbido. Podem ser classificados nas seguintes categorias: antidepressivos tricíclicos, inibidores da monoaminoxidase (IMAO), inibidores seletivos da recaptação de serotonina (ISRS), e inibidores da recaptação de serotonina e norepinefrina (IRSN), inibidores da recaptação de norepinefrina e dopamina (IRND). Os tricíclicos incluem: amitriptilina, doxepina, imipramina, desipramina, nortriptilina, trimipramina. Os IMAO incluem: fenelzina, tranilcipromina. Os representantes do grupo dos ISRS incluem: fluoxetina, paroxetina, sertralina, citalopram, escitalopram, mirtazapina, trazadona. O grupo IRSN inclui: venlafaxina e duloxetina; e os IRND estão representados pela bupropiona. A diferença principal entre eles reside nos efeitos adversos; enquanto os tricíclicos possuem efeitos anticolinérgicos e anti-histamínicos consideráveis, os ISRS e IRSN são a primeira escolha no tratamento dos transtornos de ansiedade e depressão pela melhor tolerabilidade. No caso dos ISRS e IRSN, a principal preocupação é com a síndrome serotoninérgica (dores musculares, cefaleia, náusea, fadiga) que pode ocorrer frente à descontinuação súbita destas drogas, por isto o desmame deve ser sempre com redução progressiva da droga. O zumbido é um efeito colateral possível e descrito em 90% das classes de drogas antidepressivas, em geral, 1 a 3% dos usuários de antidepressivos tricíclicos relatam zumbido após o início da terapia, contudo, o sintoma costuma ceder nas primeiras três semanas após a interrupção do tratamento. Apesar de inúmeros relatos de zumbido como efeito colateral da terapia com antidepressivos, certos antidepressivos são efetivos no tratamento de algumas formas de zumbido em pacientes específicos. Ensaios duplo-cegos placebo controlado com o uso de antidepressivos no tratamento do zumbido mostram benefícios em 73,6% a 47,3% dos casos, a depender da droga testada, da classe de pacientes selecionados e da intensidade do zumbido. De modo geral, o zumbido que ocorre em pacientes portadores transtorno de depressão ou ansiedade, e os casos de intensidade severa, são mais responsivos ao tratamento com antidepressivos; que o zumbido presente em pacientes sem depressão ou ansiedade. O mecanismo preciso de ação destas drogas no zumbido ainda está para ser elucidado, o que se sabe é que o córtex auditivo e o núcleo auditivo são áreas ricas em receptores de serotonina, que variações na região promotora do gene transportador estão associadas a diferenças nos potenciais auditivos evocados, e que a serotonina modula a aferência auditiva no núcleo coclear, colículo inferior e na região da amígdala. Não se sabe ao certo quanto tempo para que se observe a melhora do zumbido, isto varia muito entre os diversos tipos de antidepressivos e de acordo com a doença foco do tratamento; mas baseado nos estudos sobre depressão podemos didaticamente considerar que o tempo de duração do tratamento deve ser de pelo menos 6 meses e que alguma melhora deve ser esperada após 4 a 8 semanas do início da terapia.

Toxina Botulínica

Indivíduos que desenvolvem zumbidos decorrentes da contratura forçada de músculos da cabeça e pescoço ou de desordens da articulação temporomandibular são exemplos típicos de zumbido somático.[48] Nestes casos a correção do fator etiológico é o primeiro passo para o tratamento do zumbido. A toxina botulínica tipo A é uma neurotoxina capaz de inibir a liberação de acetilcolina na junção neuromuscular, e que pode ser administrada localmente no tratamento de doenças que envolvem hipercontratura, distonia e espasticidade muscular. Em estudo duplo-cego, a toxina botulínica tipo A foi testada e mostrou melhora do zumbido (27%) quando comparada ao placebo (7%).[49] A explicação, possivelmente, está relacionada com a redução das aferências provenientes da musculatura cervical, temporal, frontal, com redução da ativação das vias dos núcleos medular somatossensorial e coclear dorsal.

Entretanto, tal estratégia terapêutica para o zumbido ainda é anedótica na literatura e, portanto, usada como exceção e não na rotina clínica. A indicação estaria em casos de mioclonia, resistentes aos tratamentos convencionais (fisioterapia e farmacoterapia). Existem relato de casos que apontam que a toxina botulínica pode ser efetiva no tratamento de doenças que cursam com tremor palatal.[6]

Terapias Não Medicamentosas

Aparelho de Amplificação Sonora Individual

Estudos epidemiológicos apontam que 50 a 70% dos portadores de perda auditiva apresentam zumbido associado. A primeira evidência que pacientes com zumbido poderiam se beneficiar com o uso de aparelhos de amplificação sonora individual (AASI) data de 1947,[50] estes resultados se confirmaram com os estudos que se seguiram. Estudo comparando o AASI, o gerador de som, e o enriquecimento sonoro ambiental mostrou, após 18 meses de tratamento, redução significante no índice de severidade do zumbido em todos os três grupos, sendo esta melhora de 70 e 76% no primeiro e segundo grupos, respectivamente.[51] Em estudo recente, indivíduos com zumbido crônico e perda auditiva neurossensorial associada foram avaliados por meio de tomografia de emissão de pósitrons (PET), antes e 6 meses após o uso de AASI; e comparados a indivíduos com perda auditiva e sem zumbido, igualmente submetidos à reabilitação auditiva. Os resultados positivos comportamentais obtidos nos questionários *Tinnitus Handicap Inventory* (THI), *Hearing Handicap Inventory for Adults* (HHIA) e na escala visual analógica (EVA) para o incômodo do zumbido foram estatística e clinicamente relevantes se comparados os momentos antes e 6 meses após AASI, com melhora do zumbido em 80% dos casos.[52] Os resultados do mapeamento cortical revelaram alterações funcionais igualmente estatisticamente significantes; como o aumento de metabolismo glicolítico em áreas frontais e regiões associadas ao controle executivo, envolvidas em circuitos de associação de regiões auditivas e do sistema límbico. De forma inédita, houve redução do metabolismo do cerebelo, 6 meses após o uso de amplificação sonora, associado à redução do incômodo do zumbido.[53] A adaptação de AASI traz como principais benefícios aos indivíduos com zumbido: 1. reduz a atenção e a percepção do zumbido, muitas vezes promovendo o mascaramento; 2. melhora a comunicação, diminuindo a sensação desagradável que sons e vozes estão sendo mascarados pelo zumbido e viabilizando a terapia sonora; 3. diminui o contraste entre zumbido e silêncio, contribuindo para o processo de habituação da percepção; 4. restaura as aferências auditivas, estimulando a plasticidade cerebral e, em parte, restabelecendo o funcionamento adequado das vias auditivas neurais. Sempre que possível, a adaptação deve ser feita com aparelhos que possuam moldes abertos ou com ventilação ampla, já que a oclusão do meato acústico externo dificulta a adaptação e em alguns casos aumenta a percepção do zumbido.[54] Esta abordagem também permite estimulação mais extensa, incluindo as frequências agudas, e enriquecimento sonoro mais adequado, fundamental para as terapias de habituação. A adaptação de AASI mostrou-se tão efetiva quanto, se não mais que, os geradores de som; e a comparação entre AASI com moldes abertos ou com moldes ventilados mostrou melhora em 82% dos pacientes adaptados, não havendo diferença quantitativa e qualitativa significante na redução do desconforto com o zumbido. Sempre que possível e indicada, a adaptação deve ser feita bilateralmente, o que melhora a localização espacial dos sons e o reconhecimento de fala. Também é importante na escolha do AASI optar pelos que permitam maior amplificação em altas frequências, pois boa parte dos pacientes tem perdas auditivas em altas frequências; e como a maioria dos casos de zumbido encontra-se em frequências agudas, a amplificação destas promove estimulação das vias auditivas na área de frequência do zumbido. Para os zumbidos refratários aos tratamentos habituais e com audição normal pode-se tentar os geradores de som, nestes casos a orientação do paciente é fundamental.[55] As condições para se obter os melhores resultados não incluem apenas o uso das tecnologias mais avançadas, mas acima de tudo a adaptação de acordo com as necessidades do paciente e o aconselhamento. O paciente precisa ser ouvido, guiado e informado durante todo o processo de adaptação.[55]

Mascaramento

É uma técnica que objetiva desviar a atenção do zumbido para outro estímulo sonoro, com o intuito de facilitar a habituação à percepção do zumbido e reduzir o seu tamanho no cérebro. O som constante de fraca intensidade e de banda larga diminui a diferença entre a atividade neuronal relacionada com zumbido e ambiente sonoro. Consequentemente, a força de ativação dos sistemas límbico e nervoso autônomo é reduzida; o que a nível comportamental se reflete por uma diminuição no incômodo evocado pelo zumbido. Isso, por sua vez, diminui as alças de retroalimentação dos arcos reflexos condicionados, com consequente enfraquecimento do sinal zumbido nos centros auditivos subconscientes, ou seja, facilita a habituação da sua percepção.[56] O aumento do ruído de fundo cria uma situação essencialmente oposta ao ambiente típico silencioso de reforço da grandeza de percepção do zumbido no cérebro. Especificamente, todos os pacientes são aconselhados a evitar o silêncio e promover o enriquecimento do ambiente com estímulos sonoros, por exemplo, com sons da natureza ou música. Para pacientes com perda auditiva, os sons de fundo são amplificados por meio de AASI. Logo quando surgiu a *Tinnitus Retraining Terapy* (TRT) ou terapia de habituação do zumbido, a orientação era para que a intensidade dos geradores de som fosse ajustada no chamado ponto de mistura (*mixing point*), um nível de mascaramento parcial, logo abaixo do mascaramento total, em que o zumbido era audível e mesclado ao som mascarador. Se o som encobrisse o zumbido, não haveria possibilidade de habituação ao sintoma. No entanto, após a introdução de medidas da orelha real, do nível de som gerado pelos geradores de som, ficou clara a limitação – o ponto de mistura acabou sendo irreal para a maioria dos pacientes, que referiam incômodo ao tentar fazer o ajuste do som. Além disso, o estudo de Tyler *et al.*, em 2012,[57] mostrou que a habituação acontece independe do ajuste do gerador de som (mascaramento parcial ou total). Portanto, a configuração de som dos dispositivos usados na TRT foi atualizada, e o ponto de mistura deixou de ser recomendado.

TRT

A terapia de habituação do zumbido (*Tinnitus Retraining Therapy*, TRT) é um método terapêutico especificamente desenvolvido baseado no modelo neurofisiológico de zumbido descrito pela primeira vez por Jastreboff em 1990.[7]

Modelo Neurofisiológico do Zumbido

O **primeiro postulado** do modelo neurofisiológico diz que, além do sistema auditivo, outros sistemas no cérebro, especificamente o sistema límbico e o sistema nervoso autonômico simpático, estão envolvidos e contribuem de forma clinicamente significante para as reações negativas ao zumbido; em especial para o zumbido severo ou incapacitante, capaz de interferir na qualidade de vida.[7] O segundo postulado do modelo neurofisiológico diz que, o zumbido é resultado de uma percepção auditiva fantasma, fato este usualmente aceito pela maioria dos investigadores.[7] A percepção do zumbido resulta da detecção de atividade neuronal nas vias auditivas centrais, similar a percepção da atividade evocada por qualquer estímulo sonoro; mas no caso do zumbido, sem ligação com qualquer atividade mecânica ou vibratória presente na cóclea. É por isto que a supressão da percepção do zumbido depende da supressão neuronal, e não se altera frente ao mascaramento auditivo. O terceiro postulado do modelo neurofisiológico diferencia os mecanismos envolvidos na percepção do zumbido, dos mecanismos envolvidos no sofrimento relacionado com o zumbido (irritabilidade, ansiedade, insônia, pânico, distúrbios da concentração).[7] Os mecanismos responsáveis pela geração da atividade neuronal relacionada com a percepção do zumbido são comuns em indivíduos que percebem o zumbido, mas não se incomodam com ele, 80% dos casos. Os mecanismos específicos responsáveis pela expansão da atividade neuronal relacionada ao zumbido, para outras estruturas e sistemas cerebrais, estão presentes apenas em indivíduos que sofrem com o zumbido, 20% dos casos; e são mecanismos distintos dos envolvidos na simples geração da percepção da atividade neuronal que causa o zumbido. Como o modelo neurofisiológico não explica o que gera a atividade neuronal atípica que causa a percepção do zumbido, uma teoria específica foi desenvolvida para explicar porque esta atividade neuronal atípica surge no SNC; chamada **teoria da lesão discordante entre células ciliadas externas e internas**.[7] As células ciliadas internas (CCI) são os receptores auditivos que transformam a onda sonora mecânica em estímulo elétrico neural, captado pelas fibras do nervo auditivo, que subsequentemente será percebido na forma de som (no cérebro). As células ciliadas externas (CCE) são os amplificadores mecânicos da orelha, contribuindo com 50 a 60dB de amplificação, sendo importantes, mas não indispensáveis para audição; mesmo diante de lesão de 30% ou mais das CCE, o impacto no limiar auditivo é mínimo. A teoria da lesão discordante diz que, cada área coclear que apresente lesão ou disfunção das CCE, parcial ou completa, com CCI normais, promove uma assimetria na atividade que ascende ao núcleo coclear dorsal (NCD); em especial desinibição por redução das aferências inibitórias provenientes das CCE. Como consequência há aumento na atividade espontânea e na taxa de disparos neuronais, do tipo epileptiformes que ascendem e são processados pelas vias auditivas centrais. Esta teoria pode explicar inúmeras observações como: a presença de zumbido em pacientes normoouvintes, cuja lesão das CCE não poderia ser identificada pela audiometria, mas sim pelas emissões otoacústicas (EOA). Estudos apontam para elevada incidência de irregularidades das EOA em portadores de zumbido quando comparados a controles normais. Os três estágios de desenvolvimento do zumbido podem ser considerados: 1. geração da atividade neural atípica que causa o zumbido; 2. interpretação da atividade neural atípica; 3. percepção pelos centros corticais superiores no SNC. No caso do zumbido severo ou incapacitante, um quarto estágio pode ser adicionado: 4. ativação sustentada das regiões cerebrais não relacionadas com o sistema auditivo, sistema límbico e sistema nervoso autônomo. Inicialmente, a atividade neural atípica que causa o zumbido é gerada na periferia do sistema auditivo, ou talvez no NCD; a seguir detectada e processada em áreas auditivas subconscientes; e, finalmente, atinge áreas auditivas corticais superiores, onde passa a ser percebido e desencadeia atenção. Numa situação ideal esta atividade neural atípica não se propaga e os demais sistemas cerebrais não serão ativados, isto ocorre na maioria dos pacientes com zumbido. Entretanto, se esta atividade neural assume conotação negativa (medo, perigo), o sistema límbico e o sistema nervoso autônomo são ativados; e através de uma cascata de eventos mantêm as respostas e reações associadas ao zumbido, gerando arcos reflexos condicionados atípicos. A percepção do zumbido que ocorre simultaneamente a um evento emocional, com conotação negativa, pode ser suficiente para gerar um reflexo condicionado e, uma vez estabelecido o reflexo, a simples presença do estímulo sensorial (zumbido) pode ser suficiente para evocar uma reação negativa.

Terapia

A maioria dos tratamentos propostos para o zumbido baseia-se na redução da atividade neuronal atípica, e das reações relacionadas ao sintoma. A TRT difere das demais terapias, pois seu principal enfoque é enfraquecer e anular as conexões funcionais específicas, criadas entre sistema auditivo e os demais sistemas responsáveis pela geração das reações associadas, sistema límbico e sistema nervoso autônomo; sem necessariamente tentar mudar a atividade neural atípica responsável pela percepção do zumbido ou tentar atenuar diretamente as reações evocadas pelo zumbido.[7] O cérebro apresenta elevada plasticidade, permitindo habituação de um sinal sensorial, caso este sinal não tenha conotação negativa; este fenômeno ocorre espontaneamente no SNC, para estímulos neutros e de pouca importância. A grande quantidade de aferências sensoriais que se projetam no SNC, a cada segundo, é o que torna a habituação um mecanismo tão imprescindível no dia a dia; só através dela somos capazes de selecionar estímulos importantes, e bloquear estímulos irrelevantes a nível subconsciente, antes que estes atinjam os centros corticais superiores, no SNC, e se tornem conscientes. Portanto, a TRT é uma terapia que lança mão de uma característica natural do cérebro, e envolve dois passos primordiais: 1. habituação das reações evocadas pelo zumbido, através do bloqueio da atividade neuronal que se propagou para o sistema límbico e sistema nervoso autônomo; tendo sido alcançada a habituação das reações, o segundo passo ocorre automaticamente; 2.

habituação da percepção do zumbido, através do bloqueio da ativação de centros corticais superiores. Na TRT clássica dois elementos básicos são fundamentais para a terapia: 1. aconselhamento, reclassificar o zumbido numa categoria de estímulo neutro, orientar o paciente desmistificando as conotações negativas e de ameaça; 2. terapia sonora, cujo objetivo é enfraquecer a atividade neuronal relacionada ao zumbido, de modo sistemático, durante o período de tratamento. O objetivo clínico final da TRT é que o zumbido não mais interfira na qualidade de vida do paciente.

Estimulação Magnética Transcraniana

Em 1985 foi demonstrado pela primeira vez que neurônios poderiam ser despolarizados no cérebro por meio de estimulação magnética transcraniana (*transcranial magnetic stimulation*, TMS).[58] A TMS é um método não invasivo capaz de induzir correntes elétricas no cérebro, através de impulsos de campos magnéticos externos; e atuaria na melhora do zumbido pela modulação para menos na excitabilidade dos neurônios do córtex auditivo.[59] Os impulsos são intensos, duram de 100 a 300 milissegundos, com força de 1,5 a 2 T, tendo como vantagem o fato dos campos magnéticos passarem amplamente e sem distorções através do escalpe e do crânio, sendo muito menos dolorosos que a estimulação elétrica transcraniana (EET). Quando repetidos (TMSr) são capazes de induzir corrente elétrica cerebral e despolarização neuronal. Devido ao rápido declínio do campo magnético à medida que aumenta a distância deste para a bobina que o gerou, a efetividade dos estímulos é maior em áreas corticais superficiais, e a posição externa do aparelho parece ser fator limitante à sua eficácia. Portanto, quanto mais longe o estímulo magnético estiver do sítio de lesão, menos eficiente será a estimulação para suprimir o sintoma. Alguns estudos recentes, alguns deles duplo-cego e controle, mostraram que a TMSr, aplicada com estímulos repetidos, usando altas frequências (10-20 Hz) pode induzir a interrupção completa da percepção do zumbido, por curtos períodos de tempo, e que estímulos repetidos em baixas frequências (1 Hz) podem induzir melhora do zumbido mais duradoura.[60] Há várias especulações sobre o mecanismo da supressão elétrica do zumbido. A hipótese de que o córtex temporoparietal tem o seu papel na fisiopatologia do zumbido ganhou força por resultados de estudos recentes com TMSr que mostraram que a redução transitória significante do zumbido só pode ser observada quando o estímulo é aplicado no córtex temporoparietal esquerdo, com supressão em 57% dos indivíduos.[61] A quantidade de supressão observada frente a TMSr depende diretamente da frequência de estímulo utilizada e se correlaciona inversamente com o tempo de zumbido. Esse tipo de terapia, apesar de promissor, pode ser acompanhado de efeitos colaterais incluindo vertigem, dor, mudança nos parâmetros de qualidade e localização do zumbido. Infelizmente os resultados obtidos até o momento ainda não são consenso na literatura, não existe um protocolo formal unificado de ciclos de tratamento para pacientes com zumbido, nem do subtipo de zumbido que mais frequentemente responderia a esta terapia; portanto as indicações clínicas ainda são restritas à pesquisa científica.

Estimulação Elétrica do Córtex Auditivo

A semelhança da fisiopatologia do zumbido com a da dor neuropática levou ao desenvolvimento recente de nova estratégia para seu tratamento. Essa terapia usa técnicas funcionais de neuroimagem, PET *scan* (*positron emission tomography*) e ressonância magnética funcional (RMf) para identificar áreas corticais de hiperatividade e reorganização, e testa, através de TMS, se o zumbido pode ser afetado pela estimulação das áreas identificadas.[62] Em caso positivo, eletrodos para estimulação elétrica crônica são implantados via extradural na topografia da área cortical apresentando sinais de hiperatividade e reorganização. Os resultados mostram que no futuro este tipo de terapia pode ser uma opção válida no tratamento de alguns tipos de zumbido.[62]

"Biofeedback"

Os profissionais habituados a lidar com zumbido sabem que a medida objetiva do zumbido tem pouca relação com o incômodo relatado pelo paciente. Dois zumbidos com intensidades idênticas podem provocar reações completamente diferentes, desde uma discreta irritação até uma depressão suicida, guardando uma estreita relação com a personalidade do indivíduo. O *biofeedback* é um método que objetiva ensinar ao paciente como obter um nível de relaxamento corporal no qual a influência do zumbido na vida diária diminui drasticamente.[63] Não é um método curativo, porém vem tendo sua importância demonstrada em várias doenças, em que o estresse apresenta papel significativo, como enxaqueca, cervicalgia, alterações de articulação temporomandibular, entre outras. Pode ser usado como terapia única ou combinada com outras formas de tratamento para zumbido, mas depende muito da cooperação do paciente. Nele, dois parâmetros de medida objetiva do estresse são monitorizados: a contração da musculatura frontal, através de um eletrodo, e a circulação periférica, através de um sensor colocado no dedo da mão.[63] Desse modo, o paciente aprende, efetivamente, a relaxar e consegue acompanhar a evolução do tratamento por meio desses parâmetros, conseguindo suportar melhor o zumbido. Entretanto, esse método necessita de sessões periódicas e de certa disposição do paciente para realizá-lo. As primeiras sessões são realizadas sob acompanhamento médico ou do terapeuta, 2 ou 3 vezes por semana, e o paciente é orientado a praticar o que aprendeu em casa durante seu tempo livre. Não existe nenhuma contraindicação para o tratamento com *biofeedback*, entretanto, os indivíduos com distúrbios psicológicos evidentes não são bons candidatos. Deve-se levar em consideração a idade, o nível intelectual e a disponibilidade do paciente para a seleção dos melhores candidatos.

Acupuntura

A acupuntura é uma arte milenar chinesa que vem ganhando popularidade nos últimos anos em vários países. Essa terapia envolve a inserção subcutânea de agulhas finas em determinadas áreas do corpo, que podem ser estimuladas mecânica ou eletricamente. Desta estimulação resulta a liberação de opiáceos endógenos, os sedativos naturais do corpo, que podem atuar local ou centralmente. Alguns estudos mostram não ter havido diferença estatisticamente significativa entre o placebo e a acupuntura tradicional chinesa no tratamento do zumbido. Como conclusão geral desses estudos, os autores preconizam que a acupuntura não tem muito que oferecer como modalidade terapêutica, porém pode produzir algum alívio no zumbido, sugerindo-se que possa ser usada quando outras opções não obtiverem resultados.[42,64]

Hipnose

Há vários relatos de casos sobre a hipnoterapia em pacientes com zumbido. O paciente pode ser instruído a se concentrar no zumbido, pois ele diminui de intensidade à medida que se progride para as fases mais profundas de relaxamento, ou evocar na memória um som musical agradável cada vez que se conscientize do zumbido, numa tentativa de obter um mascaramento sonoro gerado internamente. Em série com portadores de zumbido submetidos à indução de um estado hipnótico, observou-se 36% de melhora da tolerabilidade em relação ao sintoma.[65]

Cirurgia

Sendo o zumbido apenas um sintoma, o espaço da cirurgia no seu tratamento encontra-se vinculado à presença de uma doença de base que justifique o procedimento. Classicamente, os zumbidos gerados pelo sistema para-auditivos tendem a responder melhor ao tratamento cirúrgico do que os zumbidos gerados pelo próprio sistema auditivo. Em estudo de revisão sobre avaliação, diagnóstico e tratamento de lesões causando zumbido objetivo, observou-se que a melhora dos sintomas ocorreu para os casos de hum venoso submetidos à ligadura da veia jugular interna; assim como para as malformações arteriovenosas e os tumores glômicos.[66] Quando se considera o tratamento cirúrgico das perdas auditivas condutivas e a progressão do zumbido destes pacientes, observa-se que a melhora do incomodo com o zumbido após a intervenção cirúrgica é em geral satisfatória; sendo de 82,6% nas timpanoplastias, e de 74% a 95,7% nas estapedotomias.[67,68] Já com relação à secção translabiríntica do VIII nervo craniano, indicada para tonturas incapacitantes e não responsivas aos tratamentos habituais, ou realizada durante a ressecção do neuroma do acústico por via translabiríntica, a melhora do zumbido ocorre na minoria dos casos, a maioria deles (55%) apresenta piora dos sintomas após abordagem cirúrgica.[69] Inúmeros ensaios clínicos mostram que a prevalência média de zumbido entre os candidatos a implante coclear é elevada e gira em torno de 80%. O zumbido associado à surdez profunda pode ser tratado com o implante coclear, desde que a indicação formal seja pela surdez, e não unicamente pelo zumbido em si; já que a melhora pode não ocorrer ou eventualmente haver piora. Em revisão, mais de 32 artigos relevantes publicados sobre o tema foram avaliados. A inserção do eletrodo de implante coclear pode induzir ou exacerbar o zumbido em 4% a 9% dos casos, respectivamente; reduzir a intensidade e o incômodo do zumbido em 86% dos pacientes. Os eletrodos multicanais parecem ser mais efetivos que suas versões anteriores na melhora do zumbido. Este último fato pode estar associado à reorganização plástica das vias auditivas ipsi- e contralaterais, ou a influência sofrida pelas vias auditivas contralaterais frente à atividade neural evocada pela estimulação sonora ipsilateral. Estudos de imagem funcionais avaliando os efeitos do implante coclear no zumbido mostram redução dos sinais de atividade no córtex auditivo primário e córtex auditivo associado, em áreas do SNC associadas à emoção (sistema límbico) e à atenção (córtex dorsolateral pré-frontal), além de efeito inibitório residual do zumbido com ativação do giro temporal superior e médio anterior, e cerebelo.[70]

REFERÊNCIAS BIBLIOGRÁFICAS

1. Oiticica J, Bittar RS. Tinnitus prevalence in the city of São Paulo. Braz J Otorhinolaryngol. 2015;81(2):167-76.
2. Adams B, Sereda M, Casey A, Byrom P, Stockdale D, Hoare DJ. A Delphi survey to determine a definition and description of hyperacusis by clinician consensus. Internat J Audiol. 2021;60(8):607-13.
3. Fávero ML, Sanchez TG, Nascimento AF, Bento RF. The function of medial olivocochlear bundle in tinnitus patients. Internati Arch Otorhinolaryngol. 2003;7(4):247.
4. Jastreboff M, Jastreboff P. Tinnitus and decreased sound tolerance. In: Wackym PA, and J.B. Snow Jr JB, editores. Ballenger's Otorhinolaryngology Head and Neck Surgery. 18a ed. EUA: People's Medical Publishing House. 2018:391-404.
5. Watanabe EM, Mezzalira R. Etiologia. In: Oiticica J, Mezzalira R, Guimarães RCC, Bittar RSM. Zumbido. Rio de Janeiro. Revinter; 2022. p. 25.
6. Chien HF, Sanchez TG, Sennes LU, Barbosa ER. Endonasal approach of salpingopharyngeus muscle for the treatment of ear click related to palatal tremor. Parkinsonism & related disorders. 2007;13(4): 254-6.
7. Jastreboff PJ. "Phantom auditory perception (tinnitus): mechanisms of generation and perception."Neurosci Res. 1990;8(4):221-54.
8. Coradini PP, Gonçalves SN, Oiticica J. Translation and validation of the Tinnitus Primary Function Questionnaire into Brazilian Portuguese. Braz J Otorhinolaryngol. 2022 Nov-Dec;88 Suppl 3(Suppl 3):S109-S116.
9. Rosa MRDD, Doi MY, Branco-Barreiro FCA, Simonetti P, Oiticica J, Marchiori LLM. Translation, cultural adaptation and validation to brazilian portuguese of the tinnitus functional index questionnaire. Int Arch Otorhinolaryngol. 2021 Aug 13;26(3):e304-e309.
10. Stohler NA, Reinau D, Jick SS, Bodmer D, Meier CR. A study on the epidemiology of tinnitus in the United Kingdom. Clin Epidemiol. 2019;11:855-71.
11. Belli S, Belli H, Bahcebasi T, Ozcetin A, Alpay E, Ertem U. Assessment of psychopathological aspects and psychiatric comorbidities in patients affected by tinnitus. Eur Arch Otorhinolaryngol. 2008;265(3):279-85.
12. Bento RF, Sanchez TG, Miniti A, Tedesco-Marchesi AJ. Continuous, high-frequency objective tinnitus caused by middle ear myoclonus. Ear Nose Throat J. 1998 Oct;77(10):814-8.
13. Sanchez TG, Medeiros ÍRT de, Levy CPD, Ramalho J da RO, Bento RF. Zumbido em pacientes com audiometria normal: caracterização clínica e repercussões. Rev Bras Otorrinolaringol. 2005;71(4): 27-31.
14. Reed GF. An audiometric study of two hundred cases of subjective tinnitus. AMA Arch Otolaryngol. 1960;71:84-94.
15. Ahmad N, Seidman M. Tinnitus in the older adult: epidemiology, pathophysiology and treatment options. Drugs Aging. 2004;21(5):297-305.
16. Kazmierczak H, Doroszewska G. Metabolic disorders in vertigo, tinnitus, and hearing loss. Int Tinnitus J. 2001;7(1):54-8.
17. Sanchez TG, Medeiros IRT, Fassolas G, Coelho FF, Constantino GTL, Bento RF. Frequency of glucose, lipids and thyroid hormones disorders in tinnitus patients. Arq Int Otorrinolaringol. 2001;5(1):142-6.

18. Koide Y, Tajima S, Yoshida M, Konno M. Biochemical changes in the inner ear induced by insulin, in relation to the cochlear microphonics. Ann Otol Rhinol Laryngol. 1960;69:1083-97.
19. Bittar RSM, Sanchez TG, Santoro PP, Medeiros IRT. O metabolismo da glicose e o ouvido interno. Arq Int Otorrinolaringol. 1998;2(1):4-8.
20. Spencer Jr JT. Hyperlipoproteinemias in the etiology of inner ear disease. Laryngoscope. 1973;83(5):639-78.
21. Pulec JL, Pulec MB, Mendoza I. Progressive sensorineural hearing loss, subjective tinnitus and vertigo caused by elevated blood lipids. Ear Nose Throat J. 1997;76(10):716-720,725-716,728 passim.
22. Forrest D. Deafness and goiter: molecular genetic considerations. J Clin Endocrinol Metab. 1996;81(8):2764-7.
23. Bhatia PL, Gupta OP, Agrawal MK, Mishr SK. Audiological and vestibular function tests in hypothyroidism. Laryngoscope. 1977;87(12):2082-9.
24. Seidman MD, Babu S. Alternative medications and other treatments for tinnitus: facts from fiction. Otolaryngol Clin North Am. 2003;36(2):359-81.
25. Costen JB. A syndrome of ear and sinus symptoms dependent upon disturbed function of the temporomandibular joint. Ann Otol Rhinol Laryngol. 1934;43:1-15.
26. Ralli M, Greco A, Turchetta R, Altissimi G, de Vincentiis M, Cianfrone G. Somatosensory tinnitus: Current evidence and future perspectives. J Int Med Res. 2017 Jun;45(3):933-47.
27. Bjorne A, Agerberg G. Symptom relief after treatment of temporomandibular and cervical spine disorders in patients with Meniere's disease: a three-year follow-up. Cranio. 2003;21(1):50-60.
28. Travell J, Simons DG. Myofascial Pain and Dysfunction: The Trigger Point Manual, the Upper Extremities. Baltimore, MD: Williams & Wilkins; 1983.
29. Eriksson M, Gustafsson S, Axelsson A. Tinnitus and trigger points: a randomized cross-over study. Proceedings of the Fifth International Tinnitus Seminar, Portland, OR; 1995.
30. Rocha CA, Sanchez TG. Myofascial trigger points: another way of modulating tinnitus. Prog Brain Res. 2007;166:209-14.
31. Campagna CA, Anauate J, Vasconœlos LGE, Oiticica J. Effectiveness of dry needling in bothersome chronic tinnitus in patients with myofascial trigger points. Int Arch Otorhinolaryngol. 2021 Aug 30;26(2):e233-e242.
32. Simonetti P, Oiticica J. Tinnitus neural mechanisms and structural changes in the brain: the contribution of neuroimaging research. Int Arch Otorhinolaryngol. 2015 Jul;19(3):259-65.
33. Cacace AT, Lovely TJ, McFarland DJ, Parnes SM, Winter DF. Anomalous cross-modal plasticity following posterior fossa surgery: some speculations on gaze-evoked tinnitus. Hear Res. 1994;81(1-2): 22-32.
34. Levine RA. Somatic (craniocervical) tinnitus and the dorsal cochlear nucleus hypothesis. Am J Otolaryngol. 1999;20(6):351-62.
35. Lockwood AH, Salvi RJ, Coad ML, Towsley ML, Wack DS, Murphy BW. The functional neuroanatomy of tinnitus: evidence for limbic system links and neural plasticity. Neurology. 1998;50(1):114-20.
36. Shemesh Z, Attias J, Ornan M, Shapira N, Shahar A. Vitamin B12 deficiency in patients with chronic-tinnitus and noise-induced hearing loss. Am J Otolaryngol. 1993;14(2):94-9.
37. Coelho C, Witt SA, Ji H, Hansen MR, Gantz B, Tyler R. Zinc to treat tinnitus in the elderly: a randomized placebo controlled crossover trial. Otol Neurotol. 2013 Aug;34(6):1146-54.
38. Hilton MP, Zimmermann EF, Hunt WT. Ginkgo biloba for tinnitus. Cochrane Database Syst Rev. 2013 Mar 28;(3):CD003852.
39. Jastreboff PJ, Zhou S, Jastreboff MM, Kwapisz U, Gryczynska U. Attenuation of salicylate-induced tinnitus by Ginkgo biloba extract in rats. Audiol Neurootol. 1997;2(4):197-212.
40. Spiegel R, Kalla R, Mantokoudis G, Maire R, Mueller H, Hoerr R, Ihl R. Ginkgo biloba extract EGb 761® alleviates neurosensory symptoms in patients with dementia: a meta-analysis of treatment effects on tinnitus and dizziness in randomized, placebo-controlled trials. Clin Interv Aging. 2018 Jun 13;13:1121-7.
41. Novotny M, Kostrica R. Fixed combination of cinnarizine and dimenhydrinate versus betahistine dimesylate in the treatment of Meniere's disease: a randomized, double-blind, parallel group clinical study. Int Tinnitus J. 2002;8(2):115-23.
42. Onishi ET, Coelho CCB, Oiticica J, Figueiredo RR, Guimarães RCC, Sanchez TG, et al. Tinnitus and sound intolerance: evidence and experience of a Brazilian group. Braz J Otorhinolaryngol. 2018 Mar-Apr;84(2):135-49.
43. Otsuka K, Pulec JL, Suzuki M. Assessment of intravenous lidocaine for the treatment of subjective tinnitus. Ear Nose Throat J. 2003;82(10):781-4.
44. Sanchez TG, Balbani AP, Bittar RS, Bento RF, Câmara J. Lidocaine test in patients with tinnitus: rationale of accomplishment and relation to the treatment with carbamazepine. Auris Nasus Larynx. 1999;26(4):411-7.
45. Bauer CA, Brozoski TJ. Effect of gabapentin on the sensation and impact of tinnitus. Laryngoscope. 2006;116(5):675-81.
46. Bauer CA, Brozoski TJ, Holder TM, Caspary DM. Effects of chronic salicylate on GABAergic activity in rat inferior colliculus. Hear Res. 2000;147(1-2):175-82.
47. Johnson RM, Brummett R, Schleuning A. Use of alprazolam for relief of tinnitus. A double-blind study. Arch Otolaryngol Head Neck Surg. 1993;119(8):842-5.
48. Michiels S, Ganz Sanchez T, Oron Y, Gilles A, Haider HF, Erlandsson S, et al. diagnostic criteria for somatosensory tinnitus: a delphi process and face-to-face meeting to establish consensus. Trends Hear. 2018 Jan-Dec;22:2331216518796403.
49. Stidham KR, Solomon PH, Roberson JB. Evaluation of botulinum toxin A in treatment of tinnitus. Otolaryngol Head Neck Surg. 2005;132(6):883-9.
50. Ersner MS, Saltzman M. Speech hearing in otosclerosis. Arch Otolaryngol. 1947;46(6):753-61.
51. Folmer RL, Carroll JR. Long-term effectiveness of ear-level devices for tinnitus. Otolaryngol Head Neck Surg. 2006;134(1):132-37.
52. Simonetti P, Vasconcelos LG, Gândara MR, Lezirovitz K, Medeiros ÍRT, Oiticica J. Hearing aid effectiveness on patients with chronic tinnitus and associated hearing loss. Braz J Otorhinolaryngol. 2022 Nov-Dec;88 Suppl 3(Suppl 3):S164-S170.
53. Simonetti P, Ono CR, Godoi Carneiro C, Ali Khan R, Shahsavarani S, Husain FT, et al. Evaluating the efficacy of hearing aids for tinnitus therapy - A Positron emission tomography study. Brain Res. 2022 Jan 15;1775:147728.
54. Munhoes dos Santos Ferrari G, Sanchez TG, Bovino Pedalini ME. The efficacy of open molds in controlling tinnitus. Braz J Otorhinolaryngol. 2007 May-Jun;73(3):370-7.
55. dos Santos GM, Bento RF, de Medeiros IR, Oiticcica J, da Silva EC, Penteado S. The influence of sound generator associated with conventional amplification for tinnitus control: randomized blind clinical trial. Trends Hear. 2014 Jul 23;18:2331216514542657.
56. Oiticica J, Mezzalira R, Guimaraes RC, Bittar RSM. Zumbido. Rio de Janeiro: Thieme Revinter; 2022. v. 1. 468p.
57. Tyler RS, Noble W, Coelho CB, Ji H. Tinnitus retraining therapy: mixing point and total masking are equally effective. Ear Hear. 2012;33(5):588-94.

58. Barker AT, Jalinous R, Freeston IL. Non-invasive magnetic stimulation of human motor cortex. Lancet. 1985;1(8437):1106-7.
59. Kleinjung T, Steffens T, Londero A, Langguth B. Transcranial magnetic stimulation (TMS) for treatment of chronic tinnitus: clinical effects. Prog Brain Res. 2007;166:359-67.
60. Marcondes RA, Sanchez TG, Kii MA, Ono CR, Buchpiguel CA, Langguth B, et al. Repetitive transcranial magnetic stimulation improve tinnitus in normal hearing patients: a double-blind controlled, clinical and neuroimaging outcome study. Eur J Neurol. 2010 Jan;17(1):38-44.
61. Plewnia C, Reimold M, Najib A, Reischl G, Plontke SK, Gerloff C. Moderate therapeutic efficacy of positron emission tomography-navigated repetitive transcranial magnetic stimulation for chronic tinnitus: a randomised, controlled pilot study. J Neurol Neurosurg Psychiatry. 2007;78(2):152-6.
62. De Ridder D, De Mulder G, Menovsky T, Sunaert S, Kovacs S. Electrical stimulation of auditory and somatosensory cortices for treatment of tinnitus and pain. Prog Brain Res. 2007;166: 377-88.
63. Kitajima K. Biofeedback training for tinnitus relief. Tinnitus: Pathophysiology and Management. Tokyo; 1988:74-9.
64. Marks NJ, Emery P, Onisiphorou C. A controlled trial of acupuncture in tinnitus. J Laryngol Otol. 1984;98(11):1103-9.
65. Marks NJ, Karl H, Onisiphorou C. A controlled trial of hypnotherapy in tinnitus. Clin Otolaryngol Allied Sci. 1985;10(1):43-6.
66. Ward PH, Babin R, Calcaterra TC, Konrad HR. Operative treatment of surgical lesions with objective tinnitus. Ann Otol Rhinol Laryngol. 1975;84(4 Pt 1): 473-82.
67. Lima Ada S, Sanchez TG, Bonadia Moraes MF, Batezati Alves SC, Bento RF. The effect of timpanoplasty on tinnitus in patients with conductive hearing loss: a six month follow-up. Braz J Otorhinolaryngol. 2007;73(3):384-9.
68. Lima Ada S, Sanchez TG, Marcondes R, Bento RF. The effect of stapedotomy on tinnitus in patients with otospongiosis. Ear Nose Throat J. 2005;84(7):412-4.
69. House JW, Brackmann DE. Tinnitus: surgical treatment. Ciba Found Symp. 1981;85:204-16.
70. Osaki Y, Nishimura H, Takasawa M, Imaizumi M, Kawashima T, Iwaki T, et al. Neural mechanism of residual inhibition of tinnitus in cochlear implant users. Neuroreport. 2005;16(15):1625-8.

PRESBIACUSIA

Ana Adelina Giantomassi Della Torre ▪ Eloá Francisco Drobina ▪ Paula Tardim Lopes

EPIDEMIOLOGIA

O Brasil é um país com importante crescimento da população idosa. Espera-se, no ano de 2025, alcançar um total de 32 milhões de pessoas, com mais de 60 anos de idade.[1] Por este motivo, o país integra-se no panorama mundial de aumento da longevidade humana, que se estende a limites antes impensados.[2]

A perda de audição relacionada com o aumento da idade é uma doença prevalente com consequências importantes para a qualidade de vida. Estudos populacionais estimaram uma prevalência de perda de audição de 21 a 27% nas pessoas com idade de 60 a 80 anos,[3,4] e está entre as condições crônicas mais comuns do envelhecimento, com uma incidência 2 vezes maior do que as doenças cardiovasculares, 5 vezes maior que a diabetes e 10 vezes maior que o câncer.[5] As consequências da privação auditiva não são facilmente perceptíveis como a perda de outras modalidades sensoriais e, por isso, são muitas vezes sub-reconhecidas ou consideradas menos graves.[3]

Pesquisas sugerem que a perda auditiva classifica-se como a terceira deficiência mais problemática na população idosa, depois de dor crônica e restrição da atividade física,[4,6] e representa 8% dos casos globais de demência, tornando-se o maior fator de risco modificável para demência a nível populacional.[7]

CONCEITO

Por definição, a presbiacusia é considerada a diminuição dos limiares auditivos associada ao envelhecimento e suas consequentes alterações degenerativas de um organismo em sua totalidade. Caracteriza-se por:

1. Perda neurossensorial simétrica, bilateral, lentamente progressiva e em frequências acima de 2.000 Hz, embora outros padrões possam ocorrer.
2. Sua origem é multifatorial, pode ser induzida por fatores genéticos, vasculares e neurais.

HISTOPATOLOGIA

Schuknecht classificou a presbiacusia com base na correlação entre os achados histopatológicos de ossos temporais de idosos e achados audiométricos:[8,9]

1. *Presbiacusia sensorial:* representa o tipo mais comum de presbiacusia, caracterizada pela perda de células ciliadas e atrofia do nervo auditivo no giro basal da cóclea. O audiograma é caracterizado por perda auditiva neurossensorial bilateral, simétrica, nas altas frequências, podendo poupar as frequências da fala (abaixo de 2.000 Hz) e redução proporcional do reconhecimento de fala. Inicia na meia-idade e progride lentamente. Porém, quando esse tipo de perda é visto em pacientes jovens sem história de outros agentes etiológicos, é denominada de presbiacusia idiopática (Fig. 30-1).
2. *Presbiacusia neural:* perda auditiva neurossensorial rapidamente progressiva. Está associada à degeneração primária dos neurônios e das fibras nervosas, com a perda maior na base da cóclea. Caracteriza-se pela diminuição importante do reconhecimento de fala, desproporcional à perda auditiva para tons puros. O órgão de Corti se apresenta normal à microscopia óptica, mas a perda de neurônios do gânglio espiral aliada à perda de estruturas superiores (núcleos, vias auditivas e córtex cerebral temporal) são responsáveis pela baixa discriminação. Além disso, os pacientes com presbiacusia neural geralmente têm perda generalizada de neurônios e sua perda auditiva frequentemente está relacionada com fraqueza, perda da coordenação motora, problemas de memórias e déficits cognitivos (Fig. 30-2).
3. *Presbiacusia metabólica ou da estria vascular:* perda de audição neurossensorial tem início insidioso, lentamente progressivo e familiar. Envolve a atrofia da estria vascular e esta atrofia é mais acentuada na metade apical da cóclea, sendo substituída por estruturas císticas e depósitos basofílicos. Presume-se que esse comprometimento da estria vascular altere a homeostase iônica. O audiograma tem configuração com perda auditiva plana e as habilidades de fala tendem a se manter intactas, apesar da perda. Quando os limiares auditivos ultrapassam 50 dB, a discriminação começa a diminuir (Fig. 30-3).
4. *Presbiacusia mecânica:* distúrbio na motilidade mecânica coclear em virtude de enrijecimento da membrana basilar e alteração nas características de ressonância do ducto coclear (Fig. 30-4). A audiometria mostra, em geral, um traçado retilíneo, descendente, bilateral, simétrico, com ótima discriminação de fala.

A predisposição genética poderia ser responsável por uma proporção considerável de cada indivíduo, além de outros fatores como ototoxicidade, exposição ao ruído, doenças autoimunes, infecções e doenças metabólicas.[10]

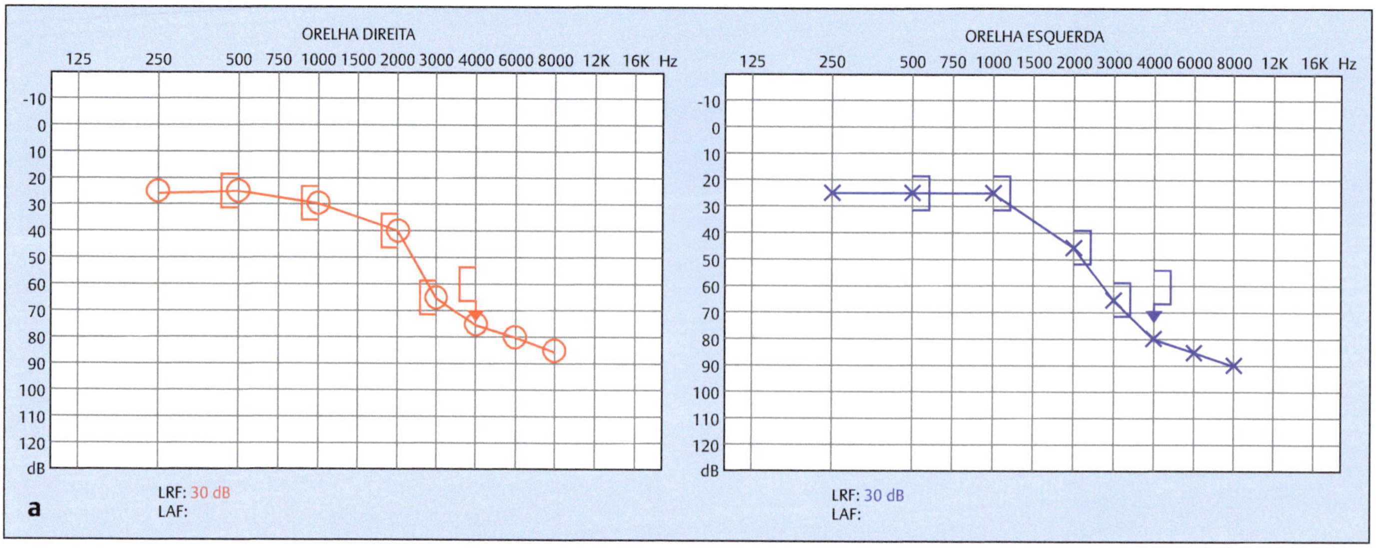

Índice Percentual de Reconhecimento da Fala

	Intensid	Monossil	Dissil
Pal. faladas	—	25	25
OD	70 dB	88%	92%
OE	70 dB	84%	88%

b

Fig. 30-1. (a, b) Perda de audição sensorial.

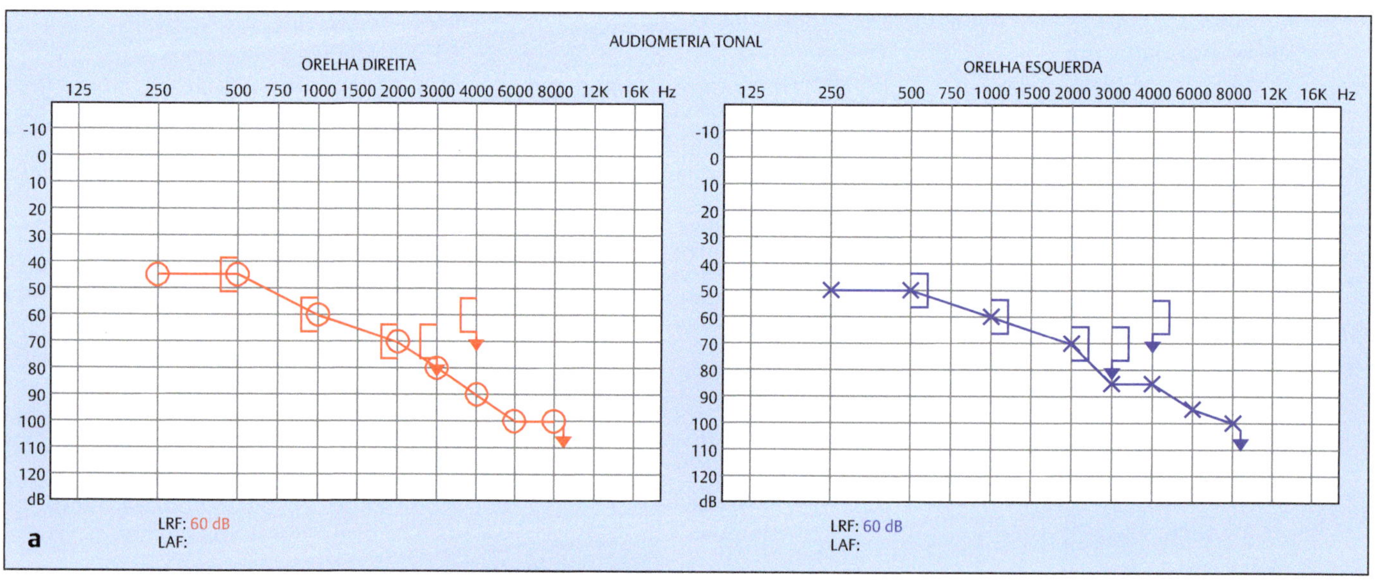

Índice Percentual de Reconhecimento da Fala

	Intensid	Monossil	Dissil
Pal. faladas	—	25	25
OD	70 dB	48%	56%
OE	70 dB	44%	48%

b

Fig. 30-2. (a, b) Perda de audição neural.

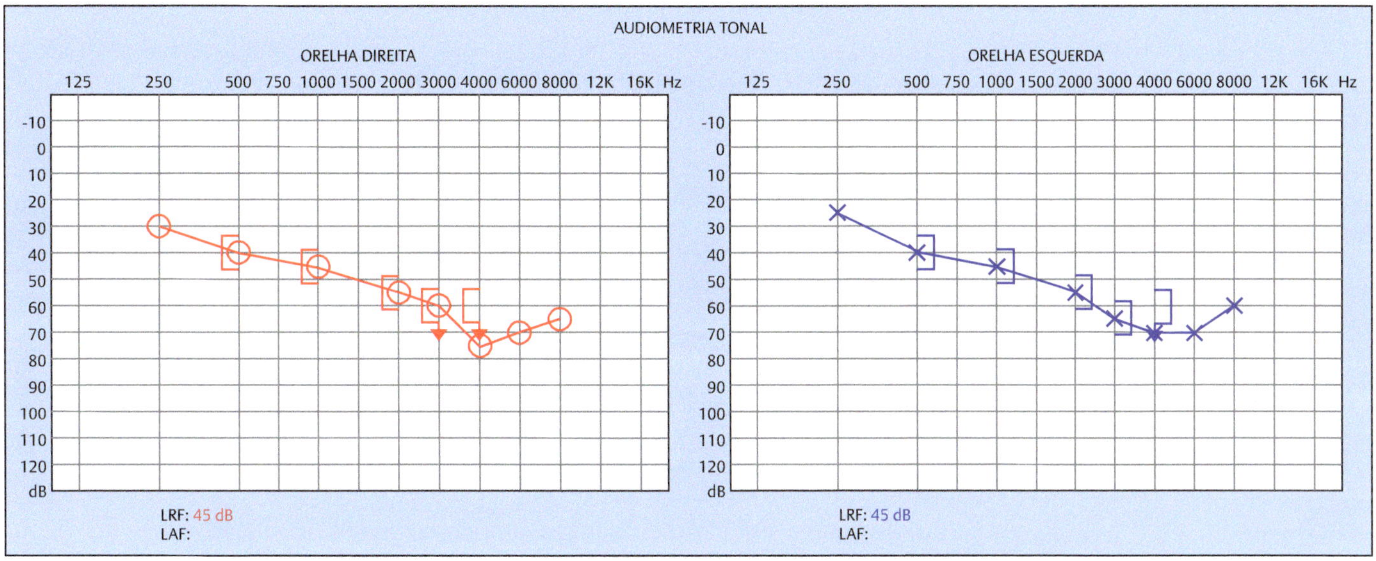

Fig. 30-3. Perda de audição metabólica.

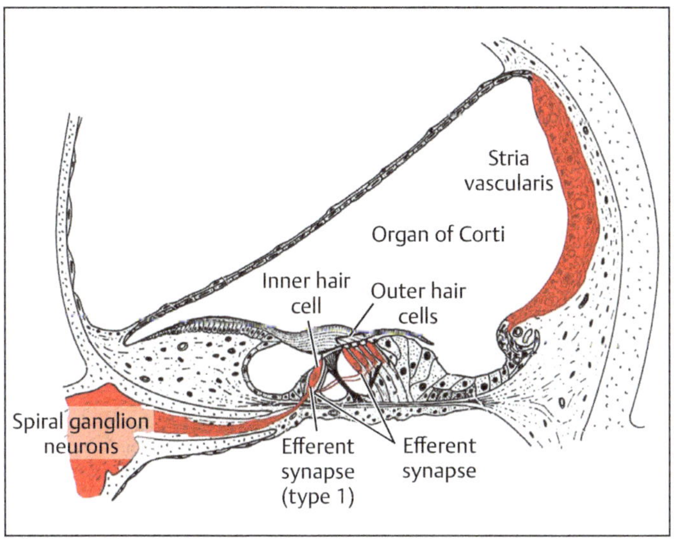

Fig. 30-4. Alterações histopatológicas causadas na presbiacusia.[10]

ALTERAÇÃO GENÉTICA E PRESBIACUSIA

As doenças comuns com início na idade adulta, incluindo presbiacusia, são frequentemente consideradas associadas a muitas variantes genéticas, existem várias mutações de um único gene que levam ao aparecimento de perda auditiva progressiva em adultos jovens ou na meia-idade, principalmente herdada de forma dominante, sugerindo que outras variantes genéticas nesses genes com efeitos mais leves na função podem ser a base da presbiacusia.[11] Van Campa e Smith observaram, em seu estudo, que 39 dos 44 genes isolados identificados com mutações raras que causam surdez não sindrômica hereditária dominante levam à perda auditiva progressiva com ampla gama de idades, desde a infância até os 60 anos de idade.[12]

É provável que efeitos sinérgicos entre combinações de variantes genômicas contribuam para a presbiacusia, bem como efeitos auditivos, e as variantes podem aumentar a suscetibilidade à perda auditiva desencadeada por fatores ambientais. Por exemplo, a variante A1555G do genoma mitocondrial torna os portadores altamente sensíveis aos efeitos ototóxicos dos antibióticos aminoglicosídeos e variantes do gene *PCDH15* foram relatadas como associadas ao aumento da suscetibilidade ao ruído-perda auditiva induzida.[13]

QUADRO CLÍNICO

Em relação ao quadro clínico da presbiacusia, observa-se perda neurossensorial, bilateral, quase sempre simétrica, progressiva, com início na terceira e a quarta década de vida. As frequências acima de 2000 Hz são as mais acometidas.

Podemos dividir em três estágios:

1. *Estado inicial:* diminuição dos tons agudos, com leve modificação no reconhecimento de fala.
2. *Estado de incidência social:* perda auditiva superior a 30 dB a partir de 2.000 Hz.
3. *Estado de isolamento:* quando a perda auditiva é muito importante e dificulta a comunicação social, e o paciente tende ao isolamento social.

Acredita-se que a deficiência auditiva na população idosa está associada à depressão e demência. Existe um crescente consenso de que o declínio sensorial e cognitivo estão relacionados.[14,15]

Recentemente publicado um estudo prospectivo de 25 anos com 3.777 pessoas com 65 anos ou mais, encontrou-se aumento da incidência de demência naqueles com problemas auditivos, exceto naqueles que usavam aparelhos auditivos. Da mesma forma, um estudo transversal descobriu que a perda auditiva estava associada apenas à pior cognição naqueles que não usam aparelhos auditivos.[16]

Desjardis avaliou o desempenho do teste cognitivo em idosos com média de 60 anos e usuários de aparelho de amplificação sonora individual (AASI) e todos os participantes apresentaram melhorias significativas no desempenho nos testes cognitivos com o uso de AASI, confirmando a hipótese de que sua utilização pode melhorar o desempenho cognitivo e a audibilidade com redução da carga cognitiva na tarefa de escuta.[17]

DIAGNÓSTICO

A partir dos 40 anos, 97% da população perde, em média, 5 a 6 dB por década de forma contínua e gradual. A partir dos 65 anos aumenta para 9 dB por década (Fig. 30-5).[18]

Na investigação diagnóstica da presbiacusia utiliza-se uma anamnese detalhada, com o questionamento do histórico da perda auditiva, história familiar de perda da audição, estilo de vida e comorbidades, como hipertensão arterial, diabetes melito, doenças da tireoide, problemas cardiovasculares, ototoxicidade, trauma e exposição ao ruído ao longo da vida. Na consulta diária é muito comum perceber que o tempo de queixa da hipoacusia está diretamente relacionado com o surgimento de alguma comorbidade.

Além da anamnese detalhada, são necessários exames de audiometria tonal, vocal, impedanciometria, além de exames complementares. Alguns exames informarão sobre o funcionamento da orelha externa e média, aspecto fundamental para uma boa amplificação e condução do som à orelha interna. Outros exames complementarão essa informação, permitindo acesso aos dados da orelha interna, onde as ondas sonoras são transformadas em impulsos sonoros, decompostos em elementos de frequência, intensidade e tempo que são transmitidos através das vias auditivas ao córtex auditivo.[19]

Todas essas informações serão fundamentais para as orientações, após a investigação, associadas aos aspectos clínicos e à avaliação audiológica ao idoso. A indicação do aparelho de amplificação sonora individual (AASI) e o trabalho de estimulação auditiva estão diretamente relacionados com esses fatores.[19]

INTERVENÇÃO

A indicação para uso do AASI o mais breve possível, de preferência imediatamente após o diagnóstico de uma perda auditiva contribui para não piorar outras alterações relacionadas com as questões psicossociais do indivíduo com perda auditiva, além de auxiliar nos aspectos cognitivos e memória. Associado a tratamento dos controles das comorbidades e fatores de risco envolvidos.[19]

O aparelho de amplificação sonora é o instrumento primário para a reabilitação das pessoas com perda auditiva, associado a orientações relacionadas com cuidados diários, especificidades, como por exemplo, colocação, manuseio, assim como para a compreensão da fala com indicação ao treinamento auditivo, quando necessário. Este trabalho é fundamental para diminuir as barreiras de comunicação ocasionadas pela perda auditiva, reduzindo os impactos psicossociais, ocupacionais e educacionais.[20,21]

Vale ressaltar que apenas uma pequena parcela dos indivíduos deficientes auditivos faz uso efetivo do aparelho auditivo.[21] Sabemos que sem orientação, considerando os aspectos individuais e uma adaptação adequada a cada paciente, muitos idosos acabam por abandonar o uso.

De maneira geral, esse dispositivo de amplificação sonora individual proporciona maior volume de som, permitindo que os sons alcancem a orelha interna e sejam decodificados, ou seja, esses estímulos adquirem significado linguístico por meio do processamento auditivo.[19,21] Dessa maneira é necessário orientar em relação às necessidades individuais, tempo de privação, expectativas, benefícios, assim como as limitações do AASI, pois o aumento da audibilidade garantido pelo aparelho

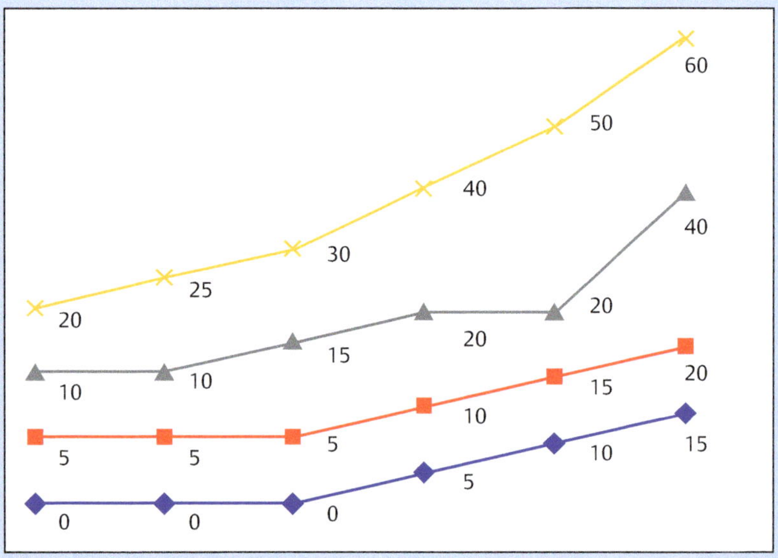

	9000 Hz	10000 Hz	11200 Hz	12500 Hz	14000 Hz	16000 Hz
20-30	0	0	0	5	10	15
30-40	5	5	5	10	15	20
40-50	10	0	15	20	20	40
50-60	20	25	30	40	50	65

Fig. 30-5. Progressão da perda auditiva em relação à idade.

auditivo nem sempre significará melhora da inteligibilidade nas diversas situações cotidianas e, caso o paciente sinta-se desconfortável ou insatisfeito, abandonará o uso. Por isso torna-se necessário o acompanhamento no decorrer do tempo, considerando a frequência de acordo com as particularidades de cada caso, a partir do início da estimulação auditiva.

CONCLUSÃO

Com o crescente aumento da população idosa é de suma importância o desenvolvimento de programas de diagnóstico, aquisição de aparelhos de amplificação sonora individual, além de um programa específico de reeducação auditiva para os idosos portadores de perda de audição, para que eles possam participar e desfrutar das relações sociais, a fim de evitar o isolamento e prevenindo doenças relacionadas com a depressão e demência, mantendo assim boa qualidade de vida.

REFERÊNCIAS BIBLIOGRÁFICAS

1. IBGE - Instituto Brasileiro de Geografia e Estatística [Internet]. Disponível em: https://www.ibge.gov.br/. Acesso em 20/04/2023.
2. Veras RP. Em busca de uma assistência adequada à saúde do idoso: revisão da literatura e aplicação de um instrumento de detecção precoce e de previsibilidade de agravos. Cad Saúde Pública. 2003;19(3):705-5.
3. Cacciatore F, Napoli C, Abete P, Marciano E, Triassi M, Rengo F. Quality of life determinants and hearing function in an elderly population: Osservatorio Geriatrico Campano Study Group. Gerontology. 1999;45(6):323-8.
4. Hogan A, O'Loughlin K, Miller P, Kendig H. The health impact of a hearing disability on older people in Australia. J Aging Heal. 2009;21(8):1098-11.
5. Committee on Accessible and Affordable Hearing Health Care for Adults; Board on Health Sciences Policy; Health and Medicine Division; National Academies of Sciences, Engineering, and Medicine. Blazer DG, Domnitz S, Liverman CT, editors. Hearing health care for adults: priorities for improving access and affordability. Washington (DC): National Academies Press (US); 2016 Sep 6.
6. Cherko M, Hickson L, Bhutta M. Auditory deprivation and health in the elderly. Maturitas. 2016:88:52-7.
7. Choi JS, Gathman TJ, Lin FR, Adams ME. Performance of Smartphone Automated Audiogram Image Recognition for Personalized Sound Amplification. JAMA Otolaryngol Head Neck Surg. 2023 Mar 1;149(3):282-4.
8. Schuknecht HF, Gacek MC. Cochlear pathology in presbycusis. Ann Otol Rhinol Laryngol. 1993;102(1 Pt 2):1-16.
9. Schuknecht H. Further observations on the pathology of presbycusis. Arch Otolaryngol Head. 1964;80:369-82.
10. Wong ACY, Ryan AF. Mechanisms of sensorineural cell damage death and survival in the cochlea. Front Aging Neurosci. 2015;7:58.
11. Eckert MA, Harris KC, Lang H, Lewis MA, Schmiedt RA, Schulte BA, et al. Translational and interdisciplinary insights into presbyacusis: A multidimensional disease. Hear Res. 2021 Mar 15;402:108109.
12. Van Camp G, Smith RJH. Hereditary hearing loss homepage [Internet]. Disponível em: https://hereditaryhearingloss.org. Acesso em 20/04/2023.
13. Eckert MA, Harris KC, Lang H, Lewis MA, Schmiedt RA, Schulte BA, et al. Translational and interdisciplinary insights into presbyacusis: A multidimensional disease. Hear Res. 2021 Mar 15;402:108109. .
14. Musiek FE, Rintelmann WF, editores. Perspectivas atuais em avaliação auditiva. São Paulo: Manole; 2001.
15. Rönnberg J. Cognition in the hearing impaired and deaf as a bridge between signal and dialogue: A framework and a model. Int J Audiol. 2003;42 Suppl 1:S68-76
16. Livingston G, Huntley J, Sommerlad A, Ames D, Ballard C, Banerjee S, et al. Dementia prevention, intervention, and care: 2020 report of the Lancet Commission. Lancet. 2020 Aug 8;396(10248):413-46.
17. Desjardis JL. Analysis of performance on cognitive test measures before, during, and after 6 months of hearing aid use: a single-subject experimental design. Am J Audiol. 2016 June 1;25(2):127-41.
18. Davis AC, Ostri B, Parving AA. Longitudinal study of hearing. Acta Otolaryngol. (Stock),1991.(suppl.); 476:12-22.
19. Veras RP, Mattos LC. Audiologia do envelhecimento: revisão da literatura e perspectivas atuais. Rev Bras Otorrinolaringol. 2007;73(1):128-34.
20. Espmark AKK. Hearing Problems in the Elderly - outsider and insider perspectives of presbyacusis. Göteborg: Departments of Geriatric Medicine and Audiology, Göteborg University, Karolinska Institute; 2002.
21. Souza RR. Treinamento auditivo em idosos com comprometimento cognitivo leve [tese]. São Paulo: Universidade de São Paulo; 2010.

DOENÇAS METABÓLICAS DA ORELHA INTERNA

CAPÍTULO 31

Pedro Luiz Mangabeira Albernaz

INTRODUÇÃO

A orelha interna é um órgão extremamente complexo, com mecanismos metabólicos igualmente complexos.

As investigações bioquímicas em animais demonstraram a intensa atividade metabólica da orelha interna e sua dependência de oxigênio.[1-5] A importância da concentração sanguínea de glicose para a manutenção do potencial endococlear também foi demonstrada.[6-8] Estes estudos levaram à conclusão de que a orelha interna, embora possua intensa atividade metabólica, tem pouca energia armazenada, o que a torna sensível a alterações metabólicas.

A estria vascular é o centro metabólico da orelha interna, responsável pelo potencial endococlear e pela manutenção da composição química da endolinfa, removendo o sódio e controlando a alta concentração de potássio (Fig. 31-1). Essa atividade é desempenhada por uma enzima bem distribuída no organismo e presente em alta concentração na estria: a {Na+-K+} ATPase, comumente chamada bomba de sódio e potássio.

As alterações do metabolismo dos aminoácidos não causam alterações cocleovestibulares. A disfunção metabólica dos lipídios pode causar alterações auditivas e vestibulares, relacionadas com problemas vasculares causados por depósito de gordura nos vasos sanguíneos.[9] Afecções do metabolismo da glândula tireoide podem causar distúrbios cocleovestibulares, particularmente nos casos de mixedema ou tireoidite de Hashimoto. Esses distúrbios metabólicos provavelmente privam a orelha interna de receber concentração adequada de oxigênio.

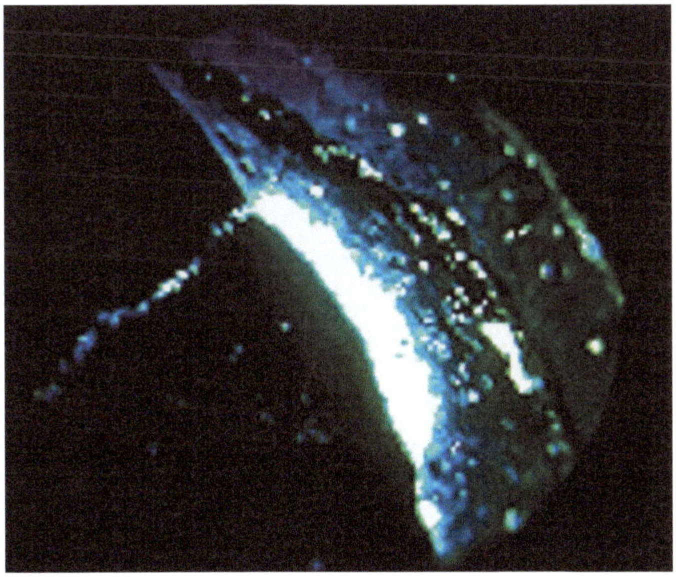

Fig. 31-1. A estria vascular por microfotografia fluorescente para demonstrar a intensa atividade metabólica. (Mangabeira Albernaz, 1962.)[1]

As afecções metabólicas mais frequentes da orelha interna resultam dos distúrbios do metabolismo dos carboidratos, que serão apresentados a seguir.

PESQUISA BÁSICA

Koide *et al.*,[10] em 1960, estudaram a ação da insulina na orelha interna de cobaias e observaram uma redução do microfonismo coclear, que ocorreu 3 horas após a administração de µ80 UI de insulina por quilo de peso. Essa redução durou cerca de 80 minutos. Injeções de glicose ou de outros elementos do ciclo de Krebs produziram uma recuperação parcial.

Mendelsohn e Roderique,[7] em 1972, administraram insulina a cobaias e registraram alterações da composição da endolinfa: redução progressiva da concentração de potássio e aumento da concentração de sódio. Três horas após a administração de insulina, a concentração de potássio variou 147,8 mEq/L a 57,1 mEq/L; a concentração de sódio aumentou de 5,85 mEq/L a 96,4 mEq/L. Observaram, também, redução simultânea do potencial endococlear e do microfonismo coclear.

O potencial endococlear de 80 mV é essencial à audição normal e está ligado aos mecanismos de transporte de potássio.[11,12] O sódio também é metabolizado pela estria vascular por meio de canais seletivos.[13]

ALTERAÇÕES DO METABOLISMO DOS CARBOIDRATOS

As mudanças na concentração de glicose e insulina afetam a homeostasia da cóclea. O aumento da concentração do sódio e a redução da de potássio aumentam a pressão osmótica, exigindo maior quantidade de água no espaço endolinfático. Este aumento de volume causa certo grau de *hydrops* endolinfático. Este *hydrops* metabólico é diferente do *hydrops* da doença de Ménière, que deriva de má absorção da endolinfa, em que a composição da endolinfa não é alterada. Esses dois tipos de *hydrops* podem ocorrer simultaneamente em alguns pacientes.

Abel Jordão, um médico português que se especializou em Paris, foi o primeiro a estabelecer, em 1864,[14] uma relação clínica entre a diabetes e a perda auditiva. A perda de audição em pacientes diabéticos provavelmente é de origem vascular. Rust *et al.*,[15] contudo, demonstraram em camundongos diabéticos a perda de células ciliadas externas, mais intensa nos animais que ingeriam açúcares de rápida absorção.

A hipoglicemia, por outro lado, afeta a orelha interna exclusivamente por meio de mecanismos metabólicos. Harril,[16] em 1951, a descreveu como causa de enxaqueca e vertigens. Tintera e Goldman,[17] Goldman,[18] em 1962, e Powers, em 1972, analisaram pacientes com sintomas vestibulares associados à hipoglicemia.[19]

Updegraff,[20] em 1977, propôs a obtenção de curva glicoinsulínica nos pacientes com distúrbios cocleares e vestibulares. Updegraff se baseou nas observações de Joseph R. Kraft,[21,22] que estabeleceu que os níveis de glicose eram insuficientes para o diagnóstico de distúrbios do metabolismo dos carboidratos. Kraft introduziu o conceito de diabetes *in situ*, ou oculta, que geralmente evoluem para diabetes clínica.

Fukuda, em 1982, e Mangabeira-Albernaz e Fukuda, em 1984,[23,24] utilizando o método de Kraft, analisaram um grupo de pacientes com distúrbios metabólicos da orelha interna e verificaram ser a hiperinsulinemia a sua etiologia mais frequente. Em 1985, Mangabeira-Albernaz, Fukuda, Vilela e Miszputen descreveram, pela primeira vez, os distúrbios labirínticos decorrentes da hipoglicemia causada por afecções enzimáticas do intestino delgado (microvilopatia enzimática, ou *brush border membrane disease*).[25]

A interpretação das curvas insulinêmicas é essencial para a avaliação clínica das alterações metabólicas da orelha interna. Para isso solicitamos uma curva glicoinsulinêmica de 3 horas.

Kraft classificou as curvas de insulina em cinco tipos. A curva tipo I representa o padrão normal. A insulina em jejum se situa entre 5 e 30 μUI/mL, e os picos das curvas ocorrem aos 30 ou 60 minutos. O valor da soma dos níveis aos 120 e 180 minutos não deve exceder 60 μUI/mL. Nas curvas do Tipo II os picos estão aos 30 ou 60 minutos, mas os valores da soma dos níveis de 120 e 180 minutos se encontram mais altos, caracterizando o pico normal e um retorno lento aos níveis normais. Na curva do tipo III o pico se encontra retardado, ocorrendo aos 120 minutos – subtipo IIIa – ou aos 180 minutos – subtipo IIIb. Os tipos II, IIIa e IIIb evoluem para diabetes clínica. A curva de tipo IV é caracterizada por alto nível da insulina em jejum e são observadas em pacientes diabéticos. O tipo V mostra valores pequenos da insulina em todos os pontos da curva.

Esta curva ocorre principalmente nos pacientes com microvilopatia enzimática. Esta enfermidade se caracteriza pela intolerância à lactose, causada por redução da produção de lactase pelos microvilos do jejuno. A hipoglicemia ocorre por um fenômeno osmótico, devido à presença, na luz do intestino, de açúcares não absorvidos. Ao contrário dos pacientes com hiperinsulinemia, os portadores de microvilopatia enzimática não se tornam diabéticos.

SINTOMAS

Cerca de 50% dos pacientes com distúrbio metabólico apresentam sintomas vestibulares, 30% apresentam somente sintomas cocleares. Sintomas cocleares e vestibulares ocorrem em cerca de 20% dos pacientes.

Alguns pacientes com doença de Ménière podem apresentar sintomas metabólicos, mas não há indicações precisas de relação clínica.

Zumbidos ocorrem em 30% dos pacientes; 10% apresentam episódios de enxaqueca metabólica e, ocasionalmente, podem ocorrer *drop attacks* e síndrome de pânico.

O sintoma coclear mais frequente é o desconforto com relação aos sons intensos.

O sintoma vestibular mais comum é a sensação de flutuar, como se o solo fosse revestido de uma esponja macia. Muitos pacientes apresentam quadros vertiginosos.

A maior parte desses pacientes apresenta necessidades súbitas de ingerir alimentos ricos em açúcar.

Alguns pacientes possuem história familiar de diabetes do tipo II, outros apresentam problemas digestivos, como constipação, diarreia, gases e distensão abdominal; estes sintomas geralmente ocorrem nos pacientes com microvilopatia enzimática.

Os sintomas de todos os pacientes se agravam com tensão e estresse.

EXAMES

Avaliação Audiológica

A Figura 31-2 mostra a curva audiométrica mais comumente observada nestes pacientes. A discriminação vocal é normal. Os testes de imitância também costumam ser normais.

Exames Vestibulares

Estes pacientes geralmente apresentam hiper-reflexia vestibular, causada pela alteração da densidade da endolinfa. Ela pode ser observada nos videotestes de impulso cefálico (vHIT). É preferível não realizar as provas calóricas nesses pacientes, porque eles frequentemente apresentam náuseas e vômitos.

Geralmente os exames vestibulares são simétricos.

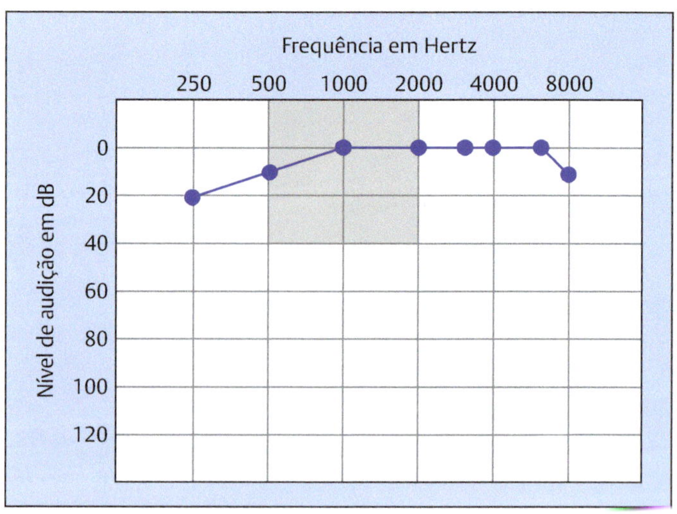

Fig. 31-2. Audiograma mais comumente observado em pacientes com distúrbio metabólico de carboidratos.

Dosagens de Glicose e Insulina

Os pacientes com hiperinsulinemia geralmente apresentam curvas glicoinsulinêmicas dos tipos II, IIIa e IIIb. Os pacientes com microvilopatia enzimática costumam ter curvas do tipo V.

A Figura 31-3 mostra os valores médios da insulina nas diferentes curvas de Kraft.

TRATAMENTO

O tratamento das afecções metabólicas da orelha interna relacionadas com a hiperinsulinemia envolve o controle da hipoglicemia e das grandes liberações de insulina pelo pâncreas. Os estudos de Kraft sugerem que a principal causa da diabetes melito do tipo II é o dispêndio excessivo de insulina ao longo da vida do paciente, fazendo com que, em determinado momento, o pâncreas seja incapaz de atender às demandas do organismo.

Os alimentos que mais induzem à liberação excessiva de insulina são os açúcares de rápida absorção, como a sacarose e a frutose purificada muitas vezes utilizada na elaboração de alimentos industrializados. Estes pacientes devem reduzir o mais possível a ingestão de açúcar.

Além disso, é necessário que eles se alimentem nos intervalos entre as refeições principais, a fim de evitar a hipoglicemia relacionada com o consumo normal de glicose pelo organismo. Aconselhamos uma pequena refeição entre o café da manhã e o almoço, entre o almoço e o jantar e, eventualmente, ao deitar-se. O alimento ideal para essas refeições intermediárias são as frutas; a frutose da fruta não é rapidamente absorvida, pois está ligada aos elementos constitutivos da mesma. Como alternativa podem ser usadas bolachas salgadas, ou uma pequena barra de cereais sem açúcar ou um iogurte de leite desnatado sem açúcar.

Os carboidratos de molécula grande (arroz, feijão, pão, massas etc.) devem ser limitados a aproximadamente 100 g por dia. A perda de peso é aconselhável, uma vez que a obesidade cria resistência à insulina, aumentando a demanda sobre o pâncreas.

Nos casos de microvilopatia enzimática a situação é diferente. A hipoglicemia ocorre por um fenômeno osmótico, devido à presença, na luz do intestino, de açúcares não absorvidos.

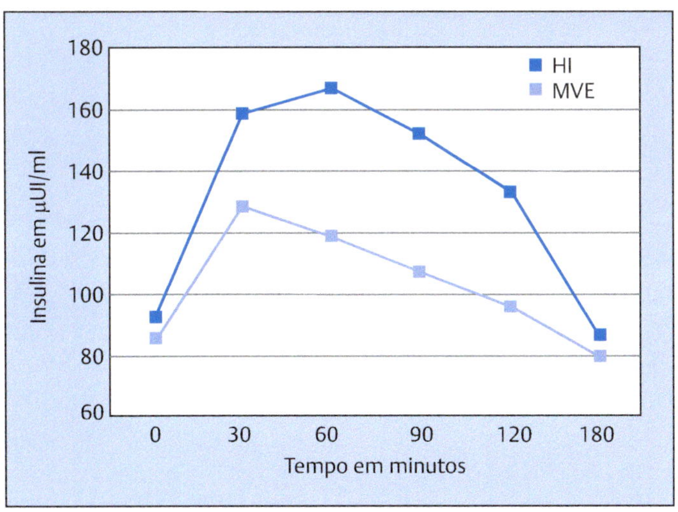

Fig. 31-3. Níveis médios de insulina em pacientes com hiperinsulinemia (HI) e com microvilopatia enzimática (MVE).

Além do açúcar, restringe-se a ingestão de leite, a não ser que se utilizem lacticínios sem lactose. Podem ser utilizadas, também, lactases extraídas de cogumelos, que fragmentam a lactose do leite. A produção de sacarase pelos microvilos do jejuno costuma ser reduzida, mas não de forma total, de modo que certa quantidade de açúcar pode ser ingerida sem causar problemas. A determinação dessa quantidade, para cada paciente, tem que ser estabelecida por tentativa e erro.

Uma vez que o tratamento dietético leva cerca de 45 a 60 dias para estabilizar a glicemia do paciente, ele pode necessitar de medicamentos durante algum tempo, principalmente quando ocorrem sintomas vestibulares. Esse tratamento medicamentoso, contudo, não é o tratamento comumente utilizado para outras síndromes labirínticas. Os vasodilatadores, por exemplo, devem ser evitados, pois são hipoglicemiantes, por aumentar o consumo de glicose pelas células do sistema nervoso central. É importante assinalar que a imensa maioria dos medicamentos utilizados para controlar as vertigens tem ação vasoativa. Os benzodiazepínicos em pequenas doses, em virtude de liberarem neurotransmissores, sobretudo o ácido gama-aminobutírico, são os medicamentos mais recomendados. A betaistina, embora seja um vasodilatador, não é hipoglicemiante e pode proporcionar alívio sintomático.

O propranolol tem a propriedade de reduzir a liberação da insulina na região do pâncreas, mas também reduz a metabolização da insulina pelo fígado. A intensidade dessas ações varia conforme o paciente. Muitos se sentem melhor com uma dose diária de 20 mg, mas alguns se sentem pior e a medicação deve ser interrompida.

DISCUSSÃO

Não existem explicações nítidas para o fato de haver pacientes somente com sintomas cocleares, enquanto outros têm apenas sintomas vestibulares e outros, ainda, apresentam sintomas tanto cocleares como vestibulares. Uma vez que a endolinfa dos canais semicirculares, utrículo e sáculo não possuem o potencial endococlear de 80 mV, seria razoável acreditar que a cóclea seria mais sensível às alterações da composição da endolinfa, mas isso não acontece.

É importante lembrar que existem sintomas de hiperglicemia que não têm relação com os ouvidos, como a enxaqueca vestibular, causada por acumulação excessiva de sódio, mas células cerebrais e também a visão turva, causada pela perda de glicogênio dos cristalinos em momentos de hipoglicemia intensa. Este sintoma é reconhecido por causar cataratas em pessoas jovens.

Infelizmente ocorre uma relutância, por parte de clínicos e endocrinologistas, de aceitar as previsões de Kraft, apesar dos estudos clínicos e experimentais disponíveis. Em um grupo de 376 pacientes com sintomas sugestivos de distúrbios do metabolismo dos carboidratos 39 pacientes apresentaram diabetes melito do tipo II, não previamente diagnosticados.[26]

CONCLUSÃO

A identificação dos distúrbios do metabolismo dos carboidratos é importante não apenas para minimizar os sintomas dos pacientes, mas também para a manutenção da sua saúde geral.

REFERÊNCIAS BIBLIOGRÁFICAS

1. Mangabeira-Albernaz PL, Covell WP. Acoustic trauma lesions by fluorescence microscopy. Laryngoscope. 1962;72:1278-96.
2. Thalmann R, Matschinsky FM, Thalmann R. Quantitative study of selected enzymes involved in energy metabolism of the cochlear duct. Ann Otol Rhinol Laryngol. 1970;79:12-29.
3. Degerman E, Rauch U, Lindberg S, Caye-Thomasen P, Hultgårdh A, Magnusson M. Expression of insulin signalling components in the sensory epithelium of the human saccule. Cell Tissue Res. 2013;352(3):469-78.
4. Fernandez C. The effect of oxygen lack on cochlear potentials. Ann Otol Rhinol Laryngol. 1955;64:1193-203.
5. Tsunoo M, Perlman HB. Respiration of the cochlea and function. Acta Otolaryngol. 1969;67:17-23.
6. Wing KG. The experimental use of hypoglycemia to show whether glucose is a major fuel for the cochlear response, and further remarks concerning the lability of the vascular bed supplying the cochlear partition. Acta Otolaryngol. 1959;Suppl 148:87-93.
7. Mendelsohn M, Roderique J. Cationic changes in endolymph during hypoglycemia. Laryngoscope. 1972;82:1533-40.
8. Thalmann R, Miyoshi T, Kusakari J, Ise I. Normal and abnormal energy metabolism of the inner ear. Otolaryngol Clin N Am. 1975;8:313-33.
9. Kuijpers W, Bonting SL. Localization and properties of ATPase in the inner ear of the guinea pig. Biochim Biophys Acta. 1969;173:477-85.
10. Koide Y, Tajima S, Yoshida M, Konno M. Biochemical changes in the inner ear induced by insulin, in relation to cochlear microphonics. Ann Otol Rhinol Laryngol. 1960;69:1083-97.
11. Suzuki T, Matsunami T, Hisa Y, Takata K, Takamatsu T, Oyamada M. Roles of gap junctions in glucose transport from glucose transporter 1-positive to -negative cells in the lateral wall of the rat cochlea. Histochem Cell Biol. 2009;131(1):89-102.
12. Nin F, Hibino H, Doi K, Suzuki T, Hisa Y, Kurachi Y. The endocochlear potential depends on two K+ diffusion potentials and an electrical barrier in the stria vascularis of the inner ear. Proc Natl Acad Sci USA. 2008;105(5):1751-6.
13. Quraishi IH, Raphael RM. Generation of the endocochlear potential: a biophysical model. Biophys J. 2008;94(8):L64-6.
14. Jordão A. Estudos sobre a Diabete. Lisboa: Typographia da Academia; 1864.
15. Rust KR, Prazma J, Triana RJ, Michaelis OE 4th, Pillsbury HC. Inner ear damage secondary to diabetes mellitus. II. Changes in aging SHR/N-cp rats. Arch Otolaryngol Head Neck Surg. 1992;118(4):397-400.
16. Harril JA. Headache and vertigo associated with hypoglycemia tendency. Laryngoscope. 1951;61:138-45.
17. Tintera JW, Goldman HB. Hypoadrenocorticism in otolaryngological surgical procedures. N Y St J Med. 1956;56:872-7.
18. Goldman HB. Hypoadrenocorticism and endocrinologic treatment of Meniere's disease. N Y St J Med. 1962;62:377-82.
19. Powers WH. Metabolic aspects of Meniere's disease. Laryngoscope. 1972;82:1176-85.
20. Updegraff WR. Impaired carbohydrate metabolism and idiopathic Meniere's disease. Ear Nose Throat J. 1977;56(4):160-3.
21. Kraft JR. Detection of diabetes mellitus in situ (occult diabetes). Lab Med. 1976;6:10-22.
22. Kraft JR. Diabetes epidemic and you: Trafford Publishing; 2008.
23. Fukuda Y. Glicemia, Insulinemia e Patologia da Orelha Interna. 1982, Tese de doutorado. Escola Paulista de Medicina (UNIFESP).
24. Mangabeira Albernaz PL, Fukuda Y. Glucose, insulin and inner ear pathology. Acta Otolaryngol (Stockh). 1984;97:496-501.
25. Mangabeira Albernaz PL, Fukuda Y, Vilela MP, Miszputen SJ. Vestibular disorders caused by defective enzyme mechanisms in the small intestine. Acta Otolaryngol (Stockh). 1985;99:330-5.
26. Mangabeira Albernaz PL. Hearing Loss, Dizziness, and Carbohydrate Metabolism. Int Arch Otorhinolaryngol. 2015;20:1-10.

CAPÍTULO 32

SURDEZ DE ORIGEM AUTOIMUNE

Renata Sanzovo Pires de Campos Bellan

CONHECENDO A DOENÇA IMUNOMEDIADA DA ORELHA INTERNA

A doença imunomediada da orelha interna (conhecida pela sigla IMIED em inglês) é uma doença rara que pode levar à perda auditiva bilateral rapidamente progressiva. Ela é acompanhada de vertigem em 50% dos casos. A IMIED pode ocorrer como doença isolada, porém está associada há outras doenças autoimunes sistêmicas em 30% dos casos. O diagnóstico desta condição pode ser difícil e ainda não existe tratamento completamente estabelecido até a presente data.

O estudo das doenças imunomediadas da orelha interna teve início na Alemanha em 1958, com estudos de Lehnhardt sobre anticorpos anticocleares relacionados com a perda auditiva bilateral súbita, e no Japão em 1959 com o estudo de Kikuchi sobre a chamada otite do simpático. Em 1961, Beichert encontrou reações autoimunes na cóclea e posteriormente Terayama e Sasaki induziram surdez em cobaias após imunização com homólogo de cóclea. O termo "imunomediada" foi utilizado pela primeira vez somente em 1979 por McCabe que descreveu uma coorte de pacientes com perda auditiva neurossensorial bilateral, progressiva e idiopática com melhora da acuidade auditiva após tratamento com corticosteroides.

A orelha interna é imunocompetente, já foi provado que imunoglobulinas atravessam a barreira sangue-labirinto. Imunoglobulinas foram encontradas na perilinfa com predomínio da classe IgG. A classe IgA foi encontrada em células epiteliais do saco endolinfático. Além disso, linfócitos e macrófagos também foram identificados em tecido conjuntivo perissacular e no lúmen do saco endolinfático.

No desenvolvimento normal do sistema imune, as células primárias da medula, as chamadas *stem cells*, sofrem um processo complexo de maturação e diferenciação. Transformam-se em *stem cell* do sistema linfoide, que subsequentemente dão origem a uma variedade de subpopulações. Em certo ponto, a célula primária linfoide diverge em linfócitos B ou T, *natural killers* e outras. Os diferentes tipos de células podem ser identificados pelas suas características de superfície.

As células T sofrem maturação através da sua passagem pelo timo, subdividindo-se em três classes principais, as células "T auxiliadoras", "T supressoras", e "T citotóxicas", que são bem distintas funcionalmente. Acredita-se que as células "T auxiliadoras" promovem e auxiliam a produção de anticorpos pelas células B. As células "T supressoras" ajudam a modular e fazer a regulação inferior da produção de anticorpos e outras respostas imunes mediadas pelas células T. Por fim, as células "T citotóxicas" são capazes de destruir diretamente células que expressem antígenos estranhos ao organismo. Em conjunto, são responsáveis pela produção de linfocinas, citotoxicidade, hipersensibilidade tardia e também rejeição de enxertos.

As células B obtêm suas características através do contato com o fígado fetal. O primeiro passo no processo de diferenciação, é o aparecimento de cadeias pesadas no citoplasma, chamadas *delta, alfa, gama* e *epsilon*, que se ligam a cadeias leves, formando moléculas IgA, IgD, IgE, IgG e IgM, que são incorporadas às membranas celulares. Estas imunoglobulinas funcionam como unidades ou receptores de reconhecimento para seus antígenos. A célula B, ao encontrar seu antígeno específico, vai sofrer divisão e amplificação numa célula plasmática que secreta imunoglobulinas. Surgem também, a partir das células B, os plasmócitos, que são semelhantes, porém maiores, produtores de grande número de imunoglobulinas.

Existem outras células de grande importância na formação e no funcionamento do sistema imune, como os macrófagos. Eles têm importante papel, não só na fagocitose, mas na liberação de linfocinas, conhecidas por interleucinas. A interleucina-1 é liberada por macrófagos durante a destruição de antígenos, e produz um efeito estimulatório em células B e T desativadas. As células "T auxiliadoras" estimuladas produzem interleucina-2, que funciona como fator de crescimento para células B e T ativadas por antígenos. Existem ainda outras linfocinas, IL-3, IL-6, IL-8, com uma variedade de funções, incluindo reabsorção óssea e outras. Estudos recentes revelaram que os macrófagos estão dispersos no ouvido interno e podem desempenhar papéis essenciais na indução de uma resposta imune.

A IMIED é dividida em primária (quando ocorre sozinha) e secundária (quando há outra doença associada) e ainda pode ser órgão-específica (apenas orelha) ou não órgão-específicas (acomete diferentes órgãos).

Na forma primária, o processo autoimune é limitado à cóclea ou ao sistema vestibular. Estima-se que até um terço de todas as IMIEDs sejam secundárias, ou seja, a perda auditiva ocorre como consequência de uma doença autoimune sistêmica. Existem inúmeras doenças que podem levar à perda auditiva autoimune. Entre elas temos: síndrome de Cogan, síndrome de Vogt-Koyanagi-Harada, vasculites ligadas ou não ao anca, como granulomatose com poliangiite, poliarterite nodosa, doença de Behçet, também lúpus eritematoso sistêmico, policondrite recidivante, artrite reumatoide, sarcoidose e síndrome de Sjögren. Além das doenças reumatológicas, outras doenças autoimunes devem ser investigadas como doença de Graves, hipotireodismo de Hashimoto, anemias autoimunes e doença inflamatória intestinal.

Quanto ao diagnóstico, primeiramente deve-se ter cuidado para distinguir IMIED de perda súbita idiopática, uma causa muito comum que é unilateral, progride rapidamente em 72 horas, geralmente não associada a sintomas vestibulares e geralmente melhora em 2 semanas (65% dos casos), independentemente do tratamento (embora os corticosteroides sejam frequentemente usados). Estima-se que 85% desses casos sejam idiopáticos, com até 5% desenvolvendo a doença de Ménière anos depois.

Todos os pacientes com perda súbita devem ser avaliados para causas secundárias, incluindo infecções, alterações vasculares (vasculites, síndrome antifosfolípides, doenças hipercoaguláveis, doença aterosclerótica), medicamentos, neoplasia (incluindo aquelas que causam doença retrococlear localizada) e outras doenças imunomediadas.

Entre os diagnósticos diferenciais principais temos a doença de Ménière, infecções como, por exemplo, sífilis, doença de Lyme, tuberculose, traumas, drogas medicamentosas como aminoglicosídeos, hidroxicloroquina, anti-inflamatórios, diuréticos, tumores neoplásicos e abscesso. Também devem ser excluídos: esclerose múltipla, doenças endócrinas como diabetes melitos e hipertireodismo e hipotireoidismo.

Existem algumas características clínicas que ajudam a diferenciá-la das outras doenças, como por exemplo: idade de início dos 20 a 50 anos (média de 44 anos), sendo raro o acometimento em crianças. Doença bilateral, curso progressivo e rápido (ocorre em semanas a meses, diferente da Ménière, que leva anos), flutuações nos sintomas e presença de sintomas vestibulares em 50% dos casos.

Sempre lembrar das doenças imunes sistêmicas associadas e verificar a existência delas: síndrome de Cogan, vasculites anca e não anca, policondrite recidivante, lúpus eritematoso sistêmico, síndrome de Sjögren, síndrome antifosfolípides, doença de Behçet, sarcoidose e todas as já citadas nos diagnósticos diferenciais.

Acompanhamento conjunto otorrinolaringologista e reumatologista é imprescindível. Exames sanguíneos incluindo autoanticorpos, provas inflamatórias (VHS e PCR) e sorologias devem ser prontamente realizados.

Exames de imagem como ressonância magnética para excluir tumorações ou outras lesões deve ser também prontamente realizada.

Outro exame necessário é a audiometria. A primeira deve ser realizada no momento do diagnóstico e outras seriadamente durante o tratamento. Na audiometria pode ocorrer uma curva ascendente, descendente ou reta, podendo ser simétrica ou assimétrica. A discriminação é geralmente desproporcionada em relação à audiometria tonal, semelhante à sífilis ou doença retrococlear. O padrão é de perda neurossensorial.

Sobre os autoanticorpos específicos da cóclea temos o anticorpo 68 kDa ou proteína de choque interno (HSP-70p). Anticorpos para um antígeno da orelha interna de 68 kDa, que é uma proteína de choque térmico (HSP-70), podem ser observados em até 70% dos pacientes com IMIED. Devido à baixa sensibilidade, este teste não é confiável para excluir o diagnóstico de IMIED. Pacientes com síndrome de Cogan e outras doenças autoimunes associadas à perda súbita também podem ter esses anticorpos (< 50%), embora a sua especificidade possa chegar a 90%. Alguns estudos sugerem que sua presença pode ter um papel prognóstico, predizendo um curso mais agressivo e uma resposta mais favorável aos corticosteroides.

Com relação ao tratamento, pacientes que apresentam uma evidente associação entre disfunção da orelha interna e autoimunidade devem iniciar o tratamento imunossupressor.

Desde a série inicial de casos de McCabe, os esteroides orais permaneceram como tratamento de primeira linha. Diversos autores relataram melhora audiológica em aproximadamente 40% a 80% dos pacientes tratados com esteroides orais.

Altas doses de esteroides são geralmente usadas, embora a dose recomendada e o tempo de tratamento variem muito. Geralmente 1 mg/kg/dia de prednisona por 2 a 4 semanas é recomendado como terapêutica inicial.

Se não houver resposta, os corticoesteroides devem ser reduzidos rapidamente em um período de 2 semanas. Se resposta clínica e audiométrica for documentada após um teste de terapia de 2 a 4 semanas, deve-se manter corticoide até obter um platô de ganho e, após esse platô, realizar a redução gradual de esteroides em uma taxa mais lenta por mais 2 a 3 meses, com alguns autores recomendando uso por até 6 meses de 10-20 mg de prednisona. Autores indicam que uma mudança de limiar ≥ 15 dB em uma frequência ≥ 10 dB em duas ou mais frequências consecutivas ou um aumento de 12% na pontuação de reconhecimento de palavras, considera o paciente como um respondedor de esteroides.

Injeções intratimpânicas de esteroides têm sido usadas em pacientes que não respondem a esteroides orais ou não toleram tratamento de longo prazo.

Não há consenso se a terapia poupadora de corticosteroides deve ser administrada concomitantemente no momento do diagnóstico ou quais agentes devem ser considerados em pacientes com recidiva ou refratariedade durante a redução gradual de esteroides, pois os dados de ensaios clínicos ainda são limitados.

Metotrexato, ciclofosfamida, azatioprina, micofenolato de mofetil, terapia anti-TNF (sistêmica e intratimpânica), rituximabe e outros imunobiológicos, estão sendo utilizados com sucesso variável. A interpretação da eficácia desses agentes também é limitada devido à falta de estudos sistemáticos.

A ciclofosfamida foi utilizada no passado com respostas variáveis, porém não é mais usada com frequência hoje devido ao seu perfil de efeitos colaterais.

Outra opção de terapia imunossupressora inclui o metotrexato. O metotrexato tem melhor tolerabilidade a longo prazo do que a ciclofosfamida. Os efeitos colaterais mais comuns são náuseas, vômitos e úlceras nas mucosas. O principal efeito adverso do metotrexato é a hepatotoxicidade, que pode ser evitada com a suplementação de ácido fólico. Os resultados do tratamento variaram com melhora da audição variando de 0% a 70%. O metotrexato parece ser mais eficaz no tratamento de sintomas vestibulares com melhoras subjetivas relatadas em 80% a 100% dos pacientes.

Atualmente, com o advento das medicações imunobiológicas, estas têm sido estudadas nos pacientes com surdez neurossensorial, porém ainda com resultados controversos. Múltiplos agentes biológicos têm sido utilizados. O TNF-α é uma citocina pró-inflamatória que tem sido alvo de vários medicamentos, incluindo os seguintes: etanercepte, infliximabe, golimumabe, certolizumabe e adalimumabe. Essas drogas são geralmente bem toleradas. Níveis elevados de TNF-α circulante são preditivos de doença sensível a esteroides, tornando o TNF-α um alvo atraente. Um estudo investigando o tratamento com etanercept sistêmico mostrou resultados promissores com 58% dos pacientes apresentando melhora auditiva. Um estudo realizado 4 anos depois mostrou melhora auditiva em apenas 30% dos pacientes tratados com etanercepte. Desde então, houve dois estudos investigando a eficácia dos inibidores intratimpânicos de TNF-α também com resultados promissores. Anakinra é um antagonista do receptor de IL-1 que impede a formação da citocina pró-inflamatória IL-1β. Anakinra mostrou resultados promissores no tratamento resistente a esteroides. Um ensaio clínico fase I/II mostrou melhora audiométrica em 70% dos pacientes resistentes a esteroides. A droga foi bem tolerada e os efeitos colaterais foram limitados a reações no local da injeção.

O rituximabe é um anticorpo monoclonal dirigido contra o antígeno CD20 das células B, exercendo efeitos citotóxicos contra as células B e impedindo a formação de anticorpos. O rituximabe tem sido usado para tratar IMIED refratária a esteroides e os efeitos colaterais comuns incluem reação transfusional, citopenias, cefaleia e queda de cabelo com resultados ainda diversos.

Devido às toxicidades dessas terapias, os implantes cocleares devem ser considerados como uma alternativa em casos graves. O implante coclear é uma opção terapêutica que se mostrou segura na reabilitação auditiva de pacientes com redução progressiva da acuidade auditiva autoimune. No entanto, a fibrose coclear ou ossificação parece acometer aproximadamente 50% das orelhas implantadas. Dessa forma, em candidatos apropriados, a implantação coclear precoce pode ser indicada antes de as alterações obliterativas pós-inflamatórias terem surgido na cóclea.

Portanto, os esteroides continuam a ser o tratamento de base para IMIED. As injeções intratimpânicas de esteroides surgiram como um potencial tratamento alternativo com maior tolerabilidade a longo prazo. Os medicamentos imunossupressores poupadores de corticoide ainda são controversos. A terapia imunobiológica, como anakinra parece ser promissora no futuro.

BIBLIOGRAFIA

Aftab S, Semaan MT, Murray GS, Megerian CA. Cochlear implantation outcomes in patients with autoimmune and immune-mediated inner ear disease. Otol Neurotol. 2010;31(8):1337-1342

Breslin NK, Varadarajan VV, Sobel ES, Haberman RS. Autoimmune inner ear disease: A systematic review of management. Laryngoscope Investig Otolaryngol. 2020 Nov 28;5(6):1217-1226.

Ciorba A, Corazzi V, Bianchini C, Aimoni C, Pelucchi S, Skarżyński PH, et al. Autoimmune inner ear disease (AIED): A diagnostic challenge. Int J Immunopathol Pharmacol. 2018 Mar-Dec;32:2058738418808680.

Cohen S, Roland P, Shoup A, Lowenstein M, Silverstein H, Kavanaugh A, et al. A pilot study of rituximab in immune-mediated inner ear disease. Audiol Neurotol. 2011;16(4):214-221.

Das S, Bakshi SS, Seepana R. Demystifying autoimmune inner ear disease. Eur Arch Otorhinolaryngol. 2019 Dec;276(12):3267-3274.

Derebery MJ, Fisher LM, Voelker CCJ, Calzada A. An open label study to evaluate the safety and efficacy of intratympanic golimumab therapy in patients with autoimmune inner ear disease. Otol Neurotol. 2014;35(9):1515?1521.

Ianuale C, Cadoni G, De Feo E, Liberati L, Simo RK, Paludetti G, et al. A systematic review and meta-analysis of the diagnostic accuracy of anti-heat shock protein 70 antibodies for the detection of autoimmune hearing loss. Otol Neurotol. 2013 Feb;34(2):214-9.

Kasi PM, Tawbi HA, Oddis CV, Kulkarni HS. Clinical review: serious adverse events associated with the use of rituximab - a critical care perspective. Crit Care. 2012;164(4):231.

Kullenberg T, Löfqvist M, Leinonen M, Goldbach-Mansky R, Olivecrona H. Long-term safety profile of anakinra in patients with severe cryopyrin-associated periodic syndromes. Rheumatology (Oxford). 2016;55(8):1499-506.

Lee J, Biggs K, Muzaffar J, Bance M, Monksfield P. Hearing loss in inner ear and systemic autoimmune disease: A systematic review of post-cochlear implantation outcomes. Laryngoscope Investig Otolaryngol. 2021 May 4;6(3):469-487.

Mager DR. Methotrexate. Home Healthc Now. 2015 Mar;33(3):139-41.

Matteson EL, Fabry DA, Facer GW, Beatty CW, Driscoll CL, Strome SE, et al. Open trial of methotrexate as treatment for autoimmune hearing loss. Arthritis Rheum. 2001 Apr;45(2):146-50.

Miwa T, Okano T. Role of Inner Ear Macrophages and Autoimmune/ Autoinflammatory Mechanisms in the Pathophysiology of Inner Ear Disease. Front Neurol. 2022 Apr 6;13:861992.

Nash PT, Florin TH. Tumour necrosis factor inhibitors. Med J Aust. 2005 Aug 15;183(4):205-8.

Rahman MU, Poe DS, Choi HK. Etanercept therapy for immune-mediated cochleovestibular disorders: preliminary results in a pilot study. Otol Neurotol. 2001 Sep;22(5):619-24.

Ribeiro R, Serôdio JF, Amaral MC, Duarte JA, Durão C, Mendes N, et al. Sensorineural Hearing Loss and Systemic Autoimmune Disease: The Experience of a Systemic Immune-Mediated Diseases Unit. Cureus. 2021 Mar 24;13(3):e14075.

Rossini BAA, Penido NO, Munhoz MSL, Bogaz EA, Curi RS. Sudden Sensorioneural Hearing Loss and Autoimmune Systemic Diseases. Int Arch Otorhinolaryngol. 2017 Jul;21(3):213-223.

Sakano H, Harris JP. Emerging options in immune-mediated hearing loss. Laryngoscope Investig Otolaryngol. 2018 Dec 3;4(1):102-108.

Salley LH Jr, Grimm M, Sismanis A, Spencer RF, Wise CM. Methotrexate in the management of immune mediated cochleovesitibular disorders: clinical experience with 53 patients. J Rheumatol. 2001;28(5):1037-40.

Strum D, Kim S, Shim T, Monfared A. An update on autoimmune inner ear disease: A systematic review of pharmacotherapy. Am J Otolaryngol. 2020 Jan-Feb;41(1):102310.

Svrakic M, Pathak S, Goldofsky E, Hoffman R, Chandrasekhar SS, Sperling N, Alexiades G, Ashbach M, Vambutas A. Diagnostic and prognostic utility of measuring tumor necrosis factor in the peripheral circulation of patients with immune-mediated sensorineural hearing loss. Arch Otolaryngol Head Neck Surg. 2012 Nov;138(11):1052-8.

Vambutas A, Lesser M, Mullooly V, Pathak S, Zahtz G, Rosen L, et al. Early efficacy trial of anakinra in corticosteroid-resistant autoimmune inner ear disease. J Clin Invest. 2014 Sep;124(9):4115-22.

Van Wijk F, Staecker H, Keithley E, Lefebvre PP. Local perfusion of the tumor necrosis factor alpha blocker infliximab to the inner ear improves autoimmune neurosensory hearing loss. Audiol Neurootol. 2006;11(6):357-65.

CAPÍTULO 33

OTOTOXICIDADE

Miguel A. Hyppolito ▪ Fabiana Danieli

INTRODUÇÃO

As ototoxicoses são afecções iatrogênicas provocadas por drogas medicamentosas que alteram a orelha interna (labirinto). Essas drogas podem afetar o sistema coclear ou o sistema vestibular ou ambos, alterando duas funções importantes do organismo: a audição e o equilíbrio.

A ototoxicidade relacionada com medicamentos deve ser considerada como interesse médico multidisciplinar, pois outros comprometimentos sistêmicos levam danos a outros órgãos, como o fígado e os rins, sendo prescritas por médicos em todas as especialidades muitas vezes de maneira inadequada como primeira escolha, sendo seu poder ototóxico, frequentemente negligenciado.

Pesquisa de autores nacionais revelaram a incidência da ototoxicidade em diferentes populações regionais (Quadro 33-1).[1]

INCIDÊNCIA DE OTOTOXICIDADE

Um estudo realizado em 10.000 pacientes mostrou que a gentamicina provocou 8,6% de ototoxicidade, a tobramicina 6,1%; a amicacina 13,9% e a netilmicina 2,4%. A ototoxicidade foi menos comum em neonatos. Existem relatos de alta incidência de ototoxicidade (80%) com a kanamicina.[2]

A neomicina é o aminoglicosídeo mais ototóxico e a netilmicina o menos ototóxico. A incidência de ototoxicidade varia entre diferentes aminoglicosídeos. A incidência para a gentamicina varia de 6% a 16% para a cóclea e 3% a 15% para o sistema vestibular. Quanto à reversibilidade a pesquisa de Matz em 1993 revelou que a ototoxicidade da gentamicina foi reversível em 50% dos casos. O tempo de recuperação foi de 1 semana a 6 meses após usar a terapia.[3]

Quadro 33-1. Incidência de Ototoxicidade em Estudos Brasileiros

Deficiência auditiva e ototoxicidade		
Autores	**Ano**	**Ototoxicidade%**
Salerno *et al.*	1979	5,11
Castro Jr. *et al.*	1980	9,40
Bento *et al.*	1986	17,24
Andrade & Oliveira	1992	3,49

*Adaptado de Andrade e Oliveira, 1992[1]

FISIOPATOLOGIA – MECANISMO DE OTOTOXICIDADE

Dos grupos de drogas ototóxicas, os antibióticos aminoglicosídeos são os mais importantes e também os mais estudados. Alguns autores concluíram que esses antibióticos combinam com receptores das membranas das células ciliadas do órgão de Corti, da mácula sacular e utricular e das cristas ampulares do sistema canalar. Esses receptores são os polifosfoinositídeos, lípides componentes da membrana celular com papel importante nos eventos bioelétricos e na permeabilidade da membrana por interação com íon cálcio. A formação de complexos entre os antibióticos aminoglicosídeos e os polifosfoinositídeos produz modificações na fisiologia e na permeabilidade, acabando por afetar a estrutura e função dos cílios, em primeiro lugar, e depois da própria membrana e, finalmente, podendo causar destruição das células receptoras.

O mecanismo bioquímico da toxicidade coclear da cisplatina é o mais aceito atualmente e pode ser estendida para outras drogas ototóxicas.

A base dos mecanismos de ototoxicidade é a produção de radicais livres e seus efeitos sobre o sistema de defesa antioxidante das células do órgão de Corti.[4,5] Outro mecanismo, e que é desencadeado pela produção de radicais livres, é a produção de proteínas da família do gene *bcl-2* que controla a apoptose celular.[6]

Os radicais livres são moléculas que contêm números de elétrons não pareados, quimicamente muito instáveis e extremamente tóxicos para as células. Os radicais livres são produzidos pelo mecanismo de fosforilação ativa durante o processo de respiração mitocondrial e também durante a ionização, exposição à radiação ultravioleta, hipoperfusão e isquemia com reperfusão. Estudos experimentais e clínicos em infartos do miocárdio, acidente vascular cerebral, envelhecimento, hipoperfusão prolongada etc., demonstraram a produção aumentada de radicais livres.[7]

Os radicais livres comprometem o DNA mitocondrial, provocando uma mutação no seu genoma, tornando-o ineficiente energeticamente. Seus principais alvos são proteínas, ácidos nucleicos, carboidratos, lipídios da membrana celular, pequenas moléculas insaturadas e aminoácidos contendo tióis, cofatores, neurotransmissores, proteínas e o DNA.[8,9]

Os sítios de lesões seguem um padrão de acordo com o tempo de exposição à droga ototóxica. Seu maior efeito é na porção basal da cóclea. As lesões abrangem todos os giros, iniciando-se pelas células de sustentação (Hensen, Deiters), células de suporte, evoluindo para a completa degeneração das (CCEs), seguida de um colapso da membrana de Reissner sobre o órgão de Corti e vários graus de degeneração das células ciliadas internas com alteração importante da estria vascular, principalmente na porção basal, mas com preservação das células do gânglio espiral.[8,9]

AGENTES ETIOLÓGICOS – MEDICAMENTOS OTOTÓXICOS

É importante conhecer os diferentes tipos de drogas que podem provocar ototoxicidade, para que sua prevenção possa ser efetiva. Entre elas, está o grupo dos antibióticos aminoglicosídeos, como a estreptomicina, a diidrostreptomicina, a neomicina, as canamicinas A e B, a paramomicina, a aminosidina, a gentamicina. Deste grupo, estreptomicina, tobramicina, gentamicina são mais vestibulotóxicos que cocleotóxicos; os outros são mais cocleotóxicos. Alguns antibióticos não aminoglicosídeos têm sido citados na literatura como ototóxicos. São eles a eritromicina, com efeitos reversíveis; o cloranfenicol, principalmente por ação tópica; a ampicilina; aminociclina, derivado da tretraciclina com ação vestibulotóxica; a cefalosporina, com poucas referências; a viomicina; a capreomicina, com maior toxicidade vestibular; as polimixinas B e E; a colistina. Existem alguns grupos de drogas ototóxicas que não são antibióticos; é o caso de desinfetantes, como clorexidine, benzetônio, benzalcônio, iodo, iodine e alcoóis, como etanol e propilenoglicol. Essas drogas são usadas às vezes como desinfetantes em cirurgias da orelha média para assepsia e podem provocar ototoxicidade por ação local. Existe o grupo dos β-bloqueadores, como practolol e propranolol, com referências de alterações cocleares com perda auditiva. Diuréticos, como o ácido etacrínico, a furosemida, a bumetanida, a piretamida e a indapamida, são cocleotóxicos, que levam a alterações auditivas que são reversíveis.

Drogas anti-inflamatórias, como salicilatos, aspirina, quinino, podem provocar alterações auditivas, sendo a cocleotoxicidade dos salicilatos e da aspirina reversível.

Antineoplásicos podem ser ototóxicos, como é o caso da cisplatina, da mostarda nitrogenada e da vincristina. Essa cocleotoxicidade pode ser reversível ou irreversível. Os contraceptivos orais podem provocar em alguns casos perdas auditivas uni ou bilaterais progressivas ou irreversíveis.[10] A ocorrência da perda auditiva é estimada em 20% a 90% dos adultos e em 50% a 90% nas crianças em tratamento com cisplatina.[6]

CLASSIFICAÇÃO

A ototoxicidade também pode ser classificada quanto sua duração e evolução ao longo do tempo:

- Ototoxicidade aguda e reversível.
- Ototoxicidade crônica e irreversível.

O mecanismo de toxicidade de uma droga varia de grupo para grupo, da dosagem e da duração do tratamento. Estudos mostram que a reversibilidade da ototoxicidade da gentamicina chega a 50%, com tempo de recuperação variando de 1 semana a 6 meses, após cessar o seu uso. Muitos são os fatores que podem influenciar em uma perda auditiva por drogas ototóxicas como o potencial de toxicidade do agente, dosagem absoluta, duração e método de administração, uso prévio ou simultâneo de outras drogas ototóxicas e suscetibilidade individual.[11] O potencial de toxicidade da gentamicina, varia de 6% à 16%; tobramicina, 6,1%; amicacina, 13,9%; netilmicina, 2,5%; existindo relato de até 80% para a kanamicina.[11]

QUADRO CLÍNICO

Na anamnese, quando há antecedentes de tratamento com essas drogas, o diagnóstico torna-se facilitado. Às vezes, a utilização da droga pode ser suspeitada de modo indireto, quando o paciente ou os familiares informam que após infecção séria houve tratamento com antibiótico, cujo nome não sabem referir, e que após esse tratamento ocorreram perda auditiva, vertigens e desequilíbrio. O quadro clínico pode manifestar-se com queixas auditivas isoladas ou associadas a um quadro de labirintopatia periférica. As queixas mais comuns estão relacionadas com hipoacusia, zumbidos de alta frequência e plenitude auditiva. Dentre os sintomas vestibulares, os mais comuns são vertigens, desequilíbrios, nistagmo e manifestações neurovegetativas. A alteração auditiva, bem como a disfunção vestibular, pode ser unilateral ou bilateral.[12]

AVALIAÇÃO DIAGNÓSTICA DA FUNÇÃO COCLEAR E VESTIBULAR

É indicada para localizar a orelha acometida, o labirinto anterior ou posterior, o grau de ototoxicidade e a possibilidade de uma reabilitação do paciente, bem como para a realização do diagnóstico diferencial com outras labirintopatias periféricas. Os testes audiológicos indicados consistem em uma audiometria de tons puros por via aérea e óssea, logoaudiometria e impedanciometria. Na audiometria de tons puros, o paciente apresenta hipoacusia neurossensorial com maior perda auditiva uni e bilateral nas frequências agudas. Essa hipoacusia poderá ser irreversível e de grau variado, como no caso dos aminoglicosídeos, ou reversível, como no caso dos salicilatos, aspirina ou diuréticos, como ácido etacrínico, furosemida e outros. Com a logoaudiometria, avalia-se a capacidade de discriminação do paciente, possibilitando estudar a validade de indicação de um aparelho de amplificação sonora. No exame de medida da imitância acústica e reflexometria, deve-se detectar a presença do reflexo estapediano, dando a possibilidade de confirmar a presença de recrutamento de Metz, pois a lesão é coclear.[13]

Para a avaliação audiológica, particularmente nas crianças de pouca idade, a detecção dos limiares eletrofisiológicos é indicada e pode ser realizada por dois exames: a eletrococleografia (EchoG) e o potencial evocado auditivo de tronco encefálico (PEATE). Com eles, pode-se avaliar o grau de perda auditiva. Na eletrococleografia é analisada a onda I (potencial de ação do nervo acústico) e no PEATE a onda V é a mais utilizada, com seus potenciais gerados no nível do colículo inferior. Tanto a eletrococleografia como a audiometria de respostas auditivas evocadas do tronco cerebral são métodos objetivos, por isso importantes na avaliação das crianças de pouca idade.

A apresentação clínica da ototoxicidade em humanos é de uma perda auditiva bilateral e irreversível associada a zumbido unilateral ou bilateral e comprometendo as altas frequências (4.000 Hz a 8.000 Hz).[13]

Um problema comum encontrado na prática clínica é a demora no diagnóstico clínico da ototoxicidade. A perda auditiva induzida por drogas é muito variável e altamente inconsistente. O diagnóstico deve ser baseado na história do paciente, sintomas e resultados de exames. Existem muitas variáveis, como idade, condições médicas com comorbidades e níveis de cognição que podem retardar a detecção precoce da ototoxicidade. É importante a conscientização dos pacientes, cuidadores e enfermeiros sobre a importância de sintomas como zumbido, plenitude auricular, audição reduzida, oscilopsia e desequilíbrio. A ototoxicidade geralmente progride sem ser detectada até que um problema considerável para a audição se torne aparente, significando deterioração auditiva nas frequências necessárias para a compreensão da fala. Do ponto de vista prático para o dia a dia, a ototoxicidade é clinicamente diagnosticada pela comparação dos resultados dos exames audiométricos realizados antes e após a administração de drogas ototóxicas. Exames audiométricos previamente ao início de uma medicação ototóxica geralmente não são realizados.[13]

OTOTOXICIDADE NA INFÂNCIA

Entre as crianças, os recém-nascidos com infecções graves que se encontram no berçário de terapia intensiva e que recebem antibióticos aminoglicosídeos são mais comumente afetados. Os aminoglicosídeos, apesar de seus efeitos colaterais ototóxicos, são altamente eficazes contra infecções graves causadas por microrganismos Gram-negativos como: *Enterobacter; Haemophilus, klebsiela, Escherichia coli, Pseudomonas, Proteus, Bacterioides.* Esses microrganismos podem provocar nessas crianças infecções graves nos tratos respiratório e urinário, além de infecções de pele e tecidos moles, especialmente em queimados, septicemias, infecções polimicrobianas; infecções pós-cirúrgicas; pós-traumáticas, peritonites; infecções em crianças com problemas oncológicos e granulocitopenias. Nestes casos, os antibióticos mais utilizados têm sido gentamicina, amicacina, tobramicina, eficazes contra esses tipos de infecções.[10,12]

Nos casos oncológicos, a associação com drogas antineoplásicas potencialmente ototóxica potencializam a instalação da ototoxicidade.

A ototoxicidade na infância é um tema bastante controvertido. Vários autores têm publicado porcentagens variáveis de casos de ototoxicidade em crianças, decorrentes do uso de vários antibióticos amoniglicosídeos ou de antineoplásicos (cisplatina). Outros relatam a ausência de ototoxicidade em crianças que recebem essas drogas. A maioria dos estudos são retrospectivos e poucos são prospectivos, com doses e acompanhamento adequado, o que dificulta o estabelecimento de critérios adequados para a ototoxicidade infantil.

Ainda com relação à ototoxicidade na criança, alguns pontos devem ser ressaltados otimizando a segurança no uso dessas drogas.[10]

A) Predisposição familiar – as drogas devem ser evitadas quando há história familiar;
B) Ototoxicidade fetal – essas drogas podem atravessar a placenta quando administradas às gestantes;
C) Função renal – neste caso a taxa de filtração glomerular é baixa e a droga pode acumular-se no soro e na perilinfa;
D) Prematuridade.
E) O papel do ruído da incubadora na potenciação do efeito da droga.

Dentre os fatores de risco que potencializam a ototoxicidade podem ser destacados: apneia, hipóxia, hiperbilirrubinemia, desequilíbrio eletrolítico, hipotensão, meningites, septicemia, manutenção em incubadora, terapia diurética, insuficiência renal, hipoacusia e zumbidos prévios, tratamento prolongado e com altas doses, combinações de drogas, combinações de droga ototóxicas e exposição ao ruído, mau estado geral, desnutrição, otites médias.[14]

MONITORIZAÇÃO DA OTOTOXICIDADE

Como não há um tratamento específico para a ototoxicidade, um programa de monitorização é imprescindível durante a administração da droga para determinar a progressão da ototoxicidade, desde seu início, principalmente com relação a crianças em idade pré-linguística. Os pacientes de risco sempre devem ser monitorizados.

Como fatores de risco comum em adultos, podemos citar altos picos de nível da droga no soro, tratamento prolongado com altas doses, mau estado geral, desnutrição, presença de otites médias, hipoacusia e zumbidos prévios, combinação da droga com ruído, combinações de drogas, especialmente com diuréticos, insuficiência renal.[10]

Para a monitorização auditiva, podem ser utilizados vários testes, como audiometria de altas frequências, que pode detectar perdas maiores de 8.000 Hz, permitindo diagnóstico precoce antes das perdas atingirem a faixa de frequência da audição social; audiometria da fala; impedanciometria para pesquisa do reflexo estapediano e presença de recrutamento de Metz. Em crianças de pouca idade, são usados testes de reflexos aos sons; testes de comportamento com sons; audiometria condicionada.

Atualmente, o grande progresso na monitorização auditiva em crianças é a audiometria objetiva representada pela eletrococleografia e principalmente a audiometria de respostas evocadas de tronco cerebral por estimulação acústica (PEATE). O desenvolvimento do PEATE veio sanar as falhas da monitorização da função auditiva em crianças.

Durante a monitorização auditiva para detecção de uma ototoxicidade, os testes são feitos pelo menos uma vez antes do tratamento e uma a duas vezes por semana durante o tratamento, observando-se principalmente as altas frequências de 5.000 a 8.000 Hz. Os testes devem ser feitos até 3 meses após o término do tratamento. Para a detecção de lesões da cóclea, deve-se conhecer o critério de ototoxicidade que é considerada uma perda auditiva de 25 dB ou mais nas frequências de 500 Hz, 1.000 Hz e 2.000 Hz pelo menos em uma das orelhas.

A monitorização vestibular pode ser feita com registros eletronistagmográficos com o conhecido teste calórico bitérmico binaural, que é o mais usado. As provas rotatórias têm sido pouco utilizadas. Em crianças, alguns autores propõem baterias de testes de sustentação, coordenação e equilíbrio.[15] Deve ser realizado um primeiro teste antes ou até 72 horas depois de iniciado o tratamento. Em seguida, devem ser feitos testes semanais. Uma redução de função de 50% ou mais do sistema vestibular pelo menos em um dos ouvidos, na velocidade da componente lenta, significa vestibulotoxicidade.

A perda auditiva ototóxica pode impactar substancialmente a comunicação interpessoal e a qualidade de vida, mas seu impacto pode ser minimizado seguindo um programa de monitoramento de ototoxicidade que adote princípios de identificação e intervenção precoces. O monitoramento da ototoxicidade é essencial para obter uma definição dos efeitos do agente ototóxico e para acompanhar as mudanças ao longo do tempo. A alteração auditiva ototóxica tem um curso relativamente previsível, pois afeta preferencialmente o giro basal da cóclea, em particular suas células ciliadas externas (limite de audição de alta frequência) com progressão para a porção apical, incluindo as frequências mais baixas da fala. A monitorização ototóxica pode ser bem-sucedida com a educação e o esforço coordenado dos profissionais de saúde envolvidos (oncologista, otorrinolaringologista, fonoaudiólogo, farmacêutico clínico, enfermeiros) e também com o envolvimento dos pacientes. As técnicas de monitoramento devem ser consideradas com base em sua eficácia, sensibilidade e especificidade.

O monitoramento da ototoxicidade deve seguir as seguintes recomendações:

1) Comparar os resultados do teste auditivo durante o curso da terapia medicamentosa,
2) Identificar precocemente alteração na audição,
3) Rever e considerar possíveis alterações na terapia,
4) Prevenir a perda auditiva debilitante induzida por ototóxicos se a terapia for alterada, e
5) Reabilitar a audição para minimizar o impacto negativo da ototoxicidade.

A recomendação da ASHA nas "Diretrizes para o manejo audiológico de indivíduos recebendo terapia com drogas cocleotóxicas" afirma que o teste audiométrico inicial deve ser feito dentro de 24 horas após a administração de agentes quimioterápicos e dentro de 72 horas após a administração de antibióticos aminoglicosídeos.[16] A reavaliação audiológica deve ser feita dentro de 24 horas do teste inicial. Também é consenso que o teste deve ser iniciado com um histórico abrangente de cada caso, incluindo possíveis distúrbios otológicos, comorbidades, exposição ao ruído, histórico familiar de distúrbios do ouvido ou audição, suscetibilidade genética a drogas ototóxicas e uso prévio de medicação ototóxica. A ototoxicidade geralmente começa nas frequências acima de 8.000 Hz e progride para frequências de fala mais baixas. Portanto, a ASHA e a Academia Americana de Audiologia (AAA) recomendam que a avaliação inicial inclua medidas comportamentais, como audiometria tonal (PTA) de 250 Hz a 8.000 Hz e audiometria de alta frequência (HFA) de 9.000 Hz a 20.000 Hz, além de medidas objetivas, como as emissões otoacústicas por produto de distorção (EOAPDs) e timpanometria, além de questionários de autoavaliação. Cada medida fornece informações valiosas em um programa de monitoramento de ototoxicidade (função auditiva periférica e/ou central, giro coclear apical *versus* basal e medida subjetiva *versus* objetiva).[16]

Existe uma grande variabilidade entre os exames audiométricos recomendados para monitoramento da ototoxicidade e os exames realmente utilizados na prática clínica. Há um número limitado de estudos relatando a implementação do protocolo no monitoramento da ototoxicidade em pacientes com câncer. Estudos mostram que, devido à falta de protocolos e diretrizes claras, há grande diferença na implementação de serviços de monitoramento (testes iniciais, exames audiológicos utilizados, critérios para encaminhamento de pacientes de risco, frequência e tempo de monitoramento, critérios diagnósticos para ototoxicidade e protocolo para mudança de terapia) e incerteza significativa entre todos os profissionais envolvidos. Uma proporção significativa desses grupos profissionais concordou com o fato de que a ATL convencional foi a ferramenta mais utilizada para monitorar a ototoxicidade, seguida da timpanometria. Infelizmente, HFA e DPOAEs, que são conhecidos por serem mais eficazes que PTA para detecção precoce de ototoxicidade, ainda são pouco utilizados.[13]

Apesar das evidências apoiando a importância da identificação precoce da perda auditiva induzida por ototoxicidade, ferramentas eficazes de monitoramento para ototoxicidade não foram implementadas na maioria dos ambientes clínicos. As razões para isso são que essas ferramentas são caras, os procedimentos são demorados e difíceis de serem realizados de forma seriada em pacientes com doenças crônicas, além da necessidade de recursos humanos especializados para tal.

Algumas medidas podem ser tomadas pelo médico, como preventivas aos efeitos ototóxicos, quando sua utilização é necessária, como administrar a droga ototóxica em doses e por vias de aplicação adequadas; escolher a droga menos tóxica e administrar a dose mais baixa por um período mais curto, se possível.

Além disso, um protocolo de monitoramento de ototoxicidade, idealmente, deve ser complementado com triagem genética que permita identificar indivíduos suscetíveis à ototoxicidade. Essa medida poderia prevenir a perda auditiva, evitando a administração de medicamentos ototóxicos quando identificados potenciais portadores de genes que aumentam o risco de ototoxicidade, como as mutações 105Ile/105Ile-GSTP1 ou 105Val/105Ile-GSTP1 que aumentam em quatro vezes o risco de desenvolver perda auditiva por ototoxicidade ou a mutação no gene alelo(a) da megalina que também aumenta seu risco.[13,16]

Critérios específicos para identificação de ototoxicidade são importantes de serem introduzidos e são particulares de cada serviço, especialmente os serviços de tratamento oncológico.

As pesquisas apoiam os testes audiométricos mencionados como ferramentas eficazes para o monitoramento da ototoxicidade, mas ainda não há consenso sobre o exame padrão-ouro para realizar o monitoramento de ototoxicidade, bem como não existe uma classificação única e uniforme que permita um padrão único de diagnóstico. A maioria dos sistemas de classificação de ototoxicidade utiliza limiares comportamentais (PTA) como critério de alteração auditiva para definir a ocorrência de cocleotoxicidade. As fraquezas comuns dessas escalas de classificação são a falta de sensibilidade a pequenas alterações nos limiares auditivos, a não inclusão de audiometrias de altas frequências e a falta de indicação de quais alterações seriam clinicamente significativas para a comunicação e a qualidade de vida. Atualmente a classificação da ASHA não inclui uma medida de graduação da perda ototóxica, mas é a única classificação disponível que enfatiza a avaliação inicial e é mais adequada para a identificação precoce de ototoxicidade. Os critérios para graduação da ototoxicidade mais aceitos são o Chang e o Tune, que são apresentados no Quadro 33-2.[16]

A ampla utilização e benefício trazido pelos medicamentos, mesmo considerando seus efeitos colaterais, tem levado a estudos com substâncias que atuem como protetores celulares das lesões causadas ao órgão de Corti. Muitos agentes com potencial

Quadro 33-2. Identificação e Graduação da Ototoxicidade

Grau	Sistema de Graduação (Chang)	Sistema de Graduação (Tune)
0	≤ 20 dB (1, 2 e 4 KHz)	Sem Perda Auditiva
1a	≥ 40 dB para qualquer frequência de 6 a 12 KHz	Mudança de limiar ≥ 10 dB (8, 10 e 12,5 KHz)
1b	> 20 e < 40 dB (4 KHz)	Mudança de limiar ≥ 10 dB (1, 2 e 4 KHz)
2a	> 40 dB (4 KHz ou mais)	Mudança de limiar ≥ 20 dB (8, 10 e 12,5 KHz)
2b	> 20 e < 40 dB (qualquer frequência abaixo de 4 KHz)	Mudança de limiar ≥ 20 dB (1, 2 e 4 KHz)
3	≥ 40 dB (2 ou 3 KHz ou mais)	≥ 35 dB NA (1, 2 e 4 KHz)
4	≥ 40 dB (1 KHz ou mais)	≥ 70 dB NA (1, 2 e 4 KHz)
ASHA	≥ 20 de redução dos limiares de tom puro para qualquer frequência OR ≥ 10 dB de redução a duas frequências adjacentes	
	OR redução de resposta para três frequências consecutivas quando as respostas são obtidas previamente	

ASHA enfatiza a avaliação inicial para identificação precoce de ototoxicidade. Chang/Tune enfatizam a documentação dos limiares audiométricos de alta frequência e a classificação da perda auditiva
Uma combinação das classificações ASHA e Chang/Tune é recomendada como melhor prática para identificação precoce e monitoramento subsequente de ototoxicidade
ASHA: American Speech-Language-Hearing Association, NA: nível de audição

otoprotetor têm sido testados em modelos animais, necessitando a transposição de tais estudos para a fase clínica. A utilização sistêmica de drogas otoprotetoras depende da alta concentração da droga otoprotetora para transpor a barreira sangue-orelha interna (*stria vascularis*), resultando em otoproteção. A droga otoprotetora sistêmica pode interferir com a ação da droga a que se pretende proteção a ponto de inibir sua atividade primária, inutilizando-a, como no caso de antineoplásicos.

PREVENÇÃO DA OTOTOXICIDADE E VESTIBULOTOXICIDADE

Quando ocorre uma lesão vestibular por uma das drogas citadas, pode ocorrer o mecanismo de compensação central e com o tempo os sintomas e sinais desaparecem, auxiliados, é claro, por tratamento antivertiginoso e cinesioterapia (reabilitação vestibular).

Quando ocorre lesão coclear, há destruição das células ciliadas do órgão de Corti e a perda auditiva é irreversível, não havendo tratamento. Nesses casos, dependendo do grau de hipoacusia, o paciente deverá ser submetido a reabilitações auditiva e da linguagem. Devemos lembrar que em crianças uma perda auditiva irreversível iatrogênica desse tipo pode dificultar-lhes a comunicação para o resto da vida. Daí a importância de evitar o uso dessas drogas a não ser em casos em que haja risco de vida. Como não há tratamento para recuperar a audição, temos que conhecer algumas regras básicas da ototoxicidade.[12]

RECOMENDAÇÕES PARA A PREVENÇÃO DA OTOTOXICIDADE DE ANTIBIÓTICOS AMINOGLICOSÍDEOS

1. Evitar o uso de drogas ototóxicas, principalmente os antibióticos aminoglicosídeos, administrando essas drogas, sempre com orientação pelo antibiograma, apenas quando não há outra possibilidade, ocorrendo risco de vida devido a infecção grave, especialmente por microrganismos Gram-negativos.
2. Conhecer os fatores de risco do paciente, especialmente a função renal. Evitar a aplicação dessas drogas nesses casos.
3. Quando há necessidade de tratamento com essas drogas, ministrar doses seguras, não mais que 10 mg/kg/dia por um tempo não prolongado e escolher as drogas eficazes e menos tóxicas. Entre a amicacina, a gentamicina, a tobramicina e a netilmicina, a tobramicina e a netilmicina são as menos tóxicas, especialmente a netilmicina.[17]
4. Durante o tratamento, principalmente em pacientes com fatores de risco, deve-se realizar a monitorização auditiva e vestibular; no caso de criança, se possível, com a audiometria de tronco cerebral.[18]

Caso não seja possível a monitorização, pelo menos um seguimento minucioso do paciente, para detecção de sintomas auditivos e vestibulares, deve ser realizado.

CONTROLE DA OTOTOXICIDADE

O mais importante é prevenir a ototoxicidade, entretanto, quando ela começar a se instalar devemos tomar algumas condutas para modificar seus efeitos e prevenir sua progressão, isso pode ser feito se a detecção da perda auditiva foi precoce e através de um programa de monitorização. Neste caso, devem ser realizados ajustamentos na dose total ou no plano de dosagem. Sendo o dano ototóxico incompleto, com a suspensão da droga, pode ocorrer 10% a 15% de reversibilidade dependendo do agente envolvido e dos fatores de risco.[19]

PESQUISA COM ANIMAIS DE EXPERIMENTAÇÃO

Os estudos em animais para avaliação das funções auditiva e vestibular durante a administração de drogas supostamente ototóxicas têm sido muito efetivos.

A avaliação fisiológica da audição tem sido feita com métodos comportamentais, como o reflexo de Preyer, o condicionamento por reforço negativo e o condicionamento operante, e com métodos eletrofisiológicos, como o registro das respostas elétricas cocleares e do tronco cerebral por estimulação acústica com a técnica de eletrodos implantados. A avaliação da função vestibular em animais tem sido feita com a prova térmica bilateral e a prova rotatória pendular.

A avaliação fisiológica tem sido complementada por estudos histológicos dos epitélios ciliados do órgão de Corti e das máculas e cristas do sistema vestibular. Para tanto, são utilizadas as técnicas das secções seriadas, a técnica de preparações de superfície (Fig. 33-1), a técnica de microscopia eletrônica de transmissão e de varredura (Fig. 33-2). Todas contribuem para analisar as lesões histológicas provocadas pelas drogas ototóxicas.[10,12] Tem sido observada perda maior das células ciliadas externas, sendo as células ciliadas internas mais resistentes. As perdas são maiores nas espirais basais, e as duas primeiras fileiras de células ciliadas externas são mais intensamente destruídas. As lesões dependem da dose da droga e da evolução do tratamento (Fig. 33-3).

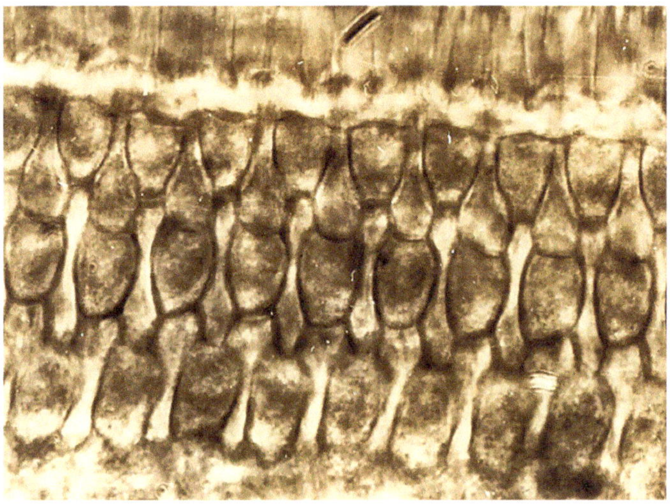

Fig. 33-1. Foto de preparação para microscopia óptica de superfície para estudos histopatológicos de ototoxicidade, mostrando as três fileiras de células ciliadas externas (aumento 100x).

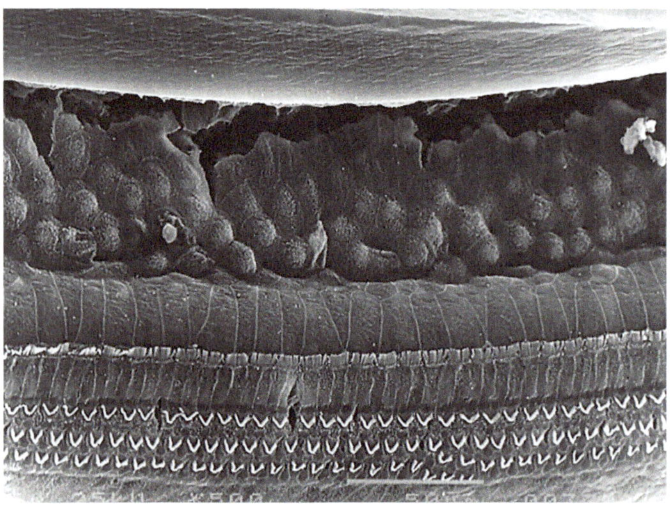

Fig. 33-2. Foto de preparação para microscopia eletrônica de superfície para estudos histopatológicos de ototoxicidade, mostrando a presença de células ciliadas externas e internas na rampa basal da cóclea (aumento 500x).

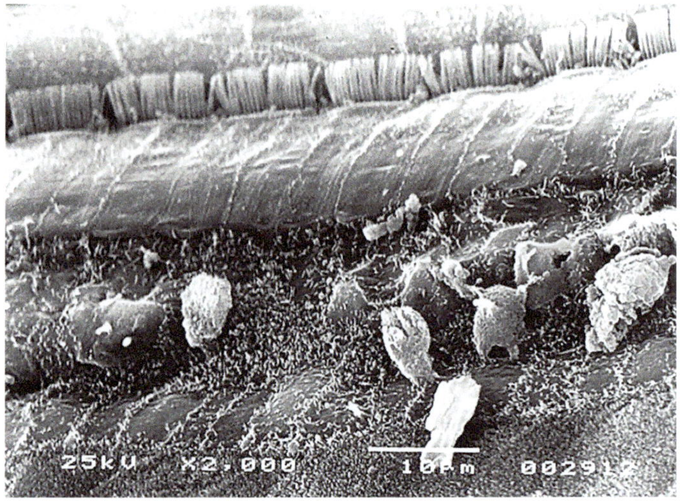

Fig. 33-3. Foto de preparação para microscopia eletrônica de superfície em estudo de ototoxicidade mostrando lesão de células ciliadas externas e preservação da fileira de células ciliadas internas (aumento 2.000x). Estudo de Hyppolito, Oliveira, Rossato e Holanda, 2003.

Técnicas de cultura de células ciliadas de órgão de Corti de camundongos têm permitido estudos com microscopia óptica e eletrônica para avaliação das lesões dos antibióticos do órgão de Corti devido aos antibióticos aminoglicosídeos. Estudos em cultura de células ciliadas mostram que as células da espira apical são menos sensíveis do que as basais. As células ciliadas externas parecem ser mais extensamente alteradas do que as internas. Esses efeitos ototóxicos são mais severos quando a droga é aplicada na cultura sem cálcio e magnésio na solução, podendo haver bloqueio desses efeitos, elevando a concentração salina de cálcio e magnésio. Esses estudos em meio de cultura, de células ciliadas poderão ser no futuro um modelo potencial para a pesquisa da ototoxicidade dos aminoglicosídeos *in vitro*.[20]

Outro método aplicado para o estudo da ototoxicidade aguda de droga *in vitro* utiliza células ciliadas do órgão de Corti de cobaia isoladas e mantidas em meio de cultura. Foram estudados os efeitos da gentamicina, por exemplo, na viabilidade celular e nas respostas móveis das células. A despeito da inibição da entrada do cálcio pelo aminoglicosídeo, a habilidade das células ciliadas externas apresentarem respostas móveis com despolarização pelo potássio, não alterou. Não há também modificação da viabilidade das células ciliadas externas, nem alteração da contratilidade das células ao estímulo elétrico.[21]

OTOTOXICIDADE LOCAL

A permeabilidade local da orelha interna a drogas está relacionada com condições da janela redonda. Estudos estruturais têm demonstrado que a membrana da janela redonda da cóclea é formada por três planos:

1. *Epitélio externo:* formado por uma camada única de células cuboidais com interdigitações nas paredes laterais das células.
2. *Tecido conjuntivo:* intermediário com fibroblastos e colágeno, fibras elásticas, fibras nervosas mielinizadas e não mielinizadas.

3. *Epitélio interno:* escamoso com extensões laterais, membrana basal, citoplasma com vesículas pinocitóticas, espaços celulares grandes, espaços entre células epiteliais.

A membrana da janela redonda tem como funções atuar como válvula de liberação de energia que chega pela rampa timpânica da cóclea, através da perilinfa podendo constituir uma via alternativa de energia sonora para a cóclea, tem a capacidade de absorver substâncias por endocitose, secretar substâncias por exocitose, com consequente limpeza da perilinfa e defesa (imunidade) e realizar o transporte por difusão e por meio de vesículas pinocitóticas pelo fato de ser permeável.[22]

Algumas substâncias sabidamente atravessam a membrana da janela redonda: ferritina catiônica albumina, solventes, toxinas estafilocócicas, anticorpos, derivados do ácido hialurônico, antimicóticos, antissépticos, anestésicos como procaína, tetracaína e lidocaína.

Muitos antibióticos penetram na cóclea pela janela redonda, como cloranfenicol, etreptomicina, farmicetina, tetraciclina, penicilina, eritromicina. Entre os antibióticos ototóxicos já foi demonstrada a entrada na cóclea através da janela redonda da gentamicina, polimixina e neomicina, muitas vezes presentes em gotas otológicas.

Com a demonstrada permeabilidade da membrana da janela redonda, a orelha interna fica vulnerável a substâncias, como toxinas bacterianas ou gotas ototóxicas, podendo apresentar perdas auditivas sensorioneurais.[23]

Apesar dos experimentos em animais demonstrarem alterações celulares na cóclea, na prática clínica, em humanos, existem poucas evidências de ototoxicoses. Poucos estudos reportam a ototoxicidade local em humanos, o que pode ser explicado pelas diferenças anatômicas locais na orelha média de roedores, nos quais a membrana da janela redonda é delgada e exposta diretamente, sem nicho, além da maior suscetibilidade destes animais.

Estas gotas tópicas são prescritas para o tratamento da otite média crônica. Esta infecção provoca modificações no plano conjuntivo e epitelial externo da membrana da janela redonda, hiperplasia e metaplasia no epitélio externo, e no plano conjuntivo, maior espessura da membrana e presença de secreção e tecido de granulação no nicho da janela redonda, estes fatores poderiam tornar a membrana impermeável e dificultar a passagem de drogas potencialmente ototóxicas para a orelha interna.[10,22]

Apesar dessas observações clínicas, alguns cuidados devem ser tomados para evitar a ototoxicidade local: aplicar dose segura por tempo curto; interromper a aplicação quando a otite melhorar e a membrana da janela redonda recuperar sua permeabilidade normal; evitar a aplicação de gotas ototóxicas na otite média secretora com tubo de ventilação; evitar o uso de gotas potencialmente ototóxicas nas perfurações traumáticas, monitorar o paciente com audiometria tonal liminar por via óssea, quando for necessária a utilização de tais drogas.

REGENERAÇÃO DAS CÉLULAS CILIADAS EM MAMÍFEROS

Os resultados são polêmicos e ainda não foi demonstrada esta capacidade na cóclea de mamíferos apesar das intensas pesquisas que têm sido feitas neste campo. É claro que se a regeneração do órgão de Corti de mamíferos pudesse ser provocada haveria uma esperança para a recuperação da perda auditiva neurossensorial em humanos. Alguns autores estudando culturas organotípicas do órgão de Corti de ratos neonatais nos quais foi usada neomicina observaram regeneração das células ciliadas após aplicação de substâncias como o ácido retinoico e fatores de crescimento.[24]

APLICAÇÃO TERAPÊUTICA INTRATIMPÂNICA DE ANTIBIÓTICOS AMINOGLICOSÍDEOS NA DOENÇA DE MÉNIÈRE – OTO/VESTIBULOTOXICIDADE SELETIVA

A labirintectomia química é um procedimento que tem sido utilizado há longo tempo para tratamento da doença de Ménière.[25]

A labirintectomia química tem-se mostrado efetiva no tratamento da doença de Ménière. Em 1987 Hirch and Kamerer conseguiram o controle da vertigem em 91%, quando a perda auditiva ocorreu em 1/3 dos pacientes.[26] Já Nedzelski *et al.*, 1993 relataram controle da vertigem em 83% e a audição não mudou em 73% dos pacientes.[25,27]

Shea em 1996 conseguiu o controle da vertigem em 98% dos casos, da plenitude auditiva em 96%, dos zumbidos em 96%, melhora auditiva em 68% dos casos. Este mesmo autor, posteriormente teve controle da vertigem em 63%, melhora da audição em 35%, piora da audição em 6%, portanto resultados piores do que o encontrado no seu primeiro trabalho.[28]

A utilização de doses altas neste procedimento provoca ablação da função vestibular e risco significante da função coclear.[27] Baixas doses preservam a função coclear e reduz a função vestibular.[29] Arriaga *et al.* em 1997 encontraram melhora da audição em 33% (até 30 dB) e piora de 20%.[30]

Os estudos citados seguem a metodologia de administrar o antibiótico aminoglicosídeo por via intratimpânica, que alcança a cóclea pela membrana da janela redonda. A aplicação transtimpânica é realizada sob anestesia tópica com lidocaína e o antibiótico utilizado comumente é a gentamicina. A dose de gentamicina é única, com aplicação semanal a mensal. Dose de 0,75 mL da solução de 40 mg/mL tem sido indicada obtendo-se um controle da vertigem em 88%, com perda auditiva em 20% dos casos.[31]

Estudo recente mostrou que a fragmentação química de neomicina gera oito compostos derivados que foram testados quanto ao seu potencial para cocleotoxicidade ou vestibulotoxicidade seletivas, objetivando sua utilização futura no tratamento de doenças labirínticas como a doença de Ménière.[32]

Dentre os compostos testados em animais, a N-metil neobiosomidina-B (NMB) mostrou-se vestibulotóxica seletiva, sem causar dano às células ciliadas externas ou internas, sendo o primeiro composto com características vestibulotóxicas seletivas que poderia ser utilizada em ensaios clínicos para o tratamento da doença de Ménière.[32]

OTOPROTEÇÃO

Os mecanismos relacionados com a ototoxicidade de drogas estão relacionados com as alterações no sistema antioxidante das células ciliadas externas cocleares o que estimulou o estudo de diferentes drogas antioxidantes como potenciais agentes otoprotetores.[33]

A maioria dos estudos ocorre em animais experimentais, sendo poucos os estudos clínicos em humanos pelo fato de não se saber exatamente qual a interação de tais substâncias com a própria droga potencialmente ototóxica, como no caso da cisplatina cujo mecanismo de lesão ototóxica está relacionado com a formação de radicais livres intracelulares.[34]

Radicais livres e espécies reativas de oxigênio são produzidos continuamente no organismo em situações de saúde e de doença, neste último caso existe uma quebra do estado de equilíbrio entre produção e remoção do oxigênio reativo e de nitrogênio intracelular, dependentes de fatores intracelulares como as enzimas superóxido dismutase e glutation peroxidase e compostos de baixo peso molecular como a vitamina E e ácido ascórbico. As evidências são fortes de que os radicais livres participam do mecanismo ototóxico de drogas como os aminoglicosídeos e a cisplatina.[35]

Das drogas potencialmente otoprotetoras testadas as maiores evidências de otoproteção foram observadas com os compostos tiólicos que são compostos sulfurados, quelantes de metais que atuam como carreadores de radicais livres intracelulares. Os de ação mais efetiva evidenciados até o momento foram o tiossulfato de sódio e a d-metionina.[36]

Os mecanismos de otoproteção podem ser classificados como endógenos ou exógenos. A cóclea apresenta mecanismos endógenos que são ativados para atuar contra a formação de radicais livres, mas que são de atuação limitada. No Quadro 33-3 são descritos as drogas e fatores otoprotetores endógenos e exógenos.[37]

Os mecanismos de otoproteção mais estudados por sua viabilidade e interesse de aplicação clínica são os relacionados com otoproteção à cisplatina, podendo destacar: a interação direta com a cisplatina (tiois); o deslocamento da platina de seu sítio tóxico; a prevenção na interação da platina com a enzima superoxidodismutase e o bloqueio na formação de radicais livres intracelulares.[38]

A lesão coclear final induzida pela cisplatina leva a apoptose das células ciliadas externas, submetidas a um "*stress* oxidativo" com a formação de espécies de oxigênio reativo e de radicais livres intracelulares que interagem com os fosfolípides de membrana das células ciliadas externas, levando a peroxidação aldeído lipídica que é o primeiro passo na cascata de desenvolvimento da apoptose celular para neurônios auditivos e células ciliadas. Portanto, para que haja otoproteção deve ocorrer: primeiro, a prevenção da formação de oxigênio reativo; segundo, uma neutralização dos produtos tóxicos da peroxidação aldeído lipídica; terceiro, um bloqueio aos danos às células sensoriais que levam à apoptose.[39]

Campbell *et al.* (2003), propõem estratégias com o objetivo de otoproteção a drogas ototóxicas:[40]

- Prevenir a formação de ROS.
- Reverter a ligação do agente tóxico com proteínas celulares, lipídeos ou DNA.
- Inibir a produção de produtos da peroxidação lipídica.
- Adição de quelantes exógenos de radicais livres.
- Aumento da atividade antioxidante das células ciliadas cocleares.
- Alteração do pH da cóclea e líquidos cocleares.
- Terapia genética, como inibir as caspases ou calpaínas, regular a apoptose (Bcl-2) e a utilização de um vetor viral (HSVnt-3 myc/SV40 lac) para a inibição da apoptose.

Dentre as muitas drogas testadas as que foram mais promissoras, com potencial estudo em humanos foram:

Fosfomicina

A fosfomicina é um antibiótico derivado do ácido fosfônico, que já havia sido testado para a otoproteção a antibióticos aminoglicosídeos, mostrando que houve uma certa proteção que é dose dependente ou dose limitante aos efeitos ototóxicos e nefrotóxicos da cisplatina.[41]

Jordan *et al.* (1999) sugerem que a fosfomicina pode ser usada para prevenir a ototoxicidade e nefrotoxicidade em humanos, por não terem observado, em seus estudos, alteração do potencial antitumoral da cisplatina associada a fosfomicina.[41]

Tiossulfato de Sódio

Elferink *et al.* (1986), demonstrou que o tiossulfato de sódio se liga irreversivelmente com a cisplatina para formar $Pt(S_2O_3)_4$ e deve ser administrado logo após a infusão da cisplatina para sua neutralização.[42,43] Os estudos com potencial auditivo

Quadro 33-3. Otoprotetores Endógenos e Exógenos

	Endógenos	Exógenos
Drogas e fatores	▪ Glutationa ▪ N-acetilcisteína ▪ Adenosina A1 ▪ Ácido lipoico (KIM-1) ▪ Proteínas de choque térmico (HSPs): HSP-27; HSP-70; HSP-90 ▪ Heme oxigenase-1 (HO-1) ▪ TFN-α ▪ Salicilato ▪ NRF2 ▪ Flunarizina	▪ Caspase-3 e Caspase-9 ▪ X-linked inibidor de apoptose ▪ Tiossulfato de sódio ▪ Dietilditiocarbamato ▪ D ou L-metionina ▪ Ácido metiltiobendazoico ▪ Ácido lipoico ▪ N-acetilcisteína ▪ Tiopronina ▪ Ester de Glutation ▪ Amifostina ▪ α-Tocoferol ▪ Aminiguanidina ▪ Salicilato de sódio ▪ Ebselen ▪ Ginkgo Biloba

evocado de tronco encefálico mostram proteção significativa do tiossulfato de sódio a ototoxicidade pela cisplatina.[43]

Kaltenbach *et al.* (1997) compararam o tiossulfato de sódio com o dietilditiocarbamato, fosfomicina e amifostina, quanto à taxa de otoproteção aos danos causados pela cisplatina, encontrando 91% de proteção para o tiossulfato de sódio, 68% de proteção para o dietilditiocarbamato e 45% para a fosfomicina e amifostina.[44]

Muldoon *et al.* (2000), demonstraram otoproteção pelo tiossulfato de sódio sem redução na atividade antitumoral da cisplatina, propondo ser possível seu uso em humanos.[45]

Dietilditiocarbamato

É um quelante de metais pesados testado na otoproteção à cisplatina. Os resultados foram de uma otoproteção parcial e dose dependente da cisplatina, bem como todos os pacientes apresentaram os efeitos colaterais do detilditiocarbamato. Ainda assim, não está claro na literatura se a interação do dietilditiocarbamato pode bloquear seus efeitos antineoplásicos, sendo deixado de lado seu uso clínico.[46]

D-Metionina e L-Metionina

A D-metionina, um composto sulfurado, com afinidade de ligação à cisplatina protegeu significativamente as células ciliadas externas dos efeitos ototóxicos da cisplatina, bem como reduziu a mortalidade dos ratos e protegeu-os quanto à perda de peso.[47] Outros estudos com a D-Metionina e L-Metionina também mostraram excelente ação otoprotetora aos danos causados pela cisplatina, mas foram deixados de lado pois estudos *in vitro* e *in vivo* subsequentes sugerem uma redução significativa da potência na atividade antineoplásica da cisplatina a esses compostos.[47]

L-N-Acetilcisteína

É uma droga do grupo dos tiois com efeito antioxidante, promove aumento nos níveis de glutation intracelular. A L-N-acetilcisteína protegeu significativamente neurônios auditivos e células ciliadas sensoriais, em estudos *in vivo*.[48]

Salicilato de Sódio

O salicilato de sódio, uma droga sabidamente ototóxica, dose dependente, mas usado em doses baixas, atenuou a ototoxicidade da gentamicina em 80% com relação à perda de células ciliadas externas cocleares. Discute que o salicilato protegeria estas células da gentamicina por dois fatores: por ser um quelante de ferro e por eliminar radicais livres tóxicos e o salicilato poder ser oxidado pelo quelante de ferro 2,3-dihidroxibenzoato, nos tecidos, sendo que tal substância está implicada no "*stress* oxidativo" celular.[49]

Em estudo experimental em cobaias, Hyppolito *et al.* (2006) demonstraram que o salicilato de sódio protege parcialmente as células ciliadas cocleares dos efeitos ototóxicos da cisplatina.[50]

Extrato de Ginkgo Biloba

Fukaya & Kanno (1999), estudaram, em ratos, os efeitos da *ginkgo biloba* como otoprotetor aos danos causados às células ciliadas externas pela cisplatina. Verificaram através de medidas do potencial de ação e por microscopia eletrônica de superfície que existe um efeito protetor pois a *ginkgo biloba* reduz a peroxidação lipídica e atua removendo do intracelular ânions superóxidos e radicais livres.[51]

Em estudo experimental em cobaias, Hyppolito *et al.* (2003) demonstraram que o extrato seco de *ginkgo biloba* (EGB 761) protege as células ciliadas cocleares dos efeitos ototóxicos da cisplatina.[52]

Outros Agentes

O Ácido 4-metiltiobenzoico mostrou proteção a ototoxicidade pela cisplatina por atuar no sistema antioxidante coclear.[53]

O ácido pantotênico foi testado por Martinez *et al.* (1997), não evidenciando correlação entre os achados funcionais da eletrococleografia e as alterações observadas à microscopia eletrônica de superfície, apesar de outros autores já haverem descrito o efeito protetor do ácido pantotênico na ototoxicidade pela cisplatina.[54]

O ácido lipoico e o Ebselen, substâncias antioxidantes também foram demonstradas com agentes potencialmente otoprotetores, dose dependentes, aos efeitos ototóxicos pela cisplatina.[55]

A amifostina (WR - 2721), uma droga do grupo dos tiofosfatos inorgânicos, utilizada como protetor a radiações eletromagnéticas, mostrou nefroproteção a cisplatina sem alterar sua função antitumoral.[56]

Mollman *et al.* (1988), relataram discreta redução da ototoxicidade da cisplatina em pacientes que usaram amifostina.[57]

Foster Nora & Siden (1997), sugeriram que a ação da amifostina ocorre nos radicais livres, por ligação nas derivações ativas dos antineoplásicos, no entanto, não se sabe sua influência na eficácia da quimioterapia, sendo utilizada como protetor aos efeitos da radioterapia.[58]

Hyppolito *et al.* (2005) demonstraram que o extrato seco de *ginkgo biloba* (EGB 761) protege as células ciliadas cocleares dos efeitos ototóxicos da cisplatina.[59]

IMPLICAÇÕES CLÍNICAS

Os agentes otoprotetores foram bem estudados e estabelecidos nos modelos animais, mas necessitam ser testados de maneira segura e eficaz em humanos. Nos casos em que o otoprotetor possa interagir com o agente ototóxico, interferindo no seu mecanismo de ação, particularmente antitumorais, existe a possibilidade da utilização tópica de tais agentes, como é o caso do tiossulfato de sódio utilizado em aplicações intratimpânicas.

No caso específico da amifostina já está estabelecido que em indivíduos adultos com melanoma metastático e crianças com tumores de células germinativas, quando associada à cisplatina, não foi efetiva quanto a otoproteção não justificando sua utilização clínica.[60]

Enquanto estudos em modelos animais mostram resultados promissores quanto à otoproteção a única droga otoprotetora testada clinicamente mostrou resultados insatisfatórios. Estudos clínicos e padronizados serão necessários. Particularmente drogas antitumorais estão contribuindo para o aumento na sobrevida de pacientes acometidos e que têm manifestações colaterais como a perda auditiva neurossensorial e deverão beneficiar-se da utilização de agentes otoprotetores.

Como os radicais livres são responsáveis pela ototoxicidade induzida pela gentamicina, então a coadministração de antirradicais livres deve prevenir danos aos tecidos. Para ser um antídoto efetivo um antirradical livre tem que apresentar duas propriedades: 1. ser capaz de neutralizar o radical específico responsável pelo dano, seja um superóxido, uma hidroxila ou um derivado do radical óxido nítrico (NO), 2. deve ter farmacocinética compatível com a droga. Em outras palavras o protetor tem que estar no lugar certo, no tempo certo e em concentração adequada para agir contra a formação de radicais livres pela droga. Estes antirradicais, enzimáticos ou não, devem existir nos tecidos e fluídos para a proteção. Entre eles são incluídos vitamina A, E (antirradicais solúveis em lipídios) e vitamina C (solúveis em água) e a glutationa. Outros antirradicais livrestem demonstrado efeitos de otoproteção contra a ototoxicidade experimental de aminoglicosídeos; deferoxamina; 2,3 dihidroxibenzoato; 2 hidroxibenzoato (salicilato); ácido alfalipoico. Além dos antirradicais livres citados outras substâncias tem demonstrado otoproteção contra a ototoxicidade experimental de aminoglicosídeos: metilcatecol; fator neurotrófico derivado do cérebro (BDNF); neurotrofina 3 (NT-3); fator epidérmico de crescimento (EGF); fator transformante do crescimento alfa (TGF-α) e beta (TGF-β); fator neurotrófico derivado da glia (GDNF); fator de crescimento fibroplástico; melanotonina (hormônio pineal); antagonistas do glutamato; tiossulfato de sódio.

Estudos de regeneração usando modelos animais são importantes para compreender o processo regenerativo e as novas descobertas nestes estudos poderiam ser aplicados em mamíferos de modo a induzir regeneração celular no homem.

Entre os trabalhos de regeneração em mamíferos, foi usado um inibidor do ciclo celular GEN p^{27kip1}.[61] Esta interrupção do gene citado, que bloqueia o ciclo celular, possibilitou em ratos pós-natais e adultos, a proliferação no órgão de Corti. Cobaias foram injetadas com drogas ototóxicas, após 4 dias de inoculação do vetor adenovírus contendo o gene Math1, na escala média dos animais surdos. Quatro dias após inoculação as células suporte expressaram Math1. Após tratamento com Math1, animais surdos melhoraram sua audição em 20-30 dB.[61]

Com a tecnologia da terapia genética de transferência de gens e geração de novas células ciliadas cocleares, pode-se restaurar audição em orelhas surdas.

Outras pesquisas foram realizadas que mostraram pela primeira vez um fenômeno interessante que os autores denominaram autodefesa e defesa cruzada. Nestes casos, provavelmente a dose não tóxica provocaria a estimulação de antioxidantes ou antirradicais livres em quantidade suficiente para proteger as células ciliadas contra os radicais livres produzidos pelos antibióticos aminoglicosídeos.

Retardo do aparecimento da surdez ou reversão da mesma em seres humanos é um dos maiores desafios na medicina moderna. Ocorreram avanços na pesquisa, mas o sucesso clínico é atualmente limitado, reforçando a necessidade de programas adequados de monitoramento.

REFERÊNCIAS BIBLIOGRÁFICAS

1. Andrade MH, Oliveira JAA. Contribuição do estudo da deficiência auditiva em crianças. Rev Bras de ORL. 1992;58(4):272-6.
2. Brummett RE, Marrison RB. The incidence of aminoglycoside antibiotic induced hearing loss. Arch Otolaryngol Head Neck Surg.1990 Apr;116(4):406-10.
3. Lerner SA, Schmitt BA, Seligsob R, Matz GJ. Comparative study of ototoxicity and nephrotoxicity in patients randomly assigned to tratment with amikacin or gentamicin. Am J Med. 1986 Jun 30;80(6B):98-104.
4. Ravi R, Somani SM, Rybak LP. Mechanism of cisplatin ototoxicity: antioxidant system. Pharmacol Toxicol 1995;76:386-94.
5. Steyger PS. Mechanisms of Ototoxicity and Otoprotection. Otolaryngol Clin North Am. 2021 Dec;54(6):1101-1115.
6. Alam SA, Ikeda K, Oshima T, Suzuki M, Kawase T, Kikuchi T, et al.. Cisplatin-induced apoptotic cell death in mongolian gerbil cochlea. Hear Res 2000; 141:28-38.
7. Seidman MD. Effects of dietary restriction and antioxidants on presbyacusis. Laryngoscope 110:727-738, 2000.
8. Jiang M, Karasawa T, Steyger PS. Aminoglycoside-Induced Cochleotoxicity: A Review. Front Cell Neurosci. 2017; 11: 308.
9. Laurell G. Pharmacological intervention in the field of ototoxicity. HNO. 2019; 67(6): 434–439.
10. Oliveira JAA. Audiovestibular toxicity of drugs. v. 1 e 2. Boca Raton: CRC; 1989.
11. Hyppolito MA, Oliveira JA, Lessa RM, Rossato M. Otoproteção da amifostina aos efeitos ototóxicos da cisplatina: estudo em cobaias albinas por emissões otoacústicas produtos de distorção e microscopia eletrônica de varredura. Rev Bras Otorrinolaringol 2005; 71(3):268-273.
12. Oliveira JAA, Marseillan RF. Ototoxicité Revue de Laryngologie. 1990;111:491.
13. Ganesan P, Schmiedge J, Manchaiah V, Swapna S, Dhandayutham S, Kothandaraman PP. Ototoxicity: A Challenge in Diagnosis and Treatment. J Audiol Otol. 2018 Apr;22(2):59-68.
14. Faden H, Deshpande G, Grossi M. Renal and auditory toxic effects of amikacin children with cancer. Am J Dis Child. 1982 Mar;136(3):223-5.
15. Proctor LR, Glackin RN, Smith CR, Lietman PS. A best battery for detection of vestibular toxicity in man. In: Lerner SA, Mats GJ, Hawkins JE Jr, (editores). Aminoglycoside Ototoxicity. Boston: Little Brown; 1981.
16. American Academy of Audiology position statement and clinical practice guidelines: ototoxicity monitoring 2009. Available from: http://www.audiology.org/publications-resources/document-library/ototoxicity-monitoring.
17. Herting RL, Lane AZ, Lorber RR, Wright JJ. Netilmicin: chemical development and overview of clinical research. Scand J Infec Dis. 1980;Suppl 23:20-9.
18. Bernard AS, Péchère JC, Hébert R. Altered objective audiometry in aminoglycoside-treated neonates. Arch Otolaryngol. 1980;228(3):205-10.
19. Roland PS. New developments in our understanding of ototoxicity. Ear Nose Throat J 2004; 83(s9-4):15-6.
20. Richardson GP, Russell IJ. Cochlear cultures as a model system for studying aminoglycoside induced ototoxicity. Hear Res. 1991 Jun;53(2):293-311.
21. Dulon D, Zajic G, Aran JM, Schacht J. Aminoglycoside antibiotic impair calcium entry but not viability and motility in isolated cochlear outer hair cells. J Neurosci Res. 1989;24(2):338-46.
22. Goycoolea MV, Paparella MM, Goldberg B, Carpenter AM. Permeability of the round window membrana in otitis media. Arch Otolaryngol. 1980 Jul;106(7):430-3.

23. Podoshin L, Fradis M, Ben David J. Ototoxicity of ear drops in patients suffering from chronic otitis media. Laringol and Otol. 1989 Jan;103(1):46-50.
24. Lefebrve PP, Malgrange B, Staecker H, Moonen G, Van de Water TR. Retinoic acid stimulates regeneration of mammalian auditory hair cells. Science. 1993 Apr 30;260(5108):692-5.
25. Norris CH, Amadee RG, Risey JA. Selectivechermical vestibulectomy. Am J Otol. 1990 Nov;11(6):395-400.
26. Hirsch BE, Kamerer DB. Intratympanic gentamicin therapy for Ménière's disease. Am J Otol. 1997 Jan;18(1):44-51.
27. Shea JJ. Streptomycin perfusion of the inner ear with streptomycin. Am J Otol. 1989 Mar;10(2):150-5.
28. Nedzelski JM, Chiong CM, Fradet G, Schessel DA, Bryce GE, Pfeiderer AG. Intratympanic gentamicin instillation as treatment in Menièrés disease. Am J Otol. 1993 May;14(3):278-82.
29. Driscol CLW, Kasperbaver JL, Facerg W, Harner SG, Beatty CW. Low dose intratympanic gentamicin and the treatment of Meniere's disease: preliminary results. Laryngoscope. 1997 Jan;107(1):83-9.
30. Arriaga MA, Chen DA. Surgical management of uncompensated vestibular disease. Otolaryngol Clin North Am. 1997 Oct;30(5):759-76.
31. Harner SG, Kasperbauer JL, Facer GW, Beatty CW. Transtympanic gentamicin for Meniere's Syndrome. Laryngoscope. 1998 Oct;108(10):1146-49.
32. da Silva JG, Hyppolito MA, de Oliveira JA, Corrado AP, Ito IY, Carvalho I. Aminoglycoside antibiotic derivatives: Preparation and evaluation of toxicity on cochlea and vestibular tissues and antimicrobial activity. Bioorganic & Medicinal Chemistry, 15, 2007, p. 3624 – 3634
33. Blakley BW, Cohen JI, Doolittle ND, Muldoon LL, Campbell KC, Dickey DT, et al.. Strategies for prevention of toxicity caused by platinum - based chemotherapy: review and summary of the annual meeting of the Blood-brain barrier disruption program, Gleneden Beach, Oregon, March 10, 2001. The Laringoscope; 112: 1997-2001, 2002.
34. Borch RF, Katz JC, Lieder PN, Pleasants ME. Effect of diethyldithiocarbamate rescue on tumor response to platinum in a rat model. Proc. Natl. Acad. Sci.; 77(9):5441-44, 1980.
35. Evans P, Halliwell B. Free radicals and hearing. Cause, consequence, and criteria. Ann N Y Acad Sci. 28;884:19-40, 1999.
36. Rybak LP, Whitworth MA, Somani S. Application of Antioxidants and Other Agents to Prevent Cisplatin Ototoxicity. The Laringoscope 109: 1740 - 1744. Nov. 1999.
37. Rybak LP, Whitworth CA, Mukherjea F, Rankumar V. Mechanisms of cisplatin-induced ototoxicity and prevention. Hear Res 2007;226:157-167.
38. Smoorenburg GF, De Groot JC, Hamers FP, Klis SF. Protection and spontaneous recovery from cisplatin-induced hearing loss. Ann N Y Acad Sci. 28;884:192-210, 1999.
39. Huang T, Cheng AG, Tupak H, Liu W, Kim A, Staecker H, et al.. Oxidative stress-induced apoptosis of cochlear sensory cells: otoprotective strategies. Int J Dev Neurosci;18(2-3):259-70, 2000.
40. Campbell KC, Rybak LP, Meech RP, Hughes L. D-Methionine provides excellent protection from cisplatin ototoxicity in the rat; Hear Res; 102(1-2):90, 1996.
41. Jordan JA, Schwade ND, Truelson JM. Fosfomycin does not inhibit the tumoricidal efficacy of cisplatinum. The Laryngoscope; 109(8):1259-62, 1999.
42. Elferink F, van der Vijgh WJ, Klein I, Pinedo HM. Interaction of cisplatin and carboplatin with sodium thiosulfate: reaction rates and protein binding. Clin Chem. 1986 Apr;32(4):641-5
43. Saito T, Zhang ZJ, Manabe Y, Ohtsubo T, Saito H. The Effect of Sodium Thiosulfate on Ototoxicity and Pharmacokinetics After Cisplatin Treatment in Guinea Pigs. Eur Arch Otorhinolaryngol; 254(6):281-6, 1997.
44. Kaltenbach JA, Church MW, Blakley BW, Mc Caslin DL, Burgio DL. Comparison of five agents in protecting the cochlea against the ototoxic effects of cisplatin in the hamster. Otolaryngol Head Neck Surg; 117(5):493-500, 1997.
45. Muldoon LL, Pagel MA, Kroll RA, Brummett RE, Doolittle ND, Zuhowski EG, et al.. Delayed administration of sodium tiosulfate in animal models reduces platinum ototoxicity without reduction of antitumor activity. Clin Cancer Res; 6(1): 309-315, 2000.
46. Walker EM Jr, Fazekas-May MA, Heard KW, Yee S, Montague D, Jones MM. Prevention of cisplatin-induced toxicity by selected dithiocarbamates. Ann Clin Lab Sci; 24(2): 121-33, 1994.
47. Reser D, Rho M, Dewan D, Herbst L, Li G, Stupak H, et al. L.- and D- Methionine provide equivalent long term protection against CDDP- induced ototoxicity in vivo, with partial in vitro and in vivo retention of antineoplastic activity. Neurotoxicology; 20(5):731-48, 1999.
48. Feghali JG, Liu W, Van De Water TR. L-n-acetyl-cysteine protection against cisplatin-induced auditory neuronal and hair cell toxicity. The Laryngoscope; 111(7):1147- 50, 2001.
49. Sha SH, Schacht J. Salicylate atteenuates Gentamicin induced ototoxicity. Lab. Invest; 79(7):807-813; 1999.
50. Hyppolito MA, Oliveira JAA, Rossato M. Cisplatin ototoxicity and otoprotection with sodium salicylate. European Archives of Oto-Rhino-Laryngology, v.263 (1), p.5 - 10, 2006.
51. Fukaya H, Kanno H. Experimental studies of the protective effect of ginkgo biloba extract (GBE) on cisplatin-induced toxicity in rats. Nippon Jibiinkoka Gakkai Kaiho; 102(7):907-17, 1999.
52. Hyppolito MA, Oliveira JAA, Rossato M, Holanda F. Ototoxicidade da cisplatina e otoproteção pelo extrato de ginkgo biloba às células ciliadas externas: estudo anatômico e eletrofisiológico. Revista Brasileira de Otorrinolaringologia. v.69, p.504 - 510, 2003.
53. Kamimura T, Whitworth CA, Rybak LP. Effect of 4-methylthiobenzoic acid on cisplatin-induced ototoxicity in the rat. Hear Res; 131(1-2):117-27, 1999.
54. Martinez MMJ, Fernandez CF, Crespo VP, Giges M, Campos A. Morphological and functinal correlations of the protective action of pantothenic acid in cisplatin ototoxicity (I). Acta Otorrinolaringol Esp; 48(4):261 - 4, 1997.
55. Rybak LP, Somani S. Ototoxicity. Amelioration by protective agents. Ann N Y Acad Sci. 28;884:143-51, 1999.
56. Yuhas JM, Culo F. Selective inhibition of the nefhrotoxicity cisdichlorodiammineplatinum(II) by WR-2721. Without altering its antitumor properties. Cancer Treat Rep.; 64:57-64; 1980.
57. Mollman JE, Glover DJ, Hogen WM. Cisplatin neuropapthy: risc factors, prognosis, and protection by WR-2721. Cancer; 61:2192-2195; 1988.
58. Foster Nora JÁ, Siden R. Amifostin for protection from antineoplasic drug toxicity. Am J Health Syst Pharm; 54:787-800; 1997.
59. Hyppolito MA, Oliveira JA, Lessa RM, Rossato M. Otoproteção da amifostina aos efeitos ototóxicos da cisplatina: estudo em cobaias albinas por emissões otoacústicas produtos de distorção e microscopia eletrônica de varredura. Rev Bras Otorrinolaringol 2005; 71(3):268-273.
60. Marina N, Chang KW, Malogolowkin M, London WB, Frazier AL, Womer RB, et al.. Amifostine does not protect against the ototoxicity of high-dose cisplatin combined with etoposide and bleomycin in pediatric germ-cell tumors: a Children's Oncology Group study. Cancer. 2005 Aug 15;104(4):841-847.
61. Lowenhein H, Muller RM. Acute and chronic effects of noise trauma in the guinea pig. preclinical model forotoprotection and regeneration. VI Molecular Biologyof Hearing and Deafness Conference. 2007;130.

ATRASO DE LINGUAGEM – AVALIAÇÃO DO DESENVOLVIMENTO INTERCONECTADO ENTRE A AUDIÇÃO E A LINGUAGEM

CAPÍTULO 34

Sulene Pirana ▪ Maria Flávia Bonadia Bueno de Moraes ▪ Janaina C. Rodrigues

A capacidade de comunicação é uma das características mais distintas e essenciais da experiência humana. Nossa capacidade de falar, ouvir e compreender a linguagem é fundamental para a interação social, transmissão de conhecimento e a expressão de pensamentos e emoções, através de reconhecimento e interpretação de diferentes padrões de fala e expressões idiomáticas.

Linguagem é um sistema de símbolos, socialmente aceitáveis, utilizada para exprimir ideias e pensamentos, permitindo a comunicação entre as pessoas, seja por meio de palavras faladas, escritas, gestos (língua de sinais), expressões faciais ou movimentos corporais. Seu desenvolvimento é afetado de forma significativa pela perda auditiva, com uma relação intrínseca complexa entre o grau de perda e o acesso à linguagem falada.

A audição fornece a base perceptual para o desenvolvimento da linguagem oral, por meio da representação fonológica, que se inicia no primeiro ano de vida, permitindo o aprendizado das palavras.

O desenvolvimento auditivo começa na vida intrauterina a partir da 20ª semana de gestação (e se estende até os primeiros meses de vida da criança), quando o tímpano já está formado. O feto ouve sons do mundo exterior, inclusive a voz materna, a partir da 23ª semana de gravidez; ao redor da 28ª semana ocorre o desenvolvimento de terminais axônicos e processos dendríticos, com o aparecimento de sinapses, dando início à sincronização da condução, fundamentais para o início da função, e o feto já consegue reconhecer padrões de prosódia e melodia e, ao cantar ou conversar com o bebê intraútero, podem ocorrer como respostas movimentos de membros e agitação nesta época. Na 35ª semana as orelhas estão totalmente formadas.

A orelha interna está quase totalmente desenvolvida ao nascimento. O tronco cerebral se desenvolve durante o período perinatal, tornando-se totalmente maduro nos primeiros 2 ou 3 anos de vida, assim como o córtex auditivo, com exceção de suas conexões comissurais. Entre o início da transmissão nervosa e o nascimento a termo, ocorre o aumento da densidade de mielina, refletido no aumento rápido da velocidade de condução nas vias auditivas, resultando em um tempo axonal de condução ao nascimento, através do tronco cerebral, semelhante ao do adulto.

A audição periférica está anatomicamente completa ao nascimento, mas a maturação completa do sistema auditivo só ocorrerá por volta dos 2 anos de idade, juntamente com a maturação do sistema nervoso, com maior crescimento cerebral e formação de novas conexões neuronais – sinaptogênese.

A função imediata da audição permite aos recém-nascidos processarem sons e analisarem com precisão seu volume e tom. Os bebês com menos de 6 meses de idade são capazes de discriminar os sons da fala de outros idiomas, além dos que estão expostos dentro de sua família. Essa habilidade torna-se mais especializada para sons e padrões de sua língua nativa, na segunda metade do primeiro ano de vida, provavelmente relacionada com a maturação cortical e sua influência no processo perceptivo.

O desenvolvimento da linguagem e da audição é um processo complexo e interconectado, influenciando-se mutuamente e a relação com o universo sonoro não verbal e verbal, na vida intrauterina, é de extrema importância para o desenvolvimento da linguagem e da fala, quando a criança entra no mundo sonoro externo e inicia um processo de evolução de habilidades auditivas, que ocorre simultaneamente com o desenvolvimento da forma e do uso da linguagem, aprimorando seus recursos de comunicação e de linguagem oral, assim habilitando a aprendizagem e a interação com o ambiente.

Com isso, o Teste da Orelhinha ou Triagem Auditiva Neonatal (TAN) deverá ser a feito na maternidade até 48 horas de vida. A Lei Federal nº 12.303/2010 tornou obrigatória e gratuita a realização do exame em todo território nacional. Exame de suma importância para detectar precocemente os problemas de audição. Mesmo com a TAN dentro da normalidade, não devemos excluir a possibilidade de a criança ter algum acometimento auditivo ao longo dos primeiros anos de vida, sendo de suma importância que família, profissionais da saúde e da educação observem ativamente a evolução da criança e os marcos do desenvolvimento da audição e linguagem, pois há perdas auditivas tardias que podem manifestar-se ao longo da primeira infância, interferindo no desenvolvimento das habilidades comunicativas levando a atrasos significativos no desenvolvimento infantil (Quadro 34-1).

As habilidades receptivas relacionadas com o acesso dos padrões acústico-fonéticos da fala, os mecanismos de processamento central e habilidades expressivas envolvidas no desenvolvimento da fala e da linguagem, progridem para a compreensão da fonética e da relação fonema-grafema que servirá de base para o desenvolvimento das habilidades de leitura e escrita.

Durante os primeiros anos de vida, as crianças estão em uma fase crítica do desenvolvimento, onde aprenderão a reconhecer e associar as sequências de sons a um significado.

Quadro 34-1. Escala para Acompanhamento do Desenvolvimento da Audição e da Linguagem

Idade	Comportamento
Recém-nascido	▪ Acorda com sons fortes ▪ Apresenta choro como reação biológica à dor e à fome
0-3 meses	▪ Atenção aos sons ▪ Reação facial, respiratório ou corporal à sons ▪ Vocalizações e risos relacionados com sensações de bem-estar ▪ Reage à voz materna
3-6 meses	▪ Atenção aos sons ▪ Procura da fonte sonora ▪ Localização lateral ▪ Reage ao chamado de seu nome ▪ Reage à voz materna e sons familiares ▪ Início de vocalizações
6-9 meses	▪ Localiza a fonte sonora mais rapidamente ▪ Localização Indireta para baixo e indireta para cima ▪ Demonstra reações de agrado ou desagrado ▪ Balbucia sons com consoantes (ba-ba-ba/ma-ma-ma)
9-13 meses	▪ Localiza a fonte sonora ▪ Localização direta para baixo e indireta para cima ▪ Aumenta frequência de balbucio ▪ Apresenta atividades dialógicas por meio de jargão ▪ Entende ordens simples ▪ Início de uso de gestos – p. ex., dá "tchau"/"manda beijo"
13-18 meses	▪ Localiza a fonte sonora mais rapidamente em todas as direções ▪ Localização direta para baixo e para cima ▪ Compreende e executa ordens mais complexas (p. ex: Cadê o papai?/Cadê a vovó?) ▪ Apresenta primeiras palavras ▪ Fala no mínimo 6 palavras (12 meses) a 20 palavras (18 meses) ▪ Compreende ordens sobre partes do corpo (p. ex: Cadê o pé?/mão)
2 anos	▪ Produz frases com duas palavras ▪ Tem vocabulário em torno de 200 palavras ▪ Utiliza verbos ▪ Compreende estórias que lhe são lidas
3 anos	▪ Produz sentenças ▪ Compreende-se tudo que fala; conjugação verbal oscilante ▪ Conhece cores ▪ Reconhece plural, uso de pronomes para gêneros e adjetivos
4 anos	▪ Produz sentenças com sequência logicotemporal ▪ Inventa estórias ▪ Conversa com adultos ou outras crianças ▪ Compreende regras de jogos simples ▪ Aprende uso de conceitos abstratos (duro, longe, liso, alto) ▪ Entende o uso de "se", "quando", "porque", para raciocínio ▪ Compreende em torno de 2.000 palavras
5 anos	▪ Fala com fluência ▪ Argumenta ▪ Questiona ▪ Reconhece vogais
6 anos	▪ Início da alfabetização

*Considerar a idade corrigida no caso de recém-nascidos prematuros
Adaptados de:
OMS [Internet]. Escala para Acompanhamento do Desenvolvimento da Audição e da Linguagem; 2006. Disponível em: https://www.who.int/pt
Northern JL, Downs MP. Behavioral hearing testing of children. In: Hearing in children. 4a ed. Baltimore: Williams & Wilkins; 1991

Se não consegue ouvir claramente os sons da fala devido à perda auditiva (PA), pode ter prejudicada sua capacidade de adquirir e desenvolver habilidades auditivas, trazendo dificuldades na localização, percepção e discriminação da fala prejudicando o processamento das informações linguísticas e o desenvolvimento da consciência fonológica, que é a habilidade em identificar e manipular os fonemas podendo distinguir sons semelhantes (/pa/e/ba/) ou identificar diferentes entonações, intenções comunicativas e ritmos de fala. Caso as habilidades não evoluam, haverá déficits de compreensão na aquisição e no desenvolvimento da linguagem (Quadro 34-2).

A consciência fonológica é a capacidade de manipular os sons da língua, sendo importante para a decodificação de palavras. A decodificação é a habilidade básica de leitura, que permite ao leitor usar informações ortográficas para reconhecer a palavra em relação à sua propriedade fonológica e seu significado. Os processos lexicais, de sentenças e de discurso estão envolvidos no ouvir e no falar, sendo necessários para que se compreenda o significado das sentenças, uma vez que a decodificação das palavras tenha sido realizada.

Embora o estabelecimento adequado de conexões auditivas centrais seja determinado por mecanismos genéticos, sua maturação posterior depende de estímulos espontâneos e acusticamente conduzidos. O *feedback* auditivo permite ajustes na produção vocal da criança, ouvindo e comparando sons que emitem com sons que ouvem dos falantes; esta habilidade tem impacto no desenvolvimento da articulação correta dos fonemas, no aperfeiçoamento da entonação, ritmo e fluência verbal.

Outro fator a ser levado em consideração é o nível e a qualidade das interações sociais. Fatores ambientais, como o afeto, o acolhimento, o senso de segurança e de conforto que a família pode prover para o bebê são fundamentais para o desenvolvimento de uma intenção comunicativa por parte da criança.

A habilidade de compreensão da linguagem precede a habilidade da fala; crianças com poucas palavras geralmente podem compreender bastante. Embora atrasos de linguagem não sejam necessariamente acompanhados de outros de desenvolvimento, todas as crianças com atraso de linguagem devem ser avaliadas quanto à existência de outros atrasos de desenvolvimento.

Quadro 34-2. Idade Média de Aquisição dos Sons da Fala

Letras	Fonemas	Idade
B, M	/b/, /m/	1 ano e 6 meses
P, T, D, N	/p/, /t/, /d/, /n/	2 anos
K, G, NH	/k/, /g/, /ɲ/	2 anos e 6 meses
F, V, S, Z	/f/, /v/, /s/, /z/	3 anos
CH, J	/ʃ/, /ʒ/	3 anos e 6 meses
L, LH, RR (R do rato) Arquifonema S (as, es, is, os, us) Arquifonema R (ar, er, ir, or, ur)	/l/, /ʎ/, /R/ Arquifonema /S/ Arquifonema /R/	4 anos
R (R da arara) Grupos com L (pl, bl, cl, gl, fl) Grupos com R (pr, br, cr, gr, fr...)	/r/ Grupos consonantais com /l/ Grupos consonantais com /r/	5 anos

Fonte: Honora M, Frizanco MLE. Esclarecendo as deficiências. São Paulo: Ciranda Cultural; 2009

Com isso, crianças com atrasos de linguagem receptiva e expressiva e/ou outros problemas de desenvolvimento, devem ser encaminhadas para avaliação foniátrica.

Na ausência de um reconhecimento precoce de uma possível PA, uma criança com comprometimento da audição na infância pode apresentar atraso na fala e no desenvolvimento da linguagem, envolvendo o desempenho acadêmico e social, além de possíveis repercussões no âmbito emocional.

A privação sensorial auditiva, ao nascimento, afeta dois processos no córtex em desenvolvimento: processo trófico, que determina a disposição de estruturas neurais críticas e suas conexões nas áreas sensoriais primárias, e processo neuroplástico, que nesse caso seria compensatório, em regiões distantes da área primária. Ambos os processos são sensíveis ao tempo, embora com diferentes escalas de tempo refletindo diferentes períodos sensíveis e críticos.

Estudos em animais demonstraram que a manipulação experimental da porção periférica do sistema auditivo, no período sensível, pode afetar áreas centrais de forma permanente se não corrigida nesse período. Assim, é consenso mundial que a identificação e a intervenção precoces são fundamentais para promover o desenvolvimento das habilidades de fala e linguagem dessas crianças.

O desenvolvimento da linguagem em crianças com deficiência auditiva ocorre de forma heterogênea, sendo que os desenvolvimentos da linguagem e das habilidades auditivas estão relacionados: quanto maior o grau da PA, maior será a dificuldade de percepção e discriminação da fala e maiores os déficits na linguagem, porém não contribui isoladamente no desenvolvimento da linguagem; a interação com outras variáveis como envolvimento familiar, educação dos pais, aspectos comportamentais, consistência do uso do dispositivo, níveis de ruído em escolas, deficiências adicionais, qualidade da intervenção e condições socioeconômicas podem influenciar, bem como o tempo de privação auditiva. Crianças que recebem intervenção tardia diferem na qualidade e na extensão de suas experiências auditivas-linguísticas em relação às crianças com audição normal.

Durante muitos anos, a PA unilateral não foi relacionada com o atraso de fala e linguagem, no entanto, estudos recentes demonstraram que crianças com deficiência auditiva unilateral apresentaram piores *scores* em testes auditivos, linguísticos e comportamentais do que crianças com audição normal. Desta forma, a PA unilateral que ocorre durante o período crítico de aquisição da linguagem, pode afetar o desempenho linguístico dos bebês, devendo ser um sinal de alarme para os clínicos e familiares.

Surtos transitórios de PA condutiva, ocasionados por bloqueio do meato acústico externo, infecções ou traumas são comuns na infância, período em que o sistema nervoso auditivo está em desenvolvimento, sendo particularmente vulnerável à interrupção da experiência acústica com comprometimento das representações acústico-fonéticas da fala, fundamental para aprendizagem de palavras e desenvolvimento da consciência fonológica. Essas interrupções acústicas podem promover alterações sinápticas e de circuitaria no sistema nervoso auditivo central (SNAC), mesmo quando a audição periférica é restaurada.

Existem evidências crescentes de que bebês com PA identificados e tratados precocemente progridem na fala e na linguagem superiormente aos seus pares identificados posteriormente. Isto torna-se mais relevante em relação ao implante coclear, no qual a capacidade da cóclea restaurar a sua função auditiva depende da idade de implantação.

Crianças implantadas entre 1 e 2 anos de idade apresentam percepção de fala e desenvolvimento da linguagem significativamente melhor, em comparação com as crianças implantadas, entre as idades de 2 e 3 anos. Esse período é considerado um período crítico na reabilitação, uma vez que pesquisas em animais e humanos demonstraram que a manipulação do ambiente sonoro ou patologias envolvendo o sistema auditivo aferente, nesses períodos de desenvolvimento auditivo precoce, teriam efeitos adversos significativos, em contraste com a pouca alteração no sistema auditivo maduro.

Moeller *et al.*, 2007, avaliaram o desenvolvimento do vocabulário de crianças normo-ouvintes (NO) e com PA leve, moderada a profunda, por meio de testes padronizados e observaram que atrasos fonéticos e fonológicos influenciavam negativamente no crescimento do vocabulário.

Dificuldades de codificação, armazenamento e recuperação de informações fonológicas foram observadas em crianças com PA de leve a severa ocasionando atrasos na aprendizagem de novas palavras.

O aprendizado rápido de palavras, também chamado de mapeamento rápido de palavras, refere-se à capacidade das crianças de aprender pelo menos uma representação parcial da palavra, depois de uma exposição mínima (1 ou 2 vezes). Essa capacidade de mapeamento rápida é fundamental para o desenvolvimento do vocabulário e está presente aos 2 anos de idade. Lederberg *et al.*, 2000, observaram que as crianças com PA adquiriram estratégias de mapeamento de palavras, após o desenvolvimento de um vocabulário de cerca de 200 palavras, com um atraso em relação às NO e que apresentaram padrões típicos para aprendizagem de palavras ligadas ao desenvolvimento do vocabulário.

Estudos avaliando a capacidade de memorização de palavras demonstrou que a criança NO memoriza mais palavras que a com PA, sendo os fatores preditores para essa resposta o tamanho do vocabulário, o número de exposições e o nível de apresentação.

Em relação à semântica, Jerger *et al.*, 2006, avaliaram o desenvolvimento do conhecimento conceitual em 30 crianças com PA leve a severa, todas oralizadas, comparando com crianças NO e identificaram que as crianças com PA apresentaram interferência semântica semelhante aos pares NO, porém com acesso lexical prolongado, sugerindo efeitos sutis da PA nos processos de recuperação lexical. Esse desempenho diminuiu à medida que o grau da perda aumentou, sugerindo que a resposta pode estar relacionada com a qualidade e a quantidade de entrada auditiva. Também sugerem que crianças com habilidades auditivas bem desenvolvidas apresentam menos esforço cognitivo para processamento das informações auditivas e que a idade de reabilitação teve relação com o desempenho nas tarefas. Desta forma, crianças identificadas precocemente podem ter mais experiência auditiva-linguística e mais maturidade cognitiva-linguística, otimizando o aprendizado semântico.

McGuckian *et al.*, 2007, realizaram um estudo avaliando aspectos da morfologia da linguagem, como uso de plural, formas verbais, passado irregular, gerúndio, entre outros, em crianças com PA moderada, observando que essas crianças apresentavam respostas alteradas, principalmente na acurácia, devido a diferenças de acesso perceptivo, com informações inconsistentes sobre regras morfológicas. Os autores também constataram que a ordem de desenvolvimento morfológico dessas crianças foi semelhante à observada em aprendizes de segunda língua, levando os autores a sugerir que o acesso a experiência de entrada-auditiva pode desempenhar um papel importante nesse desenvolvimento.

Dois aspectos importantes da linguagem influenciam o aprendizado da leitura: a consciência fonológica e os processos lexicais, sentenciais e discursivos. A PA durante os anos pré-escolares pode comprometer as habilidades de leitura e escrita, à medida que a limitação auditiva afeta a construção de representações fonológicas robustas, comprometendo as habilidades de decodificação, bem como resulta em vocabulário e habilidades discursivas deficitárias. Usuários de implante coclear apresentam fluência verbal fonológica e semântica pior do que seus pares com audição normal, e sua fluência verbal está significativamente associada à percepção da fala e à memória de trabalho verbal.

As alterações no desenvolvimento de expressão e recepção verbal e escrita advindas da perda auditiva geram consequências educacionais e sociais desfavoráveis. Desta forma, pesquisas vêm se desenvolvendo com objetivo de explorar as influências da percepção e da experiência auditiva no desenvolvimento da linguagem e da alfabetização, a fim de conduzir a terapêutica mais adequada.

A reabilitação auditiva pode ser realizada por meio do aparelho de amplificação sonora individual (AASI) e tratamentos cirúrgicos, como implante coclear (IC) e próteses osteoancoradas, associados a um ambiente social e linguístico adequado para a criança.

Estudos relatam ampla variabilidade do desempenho nas linguagens receptiva e expressiva em crianças com PA apesar das intervenções, sobretudo no IC na surdez pré-lingual. Assim, pesquisas futuras são fundamentais, a fim de identificar parâmetros, para melhor escolha terapêutica e aconselhamento pré e pós-operatório desses pacientes.

No implante coclear, 20.000 células ciliadas são substituídas por uma média de 22 eletrodos que passam a promover a estimulação do nervo auditivo. Para surdos pré-linguais, o implante fornece o ponto de partida para desenvolvimento da linguagem, nos pós-linguais, permite que a nova entrada auditiva forneça a estrutura para a manutenção das representações de fala e linguagem existentes.

A prática atual em relação ao treinamento de fala para crianças surdas em preparação para IC e reabilitação pós-implante varia. A literatura enfatiza que a terapia de reabilitação auditiva (aprender a ouvir) é crítica para um bom resultado linguístico. Desta forma, o uso de outras fontes de entrada de linguagem como a visual, são fortemente desestimuladas.

Existe bastante controvérsia sobre o uso da língua gestual-visual na reabilitação de pacientes implantados, não sendo possível elucidar a relação entre o uso de língua de sinais (LS) associado à linguagem oral na reabilitação de surdos implantados, porém também não há evidências que comprovem atraso no desenvolvimento de linguagem com o uso das LS.

Na maioria dos regimes de treinamento "auditivo-verbal", o modelo de fala concentra-se no treinamento das habilidades acústicas da criança, reduzindo e ocultando a visibilidade das ações orais, sendo os pais desaconselhados a desenvolver as habilidades de linguagem de sinais de seus filhos antes da implantação. Este tipo de prática clínica é baseado na hipótese neurológica que sugere que a criança surda não deve utilizar a LS, pois poderia interromper o desenvolvimento cortical auditivo, durante o período sensível, estando os maus resultados do IC, relacionados à reorganização do córtex auditivo.

Campbell e Sharma, 2016, utilizando potenciais evocados visuais corticais (CVEPs) em crianças implantadas com média de idade do primeiro implante de 3,12 anos e média de idade do segundo implante 6,20 anos comparando com normo-ouvintes, observaram que à estimulação visual, as crianças com audição normal demonstraram ativação de regiões corticais associadas ao processamento típico de estímulos visuais (cerebelo, estriado, extraestriado), enquanto as crianças com IC demonstraram ativação adicional do córtex temporal lateral direito para os componentes N1 e P2 CVEP de ordem superior (giro temporal inferior, médio e superior direito).

Essas descobertas são apoiadas por uma série de estudos de tomografia por emissão de pósitrons (PET), nos quais Lee *et al.*, 2005, observaram que resultados insatisfatórios na percepção de fala após IC, em crianças surdas pré-linguais, implantadas em idades posteriores, foram correlacionadas com maiores níveis de metabolismo de glicose em repouso sobre os córtices temporal, frontal e visual, apoiando a noção de que os córtices auditivos tinham sido reaproveitados.

Há nível de evidências para sugerir que a plasticidade *cross-modal* pode ser relacionada com os maus resultados do IC em relação ao desenvolvimento de fala e linguagem. O recrutamento do córtex auditivo pela visão pode ser funcionalmente correlacionado com o aumento da dependência de pistas visuais, isto é, habilidades de leitura labial, como resultado de privação auditiva, nos pacientes implantados tardiamente em oposição aos implantados precocemente, com percepção de fala somente auditiva.

Estudo de Sharma (2016) demonstrou correlação negativa entre a reorganização *cross-modal* pela visão e o desempenho na percepção da fala no ruído, podendo sugerir que a plasticidade *cross-modal* pode ser um preditor de resultados com o IC. Porém Campbel *et al.*, 2014, sugerem que a principal causa para o mau resultado do IC no desenvolvimento da linguagem estaria relacionado com a ausência de aquisição da primeira língua, no período sensível, isto é, a aquisição da LS nessas crianças, no período sensível seria fundamental para o sucesso do IC.

Como a infância é um período crítico para a aquisição da linguagem, crianças surdas nascidas de pais ouvintes correm o risco de desenvolver estruturas neurais ineficientes, para apoiar processos de linguagem qualificados, no entanto, crianças surdas de pais surdos, que adquiriram a LS, dentro do normal período de desenvolvimento, apresentam melhores resultados com IC quando, comparadas com crianças ouvintes de pais surdos ou surdos aprendizes tardios da LS.

Segundo esses autores, as evidências neurofisiológicas e de neuroimagem usadas para avaliar o sucesso do resultado do IC, foram em relação ao impacto de surdez congênita nos circuitos cerebrais auditivos, ignorando o quadro geral do desenvolvimento da linguagem na criança surda. Eles sugerem que uma boa aquisição da primeira língua nos primeiros anos, não importando como isso seja alcançado, pode ser o melhor preditor de resultado de linguagem bem-sucedida para a criança nascida surda e não somente a precocidade da implantação.

A LS adquirida por uma criança surda como primeira língua, é corticalmente organizada de forma semelhante à língua oral, em termos de especialização do sistema perisilviano dominante. Pesquisas sugerem que LS são processadas no cérebro da mesma maneira como as línguas orais e são complementares à estimulação auditiva, fornecendo uma base sólida para a aprendizagem oral, logo, adicionar LS pode desenvolver as habilidades bilíngues e facilitar a transição para a aquisição da linguagem falada. Nenhum estudo demonstrou que o uso prévio da LS é contraindicação para IC.

A própria fala é intrinsecamente multimodal, com componentes vistos e ouvidos e a fala visual também é processada pelo córtex auditivo. O processamento de fala e linguagem na audição normal está associada a múltiplas interconexões entre os lobos temporais superiores e a região opercular frontal, formando a região perisilviana relacionada com a linguagem.

Em pessoas ouvintes, as ações faciais vistas para a fala ouvida podem levar a percepções ilusórias da fala (efeitos McGurk) e podem modular a percepção da fala ouvida, por exemplo, melhorando a percepção da fala no ruído (Campbell, 2008). Em pessoas nascidas surdas, apesar de sua inadequação em capturar toda a gama de articulados da fala, a leitura da fala pode oferecer uma rota para a linguagem falada.

Yoshinaga-Itano *et al.*, 2010, avaliaram as habilidades de comunicação de crianças. implantadas entre 12 e 24 meses de idade e observaram que as crianças que são educadas por meio oral-aural combinada com o ensino da língua gestual podem atingir níveis apropriados de linguagem em vocabulário expressivo e sintaxe receptiva de 4 a 7 anos.

O desenvolvimento da linguagem no surdo não oralizado ocorre pela criação de uma linguagem própria gesto-visual complexa, que utiliza o hemisfério cerebral direito, responsável pelo processamento visual e espacial e o esquerdo, característico da linguagem. Ocorre pela construção gradual do simbólico, tornando capaz o desenvolvimento de gestos significativos, base para a LS, e das representações pictográficas, que possibilitam a escrita.

Em relação às trocas rápidas entre os bilíngues unimodais ouvintes, isto é, entre línguas diferentes e os bimodais bilíngues, foi observado que estes não utilizam as funções executivas superiores. Isso ocorreria pois, ao contrário da comutação de código língua falada unimodal, a comutação de código bimodal não envolve as regiões de controle do lobo frontal, sugerindo que os bilíngues bimodais resolvem esta competição motora-articulatória de forma única e com diferentes mecanismos.

Alguns estudos descobriram que, ao visualizar os sinais da LS, bem como outros gestos como pantomima, mesmo os não signatários apresentam padrões de ativação semelhantes aos dos signatários, em um circuito pré-motor-parietal denominado *action observation network*/rede de observação de ação (AON). Essa rede, no entanto, não está relacionada com o processamento da linguagem, mas com o gesto em si. No processamento específico do idioma da LS em regiões parietais, foi observado o envolvimento específico do giro supramarginal esquerdo. A ativação do lóbulo parietal superior direito é exclusiva da LS e especificamente responsável por produzir movimentos de sinais icônicos e informações mais refinadas para classificar e nomear objetos e produzir frases.

Não há limitações cognitivas ou afetivas inerentes à surdez, tudo dependendo das possibilidades oferecidas pelo grupo social para seu desenvolvimento, em especial para a consolidação da linguagem.

O estabelecimento da linguagem amplia a possibilidade de pensamento e abstração inerente ao ser humano. Segundo Vygotsky, 1984, a linguagem determina o desenvolvimento do pensamento, estando relacionada com o desenvolvimento cognitivo. Sem a linguagem não existe a consciência, nem a autoconsciência, pois esta é resultado de experiência social. Portanto, proporcionar a linguagem ao surdo permite a possibilidade não apenas de se comunicar, mas também de desenvolver a consciência, o pensamento e a autoconsciência.

BIBLIOGRAFIA

BRASIL. Lei nº 12.303, de 2 de agosto de 2010. Dispõe sobre a obrigatoriedade de realização do exame denominado Emissões Otoacústicas Evocadas. Brasília, DF; 2010. Disponível em: https://www.planalto.gov.br/ccivil_03/_ato2007-2010/2010/lei/l12303.htm. Acesso em: 10 julho. 2023.

Campbell J, Sharma A. Visual Cross-Modal Re-Organization in Children with Cochlear Implants. PLoS One. 2016 Jan 25;11(1):e0147793.

Campbell R, MacSweeney M, Woll B. Cochlear implantation (CI) for prelingual deafness: the relevance of studies of brain organization and the role of first language acquisition in considering outcome success. Front Hum Neurosci. 2014 Oct 17;8:834.

Campbell R. The processing of audio-visual speech: empirical and neural bases. Philos Trans R Soc Lond B Biol Sci. 2008 Mar 12;363(1493):1001-10.

Favero M, Pirana S. Tratado de Foniatria. Rio de Janeiro: Thieme Revinter; 2020.

Fitzpatrick EM, Hamel C, Stevens A, Pratt M, Moher D, Doucet SP, et al. Sign Language and Spoken Language for Children With Hearing Loss: A Systematic Review. Pediatrics. 2016 Jan;137(1).

Fitzpatrick EM, Stevens A, Garritty C, Moher D. The effects of sign language on spoken language acquisition in children with hearing loss: a systematic review protocol. Syst Rev. 2013 Dec 6;2:108.

Honora M, Frizanco MLE. Esclarecendo as deficiências. São Paulo: Ciranda Cultural; 2009.

Jerger S, Damian MF, Tye-Murray N, Dougherty M, Mehta J, Spence M. Effects of childhood hearing loss on organization of semantic memory: typicality and relatedness. Ear Hear. 2006 Dec;27(6):686-702.

Kuhl PK. Brain Mechanisms in Early Language Acquisition. Neuron. 2010;67(9):713-27.

Lederberg AR, Prezbindowski AK, Spencer PE. Word-learning skills of deaf preschoolers: the development of novel mapping and rapid word-learning strategies. Child Dev. 2000 Nov-Dec;71(6):1571-85.

Lee HJ, Kang E, Oh SH, Kang H, Lee DS, Lee MC, et al.. Preoperative differences of cerebral metabolism relate to the outcome of cochlear implants in congenitally deaf children. Hear Res. 2005 May;203(1-2):2-9.

Luiz CBL, Garcia MV, Perissinoto J, Goulart AL, Azevedo MF. Relação entre as habilidades auditivas no primeiro ano de vida e o diagnóstico de linguagem em prematuros. Rev CEFAC [Internet]. 2016 Nov;18(6):1316-22. Disponível em: https://doi.org/10.1590/1982-021620161864616

McGuckian M, Henry A. The grammatical morpheme deficit in moderate hearing impairment. Int J Lang Commun Disord. 2007 Mar;42 Suppl 1:17-36.

Moeller MP, Tomblin JB, Yoshinaga-Itano C, Connor CM, Jerger S. Current state of knowledge: language and literacy of children with hearing impairment. Ear Hear. 2007 Dec;28(6):740-53.

Moretti CAM, Ribas A, Guarinello AC, Rosa MRD. Escala de desenvolvimento auditivo e de linguagem na primeira infância: revisão sistemática. Audiol, Commun Res [Internet]. 2018;23:e1895. Disponível em: https://doi.org/10.1590/2317-6431-2017-1895

Northern JL, Downs MP. Behavioral hearing testing of children. In: Hearing in children. 4a ed. Baltimore: Williams & Wilkins; 1991.

Nunes PAO. Experiência Auditiva no meio intra-uterino [trabalho de curso]. Coimbra: Universidade de Coimbra, Faculdade de Psicologia e Ciências da Educação; 2009 [citado 19 jun. 2023]. Disponível em: https://www.psicologia.com.pt/artigos/textos/TL0157.pdf

Oliveira PS, Penna LM, Lemos SMA. Desenvolvimento da linguagem e deficiência auditiva: revisão de literatura. Rev CEFAC [Internet]. 2015Nov;17(6):2044-55. Disponível em: https://doi.org/10.1590/1982-0216201517611214

OMS [Internet]. Escala para Acompanhamento do Desenvolvimento da Audição e da Linguagem; 2006. Disponível em: https://www.who.int/pt. Acesso em 05/02/22

Pedroso FS, Rotta NT, Danesi MC, Avila LN de, Savio CB. Evolução das manifestações pré-linguísticas em crianças normais no primeiro ano de vida. Rev Soc Bras Fonoaudiol [Internet]. 2009;14(1):22-5. Disponível em: https://doi.org/10.1590/S1516-80342009000100006

Sato LM, Moraes FB, Murano E, Isaac ML, Loch M, Tsuji RK, et al. Distúrbios da Comunicação em Pacientes Pediátricos - um Algoritmo da Avaliação Audiológica. Salusvita. 2019;38(3):567-79.

Scarabello EM, Lamônica DAC, Morettin-Zupelari M, Tanamati LF, Campos PD, Alvarenga KF, Moret ALM. Language evaluation in children with pre-lingual hearing loss and cochlear implant. Braz J Otorhinolaryngol. 2020 Jan-Feb;86(1):91-98.

Sharma A, Glick H, Campbell J, Torres J, Dorman M, Zeitler DM. Cortical Plasticity and Reorganization in Pediatric Single-sided Deafness Pre- and Postcochlear Implantation: A Case Study. Otol Neurotol. 2016 Feb;37(2):e26-34.

Vygotsky LS. A formação social da mente. São Paulo: Martins Fontes; 1984.

Werker JF, Hensch TK. Critical periods in speech perception: new directions. Annu Rev Psychol. 2015 Jan 3;66:173-96.

Yoshinaga-Itano C, Baca RL, Sedey AL. Describing the trajectory of language development in the presence of severe-to-profound hearing loss: a closer look at children with cochlear implants versus hearing aids. Otol Neurotol. 2010 Oct;31(8):1268-74.

TRANSTORNOS DO PROCESSAMENTO AUDITIVO CENTRAL

CAPÍTULO 35

Maria Flávia Bonadia Bueno de Moraes ▪ Sulene Pirana

Audição é um sistema sensorial intrincado; a onda sonora percorre o caminho da orelha ao cérebro e neste caminho há uma complexa análise das propriedades acústicas e linguísticas para que possa ser compreendida a mensagem.

Todos as informações sensoriais são processadas pelo sistema nervoso central (SNC) para que possam ser compreendidas e uma resposta adequada possa ser programada (mesmo que a resposta seja não dar nenhuma resposta). Ao nos expormos a situações auditivas, este processo é ativado para que possamos processar o som: toda uma trajetória de atividades auditivas de atenção, localização, lateralização interagindo com discriminação, reconhecimento de padrões auditivos, aspectos temporais auditivos como resolução, mascaramento, identificação de sons de alta fidelidade no silêncio e/ou ambientes com sinais competitivos (figura-fundo), integração e ordenação temporal, desempenho auditivo entre sinais acústicos degradados e/ou identificação de sons de redundância reduzida (fechamento auditivo) que podem estar acontecendo simultaneamente ou sequencialmente.

Esse é o processamento auditivo central (PAC) que diuturnamente nos auxilia em nosso cotidiano, desde o desenvolvimento gestacional (por volta 20ª semana) e continua a formar novas ligações sinápticas e aumentar a eficiência até o início da idade adulta mantendo até o envelhecimento, sempre analisando informações de situações sonoras, através de um conjunto de habilidades cognitivas envolvendo percepção e interpretação auditivas.

O SISTEMA NERVOSO AUDITIVO CENTRAL (SNAC)

A linguagem receptiva depende de redundâncias intrínsecas e extrínsecas das informações.

As redundâncias extrínsecas envolvem as características físicas do sinal acústico (frequência, intensidade, duração) e do ambiente (ruídos, reverberação) e características linguísticas – pistas dentro da própria língua: semânticas, sintáticas, morfológicas e lexicais; ouvimos melhor quando essas redundâncias extrínsecas são de melhor qualidade, ou seja, boa acústica do ambiente, qualidade vocal e articulatória do falante, conhecimento prévio da língua, do vocabulário, do assunto.

As intrínsecas são as múltiplas vias e tratos disponíveis no sistema nervoso auditivo central (SNAC). Quando falamos em PA estamos nos referindo ao que acontece nas redundâncias intrínsecas.

A audição envolve o sistema auditivo periférico onde há sensação sonora, enquanto o SNAC nos dá a percepção: estruturas do tronco cerebral, vias subcorticais, córtex auditivo lobo temporal e corpo caloso e, em algumas situações, áreas não auditivas como lobo frontal e conexão temporal-parietal-occipital. A percepção auditiva é, por um lado, a organização neural das sensações acústicas e, por outro, a sinalização que o indivíduo faz de algo que apreende no mundo exterior incluindo o córtex primário, o córtex pré-frontal e o córtex temporal superior.

A *gestalt* (a percepção do todo prevalece sobre os detalhes) dos padrões é reconhecida pelo hemisfério direito e a sequenciação dos padrões é finalizada pelo esquerdo; a integração inter-hemisférica e a transferência de informação ocorrem pelo corpo caloso. A resposta verbal para padrões de frequência requer uma rota neural da sequência decodificada da região subcortical da área temporoparietal posterior, via tratos intra-hemisféricos para as regiões frontais do cérebro próximas, ou na fissura central, onde a resposta motora é organizada e iniciada.

Ocorre uma integração comportamental da informação auditiva para que haja compreensão da mensagem. Os impulsos nervosos gerados pelo estímulo auditivo são transmitidos pela via auditiva primária, restrita à audição, e pelas vias inespecíficas, por ondem convergem todos os tipos de modalidade sensorial. Também participam a atenção, a cognição, a memória, a emoção e a linguagem.

O hemisfério direito é dominante para o processamento de sons ambientais e outros sons não linguísticos, ritmo, música e prosódia e o esquerdo é dominante para o processamento linguístico. As vias auditivas contralaterais predominam sobre as ipsilaterais, portanto as informações auditivas que entram pela orelha direita são enviadas para o córtex auditivo primário à esquerda e as que entram pela orelha esquerda para o hemisfério direito e via corpo caloso chegam à área de linguagem no hemisfério esquerdo.

A via auditiva primária é curta e rápida (fibras nervosas grossas e mielinizadas); termina no córtex auditivo primário. Cada núcleo efetua um trabalho específico de decodificação e interpretação e transmite o estímulo aos núcleos superiores (Quadro 35-1).

Quadro 35-1. Anatomofisiologia do Sistema Nervoso Auditivo Central (SNAC)

Local	Função
Núcleos cocleares	Análise de intensidade e resolução temporal
Complexo olivar superior	Fusão binaural: lateralização, localização e codificação temporal
Lemnisco lateral	Análise dos sons
Colículo inferior	Intensidade, localização, temporização
Corpo geniculado medial	Intensidade, frequência, resolução temporal, atenção auditiva

Núcleos Cocleares

Recebem fibras aferentes ipsi e contralaterais, sendo o primeiro centro integrador; tem numerosos circuitos internos com papel ativador ou inibidor; contribuem na análise do sinal auditivo primário e na sua melhor distribuição para os circuitos superiores da via auditiva primária.

Iniciam a análise sensorial complexa e diminuem os ruídos de fundo. Decodificam a intensidade – som forte e fraco e analisam parâmetros temporais como duração do som – curto ou longo, momento de início e final do estímulo auditivo e mantêm ou transmitem a análise de frequência – som agudo ou grave.

Cada tipo de neurônios deste núcleo tem função bem definida:

- *Neurônios globulares e esféricos:* resposta do tipo primário, similar aos neurônios do gânglio espiral; atuam durante todo o estímulo,
- *Neurônios octupus:* resposta *on*: ativados com o início do estímulo
- *Neurônios fusiformes e piramidais:* resposta *on-off*: ativados no início e no final do estímulo.

Complexo Olivar Superior (COS)

Recebe informações auditivas ipsi e contralaterais; segundo centro integrador. Modula a sensibilidade do receptor periférico (via aferente). Através do COS, o receptor auditivo encontra-se sob controle direto dos elementos superiores da via auditiva, como o córtex auditivo.

Possui fibras:

- Ascendentes.
- Descendentes: projetam para o receptor auditivo e núcleos cocleares.
- De "ponte neural" para outros sistemas e vias do sistema nervoso: nervo facial – reflexo estapediano; nervo trigêmeo – reflexo do músculo tensor do tímpano; nervo abducente – localização visual da origem do som e núcleos da formação reticular – implicando as vias auditivas nas reações vegetativas, sistemas de alerta, o "despertar cortical" pelo ruído etc.

Lemnisco Lateral

Recebe fibras dos núcleos cocleares e COS e envia para o colículo inferior. Dividido em:

- *Complexo ventral:* neurônios monoaurais; só recebem informação do núcleo coclear ventral do mesmo lado, não apresentam uma distribuição tonotópica precisa. Está implicado na análise da duração dos sons complexos, muito importante na linguagem.
- *Núcleo dorsal:* neurônios binaurais; intercâmbio de informação no nível dos complexos olivares, e sobretudo, pelas fibras que cruzam a linha média na comissura dos lemniscos.

Colículo Inferior

Localizado no mesencéfalo é o terceiro centro integrador. Composto por duas partes:

- *Córtex dorsolateral:* participa na identificação de sons novos, na atenção ao estímulo sonoro. Papel importante nos reflexos auditivos como o *startle* (sobressalto). Desenvolvimento de crises audiogênicas e respostas motoras, resultantes de hipersensibilidade auditiva causadas pela privação sensorial, desde muito cedo, na vida do indivíduo.
- *Núcleo central:* neurônios organizados tonotopicamente. Recebe fibras dos núcleos cocleares, complexo olivar superior e lemnisco lateral, recebe informação das frequências graves do ouvido ipsilateral e das agudas do contralateral e troca informação com o seu homólogo contralateral através da comissura (decussação) do colículo inferior. Sua atividade é controlada por fibras descendentes do córtex e do tálamo via corpo geniculado medial. Participa na análise da frequência do som e nas diferenças interaurais de intensidade e tempo, na localização da fonte sonora segundo os planos horizontal e vertical.

Corpo Geniculado Medial

Localizado no tálamo, é o quarto centro integrador. Seu trabalho de integração está na preparação da resposta motora, por exemplo, vocal. Dividido em três zonas:

1. Dorsal: não tem organização tonotópica, envia projeções para o córtex auditivo secundário. Muitos dos seus neurônios têm atividade polimodal – respondem a várias estimulações sensoriais diferentes.
2. Medial.
3. Ventral: organização tonotópica, análise da frequência, mantendo a latência das mensagens; seus neurônios respondem à frequência de forma muito precisa e em função da intensidade percebida. Não respondem à intensidade mais elevada, mas sim a uma intensidade precisa e determinada. Neurônios se projetam sobretudo para a camada IV do córtex auditivo primário.

Córtex Auditivo Primário

Contém duas populações de neurônios: sincronizados e não sincronizados, que codificam os estímulos sequênciais de maneira distinta. Esta divisão funcional permite ao córtex auditivo processar as variações temporais dos sinais acústicos com maior fidelidade.

Os neurônios sincronizados analisam mudanças temporais lentas – poucos estímulos, importantes para análise da frequência e intensidade. Incapazes de manter a sua atividade se os estímulos incrementam; variações muito rápidas de ritmo são percebidas como um som contínuo; só respondem aos estímulos quando o intervalo entre cada um for superior a 20 ms. Participam na análise da frequência e da intensidade.

Os não sincronizados analisam mudanças temporais rápidas – muitos estímulos, distinguem perfeitamente as variações temporais curtas, diferenciam com precisão um estímulo do seguinte. Essa atividade funcional permite obter maior informação de sons complexos. Participam na localização da fonte sonora e seu movimento.

Corpo Caloso

Maior via de associação inter-hemisférica. Lesões na porção posterior alteram sua conexão com o lobo temporal comprometendo as tarefas dicóticas.

A integração temporal dos estímulos auditivos é fundamental para o entendimento da linguagem oral; somos capazes de perceber pequenas variações temporais nos sons complexos; o sistema auditivo, desde a cóclea até ao córtex cerebral, desenvolveu diversos mecanismos especializados para processar rapidamente os estímulos pois todo o processamento auditivo acontece através do tempo, o sinal acústico é transiente. Detectar e discriminar as diferenças de tempo na fala é importante em situações competitivas.

> Marca do sistema auditivo é a refinada resolução temporal para decodificar a intrincada informação sonora

Identificação do ponto e modo articulatórios dos sons da fala depende da identificação das transições de formantes, que têm duração muito pequena e que variam de acordo com a velocidade de articulação do falante; quando essa transição for menor que o tempo de resolução do sistema auditivo do ouvinte, ele terá dificuldade para discriminar corretamente os sons da fala.

A memória de trabalho também tem papel fundamental na compreensão da mensagem auditiva; capacidade de manter o sinal acústico para permitir que outros sistemas cognitivos o processam. Quanto mais degradado o sinal maior esforço cognitivo para extrair informações e isto interfere em outras operações linguísticas. Se um sinal de entrada não pode ser compreendido deve ser mantido por mais tempo na memória de trabalho.

HABILIDADES DE PA

- *Atenção seletiva*: dar prioridade a um som sobre outros, permite conversar em ambiente ruidoso, monitorar um estímulo auditivo quando a atenção primária está em outra modalidade sensorial, por exemplo, conversar enquanto dirige.
- *Fechamento auditivo*: resgatar o todo quando partes são omitidas.
- *Sequencialização*: sequencializar e organizar os sons.
- *Compreensão*: ouvir, discriminar, associar e compreender o estímulo auditivo.
- *Associação*: estabelecer correspondência entre um som, suas fontes e seus significados.
- *Integração*: integração de informações auditivas com informações de diferentes modalidades sensoriais.
- *Organização de saída*: memória sequencial e organização de estímulos auditivos para o planejamento de respostas.

TRANSTORNO DO PROCESSAMENTO AUDITIVO (TPA)

A *American Speech-Language-Hearing Association* (ASHA), a *American Academy of Audiology* (AAA) e a *British Society of Audiology* (BSA) definem deficiências do processamento perceptual da informação auditiva pelo SNC como transtorno do processamento auditivo central (TPAC).

A hipótese de dificuldades auditivas mesmo com audição avaliada como normal na audiometria tonal, vocal e imitanciometria foi primeiramente aventada por Bocca *et al.* em 1954.

O TPA acontece quando o cérebro tem dificuldade em realizar essa análise acústica sem haver perda auditiva. É um transtorno funcional da audição, o indivíduo detecta os sons normalmente, mas tem dificuldades em interpretá-los levando à dificuldade em processar a informação auditiva da forma correta e pode levar a prejuízos acadêmicos e dificuldade de adaptação social.

Tem origem nas anormalidades do desenvolvimento do SNAC, uma estrutura complexa com um sistema eferente paralelo e uma hierarquia aferente que compartilha bases neuroanatômicas com outros sistemas; crianças com TPA podem ter problemas de linguagem, atenção e memória.

Os TPA, ou TPAC, têm sido fonte de pesquisa, debate e popularização nos últimos anos, o que, por um lado, melhora a conscientização e o diagnóstico, mas, por outro lado, causa equívocos e informações errôneas, criando uma confusão sobre o que é (e o que não é), como se diagnostica e as terapias indicadas.

O termo TPA tem sido usado para indicar diferentes quadros clínicos, nem sempre de forma precisa, o que leva a questionamentos sobre sua veracidade, sobre a efetividade dos tratamentos, por isso a importância de se conhecer e entender o que é o PA e como suas alterações afetam o indivíduo.

Além da audição e do PAC outras funções como memória, atenção e linguagem afetam a forma como entendemos e usamos a informação sensorial que chega pela via auditiva. Portanto outros distúrbios podem afetar a capacidade de prestar atenção, entender e lembrar. **A definição de TPAC é de um déficit auditivo que não é causado por distúrbio cognitivo, de linguagem ou outro**.

Portanto, existem várias alterações que podem afetar a capacidade de entender os estímulos auditivos verbais, como prejuízos da atenção e memória, fazendo com que o indivíduo tenha dificuldade em entender ou lembrar; no entanto, seu processamento de entrada auditiva pode estar intacto. É muito difícil avaliar realmente o PAC na presença de disfunções cognitivas, de memória ou linguagem.

Indivíduos com transtorno de déficit de atenção e hiperatividade (TDAH), transtorno do espectro autista (TEA), deficiências intelectuais e disfunção da integração sensorial podem ter grande dificuldade com a linguagem oral, mas não é possível afirmar que os eventuais déficits de PAC sejam a causa ou agravantes dessa dificuldade. Apenas uma avaliação clínica cuidadosa pode ajudar a esclarecer os efeitos relativos de cada alteração.

Quadro Clínico

De acordo com Chermak e Musied, a prevalência de TPA nas crianças é de 2% a 3%; já nas crianças com transtornos de aprendizagem é de 30% a 50%; sendo frequentemente comórbido com outras alterações do SNC.

Crianças com TPAC podem ter alterações de linguagem, aprendizagem e comunicação social. Quando a via auditiva é imatura, a linguagem se desenvolve até um platô. Quando o sistema nervoso não é suficientemente redundante para interpretar sinais de fala de baixa redundância ou suficientemente maduro para realizar múltiplas associações de significado, a criança pode ter linguagem e habilidades cognitivas diminuídas. Porém...

> Nem todos os problemas de linguagem e aprendizagem se devem ao TPA e nem todos os casos de TPA levam a problemas de linguagem e aprendizagem.

O quadro clínico é variado, não existe sinal ou sintoma patognomônico, é necessária uma anamnese detalhada. As queixas podem ser de dificuldade de:

- Entender a fala em ambientes ruidosos ou com mais de uma pessoa falando.
- Entender fala rápida.
- Entender informações dadas verbalmente.
- Seguir instruções dadas oralmente, principalmente as complexas e com várias etapas.
- Distinguir sons de fala.
- Prestar atenção; facilmente distraídos por sons.
- Frequentemente pedem para repetir o que é falado.
- Lembrar o que foi dito.
- Aprender canções, rimas, dias da semana, meses.
- Localizar fonte sonora.
- Soletração, leitura e escrita.
- Prejuízos fonêmicos na fala (distúrbios de fala).
- Alterações de linguagem receptiva e expressiva.

Causas de TPAC

Alterações auditivas que levam a perdas da capacidade de receber o sinal acústico, especialmente na fase de desenvolvimento das vias auditivas, sendo mais deletérias as que causam perdas flutuantes (o sinal acústico é percebido cada hora de uma forma diferente afetando a consistência necessária para que a via auditiva imatura seja adequadamente estimulada). Isto inclui a otite média secretora, também denominada otite silenciosa.

Todas as condições que afetam o SNC: prematuridade, infecções congênitas, baixo peso, permanência em UTI, ventilação mecânica, malformações craniofaciais, algumas síndromes genéticas, traumatismo cranioencefálico etc.

Diagnóstico TPA

Não é possível diagnosticar os TPA através de questionários, já que os sintomas são inespecíficos e podem estar relacionados com várias outras alterações.

As equipes que se propõem a diagnosticar e tratar os TPAC devem partir de uma avaliação clínica cuidadosa, que deve incluir os ambientes familiar e acadêmico nos quais este indivíduo está inserido. O médico foniatra fará a avaliação clínica do PA e das causas das dificuldades de linguagem e acadêmicas; o fonoaudiólogo, a avaliação detalhada da linguagem e aplicará os testes específicos de PA; o psicólogo, a parte cognitiva e emocional que pode estar causando ou agravando o quadro clínico. Sempre procurando evidenciar as capacidades e fraquezas que o indivíduo apresenta.

A avaliação clínica determinará se a suspeita é de TPAC e quais avaliações são necessárias para elucidação e confirmação diagnóstica. Nenhuma área sensorial trabalha sozinha, podemos didaticamente estudar isoladamente, mas nas áreas cerebrais terciárias todas são integradas. A avaliação desses processamentos não é possível de ser realizada de forma puramente isolada, sempre estaremos avaliando em conjunto, mesmo usando testes que se proponham a analisar com a menor interferência possível de outras áreas.

Métodos de avaliação do PA incluem testes comportamentais e eletrofisiológicos. Os eletrofisiológicos verificam a integridade da via auditiva e os comportamentais a função, as habilidades auditivas.

Avaliação do PA tem papel fundamental na determinação do perfil auditivo do indivíduo, detectando as habilidades alteradas e a gravidade dessas alterações, permitindo a construção de protocolos de intervenção individualizados.

Testes Comportamentais

A proposta da bateria de avaliação comportamental do PA que avalia a função auditiva central é examinar a integridade e a efetividade do SNAC, determinar a presença de TPAC e descrever seus parâmetros, sendo fundamental para o diagnóstico diferencial com patologias que apresentam sintomatologia semelhante às dificuldades de PA, permitindo um planejamento de intervenção terapêutico mais objetivo, inclusive para os quadros em que as alterações de habilidades auditivas fazem parte de uma sintomatologia mais abrangente, como nos casos de TEA e TDAH.

Os testes comportamentais são também denominados de testes da fala sensibilizada, pois tem como princípio a redução das redundâncias extrínsecas para avaliar as intrínsecas. São classificados em verbais e não verbais, como testes de discriminação, testes de interação binaural, testes de fala dicótica, testes de fala monoaural de baixa redundância, testes temporais, entre outros. Existem ainda testes específicos para dificuldades em percepção musical.

Avaliação do PA com mais de um teste comportamental foi associada a maior sensibilidade, mas a especificidade não pode ser comprovada pela grande heterogeneidade das alterações das habilidades de PA. Não existe exame padrão-ouro. O desempenho prejudicado de indivíduos com TPA na vida e os desafios apresentados são inegáveis, portanto, ferramentas de triagem e diagnóstico eficazes precisam ser desenvolvidas (Quadro 35-2).

Quadro 35-2. Critérios Diagnósticos – ASHA na Bateria de Testes Comportamentais

- Pelo menos dois ou mais testes alterados, dois desvios-padrão abaixo da média em uma ou ambas as orelhas
- Alteração em um teste pelo menos três desvios-padrão abaixo da média em ambas as orelhas

Quando a disfunção ou lesão está localizada nas vias auditivas à esquerda observamos alteração em ambas as orelhas, quando está à direita ou no corpo caloso ocorre maior número de erros na entrada da orelha esquerda.

Os testes comportamentais apresentam maiores diferenças individuais porque a *performance* é influenciada por fatores subjetivos: linguagem, atenção, cognição e emoção. Indivíduos que apresentam déficits de PA que coexistem com outras alterações podem ter o resultado dos testes comportamentais afetados por fatores não auditivos, influenciando a precisão dos resultados.

Portanto, anamnese detalhada e investigativa da história clínica do indivíduo, incluindo pesquisa de antecedentes familiares para perdas auditivas e de TPAC; histórico médico, incluindo dados gerais de saúde, como nascimento, histórico otológico e neurológico, coexistência de outras patologias, sono, uso de medicamentos; desenvolvimento de linguagem e fala; desenvolvimento escolar e social; descrição das dificuldades de comunicação ou auditivas do indivíduo.

Os testes comportamentais são aplicados em ambiente acusticamente controlado (cabine acústica) utilizando audiômetro de dois canais e devem incluir tanto a análise acústica do sinal quanto os processos cognitivos superiores, iniciando com **Avaliação Audiológica Periférica** – audiometria tonal, logoaudiometria e imitanciometria incluindo timpanometria e pesquisa de reflexos estapedianos.

Os testes podem ser verbais e não verbais, o que permite analisar diferentes aspectos do PA e diferentes regiões do sistema auditivo. Os não verbais não dependem do idioma e não sofrem compensação por fatores cognitivos e linguísticos. Quanto ao modo de apresentação podem ser classificados em:

- *Monóticos (monoaurais):* avaliam uma orelha de cada vez.
- *Dióticos (binaural):* o mesmo sinal acústico às duas orelhas ao mesmo tempo.
- *Dicóticos (binaural):* sinais acústicos diferentes à cada orelha.

Chamamos de sinal (S) o estímulo que deve ser identificado e de ruído (R) a mensagem competitiva, o estímulo a ser ignorado; podem ser apresentados em diferentes níveis de intensidade e a relação entre a intensidade de apresentação do sinal e do ruído é representada por S/R.

- S/R 0 dB → sinal e ruído na mesma intensidade
- S/R – 10 dB → sinal 10 dB abaixo do ruído
- S/R + 10 dB → sinal 10 dB acima do ruído

A **bateria de avaliação comportamental do PA** é padronizada de acordo com o perfil de pacientes atendidos em cada serviço, devendo incluir testes, principalmente comportamentais, não verbais (discriminação de frequência e de duração, interação binaural) e verbais (escutas dicótica e monoaurais de baixa redundância) e deve incluir pelo menos um teste de cada categoria (Quadro 35-3).

Quadro 35-3. Bateria de Avaliação Comportamental do PA

- Processamento temporal
- Escuta dicótica de fala
- Monoaurais de baixa redundância
- Interação binaural

A análise dos resultados de cada teste deve ser interpretada, analisando a integridade ou o comprometimento da habilidade avaliada de acordo com a faixa etária e comparando com os demais testes da bateria comportamental e com os dados colhidos na anamnese.

Alguns fatores devem ser considerados na indicação da avaliação do PA pois impedem a interpretação adequada dos resultados, portanto não devem ser realizados os testes formais de PA quando presentes (Fig. 35-1).

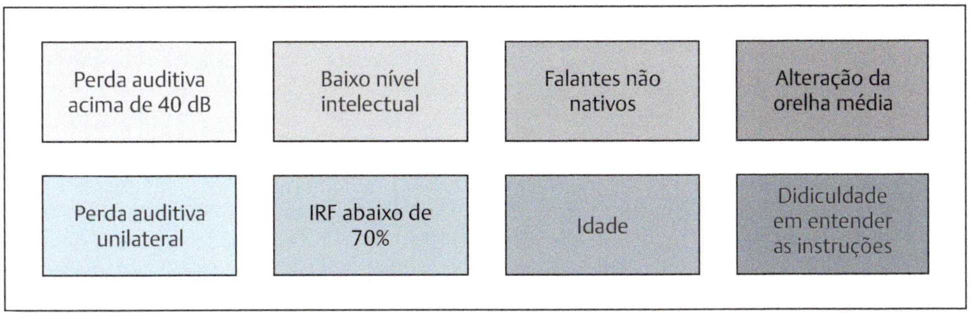

Fig. 35-1. Fatores que interferem nos testes de PAC.

Processamento Temporal

Processamento temporal é a forma como o SNAC analisa aspectos temporais do sinal acústico, inclui ordenação temporal, resolução ou discriminação temporal, integração temporal e mascaramento temporal (Quadro 35-4).

Essa habilidade contribui para o reconhecimento de aspectos de prosódia, como ritmo, tonicidade e entonação, permitindo reconhecer palavras-chave em uma frase, a sílaba tônica de uma palavra e, por conseguinte, a diferenciação de palavras que se opõem, somente pela mudança da tonicidade ou em frases que têm seu significado mudado pela variação da prosódia.

1. Ordenação temporal – processamento de múltiplos estímulos em sequência; requer o processamento de ambos os hemisférios cerebrais: o esquerdo, para a ordenação das respostas, e o direito, para o reconhecimento do padrão gestáltico.
   Avaliada por meio de testes de padrão de frequência ou duração, que têm como resposta a nomeação da sequência de três tons.

Quadro 35-4. Testes para Avaliar Processamento Temporal

- *Pitch Pattern Sequence* (PPS)
- *Duration Pattern Sequence* (DPS)
- *Gaps in Noise* (GIN)
- *Randon Gap Detection Test* (RGDT)

2. Resolução temporal – menor tempo necessário para que se percebam dois estímulos auditivos como separados.
3. Integração temporal – somatória da atividade neuronal ocasionando em um aumento da energia do som tanto na duração quanto na intensidade do estímulo.

Escuta Dicótica

Escuta dicótica avalia a escuta de diferentes estímulos que são apresentados a cada orelha simultaneamente, avaliando a função hemisférica, a transferência inter-hemisférica de informação, maturação e desenvolvimento do SNAC.

O mecanismo da escuta dicótica sugere que, apesar da entrada auditiva estar representada tanto contra como ipsilateral através do SNAC, vias contralaterais de uma orelha ao córtex auditivo são mais robustas e numerosas que as ipsilaterais. Em relação aos estímulos monóticos, ambas as vias realizam a transmissão do sinal. Já para estímulos dicóticos, as vias contralaterais dominam e suprimem as vias ipsilaterais.

Analisando os dados colhidos nesta testagem, podemos avaliar: separação binaural (escuta dirigida) e integração binaural. Na testagem de separação binaural é solicitado que preste atenção em apenas uma orelha desprezando a informação da outra. Na tarefa de integração binaural é solicitada atenção na informação das duas orelhas.

Os testes de escuta dicótica apresentam diferentes características, incluindo o tipo de estímulo a ser utilizado, o nível de dificuldade, o grau de demanda linguística e a solicitação de tarefa ao ouvinte. Podem ser utilizados estímulos não verbais e verbais. A resposta pode ser global, com o ouvinte repetindo tudo o que ouviu (integração binaural/atenção dividida) ou limitada, repetindo somente parte da informação (separação binaural/atenção dirigida).

As tarefas de fala dicóticas são sensíveis a disfunções corticais e do corpo caloso, assim como as disfunções de tronco encefálico, apesar de ser em um grau menor. Salientamos a relevância da vantagem da orelha direita relacionada com a maturação da via auditiva e a especialização hemisférica para linguagem (Quadro 35-5).

Monoaurais de Baixa Redundância

A redundância extrínseca do sinal de fala é reduzida, distorcendo o sinal por modificações digitais ou eletroacústicas de frequência, intensidade ou das características temporais do sinal ou utilizando mensagem ruído competitivos. Avalia o fechamento auditivo

A habilidade de completar a informação, faz parte da discriminação auditiva; importante para situações de comunicação em ambientes ruidosos ou com vários falantes (Quadro 35-6).

Quadro 35-5. Testes de Escuta Dicótica

- Dicótico de dígitos
- Dicótico consoante-vogal
- Escuta de dissílabos alternados – SSW (*Staggered Spondaic Words*)
- Identificação de sentenças sintéticas com mensagem competitiva contralateral – SSI-MCC
- Inteligibilidade pediátrica com mensagem competitiva contralateral – PSI-MCC

Quadro 35-6. Testes Monoaurais de Baixa Redundância

- Fala filtrada
- Fala no ruído
- Fala comprimida
- Sentenças sintéticas com mensagem competitiva ipsilateral – SSI-MCI
- Inteligibilidade pediátrica com mensagem competitiva ipsilateral – PSI-MCI

Interação Binaural

Habilidade do SNAC em receber informações distintas, embora complementares e unificá-las em um evento perceptual. Depende de um processo primário da integridade de estruturas do tronco encefálico, no entanto, pode ser afetado por disfunções/lesões corticais.

Funções auditivas que dependem da interação: localização e lateralização, diminuição de mascaramento binaural, detecção de sinais no ruído e fusão binaural.

O teste utilizado para avaliar essa habilidade é o *Masking Level Difference* (MLD), que avalia o mascaramento temporal; avaliação de discriminação das propriedades do som: frequência, intensidade e duração.

Mascaramento temporal é o fenômeno no qual um estímulo sonoro tem seu limiar de detecção modificado em função de outro estímulo sonoro apresentado simultaneamente e outro estímulo precedente ou subsequente, percebendo e separando a frequência-alvo em meio à frequência do estímulo mascarador.

MDL – *Masking Level Diference* – vai escutar ora apito com chuva ora só chuva; levante a mão quando ouvir o apito. Avalia o *release from masking* – liberação de mascaramento: reduz a interferência do ruído sobre o sinal; fenômeno psicoacústico no qual a detecção de um sinal apresentado mono ou binauralmente melhora na presença de ruído competitivo bilateral. MDL – aumenta com o aumento da intensidade do ruído e diminui com o aumento da frequência do estímulo (Quadro 35-7).

Testes Eletrofisiológicos

Testes eletrofisiológicos também podem ser utilizados. Diretrizes clínicas indicam o valor clínico de testes eletrofisiológicos na avaliação do PA; eles compensam parcialmente a inadequação dos testes comportamentais pois fornecem resultados mais objetivos, independentemente do nível de linguagem, atenção e cognição. Podem ser usados mesmo em crianças menores de 7 anos (Quadro 35-8).

PEATE (Potencial Evocado Auditivo de Tronco Encefálico) com Estímulo Clique

Avalia a integridade neural do tronco cerebral, através da sincronia da transmissão dos impulsos nervosos. Estudo avaliando 108 crianças do TPAC e 22 com audição normal utilizando uma taxa de estímulos lentos (13,3/s) e uma rápida (57,7/s) em 80 dBNA (nível de audição), observando que a latência da onda I foi significativamente mais longa nas crianças com TPAC, sem alteração nas latências das ondas III e V e no intervalo entre as ondas. A falha metodológica neste estudo é que as crianças referidas como tendo TPAC não foram

Quadro 35-7. Habilidades Auditivas Avaliadas nos Testes de PA e Localização no SNAC

Teste	Condição	Habilidade avaliada	Localização
Fala no ruído	Monoaural	Fechamento auditivo	Tronco encefálico e córtex
Fala filtrada	Monoaural	Fechamento auditivo	Tronco encefálico
PSI (MCI)	Monoaural	Fechamento auditivo Figura fundo	Tronco encefálico baixo
PSI (MCC)	Binaural	Fechamento auditivo Figura fundo	Córtex auditivo
SSI (MCI)	Monoaural	Fechamento auditivo Figura fundo	Córtex auditivo
SSI (MCC)	Binaural	Fechamento auditivo Figura fundo	Córtex auditivo
RGDT GIN	Binaural	Resolução temporal – discriminação	Córtex auditivo primário (CAP)
PPS (*humming* e nomeação)		Padrão temporal	Tronco e córtex
Humming	Binaural	Reprodução do padrão tonal (discriminação não verbal)	Hemisfério direito
Nomeação		Nomeação do padrão tonal	Corpo caloso (CC)
DPS	Binaural	Padrão e ordenação temporal	Tronco e córtex
MDL	Binaural	Interação binaural	Tronco baixo
Dicótico de dígitos	Binaural dicótico	Integração separação	Cortical e inter-hemisférica (CAP, CC, áreas associativas, lobo frontal)
SSW	Binaural dicótico	Integração binaural	Tronco encefálico, cortical e inter-hemisférica hemisférica (CAP, CC, áreas associativas, lobo frontal)
Teste de localização sonora em 5 direções	Diótico/dicótico	Localização	Tronco encefálico
Teste de memória sequencial verbal	Diótico	**Memória e atenção (todos os testes precisam desta habilidade)** Ordenação temporal para sons verbais	Córtex auditivo
Teste de memória sequencial para sons não verbais	Diótico	**Memória e atenção (todos os testes precisam desta habilidade)** Ordenação temporal para sons verbais	Córtex auditivo

MCI: *With Ipsilateral Competition*; MCC: *With Contralateral Competition*

diagnosticadas através de testes comportamentais, mas foram referenciadas pela escala de desempenho auditivo infantil e triagem de identificação de desempenho escolar. Portanto faltam evidências para uso do PEATE para a avaliação do PA, necessitando ainda de validação.

Quadro 35-8. Testes Eletrofisiológicos

- PEATE (potencial evocado auditivo de tronco encefálico) com estímulo clique
- FFR – *Frequency foward response*
- BIC (componente de interação binaural) do PEATE
- MLR – Resposta de média latência
- CAEP – Potencial evocado auditivo cortical
- MMN – *Mismatch negativity*
- P300

Frequency Foward Response (FFR)

Resposta eletrofisiológica que reflete a fidelidade e precisão da codificação do som. Muitas vezes referido como PEATE com estímulo de fala, mas o termo mais preciso e apropriado é FFR.

Utiliza a sílaba /da/ 40 ms a 30 dBNS (nível de sensação) para analisar a atividade neural do tronco encefálico ao estímulo de fala, sendo altamente reprodutível em adultos jovens e tende a amadurecer em crianças aos 5 anos.

Em 2014, Rocha Muniz *et al.* analisaram a sensibilidade, a especificidade e a eficiência do FFR para o diagnóstico de TPAC, em estudo que incluiu 25 crianças com TPA e 25 crianças normais. Foram incluídas no grupo TPA as que tiveram resultado abaixo do normal em dois ou mais de quatro testes comportamentais. As latências das ondas V, A, C e O foram significativamente prolongadas em crianças com TPA. A sensibilidade da onda A foi de 80% e a especificidade de 68%. A precisão da identificação de TPA foi de 74%.

Em 2016 Rocha-Muniz *et al.* avaliou a utilidade clínica do FFR, através da análise de 27 crianças com FFR anormal e aplicou cinco testes de PA e encontrou pelo menos uma alteração no teste comportamental em 23 das 27 crianças, uma probabilidade de 85% de TPA em crianças com FFR alterado. A limitação deste estudo é o pequeno tamanho da amostra.

BIC (Componente de Interação Binaural) do PEATE

O BIC representa a soma dos potenciais evocados monoaurais e os potenciais evocados binaurais. A interação binaural (BI) representa a localização sonora e o comportamento auditivo sob ruído e sinais acústicos competitivos no nível do tronco cerebral. Alguns estudos mostram redução significativa na amplitude do BIC em crianças com transtorno de linguagem e risco para TPA.

A sensibilidade e especificidade do componente β (beta) do BIC para discriminar entre crianças com TPAD e normais foi de 76%, usando estímulos alternados a 65dB NA 60 ms, promediação de 4.000 estímulos.

Resposta de Média Latência (MLR)

O componente de média latência representa principalmente potenciais do tálamo e córtex auditivo primário. Em 2010, Schochat *et al.* examinaram as características dos MLR em crianças com TPA diagnosticadas por testes comportamentais. Mostraram amplitudes de Na, PA e Pb significativamente mais baixas em C3-A1 e C3-A2. Após treinamento auditivo por 8 semanas, as amplitudes aumentaram para valores semelhantes aos de crianças normais, sendo, portanto, um exame que pode ser utilizado para avaliação da eficácia das intervenções.

Potencial Evocado Auditivo Cortical (CAEP)

O CAEP avalia a função do sistema auditivo central; os componentes P1-N1 são usados para rastrear a maturação do sistema auditivo em deficientes auditivos. Comparação de CAEP em crianças com TPA usando estímulos a 80 dBNA a 500 HZ, observando aumento nas latências P1-N1 em cerca de 10 ms e diminuição da amplitude em cerca de 10 μV, sem diferença na subsequente onda P2.

Complexo P1-N1 pode ser marcador válido de maturidade do córtex auditivo em crianças com TPA.

A latência N1 foi significativamente maior em crianças com TPA do que em crianças normais usando estímulo de fala /ba/; quanto à morfologia da onda, as amplitudes pico a pico de P85-120-N1 e P2-N2 foram maiores, enquanto as amplitudes pico a pico de N1-P2 foram menores.

O sistema nervoso auditivo (SNAC) central processa estímulos verbais e não verbais de forma diferente, consequentemente diferentes padrões de resposta podem ser gerados usando diferentes tipos de estímulos. O SNAC precisa de mais tempo e esforço para lidar com estímulos complexos.

Mismatch Negativity (MMN)

MMN é um potencial evocado auditivo de longa latência que reflete o início sensorial do processamento do som e o mecanismo de percepção auditiva subjacente. Obtida subtraindo a resposta a eventos obtidos com estímulo-padrão daqueles obtidos com um estímulo-alvo. Podem ser usados o estímulo de fala/ba/como padrão em 76% e o estímulo-alvo/da/24%; não foi encontrada diferenças na latência e amplitude entre crianças com TPA e crianças normais. O mesmo ocorreu utilizando estímulos não verbais – estímulo-padrão 750 Hz 100 ms e estímulo alvo 1.000 Hz 50 ms.

P300

P300 é um componente endógeno importante no potencial relacionado com eventos (ERP) que corresponde a alto nível cognitivo. Alterações foram encontradas em crianças com comprometimento cognitivo e transtorno de linguagem.

Estudo que avaliou o P300 em oito crianças com TPA e oito crianças normais utilizando com estímulo a 65 dBNA em sequência aleatória, incluindo 20% do estímulo alvo de 2 KHZ e 80% do estímulo padrão de 1 KHZ, todas as crianças foram capazes de distinguir e contar os estímulos e produziram a forma de onda P300. Resultados indicaram que as latências dos componentes N1, P2 e P3 foram significativamente aumentadas no grupo TPA; a latência pico a pico P2-P3 nas crianças com TPA foi significativamente aumentada e a amplitude de P3 significativamente diminuída. Esses resultados sugerem que o ERP, particularmente o P3, pode ser usado para avaliar crianças com TPA. No entanto, o P300 é afetado por atenção e nível cognitivo e não pode ser realizado em crianças pequenas.

Tratamento dos TPAC

Para o planejamento da intervenção terapêutica, deve-se observar e descrever as habilidades tanto deficitárias quanto as fortalecidas e valorizar os indicadores qualitativos de comportamentos de desempenho que ocorreram durante a avaliação, como tempo de resposta, distribuição de erros durante a avaliação, atenção, memória, fatiga e motivação.

A plasticidade do SNAC possibilita que um treinamento auditivo melhore as habilidades de PA. A identificação e intervenção precoces são muito importantes. As terapias são individualizadas de acordo com o déficit de PA, abordando as áreas específicas de dificuldade.

Com base nos achados da bateria de testes, na história clínica, dados de avaliação de linguagem e educacional e/ou laboral, o programa de intervenção deve focar tanto na reabilitação das habilidades comprometidas assim como os impactos que esses comprometimentos trouxeram para este indivíduo, atuando em três aspectos: atividades de reabilitação, estratégias compensatórias e modificações ambientais.

O tratamento se baseia em três áreas principais:

1. Abordagem do próprio déficit auditivo.
   Atividades para lidar com as dificuldades auditivas específicas em terapia fonoaudiológica, em ambiente acusticamente controlado – terapia auditiva acusticamente controlada (TAAC), treinamento auditivo, terapias de linguagem, psicopedagogia, atividades metacognitivas e metalinguísticas.
   O tipo, a frequência e a intensidade da terapia, como de todos os aspectos da intervenção, devem ser individualizados para o indivíduo e para o tipo específico de distúrbio auditivo presente.

As atividades do TAAC incluem procedimentos de discriminação de frequência, intensidade e duração, discriminação de fonemas e atividades de fonema-grafema, discriminação de *gap*, sequencialização e ordenação temporal, reconhecimento de padrão verbal ou não, localização e lateralização de sons e reconhecimentos de informação auditiva com presença de competição ou ruído. Como a transferência inter-hemisférica subsidia o processamento e a escuta binaural, exercícios para treinar a transferência inter-hemisférica usando diferenças interaurais de intensidade, assim como outros exercícios de transferência inter-hemisférica que podem ser unimodais (unindo características acústicas linguísticas e prosódicas) ou multimodais (escrevendo um ditado, descrição de uma figura enquanto desenha) são importantes para o programa de treinamento auditivo.

2. Mudanças ambientais – melhorar o acesso às informações auditivas.
   O objetivo é melhorar o acesso à informação auditiva, diminuindo o impacto no cotidiano do indivíduo, incluindo a escolha do local de melhor aproveitamento da informação do ponto de vista auditivo e visual; melhora do ambiente acústico com diminuição do ruído, reverberação e escolha de assento preferencial, levando em conta as características acústicas da sala de aula, do ambiente de trabalho e residência.
   Uso de dispositivos eletrônicos que auxiliam na escuta, p. ex., sistema FM ou Wifi.
   Tratamento acústico – diminuir os ruídos ambientais.
   Diminuir os distratores sensoriais – visuais, olfativos etc.
   Posicionamento adequado do indivíduo. P. ex., assento preferencial na sala de aula.
3. Recrutamento de habilidades de ordem superior
   Fortalecer a linguagem, resolução de problemas, memória, atenção e outras habilidades cognitivas.
   Estratégias compensatórias – assumir responsabilidade pelo seu desempenho auditivo e nas atividades auditivas diárias por meio de técnicas de escuta ativa e resolução de problemas.
   Treinamento das estratégias compensatórias com o objetivo de minimizar o impacto que as alterações das funções auditivas têm na vida do indivíduo e que a TAAC nem sempre consegue suprimir. Intervenção especialmente relacionada com memória, atenção e linguagem, utilizando atividades metalinguísticas e metacognitivas e incluem: derivação contextual, construção de vocabulário, consciência fonológica, solução de problemas e autoinstrução.
   As terapias estimulam as plasticidades funcional e estrutural do cérebro ativando neurônios e formando conexões sinápticas efetivas, melhorando a audição efetivamente, porém não é possível determinar previamente o quanto o TPAC irá melhorar ou mesmo remitir; enquanto alguns indivíduos com TPA melhoram completamente ou superam suas dificuldades, outros permanecem com algum grau de dificuldade. Mas todos podem aprender a se tornar participantes ativos em sua própria escuta, aprendizado e sucesso na comunicação. O diagnóstico precoce e uma intervenção adequada mudam o prognóstico e a adaptação acadêmica e social do indivíduo com TPA.

BIBLIOGRAFIA

Alonso R, Schochat E. The efficacy of formal auditory training in children with (central) auditory processing disorder: behavioral and electrophysiological evaluation. Brazil J Otorhinolaryngol. 2009;75:726- 32.

American Academy of Audiology Clinical Practice Guidelines: Diagnosis, Treatment and Management of Children and Adults with Central Auditory Processing Disorder. 8/24/2010

Ankmnal-Veeranna S, Allan C, Allen P. Auditory brainstem responses in children with auditory processing disorder. J Am Acad Audiol. 2019;30:904-17.

Bellis TJ. Understending Auditory Processing Disorders in Children [Internet]. [Acesso em 01/05/2023]. Disponível em: www.asha.org/public/hearing/understanding-auditory-processing-disorders-in-children/

Bocca E, Calearo C, Cassinari V. A new method for testing hearing in temporal lobe tumours; preliminary report. Acta Otolaryngol. 1954;44(3):219-21.

Capovilla FC, Salido LFM. Avaliação simplificada do processamento auditivo: normatização e efeito de inteligência não-verbal sobre localização de fonte sonora e memória sequencial de sons verbais e não verbais: Transtorno de aprendizagem. São Paulo: Memnon; 2010.

Chermak GD, Bellis TJ, Musiek FE. Neurobiology, cognitive science, and intervention. In: Chermak GD, Musiek FE, editors. Handbook of Central Auditory Processing Disorder: Comprehensive Intervention. Plural Publishing Inc; 2014. p. 3-38. [Acesso em 01/05/2023]. Disponível em: https://psycnet.apa.org/record/2014-01503-001

Chowsilpa S, Bamiou D-E, Koohi N. Effectiveness of the auditory temporal ordering and resolution tests to detect central auditory processing disorder in adults with evidence of brain pathology: a systematic review and metaanalysis. Front Neurol. 2021;12:591.

Coffey EBJ, Nicol T, White-Schwoch T, Chandrasekaran B, Krizman J, Skoe E, Zatorre RJ, Kraus N. Evolving perspectives on the sources of the frequency-following response. Nat Commun. 2019 Nov 6;10(1):5036.

Gopal KV, Pierel K. Binaural interaction component in children at risk for central auditory processing disorders. Scand Audiol. 1999;28:77- 84.

Halliday LF, Tuomainen O, Rosen S. Auditory processing deficits are sometimes necessary and sometimes sufficient for language difficulties in children: evidence from mild to moderate sensorineural hearing loss. Cognition. 2017;166:139-51.

Jerger J, Musiek F. Repor on consensus conference on the diagnosis of auditory processing disorders in school aged children. J Am Acad Audiol. 2002;11(9):467-74.

Johnson KL, Nicol T, Zecker SG, Kraus N. Developmental plasticity in the human auditory brainstem. J Neurosci. 2008;28(15):4000-7.

Katz J. Classification of central auditory processing disorders. In: Katz J, Stecker N, Henderson D. Central auditory processing: A transdiscplinary view. St. Louis, MO: Mosby; 1992. p. 81-91.

Keith RW. A medida clínica da audição e do processamento auditivo. Ouvido e Audição. 1988;9(4):198-202.

Liu P, Zhu H, Chen M, Hong Q, Chi X. Electrophysiological Screening for Children With Suspected Auditory Processing Disorder: A Systematic Review. Front Neurol. 2021 Aug 23;12:692840.

Mendes SC, Branco-Barreiro FCA, Frota S. Limiar Diferencial de mascaramento: valores de referência em adultos. Audiol Commun Res. 2017;22:e1746.

Misorelli MIL, Bonadia-Moraes MF. Processamento auditivo. In: Fávero ML, Pirana S. Tratado de Foniatria. Rio de Janeiro: Thieme Revinter; 2020. p. 83-9

Moore D, Campbell N, Rosen S, Bamiou D-E, Sirimanna T, Grant P, et al. Position Statement and Practice Guidance Auditory Processing Disorder (APD) [Internet]; 2018. [Acesso em 01/05/2023]. Disponível em: https://www.researchgate.net/publication/324437594_Position_Statement_and_Practice_Guidance_Auditory_Processing_Disorder_APD

Musiek FE, Chermak GD. Handbook of (Central) Auditory Processing Disorder Vol. I - II Auditory Neuroscience and diagnosis. San Diego: Plural Publishing; 2007.

Näätänen R, Tervaniemi M, Sussman E, Paavilainen P, Winkler I. "Primitive intelligence" in the auditory cortex. Trends Neurosci. 2001;24:283- 8.

Pereira LD, Schochat E. Processamento auditivo central. manual de avaliação. São Paulo: Lovine; 1997.

Pereira LD. Processamento Auditivo. In: Lopes FO, organizador. Tratado de Fonoaudiologia. São Paulo: Tecmed; 2005.

Relatório do II Fórum: atuação fonoaudiológica em Processamento Auditivo. [Acesso em 01/05/2023]. Disponível em: www.fonosp.org.br/pareceres-e-recomendacoes-do-crfa-2-regiao

Rocha-Muniz CN, Befi-Lopes DM, Schochat E. Sensitivity, specificity and efficiency of speech-evoked ABR. Hear Res. 2014 Nov;317:15-22.

Rocha-Muniz CN, Filippini R, Neves-Lobo IF, Rabelo CM, Morais AA, Murphy CF, et al. Can speech-evoked Auditory Brainstem Response become a useful tool in clinical practice? CoDAS. 2016;28:77- 80.

Roggia SM, Colares NT. Mismatch negativity in patients with (central) auditory processing disorders. Brazil J Otorhinolaryngol. 2008;74:705- 11.

Santos TSd, Mancini PC, Sancio LP, Castro AR, Labanca L, Resende LMD. Findings in behavioral and electrophysiological assessment of auditory processing. Audiol Commun Res. 2015;20:225-32.

Schochat E, Musiek FE, Alonso R, Ogata J. Effect of auditory training on the middle latency response in children with (central) auditory processing disorder. Brazil J Med Biol Res. 2010;43:777-85.

Sininger YS, Doyle KJ, Moore JK. The case for early identification of hearing loss in children: auditory system development, experimental auditory deprivation, and development of speech perception and hearing. Pediatr Clin North Am. 1999;46(1):1-14.

Tomlin D, Rance G. Maturation of the central auditory nervous system in children with auditory processing disorder. Semi Hear. 2016;37:74- 83.

Weihing J, Chermak GD, Musiek FE. Auditory training for central auditory processing disorder. Semi Hear. 2015;36:199-215.

PARTE IV OTONEUROLOGIA E DOENÇAS DO LABIRINTO

CAPÍTULO 36

PRINCIPAIS DOENÇAS LABIRÍNTICAS

Roseli Saraiva Moreira Bittar ▪ Ítalo Roberto Torres de Medeiros
César Bertoldo Garcia ▪ Paula Ferraz Rodrigues

INTRODUÇÃO

A otoneurologia é uma especialidade médica que foca o diagnóstico e o tratamento de distúrbios que envolvem a orelha e o sistema nervoso central (SNC). Aborda os sintomas relacionados com os distúrbios do equilíbrio corporal. A investigação do equilíbrio tem início na anamnese e no exame físico, que guiam o pensamento clínico em direção à hipótese diagnóstica. A partir de então, são solicitados os exames complementares.

HISTÓRIA CLÍNICA

A tontura costuma ser uma queixa inespecífica em função de seu caráter subjetivo, por vezes dificultando o diagnóstico adequado da condição vestibular. Para melhor compreensão do problema, o paciente deve descrever a sensação que experimenta com suas próprias palavras. Com a finalidade de direcionar o raciocínio clínico, no ano de 2009, a Bárány Society propôs a divisão das tonturas em quatro grandes grupos: vertigem, tontura, sintomas vestíbulo-visuais e sintomas posturais.

A vertigem descreve uma falsa sensação de movimento ou uma distorção da percepção de movimento do próprio corpo. O termo tontura refere-se a uma perturbação da orientação espacial, mas sem alteração na percepção do movimento. Os sintomas vestíbulo-visuais englobam a vertigem externa (falsa sensação visual de que o ambiente está girando), a oscilopsia (impressão de que o ambiente está oscilando), a inclinação visual (percepção de inclinação do ambiente ao redor), o atraso visual (situação em que a imagem demora a acompanhar o movimento da cabeça) e a visão embaçada (que corresponde à turvação visual). Dentro dos sintomas posturais, encontram-se a instabilidade (caracterizada por percepção de desequilíbrio, que melhora ao apoiar-se), a pulsão (tendência de desviar ou cair para determinada direção) e a própria queda ou sensação de queda iminente.

Após a definição do tipo de tontura, procura-se determinar o tempo de início, a frequência e a duração dos sintomas, para identificar quadros agudos, crônicos e episódicos. Outra informação importante é a presença de possíveis fatores desencadeantes, de melhora e de piora. Também devem ser questionados sintomas associados, sejam eles auditivos (hipoacusia, plenitude aural, zumbido) ou não (náuseas, vômitos, taquicardia, escurecimento visual, perda de consciência, cefaleia, cervicalgia), e se a tontura provocou quedas.

A história patológica pregressa fornece informações essenciais, visto que comorbidades, cirurgias prévias e uso de medicamentos podem interferir no bom funcionamento do labirinto. Devem ser questionados ainda o tabagismo, o etilismo e os hábitos de vida, como rotina alimentar e prática de atividade física. Também é fundamental a observação do aspecto psíquico e emocional.

EXAME FÍSICO

A avaliação do paciente deve ser global, observando-se as características físicas e psíquicas gerais. É importante calcular o índice de massa corporal (IMC), analisar o padrão de marcha e a função visual. Quando há suspeita de intolerância ortostática, a ausculta cardíaca e a aferição da pressão arterial devem ser realizadas, principamente com o paciente deitado e em pé. O exame otorrinolaringológico geral engloba a otoscopia, a rinoscopia e a oroscopia.

A palpação da musculatura do pescoço e da articulação temporomandibular deve ser realizada na suspeita de alterações proprioceptivas. A avaliação neurológica é iniciada com o exame dos pares cranianos (especialmente os relacionados com a movimentação ocular extrínseca) e da força muscular dos membros superiores e inferiores. Alterações observadas nessa etapa de avaliação podem indicar doenças de origem central e merecem observação especial. A partir de então são realizadas as provas cerebelares de coordenação, como a prova índex-nariz e a pesquisa de diadococinesia.

O equilíbrio estático é avaliado pelo teste de Romberg. Nesse teste, o indivíduo permanece em ortostase com os calcanhares unidos e as pontas dos pés separados, os braços ao longo do corpo ou estendidos e lhe é solicitado para fechar os olhos. O aparecimento de oscilações ou quedas caracterizam um teste positivo. Em lesões do sistema vestibular periférico é observado o desvio angular para o lado afetado após um período de latência; em patologias centrais não há lado preferencial, observa-se tendência à oscilação anteroposterior, sem latência, e pode ocorrer queda. Uma forma de sensibilizar o exame é posicionar o paciente sobre uma almofada; assim, além de o paciente perder a referência visual, tem sua aferência proprioceptiva instabilizada e passa a contar apenas com a função vestibular.

Para avaliar o equilíbrio dinâmico utiliza-se o teste de Fukuda. Nesse teste, o paciente deve marchar 60 passos elevando os joelhos sem sair do lugar com os olhos fechados. O teste é considerado positivo se o indivíduo faz uma rotação maior do que 30 graus ou se desloca mais do que 1 metro. As lesões vestibulares periféricas unilaterais provocam desvio angular e rotação para o lado afetado.

A avaliação dos movimentos oculares é o próximo passo, essencial no exame otoneurológico. A bateria HINTS (do inglês *Head Impulse, Nystagmus, Test of Skew*) é uma forma de avaliação à beira do leito utilizada no diagnóstico diferencial do paciente com vertigem aguda. O teste tem a capacidade de diferenciar quadros periféricos e centrais e faz parte da investigação de todos os pacientes com tontura.

O teste do impulso cefálico, ou *head impulse test* (HIT), avalia o reflexo vestíbulo-ocular (RVO). São realizadas rotações passivas da cabeça para ambos os lados (impulsos), com baixa amplitude e de forma rápida e imprevisível, na frequência de aproximadamente 1 Hz, enquanto o paciente mantém os olhos fixos no alvo. A resposta normal consiste na manutenção dos olhos no alvo; se houver lesão periférica, o teste é positivo e podem ser observadas sacadas corretivas (ou seja, os olhos acompanham a movimentação da cabeça e retornam para o alvo em movimento rápido de correção) quando a rotação cefálica se dá para o lado com função vestibular comprometida.

A observação do nistagmo espontâneo é realizada enquanto o paciente mantém o olhar no horizonte, na posição primária do olhar. Em seguida, para a pesquisa do nistagmo semiespontâneo ou evocado, o paciente deve manter o olhar fixo em um alvo posicionado a uma distância aproximada de 30 centímetros com angulação de cerca de 30º. São pesquisados os movimentos oculares ao fixar o alvo para cima, baixo, esquerda e direita.

A presença de nistagmo horizontal ou oblíquo unidirecional, cuja intensidade aumenta ao olhar para o lado da componente rápida, sugere assimetria de tônus vestibular de origem periférica – lei de Alexander. Em quadros de hipofunção periférica aguda, a direção da componente rápida aponta para a orelha saudável. Quando o nistagmo é vertical, multidirecional ou não segue a lei de Alexander, sugere comprometimento do SNC. Outros movimentos oculares podem ser observados nessa etapa do exame, como as ondas quadráticas (*square waves*), o *flutter* e o *opsoclonus*.

O *head shaking nystagmus* (HSN) é realizado para investigar a presença de assimetria de tônus vestibular. O teste é capaz de evocar uma eventual diferença de tônus dos núcleos vestibulares que não aparece na pesquisa do nistagmo espontâneo e semiespontâneo. Nesse teste, o paciente deve manter os olhos fechados e a cabeça fletida em uma angulação de 30° para a frente, quando então são realizadas rotações cefálicas passivas em 20 ciclos com frequência de cerca de 2 Hz, isto é, 2 ciclos por segundo. Após o estímulo, o paciente abre os olhos e observa-se a presença ou não de nistagmo.

A pesquisa do desvio *skew*, ou *skew deviation test*, é realizada ocluindo-se alternadamente os olhos do paciente e observando se há desvio vertical do olhar (estrabismo vertical). A presença do estrabismo vertical é um indício de acometimento das vias ou órgãos otolíticos.

Uma avaliação simples que complementa a avaliação otolítica é a visual vertical subjetiva (VVS). Nesse teste, o paciente, destituído de referências visuais do ambiente, deve posicionar um bastão no plano vertical de acordo com a sua percepção visual. O exame é positivo se houver uma diferença de +3° ou -3° entre a vertical que o paciente colocou e a vertical real. A alteração da inclinação auxilia na localização topológica da lesão, pois é ipsilateral nas alterações unilaterais periféricas e bulbopontinas, e contralateral nas alterações de mesencéfalo e córtex parientoinsular.

As manobras para a pesquisa de vertigem postural paroxística benigna (VPPB), como a de Dix-Hallpike e o *head roll test*, não fazem parte da rotina de primeira consulta, sendo limitadas àqueles pacientes com queixas características. Tais manobras e a interpretação dos movimentos oculares sugestivos dessa condição serão descritos mais à frente.

A prova da fístula é realizada na suspeita de fístula labiríntica ou deiscência de canal semicircular superior. Baseia-se na geração de nistagmo após aumento da pressão na orelha média. A pressão é obtida com o impedanciômetro, com a pera de Politzer ou mesmo com a compressão do trágus. Outro método de causar nistagmo nesses pacientes é utilizando um estímulo sonoro de alta intensidade.

EXAMES COMPLEMENTARES

A avaliação complementar básica na investigação da tontura inclui perfil laboratorial, audiometria com imitanciometria e vídeo ou eletro-oculografia. O vHIT, exames eletrofisiológicos, posturografia e exames de imagem são solicitados na dependência da história clínica.

Exames Laboratoriais

A investigação laboratorial inclui hemograma, perfil lipídico, glicemia de jejum, HbA1c, TSH, T4 livre, sódio, potássio, ureia, creatinina, vitamina D, vitamina B12, sorologias para sífilis, HIV, hepatites B e C. Exames como a curva glicoinsulinêmica e pesquisa de marcadores de inflamação e autoimunidade serão realizados se houver suspeita clínica.

Audiometria

Audiometria tonal e vocal com imitanciometria e pesquisa de reflexos estapedianos é solicitada a todos os pacientes para avaliação da função coclear.

Vídeo-Oculografia e Eletro-Oculografia

A oculografia documenta e monitora os movimentos oculares, por meio de eletro ou vídeo-oculografia. Na eletro-oculografia, o exame é realizado com eletrodos que captam a diferença de potencial entre a córnea e a retina. Na vídeo-oculografia o registro é feito com uma câmera de vídeo e luz infravermelha dentro da máscara (Fig. 36-1).

Em ambas as técnicas é utilizado um computador para fazer o registro e a digitalização dos movimentos oculares. Para apresentar os estímulos visuais utiliza-se a projeção em tela, uma barra de LED ou um tambor com listras alternadas pretas e brancas.

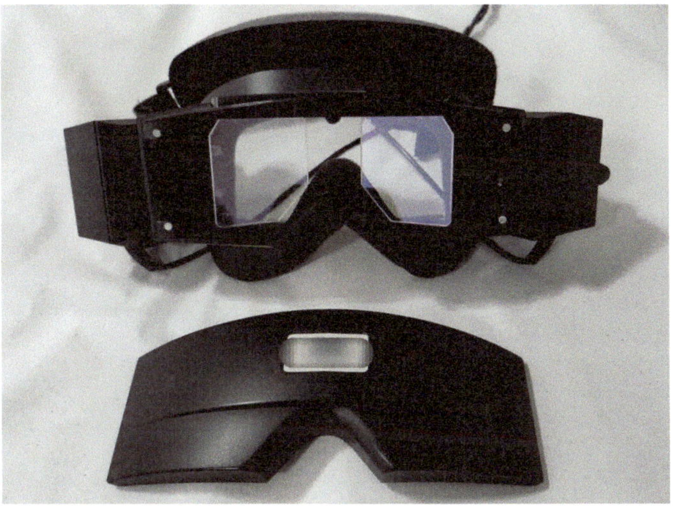

Fig. 36-1. Máscaras para oculografia computadorizada com vídeo.

Tempos da Oculografia

A **calibração** pode ser efetuada por meio de movimentos sacádicos ou rastreio pendular. É um passo essencial para a padronização e a interpretação do exame. Pacientes com doenças centrais e alterações na musculatura ocular podem apresentar alteração do teste, assim como pacientes idosos ou em uso de medicamentos.

O nistagmo é definido como o movimento conjugado dos olhos, iniciado necessariamente por uma componente lenta. Quando seguido por uma componente rápida (que define a direção do movimento), é chamado de nistagmo tipo *jerk* e caracteriza os movimentos oculares de origem vestibular. Por convenção, os movimentos oculares direcionados para a direita e para cima são representados por uma deflexão para cima no traçado e, os movimentos para a esquerda e para baixo são representados por uma deflexão para baixo.

O **nistagmo espontâneo (NE)** é o primeiro a ser pesquisado, na posição primária do olhar, sem e com fixação ocular. Os olhos fechados ou a máscara fechada sem iluminação permitem a avaliação do nistagmo sem fixação. A abertura dos olhos ou a fixação em um alvo luminoso levam à fixação do olhar (Fig. 36-2). O nistagmo do tipo periférico é inibido pela fixação ocular, é fatigável e geralmente unidirecional, horizontal ou horizonto-rotatório. O nistagmo de origem central não é reduzido ou até se exacerba com a fixação, não se esgota e pode ser rotatório, vertical, oblíquo e até multidirecional.

Os nistagmos periféricos são gerados por assimetria de tônus vestibular entre os dois labirintos, como na neurite vestibular (Fig. 36-3). Os diferentes tipos de nistagmo de origem central podem indicar determinadas situações: o rotatório pode sugerir patologias bulbares; os verticais apontam para lesão alta de tronco; o vertical para baixo sugere alterações na transição craniovertebral e cerebelares (principalmente nódulo e flóculo) e o vertical para cima leva a hipótese de lesões em tronco encefálico e vérmis cerebelar; o nistagmo múltiplo direciona para lesão difusa de tronco cerebral.

É importante ressaltar que a presença de nistagmo espontâneo interfere na interpretação do restante do exame. Sua presença é capaz de aumentar a intensidade de outros estímulos. Quando surge após várias estimulações, caracteriza a preponderância direcional (PD). Além disso, nessa etapa do exame podem ser visualizados outros tipos de movimentos oculares espontâneos, como as ondas quadráticas ou *square waves* (Fig. 36-4).

O **nistagmo semiespontâneo (NSE)** ou evocado ocorre quando o olho muda de direção. Os mecanismos de fixação visual horizontal e vertical, que mantêm o olhar parado nas diversas direções, estão localizados na ponte e no mesencéfalo respectivamente.

Nos casos de hipofunção unilateral periférica, o NSE é horizontal e unidirecional. Pode ocorrer apenas na direção da componente rápida ou em todas as direções do olhar, aumentando de intensidade quando o olho assume a direção da componente rápida (lei de Alexander).

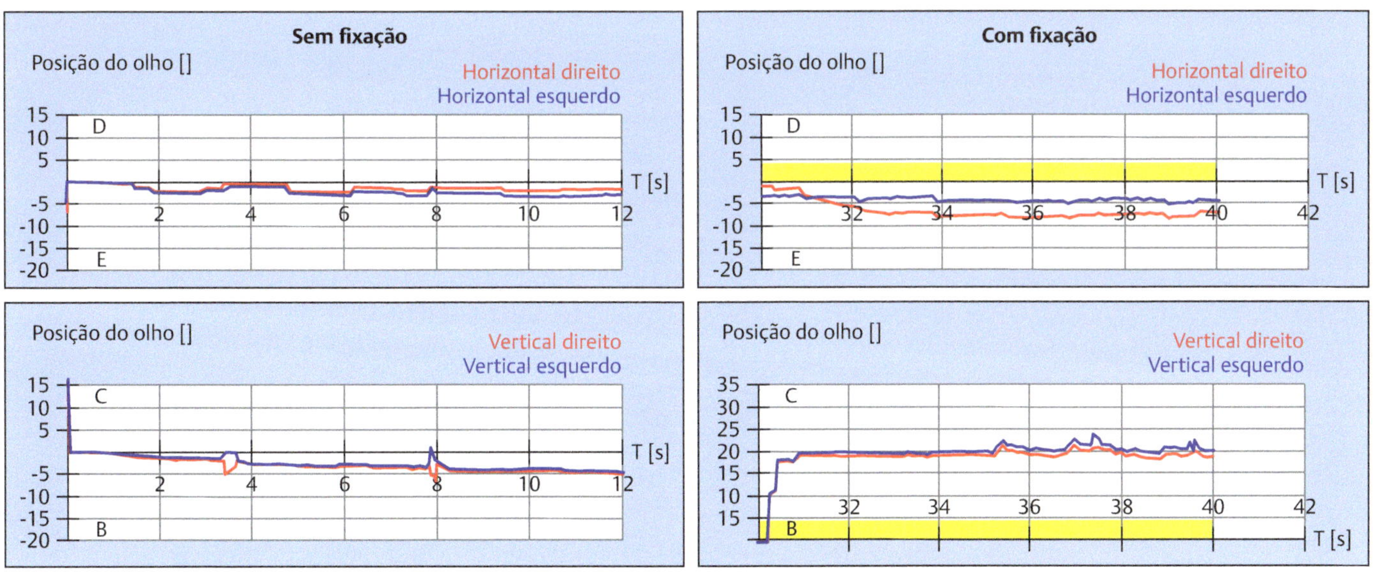

Fig. 36-2. Pesquisa de nistagmo espontâneo dentro dos padrões de normalidade (ausência de nistagmo).

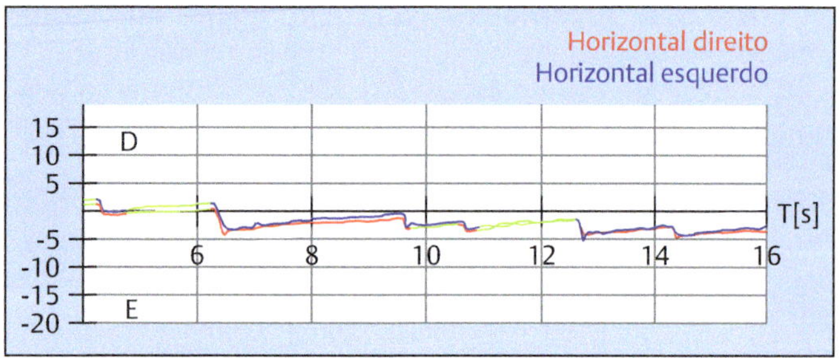

Fig. 36-3. Nistagmo espontâneo para a esquerda.

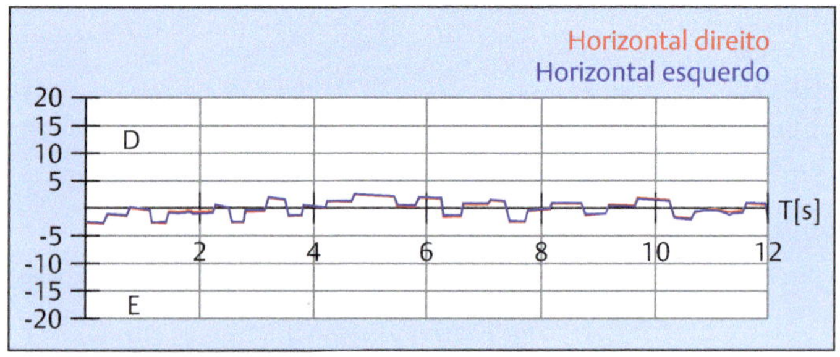

Fig. 36-4. Ondas quadráticas (*square waves*).

Nas lesões de origem central o nistagmo é multidirecional, ou seja, muda de acordo com a direção do olhar. As lesões que dão origem a esses movimentos são do flóculo ou tronco cerebral e, ainda, decorrentes de hipotonia dos músculos oculomotores. Quando o NSE multidirecional se apresenta como um dado isolado no exame pode sugerir intoxicação por drogas como álcool, barbitúricos e hidantoinatos.

Após a observação do nistagmo espontâneo e semiespontâneo, é avaliada a oculomotricidade, composta pelo estudo das sacadas, do rastreio pendular e do nistagmo optocinético.

As **sacadas** são movimentos balísticos dos olhos que buscam e fixam pontos sucessivos apresentados ao paciente. Esses movimentos rápidos podem ser avaliados em relação a sua acurácia, latência e velocidade (Fig. 36-5). As alterações de acurácia são chamadas dismetrias: a hipometria ocorre quando o olho não atinge o alvo apresentado e a hipermetria quando o ultrapassa. As dismetrias têm origem em lesões cerebelares, especificamente no vérmix e núcleo fastigial, ou ainda no córtex frontoparietal. Quando é observado o aumento da latência, deve-se ponderar a desatenção, a ingestão de álcool, a fadiga, o mal de Alzheimer e a doença de Parkinson. A redução da velocidade pode ser causada por comprometimento da musculatura ocular, lesões do tronco cerebral, do fascículo longitudinal medial, do vérmix cerebelar e pelo uso de anticonvulsivantes.

Uma possível alteração no circuito neural das sacadas é a presença de oscilações oculares conhecidas como *flutter* (movimento horizontal) e *opsoclonus* (movimento multidirecional). Esses movimentos são causados por lesão nos neurônios de pausa, que suprimem os neurônios responsáveis por deflagar a sacada. Esses neurônios estão localizados na rafe do núcleo interpósito (cerebelo). Ocorre em casos de síndromes centrais paraneoplásicas, autoimunes,

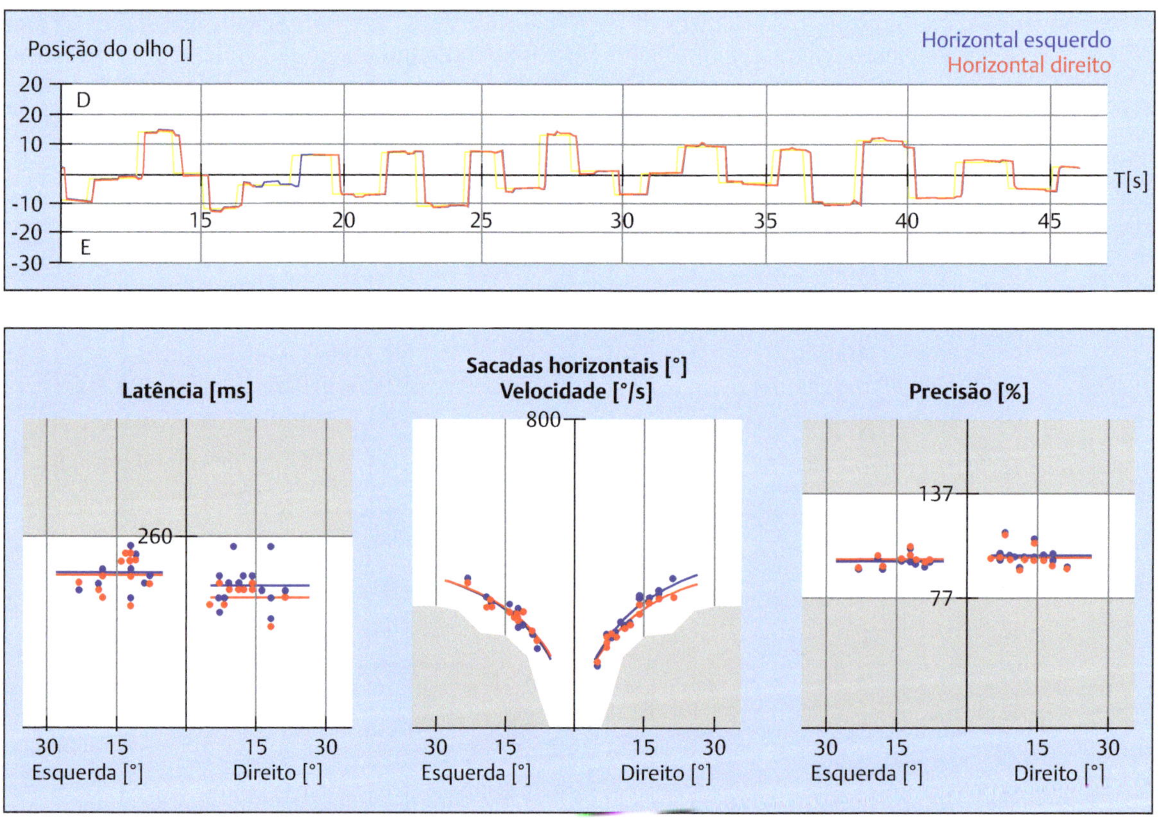

Fig. 36-5 Pesquisa de sacadas dentro dos padrões de normalidade.

infecciosas ou traumáticas. As ondas quadráticas ou *square waves* também são provocadas pelo comprometimento da fixação visual, e aparecem em idosos e portadores de doença de Parkinson.

O **rastreio pendular** consiste na perseguição ocular de um alvo com movimento contínuo. Sua execução depende das mesmas vias da geração sacádica, e a codificação da velocidade e direção do objeto é realizada nos campos visuais temporais medial e frontal. Para sua investigação, o sujeito observa um alvo cuja trajetória é previsível e não excede 1,2 Hz. São avaliados o ganho, a simetria e a fase.

O ganho e a fase representam respectivamente a relação entre a velocidade e a direção do movimento do alvo e do olho. Essas características podem estar alteradas em casos de fadiga, desatenção, uso de sedativos e drogas anticonvulsivantes, lesões vestibulocerebelares e idosos. A simetria está alterada em lesões hemisféricas do lobo parietal ou lesões unilaterais de tronco cerebral e vestibulocerebelo.

As intrusões sacádicas, que visam compensar o movimento pendular deficiente, são comuns em idosos, na vigência de álcool ou drogas de ação central (benzodiazepínicos, barbitúricos e anticonvulsivantes). Quando presentes, sugerem o comprometimento do flóculo cerebelar, responsável pela integração vestíbulo-visual (Fig. 36-6).

O **nistagmo optocinético (NO)** compreende a resposta oculomotora involuntária provocada por movimentos contínuos no campo visual. Para deflagar o NO é utilizado o tambor de Bárány, barras luminosas ou a projeção de faixas que correm no sentido vertical ou horizontal. O teste é avaliado em relação à simetria, mas também são observadas a velocidade, amplitude e frequência dos movimentos oculares. Um estímulo para a esquerda gera resposta nistágmica para a direita e vice-versa.

Lesões de tronco cerebral ou cerebelo geram alteração no ritmo dos batimentos, e doenças como enxaqueca e oftalmoplegia internuclear podem gerar assimetria (Fig. 36-7). Doenças da retina, por sua vez, reduzem o ganho. Em pessoas sensíveis, o NO é capaz de gerar extremo desconforto e até vômitos.

As **provas posicionais** procuram identificar movimentos oculares que aparecem em determinadas posições da cabeça. Os posicionamentos avaliados de rotina são: decúbito dorsal, decúbito lateral, torções cervicais, posição de Rose (cabeça pendente) e sentado. Assim como na pesquisa de nistagmo espontâneo, a observação dos nistagmos posicionais é feita tanto na ausência quanto na presença de fixação visual.

Os posicionamentos de **decúbito lateral** avaliam o deslocamento da cúpula dos canais laterais. A prova de **torção cervical** avalia o efeito do estímulo cervical sem a movimentação concomitante da cabeça e busca alterações proprioceptivas e vasculares. A posição de **Rose** também avalia possíveis disfunções proprioceptivas e vasculares, mas pode desencadear vertigem em pacientes com VPPB. Na **posição sentada**, o nistagmo pode sugerir intolerância ou hipotensão ortostática e VPPB.

Nistagmos com latência, paroxismo, fatigabilidade, de direção única e acompanhados de tontura sugerem quadros periféricos. Quando os nistagmos não apresentam fatigabilidade, são intensos e assintomáticos indicam doença central.

A **prova de privação vertebrobasilar** não é muito utilizada pela existência de exames complementares com maior sensibilidade e especificidade para causas vasculares de tontura. É realizada com a cabeça pendente e rodada a 45° para cada um dos lados durante 3 minutos. Quando positiva, surge nistagmo quando há sofrimento do núcleo vestibular por hipofluxo na artéria vertebral contralateral à rotação.

Assim como no exame físico, as manobras para pesquisa de VPPB, como Dix-Hallpike e *head roll test*, não são realizadas de rotina e são limitadas àqueles com queixas características de tonturas desencadeadas pelo posicionamento da cabeça.

A **prova calórica** é um teste amplamente utilizado na prática clínica e tem o objetivo de avaliar a resposta do canal semicircular lateral. Estuda a via indireta do reflexo vestíbulo-ocular (RVO) e é capaz de analisar a atividade de cada lado isoladamente. Configura estímulo de baixa frequência, de 0,002 a 0,004 Hz. A prova baseia-se no princípio físico da convecção, isto é, no transporte do calor pela variação de densidade do fluido. Dessa forma, ao irrigar o conduto auditivo externo com **água** em diferentes temperaturas, a endolinfa varia sua densidade e se movimenta em sentidos opostos caso a temperatura aumente ou diminua. Um estímulo quente (44ºC) gera uma corrente ampulípeta na orelha analisada, deslocando a cúpula no sentido do utrículo e promovendo a excitação do canal lateral ipsilateral; por outro lado, o estímulo frio (30ºC), promove uma corrente ampulífuga, com deflexão da cúpula na direção contrária ao utrículo, culminando na inibição do canal de mesmo lado.

Quando há perfuração timpânica, a prova deve ser realizada com **ar**, às temperaturas de 50ºC e 24°C. No entanto, as respostas não são comparáveis devido às características anatômicas alteradas. É importante ainda notar que, se houver alguma secreção na caixa timpânica, o ar quente pode roubar calor e a evaporação local resfriar a caixa timpânica gerando inversão do nistagmo esperado.

O teste é realizado com o paciente em decúbito dorsal e cabeça fletida a 30°. Nessa posição, os canais laterais assumem a posição vertical, permitindo a máxima deflexão da cúpula pelo movimento resultante da corrente de convecção. Cada irrigação dura 40 segundos e a movimentação ocular é gravada durante e após sua duração. Após a cessação do estímulo, os movimentos nistágmicos perduram, mantidos pelo mecanismo denominado **velocidade estocada**. Até a próxima irrigação, deve-se esperar um intervalo de 5 minutos.

A excitação de um labirinto com estímulo quente origina um nistagmo que bate em direção a orelha ipsilateral, enquanto sua inibição gera nistagmo direcionado à orelha contralateral. Os valores de normalidade para a VACL (velocidade angular da componente lenta) do nistagmo variam entre 5° a 50º/s (Fig. 36-8). Outros parâmetros observados são o tempo de duração das respostas, a frequência e a amplitude dos movimentos nistágmicos. Resposta acima de 50°/s é considerada hiper-reflexia e menor que 5°/s é considerada hiporreflexia. A arreflexia ocorre quando não encontramos resposta às estimulações. A hiper-reflexia geralmente é encontrada na enxaqueca e em distúrbios do metabolismo; a hiporreflexia e a arreflexia aparecem em lesões que apresentam hipofunção e ausência de função labiríntica, respectivamente. A hiporreflexia pode ser encontrada na neurite vestibular, doença de Ménière e outras doenças.

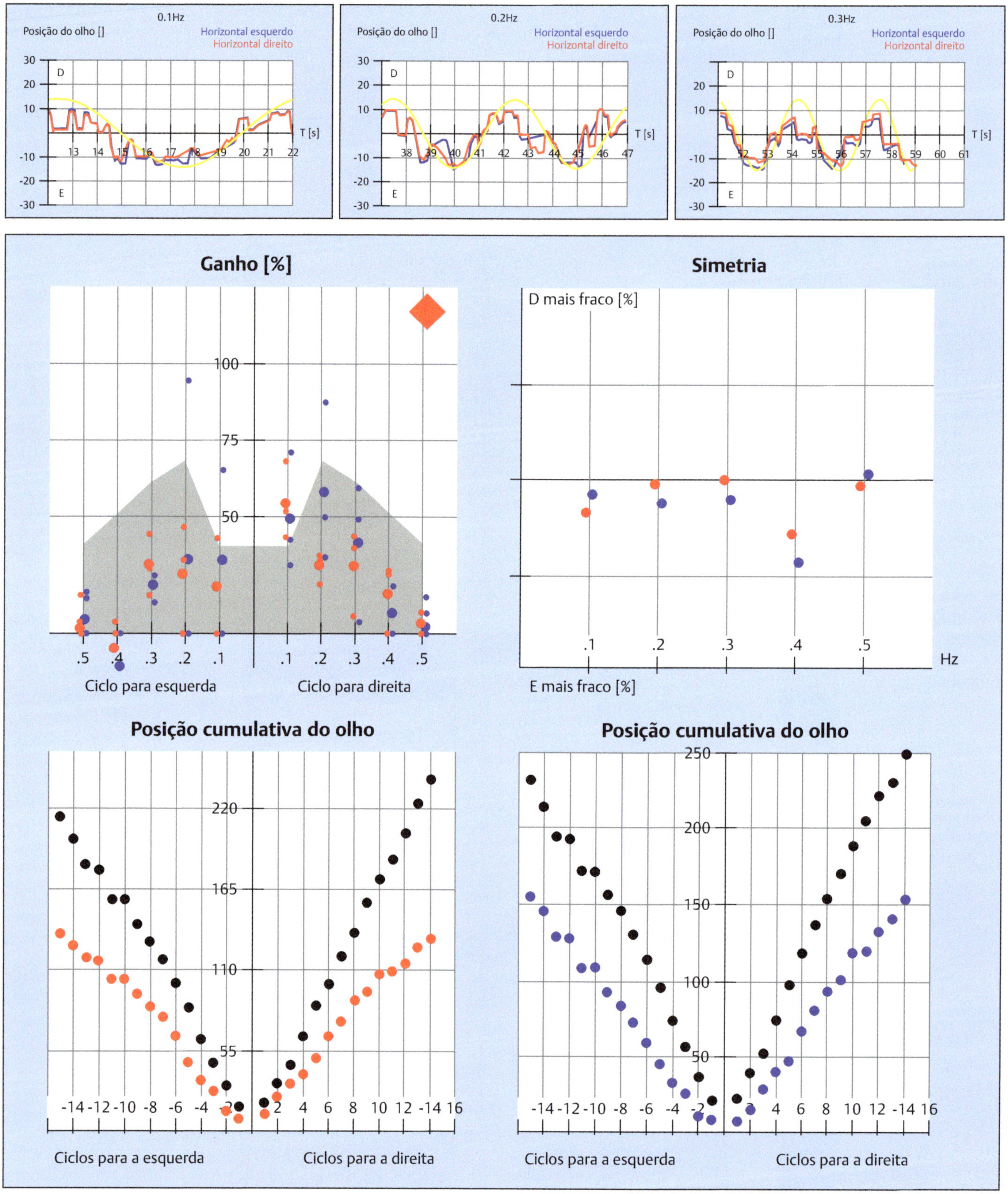

Fig. 36-6. Rastreio pendular com presença de inclusões sacádicas e alterações de ganho e fase.

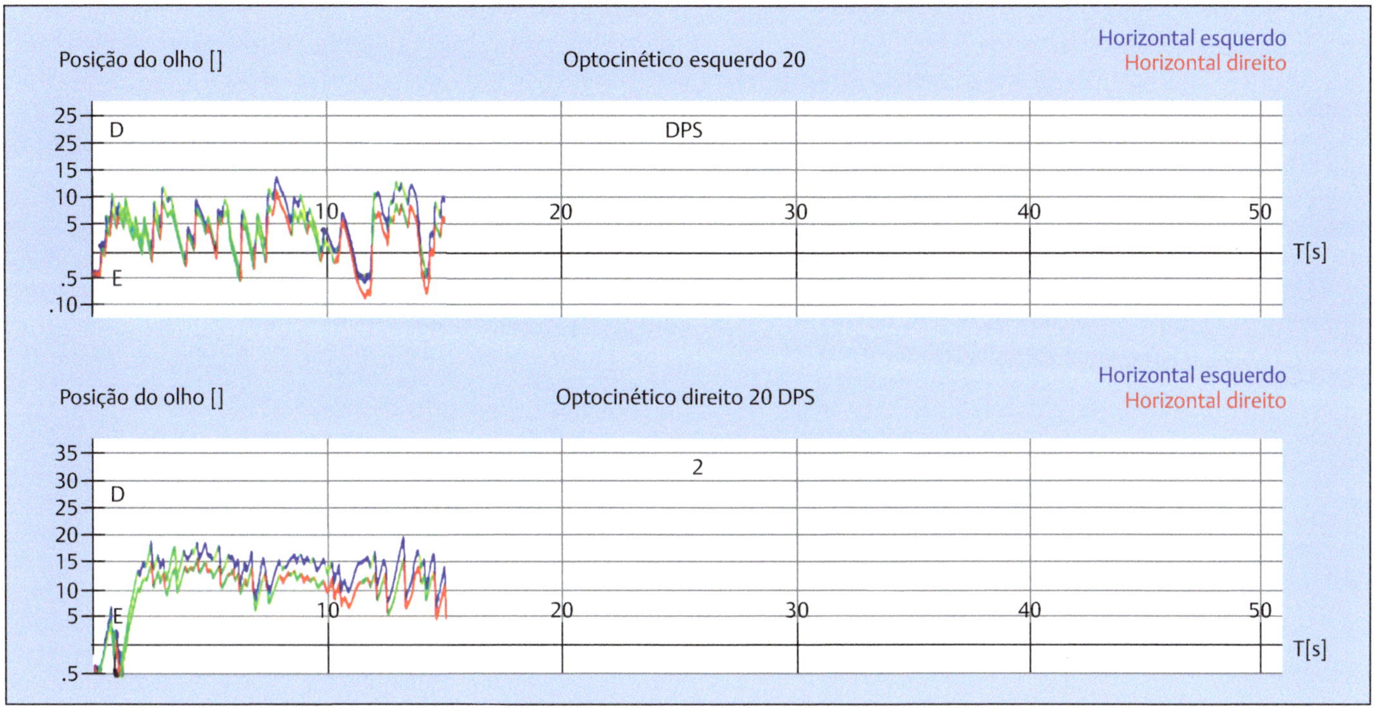

Fig. 36-7. Nistagmo optocinético assimétrico.

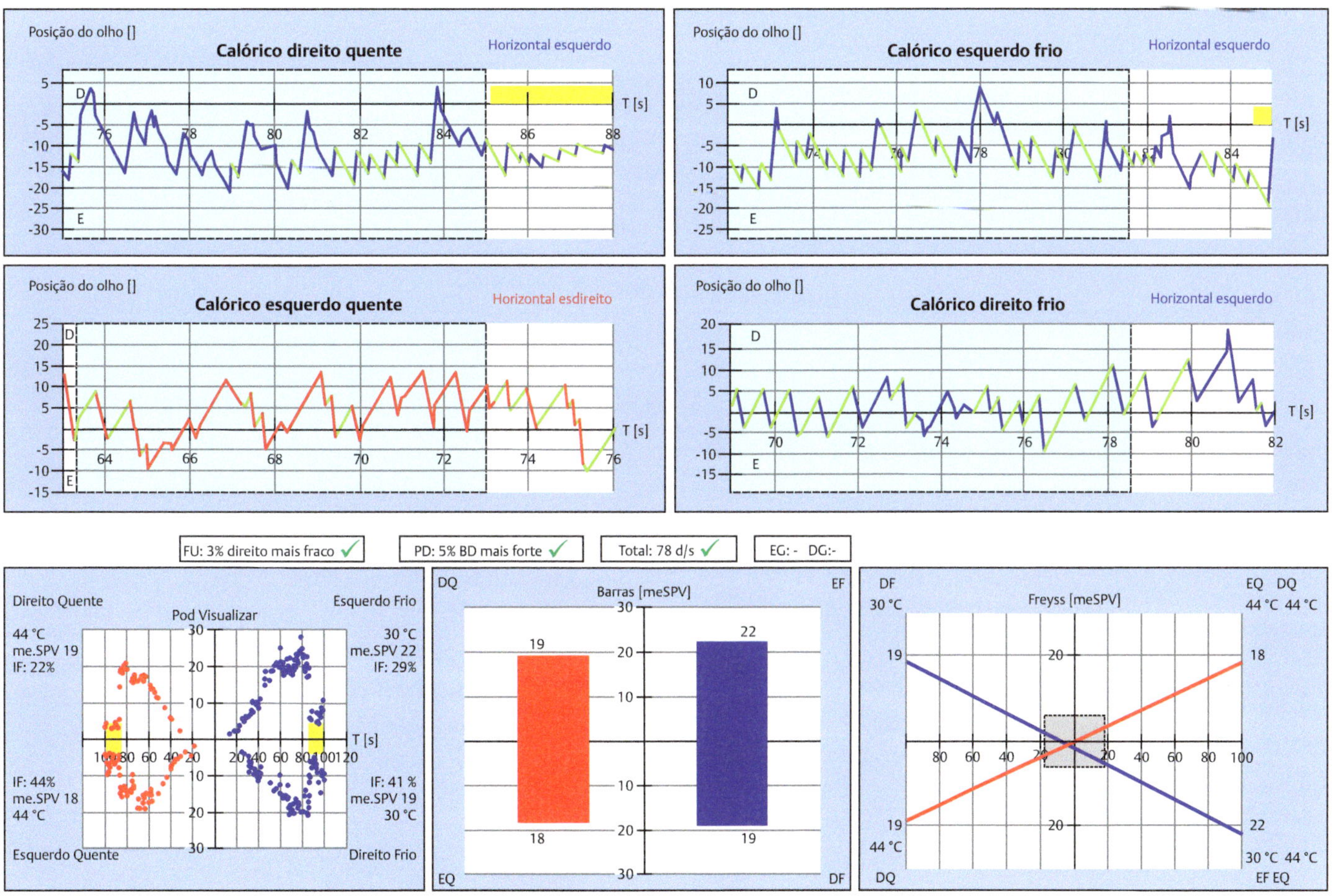

Fig. 36-8. Prova calórica dentro dos padrões de normalidade.

Há **predomínio labiríntico (PL)** quando um dos labirintos apresenta função substancialmente maior que a do lado oposto. O **PL** ocorre quando existe assimetria do tônus vestibular maior que 18%. Na literatura internacional, em vez de "predomínio labiríntico" é utilizado o termo "paresia do canal" ou "fraqueza unilateral", que considera o lado menos responsivo. Outro parâmetro de avaliação é a **preponderância direcional (PD),** que se refere à predominância de nistagmo para determinada direção. É considerada positiva quando apresenta valores acima de 20%, e pode ocorrer em função da presença de nistagmo espontâneo ou alterações do tônus. Os valores de PL e PD são grafados em porcentagem e as fórmulas utilizadas para seu cálculo podem ser observadas a seguir:

- 30°C:
  - orelha esquerda (A)
  - orelha direita (B)
- 44°C:
  - orelha esquerda (C)
  - orelha direita (D)

$$\text{Predomínio labiríntico (PL)} = \frac{(A + C) - (B + D) \times 100}{A + B + C + D}$$

$$\text{Predomínio direcional (PD)} = \frac{(A + D) - (B + C) \times 100}{A + B + C + D}$$

Os parâmetros PL e PD não são capazes de definir se o acometimento é central ou periférico, mas ao lado de outras informações podem auxiliar na localização da etiologia do processo.

Outros possíveis achados na prova calórica são: a **disritmia**, que corresponde a variações da amplitude e da frequência dos nistagmos sem variação da VACL; as **pausas**, que consistem em acentuação da disritmia ou em ausência da atividade mental (tanto a disritmia como a pausa sugerem falta do controle cerebelar); a **microescritura**, que é a importante diminuição na amplitude com aumento da frequência dos nistagmos, sem alteração da VACL (observada em idosos e no sofrimento vascular difuso); a **ausência do efeito inibidor da fixação ocular (EIFO)** que ocorre pela inoperância do freio cerebelar; o **nistagmo invertido**, que é o nistagmo que bate para o lado oposto ao esperado (atribuído a alterações na formação reticular ou na vigência de drogas); e **nistagmo pervertido**, que é a resposta com nistagmo vertical a estímulos em canais laterais (encontrado em lesões no assoalho do IV ventrículo).

Prova Rotatória

A prova rotatória abrange testes de rotação passiva do paciente e avalia a resposta vestibular a esses movimentos. Assim como a prova calórica, avalia apenas os canais semicirculares laterais, mas aqui de forma simultânea. O estímulo realizado é mais intenso, de média frequência, entre 0,01 e 1 Hz. A prova é baseada no princípio da inércia, ou seja, a endolinfa do canal lateral continua se deslocando mesmo após a interrupção brusca do estímulo rotatório. Esse movimento ocasiona a deflexão da cúpula e a ativação dos núcleos vestibulares.

As indicações para a realização do exame são: ausência de resposta nas provas calóricas, presença de nistagmo espontâneo e de posição em exames com prova calórica normal, acompanhamento da compensação vestibular central, avaliação do prognóstico da lesão labiríntica e investigação de simulação.

O exame é realizado em cadeira rotatória com a cabeça do paciente fletida a 30°. Dessa forma o eixo de rotação torna-se perpendicular ao plano dos canais laterais. O estímulo é a rotação do paciente como um todo nos sentidos horário e anti-horário com acelerações e desacelerações. A rotação em sentido horário gera nistagmos para a direita e a rotação anti-horária provoca nistagmos para a esquerda, que devem ser proporcionais à intensidade do estímulo. Os tipos de estímulo são a impulsão, a velocidade constante e a aceleração sinusoidal. O registro dos nistagmos resultantes é feito por oculografia.

No teste com **impulsão**, a cadeira é manualmente rodada dez vezes em 20 segundos. Quando o giro é abruptamente interrompido, observa-se o nistagmo, seu tempo de esgotabilidade (normalmente até 22 segundos) e a simetria de resposta entre os lados. A **prova trapezoidal (velocidade constante)** estuda o decréscimo do nistagmo per-rotatório. Esse nistagmo aparece após a rotação em velocidade constante (90°/s) durante 3 minutos, com vagarosa aceleração inicial e desaceleração final. Em indivíduos normais, o nistagmo surge quando a aceleração atinge 1°/s², mas nos casos de comprometimento vestibular, fica entre 6° e 7°/s².

A **aceleração sinusoidal** é tipo de teste mais utilizado atualmente. Diferentes protocolos utilizam esse estímulo:

- *Prova Rotatória Pendular Decrescente (PRPD):* a cadeira faz giros de 90° ou 180° para os dois sentidos na mesma frequência, e vai desacelerando. Assim, a amplitude do movimento fica cada vez menor (à semelhança de um pêndulo) até parar. São realizadas cerca de dez oscilações. Os parâmetros avaliados são a frequência, a preponderância direcional e a simetria.
- *Aceleração sinusoidal harmônica (SHA):* utiliza geralmente três frequências, de 0,01 Hz a 1 Hz. São observados o ganho, a fase e a simetria (Fig. 36-9).
- *Step rotation test ou velocidade constante:* avalia o decréscimo do nistagmo per-rotatório. O paciente é rodado em velocidade constante (entre 60° a 120°/s) com parada brusca, quando é avaliado o nistagmo per-rotatório (Fig. 36-10). Seu esgotamento deve ocorrer entre 8 e 10 segundos em indivíduos normais.
- *Interação vestíbulo visual:* utiliza a cadeira rotatória e o estímulo optocinético conjugados, integrando os estímulos vestibulares e visuais. Destaca-se entre as provas rotatórias por ser capaz de fornecer a localização da lesão. São três as fases do protocolo: 1. a cadeira é rodada com o paciente no escuro; 2. o cenário que provoca o estímulo visual gira em conjunto com a cadeira; 3. a cadeira roda enquanto o paciente deve fixar os olhos no cenário com listras claras e escuras que fica fixo ao seu redor. As respostas são analisadas em relação ao ganho e à fase. Nas **lesões periféricas**, a ausência de informação visual no escuro provoca respostas assimétricas; o alvo fixo suprime a resposta e o estímulo optocinético aumenta as respostas. Nas **etiologias centrais,** as respostas estão reduzidas bilateralmente no escuro, a

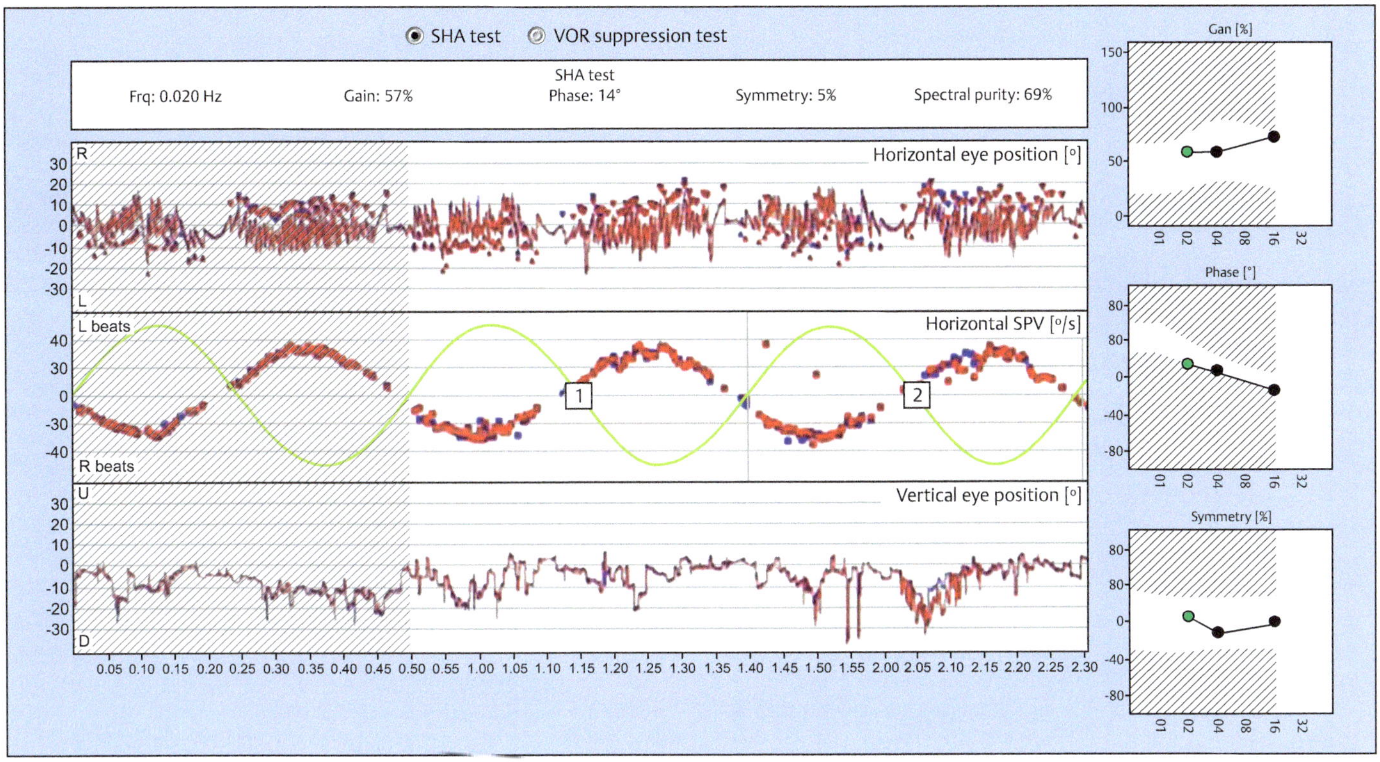

Fig. 36-9. Aceleração sunusoidal harmônica (SHA) dentro dos padrões de normalidade.

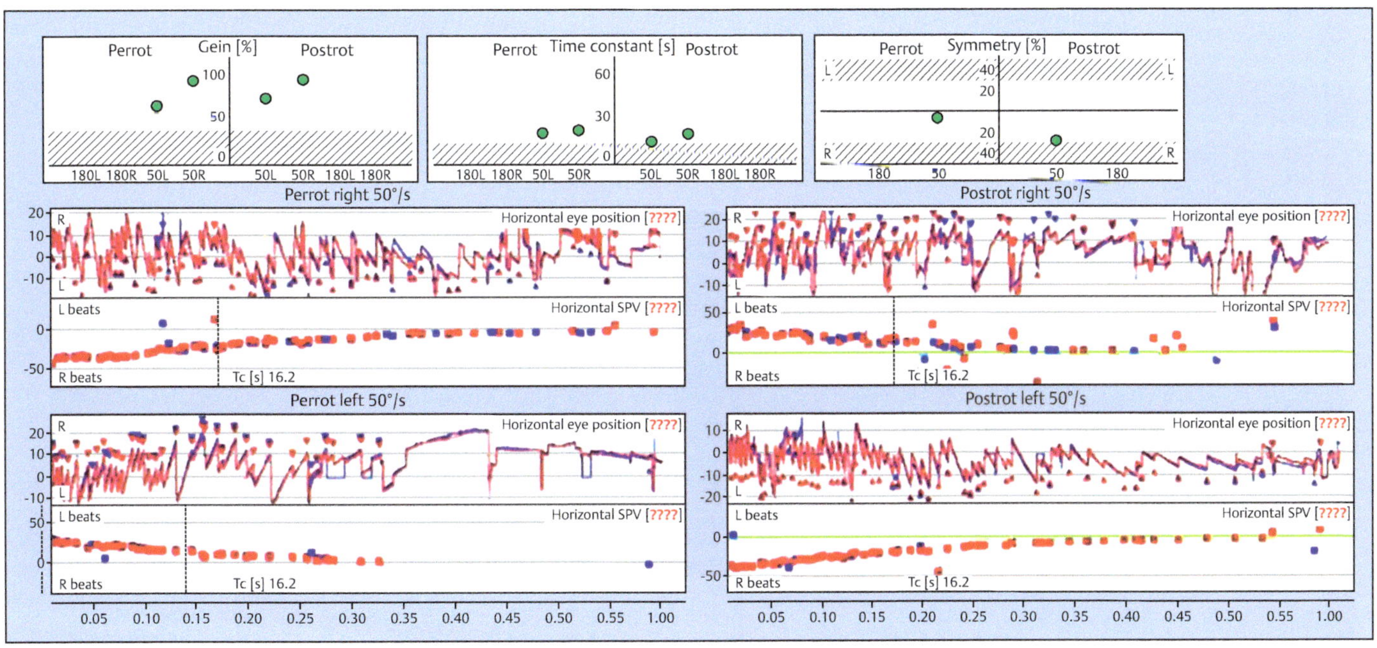

Fig. 36-10. *Step rotation test* dentro dos padrões de normalidade.

fixação ocular no cenário não reduz a intensidade do nistagmo e o estímulo optocinético não aumenta sua VACL.

A resposta dos testes em cadeira rotatória é avaliada quanto à comparação entre os lados, uma vez que os labirintos são testados em conjunto. Na presença de assimetria (preponderância direcional de um dos lados) é diagnosticada a ausência de compensação vestibular. Respostas simétricas não significam necessariamente a normalidade do sistema vestibular periférico, pois podem indicar compensação central. Quando a doença vestibular está compensada, o ganho geralmente está mantido nas lesões periféricas unilaterais, porém reduzidos nas bilaterais. Na presença de alto ganho, deve ser considerada lesão cerebelar. A fase, que é a diferença entre a velocidade da cadeira e do olho, apresenta-se alterada nas lesões periféricas (Fig. 36-11).

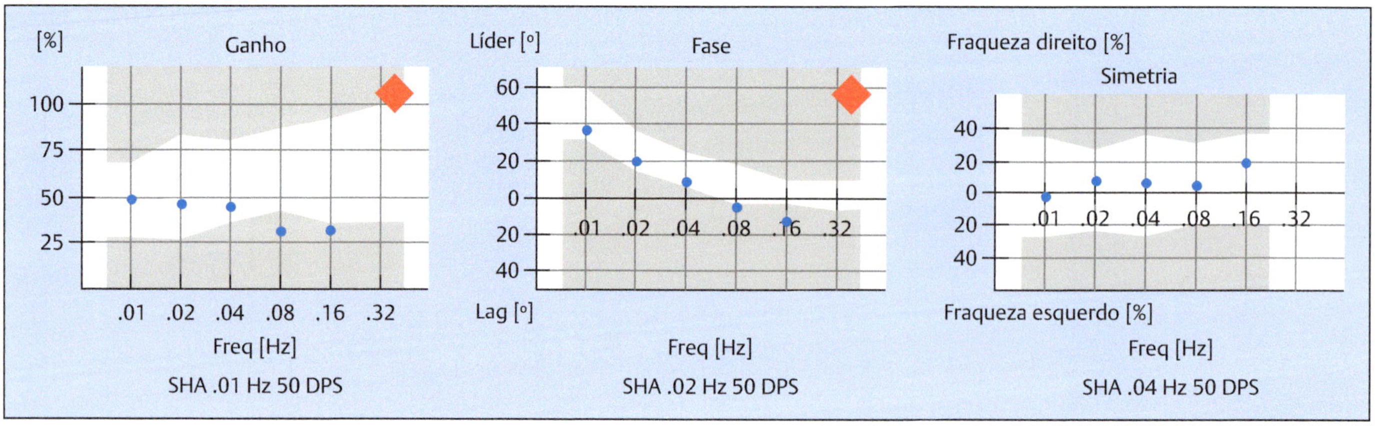

Fig. 36-11. Aceleração sinusoidal harmônica (SHA) com alteração de ganho e fase nas frequências mais elevadas.

vHIT

O *video head impulse test* (vHIT) representa a computadorização do HIT clínico. O paciente usa óculos que gravam o movimento dos olhos e enviam os dados para um sistema computadorizado. O teste estuda a via direta do reflexo vestíbulo-ocular (RVO) e utiliza um estímulo de alta frequência (1 a 10 Hz). Consegue avaliar todos os canais semicirculares, inclusive os verticais.

São realizados impulsos cefálicos passivos e imprevisíveis enquanto o paciente mantém o olhar em um alvo fixo localizado 1 metro a sua frente. Os movimentos devem ser rápidos (média de 180°/s de velocidade e 3.000 a 4.000°/s^2 de aceleração) e de baixa amplitude (cerca de 20°). Os canais laterais são avaliados com a rotação lateral da cabeça no eixo *yaw*. Em contrapartida, o eixo *pitch* é utilizado para os canais verticais, avaliando dois planos de testagem dos canais coplanares: RALP (*right* anterior e *left* posterior), que testa os canais anterior/superior direito e posterior esquerdo, e LARP (*left* anterior e *right* posterior), correspondente aos canais anterior/superior esquerdo e posterior direito (Fig. 36-12).

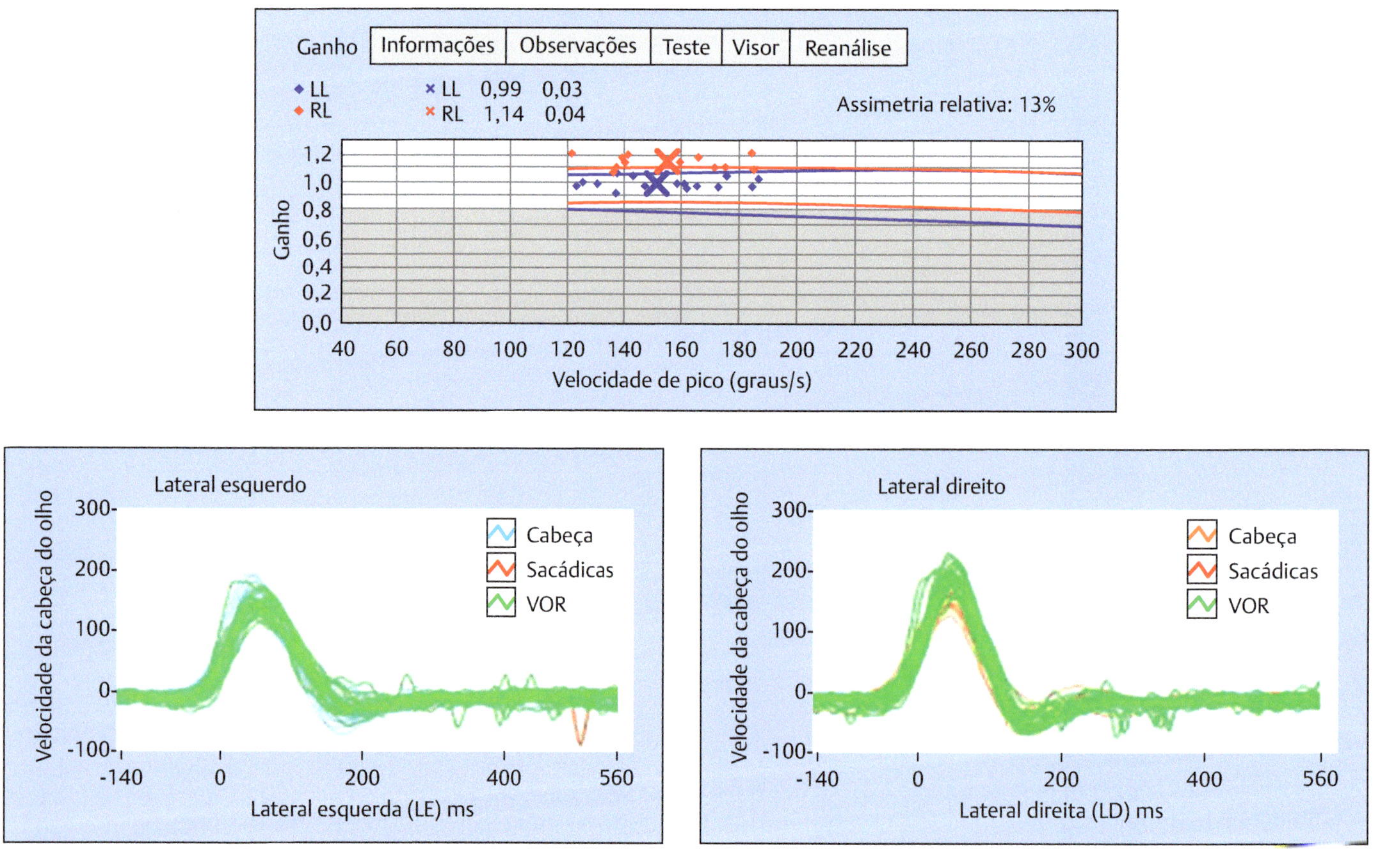

Fig. 36-12. vHIT dentro dos padrões de normalidade.

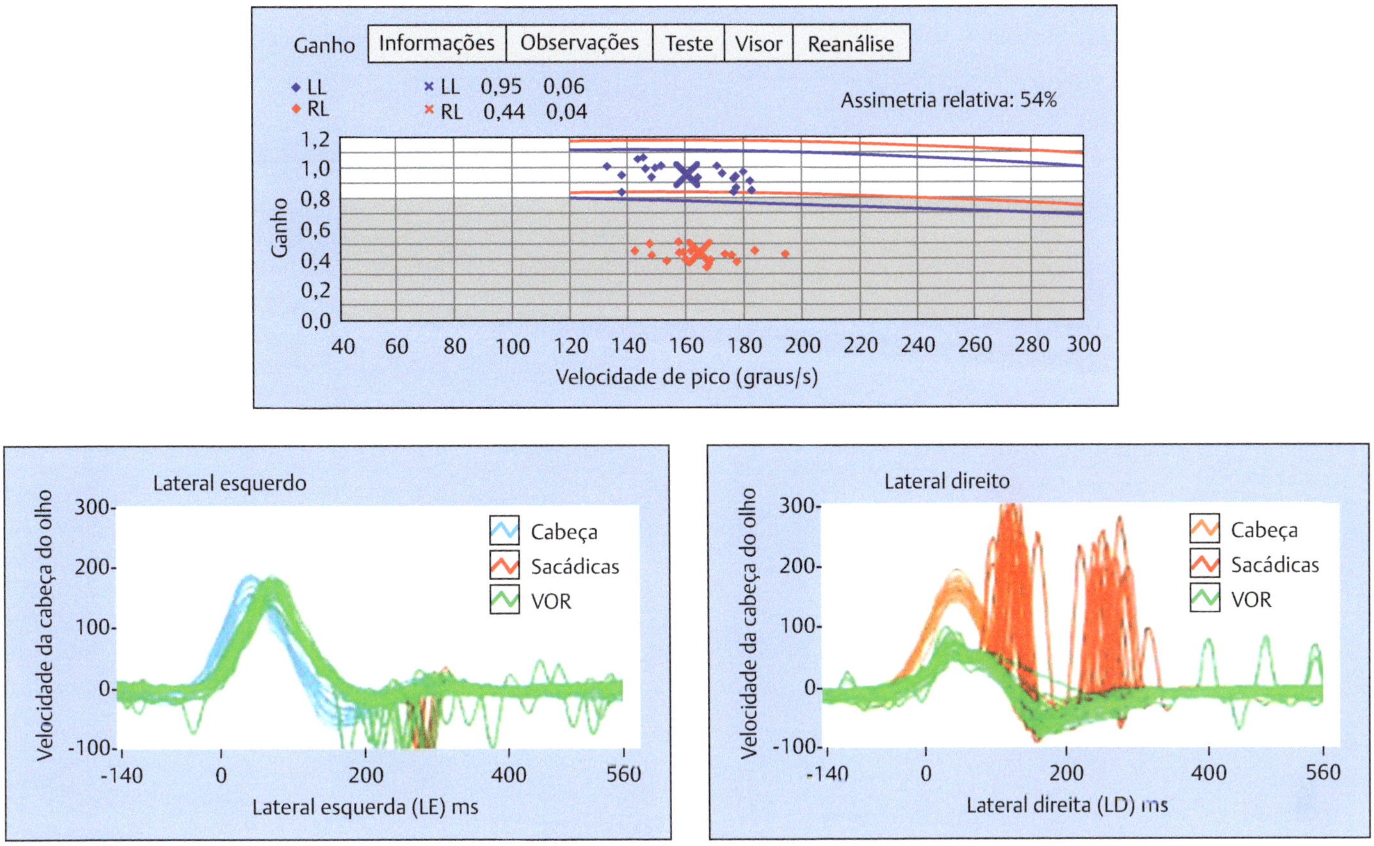

Fig. 36-13. vHIT com comprometimento do RVO à direita com baixo ganho e sacadas cobertas e descobertas (em vermelho).

Um paciente sem comprometimento do RVO consegue manter o olhar fixo no alvo. Porém, se há insuficiência do reflexo secundária à lesão vestibular, ocorrem sacadas corretivas. As sacadas podem ser descobertas (*overt*), que ocorrem após o término do movimento cefálico, ou cobertas (*covert*), que têm início durante o movimento e por isso não são visualizadas no exame clínico. As sacadas descobertas estão comumente presentes em patologias agudas não compensadas, como no caso de uma neurite vestibular (Fig. 36-13). Por sua vez, as sacadas cobertas indicam processo de compensação vestibular central em andamento.

O ganho, que corresponde à relação de velocidade entre o olho e a cabeça, está reduzido em indivíduos com hipofunção vestibular e aumentado em casos de hiperexcitação das vias vestibulares (como na enxaqueca e na falta de freio cerebelar).

As indicações do exame são: diagnóstico diferencial em síndrome vestibular aguda, avaliação dos canais verticais e aprofundamento do estudo da função vestibular periférica, uma vez que consegue identificar alterações imperceptíveis no exame clínico.

VEMP

O potencial evocado miogênico vestibular (do inglês *vestibular evoked myogenic potential* – VEMP) é um teste eletrofisiológico que analisa a atividade dos órgãos otolíticos. Usa estímulo auditivo (95-100 dB NA) de alta frequência (de 200 a 500 Hz) para obter resposta muscular. Os músculos mais utilizados na prática clínica são o esternocleidomastóideo e o oblíquo inferior/reto inferior.

O VEMP cervical (cVEMP) avalia o sáculo e a via vestíbulo-espinhal, captando as respostas do músculo esternocleidomastóideo. É constituído por dois conjuntos de ondas bifásicas, com picos positivo e negativo em sequência, chamados de P13N23. O VEMP ocular (oVEMP) avalia o utrículo e as vias oculomotoras, estimulando os músculos oblíquo inferior e reto inferior. Apresenta pico negativo primeiro e um positivo logo após, formando o conjunto N10P15 (Fig. 36-14).

Os parâmetros avaliados são simetria, latência e amplitude. Distúrbios de funcionamento unilateral produzem respostas assimétricas. Pacientes idosos podem apresentar aumento da latência das ondas. Como a amplitude é determinada pelas características do músculo (como massa e tônus) e pela altura do paciente, cada indivíduo apresentará respostas individuais.

O VEMP está indicado na investigação de algumas patologias, como deiscência do canal semicircular superior, síndrome do aqueduto vestibular alargado, hidropisia endolinfática, doença de Ménière e doenças do SNC (Parkinson e esclerose múltipla). É capaz de avaliar a extensão da lesão vestibular ao pesquisar o acometimento otolítico em casos de neurite vestibular, hipofunção bilateral e síndrome do desequilíbrio do idoso.

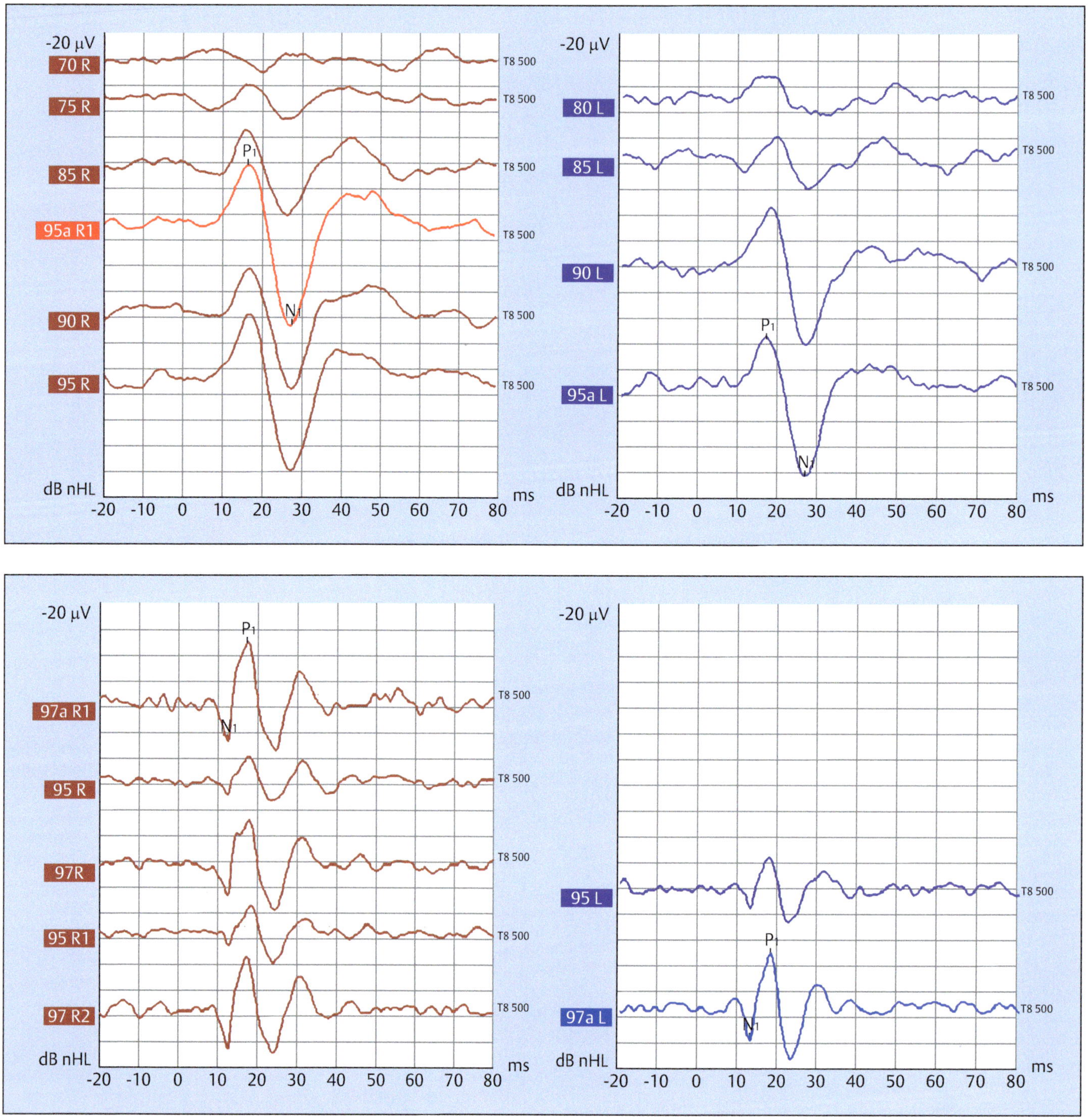

Fig. 36-14. cVEMP e oVEMP dentro dos padrões de normalidade.

BERA

O BERA (*brainstem evoked response audiometry*) pode auxiliar no diagnóstico de alterações na via auditiva, complementando a audiometria. É solicitado quando há suspeita de comprometimento da via auditiva central, como em casos de perda auditiva neurossensorial assimétrica, zumbido unilateral e baixa discriminação vocal.

Posturografia

A posturografia é um exame que avalia os padrões de manutenção do equilíbrio corporal frente a diversas situações de desafio da estabilidade corporal.

É realizada no posturógrafo, equipamento composto por uma plataforma com sensores e por um cenário visual. São testadas variações de situações (de estabilidade e movimento) que desencadeiam diferentes respostas do sujeito para corrigir seu centro de gravidade. Dessa forma, são avaliados os sistemas visual, proprioceptivo e vestibular a partir de uma simulação de movimento, seja da plataforma de apoio, do cenário ou de ambos.

Os equipamentos de posturografia são capazes de realizar vários testes, exemplificados a seguir:

1. Teste de integração sensorial (TIS):
   Para esta descrição utilizaremos como referência o sistema Equitest (Neurocom®), considerado o padrão-ouro das posturografias.
   O teste analisa a capacidade de o paciente manter-se estável quando colocado diante de pistas falsas. A inclinação corporal máxima que o indivíduo faz sem cair é chamada de limite de estabilidade e a finalidade do teste é verificar a habilidade do sujeito em se manter dentro desse limite. O resultado do exame é dado pelo cálculo do percentual de oscilações que o paciente faz no plano anteroposterior para cada condição avaliada. Para tanto, são considerados os valores máximos de inclinação corporal (8° para a frente e 4,5° para trás), que utilizam a estratégia de rotação do tornozelo.
   Seis condições são propostas, com três avaliações de 20 segundos cada:
   - Condição 1: olhos abertos, plataforma fixa, cenário estacionário.
   - Condição 2: olhos fechados, plataforma fixa, cenário estacionário.
   - Condição 3: olhos abertos, plataforma fixa, cenário móvel.
   - Condição 4: olhos abertos, plataforma móvel, cenário estacionário.
   - Condição 5: olhos fechados, plataforma móvel, cenário estacionário.
   - Condição 6: olhos abertos, plataforma móvel, cenário móvel.

   A cada teste é atribuída uma nota: a nota é 100 corresponde à manutenção perfeita do equilíbrio e decresce com o seu prejuízo; quando o paciente cai, é atribuída a nota zero (Fig. 36-15).

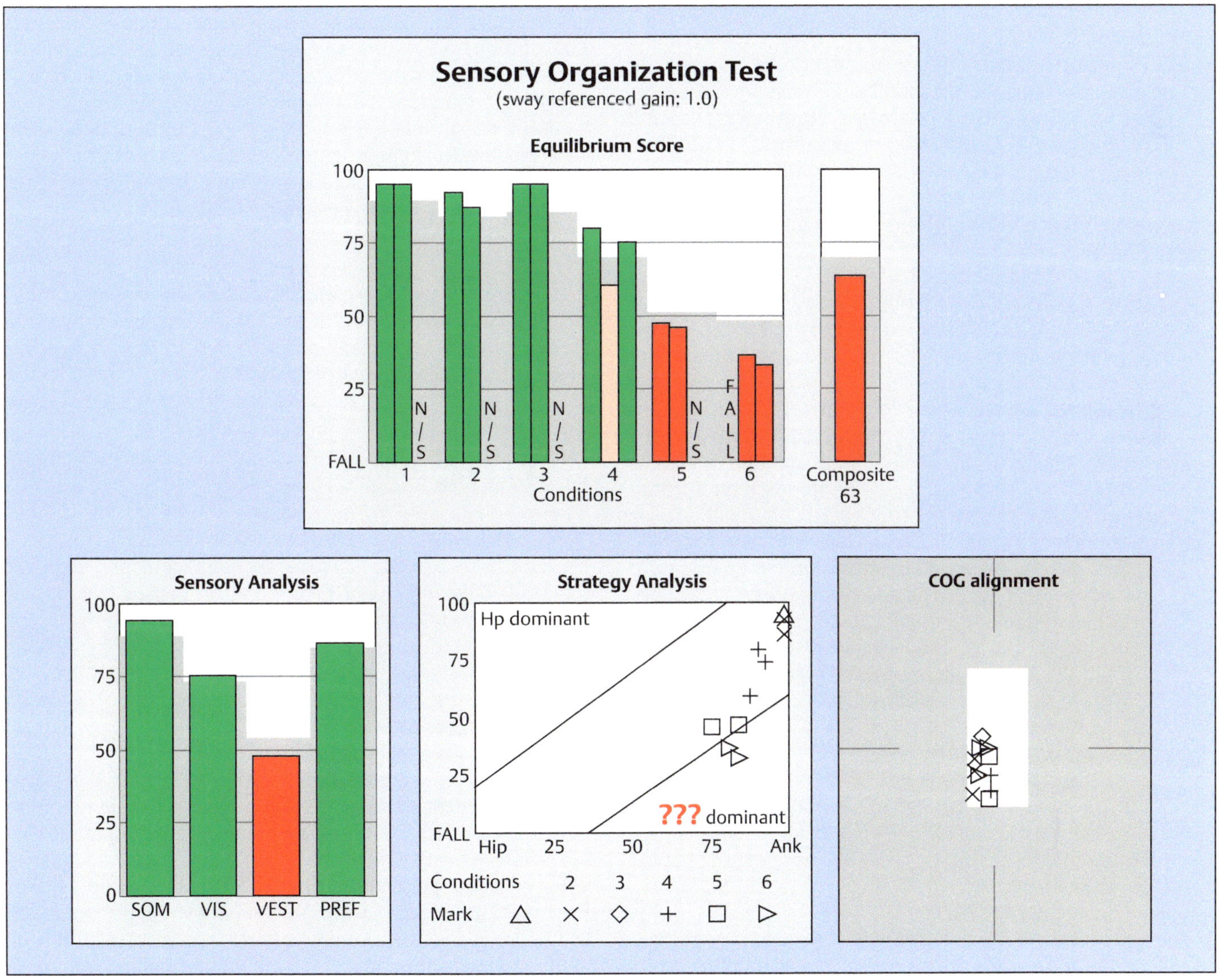

Fig. 36-15. Exemplo de resultado do TIS demostrando comprometimento da função vestibular (baixo desempenho nas condições 5 e 6).

Interpretação dos achados:

- Disfunção vestibular: baixo desempenho na condição 5 isoladamente ou na 5/6 concomitantemente, que testam a função vestibular.
- Disfunção vestíbulo-visual: baixo desempenho nas condições 4/5/6, que testam em conjunto as funções vestibulares e visuais.
- Preferência visual: baixo desempenho em 3/6 ou apenas 6, indicando a dependência visual.
- Preferência visual com disfunção vestibular: baixo desempenho nas condições 3/5/6, que sugere dependência visual na presença de alteração vestibular.
- Disfunção somatossensorial e vestibular: desempenho comprometido em 2/3/5/6, indicando dificuldade na utilização das informações proprioceptivas e vestibulares.
- Disfunção severa: anormalidade em quatro ou mais condições.
- Padrão discordante: resultados que não se encaixam nos conjuntos acima, tornando os resultados de difícil de interpretação. Nesse caso, o paciente pode ser simulador ou portador de distúrbio de comportamento. Exemplo: anormalidade em 1/2/3/4 e 5 e 6 sem alterações.

O TIS tem sua melhor indicação quando há necessidade de avaliação funcional do equilíbrio, especialmente quando as provas calóricas e rotatórias são normais; escolha de protocolos de reabilitação do equilíbrio; avaliação e acompanhamento do tratamento; análise de pacientes com lesões neurológicas e de crianças com atraso de desenvolvimento motor; observação do equilíbrio em simuladores; exame pericial e pesquisas clínicas.

2. Teste de controle motor (TCM):

   O teste verifica se o paciente consegue manter-se em equilíbrio após perturbações inesperadas em seu centro de gravidade. São executadas incursões anteriores e posteriores na plataforma de apoio, que estimulam receptores no tornozelo que, por sua vez, contraem a musculatura de membros inferiores para prevenir a queda. Os estímulos duram menos de um segundo e apresentam três graus de intensidade: pequena, média e intensa, para a frente e para trás.

   Os parâmetros avaliados são:

   - Latência: tempo decorrido entre o início do estímulo e a recuperação da postura. Quando aumentada sugere anormalidade da articulação do tornozelo ou lesão neurológica.
   - Amplitude: é a inclinação necessária para que o paciente volte à posição de equilíbrio após um deslocamento da plataforma.
   - Peso: avalia se há diferença na pressão que cada pé exerce na plataforma.

3. Limite de estabilidade (LE):

   O teste avalia o máximo deslocamento do centro de massa em oito direções distintas, que o paciente consegue realizar sem cair.

4. Teste de adaptação (TAD):

   Avalia a capacidade de o indivíduo manter o equilíbrio corporal após mudanças inesperadas na inclinação da plataforma.

Há ainda a **posturografia de marcha**, que realiza simultaneamente a avaliação e o treinamento do equilíbrio corporal. É utilizado um cinto com sensores de deslocamento que avaliam os desvios corporais e unidades vibratórias que sinalizam esses desvios ao paciente. No formato de sensores, o equipamento fornece ao examinador as tarefas que provocam maior desequilíbrio corporal. Em posse dessas informações, é programado um protocolo de treinamento individual. Nesse protocolo são utilizadas as unidades vibratórias, que informam ao sujeito quando há desvio corporal e o auxiliam na estabilização de seu centro de massa.

Exames de Imagem

O direcionamento para os exames de imagem depende da hipótese clínica. A ressonância magnética de ossos temporais e de crânio, com enfoque em fossa posterior, é solicitada quando há suspeita de tumores, contato neurovascular, malformações e lesões desmielinizantes. A tomografia computadorizada é solicitada para auxiliar no diagnóstico de lesões ósseas como a otosclerose e a deiscência de canal semicircular superior. Em pacientes cujas queixas apontam para etiologia vascular, são indicadas a angiorressonância ou angiotomografia cervical e de crânio, o Doppler de artérias carótidas e vertebrais e o Doppler transcraniano. A radiografia simples de coluna cervical estuda as alterações cervicais que podem favorecer o surgimento de tontura.

É imprescindível ter em mente que nenhum dado deve ser considerado isoladamente. E ainda, que os exames complementares devem ser analisados em conjunto, sempre relacionados com a história e a sintomatologia.

CINETOSE

A cinetose é definida como uma intolerância ao movimento. É uma resposta fisiológica normal que pode ser provocada em quase todas as pessoas, porém a depender da suscetibilidade individual e intensidade dos sintomas, é considerada um distúrbio. Ela ocorre devido a um conflito sensorial entre os sistemas visual, vestibular e proprioceptivo.

Pode também ser chamada de enjoo do movimento ou mal do movimento.

Fisiopatologia

A teoria do conflito sensorial é a mais aceita para explicar a cinetose. Descreve o conflito que ocorre entre os sistemas visual, vestibular e somatossensorial, resultante de movimentos reais (transporte aéreo, marítimo ou rodoviário) ou virtuais (simuladores de realidade virtual, veículos autônomos e videogames). O sistema vestibular tem grande importância na síndrome, pois as pessoas com arreflexia vestibular bilateral não apresentam sintomas.

Comumente, o conflito entre estímulos visuais e vestibulares desencadeia cinetose. Um caso típico e frequentemente relatado pelos pacientes é o mal-estar que sentem quando viajam no banco traseiro de um automóvel, mas que desaparece no banco da frente ou quando dirigem. Isto ocorre porque quando se viaja no banco dianteiro do veículo, há a possibilidade de antever as mudanças de direção do veículo, corrigindo sua postura pela programação do aparelho vestibular. Portanto, é o conflito o responsável por desencadear a cinetose.

Prevalência

Até o segundo ano de vida, as crianças dificilmente manifestam sintomas devido à imaturidade das vias que participam do mecanismo de integração sensorial. A suscetibilidade aumenta e atinge seu pico por volta dos 9 anos de idade e tende a diminuir progressivamente na adolescência, vida adulta e velhice, quando ocorre a degeneração das vias vestibulares.

Embora fatores hormonais, como o uso de contraceptivos, menstruação e gravidez, correlacionem-se com a suscetibilidade à cinetose em mulheres, apenas 50% dos estudos encontraram uma maior ocorrência nelas. Por outro lado, a cinetose é autorrelatada em pelo menos 50% das pessoas que sofrem de enxaqueca. Indivíduos com disfunção vestibular sem perda de função apresentam mais cinetose que controles.

Quadro Clínico

O paciente inicialmente se sente deprimido, angustiado, pálido e tenso. A seguir ocorre salivação intensa, acompanhada por náuseas e vômitos. Raramente aparecem vertigens ou sintomas cocleares. O equilíbrio é normal e não desencadeia nistagmo. Cessado o estímulo, os sintomas desaparecem espontaneamente em horas ou dias.

Diagnóstico

É feito quando os sintomas são desencadeados pelo movimento físico da pessoa, pioram com a exposição prolongada, melhoram após cessado o estímulo e não podem ser explicados por outra patologia.

Tratamento

Há tratamento profilático e de resgate.

O tratamento profilático consiste em submeter as pessoas a situações semelhantes àquelas que provocam as crises de cinetose por meio do processo da habituação. Dessa forma, aprende-se a suprimir um estímulo quando ele é seguidamente repetido.

As drogas podem ser utilizadas, tanto nas crises como para evitá-las. As mais utilizadas são: os anti-histamínicos (dimenidrinato, meclizina, cinarizina), anticolinérgicos (escopolomina) e outras drogas (lorazepam, baclofeno, gabapentina). Na fase aguda da doença são usadas as mesmas drogas na forma injetável.

Algumas publicações descrevem o uso de gengibre e de acupressão no tratamento da cinetose com resultados interessantes.

Como a suscetibilidade diminui com a idade, nos casos de adultos que pioram progressivamente, outras etiologias precisam ser investigadas. Doenças de origem vestibular, enxaqueca, anormalidades endócrinas e distúrbios do sistema nervoso central precisam ser afastadas.

MAL DO DESEMBARQUE

Quando por exemplo descemos de um navio após passarmos vários dias navegando, podemos sentir por alguns minutos ou por até 48 horas a sensação de oscilação. Em alguns indivíduos, quando essa impressão persiste por mais de 2 dias, podendo chegar a meses, dá-se o nome de **mal do desembarque**.

Fisiopatologia

A patogênese do mal do desembarque não é muito bem compreendida. Uma das explicações é que ocorra um mecanismo da habituação, isto é, o indivíduo acostuma-se com as informações sensoriais enquanto navegava e nada sentia. Ao desembarcar, as informações são outras, o que gera um conflito. Mecanismos que envolvem o reflexo vestíbulo-ocular e o conceito de velocidade estocada possivelmente estão envolvidos.

Quadro Clínico

O paciente queixa-se de uma sensação subjetiva de oscilação que pode ocorrer em todos os planos (para a frente e para trás, para cima e para baixo ou de um lado para o outro). Sintomas como desorientação espacial, fadiga, intolerância a estímulos visuais complexos, cefaleia e ansiedade podem associar-se. Em geral, náuseas e vômitos estão ausentes.

Diagnóstico

O diagnóstico é feito pela história clínica. Caracteriza-se por tontura não rotatória do tipo sensação de oscilação, contínua ou que persiste durante a maior parte do dia, com início nas primeiras 48 h após exposição à movimentação passiva (p. ex., navio, avião, automóvel, trem, entre outros), persistência por mais de 2 dias, sendo que os sintomas aliviam durante nova exposição à movimentação passiva (p. ex., dirigir) e não são mais bem explicados por outra patologia.

Tratamento

Os antidepressivos (inibidores da receptação de serotonina e inibidores da receptação de serotonina e noradrenalina) e os benzodiazepínicos (clonazepam) reduzem a queixa de oscilação, porém a remissão tende a ser espontânea. A reabilitação vestibular pode ser empregada com o objetivo de melhorar a adaptação do reflexo vestíbulo-ocular. Novas técnicas como a neuromodulação com estimulação transcraniana por corrente alternada vêm sendo estudadas.

VERTIGEM POSTURAL PAROXÍSTICA BENIGNA (VPPB)

A vertigem postural paroxística benigna (VPPB) é a doença vestibular mais comum. É caracterizada por episódios de vertigem paroxística desencadeados por determinados posicionamentos da cabeça.

Fisiopatologia

A teoria amplamente aceita para o surgimento da VPPB é o deslocamento das otocônias das máculas utriculares para os canais semicirculares. As duas principais formas são a canalitíase/ductolitíase e a cupulolitíase.

Na **canalitíase**, a mais frequente, os fragmentos de otolólitos flutuam livremente na endolinfa dos ductos semicirculares. Durante mudanças de posicionamento da cabeça, a gravidade faz com que essas partículas se movam ocasionando fluxo anormal da endolinfa e, consequentemente, deflexão da cúpula.

A **cupulolitíase** consiste na aderência dos cristais de carbonato de cálcio à crista ampular dos canais, o que promove a alteração de sua densidade. Dessa forma, o órgão sensorial fica mais sensível à estimulação.

A etiologia pode ser traumatismo cranioencefálico ou alterações da orelha interna, como processos inflamatórios e infecciosos, sofrimento vascular, hidropisia endolinfática, distúrbios metabólicos e cirurgias otológicas.

O canal semicircular mais comumente afetado é o posterior (80-90% dos casos), com predileção pela orelha direita. Em seguida vem o canal lateral (5-30%), sendo o acometimento de canal anterior o mais raro (1-2%).

Prevalência

Apresenta prevalência de 2,4% na população geral, com incidência de 0,6% ao longo de 1 ano. A taxa de recorrência anual é de 15-20%.

É mais comum em idosos, principalmente mulheres. Fator de risco bem estabelecido é a osteopenia/osteoporose com redução dos níveis séricos de vitamina D.

Quadro Clínico

A história clínica é o surgimento de vertigem com duração de segundos quando o paciente assume posições desencadeantes, como deitar-se, levantar-se, virar-se para os lados quando deitado, fletir e hiperestender a cabeça. Esses episódios costumam ocorrer várias vezes ao dia. O quadro pode ser acompanhado de náuseas e vômitos.

Diagnóstico

A confirmação é feita pelo exame físico, a partir de manobras diagnósticas que induzem o aparecimento de nistagmo.

A pesquisa de VPPB de canais verticais é realizada com a **manobra de Dix-Hallpike**. Com o paciente sentado, o examinador rotaciona sua cabeça 45° para o lado a ser testado e o deita com a cabeça pendida. Prossegue-se com a observação do surgimento ou não de nistagmo após alguns segundos de latência. A presença de nistagmo torcional com componente vertical para cima sugere VPPB de canal semicircular posterior e, para baixo, canal anterior. O sentido da rotação indica a orelha acometida: horário se orelha esquerda e anti-horário se orelha direita. O nistagmo geralmente dura menos de 1 minuto na canalitíase e mais do que isso na cupulolitíase (Fig. 36-16).

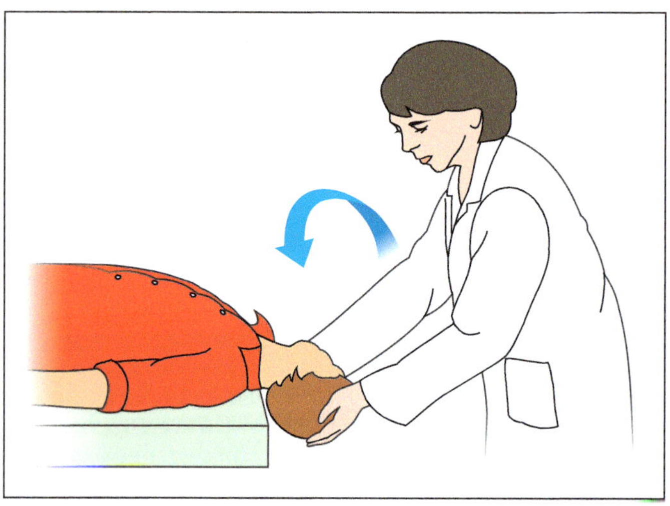

Fig. 36-16. Manobra de Dix-Hallpike.

Quadro 36-1. Nistagmo da VPPB Canal Semicircular Posterior

Direito	Esquerdo
Canalitíase: ▪ Vertical para cima e torcional anti-horário ▪ Duração menor que 1 minuto	Canalitíase: ▪ Vertical para cima e torcional horário ▪ Duração menor que 1 minuto
Cupulolitíase: ▪ Vertical para cima e torcional anti-horário ▪ Duração maior que 1 minuto	Cupulolitíase: ▪ Vertical para cima e torcional horário ▪ Duração maior que 1 minuto

Quadro 36-2. Nistagmo da VPPB Canal Semicircular Anterior

Direito	Esquerdo
Canalitíase: ▪ Vertical para baixo e torcional anti-horário ▪ Duração menor que 1 minuto	Canalitíase: ▪ Vertical para baixo e torcional horário ▪ Duração menor que 1 minuto
Cupulolitíase: ▪ Vertical para baixo e torcional anti-horário ▪ Duração maior que 1 minuto	Cupulolitíase: ▪ Vertical para baixo e torcional horário ▪ Duração maior que 1 minuto

Quadro 36-3. Nistagmo da VPPB Canal Semicircular Lateral

Direito	Esquerdo
Canalitíase: ▪ Geotrópico mais intenso com a cabeça virada para a direita	Canalitíase: ▪ Geotrópico mais intenso com a cabeça virada para a esquerda
Cupulolitíase: ▪ Ageotrópico mais intenso com a cabeça virada para a esquerda	Cupulolitíase: ▪ Ageotrópico mais intenso com a cabeça virada para a direita

A torção lateral da cabeça ou ***head roll test*** é utilizada para o diagnóstico de VPPB de canal lateral. Nela o paciente é colocado em decúbito dorsal horizontal com a cabeça fletida a 30°, e essa é virada para os dois lados de forma rápida. O nistagmo desencadeado pode ser geotrópico (em direção ao chão) ou ageotrópico (para cima), sendo então possível determinar tratar-se de canalitíase ou cupulolitíase, respectivamente. A intensidade do nistagmo identifica a lateralidade, pois a direção do nistagmo mais intenso aponta para a orelha afetada.

A presença de tontura intensa durante as manobras reforça o diagnóstico, assim como o alívio sintomático após as manobras de reposição.

Os Quadros 36-1 a 36-3 resumem a descrição do nistagmo em alguns tipos de VPPB.

Tratamento

O tratamento clínico é feito por meio das manobras de reposição de otólitos.

A **manobra de Epley** é a mais conhecida, utilizada para os canais verticais. É iniciada com o posicionamento já descrito

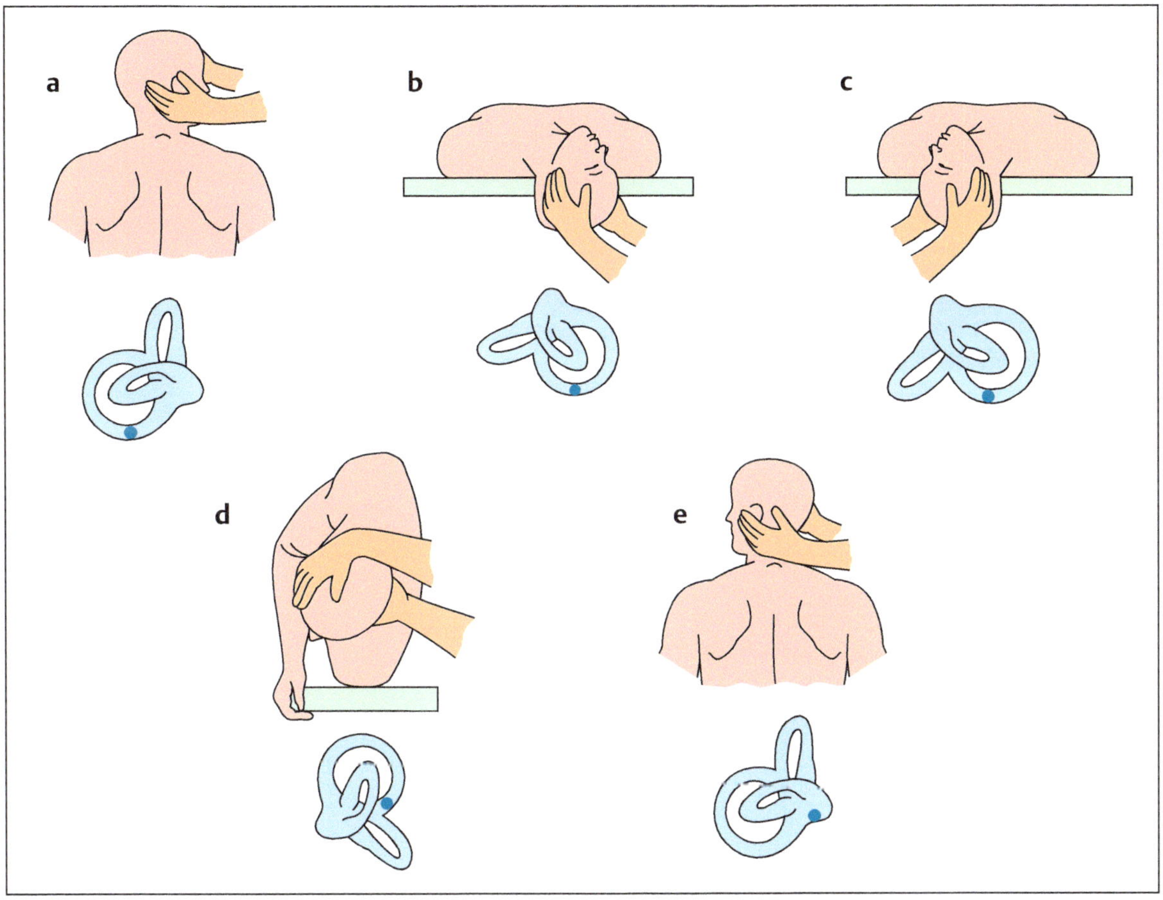

Fig. 36-17. (a-e) Manobra de Epley para VPPB de canal semicircular posterior direito.

na manobra de Dix-Hallpike, com a cabeça pendente e rodada para o lado da orelha afetada (passo 1 – Fig. 36-17b), prosseguindo-se com o giro da cabeça a 90° para o lado oposto (passo 2 – Fig. 36-17c). Em seguida, o examinador pede que o paciente assuma decúbito lateral para o lado contralateral ao labirinto doente ao mesmo tempo em que gira a cabeça mais 90°, ou seja, olhando para baixo (passo 3 – Fig. 36-17d). Por último, o paciente se senta com a queixo tocando o tórax (passo 4 – Fig. 36-17e). Cada uma dessas posições é mantida por um período de tempo de pelo menos 1 minuto. A manobra pode ser repetida duas ou três vezes em uma mesma sessão (Fig. 36-17).

A manobra liberatória de Semont também está indicada para VPPB de canais verticais. O paciente é sentado na maca com as pernas pendentes e a cabeça rodada a 45° graus para o lado são. Primeiramente o examinador deita o paciente em decúbito lateral para o lado ipsilateral à lesão, e a seguir o leva para o lado oposto da maca. Essa manobra é recomendada na falha da manobra de Epley, porém é mais difícil de realizar em pacientes idosos e obesos (Fig. 36-18).

A **manobra de Yacovino** é utilizada para VPPB de canal anterior e é a mais simples, pois é a mesma para os casos de deslocamento de otólitos tanto do lado direito como do esquerdo. O paciente é deitado em posição de Rose (cabeça pendente em extensão de 30°) e em seguida é realizada uma flexão de 90° da cabeça encostando o queixo no tórax e após o paciente senta-se.

A **manobra de Lempert**, também chamada de *barbecue* ou *roll manouver*, é utilizada para o tratamento dos canais laterais. É realizada girando o paciente em seu próprio eixo, até que ele complete uma volta de 360° em torno de si mesmo. Inicia-se com o paciente em posição supina, rodando-se sua cabeça a 90° para o lado oposto ao da lesão, e depois o corpo todo a 90°. O processo é repetido até voltar a posição original. Em cada etapa deve-se demorar pelo menos 1 minuto (Fig. 36-19).

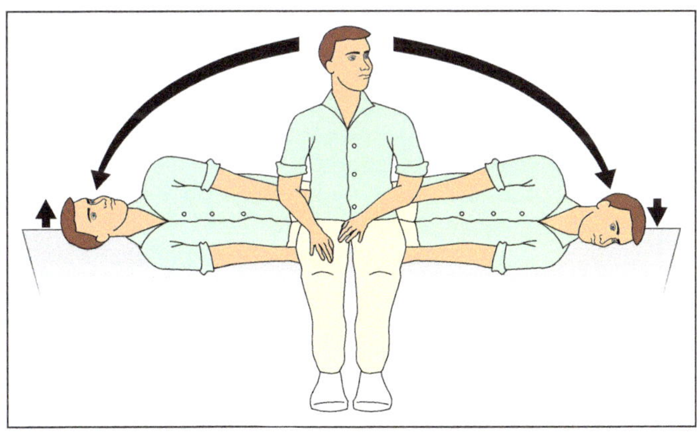

Fig. 36-18. Manobra liberatória de Semont para VPPB de canal semicircular posterior à direita.

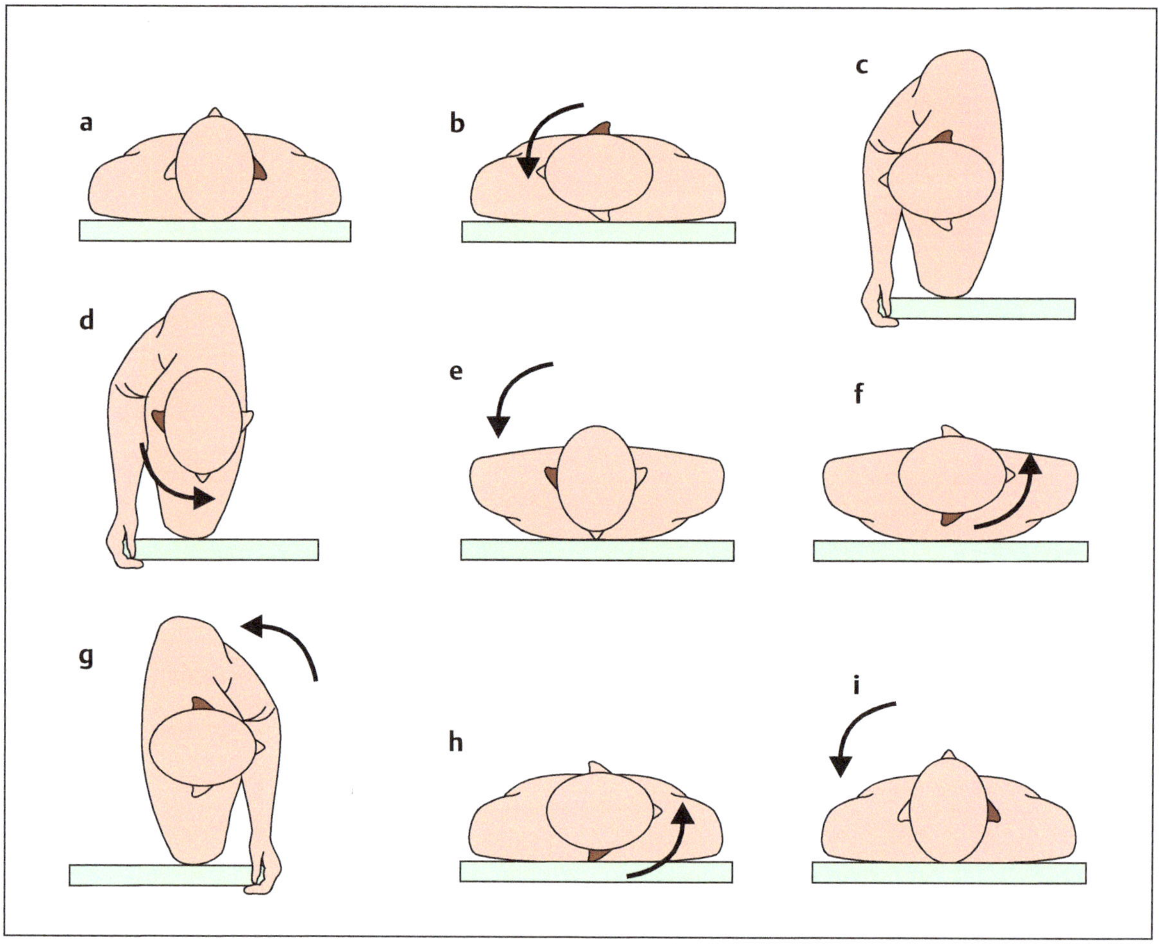

Fig. 36-19. Manobra de Lempert para VPPB de canal lateral à direita.

A **manobra de Zuma** é utilizada nos casos de VPPB de canais laterais e possui variantes para canalitíase e cupulolitíase. A reposição para cupulolitíase foi a primeira a ser descrita e nela o paciente é deslocado da posição sentada para deitar-se em bloco na direção da orelha afetada, quando então a cabeça é rodada 90° para cima. Em seguida, em decúbito dorsal horizontal, é feita nova rotação de 90° da cabeça, dessa vez para o lado são. Para finalizar, o paciente é sentado devagar. Para a canalitíase, foi desenvolvida a manobra de Zuma modificada. Inicia-se em posição sentada e vira-se a cabeça 45° para o lado normal, sendo o paciente deitado para o lado doente. A seguir, o paciente assume a posição supina e gira a cabeça mais 45° para a orelha sadia, e então mais 90° para o mesmo lado. Por último, o paciente tem sua cabeça inclinada levemente para a frente e senta-se vagarosamente.

As manobras são capazes de resolver a grande maioria dos casos de VPPB, chegando a uma taxa de resolução de 80% com apenas uma manobra e a 92% após sua repetição.

Quadros atípicos, com dissociação entre sintomatologia e achados no exame físico, que não apresentam melhora com as manobras convencionais ou apresentam recorrências frequentes precisam ser mais bem investigados do ponto de vista neurológico.

Além disso, como as alterações da orelha interna podem favorecer a ocorrência de VPPB, a avaliação do sistema vestibular deve ser realizada em todos os pacientes.

NEURITE VESTIBULAR

A vestibulopatia unilateral aguda, também chamada de neurite vestibular, é definida por uma perda aguda unilateral da função vestibular periférica, sem evidência de sintomas ou sinais neurológicos de origem central ou audiológicos agudos.

Etiologia

Um processo inflamatório, especialmente devido à reativação de uma infecção latente pelo herpes-vírus simples tipo 1, é a causa mais provável.

Fisiopatologia

O edema decorrente do quadro inflamatório causa dano às células ganglionares vestibulares e aos axônios nos canais ósseos.[3] O nervo vestibular superior é mais frequentemente acometido pois atravessa um canal ósseo mais longo e espiculado. O canal semicircular posterior possui inervação redundante, pelo nervo vestibular inferior e por uma anastomose adicional, e por isso é comumente poupado.

Quadro Clínico

Caracteriza-se pelo início abrupto de sintomas vestibulares que persistem por dias ou semanas, comumente associados a náuseas, vômitos, desequilíbrio, intolerância aos movimentos cefálicos e presença de nistagmo. Após o pico inicial dos sintomas, apresenta melhora importante durante a primeira semana e recuperação gradual ao longo de semanas a meses. Na história clínica é comum a referência a uma infecção respiratória alta de 1 a 2 semanas antes de aparecer a vertigem. Até 25% dos pacientes podem apresentar um episódio de vertigem ou tontura com duração de várias horas dentro de 2 dias antes do início da vertigem sustentada. É descrita a possibilidade de uma VPPB do canal semicircular posterior de origem pós-infecciosa.

Diagnóstico

Vertigem sustentada, de intensidade moderada a grave, com início agudo ou subagudo e duração de pelo menos 24 horas; presença de nistagmo espontâneo, horizonto-rotatório, com direção fixa e compatível com as aferências dos canais semicirculares acometidos; alteração do reflexo vestíbulo-ocular do lado oposto à direção da fase rápida do nistagmo espontâneo; ausência sinais ou sintomas audiológicos ou de acometimento central agudo; e não ser melhor explicado por outra doença ou distúrbio. Os exames otoneurológico completo, VEMPs e teste do impulso cefálico auxiliam no registro do acometimento vestibular.

Tratamento

O tratamento pode ser dividido em terapia sintomática, terapia medicamentosa específica e terapia de reabilitação vestibular.[9] Na fase aguda, o tratamento visa controlar os sintomas com o uso de supressores vestibulares e antieméticos. O tratamento específico inclui o uso de corticosteroides, que aceleram a recuperação da função vestibular. Antivirais e vasodilatadores ainda não tiveram seus efeitos terapêuticos comprovados. Os objetivos da reabilitação vestibular são a melhora dos sintomas e a readaptação às atividades da vida diária através da compensação vestibular e neuroplasticidade.

DOENÇA DE MÉNIÈRE (DM)

A doença de Ménière (DM) é uma vestibulopatia episódica caracterizada por crises de vertigem, perda auditiva, zumbido e plenitude aural. Foi descrita pela primeira vez em 1861 por Prosper Ménière e configura um dos melhores exemplos de afecção da orelha interna.

Fisiopatologia

A sua etiologia é complexa e multifatorial. Ainda não há uma teoria bem estabelecida que justifique completamente a síndrome. Entretanto, acredita-se que sua ocorrência esteja associada a fatores genéticos e ambientais.

A hidropisia endolinfática, antigamente considerada a causa fisiopatológica da doença, hoje é vista como um epifenômeno, pois por si só não é capaz de explicar todas as características clínicas, além de estar presente em outras condições além da DM. Assim, outras teorias vêm ganhando destaque nos últimos anos.

Uma das teorias propostas é a contribuição da autoimunidade como fator desencadeante para a síndrome, uma vez que há maior prevalência de outras doenças autoimunes nesses pacientes. Além disso, foram encontradas citocinas e outros marcadores de atividade inflamatória na cóclea, como também anticorpos contra as proteínas da orelha interna na corrente sanguínea de 60% dos portadores de DM.

Alguns estudos apontam para a disfunção estrutural da orelha interna como precedente para o desenvolvimento da DM. Isto porque foram documentados achados histopatológicos em cortes de osso temporal dos doentes, como deslocamento da membrana basilar, isquemia da estria vascular e perda da integridade do epitélio. A migrânea é outra entidade que frequentemente se associa com a DM.

Outra proposta para o desenvolvimento da síndrome é o possível envolvimento das aquaporinas, proteínas da membrana celular que regulam os canais de água, cuja disfunção pode comprometer a homeostase dos fluidos da orelha interna.

Prevalência

A síndrome afeta pessoas entre 30 e 60 anos de idade, com predomínio do sexo feminino. Na Europa, a incidência anual corresponde a 50-200 indivíduos a cada 100.000 habitantes.

Quadro Clínico

A DM é uma doença progressiva, que compreende sintomas flutuantes que ocorrem em crises. Geralmente unilateral, pode evoluir para acometimento bilateral em 5% a 50% dos casos.

A síndrome manifesta-se inicialmente com episódios recorrentes de vertigem intensa, por vezes incapacitante, com duração de minutos a horas, geralmente acompanhada de náuseas, vômitos e mal-estar. Durante as crises de tontura ocorrem sintomas auditivos como hipoacusia, zumbido e plenitude aural, que desaparecem juntamente com a tontura. Com a evolução da doença, porém, há piora gradual da função coclear e perda auditiva irreversível com manutenção do zumbido.

Há uma grande variabilidade sintomatológica na apresentação da DM, com sintomas vestibulares ou auditivos mais ou menos intensos. Atualmente são estudados diferentes grupos de fenótipos para a doença.

Diagnóstico

Em 2015, a Bárány Society revisou os critérios diagnósticos e classificou a DM segundo os sinais e sintomas:

Doença de Ménière Definida

A) Dois ou mais episódios de vertigem com duração de 20 minutos a 12 horas.
B) Perda auditiva neurossensorial de baixa e média frequência em uma orelha, **documentada audiometricamente**, em pelo menos uma ocasião (antes, durante ou após um episódio de vertigem).
C) Sintomas aurais flutuantes (hipoacusia, zumbido ou plenitude aural) na orelha afetada.
D) Ausência de outro diagnóstico vestibular que explique melhor o quadro.

Doença de Ménière Provável

A) Dois ou mais episódios de vertigem ou tontura com duração de 20 minutos a 24 horas.
B) Sintomas aurais flutuantes (hipoacusia, zumbido ou plenitude aural) na orelha afetada.
C) Ausência de outro diagnóstico vestibular que explique melhor o quadro.

O único exame complementar incluído nos critérios diagnósticos é a audiometria. Outros exames, porém, podem ser realizados para melhor estudar o grau de comprometimento da orelha interna e avaliar o prognóstico da doença caso a caso:

- Eletro ou vídeo-oculografia.
- Vídeo *impulse test*.
- Eletrococleografia.
- Potenciais vestibulares – cervical e ocular.
- Ressonância magnética com gadolínio, para afastar patologias cocleares como tumores e alças vasculares e com janela de absorção retardada para identificar hidropsia endolinfática.

Tratamento

O manejo da DM consiste de uma combinação de mudanças no estilo de vida, tratamento medicamentoso e, em alguns casos, cirurgia.

Como medidas gerais, são orientadas medidas dietéticas (ingesta hídrica adequada, redução da ingesta de doces, sal, cafeína e álcool), interrupção do tabagismo, rotina de atividade física, bom padrão de sono e controle do estresse.

O tratamento das crises pode ser realizado com supressores labirínticos e corticoides sistêmicos. Medicamentos que podem ser utilizados para o controle da doença e prevenção de novas crises são betaistina, betabloqueadores, diuréticos.

A reabilitação vestibular é importante se houver manutenção de sintomas vestibulares fora das crises, ou ainda durante os episódios para acelerar o processo de compensação central.

Os procedimentos invasivos devem ser indicados apenas se houver falha do tratamento clínico otimizado. Entre eles podem ser citados: injeção intratimpânica com corticoide ou gentamicina, descompressão do saco endolinfático, secção do nervo vestibular e labirintectomia.

VESTIBULOTOXICOSE/OTOTOXICOSE

A ototoxicidade tem como características clínicas a perda auditiva e/ou sintomas do sistema vestibulares. Há mais de 600 drogas ototóxicas e metais pesados com potencial de acometer a orelha interna. Os antibióticos e agentes quimioterápicos são as drogas mais comumente envolvidas. O diagnóstico é feito quando há perda auditiva neurossensorial maior que 25 dB em uma ou mais frequências na audiometria de tom puro entre as frequências de 250 e 8.000 Hz ou quando manifestações vestibulares ocorrem, tentando estabelecer quando possível uma relação de nexo-causalidade. A perda auditiva tem início nas altas frequências, piora com a continuidade da droga e pode permanecer mesmo após sua suspensão.

Etiologia

Os medicamentos ototóxicos mais comumente relatados em uso clínico são os antibióticos (aminoglicosídeos e macrolídeos), salicilatos, agentes quimioterápicos como cisplatina, diuréticos de alça, antimaláricos, anti-inflamatórios não esteroides (AINEs), quinina e paracetamol.

O aminoglicosídeo é capaz de prejudicar os órgãos cocleares e vestibulares de maneira irreversível, mas, normalmente afeta um mais do que o outro. A estreptomicina, utilizada no tratamento da tuberculose, é conhecida como a mais vestibulotóxica da classe, porém a gentamicina e a tobramicina também possuem esse potencial. Dentre os agentes cocleotóxicos mais comuns temos a neomicina, a amicacina e a canamicina. A via tópica é considerada menos tóxica, porque os tecidos inflamados dentro da orelha impedem a penetração significativa da droga nas janelas oval e redonda. Qualquer perda auditiva neurossensorial associada a antibióticos ou quimioterápicos é permanente.

Dentre as outras classes de antibióticos com efeitos ototóxicos, citamos os macrolídeos, em especial a eritromicina, e as tetraciclinas. Essas drogas costumam causar lesões menos intensas e com efeito reversível. Seu potencial tóxico aumenta em indivíduos com alteração de função renal.

A perda auditiva também pode resultar do uso de várias terapias potencialmente ototóxicas usadas no tratamento do câncer, incluindo a cisplatina, carboplatina e a radioterapia craniana. Outros agentes comumente envolvidos são fluorouracil, bleomicina e mostarda nitrogenada.

Outras drogas com potencial efeito ototóxico são: aspirina, paracetamol, AINEs, sildenafil, antimaláricos (quinino e cloroquina), diuréticos de alça, cocaína, metais pesados (chumbo, mercúrio, cádmio e arsênico) e solventes aromáticos (tolueno, estireno).

Fisiopatologia

Análises genéticas mostraram que a suscetibilidade aos aminoglicosídeos é atribuível a mutações no DNA mitocondrial, especialmente as mutações A1555G e C1494T no rRNA 12S. A ligação dos aminoglicosídeos ao DNA mitocondrial mutado inibe a síntese de proteínas mitocondriais e aumenta a formação de radicais livres, que por sua vez afetam a audição.

Outro mecanismo descrito envolve um receptor do glutamato chamado N-metil-D-aspartato (NMDA), localizado na fenda sináptica entre as células ciliadas da cóclea e os dendritos aferentes do gânglio espiral. Os aminoglicosídeos podem imitar os efeitos das poliaminas nos receptores NMDA. A superestimulação desses receptores aumenta a formação de óxido nítrico (NO) e estresse oxidativo nas células ciliadas.

Quanto ao mecanismo de ação dos quimioterápicos, como a cisplatina, a superprodução de espécies reativas de oxigênio parece contribuir em parte para a neurotoxicidade.

Quadro Clínico

Os efeitos tóxicos na vigência da droga costumam surgir alguns dias após a sua administração.

Os danos aos órgãos auditivos podem variar desde perda auditiva leve a profunda e incluir zumbido. Se os órgãos de equilíbrio forem acometidos, o indivíduo pode ainda apresentar tontura, marcha atáxica, náuseas, vômitos, oscilopsia e quedas. Os sintomas podem ser temporários ou permanentes.

A intensidade dos sintomas depende não apenas da quantidade de droga administrada, mas também da sensibilidade individual do paciente. O comprometimento pode ser unilateral ou bilateral.

Diagnóstico

As lesões têm início nas frequências agudas ou já mostram anacusia. Perdas acima de 25 dB em uma ou mais frequências de 250 a 8.000 Hz, já são sinais de ototoxicidade. Indivíduos que recebem ototóxicos também devem ser monitorados com eletrococleografia (ECoG) e potenciais evocados auditivos de tronco encefálico (PEATE), no entanto, a audiometria de altas frequências e as emissões otoacústicas por produtos de distorção mostram-se mais eficazes em fazer o diagnóstico precoce. Os exames vestibulares de escolha são os testes calóricos, cadeira rotatória e teste de impulso cefálico, utilizados para a avaliação do acometimento vestibular.

Tratamento

Poucos estudos completaram a fase 3 de ensaios clínicos e ainda não há aprovação de um tratamento específico pelas agências reguladoras. Suspender um medicamento ototóxico não reverte o dano instalado, mas pode prevenir danos maiores. No entanto, a maioria dos medicamentos ototóxicos é utilizada em casos graves, que apresentam risco de vida, o que significa que interromper o medicamento ou fazer alterações nem sempre é uma opção.

Em alguns casos a ototoxicidade vestibular é reversível, e o dano permanente costuma ocorrer após 2 a 3 meses da administração da droga. A compensação funcional do sistema por meio do sistema visual e proprioceptivo é demorada. A reabilitação vestibular acelera a compensação vestibular central.

Para lesões cocleares, quando irreversíveis, pode ser indicado o uso de dispositivos como AASI ou implante coclear. O acompanhamento fonoterápico deve ser associado.

Alguns cuidados são indicados para evitar os efeitos dos ototóxicos:

- Antibióticos ototóxicos só devem ser administrados se o antibiograma não oferecer alternativa.
- Evitar a utilização de ototóxicos em pacientes com função renal comprometida.
- Quando necessários, utilizá-los na menor dose possível e dar preferência às drogas com menor toxicidade.
- Monitorar as funções auditiva e vestibular durante o tratamento.

Em estudos recentes, os mecanismos de ototoxicidade são cada vez mais bem descritos e a utilização de drogas otoprotetoras estão mais estudadas em animais. No entanto há muito trabalho a ser feito para fazer a transição da pesquisa animal para o uso clínico.

LABIRINTOPATIAS METABÓLICAS E HORMONAIS

As disfunções metabólicas e hormonais têm sido apontadas como responsáveis por distúrbios labirínticos. Dentre elas, as que mais provocam tonturas, zumbido e perda auditiva são as disfunções do metabolismo do açucar (diabetes, hipoglicemia reativa e hiperinsulinemia), da tireoide, dos hormônios sexuais (testosterona e hormônios ovarianos) e as dislipidemias.

A partir da década de 1970, vários pesquisadores têm citado os distúrbios hormonais e do metabolismo dos hidratos de carbono como causas da hidropisia na doença de Ménière.

Fisiopatologia

Foi demonstrado experimentalmente que as estruturas da orelha interna, principalmente a estria vascular, possuem intensa atividade metabólica e dependem da oferta de oxigênio e glicose. A resistência à insulina (RI) é um processo relacionado com o hiperinsulinismo, pré-diabetes, diabetes tipo 2, obesidade, aterosclerose e envelhecimento. Os receptores de insulina e de glicose foram identificados, respectivamente, no saco endolinfático e na estria vascular, fato que demonstra a importância dessas substâncias na orelha interna. Na presença de RI, a introdução de glicose nas células não se processa adequadamente, há bloqueio dos receptores de insulina, o que impede a entrada da glicose nas células. Uma vez que o labirinto não dispõe de reservas de energia, o seu funcionamento é prejudicado. Além disso, o aumento da insulina no organismo provoca queda da concentração de potássio e aumento da concentração de sódio na endolinfa, eleva a pressão osmótica, e leva à hidropisia endococlear.

A elevação dos níveis séricos dos lípides tem sido associada às doenças cocleovestibulares. A hiperlipidemia aumenta a viscosidade sanguínea, provoca distúrbios circulatórios, altera o fluxo sanguíneo e reduz o aporte de oxigênio. Dessa forma, há interferência na bomba de sódio/potássio e há repercussões na orelha interna.

Alguns estudos relacionam com as disfunções da tireoide com o labirinto. Em camundongos foram encontrados receptores específicos do hormônio na orelha média, na orelha interna e no núcleo vestibular. Comprovadamente, a incidência de disfunções tireoidianas e tireoidites autoimunes está aumentada em pacientes com doença de Ménière.

De forma análoga ao que ocorre com os hormônios tireoidianos, os hormônios sexuais: testosterona, progesterona e estrógeno, também expressam receptores na orelha interna. Embora existam evidências clínicas e experimentais da atuação dos hormônios ovarianos sobre a função labiríntica, os sintomas não guardam relação imediata com seus valores sorológicos absolutos. Devemos ressaltar também a possibilidade de que a sintomatologia apresentada pelas pacientes possa ocorrer devido a alterações metabólicas resultantes da atuação dos hormônios. Sabemos que existe influência dos hormônios sexuais no metabolismo de triglicérides e variação de afinidade nos receptores de insulina e insulinemia, condições altamente favoráveis ao aparecimento de sintomatologia cócleo-vestibular.

Quadro Clínico

Os pacientes portadores de distúrbios metabólicos podem apresentar qualquer sintoma labiríntico. Porém alguns são mais característicos da intolerância aos carboidratos como instabilidade, sensação de flutuação, plenitude auricular, hipoacusia e zumbidos. Os sintomas auditivos podem corresponder a momentos de hidropisia endolinfática secundária à retenção hídrica. Outros sintomas como fraqueza, sudorese, tremores e sensação de desmaio sugerem hipoglicemia típica. Na investigação de hábitos alimentares, são comuns relatos de compulsão por doce e períodos prolongados de jejum.

Variações dos hormônios sexuais ocorrem naturalmente no organismo feminino durante o ciclo ovariano normal, gestação e menopausa. Tais variações podem alterar a homeostase dos fluídos labirínticos, uma vez que comprometem o metabolismo basal dos tecidos, com ação na afinidade de receptores e neuroceptores, que modificam processos enzimáticos. Em consequência, sintomas como tonturas, instabilidade, sensação de plenitude auricular e algiacusia podem ocorrer.

Pela associação entre disfunções tireoidianas e a doença de Ménière, sintomas como surdez progressiva, zumbido, vertigem e plenitude aural podem estar presentes. Além disso, ao hipotireoidismo relaciona-se ainda sintomas como fadiga, letargia e ganho de peso.

Vários estudos clínicos nacionais abordaram as doenças da orelha interna relacionadas com afecções metabólicas, demostrando a estreita relação entre eles.

Diagnóstico

1. Ramo coclear:
   - Audiometria tonal: pode ocorrer perda auditiva neurossensorial plana ou apresentar a forma de U invertido nos distúrbios metabólicos; no hipotireoidismo e doenças autoimunes da tireóide pode também ocorrer perda neurossensorial, em especial nas altas frequências; e não há alteração do limiar auditivo pelas flutuações hormonais durante o ciclo menstrual.
   - Eletrococleografia: podem ocorrer alterações compatíveis com hidropsia endolinfática nos pacientes com alterações relacionadas com o metabolismo da glicose e no hipotireoidismo congênito.
2. Ramo vestibular:

   Podemos encontrar respostas elevadas nas provas calóricas em pacientes com disfunção do metabolismo da glicose, porém o mesmo não parece ocorrer nos distúrbios tireoidianos. No período pré-menstrual, devido à elevação da temperatura corporal, as respostas vestibulares às provas calóricas quentes têm velocidade angular da componente lenta menores quando comparadas com o período pós-menstrual.

   Não há padrões específicos de alterações no teste do impulso cefálico nos casos de distúrbios metabólicos da glicose.

   Os pacientes com disfunção de metabolismo de carboidratos apresentam alterações na condição 5 da posturografia dinâmica, que melhoram consideravelmente após instituição de dieta fracionada e restritiva de carboidrato.

   Há diversos procedimentos para avaliar os distúrbios metabólicos dos carboidratos: insulinemia em jejum, HOMA-IR, HOMA-BETA, QUICKI, prova de tolerância à insulina, *clamp* euglicêmico-hiperinsulinêmico e a curva oral de tolerância à glicose.

   Para os pacientes que relatam antecedentes familiares de diabetes, e o aparecimento de tontura com o jejum prolongado ou ingestão de açúcares, é indicada a realização da curva glicoinsulinêmica de 3 horas para estabelecer o diagnóstico de intolerância à glicose.

   Uma curva alterada pode conter os seguintes parâmetros:
   - Glicemia inferior a 55 mg/dL ou superior a 200 mg/dL em qualquer momento do exame.
   - Glicemia entre 145 e 200 mg/dL na 2ª hora do exame.
   - Redução da glicemia maior que 30 mg/dL em meia hora.
   - Soma dos valores de insulina das 2ª e 3ª horas acima de 75 mg/dL.

Tratamento

O tratamento para os distúrbios do metabolismo do açúcar e dos lipídeos compreende:

1. Dieta fracionada a cada 3 horas.
2. O açúcar branco deve ser substituído por adoçante.
3. Substituir o pão branco por pão de forma diet ou sem glúten.
4. Evitar o consumo em excesso de frutas ricas em hidratos de carbono como: uva, figo, caqui e mamão papaia.
5. Evitar álcool e tabaco.
6. Evitar comidas gordurosas.
7. Cafeína até 250 mg/dia, o que equivale a três xícaras pequenas de café. O café descafeinado no máximo de seis xícaras por dia.
8. Refrigerantes de preferência do tipo **diet.** Evitar também os do tipo **cola** e **guaraná,** pois também contêm xantinas.
9. Chocolate, chás preto, mate, verde e outros possuem xantinas, que estimulam o sistema nervoso central e aumentam a excitabilidade.
10. Recomenda-se o exercício físico.

Para os pacientes diabéticos é fundamental o controle da doença para preservação da função cócleo-vestibular. Os distúrbios base, dos lipídios, dos hormônios sexuais e da tireoide devem ser corrigidos e controlados.

VERTIGEM NA CRIANÇA

Vemos comumente crianças apresentarem sinais e sintomas labirínticos. Estes podem ser provocados por causas evidentes, como, por exemplo, após um quadro de otite média ou trauma ou não nos darem uma pista clara para o diagnóstico, como é o caso de vertigem paroxística benigna.

A prevalência de distúrbios vestibulares na população pediátrica varia entre 0,7% e 15%. Em uma revisão retrospectiva de 561.151 pacientes, encontrou-se uma prevalência cumulativa de diagnóstico relacionado com um equilíbrio de 0,45%.

Com objetivo didático, mais do que com propósito de topodiagnóstico, procuramos apresentar uma classificação das doenças labirínticas na infância.

A) Periféricas:
   - Cocleares.
   - Cócleo-vestibulares.
   - Vestibulares.

B) Centrais:
   - Tumores de fossa posterior.
   - Vertigem paroxística benigna da infância.

Periféricas

Cocleares

Quando os pacientes apresentam prejuízos da audição. Neste caso as doenças causadoras podem ser divididas em:

1. *Infecções:* Neste caso temos as viroses como: caxumba, rubéola, sarampo e herpes, principalmente, e entre as bacterianas, a meningite.
2. *Hereditárias:* Como nas síndromes de Mondini, Alexander, Michel, Sheibe, Waardenburg, Alport etc.

Cocleovestibulares

Os sintomas são alteração do equilíbrio e auditivos. As causas principais podem ser: ototóxicas, principalmente por aminoglicosídeos e traumas, tanto físicos quanto os sonoros.

Vestibulares

Os sintomas se referem só ao labirinto posterior, portanto, observamos tonturas e, as causas mais comuns são a ototoxicose, traumas congênitos, cinetose, síndrome de Grisel etc.

Centrais

Tumores de Fossa Posterior

Muitas vezes, as tonturas são os primeiros sintomas dessa doença, mas após algum tempo, surgem os desmaios ou convulsões, que acabam por orientar o diagnóstico.

Neurite Vestibular

Em revisão sistemática realizada em 2014, dentre as doenças que se manifestam com tontura vertiginosa na infância, a neurite vestibular respondeu por 9,81% dos casos.

Em um estudo com 17 crianças afetadas por neurite vestibular, uma infecção do trato respiratório superior precedendo os sintomas ocorreu em 53% dos casos.

Vertigem Paroxística Benigna da Infância (V.P.B.I)

Esta doença foi descrita pela primeira vez por Basser em 1964 e, desde então, tem chamado a atenção de otorrinos, pediatras e neuropediatras, não só pela frequência, mas também pela dificuldade do diagnóstico. Foi descrito da seguinte forma: ataques espontâneos recorrentes de vertigem que podem estar associados a vômitos, palidez, medo, desequilíbrio postural, ataxia e/ou nistagmo em crianças saudáveis. A condição começa antes dos 4 anos de idade e se resolve espontaneamente entre 8 e 10 anos. Presume-se que a vertigem paroxística benigna da infância tenha uma prevalência de cerca de 3% em crianças.

- *Etiologia:* é desconhecida.
- *Incidência:* é mais comum seu aparecimento até os quatro anos e, dificilmente, após os 10 anos. Não há diferença entre os sexos.

Fisiopatologia

Alguns mecanismos que tentam explicar:

1. Imaturidade das vias vestibulares entre o labirinto e o tronco cerebral. A favor dessa teoria temos o fato de que a doença melhora espontaneamente após os 7 anos de idade.
2. Vascular: a causa seria uma isquemia da vascularização do cérebro posterior, envolvendo principalmente o tronco cerebral. A estreita relação observada, em alguns casos, com a enxaqueca, reforça esta tese.
3. Tenta-se explicar sua origem nas disfunções de neurotransmissores que modulam a função vestibular; noradrenalina, 5-hidroxitriptamina, dopamina e o neuropeptídeo relacionado com o gene da calcitonina.
4. Recentemente atribuiu-se a defeitos genéticos dos canais iônicos que apresentam expressão predominante no cérebro e na orelha interna.

Quadro Clínico

Esta doença caracteriza-se por ataques súbitos e paroxísticos de vertigem, acompanhados de nistagmo, palidez, sudorese, náuseas, às vezes vômitos e cefaleias. Nunca se observam sintomas cocleares e perdas da consciência. Os episódios podem ocorrer estando a criança deitada, sentada ou em pé. Quando em pé, os pacientes procuram agarrar-se para não cair. As crianças maiores referem claramente tonturas do tipo rotatória. A duração dos episódios é de alguns segundos ou minutos, raramente horas. Após as crises, as crianças voltam normalmente a suas atividades como se nada houvesse acontecido. Os ataques podem repetir-se mais de uma vez por semana, ou no mês ou ocorrer um no ano. Melhoram espontaneamente por volta dos 8 anos.

Diagnóstico

1. História clínica.
2. Antecedentes familiares: atenção especial para a enxaqueca, principalmente no ramo feminino (por essa razão a síndrome é por alguns chamada de equivalente enxaquecoso).
3. Exame físico normal.
4. Exame neurológico inclusive eletroencefalograma normais.
5. Exame ORL e audiometria – normais.
   - Provas calóricas – arreflexia, hiporreflexia ou normais.
   - Provas rotatórias – assimétricas ou normais.

A vertigem paroxística benigna tem uma variante descrita por Snyder que é o torcicolo paroxístico benigno, que se caracteriza por queda lateral repentina da cabeça.[7] Esta doença acomete crianças de meses aos 2 anos de idade. Simultaneamente à queda lateral da cabeça, observamos nistagmo para o lado oposto. Não observamos sinais de angústia ou dor, a menos que se tente recolocar a cabeça na posição correta. A cabeça pode permanecer inclinada por alguns minutos, horas ou às vezes dias voltando ao normal de modo espontâneo. Os ataques podem repetir-se por meses ou anos. O RX é normal. Na crise de torcicolo a criança apresenta ainda provas calóricas patológicas e em alguns casos após crescerem, contam as crises como rotatórias.

Acreditam os autores que essa síndrome seja um **VPBI** e não só isso, mas, para alguns deles os pacientes passam do **torcicolo** para a **VPBI** e desta para a **enxaqueca**.

Recentemente a Barany Society sugeriu a substituição do termo vertigem paroxística benigna da infância por vertigem recorrente da infância. De acordo com este consenso, o diagnóstico seria feito atendendo aos seguintes critérios: pelo menos três episódios de sintomas vestibulares, em crianças que não preenchem critérios para migrânea, de intensidade moderada ou severa e duração entre 1 minuto e 72 horas, nos pacientes com idade inferior a 18 anos e que não sejam explicados por outra patologia. Para aquelas crianças que apresentarem pelo menos cinco episódios de sintomas vestibulares, com duração entre 5 minutos e 72 horas, em que haja um passado de migrânea (com ou sem aura) e a pelo menos metade da episódios associarem-se pelo menos uma das características típicas da migrânea (cefaleia, fotofobia/fonofobia ou aura visual), em pacientes com idade inferior a 18 anos e que não sejam explicados por outra patologia, o diagnóstico será migrânea vestibular da infância.

Diagnóstico Diferencial

A) Epilepsias: este é um diagnóstico nem sempre fácil de se diferenciar, principalmente em se tratando das chamadas epilepsias parciais, pois nestas não existem perdas da consciência. O eletroencefalograma quando patológico faz o diagnóstico, mas quando normal não a exclui, sendo então necessários registros especiais como os com fotoestimulação, hiperventilação e outros para confirmação.
B) Enxaquecas: é um distúrbio que também pode ser exclusivo, mas vimos que muitos doentes passam de VPBI para a enxaqueca.
C) Síndrome de Grisel: quando há história de abscesso retrofaríngeo.
D) Neurite vestibular: difere na etiologia (história de infecção pregressa), na idade e evolução da doença.
E) Em 3% dos casos de vertigem em crianças são tumores cerebrais.

Tratamento

1. *Medidas comportamentais:* **dieta**: aumento no consumo de triptofano (derivados de leite e soja) e redução da ingestão de frituras, cafeína, alimentos ricos em tiramina (queijos envelhecidos e chocolate), sal, açucares, aspartame e glutamato monossódico; **exercício físico**: com enfoque no equilíbrio e coordenação.
2. *Reabilitação vestibular:* ótimos resultados têm-se obtido com a reabilitação vestibular e pode ser indicada para qualquer criança que tenha suas afecções hormonais e metabólicas controladas.
3. *Medicamentoso:* para casos refratários, algumas medicações podem ser utilizadas: bloqueadores de canal de cálcio, extrato de *gingko biloba* 761 e betabloqueadores. A droga em questão deve ser mantida por meses após cessado o episódio. A doença não responde a drogas como clonazepam e fenobarbital e talvez, neste ponto, resida a importância de um diagnóstico correto para evitarmos as desagradáveis idiossincrasias.

A boa resposta que as crianças apresentam ao controle de gatilhos é uma prova terapêutica eficaz e de muito valor no diagnóstico da migrânea e seus variantes na infância.

MIGRÂNEA VESTIBULAR

A migrânea pode ser considerada um estado cerebral de hipersincronia secundária à interação entre predisposição genética e fatores ambientais. Embora a cefaleia seja um sintoma frequente na migrânea, nem sempre está presente. A fisiopatologia desse estado de hiperexcitabilidade não é completamente conhecida, mas está associada a mecanismos neurovasculares responsáveis por desencadear as crises sintomáticas. Trata-se de uma predisposição genética a reações neurovasculares cíclicas que se seguem a determinados estímulos ou alterações sensoriais no SNC.

Classificação

A migrânea vestibular foi incluída no apêndice da terceira edição da Classificação Internacional de Cefaleias (ICHD-3, 2013 e 2018).

A Sociedade Internacional de Cefaleia (I H S) classifica as migrâneas em: migrânea sem aura, migrânea com aura, migrânea crônica, complicações da migrânea (estado migranoso, aura persistente sem infarto, infarto migranoso e crise epiléptica desencadeada por aura migranosa), provável migrânea e síndromes episódicas – que podem estar associadas à migrânea (distúrbio gastrointestinal recorrente, vertigem paroxística benigna e torcicolo paroxístico benigno).

Os sintomas vestibulares podem ou não ocorrer com a cefaleia em vários períodos da vida, e quando a tontura acontece isoladamente é chamada de **equivalente migranoso.**

Fisiopatologia

A fisiopatologia desse estado de hipersincronia não é completamente conhecida, mas está associada a mecanismos neurovasculares responsáveis por desencadear as crises sintomáticas. Esses mecanismos incluem perfil genético, mediadores e neurotransmissores: serotonina, peptídeo relacionado com o gene da calcitonina (CGRP) e o óxido nítrico etc. A teoria da depressão alastrante de Leão tem sido citada como um dos mais importantes mecanismos fisiopatológicos. Além dela, há também a ativação do sistema trigeminovascular, cujos neurônios sensoriais projetam-se para inervar os grandes vasos cerebrais, da pia, da dura-máter e dos grandes seios venosos.

O estudo das imagens capturadas pela ressonância magnética e tomografia por emissão de pósitrons têm auxiliado no esclarecimento dessa síndrome complexa.

Diagnóstico

A migrânea vestibular está inserida entre as vestibulopatias episódicas. Seu diagnóstico é baseado em sintomas vestibulares recorrentes, histórico de migrânea, associação temporal entre os sintomas vestibulares e os sintomas típicos da síndrome, além da exclusão de outras causas. Os sintomas incluem vários tipos de vertigem, bem como a tontura induzida pelo movimento cefálico e a presença de náuseas. A duração dos episódios agudos é limitada a uma janela entre 5 minutos e 72 horas e os sintomas devem apresentar intensidade moderada ou grave.

Alguns exames vestibulares são considerados mais fidedignos na identificação das alterações encontradas na migrânea. Em estudo que avaliou os testes vestibulares em 81 pacientes diagnosticados com migrânea vestibular, os exames mais alterados obtidos foram: o *Video Head Impulse Test* (11%), as provas calóricas (19%), posturografia dinâmica (38%), CVEMP (11%) e OVEMP (27%).

Tratamento

O tratamento utilizado para a migrânea vestibular compreende três etapas: preventiva, profilática e para crises agudas.

- *Preventivo:* a dieta é fundamental, porque muitos gatilhos da crise são alimentares como aspartame, chocolate, cafeína, álcool, triptofano. Dormir bem é importante, pois o sono de má qualidade é um importante gatilho dos sintomas. No sexo feminino, é fundamental o controle hormonal durante os ciclos menstruais e climatério.

- *Profilaxia medicamentosa:* são utilizadas inúmeras drogas com a finalidade de evitar as crises. A primeira linha de medicamentos são betabloqueadores. São utilizadas ainda outras drogas como a flunarizina, inibidores seletivos da recaptação de serotonina (sertralina, fluoxetina, paroxetina) e anticonvulsivantes. A indicação dos medicamentos profiláticos deve obedecer às características clínicas individuais de cada paciente.
- *Crise:* as drogas mais utilizadas são os corticoides, os triptanos, benzodiazepínicos, antieméticos, alcaloides do ergot. Além dos sedativos vestibulares como a meclizina e o dimenidrinato.

DEISCÊNCIA DO CANAL SEMICIRCULAR SUPERIOR (DCSS)

A deiscência do canal semicircular superior (DCSS), como o nome diz, remete à presença de deiscência no teto do osso temporal na região do canal semicircular superior, que pode ser observada em imagens de alta resolução. Os testes fisiológicos e a sintomatologia são compatíveis com uma síndrome da "terceira janela móvel".

Fisiopatologia

A abertura adicional ou 'janela' no labirinto ocasionada pela deiscência foi chamada de 'terceira janela móvel'. Em condições naturais, a pressão do ouvido interno através da janela oval é aliviada na janela redonda, mas na presença da terceira abertura no ápice do canal semicircular superior, a biomecânica da orelha interna é alterada. Em modelos experimentais, a energia sonora que entra pela janela oval no estribo é parcialmente desviada da cóclea em direção à deiscência no canal semicircular superior.

Prevalência

A prevalência da deiscência anatômica no canal semicircular superior em pessoas assintomáticas foi estimada em 0,7%. No entanto, a presença da deiscência óssea anatômica é insuficiente para gerar sintomas e os exames tomográficos tendem a superestimar sua presença.

Quadro Clínico

Os sintomas podem ser tanto vestibulares como cocleares. São provocados por sons altos ou manobras que aumentem a pressão na orelha média ou intracraniana. A audiometria pode mostrar perdas condutivas, que, em muitas vezes, levam à confusão com a otosclerose.

Diagnóstico

O diagnóstico é feito pela presença de pelo menos um dos seguintes sintomas: hiperacusia por condução óssea ou vertigem; oscilopsia induzida por som (fenômeno de Túlio), variação pressórica no conduto auditivo externo ou manobra de Valsalva. Há relatos de zumbido pulsátil, associado a um nistagmo, que deve ser característico para o CSCS. O nistagmo deve ser evocado por som ou pressão. Quanto à perda auditiva, tem característica condutiva em baixas frequências, muitas vezes com limiar de condução óssea negativo. Podem ser observados baixos limiares no VEMP cervical ou aumento de amplitude no VEMP ocular. A tomografia computadorizada de alta resolução com reconstrução multiplanar deve demonstrar a DCSS.

Tratamento

O tratamento sintomático compreende a instrução do paciente, que é orientado a evitar estímulos que provocam os sintomas ou com sedação vestibular. Quando os sintomas são intratáveis ou debilitantes, está indicada a abordagem cirúrgica.

SÍNDROMES CERVICAIS

Sob a denominação de síndrome cervical, agrupamos várias síndromes que causam sinais e sintomas cefálicos que têm no seguimento cervical sua origem.

Histórico

O equilíbrio é mantido por uma integração de sinais dos sistemas vestibular e visual e dos proprioceptores no pescoço, no tronco e nos membros inferiores. Os pesquisadores têm procurado responsabilizar o pescoço e as afecções que nele ocorrem, como causa de vertigem, nistagmo, cefaleia e outros sintomas há séculos.

Em estudos feitos em 1926, Barré e Liéou formularam a hipótese que uma irritação espondilótica do plexo cervical causaria uma redução de fluxo no tronco cerebral e consequentemente tontura. Esta patologia é também chamada de síndrome do simpático cervical posterior (SSCP).

Denny-Brown definiu como insuficiência vertebrobasilar (IVB) "todos os sintomas atribuídos à diminuição de fluxo arterial no território vertebrobasilar". Este conceito, na verdade, era uma versão da "insuficiência carotídea" que C. Miller Fisher utilizou para descrever os ataques isquêmicos transitórios (AITs) da circulação anterior, ajustada à circulação posterior.

Por sua vez, a tontura de origem cervical proprioceptiva foi descrita pela primeira vez como "vertigem cervical" por Ryan e Cope em 1955, mas até hoje é considerado um diagnóstico controverso.

Etiologia

A maioria dos autores admite três etiologias:

A) Síndrome do simpático cervical posterior (SSCP).
B) Insuficiência vértebro-basilar (IVB).
C) Disfunção proprioceptiva.
D) Outras síndromes cervicais.

Estimulação do Simpático Cervical Posterior

Segundo a hipótese de Barré e Liéou, as artroses cervicais estimulariam o simpático cervical posterior determinando a vasoconstricção da artéria vertebral e levando, assim, a uma diminuição do fluxo arterial na artéria basilar e seus ramos.

A tese sobre a estimulação do simpático cervical posterior tem recebido críticas. Dados experimentais mostraram que a denervação simpática não causaria vasodilatação em animais normotensos, nem a sua irritação produziria vasoconstrição.

Atualmente, as referências à síndrome de Barré-Liéou ainda são encontradas em revistas sobre quiropraxia ou medicina legal, porém se encontra em descrédito.

Insuficiência Vertebrobasilar (IVB)

As estenoses das artérias vertebrais e basilar causam diminuição do fluxo sanguíneo nos territórios por elas irrigados, determinando o aparecimento de vários sintomas.

As artérias vertebrais surgem a partir das artérias subclávias, passam entre os músculos escalenos e a fáscia cervical e dirigem-se para o canal formado pela superposição dos processos transversos das vértebras. A entrada das artérias nesse canal pode variar, mas, habitualmente se faz pela sexta vértebra, menos frequentemente pela quinta ou quarta e excepcionalmente pela sétima. No canal sobem até a segunda vértebra, contornam o atlas, penetram no forâmen magno, atravessam a dura-máter e região pontomedular, unem-se e formam a artéria basilar.

Existem anomalias anatômicas, mas, em geral, a artéria vertebral dá os seguintes ramos: espinhais, meníngeos cerebelar posterior, inferior, anterior e superior. A artéria basilar pode ter como ramos a artéria cerebelosa média e a auditiva e ainda a artéria cerebelosa superior e inferior em alguns casos. A artéria cerebelosa posterior recebe a artéria comunicante formando o círculo de Willis, estabelecendo assim comunicação entre a circulação cerebral anterior (carótidas) com a posterior (vertebrais).

Os fatores que causam a IVB podem ser considerados como gerais e locais.

Gerais

Fatores Hemodinâmicos

Genericamente, a síndrome produzida pela diminuição do fluxo do eixo vertebrobasilar de qualquer origem é chamado de insuficiência vértebro-basilar. Essa situação pode ocorrer com o uso de hipotensor, hemorragias, colapso, passagem repentina da posição deitada para a de pé, com a rotação do pescoço etc.

A circulação colateral fisiológica e a redistribuição do fluxo causada pelo polígono de Willis servem como colaterais quando um dos eixos vasculares é comprometido. Isso explica por que a maioria dos pacientes que sofrem desta síndrome muitas vezes têm outras anomalias vasculares associadas (p. ex., hipoplasia vertebral relativa, artéria que não se une à basilar, falta de artérias comunicantes posteriores etc.) que interferem nos sistemas compensatórios de redistribuição sanguínea.

Em particular, a vertigem causada pela compressão de uma ou ambas as artérias vertebrais durante a rotação cefálica é chamada de "vertigem rotacional da artéria vertebral"; também é chamada "síndrome do caçador de arco" ou *bow-hunter syndrome*. O giro lateral com a hiperextensão diminuiu o fluxo do lado oposto pelo estiramento da artéria vertebral quando ela contorna o atlas. A diminuição do fluxo é fisiológica, mas, se já existir um estreitamento do vaso, como por exemplo por placas de ateroma, ela será significativa.

O fluxo obedece a lei da hemodinâmica de Poiseille-Hagen e, segundo ela, o fluxo varia com a 4ª potência do raio do vaso e, portanto, mesmo havendo pequenos estreitamentos, a queda do fluxo é importante.

$$F = \frac{(p2 - p1) \times \eta \times R4}{8.l.n.}$$

onde:

- F = fluxo
- p1 = pressão inicial
- p2 = pressão final
- R = raio do vaso
- n = viscosidade do fluído

Outros Fatores – Placas de Ateromas, Anomalias Congênitas

As placas de ateromas, como vimos, determinam a diminuição do fluxo. Elas são mais comuns no óstio vértebro-subclávio, mas podem estar também nas vertebrais, nas carótidas e na basilar.

Podemos ter também anomalias anatômicas, como os aneurismas, ou outras alterações vasculares como, por exemplo, no polígono de Willis que só em 20% das vezes é completo.

Locais

A artéria vertebral, como vimos, passa pelo canal ósseo formado pela superposição dos processos transversos das vértebras. Se por um lado isto lhe serve de proteção, por outro a expõe a todas as anomalias que aí ocorrem como as artroses, malformações e traumatismos. Essas agressões vão causar uma diminuição do seu calibre com a consequente diminuição do fluxo.

De forma geral, as tonturas/vertigens vasculares (TVV) apresentam-se como uma síndrome vestibular aguda, têm duração variada e podem ter caráter vertiginoso ou não. A tontura, desequilíbrio ou vertigem pode ser um sintoma isolado ou associado a outros sintomas neurológicos, como síncope, disfagia, disartria, ataxia, instabilidade de tronco, manifestações visuais (diplopia, alucinações luminosas, limitações de campo visual, cegueira transitória), quedas relacionadas com a perda de tônus de membros inferiores sem perda de consciência (antes denominadas *drop attack*), descoordenação e fraqueza muscular de braços e pernas, confusão mental, cefaleia, perda auditiva, parestesias na face e membros superiores e zumbido.

Segundo a Barany Society, o diagnóstico da **TVV aguda prolongada** baseia-se nos seguintes critérios: A) tontura, vertigem ou instabilidade com duração maior ou igual a 24 horas; B) exame de imagem evidenciando isquemia ou hemorragia em região compatível com a sintomatologia; e C) ausência de outro diagnóstico que explique melhor a origem da tontura. Já para a **TVV provável ou em evolução**, os critérios são: A) tontura, vertigem ou instabilidade com duração menor que 24 horas; B) pelo menos um dos seguintes: sinal ou sintoma neurológico focal (hemiparesia, perda sensorial, disartria, disfagia, ataxia ou instabilidade do tronco); pelo menos um componente do protocolo HINTS indicando lesão central; outros distúrbios oculomotores, como nistagmo espontâneo com características centrais, alteração de sacadas e/ou rastreio; paciente de alto risco para evento vascular: escala ABCD2 com pontuação maior ou igual a 4 e/ou fibrilação atrial; cefaleia craniocervical inédita, com intensidade moderada a severa (suspeitar de dissecção de artéria vertebral e AVE hemorrágico); estreitamento arterial maior que 50% na circulação posterior, seja por estenose, oclusão ou hipoplasia; e C) ausência de outro diagnóstico que explique melhor a origem da tontura.

O tratamento inclui avaliação neurológica e cardiovascular, além do controle de doenças de base como diabetes, dislipidemia, tabagismo, obesidade, apneia do sono, controle pressórico e alterações de estilo de vida (atividade física e dieta). Em alguns casos de anticoagulação, uso de stents e cirurgia.

Disfunção Proprioceptiva

Proprioceptores são receptores que informam a posição do corpo no espaço em um determinado instante. Se eles são perturbados de maneira anômala provocam desorientação.

Sob o ponto de vista anatômico dividem-se em: musculares e articulares.

Musculares

Dividem-se em:

- Específicos:
  - Fusos neuromusculares.
  - Órgão tendinoso de Golgi.
- Inespecíficos:
  - Corpúsculos de Paccini.
  - Paciniformes.

Os fusos neuromusculares do músculo estriado partem de fibras que informam sobre a variação de comprimento do músculo. Os órgãos de Golgi ficam nos tendões e informam sobre a tensão que os músculos exercem sobre eles. Os inespecíficos veiculam impulsos de dor (nociceptores) e de pressão.

Articulares

São de três tipos:

- Ruffini.
- Golgi.
- Paciniformes.

Os corpúsculos de Ruffini encontram-se nas cápsulas articulares e informam sobre a direção e velocidade dos movimentos articulares. Os de Golgi ficam nos ligamentos articulares e dão a direção e a posição dos movimentos articulares. Os corpúsculos paciniformes assinalam a aceleração dos movimentos articulares e se situam nas cápsulas articulares.

As raízes cervicais veiculam os impulsos proprioceptivos que chegam à medula pelas raízes sensitivas posteriores de C1, C2, C3 e talvez C4. Estes estímulos chegam aos núcleos vestibulares por várias vias sem passar pelo labirinto. As duas vias principais são a via espinovestibular direta e a via espinocerebelo-vestibular.

Acredita-se que a tontura cervical proprioceptiva (TCP) resulte de uma incompatibilidade sensorial entre as informações proprioceptivas (relacionadas com a sensação de toque, pressão, dor, temperatura, posição, movimento e vibração a partir de pele, músculos, articulações e fáscias do pescoço/coluna cervical), visuais e vestibulares.

A disfunção do segmento cervical nos permite dizer que a tontura apresenta relação direta com a cervicalgia e melhora à medida que a dor diminui. O local afetado pode apresentar-se altamente doloroso, em especial nos casos de processo inflamatório recente ou hipersensibilidade individual. Eventualmente são identificados os pontos gatilhos, que são nódulos musculares sensíveis e palpáveis, dolorosos, mesmo sem digitopressão.

Até o momento não há ferramentas diagnósticas robustas que façam o diagnóstico da TCP, sejam elas sintomatológicas, clínicas ou laboratoriais. Furman *et al.* propõem que o diagnóstico de TCP é provável quando: 1. houver uma estreita relação temporal entre dor cervical e tontura; 2. for identificado comprometimento prévio na coluna cervical ou músculos do pescoço; e 3. outras causas de tontura forem afastadas.

Tradicionalmente, o tratamento pode ser medicamentoso, fisioterapia manual, neuroestimulação elétrica transcutânea (TENS) ou uso do calor local.

Outras Síndromes Cervicais

Outras síndromes cervicais são:

Roubo da Subclávia

Esta síndrome foi descrita em 1960 pela escola italiana. Ela é causada por uma obstrução da artéria subclávia. Assim sendo, a artéria vertebral vai ser suprida pelo polígono de Willis, portanto de maneira retrógada.

Quadro Clínico

Aparecem tonturas quando há rotação e hiperextensão cervical e principalmente quando o paciente ergue o braço, isto porque, ao elevá-lo, o sangue é extraído da vertebral como um sifão sobrevindo então os sintomas.

O paciente pode apresentar também formigamento no braço e nos dedos.

Ao exame físico, podemos auscultar um sopro na região supraclavicular, e pressão arterial diferente nos dois braços. Neste caso, uma diferença superior a 30 mmHg é bastante sugestiva dessa doença.

O exame otoneurológico pode ser normal.

Diagnóstico

É feito com a história clínica, exame físico e confirmado pelo Doppler e arteriografia.

Tratamento

O tratamento é cirúrgico.

Síndrome dos Escalenos

Esta síndrome foi descrita por Maffiziger e Grant. Ela é secundária à compressão da artéria vertebral ou da subclávia pelos músculos escalenos, principalmente quando essa região sofre traumatismos (quedas, golpes de caratê etc.)

Os sintomas podem também surgir quando a cabeça é estendida e girada lateralmente. Nesse caso, a 7ª. vértebra cervical comprime a artéria vertebral contra a fáscia muscular.

Diagnóstico

História clínica – exame físico, ultrassom Doppler e arteriografia.

Tratamento

Relaxantes musculares, fisioterapia e, raramente a depender do grau de comprometimento, cirurgia.

Malformações da Cavidade Occiptocervical

Neste grupo costumam-se incluir três síndromes: platibasia, Arnold-Chiari e Klippel-Feil.

Sob o ponto de vista otoneurológico tem interesse especial o nistagmo que bate para baixo que aparece em um terço das doenças da transição craniovertebral constituindo-se, portanto, em um sinal de alerta.

Esse nistagmo foi descrito pela primeira vez por Cogan em 1954. Ele é binocular e se manifesta na posição primária do olhar. Ele pode aparecer também em outras doenças da fossa posterior e na esclerose múltipla.

Platibasia ou Impressão Basilar

É uma deformidade dos ossos da base do crânio e da extremidade superior da coluna vertebral. É uma anomalia pouco frequente.

Em alguns casos se observam fusão do atlas com o osso basioccipital e alterações do áxis e apófise odontoide.

Os sinais e sintomas desta síndrome são consequência da compressão das estruturas que passam pelo forâmen magno.

A tontura é mais do tipo instabilidade e pode se modificar com a posição da cabeça. A associação desse desequilíbrio com fortes dores occipitais pode nos levar a suspeitar da doença.

O exame otoneurológico pode apresentar sinais centrais inclusive o nistagmo que bate para baixo.

Diagnóstico

Os exames radiológicos simples e a tomografia computadorizada fazem o diagnóstico. No RX simples de perfil de crânio um sinal importante é quando a apófise odontoide fica acima da linha de Chamberlain. Esta é um traço que vai do lábio posterior do forâmen magno à borda posterior do palato duro. O tratamento é cirúrgico.

Síndrome de Arnold-Chiari

É uma malformação congênita rara. Consiste em um deslizamento das amígdalas cerebelares, cerebelo e medula oblonga através do forâmen magno.

São descritos três tipos:

- *Tipo I:* consiste no deslizamento para baixo só das amígdalas cerebelares. Encontra-se mais em adultos.
- *Tipo II:* desliza o cerebelo e a medula. Visto mais em crianças.
- *Tipo III:* existe uma herniação cerebelar para dentro de uma meningocele cervical.

Admite-se que durante a vida fetal há fixação da porção inferior da medula espinhal ou de suas raízes nervosas. Esta fixação exercerá tração sobre a porção superior fazendo com que a medula e cerebelo herniem-se através do forâmen magno.

Outras alterações ainda podem ser observadas como espinha bífida, defeitos dos ossos de base do crânio e hidrocefalia.

Sintomas

Em 40% dos casos desequilíbrio, além de cefaleia, ataxia e vertigem.

Sinal importante como vimos, é o nistagmo que bate para baixo que segundo Boguslavisky está presente sempre nesta síndrome.

No exame otoneurológico, vamos encontrar sinais centrais principalmente aqueles que envolvem os movimentos sacádicos verticais.

Diagnóstico

A tomografia computadorizada usando-se o metrizamide como contraste ou a ressonância nuclear magnética permitem o diagnóstico. O BERA pode mostrar-se patológico (ondas IV e V) (Figs. 36-20 e 36-21).

Tratamento

O tratamento é cirúrgico.

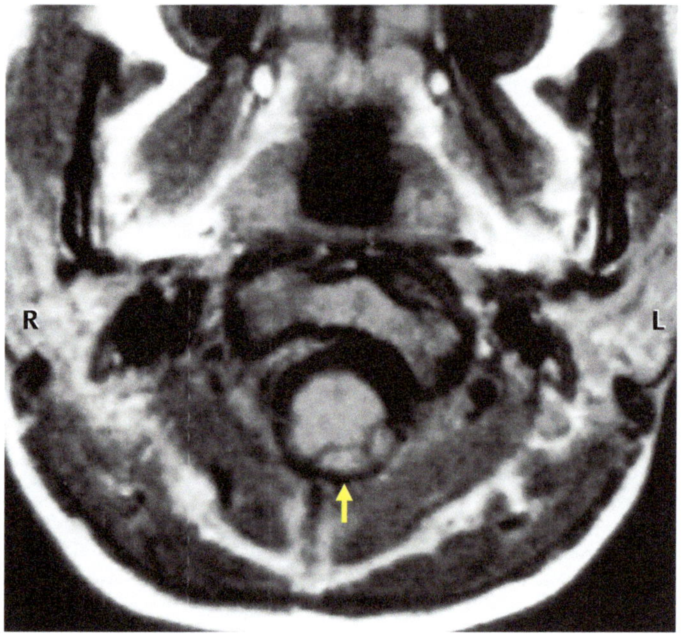

Fig. 36-20. Arnold-Chiari tipo I.

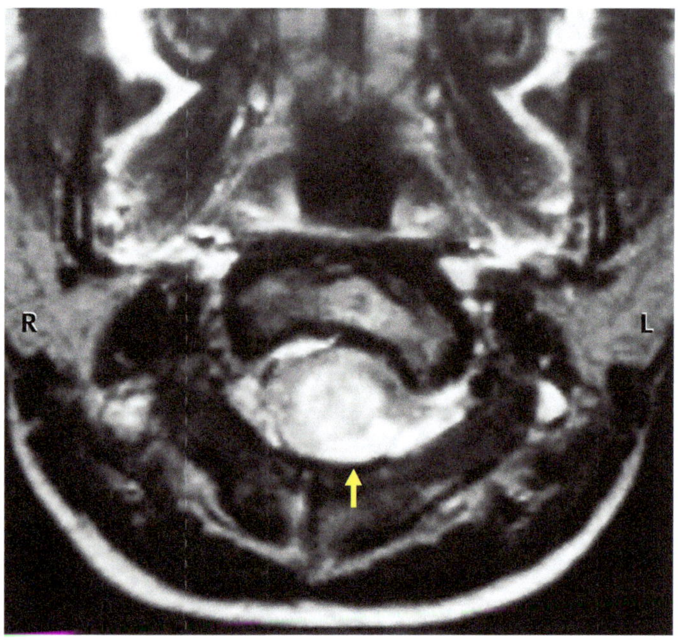

Fig. 36-21. Arnold-Chiari tipo II.

Síndrome de Klippel-Feil

É uma anomalia congênita rara em que há uma redução numérica das vértebras cervicais por fusão dos corpos vertebrais.

Em consequência da fusão das vértebras, o pescoço torna-se curto e seus movimentos limitados (torcicolo).

Além do torcicolo, observam-se anormalidades como: *pterigium colli*, deformidade de Esprengel. A implantação do cabelo é baixa e o aspecto do paciente é característico.

Podem existir anomalias vasculares comprometendo as artérias vertebrais.

Alterações auditivas são observadas e podem ser do tipo condução, mista e sensorial.

A alteração das primeiras vértebras cervicais pode levar a uma platibasia com o consequente aparecimento de sintomas e sinais das doenças da fossa posterior.

O comprometimento muscular alterando a propriocepção, o vascular provocando uma insuficiência vertebrobasilar além do dano das estruturas da fossa posterior determinam importante desordem no equilíbrio.

O diagnóstico é radiológico.

O tratamento é sintomático e fisioterápico.

Compressões Extrínsecas

Essas compressões são devidas a tumores e são raras.

Grisel

É uma luxação e rotação do atlas para baixo do áxis por contratura reflexa dos músculos pré-vertebrais e suboccipitais anteriores. A contratura da musculatura é consequência de um abscesso retrofaríngeo que pode ter origem numa faringite, amigdalite ou após uma adenoidectomia.

As vertigens são o resultado de estimulações proprioceptivas anômalas.

O diagnóstico é radiológico e mostra não só o abscesso retrofaríngeo, mas, também, a luxação e rotação do atlas.

O tratamento é o da infecção com antibióticos e se necessário a drenagem cirúrgica.

Whiplash

Também chamado de "chicote", é comum nos acidentes de automóvel. A lesão cervical é provocada por movimentos bruscos alternados de hiperflexão e hiperextensão e ainda por traumas diretos nessa região.

Há um traumatismo dos ligamentos espinhais com subluxações, hemorragia e edema nesses ligamentos.

Após semanas ou meses aparece a fibrose nessa região que provocará estimulação anômala dos proprioceptores e consequentemente as tonturas.

O diagnóstico é feito pela história clínica, exame físico da região cervical que mostra limitação dos movimentos, contratura e pontos dolorosos.

O RX simples não auxilia o diagnóstico. Temos recorrido a ressonância nuclear magnética que pode mostrar as lesões de fibrose na região.

Kimerli-Saratini

Esta síndrome é provocada por uma calcificação dos ligamentos anterior e posterior atlanto-occipital. É encontrada de 8% a 10% dos indivíduos.

A artéria vertebral passa nesses ligamentos e seu estreitamento vai provocar insuficiência vertebrobasilar.

Os sintomas aparecem com a movimentação da cabeça e, além das tonturas, os pacientes queixam-se de dores occipitais.

O RX simples mostra essa calcificação e o diagnóstico pode ser confirmado com o Doppler e a arteriografia.

Tratamento: esses casos devem ser avaliados pelo neurocirurgião.

SÍNDROMES VESTIBULARES CENTRAIS

Vimos que as patologias periféricas são as que comprometem o labirinto e o nervo acústico e são consideradas como centrais, aquelas provocadas pelo comprometimento de estruturas situadas no interior do sistema nervoso central. Os sinais e sintomas otoneurológicos são mais marcantes e ricos nas lesões que envolvem as estruturas contidas na fossa craniana posterior, que tem como seu limite inferior o forâmen magno e como limite superior a tenda do cerebelo. Esta é uma projeção da dura-máter e divide a cavidade craniana em dois compartimentos: **infratentorial** e **supratentorial.** O compartimento **infratentorial** que corresponde à fossa posterior contém o cerebelo e o tronco cerebral de onde emergem os nervos cranianos do III ° ao XII° pares.

O trajeto do nervo cocleovestibular em direção ao tronco cerebral permite que ele possa ser comprometido em:

- Síndromes do ângulo pontocerebelar (APC).
- Síndromes do tronco cerebral.
- Síndromes cerebelares.

Síndromes do Ângulo Pontocerebelar

Entende-se por ângulo **pontocerebelar** o espaço lateralmente formado entre o tronco cerebral, o cerebelo e o rochedo.

O nervo cocleovestibular ou acústico emerge do tronco cerebral no recesso lateral do sulco bulbopontino acima da emergência do facial. O seu comprimento desde sua saída do tronco até sua divisão em coclear e vestibular é de mais ou menos 2,5 centímetros. Quando ele sai do tronco, atravessa a cisterna do ângulo **pontocerebela**r, percorrendo mais ou menos 1 centímetro e penetra no conduto auditivo interno onde se divide. Em todo este trajeto ele é acompanhado pelo nervo facial.

As doenças do ângulo **pontocerebelar** além de poder comprometer o nervo cocleovestibular, afetam também o nervo facial.

Os processos patológicos que mais comumente ficam restritos ao APC são os tumores, mas processos infecciosos como abscessos e granulomas parasitários como cisticercos podem aí se localizar assim como aneurismas gigantes também são encontrados.

As doenças tumorais mais comuns dessa região são o neuroma ou schwannoma do acústico, os meningiomas, os cistos epidermoides, os colesteatomas e metástases.

Neuroma do Acústico ou Schwannoma

Foi descrito em outro capítulo deste livro.

Outros Tumores do APC

Outros tumores de crescimento lento podem evoluir provocando compressão de nervos cranianos, do cerebelo e do tronco cerebral, comportando-se clinicamente de forma parecida com os neuromas.

Os mais frequentes são os meningiomas que podem trazer dúvidas diagnósticas importantes com os schwannomas. Cistos epidermoides originam-se de restos embriológicos epiteliais do ápex petroso e invadem o APC e pelo crescimento lento têm evolução semelhante aos outros tumores, embora os sintomas frequentemente comecem antes dos 20 anos de idade.

Neuromas do nervo facial também podem ocorrer, iniciando-se no interior do canal auditivo interno com o mesmo tipo de evolução que seu correspondente do VIII; os sintomas iniciais geralmente são os do comprometimento do próprio facial.

Metástases podem provocar quadros semelhantes no APC com evolução muito mais rápida.

Síndromes do Tronco Cerebral

O tronco cerebral é formado pela medula oblonga ou bulbo, ponte e mesencéfalo. Pelo tronco passam todas as vias de projeção sensitivas ou motoras que se dirigem à medula espinhal e todas as vias de conexão com o cerebelo.

Os núcleos dos nervos cranianos, exceto do olfatório e óptico, estão no tronco cerebral, bem como suas vias aferentes e eferentes além das vias de conexão entre vários desses núcleos especialmente dos oculomotores e vestibulares.

Outros núcleos importantes de substância cinzenta fazem parte do troco cerebral como as olivas bulbares, os núcleos rubros e a substância negra, além de todos aqueles que integram a formação reticular que se estende por todo o tronco cerebral.

Sob o ponto de vista otoneurológico, as lesões mais importantes são aquelas que comprometem a região dorsal do tronco, pois aí se encontram os núcleos dos pares cranianos, especialmente os vestibulares e suas conexões com a medula espinal, cerebelo e estruturas suprassegmentares. A quantidade de vias vestibulares ascendentes e descendentes; além das transversais para o cerebelo, fazem com que elas fiquem mais expostas, podendo ser comprometidas, qualquer que seja o processo que atinja o tronco cerebral.

Avaliação Otoneurológica

Quando a lesão é grande e compromete outros nervos cranianos, o envolvimento do tronco cerebral torna-se patente, porém quando é pequena ou inicial, muitas vezes, a avaliação otoneurológica pormenorizada pode surpreendê-la.

O comprometimento da audição pode ser uni ou bilateral e se caracteriza por não apresentar recrutamento e por ter má discriminação. Os potenciais evocados são patológicos.

Eletronistagmografia

A eletro-oculografia computadorizada e a videonistagmografia trouxeram uma enorme contribuição para o diagnóstico diferencial, isto é, com elas através principalmente dos movimentos oculomotores podemos diagnosticar com mais segurança se a afecção é central ou periférica.

- *Calibração:* os movimentos sacádicos podem estar comprometidos apresentando assim alterações na latência, velocidade e exatidão
- *Nistagmo espontâneo:* pode aparecer qualquer tipo. Os nistagmos verticais para baixo caracterizam lesão na transição craniovertebral. Os verticais para cima aparecem nas lesões do tronco alto.
- *Nistagmo de direção:* os nistagmos que mudam de direção com a mudança de direção do olhar aparecem em comprometimentos do mesencéfalo.
- *Nistagmo de posição:* são de características centrais, isto é, sem latência e inesgotáveis.
- *Rastreio:* os movimentos de perseguição estão envolvidos. Um rastreio com ondas quadradas localiza a lesão no tronco cerebral. Podemos ter alterações no ganho, fase e assimetria.
- *Optocinético:* podemos ter alteração no ganho.
- *Provas calóricas:* quando a lesão está localizada abaixo da emergência do oitavo par, aparece preponderância direcional, quando acima, acarreta hiporreflexia ou arreflexia uni ou bilateral. As alterações na componente rápida podem ser provocadas por comprometimento da formação reticular.
- *Provas rotatórias:* as respostas estão ausentes ou diminuídas. A prova rotatória com o estímulo vestíbulo-visual permite diferenciar afecção central da periférica.

Doenças mais Frequentes do Tronco Cerebral

Doenças Vasculares

As perturbações vasculares representam a mais frequente causa de disfunção do tronco cerebral e por extensão a mais frequente causa de distúrbios otoneurológicos aí originados. São principalmente devidas a alterações isquêmicas, na maior parte das vezes consequente à insuficiência vertebrobasilar (IVB).

Episódios isquêmicos transitórios no território vertebrobasilar são causas frequentes de sensação passageira e repetida de tontura, vertigem ou alteração de equilíbrio, especialmente após os 50 anos. A disfunção central é corroborada quando a esses sintomas se associam a perturbações visuais, diplopia e quedas. Especialmente em jovens esses sintomas recorrentes podem ser devidos à enxaqueca, geralmente precedendo à cefaleia.

Nas tromboses da artéria basilar, os sintomas e sinais vestibulares ficam mascarados pelo grave comprometimento motor, sensitivo e de consciência que ocorre associadamente. São duas as síndromes vasculares focais com proeminentes manifestações vasculares; a primeira ocorre por oclusão da artéria vertebral ou de seu ramo à artéria cerebelar posteroinferior e leva a um infarto na região dorsolateral do bulbo (síndrome de Wallemberg); os sintomas iniciais são de tonturas, vômitos, soluços, disfasia e disfonia; os sinais neurológicos principais são da síndrome de Claude Bernard-Horne ipsilateral, hipoestesia na hemiface ipsilateral (comprometimento do núcleo e do trato descendente do trigêmio), paralisia homolateral do palato, faringe e laringe (lesão do núcleo ambíguo), síndrome cerebelar homolateral e hemi-hipoestesia superficial contralateral.

Outra síndrome relativamente homogênea ocorre por oclusão da artéria cerebelar posteroanterior com infarto da porção dorsomedial da ponte e inferolateral do cerebelo. Como em cerca de 80% das vezes a artéria labiríntica (auditiva interna) nasce dessa artéria, sua oclusão provoca quadro intenso de vertigem, vômitos, zumbidos, perda unilateral da audição e paralisia facial. Ocorre ainda síndrome cerebelar ipsolateral, hipoestesia superficial na hemiface ipsolateral e hemi-hipoestesia contralateral, como na síndrome de Wallemberg.

As lesões vasculares hemorrágicas em tronco cerebral são principalmente hipertensivas e geralmente são acompanhadas de quadro clínico grave de comprometimento de tronco com mascaramento dos sinais e sintomas cocleovestibulares. As rupturas aneurismáticas também se acompanham de quadros clínicos mais graves.

Menos frequente, o sangramento de malformações vasculares arteriovenosas ou angiomas cavernosos podem provocar lesões limitadas que podem levar a síndromes vestibulares agudas.

Atualmente o diagnóstico das doenças vasculares de tronco beneficiou-se muito pelo uso da ressonância magnética; com ela deixam de existir os artefatos ósseos da fossa posterior que atrapalham a tomografia computadorizada.

Há ainda a possibilidade de ser feita de forma inócua a angiografia por ressonância magnética no mesmo exame sem a injeção de contraste. O estudo dos pedículos arteriais da fossa posterior pode ser também realizado, de forma não invasiva, com o Doppler transcraniano.

Sendo necessário estudo angiográfico, o emprego de técnica digital minimiza os riscos do procedimento.

Esclerose Múltipla e Afecções Desmielinizantes

A esclerose múltipla é uma doença que destrói a bainha da mielina das fibras nervosa, por processo inflamatório. Essas lesões são focais, podendo atingir qualquer porção da substância branca do neuroeixo. As áreas lesadas aparecem macroscopicamente como placas desmielinizadas esparsas, daí as denominações; esclerose múltipla ou esclerose em placas. Essas placas são de coloração róseo-acinzentado, com contornos nítidos destacando-se assim da substância branca. As placas podem ter milímetros ou centímetros de diâmetro comprometendo, com maior frequência, substância branca periventricular, nervos ópticos, cerebelo, tronco cerebral e medula espinal.

A doença se caracteriza por evoluir em surtos e os sinais e sintomas dependem das áreas atingidas. Os episódios agudos podem regredir espontaneamente geralmente deixando pequenas sequelas a cada novo surto.

Os principais sintomas são motores do tipo piramidal, com monoparesias, paraparesias ou hemiparesias. Os membros inferiores em geral são os primeiros a serem comprometidos; seguem-se os distúrbios da sensibilidade superficial e profunda (30%). O nervo óptico pode estar afetado de 20% a 40% dos casos e o vestibular em 20%. Sintomas cerebelares e de comprometimento de tronco cerebral também são comuns. Oftalmoplegia internúclear e outros sintomas vestíbulo-oculomotores podem aparecer como o primeiro sintoma da doença.

O diagnóstico depende da história da doença, na qual é necessário que existam pelo menos dois surtos e sinais ao exame, de mais de um sítio de lesão. A ressonância magnética é atualmente o melhor exame para o diagnóstico da enfermidade. O líquido cefalorraquidiano é também muito importante para caracterizar a natureza inflamatória demonstrando suas características de processo imunoinduzido; em 75% dos pacientes encontra-se aumento das globulinas gama e da imunoglobulina G com sugestão de produção local no sistema nervoso. Outros exames que podem colaborar para o diagnóstico são os potenciais evocados, pois podem demonstrar lesões subclínicas múltiplas, caracterizando a aspecto multifocal da doença.

O tratamento dos surtos pode ser feito com corticoides, eles abreviam a duração dos sintomas, mas parece que não afetam o resultado. O tratamento preventivo dos surtos teve importante avanço nos últimos anos com pesquisas demonstrando benefícios com o uso de betainterferon e outras substâncias, cuja validação encontra-se em curso no momento.

Outras afecções desmielizantes mais raras podem comprometer o tronco cerebral e causar distúrbios cocleovestibulares centrais. A encefalomielite aguda disseminada aparece geralmente após quadros infecciosos ou vacinações, provoca focos múltiplos de desmielinização e na maioria das vezes tem curso benigno monofásico. A mielinólise pontina central, que como o nome indica, compromete predominantemente a ponte é uma afecção rara desencadeada na maioria das vezes por correção muito rápida de hiponatremia sendo mais comum em alcoólatras e outros doentes desnutridos ou com processos consumptivos, mais suscetíveis a desenvolver essa alteração metabólica.

Tumores do Tronco Cerebral

Os tumores intrínsecos do tronco cerebral são praticamente todos gliomas. São muito mais frequentes em crianças e em sua grande maioria são astrocitomas histologicamente benignos intensamente infiltrantes crescendo lenta e progressivamente comprometendo inicialmente os núcleos cinzentos e a seguir os feixes de fibras que cruzam o tronco cerebral.

Sintomas vestibulares e auditivos aparecem em 50% dos casos, associados a outros sinais de comprometimento do tronco. Frequentemente sintomas vestibulares inauguram o quadro cínico. São muito mais raros astrocitomas anaplásicos e glioblastomas de tronco; quando ocorrem a evolução do quadro clínico é rápida com compressão do sistema ventricular e desenvolvimento de hipertensão intracraniana precoce, o que raramente ocorre nos astrocitomas de baixo grau de malignidade.

Os tumores intrínsecos do tronco cerebral podem ser demonstrados pela tomografia computadorizada, porém é a ressonância magnética que dá a melhor informação sobre a natureza e a extensão deles. O tratamento geralmente é radioterápico, podendo ser precedido por biópsia diagnóstica.

O tronco cerebral pode ser comprimido por tumores extrínsecos, como vimos nos tumores do ângulo pontocerebelar e com veremos pelos tumores cerebelares. Tumores de clivus como meningiomas e cordomas causam compressão anterior no tronco cerebral, evoluindo lentamente com sinais de disfunção principalmente dos nervos cranianos baixos. Por outro lado, tumores do IV ventrículo, como ependimomas, papilomas de plexo coroide e teratomas, causam sintomas vestibulares precoces pela compressão direta da área vestibular no seu assoalho rapidamente se associando sinais de hipertensão intracraniana pela obstrução do trânsito liquórico.

Também nesses tumores o melhor exame complementar é a ressonância magnética. O tratamento quando possível é cirúrgico na maioria deles, podendo ser precedido por derivação do sistema ventricular.

Processos Infecciosos e Parasitários

Sintomas e sinais vestibulares e auditivos podem aparecer pelo comprometimento infeccioso do tronco cerebral. Embora raros, abscessos e granulomas podem atingir diretamente o tronco; entre os abscessos as infecções bacterianas e a toxoplasmose são as etiologias mais comuns, já os granulomas podem ter inúmeros agentes causais.

Meningites subagudas e crônicas de localização preferencial nas cisternas basais, envolvem os nervos cranianos, vasos e o próprio tronco cerebral; este pode ser lesado por isquemias e hemorragias causadas por vasculites secundárias. Entre os processos que podem causar essas meningites basais estão: a tuberculose, a sarcoidose e neumicoses como a criptococose e a histoplasmose.

A neurocisticercose pode comprometer diretamente o tronco cerebral pela presença de vesículas parasitárias no seu interior ou mais frequentemente pela compressão causada pelo IV ventrículo obstruído e dilatado pela existência de cisticercos gigantes, múltiplos ou racemosos no seu interior. A compressão de tronco também pode ser causada pela expansão do IV ventrículo opilado por ventriculite, que pode ocorrer na neurocisticercose e em outras infecções.

Síndromes Cerebelares

Disfunções otoneurológicas são comuns nas lesões cerebelares, seja pelo comprometimento direto das vias vestibulares que cruzam o cerebelo, seja pela compressão do tronco cerebral atingindo vias acústicas e vestibulares.

O cerebelo pode ser comprometido por todos os tipos de agressão que atingem o sistema nervoso central: vasculares, tumorais, infecciosas, desmielinizantes, degenerativas, traumáticas e outras.

Sinais de disfunção cerebelar, representados principalmente por distúrbios do equilíbrio, da coordenação motora e do tono muscular são indicativos mais precisos do comprometimento do cerebelo, mas podem demorar a aparecer em processos lentamente evolutivos e naqueles nas porções mais periféricas dos hemisférios cerebelares.

A síndrome de hipertensão intracraniana pode aparecer principalmente pela obstrução do trânsito liquórico no nível do IV ventrículo ou aqueduto, e é indicativa de quadro clínico grave com necessidade de intervenção diagnóstica e terapêutica rápida.

Os neurônios cerebelares, especialmente as células de Purkinge, são muito sensíveis à agressão por agentes tóxicos e metabólicos. Álcool, inseticidas e metais pesados, e determinados medicamentos como os aminoglicosídeos, podem ocasionar lesões cerebelares.

Eletro-oculografia

- *Calibração – aparecem:* dismetrias, anormalidades na latência e velocidade das sacadas.
- *Nistagmo espontâneo:* pode estar ausente com os olhos fechados e presente ou exacerbado com os olhos abertos.
- *Nistagmo de direção:* podem aparecer nistagmos em todas as direções do olhar.
- *Nistagmo optocinético:* pode aparecer deprimido ou com movimentos sacádicos.
- *Nistagmo de posição:* Em geral, apresentam características centrais, isto é, sem latência, inesgotável e muda de direção com a posição.
- *Provas calóricas e rotatórias:* aparecem com respostas diminuídas, disrítmicas e não se inibem ou se exacerbam com a abertura dos olhos.

Tumores do Cerebelo

Os tumores do cerebelo são os que se mais frequentemente se desenvolvem na fossa posterior. Os mais frequentes são os tumores primários do SNC: até os 7 anos, os meduloblastomas, até a terceira década, os astrocitomas, especialmente císticos, e após a quarta década os hemangioblastomas, também císticos. Metástases, abscessos e granulomas podem também acometer o cerebelo.

O quadro clínico vai depender da localização do tumor no cerebelo e da velocidade de crescimento, isto porque os sinais otoneurológicos vão depender do grau de compressão que o tumor vai exercer contra o IV ventrículo e o tronco cerebral. Assim, tumores hemisféricos como o astrocitoma pilocítico cístico e o hemangioblastoma crescem muito lentamente e, quando aparecem os primeiros sintomas, eles apresentam grande volume. Sinais cerebelares, vestibulares e de hipertensão intracraniana desenvolvem-se progressivamente. Tumores vermianos e rapidamente progressivos, como os meduloblastomas e eventualmente metástases, provocam vertigem e desequilíbrio precoces, rapidamente seguidos de sinais hipertensivos pela obstrução do IV ventrículo. Nos meduloblastomas é frequente o aparecimento de nistagmo posicional, mesmo nos quadros iniciais.

Os hemangioblastomas cerebelares podem ser múltiplos e aparecerem associados a angiomatose de retina e doença policística de pâncreas e rins (doença de Von Hippel-Lindau).

Doenças Vasculares do Cerebelo

Infartos e hemorragias cerebelares são menos frequentes que os que ocorrem no compartimento supratentorial. São raros os grandes infartos pela grande rede de circulação colateral entre as várias artérias cerebelares, quando ocorrem, entretanto, podem cursar com importante edema, comprimindo IV ventrículo e tronco e transformando-se em emergência de tipo cirúrgico.

As hemorragias cerebelares são as mais frequentes no território infratentorial. Aparecem geralmente acima dos 50 anos, associadas à hipertensão arterial. Menos frequentemente podem ser devidas a malformações vasculares, aneurismas ou tumores metastáticos. Quando profundas ou de grande volume, fazem compressão sobre o IV ventrículo e o tronco e os sinais vestibulares são precoces e evidentes, indicando necessidade de intervenção terapêutica imediata antes da instalação de hidrocefalia ou lesão de tronco grave.

A tomografia computadorizada e a ressonância magnética melhoraram muito o prognóstico das lesões vasculares cerebelares. O diagnóstico é precoce e preciso, e lesões menores podem ser acompanhadas clinicamente e em exames sucessivos.

Degenerações Cerebelares

Doenças degenerativas, na maioria das vezes hereditárias, do cerebelo podem provocar perturbações auditivas e vestibulares, cujo sítio da lesão pode ser variado e às vezes não reconhecido. Assim, a doença de Friedreich, a atrofia olivopontocerebelar, a doença de Refsum e a síndrome de Roussy Levy são todas associadas a disfunções auditiva e vestibular.

Disfunção vestibular pode aparecer ainda em todas as outras degenerações do cerebelo, mas permanecer mascarada pelos próprios sinais cerebelares. A história mostra sempre quadro lentamente progressivo e simétrico.

Doenças Inflamatórias do Cerebelo

Vários processos infecciosos e inflamatórios podem acometer o cerebelo. Lesões infecciosas focais incluem os abscessos bacterianos, que podem ser de origem otológica, e granulomas de várias etiologias, sendo os mais frequentes os de etiologia tuberculosa.

A agressão difusa e direta do parênquima cerebelar por agente infeccioso é excepcional. O cerebelo pode ser afetado com certa frequência em encefalomielites agudas pós-infecciosas ou pós-vacinais, que também comprometem outros pontos do SNC. Nas crianças abaixo de 5 anos pode aparecer quadro cerebelar agudo puro ("cerebelite"), provavelmente pós-infeccioso, benigno e de resolução espontânea.

Lesões cerebelares são comuns na esclerose múltipla, mas pelas pequenas dimensões geralmente são assintomáticas. Sinais cerebelares e vestibulares quando presentes geralmente indicam lesão de pedúnculos cerebelares ou do próprio tronco cerebral.

REABILITAÇÃO VESTIBULAR

Quando temos uma lesão aguda labiríntica, após alguns dias o paciente melhora dos sintomas espontaneamente. Isso acontece após uma série de adaptações do sistema de equilíbrio, isto é, visão, propriocepção, labirintos e sistema nervoso central. Ao conjunto desses ajustes dá-se o nome de **compensação vestibular central.**

No entanto muitos pacientes por várias razões não compensam seus **déficits.** A esses casos recomendam-se exercícios que são denominados de **exercícios de reabilitação vestibular ou do equilíbrio**.

Segundo Sheparde, a reabilitação vestibular apoia-se em quatro aspectos:

A) Adaptação plástica do sistema nervoso central para controle do equilíbrio. Consegue-se expondo o paciente a estímulos repetidos do reflexo vestíbulo ocular e das sacadas. O gatilho para essa adaptação é o chamado **erro de sinal**, isto é, são os impulsos assimétricos gerados pelos labirintos com a rotação da cabeça.
B) Substituição sensorial central: capacidade de substituir um dos sistemas do equilíbrio por um que está ausente, exemplo: se o comprometido é o proprioceptivo cutâneo, ele pode ser substituído pela visão.
C) Há reequilíbrio tônico nos núcleos vestibulares em resposta a uma assimetria persistente de impulsos dos dois sistemas periféricos, isto é, os estímulos a partir dos núcleos vestibulares que se dirigem para as outras estruturas do sistema nervoso central tendem a se igualar.
D) Habituação: é o mecanismo pelo qual uma resposta vai diminuindo de intensidade à medida que o estímulo se repete.

A compensação vestibular se faz em duas etapas; a primeira é chamada de **compensação estática** e se completa após 3 a 5 dias da lesão, o paciente não sente mais tonturas com a cabeça imóvel, e é obtida sem exercícios, a segunda é chamada de **compensação dinâmica** e é aquela em que o paciente não tem sintomas mesmo com os movimentos da cabeça, esta se completa em tempo variável, meses e até anos, pois depende das lesões e da terapia executada.

Existem vários fatores que não só atrasam como impedem a compensação. São eles: dano cerebelar, comprometimento proprioceptivo e visual, trauma craniano e doenças psicológicas.

As compensações tanto estáticas quanto dinâmicas se efetivam desde que a causa que originou a **descompensação** não se repita. Por exemplo; as neurites vestibulares são casos favoráveis sob esse aspecto, ao passo que a moléstia de Ménière por suas características crônicas se beneficia menos desse processo. Outras causas que comprometem a compensação são: cansaço extremo, inatividade, mudanças de medicamentos, anestesia, álcool.

O uso de exercícios para o tratamento de indivíduos com doenças vestibulares começou na década de 1940, quando Cawthorne (otorrinolaringologista) e Cooksey (fisioterapeuta) introduziram exercícios físicos no tratamento da doença de Ménière. McCabe em 1972 demonstrou a relação entre sistema nervoso central e compensação. A partir daí, muitas outras pesquisas foram feitas e vários exercícios foram propostos.

A correta indicação da reabilitação vestibular depende da avaliação otoneurológica que indicará o local e a extensão do comprometimento. Com esses dados, o médico determinará quais os exercícios mais apropriados para o caso. Estes exercícios serão orientados e supervisionados pelo médico podendo ser auxiliado por fonoaudiólogas e fisioterapeutas.

Atualmente estão sendo desenvolvidos aparelhos denominados **de substituição sensorial** como o Brainport, o PoNS™ e outros. Estes equipamentos pelos resultados experimentais já observados abrem novas perspectivas no tratamento para a recuperação do equilíbrio.

BIBLIOGRAFIA

Adriztina I, Adnan A, Adenin I, Haryuna SH, Sarumpaet S. Influence of Hormonal Changes on Audiologic Examination in Normal Ovarian Cycle Females: An Analytic Study. Int Arch Otorhinolaryngol. Oct 2016;20(4):294-299.

Afridi SK, Giffin NJ, Kaube H, Friston KJ, Ward NS, Frackowiak RS, et al. A positron emission tomographic study in spontaneous migraine. Arch Neurol. Aug 2005;62(8):1270-5.

Ahmadzai N, Cheng W, Kilty S, Esmaeilisaraji L, Wolfe D, Bonaparte J, et al. Pharmacologic and surgical therapies for patients with Meniere's disease: A systematic review and network meta-analysis. PLoS One. 2020;15(9):e0237523.

Albernaz PL. Hearing Loss, Dizziness, and Carbohydrate Metabolism. Int Arch Otorhinolaryngol. Jul 2016;20(3):261-70.

Angeli SI, Velandia S, Snapp H. Head-shaking nystagmus predicts greater disability in unilateral peripheral vestibulopathy. Am J Otolaryngol. 2011 Nov-Dec;32(6):522-7.

Angelini L, de Tommaso M, Guido M, Hu K, Ivanov P, Marinazzo D, et al. Steady-state visual evoked potentials and phase synchronization in migraine patients. Phys Rev Lett, 93: 038103-4,2004.

Arbusow V, Schulz P, Strupp M, Dieterich M, von Reinhardstoettner A, Rauch E, et al. Distribution of herpes simplex virus type 1 in human geniculate and vestibular ganglia: implications for vestibular neuritis. Ann Neurol. Sep 1999;46(3):416-9. doi:10.1002/1531-8249(199909)46:3<416:aid-ana20>3.0.co;2-w

Argyriou AA, Bruna J, Marmiroli P, Cavaletti G. Chemotherapy-induced peripheral neurotoxicity (CIPN): an update. Crit Rev Oncol Hematol. Apr 2012;82(1):51-77.

Ashina S, Bentivegna E, Martelletti P, Eikermann-Haerter K. Structural and Functional Brain Changes in Migraine. Pain Ther. Jun 2021;10(1):211-223.

Bae CH, Na HG, Choi YS. Current diagnosis and treatment of vestibular neuritis: a narrative review. J Yeungnam Med Sci. Apr 2022;39(2):81-88.

Bakkali SE, Taeymans J, Sasu Senior CO, Dirinck E, Vereeck L, Vissers D. Does diabetes mellitus type 2 affect vestibular function? A systematic review and meta-analysis. Diabetes Epidemiology and Management; 2021.

Baloh RW, Honrubia V. Clinical neurophysiology of vestibular system, 3rd ed. New YokrL Oxford University Press.

Baloh RW, Jacobson KM, Beykirch K, Honrubia V. Static and dynamic posturography in patients with vestibular and cerebellar lesions. Arch Neurol. 1998 May;55(5):649-54.

Barre A. Sur un syndrome sympathique cervical posterieur et sa cause frequente, l'arthrite cervicale.: Revue Neurologique; 1926. p. 1246.

Basser LS. Benign Paroxysmal Vertigo of Childhood. (A variety of vestibular neuronitis). Brain. Mar 1964;87:141-52.

Beh SC, Frohman TC, Frohman EM. Cerebellar Control of Eye Movements. J Neuroophthalmol. 2017 Mar;37(1):87-98.

Bernard P. Alterations of auditory evoked potentials during the course of chloroquine treatment. Acta Otolaryngol. 1985;99(3-4):387-92.

Bhandari A, Bhandari R, Kingma H, Strupp M. Diagnostic and Therapeutic Maneuvers for Anterior Canal BPPV Canalithiasis: Three-Dimensional Simulations. Front Neurol. 2021 Sep 24;12:740599.

Bhansali SA, Honrubia V. Current status of electronystagmography testing. Otolaryngol Head Neck Surg. 1999 Mar;120(3):419-26.

Bi WL, Brewster R, Poe D, Vernick D, Lee DJ, Eduardo Corrales C, et al. Superior semicircular canal dehiscence syndrome. J Neurosurg. Dec 2017;127(6):1268-1276.

Bisdorff A, Von Brevern M, Lempert T, Newman-Toker DE. Classification of vestibular symptoms: towards an international classification of vestibular disorders. J Vestib Res. 2009;19(1-2):1-13.

Bittar R, Sanchez T, Santoro P, Medeiros I. O metabolismo da glicose e o ouvido interno. 2 ed. Arquivos da Fundação Otorrinolaringologia1998. p. 4-8.

Bittar R. Fórum sobre Vertigem: Vertigem e cefaleia na infância e na adolescência. São Paulo: Revista Brasileira de Otorrinolaringologia; 2003. p. 15-16.

Bittar RS, Cruz OL, Lorenzi MC, Marone SA, Miniti A. Morphological and functional study of the cochlea after administration of estrogen and progesterone in the guinea pig. Int Tinnitus J. 2001;7(1):41-5.

Bittar RS, Santos MD, Mezzalira R. Glucose metabolism disorders and vestibular manifestations: evaluation through computerized dynamic posturography. Braz J Otorhinolaryngol. 2016;82(4):372-6.

Bittar RSM, Bottino M A, Zerati FE, Moraes C, Cunha A, Bento RF. Prevalency of metabolic disorders in dizzy patients. Rev Bras Otorrinolaringol. 2003;69(1):64-68.

Bittar RSM. Como a posturografia dinâmica computadorizada pode nos ajudar nos casos de tontura? Int Arch Otorhinolaryngol. 2007;11(3):330-3.

Black FO. What can posturography tell us about vestibular function? Ann N Y Acad Sci. 2001 Oct;942:446-64.

Bottino MA. Técnicas de pesquisa do nistagmo de torção cervical. Estudo comparativo entre indivíduos normais portadores da síndrome cervical. Tese defendida em 12 Mar. de 1986.

Bower CM, Cotton RT. The spectrum of vertigo in children. Arch Otolaryngol Head Neck Surg. Aug 1995;121(8):911-5.

Büchele W, Brandt T. Vestibular neuritis--a horizontal semicircular canal paresis? Adv Otorhinolaryngol. 1988;42:157-61.

Büki B, Ward BK. Length of the Narrow Bony Channels May Not be the Sole Cause of Differential Involvement of the Nerves in Vestibular Neuritis. Otol Neurotol. Aug 01 2021;42(7):e918-e924.

Carey JP, Minor LB, Nager GT. Dehiscence or thinning of bone overlying the superior semicircular canal in a temporal bone survey. Arch Otolaryngol Head Neck Surg. Feb 2000;126(2):137-47.

Casella LB, Casella EB, Baldacci ER, Ramos JL. [Benign paroxysmal torticollis of infancy: diagnosis and clinical evolution of six patients]. Arq Neuropsiquiatr. Sep 2006;64(3B):845-8.

Cawthorne TE. The Physiological basis of head exercises. J Chart Soc Physio Ther. 1944;29:106-7.

Cha YH, Baloh RW, Cho C, Magnusson M, Song JJ, Strupp M, et al. Mal de débarquement syndrome diagnostic criteria: Consensus document of the Classification Committee of the Bárány Society. J Vestib Res. 2020;30(5):285-293.

Cha YH, Brodsky J, Ishiyama G, Sabatti C, Baloh RW. Clinical features and associated syndromes of mal de debarquement. J Neurol. Jul 2008;255(7):1038-44.

Cha YH, Cui YY, Baloh RW. Comprehensive Clinical Profile of Mal De Debarquement Syndrome. Front Neurol. 2018;9:261.

Cha YH, Golding JF, Keshavarz B, Furman J, Kim JS, Lopez-Escamez JA, et al. Motion sickness diagnostic criteria: Consensus Document of the Classification Committee of the Bárány Society. J Vestib Res. 2021;31(5):327-344.

Cha YH, Riley J, Gleghorn D, Doudican B. Remotely Monitored Home-Based Neuromodulation With Transcranial Alternating Current Stimulation (tACS) for Mal de Débarquement Syndrome. Front Neurol. 2021;12:755645.

Cha YH. Mal de debarquement. Semin Neurol. Nov 2009;29(5):520-7.

Charles A, Pozo-Rosich P. Targeting calcitonin gene-related peptide: a new era in migraine therapy. Lancet. Nov 09 2019;394(10210):1765-1774.

Choi IS SJ, Lee KS, Chang CS, Jun BH. Effects of Salicylate on ABR and ECoG in Guinea Pig. Korean J Otolaryngol-Head Neck Surg.; 1999. p. 290-297.

Cianfrone G, Pentangelo D, Cianfrone F, Mazzei F, Turchetta R, Orlando MP, et al. Pharmacological drugs inducing ototoxicity, vestibular symptoms and tinnitus: a reasoned and updated guide. Eur Rev Med Pharmacol Sci. Jun 2011;15(6):601-36.

Cohen H, Cohen B, Raphan T, Waespe W. Habituation and adaptation of the vestibuloocular reflex: a model of differential control by the vestibulocerebellum. Exp Brain Res. 1992;90(3):526-38.

Colebatch JG, Rosengren SM, Welgampola MS. Vestibular-evoked myogenic potentials. Handb Clin Neurol. 2016;137:133-55.

Cooksey FS. Rehabilitation in vestibular injuries. Proc Royal Soc Med. 1946;39:273-278.

Curtin HD. Superior semicircular canal dehiscence syndrome and multi-detector row CT. Radiology. Feb 2003;226(2):312-4.

Dai M, Cohen B, Smouha E, Cho C. Readaptation of the vestibulo-ocular reflex relieves the mal de debarquement syndrome. Front Neurol. 2014;5:124.

Deen M, Christensen CE, Hougaard A, Hansen HD, Knudsen GM, Ashina M. Serotonergic mechanisms in the migraine brain - a systematic review. Cephalalgia. Mar 2017;37(3):251-264.
Denny-Brown D. Basilar artery-syndromes. Bull New Engl Med Cent. Jun 1953;15(2):53-60.
Devaraja K. Vertigo in children; a narrative review of the various causes and their management. Int J Pediatr Otorhinolaryngol. Aug 2018;111:32-38.
Dieterich M, Brandt T. Perception of Verticality and Vestibular Disorders of Balance and Falls. Front Neurol. 2019 Apr 3;10:172.
Dreschler WA, vd Hulst RJ, Tange RA, Urbanus NA. The role of high-frequency audiometry in early detection of ototoxicity. Audiology. 1985;24(6):387-95.
Espinosa-Sanchez JM, Lopez-Escamez JA. The pharmacological management of vertigo in Meniere disease. Expert Opin Pharmacother. 2020 Oct;21(14):1753-1763.
Falls C. Videonystagmography and Posturography. Adv Otorhinolaryngol. 2019;82:32-38.
Fife TD, Iverson DJ, Lempert T, Furman JM, Baloh RW, Tusa RJ, et al. Practice parameter: therapies for benign paroxysmal positional vertigo (an evidence-based review): report of the Quality Standards Subcommittee of the American Academy of Neurology. Neurology. 2008 May 27;70(22):2067-74.
Fife TD, Tusa RJ, Furman JM, Zee DS, Frohman E, Baloh RW, et al. Assessment: vestibular testing techniques in adults and children: report of the Therapeutics and Technology Assessment Subcommittee of the American Academy of Neurology. Neurology. 2000 Nov 28;55(10):1431-41.
Fisher M. Occlusion of the internal carotid artery. AMA Arch Neurol Psychiatry. Mar 1951;65(3):346-77.
Foster CA, Jabbour P. Barré-Lieou syndrome and the problem of the obsolete eponym. J Laryngol Otol. Jul 2007;121(7):680-3.
Frattale I, Ruscitto C, Papetti L, Ursitti F, Sforza G, Moavero R, et al. Migraine and Its Equivalents: What Do They Share? A Narrative Review on Common Pathophysiological Patterns. Life (Basel). Dec 12 2021;11(12).
Fred HL. The diagnosis of exclusion: an ongoing uncertainty. Tex Heart Inst J. 2013;40(4):379-81.
Frejo L, Lopez-Escamez JA. Cytokines and Inflammation in Meniere Disease. Clin Exp Otorhinolaryngol. 2022 Feb;15(1):49-59.
Frejo L, Soto-Varela A, Santos-Perez S, Aran I, Batuecas-Caletrio A, Perez-Guillen V, et al. Clinical Subgroups in Bilateral Meniere Disease. Front Neurol. 2016 Oct 24;7:182.
Fu X, Wan P, Li P, Wang J, Guo S, Zhang Y, et al. Mechanism and Prevention of Ototoxicity Induced by Aminoglycosides. Front Cell Neurosci. 2021;15:692762.
Furman JM, Shirey I, Roxberg J, Kiderman A. The horizontal computerized rotational impulse test. J Vestib Res. 2016;26(5-6):447-457.
Furman JM. Rotational testing. Handb Clin Neurol. 2016;137:177-86.
Ganança M, Caovilla H. Elos entre distúrbios otoneurológicos Pré-diabetes e diabetes. ABORL-CCF - Associação Brasileira de Otorrinolaringologia e cirurgia Cérvico-Facial. Accessed 07/05/2023, 2023.
Garcia C. Tontura cervical proprioceptiva: efeito do calor induzido por nanotubos de carbono [tese]. Universidade de São Paulo, São Paulo; 2022.
Gimmon Y, Schubert MC. Vestibular Testing-Rotary Chair and Dynamic Visual Acuity Tests. Adv Otorhinolaryngol. 2019;82:39-46.
Gioacchini FM, Alicandri-Ciufelli M, Kaleci S, Magliulo G, Re M. Prevalence and diagnosis of vestibular disorders in children: a review. Int J Pediatr Otorhinolaryngol. May 2014;78(5):718-24.
Goadsby PJ, Edvinsson L, Ekman R. Release of vasoactive peptides in the extracerebral circulation of humans and the cat during activation of the trigeminovascular system. Ann Neurol. Feb 1988;23(2):193-6.
Goebel JA, O'Mara W, Gianoli G. Anatomic considerations in vestibular neuritis. Otol Neurotol. Jul 2001;22(4):512-8.
Golding JF, Kadzere P, Gresty MA. Motion sickness susceptibility fluctuates through the menstrual cycle. Aviat Space Environ Med. Oct 2005;76(10):970-3.
Golding JF. Motion sickness susceptibility questionnaire revised and its relationship to other forms of sickness. Brain Res Bull. Nov 15 1998;47(5):507-16.
Gonçalves DU, Felipe L, Lima TM. Interpretation and use of caloric testing. Braz J Otorhinolaryngol. 2008 May-Jun;74(3):440-6.
Grassi S, Frondaroli A, Di Mauro M, Pettorossi VE. Influence of testosterone on synaptic transmission in the rat medial vestibular nuclei: estrogenic and androgenic effects. Neuroscience. Dec 15 2010;171(3):666-76.
Greters ME, Bittar RSM, Bottino MA, Greters PM. Evaluation Of the Physiotherapic Treatment on Cervical Vertigo. 2007;11(4):406-410.
Grøntved A, Brask T, Kambskard J, Hentzer E. Ginger root against seasickness. A controlled trial on the open sea. Acta Otolaryngol. 1988;105(1-2):45-9.
Gürkov R, Pyykö I, Zou J, Kentala E. What is Menière's disease? A contemporary re-evaluation of endolymphatic hydrops. J Neurol. 2016;263 Suppl 1:S71-81.
Halmagyi GM, Chen L, MacDougall HG, Weber KP, McGarvie LA, Curthoys IS. The Video Head Impulse Test. Front Neurol. 2017;9;8:258.
Halmagyi GM, Curthoys IS. A clinical sign of canal paresis. Arch Neurol. 1988;45:737-739.
Handelsman JA. Vestibulotoxicity: strategies for clinical diagnosis and rehabilitation. Int J Audiol. Sep 2018;57(sup4):S99-S107.
Henriques IF, Douglas de Oliveira DW, Oliveira-Ferreira F, Andrade PM. Motion sickness prevalence in school children. Eur J Pediatr. Nov 2014;173(11):1473-82.
Hong SH, Park SK, Cho YS, Lee HS, Kim KR, Kim MG, et al. Gentamicin induced nitric oxide-related oxidative damages on vestibular afferents in the guinea pig. Hear Res. Jan 2006;211(1-2):46-53.
Huerzeler N, Petkovic V, Sekulic-Jablanovic M, Kucharava K, Wright MB, Bodmer D. Insulin Receptor and Glucose Transporters in the Mammalian Cochlea. Audiol Neurootol. 2019;24(2):65-76.
Hyppolito MA, Oliveira JAA. Ototoxicidade, Otoproteção e Autodefesa das Células Ciliadas da Cóclea. Ribeirão Preto: Medicina; 2005. p. 279-89.
Ishii C, Nishino LK, Campos CA. Vestibular characterization in the menstrual cycle. Braz J Otorhinolaryngol. 2009;75(3):375-80.
Ishiyama G, López IA, Ishiyama A. Aquaporins and Meniere's disease. Curr Opin Otolaryngol Head Neck Surg. 2006 Oct;14(5):332-6.
Kang WS, Lee SH, Yang CJ, Ahn JH, Chung JW, Park HJ. Vestibular Function Tests for Vestibular Migraine: Clinical Implication of Video Head Impulse and Caloric Tests. Front Neurol. 2016;7:166.
Kattah JC, Talkad AV, Wang DZ, Hsieh YH, Newman-Toker DE. HINTS to diagnose stroke in the acute vestibular syndrome: three-step bedside oculomotor examination more sensitive than early MRI diffusion-weighted imaging. Stroke. 2009;40(11):3504-10.
Kennedy RS, Graybiel A, McDonough RC, Beckwith FD. Symptomatology under storm conditions in the North Atlantic in control subjects and in persons with bilateral labyrinthine defects. Acta Otolaryngol. Dec 1968;66(6):533-40.
Kim G, Seo JH, Lee SJ, Lee DH. Therapeutic effect of steroids on vestibular neuritis: Systematic review and meta-analysis. Clin Otolaryngol. Jan 2022;47(1):34-43.
Kim HJ, Park J, Kim JS. Update on benign paroxysmal positional vertigo. J Neurol. 2021 May;268(5):1995-2000.

Kim JS, Newman-Toker DE, Kerber KA, Jahn K, Bertholon P, Waterston J, et al. Vascular vertigo and dizziness: Diagnostic criteria. J Vestib Res. 2022;32(3):205-222.
Kim JS, Zee DS. Clinical practice. Benign paroxysmal positional vertigo. N Engl J Med. 2014 Mar 20;370(12):1138-47.
Kleindorfer DO, Towfighi A, Chaturvedi S, Cockroft KM, Gutierrez J, Lombardi-Hill D, et al. 2021 Guideline for the Prevention of Stroke in Patients With Stroke and Transient Ischemic Attack: A Guideline From the American Heart Association/American Stroke Association. Stroke. Jul 2021;52(7):e364-e467.
Knight KR, Kraemer DF, Winter C, Neuwelt EA. Early changes in auditory function as a result of platinum chemotherapy: use of extended high-frequency audiometry and evoked distortion product otoacoustic emissions. J Clin Oncol. Apr 01 2007;25(10):1190-5.
Knight LC, Saeed SR, Hradek GT, Schindler RA. Insulin receptors on the endolymphatic sac: an autoradiographic study. Laryngoscope. Jun 1995;105(6):635-8.
Kraft JR. Hyperinsulinemia: A Merging History with Idiopathic Tinnitus, Vertigo, and Hearing Loss. Int Tinnitus J. 1998;4(2):127-130.
Kuether TA, Nesbit GM, Clark WM, Barnwell SL. Rotational vertebral artery occlusion: a mechanism of vertebrobasilar insufficiency. Neurosurgery. Aug 1997;41(2):427-32; discussion 432-3.
Kuiper OX, Bos JE, Schmidt EA, Diels C, Wolter S. Knowing What's Coming: Unpredictable Motion Causes More Motion Sickness. Hum Factors. Dec 2020;62(8):1339-1348.
Labuguen RH. Initial evaluation of vertigo. Am Fam Physician. 2006 Jan 15;73(2):244-51. Erratum in: Am Fam Physician. 2006;73(10):1704.
Lafrenière RG, Cader MZ, Poulin JF, Andres-Enguix I, Simoneau M, Gupta N, et al. A dominant-negative mutation in the TRESK potassium channel is linked to familial migraine with aura. Nat Med. Oct 2010;16(10):1157-60.
Lanzi G, Balottin U, Fazzi E, Tagliasacchi M, Manfrin M, Mira E. Benign paroxysmal vertigo of childhood: a long-term follow-up. Cephalalgia. Dec 1994;14(6):458-60.
Lawson B. Motion sickness symptomatology and origins. In: CRC Press aioTFG, LLC, ed. Handbook of virtual environments: Design, implementation, and applications. 2nd Edition ed. 2014:531-600.
Leao AAP. Depressão disseminada da atividade no córtex cerebral. J Neurophysiol.1944. p. 359.
Lee H, Kim BK, Park HJ, Koo JW, Kim JS. Prodromal dizziness in vestibular neuritis: frequency and clinical implication. J Neurol Neurosurg Psychiatry. Mar 2009;80(3):355-6.
Leigh RJ, Kennard C. Using saccades as a research tool in the clinical neurosciences. Brain. 2004 Mar;127(Pt 3):460-77.
Lempert T, Olesen J, Furman J, Waterston J, Seemungal B, Carey J, et al. [Vestibular migraine: diagnostic criteria: consensus document of the Bárány Society and the International Headache Society]. Nervenarzt. Apr 2013;84(4):511-6.
Lieou YC. Syndrome sympathique cervical poste'rieure et arthrite cervical chronique. The'se de Strasbourg; 1928.
Lima Neto A, Bittar R. Tontura e Vertigem Vascular: bases, classificação e condutas. Aborl-CCF. 2023.
Liu Y, Yang J, Duan M. Current status on researches of Meniere's disease: a review. Acta Otolaryngol. 2020;140(10):808-812.
Lopez-Escamez JA, Carey J, Chung WH, Goebel JA, Magnusson M, Mandalà M, Newman-Toker DE, Strupp M, Suzuki M, Trabalzini F, Bisdorff A; Classification Committee of the Barany Society; Japan Society for Equilibrium Research; European Academy of Otology and Neurotology (EAONO); Equilibrium Committee of the American Academy of Otolaryngology-Head and Neck Surgery (AAO-HNS); Korean Balance Society. Diagnostic criteria for Meniere's disease. J Vestib Res. 2015;25(1):1-7.
Luca P, Ralli M, Cassandro C, Russo FY, Gioacchini FM, Cavaliere M, et al. Surgical Management of Intractable Meniere's Disease. Int Tinnitus J. 2022;26(1):50-56.
Luxon LM. Vertigo: new approaches to diagnosis and management. Br J Hosp Med. 1996 Nov 20-Dec 10 1996;56(10):519-20, 537-41.
MacDougall HG, McGarvie LA, Halmagyi GM, Curthoys IS, Weber KP. Application of the video head impulse test to detect vertical semicircular canal dysfunction. Otol Neurotol. 2013;34(6):974-9.
Mangabeira Albernaz PL, Fukuda Y. Glucose, insulin and inner ear pathology. Acta Otolaryngol. 1984;97(5-6):496-501.
Marais J, Rutka JA. Ototoxicity and topical eardrops. Clin Otolaryngol Allied Sci. Aug 1998;23(4):360-7.
McAulay V, Deary IJ, Frier BM. Symptoms of hypoglycaemia in people with diabetes. Diabet Med. Sep 2001;18(9):690-705.
McCabe BF, Ryu JH, Sekitani T. Further experiments on vestibular compensation. Laryngoscope. 1972;82(3):381-96.
McDonnell MN, Hillier SL. Vestibular rehabilitation for unilateral peripheral vestibular dysfunction. Cochrane Database Syst Rev. Jan 13 2015;1:CD005397.
Melzack R, Wall PD. Pain mechanisms: a new theory. Science. Nov 1965;150(3699):971-9.
Mendel D, Robinson M. Electrocochleography in congenital hypothyroidism. Dev Med Child Neurol. Oct 1978;20(5):664-7.
Mendelsohn M, Roderique J. Cationic changes in endolymph during hypoglycemia. Laryngoscope. Aug 1972;82(8):1533-40.
Miśkiewicz-Orczyk K, Vlaykov A, Lisowska G, Strzelczyk J, Kos-Kudła B. Does Thyroid Hormone Metabolism Correlate with the Objective Assessment of the Vestibular Organ in Patients with Vertigo? J Clin Med. Nov 16 2022;11(22).
Molnár A, Maihoub S, Tamás L, Szirmai Á. Conservative Treatment Possibilities of Ménière Disease, Involving Vertigo Diaries. Ear Nose Throat J. 2021;100(7):536-542.
Mueller SM, Heistad DD, Marcus ML. Total and regional cerebral blood flow during hypotension, hypertension, and hypocapnia. Effect of sympathetic denervation in dogs. Circ Res. Sep 1977;41(3):350-6.
Naffziger HC. Neuritis of the brachial plexus mechanical in origin: the scalenus syndrome. Surg Gynecol Obstet. 1938;67:722-730.
Ng L, Kelley MW, Forrest D. Making sense with thyroid hormone--the role of T(3) in auditory development. Nat Rev Endocrinol. May 2013;9(5):296-307.
Niebur E, Hsiao SS, Johnson KO. Synchrony: a neural mechanism for attentional selection? Curr Opinion Neurobiol, 12(2):190-4,2002.
Olesen J. International Classification of Headache Disorders. Lancet Neurol. May 2018;17(5):396-397.
Olesen J. The role of nitric oxide (NO) in migraine, tension-type headache and cluster headache. Pharmacol Ther. Nov 2008;120(2):157-71.
O'Reilly RC, Morlet T, Nicholas BD, Josephson G, Horlbeck D, Lundy L, et al. Prevalence of vestibular and balance disorders in children. Otol Neurotol. Dec 2010;31(9):1441-4.
Paillard AC, Quarck G, Paolino F, Denise P, Paolino M, Golding JF, et al. Motion sickness susceptibility in healthy subjects and vestibular patients: effects of gender, age and trait-anxiety. J Vestib Res. 2013;23(4-5):203-9.
Paparella MM, Djalilian HR. Etiology, pathophysiology of symptoms, and pathogenesis of Meniere's disease. Otolaryngol Clin North Am. Jun 2002;35(3):529-45, vi.
Parker W. Migraine and the vestibular system in childhood and adolescence. Am J Otol. Sep 1989;10(5):364-71.
Patel AK, Alexander TH, Andalibi A, Ryan AF, Doherty JK. Vestibular schwannoma quantitative polymerase chain reaction expression of estrogen and progesterone receptors. Laryngoscope. Aug 2008;118(8):1458-63.

Pedalini ME, Cruz OL, Bittar RS, Lorenzi MC, Grasel SS. Sensory organization test in elderly patients with and without vestibular dysfunction. Acta Otolaryngol. 2009;13:1-4.
Qian Y, Guan MX. Interaction of aminoglycosides with human mitochondrial 12S rRNA carrying the deafness-associated mutation. Antimicrob Agents Chemother. Nov 2009;53(11):4612-8.
Ramos Alcocer R, Ledezma Rodríguez JG, Navas Romero A, Cardenas Nuñez JL, Rodríguez Montoya V, et al. Use of betahistine in the treatment of peripheral vertigo. Acta Otolaryngol. 2015;135(12):1205-11.
Ramos BF, Cal R, Brock CM, Mangabeira Albernaz PL, Zuma E Maia F. Zuma Modified Maneuver as a Treatment to Geotropic Lateral Semicircular Canal Benign Paroxysmal Positional Vertigo. Int Arch Otorhinolaryngol. 2021 Apr;25(2):e255-e257.
Rastoldo G, Marouane E, El-Mahmoudi N, Péricat D, Watabe I, Lapotre A, et al. L-Thyroxine Improves Vestibular Compensation in a Rat Model of Acute Peripheral Vestibulopathy: Cellular and Behavioral Aspects. Cells. Feb 16 2022;11(4)
Rizk HG, Lee JA, Liu YF, Endriukaitis L, Isaac JL, Bullington WM. Drug-Induced Ototoxicity: A Comprehensive Review and Reference Guide. Pharmacotherapy. Dec 2020;40(12):1265-1275.
Rizzi MD, Hirose K. Aminoglycoside ototoxicity. Curr Opin Otolaryngol Head Neck Surg. Oct 2007;15(5):352-7.
Roland PS, Stewart MG, Hannley M, Friedman R, Manolidis S, Matz G, et al. Consensus panel on role of potentially ototoxic antibiotics for topical middle ear use: Introduction, methodology, and recommendations. Otolaryngol Head Neck Surg. Mar 2004;130(3 Suppl):S51-6.
Rosowski JJ, Songer JE, Nakajima HH, Brinsko KM, Merchant SN. Clinical, experimental, and theoretical investigations of the effect of superior semicircular canal dehiscence on hearing mechanisms. Otol Neurotol. May 2004;25(3):323-32.
Ryan GM, Cope S. Cervical vertigo. Lancet. Dec 1955;269(6905):1355-8.
Sadoshima S, Heistad DD. Regional cerebral blood flow during hypotension in normotensive and stroke-prone spontaneously hypertensive rats: effect of sympathetic denervation. Stroke. 1983;14(4):575-9.
Salmito MC, E Maia FCZ, Gretes ME, Venosa A, Ganança FF, Ganança MM, et al. Neurotology: definitions and evidence-based therapies - Results of the I Brazilian Forum of Neurotology. Braz J Otorhinolaryngol. 2020;86(2):139-148.
Santosh UP, Rao MS. Incidence of Hypothyroidism in Meniere's Disease. J Clin Diagn Res. May 2016;10(5):MC01-3.
Schell MJ, McHaney VA, Green AA, Kun LE, Hayes FA, Horowitz M, et al. Hearing loss in children and young adults receiving cisplatin with or without prior cranial irradiation. J Clin Oncol. Jun 1989;7(6):754-60.
Seemungal BM, Agrawal Y, Bisdorff A, Bronstein A, Cullen KE, Goadsby PJ, et al. The Bárány Society position on 'Cervical Dizziness'. J Vestib Res. 2022;32(6):487-499.
Semaan MT, Alagramam KN, Megerian CA. The basic science of Meniere's disease and endolymphatic hydrops. Curr Opin Otolaryngol Head Neck Surg. 2005 Oct;13(5):301-7.
Shen Y, Qi X, Wan T. The Treatment of Vestibular Migraine: A Narrative Review. Ann Indian Acad Neurol. 2020;23(5):602-607.
Shepard NT, Telian SA. Programmatic Vestibular Rehabilitation. Otolaryngology–Head and Neck Surgery. 1995;112(1):173-182.
Sjögren J, Magnusson M, Tjernström F, Karlberg M. Steroids for Acute Vestibular Neuronitis-the Earlier the Treatment, the Better the Outcome? Otol Neurotol. Mar 2019;40(3):372-374.
Skarzynska MB, Król B, Czajka L. Ototoxicity as a Side-Effect of Drugs: Literature Review. Journal of Hearing Science. 2020:9-19.
Snyder CH. Paroxysmal torticollis in infancy. A possible form of labyrinthitis. Am J Dis Child. Apr 1969;117(4):458-60.
Sorensen BF. Bow hunter's stroke. Neurosurgery. 1978 May-Jun 1978;2(3):259-61.
Stenberg AE, Wang H, Sahlin L, Hultcrantz M. Mapping of estrogen receptors alpha and beta in the inner ear of mouse and rat. Hear Res. Oct 1999;136(1-2):29-34.
Stern RM, Jokerst MD, Muth ER, Hollis C. Acupressure relieves the symptoms of motion sickness and reduces abnormal gastric activity. Altern Ther Health Med. 2001;7(4):91-4.
Steyger PS. Mechanisms of Ototoxicity and Otoprotection. Otolaryngol Clin North Am. Dec 2021;54(6):1101-1115.
Strupp M, Arbusow V. Acute vestibulopathy. Curr Opin Neurol. Feb 2001;14(1):11-20.
Strupp M, Bisdorff A, Furman J, Hornibrook J, Jahn K, Maire R, et al. Acute unilateral vestibulopathy/vestibular neuritis: Diagnostic criteria. J Vestib Res. 2022;32(5):389-406.
Strupp M, Zingler VC, Arbusow V, Niklas D, Maag KP, Dieterich M, et al. Methylprednisolone, valacyclovir, or the combination for vestibular neuritis. N Engl J Med. Jul 22 2004;351(4):354-61.
Sun XM, Zhuang SM, Xiao ZW, Luo JQ, Long Z, Lan LC, et al. Autoimmune thyroiditis in patients with sudden sensorineural hearing loss. Laryngoscope Investig Otolaryngol. Apr 2022;7(2):571-577.
Tabuchi K, Nishimura B, Nakamagoe M, Hayashi K, Nakayama M, Hara A. Ototoxicity: mechanisms of cochlear impairment and its prevention. Curr Med Chem. 2011;18(31):4866-71.
Taylor RL, Welgampola MS, Nham B, Rosengren SM. Vestibular-Evoked Myogenic Potential Testing in Vestibular Localization and Diagnosis. Semin Neurol. 2020;40(1):18-32.
Uziel A, Legrand C, Rabie A. Corrective effects of thyroxine on cochlear abnormalities induced by congenital hypothyroidism in the rat. I. Morphological study. Brain Res. Mar 1985;351(1):111-22.
van de Berg R, Widdershoven J, Bisdorff A, Evers S, Wiener-Vacher S, et al. Vestibular Migraine of Childhood and Recurrent Vertigo of Childhood: Diagnostic criteria Consensus document of the Committee for the Classification of Vestibular Disorders of the Bárány Society and the International Headache Society. J Vestib Res. 2021;31(1):1-9.
Vinitha VJPV, Geetha P, Abdul Salam RT. Audiological assessment in adults with hypothyroidism. Natl J Physiol Pharm Pharmacol. 2020:242-246.
von Brevern M, Bertholon P, Brandt T, Fife T, Imai T, Nuti D, et al. Benign paroxysmal positional vertigo: Diagnostic criteria. J Vestib Res. 2015;25(3-4):105-17.
Waker MF, Zee DS. Bedside vestibular examination. Otolaryngol Clin North Am. 2000;33(3):495-506.
Wang X, Lu Y, Wang E, Zhang Z, Xiong X, Zhang H, et al. Hepatic estrogen receptor? improves hepatosteatosis through upregulation of small heterodimer partner. J Hepatol. Jul 2015;63(1):183-90.
Ward BK, van de Berg R, van Rompaey V, Bisdorff A, Hullar TE, Welgampola MS, et al. Superior semicircular canal dehiscence syndrome: Diagnostic criteria consensus document of the committee for the classification of vestibular disorders of the Bárány Society. J Vestib Res. 2021;31(3):131-141.
Warwick-Evans LA, Symons N, Fitch T, Burrows L. Evaluating sensory conflict and postural instability. Theories of motion sickness. Brain Res Bull. 1998;47(5):465-9.
Weber KP, MacDougall HG, Halmagyi GM, Curthoys IS. Impulsive testing of semicircular-canal function using video-oculography. Ann N Y Acad Sci. 2009;1164:486-91.
Weber PC. Etiology of hearing loss in adults. Up-To-Date; 2006. p. 3.
Whitman GT. Examination of the Patient with Dizziness or Imbalance. Med Clin North Am. 2019 Mar;103(2):191-201.
Woodworth BA, Gillespie MB, Lambert PR. The canalith repositioning procedure for benign positional vertigo: a meta-analysis. Laryngoscope. 2004 Jul;114(7):1143-6.

Wright T. Menière's disease. BMJ Clin Evid. 2015;2015:0505.
Wrisley DM, Sparto PJ, Whitney SL, Furman JM. Cervicogenic dizziness: a review of diagnosis and treatment. J Orthop Sports Phys Ther. Dec 2000;30(12):755-66.
Wuyts FL, Furman J, Vanspauwen R, Van de Heyning P. Vestibular function testing. Curr Opin Neurol. 2007 Feb;20(1):19-24.
Yacovino DA, Hain TC. Clinical characteristics of cervicogenic-related dizziness and vertigo. Semin Neurol. Jul 2013;33(3):244-55.
Young AS, Rosengren SM, D'Souza M, Bradshaw AP, Welgampola MS. Nystagmus characteristics of healthy controls. J Vestib Res. 2020;30(6):345-352.
Zhang LL, Wang JQ, Qi RR, Pan LL, Li M, Cai YL. Motion Sickness: Current Knowledge and Recent Advance. CNS Neurosci Ther. Jan 2016;22(1):15-24.
Zhang Y, Howard BV, Cowan LD, Yeh J, Schaefer CF, Wild RA, et al. The effect of estrogen use on levels of glucose and insulin and the risk of type 2 diabetes in american Indian postmenopausal women: the strong heart study. Diabetes Care. Mar 2002;25(3):500-4.
Zuma E Maia F, Ramos BF, Cal R, Brock CM, Mangabeira Albernaz PL, et al. Management of Lateral Semicircular Canal Benign Paroxysmal Positional Vertigo. Front Neurol. 2020 Sep 15;11:1040.

CAPÍTULO 37

SÍNDROME DA TERCEIRA JANELA

Ricardo Ferreira Bento ■ Stephanie Rugeri de Souza Novaretti

A Síndrome da Terceira Janela tem sido um novo diagnóstico clínico importante. Em todo o mundo, milhares de pacientes se beneficiaram da descoberta desta síndrome e do desenvolvimento de um tratamento bem-sucedido.

A terceira janela são defeitos ósseos da orelha interna que permitem uma comunicação anormal entre a orelha média e o crânio. Essa comunicação gera sintomas característicos, como o sinal de Túlio que é o nistagmo e tontura induzidos exposição a sons altos e o sinal de Hennebert, que causa tontura e nistagmo, gerados pelo aumento da pressão no conduto auditivo externo.

A deiscência do canal semicircular superior é o diagnóstico mais comum, é de extrema importância realizar o diagnóstico diferencial com outras patologias, como a fístula perilinfática, otosclerose, síndrome de Ménière, entre outras.

DEISCÊNCIA DO CANAL SEMICIRCULAR SUPERIOR

Definição

A síndrome da deiscência do canal semicircular superior (DCSCS) foi descrita em 1998 por Lloyd Minor. É mais comum no sexo masculino e a partir de quarta década. As queixas mais comuns são tonturas e vertigens, geralmente desencadeadas por esforço, ou sons altos, geralmente de baixa frequência. Outras queixas comuns incluem plenitude auricular, autofonia (eco ou reverberação ao falar, mastigar ou engolir), ou perda de audição. Alguns pacientes referem ouvir sua própria pulsação na orelha afetada.

O canal semicircular superior é um dos três canais pares que fazem parte do labirinto posterior, órgão de equilíbrio no ouvido interno. Os canais semicirculares superior (também chamado de anterior)e posterior e os canais semicirculares horizontais (lateral) agem em sentido dos movimentos da cabeça, estabilizando os movimentos dos olhos em resposta à aceleração angular.

A deiscência é um pequeno defeito na cápsula óptica do labirinto ósseo de 1 a 5 mm no canal semicircular superior. Este achado parece ser mais incidente do lado esquerdo e pode às vezes ser bilateral. Esta deiscência torna o ouvido mais sensível a mudanças de pressão e ruídos.

Em autópsias, o exame dos ossos temporais encontra 2% de deiscências no canal. A deiscência pode ser um defeito no desenvolvimento embrionário, como secundária a colesteatoma, otite média crônica, fratura e neoplasia. Embora o osso fino esteja presente ao longo da vida, os sintomas não aparecem até a idade adulta, quando trauma, erosão do lobo temporal e/ou aumento da elasticidade da dura-máter permitem a transferência de pressão através do osso para o interior das membranas. Na deiscência do canal não há ruptura da membrana contendo perilinfa ou endolinfa, então nenhuma fístula é formada, com o osso fino ou erodido, a membrana é fina e deiscente criando uma "terceira janela" e resultando nos sintomas.

Atualmente, com o desenvolvimento dos exames de imagem, o diagnóstico tem sido cada vez mais comum em qualquer idade. A tomografia computadorizada dos ossos temporais de alta resolução em cortes finos < 0,7 mm (reconstrução de Poschl e Stenvers) é o principal exame para o diagnóstico na suspeita (Fig. 37-1). O VEMP cervical e a eletrococleografia são exames que também podem sugerir o diagnóstico. O VEMP cervical fica com limiares mais baixos e o VEMP ocular com respostas de maior amplitude. Em metanálise realizada por Watters *et al.*, 53% dos pacientes que necessitaram de cirurgia tinham deiscência do lado esquerdo, 23% do lado direito e 23% bilateral.

Diganóstico Diferencial

- Otosclerose.
- Disfunção da tuba auditiva.
- Tuba auditiva patente.
- Vertigem posicional paroxística benigna.
- Doença de Ménière.
- Neurite vestibular.
- Labirintopatias.

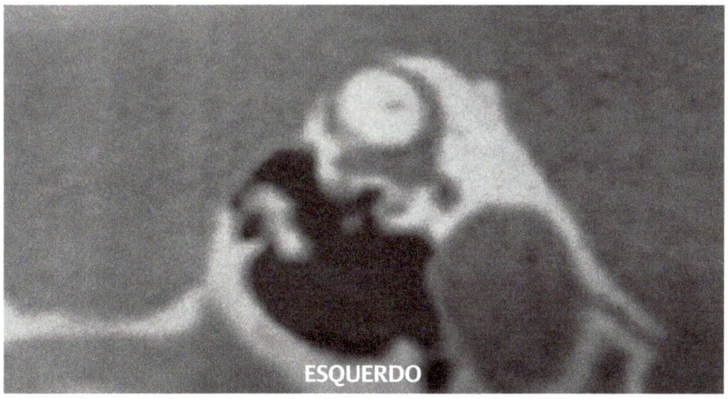

Fig. 37-1. Tomografia computadorizada de deiscência do canal semicircular superior.

Sinais e Sintomas

Tonturas ou vertigem, sensibilidade a pressão e sensibilidade a ruído. As tonturas ou vertigens são relacionadas com a mudança de posição piorada com a atividade física e que melhora com repouso. Algumas pessoas pioram com tosse, espirro e assoar o nariz. É a chamada vertigem induzida por manobra de Valsalva. Pode estar relacionada com malformação de Chiari e uma doença cardíaca chamada estenose subaórtica hipertrófica idiopática (IHSS).

Os doentes podem apresentar uma sensibilidade à mudança de pressão que ocorre em avião ou descida de serra, ou qualquer condição de mudança de pressão atmosférica. Nestas variações, o doente refere tontura e/ou perda de audição.

A sensibilidade a ruído, chamado fenômeno de Túlio, ocorre quando o som externo e às vezes da própria voz causam tonturas. Há pacientes que referem também autofonia, e 40% das pessoas com deiscências de canais apresentam perda auditiva que pode ser condutiva (discreta), mista ou neurossensorial.

Diagnóstico

Segundo a Bárány Society, para se ter o diagnóstico de deiscência do canal semicircular superior, além da sua comprovação por imagens de alta resolução, os pacientes devem apresentar sintomas e alterações fisiopatológicas compatíveis com a síndrome da terceira janela e excluída qualquer outra doença ou distúrbio vestibular.

Critérios para diagnóstico de DCSCS segundo a Bárány Society:

A) Pelo menos um sintoma consistente e atribuível à fisiopatologia da "terceira janela":
   1. Hiperacusia ao som conduzido por via óssea.
   2. Vertigem induzida por som e/ou oscilopsia apenas durante o estímulo sonoro.
   3. Vertigem e/ou oscilopsia induzida por pressão no conduto.
   4. Zumbido pulsátil.

B) Pelo menos um teste indicando a presença da "terceira janela":
   1. Nistagmo no plano do canal semicircular superior afetado quando som ou pressão se apresenta ao ouvido afetado.
   2. Limiar de condução óssea negativa de baixa frequência na audiometria de tom puro.
   3. Respostas aumentadas no potencial miogênico evocado vestibular (VEMP), VEMP cervical com limiar baixo ou VEMP ocular com aumento das amplitudes.

C) Tomografia computadorizada de alta resolução com reconstrução multiplanar no plano do canal semicircular superior consistente com uma deiscência.

Aqueles pacientes que apresentarem pelo menos um critério em cada item são diagnosticados com deiscência do canal semicircular superior.

Tratamento

O tratamento clínico é baseado em evitar as situações que causam os sintomas, principalmente a tontura no paciente, ou em tratamento cirúrgico.

O paciente deve evitar:

- Esportes ou profissões que exijam mudanças de pressão ou exercícios radicais.
- Adotar posições como ficar de cabeça para baixo.
- Manobra de Valsalva.
- Assoar o nariz.
- Alterações de pressão do ar como durante viagens aéreas.
- Elevadores de alta velocidade.
- Mergulho submarino.
- Ruídos altos.

Tratamento cirúrgico, pode-se fazer:

- Obliteração do canal.
- Tamponamento pelo assoalho da fossa média.
- Tamponamento da janela redonda (ainda não muito bem estabelecido).

O tratamento da deiscência envolve o fechamento ou o tamponamento do canal semicircular envolvido. Isso é apropriado quando a deiscência do canal superior e os resultados descritos são bons (Mikulec *et al.*, 2005).

O fechamento da deiscência com um retalho ou com osso (pedaço ou patê de osso) é o procedimento de maior risco. Por vezes a dura-máter está aderida nas membranas da orelha interna, e quando se descola o resultado pode ser uma surdez imediata. Esta técnica pode também favorecer a recorrência dos sintomas por reabsorção do material empregado na vedação. O tamponamento ou obliteração parece obter resultados mais favoráveis.

No HCFMUSP fazemos tanto o acesso via fossa média quanto o transmastóideo, com preferência para o acesso transmastoide. Para o fechamento da deiscência utilizamos gordura, fáscia e cola de fibrina, e os resultados nos pacientes foram de melhora da autofonia, da tontura e da qualidade de vida.

Alguns autores reportam grandes séries de pacientes operados. Por exemplo, Hillman *et al.* (2006) descrevem 30 pacientes dos quais 14 foram operados. Referem fazer o diagnóstico de um novo paciente por mês em média baseado em exame clínico (Valsalva) ou VEMP seguidos de TC. Somente cerca de um quinto deles decide por cirurgia devido ao risco de perda auditiva e à necessidade de craniotomia.

O tamponamento da janela redonda é uma nova cirurgia proposta para a deiscência do canal superior. A ideia básica é que a alteração das pressões na orelha interna possa causar movimentações nos líquidos e sintomas. Uma vez impedindo o "jogo de janela" não há espaço para haver a movimentação dos fluidos. Fisiologicamente sabemos que a janela redonda tem esta função de se movimentar para permitir aos fluidos internos deslocar-se e, portanto, parecer lógica esta técnica. A grande vantagem é ser uma cirurgia muito menos invasiva do que a de fechamento direto da deiscência.

Silverstein e Van Ess publicaram um caso de sucesso com o uso desta técnica (2009). A técnica utilizada foi fazer um fechamento grosso da janela em três camadas. Isso é essencialmente realizado em cirurgias de fístulas perilinfáticas. São sugeridos inclusive métodos mais agressivos como o uso de cimentos cirúrgicos na janela redonda.

Enquanto recentemente o diagnóstico da deiscência do canal semicircular superior foi se tornando mais comum pelas apuradas técnicas de imagem, seu tratamento não acompanhou este avanço e outras propostas de tratamento deverão ser pesquisadas nos próximos anos.

BIBLIOGRAFIA

Carey JP, Hirvonen TP, Hullar TE, Minor LB. Acoustic responses of vestibular afferents in a model of superior canal dehiscence. Otol Neurotol. 2004 May;25(3):345-52.

Carey JP, Migliaccio AA, Minor LB. Semicircular canal function before and after surgery for superior canal dehiscence. Otol Neurotol. 2007 Apr;28(3):356-64.

Cheng YS, Kozin ED, Remenschneider AK, Nakajima HH, Lee DJ. Characteristics of Wax Occlusion in the Surgical Repair of Superior Canal Dehiscence in Human Temporal Bone Specimens. Otol Neurotol. 2016 Jan;37(1):83-8.

Crane BT, Lin FR, Minor LB, Carey JP. Improvement in autophony symptoms after superior canal dehiscence repair. Otol Neurotol. 2010 Jan;31(1):140-6.

Crane BT, Minor LB, Carey JP. Superior canal dehiscence plugging reduces dizziness handicap. Laryngoscope. 2008 Oct;118(10):1809-13.

Cremer PD, Minor LB, Carey JP, Della Santina CC. Eye movements in patients with superior canal dehiscence syndrome align with the abnormal canal. Neurology. 2000 Dec 26;55(12):1833-41.

Mikulec AA, McKenna MJ, Ramsey MJ, Rosowski JJ, Herrmann BS, Rauch SD, et al. Superior semicircular canal dehiscence presenting as conductive hearing loss without vertigo. Otol Neurotol. 2004 Mar;25(2):121-9.

Minor LB, Carey JP, Cremer PD, Lustig LR, Streubel SO, Ruckenstein MJ. Dehiscence of bone overlying the superior canal as a cause of apparent conductive hearing loss. Otol Neurotol. 2003 Mar;24(2):270-8.

Minor LB, Solomon D, Zinreich JS, Zee DS. Sound- and/or pressure-induced vertigo due to bone dehiscence of the superior semicircular canal. Arch Otolaryngol Head Neck Surg. 1998 Mar;124(3):249-58.

Minor LB. Superior canal dehiscence syndrome. Am J Otol. 2000 Jan;21(1):9-19.

Pisano DV, Niesten ME, Merchant SN, Nakajima HH. The effect of superior semicircular canal dehiscence on intracochlear sound pressures. Audiol Neurootol. 2012;17(5):338-48.

Rosowski JJ, Songer JE, Nakajima HH, Brinsko KM, Merchant SN. Clinical, experimental, and theoretical investigations of the effect of superior semicircular canal dehiscence on hearing mechanisms. Otol Neurotol. 2004 May;25(3):323-32.

Ward BK, van de Berg R, van Rompaey V, Bisdorff A, Hullar TE, Welgampola MS, ET AL. Superior semicircular canal dehiscence syndrome: Diagnostic criteria consensus document of the committee for the classification of vestibular disorders of the Bárány Society. J Vestib Res. 2021;31(3):131-141.

CIRURGIA DA VERTIGEM

Ricardo Ferreira Bento

Há algumas vezes que a cirurgia é apropriada para a vertigem. A maioria dos problemas labirínticos podem ser resolvidos efetivamente por tratamento médico e reabilitação vestibular, mas sendo a vertigem um dos sintomas mais incapacitantes para os doentes, impedindo suas atividades e confinando-o ao leito ocasionalmente, deve-se realizar um tratamento cirúrgico para aliviar os sintomas do paciente.

Os tratamentos cirúrgicos devem ser utilizados quando o tratamento clínico não está sendo efetivo, principalmente para a vertigem incapacitante, e é importante que seja realizado um bom diagnóstico. Algumas vezes o procedimento cirúrgico é usado para a confirmação diagnóstica, como nos casos de fístulas labirínticas espontâneas ou traumáticas ou na doença de Ménierè incontroláveis com diagnóstico clínico e radiológico através de ressonância nuclear magnética com protocolo específico para Ménierè.

A escolha da técnica vai depender da idade, condições audiológicas, condições clínicas e etiologia.

As abordagens cirúrgicas podem ser divididas em corretivas e destrutivas.

CORRETIVAS

1. Fechamento de fístulas perilinfáticas espontâneas (raras) ou traumáticas. A cirurgia consiste em tamponar a fístula com fragmento de gordura do próprio paciente. Estas fístulas podem ocorrer na janela redonda ou na própria janela oval. A fístula por deiscência do canal semicircular posterior será tratada em capítulo especial.
2. Descompressão microvascular: Na década de 1970 Peter Janeta, neurocirurgião de Pittsburg-USA descreveu uma série de procedimentos na fossa posterior craniana com intuito de afastar vasos sanguíneos que eventualmente encostavam e comprimiam nervos cranianos naquela região, em especial o trigêmio (algias faciais), o facial (espasmos faciais) e neste caso específico o vestibular (vertigens). O diagnóstico é feito por exame de imagem vascular da região da fossa posterior e o encontro de artéria anômala ou aumentado em contato com o nervo vestibular. A cirurgia consiste em expor a fossa posterior e interpor entre o vaso e o nervo vestibular uma pequena tira de teflon. Esta cirurgia pela sua morbidade e dificuldade diagnóstica é muito discutida na literatura médica.
3. Cirurgia do saco endolinfático: Utilizada especificamente para síndrome de Ménierè foi descrita primeiramente em 1924 por George Portmann em Bordeaux, França. Ela se baseia em aliviar a pressão dos líquidos do ouvido interno. Existem muitas variações deste procedimento deste a simples descompressão do saco endolinfático (retirada da cortical óssea por sobre o saco endolinfático dentro do osso temporal) até sua abertura e derivação para a mastoide ou sua derivação para a aracnoide através de um *shunt* valvular criado por Aremberger. Há anos praticamos a técnica de Paparella que se faz através de uma mastoidectomia, exposição do saco endolinfático, abertura com microfaca de bainha e colocação de lâminas de teflon para manter a abertura. Em termos de controle da vertigem temos ótimos resultados e também no que diz respeito à flutuação auditiva e progressão da perda auditiva neurossensorial. Com respeito ao zumbido normalmente encontrado na síndrome de Ménierè, os resultados são pobres. A indicação segundo alguns autores deve ser feita utilizando-se eletrococleografia e observando-se o aumento da latência intrínseca da onda I. Este exame também apresenta muitas controvérsias apresentando muitos falsos-negativos e positivos.

Atualmente a ressonância nuclear magnética com protocolo específico é um exame objetivo da presença da dilatação de componentes da orelha interna.

Nesta cirurgia pode ser interessante dilatar o ducto endolinfático que sempre encontramos na abordagem utilizando-se estiletes bem finos.

Neurectomia Seletiva do Nervo Vestibular

Trata-se de secção dos nervos vestibular posterior e anterior. Pode ser feita por via mastóidea retrolabiríntica, por via retrosigmópidea ou por via fossa média. Nós proferimos a via retrolabiríntica descrita por Pulec e Hitelberger em 1974.

Injeção Intratimpânica

- *De gentamicina:* baseia-se no princípio da ototoxicidade da gentamicina reduzindo a atividade labiríntica ao ser absorvida em pequenas doses pela janela oval. Descrita pela primeira vez por Beck em 1978. Pode ser feita com injeção através de fina agulha pelo tímpano em várias aplicações de gentaminicina na dose de 40 MG/ML, concentração final de 26,7 mg/mL (diluir em 1:1,5.). Ela deve ser feita com o paciente em posição supina sob microscopia anestesiando o tímpano com solução de fenol a 90% no local da injeção ou da paracentese. Se injeta a solução até o enchimento total da cavidade timpânica. O paciente permanece na mesma posição por 15 minutos. Este procedimento é realizado uma vez por semana durante 4 semanas. Levando-se em conta a sintomatologia do paciente, pode-se até ampliar o tempo de administração. Utiliza-se também a colocação de tubo de ventilação com luz larga e material que absorve líquido (Merocel[R]) dentro e embebição direta da janela redonda, com o paciente pingando gotas da solução acima proposta diariamente durante 2 semanas também com o paciente em posição supina devendo o mesmo permanecer nesta posição por 15 minutos. Existe o risco de perda auditiva (25%) durante o tratamento e seguimento audiométrico recomendado antes das injeções.

- *De corticoide:* mesmo procedimento anterior utilizando-se dexametazona – 4 mg/mL, 3 gotas 3 vezes ao dia por no máximo 2 semanas ou até o cessamento da vertigem. A combinação da gentamicina com o corticoide pode ser também utilizada.

DESTRUTIVAS

São usadas para eliminar a vertigem e potencialmente podem sacrificar a audição.

Singulectomia

Trata-se de secção do nervo singular que passa na parede inferior da cóclea e da janela redonda. Pode ser feita por broquamento. É usada também em síndrome paroxística benigna incontrolável.

Labirintectomia Química ou Cirúrgica, Total ou Parcial

Onde o labirinto é total ou parcialmente removido cirurgicamente ou se usando alta dose de gentamicina ou estreptomicina dentro da cóclea e do labirinto.

A labirintectomia deve ser utilizada quando o doente não apresenta mais audição residual ou a discriminação é muito baixa. Seus resultados quanto à vertigem são muito bons.

A labirintectomia pode ser química descrita por Shuknecht em 1956 utiliza aminoglicosideos em altas doses pela janela oval.

Obliteração do canal semicircular posterior para vertigem postural paroxística benigna.

Labirintectomia total por ablação total do bloco labiríntico posterior, retirando-se cirurgicamente os canais semicirculares e o vestíbulo com seus componentes, o sáculo e o utrículo.

Labirintectomia total mais neurectomia vestibular, onde no mesmo procedimento se realizam as duas técnicas.

Na seção de técnicas cirúrgicas apresentaremos filmes dos principais procedimentos.

BIBLIOGRAFIA

Bento RF, Martins GSQ, Pinna MH. Tratado de Otologia. 2ª edição. São Paulo: Atheneu; 2013.

Hallpike C, Cairns H. Observations on Pathology of Meniere Sindrome. Jour Laryngol. 1938;53:625-655.

Jannetta P. In: Wikipédia: the free encyclopedia [Internet]. Flórida: Wikimedia Foundation, 2021. [citado 25 jul. 2023]. Disponível em: https://pt.wikipedia.org/w/index.php?title=Peter_Jannetta&oldid=62423501.

Kimura RS. Experimental blockage of the endolymphatic duct and sac and its effect on the inner ear of the guinea pig. A study on endolymphatic hydrops. Ann Otol Rhinol Laryngol. 1967 Aug;76(3):664-87.

Paparella MM, Hanson DG. Endolymphatic sac drainage for intractable vertigo (method and experiences). Laryngoscope. 1976 May;86(5):697-703.

Portmann G. Vertigo: Surgical Treatment by opening of the Saccus Endolymphaticus. Arch. Otolaryngol. 1927;6:309.

PARTE V TUMORES DO OSSO TEMPORAL E DA BASE LATERAL DO CRÂNIO

CAPÍTULO 39

INTRODUÇÃO AO CONHECIMENTO DOS TUMORES DE BASE LATERAL DE CRÂNIO

Ricardo Ferreira Bento ▪ Rubens de Brito

ANATOMIA

Para estudarmos os tumores do osso temporal é necessária uma complementação específica de alguns pontos da anatomia da região da base do crânio e suas relações com o próprio osso temporal, pois estes tumores comumente não se restringem ao temporal, acometendo regiões adjacentes da base lateral e medial do crânio. A anatomia também se torna importante quando pensamos no manejo cirúrgico destes tumores. A rica vascularização da base do crânio e os pares cranianos relacionados com o osso temporal devem ser levados em consideração na escolha de acessos cirúrgicos e no planejamento da conduta, uma vez que sequelas da própria cirurgia não podem ser maiores do que a própria história natural do tumor.

O suprimento arterial temporal e cerebral depende das artérias carótida interna e vertebrais. Após passar pela porção petrosa do temporal e seio cavernoso a artéria carótida interna origina as artérias cerebrais média e anterior. As artérias vertebrais se unem na linha média e formam a artéria basilar localizada ventralmente à ponte na região do *clivus*.

Esta tem como ramos as artérias cerebral posterior, cerebelar anterior inferior e cerebelares posteriores. Estas suprem parte do tronco cerebral. O sistema arterial carotídeo se comunica com o vertebral pelas artérias comunicantes posteriores. Estas artérias e mais as comunicantes anteriores formam o polígono de Willis.

A drenagem venosa é realizada pelos seios venosos da dura-máter. O maior é o sagital superior que é confluente com os dois seios transversos pareados. Os seios transversos são contínuos com os seios sigmoides. O petroso superior une-se ao sigmoide na sua junção com o transverso, enquanto o seio petroso inferior forma o bulbo da jugular quando encontra o seio sigmoide. Os seios petrosos drenam os seios cavernosos. A veia de Labbé, que drena o lobo temporal, une-se ao seio transverso medialmente ao seio petroso superior e se for ocluída pode levar a edema deste lobo e morte do paciente. Dentro do osso temporal, o seio sigmoide se continua com a veia jugular interna, no bulbo da jugular.

O sacrifício de um seio sigmoide ou da veia jugular interna sem um estudo venoso pré-operatório é geralmente possível sem risco de edema cerebral, principalmente se já acometidos por processo expansivo. Um estudo angiográfico pré-operatório deve ser realizado para confirmar a existência de fluxo cruzado entre os seios transversos, evitando edema cerebral quando o sistema a ser obliterado é o predominante.

O sistema ventricular é responsável pelo transporte do líquido cefalorraquidiano do local de sua produção no plexo coroide, localizado nos ventrículos laterais. Destes flui para o terceiro ventrículo e alcança o ventrículo através do forame de Sylvius. O quarto ventrículo se localiza no nível da ponte e cerebelo, local comum de expansão do schwanoma vestibular, meningiomas e outros tumores mais incomuns citados abaixo e bloqueando esse fluxo, podem levar à hidrocefalia. Após deixar o quarto ventrículo pelo forame de Luschka e Magendie, o líquor passa ao espaço subaracnóideo e é absorvido pelas granulações aracnóideas, localizadas na parede do seio sagital superior (obstrução dessas granulações por sangue ou fibrina no período pós-operatório ou pós-trauma também pode levar à hidrocefalia).

A base do crânio pode ser dividida em região anterior, média e posterior distintas em sua anatomia, espectro de lesões patológicas e abordagens cirúrgicas.

Região Anterior da Base do Crânio

Estende-se do osso frontal, sobre o teto da órbita até a margem anterior da asa maior do osso esfenoide, e contém o lobo cerebral frontal. O seio frontal está localizado dentro do osso frontal e sua parede posterior forma o limite anterior da fossa anterior. Na região anterior e medial da base do crânio, existem os forames da lâmina cribiforme do etmoide, por onde passam os filamentos do nervo olfatório (1° par) para a cavidade nasal. A crista *galli* divide a lâmina cribiforme em duas na linha média e é posicionada imediatamente posterior ao forame *cecum*, o início do seio sagital. O teto dos seios etmoidais (fóvea etmoidal) e esfenoidais formam o soalho da fossa anterior, entre as órbitas. Um plano unindo as artérias etmoidais anterior e posterior identifica o nível deste soalho.

O plano esfenoidal é o teto do seio esfenoidal e constitui o limite posterior da fossa anterior. Imediatamente lateral a ele estão os canais ópticos cuja abertura intracraniana também demarca o limite posterior desta fossa.

Região Média da Base do Crânio

É composta pela asa maior e pelo corpo do osso esfenoide e a porção petrosa (anterior a margem petrosa) e escamosa do osso temporal. Os lobos temporais do cérebro ocupam sua maior parte. A sela túrcica que alberga a glândula hipófise, está abaixo do quiasma óptico e adjacente à parede posterior de seio esfenoidal. Esse seio é geralmente bem pneumatizado em adultos e o acesso cirúrgico à sela turca pode ser conseguido por via transfenoidal, que atinge a fossa cerebral média, e não a anterior.

Ao lado da sela estão os seios cavernosos, compostos por uma rede de canais venosos que drenam os tecidos da região média da face. Passa através dele a artéria carótida interna, o terceiro, quarto, quinto (ramo oftálmico) e sexto pares cranianos. O seio cavernoso drena para os seios petrosos superior e inferior.

A artéria carótida interna é a estrutura arterial mais importante da base do crânio. Após entrar pelo canal carotídeo, prossegue em direção vertical na substância do osso petroso até passar medialmente à tuba auditiva, curvando-se anteromedialmente para formar sua porção horizontal. O segmento horizontal termina quando ele se curva verticalmente para passar ao lado da parede lateral do seio esfenoide (fazendo uma impressão no interior do seio esfenoide). Então atravessa o seio cavernoso (sifão carotídeo) e penetra no espaço intracraniano.

O maior parâmetro anatômico para encontrar a carótida interna é o nervo petroso superficial maior que passa diretamente acima e na mesma direção da sua porção horizontal.

A superfície extracraniana da fossa cerebral média entra em contato com várias regiões: fossa temporal, infratemporal, pterigopalatina e o espaço parafaríngeo (pré-estiloide). A fossa temporal é preenchida pelo músculo temporal, o qual se origina na porção escamosa do osso temporal e se insere no processo coronoide da mandíbula. Este músculo é o retalho reconstrutivo mais comum em cirurgias da base de crânio e, alcança sua inserção através (medial) no arco zigomático. Os ramos temporais profundos da artéria maxilar interna, que se localiza medialmente ao côndilo mandibular, nutrem este músculo.

A fossa infratemporal contém a inserção do músculo temporal, os músculos pterigóideos (medial e lateral), o forame oval e o espinhoso.

A tuba auditiva na base do crânio localiza-se medial à espinha do esfenoide na fossa infratemporal e do espaço pós-estiloide.

A fossa pterigopalatina é o espaço entre a parede posterior do seio maxilar e o processo pterigoide. Contém o forame redondo por onde emerge o ramo maxilar do trigêmeo, e o nervo vidiano formado por contribuições do nervo petroso menor e petroso profundo (simpático). O nervo vidiano passa pelo canal pterigóideo e promove inervação autônoma para a cavidade nasal, nasofaringe e glândulas lacrimais.

O espaço pós-estiloide localizado ao lado de um plano conectando o processo pterigoide medial ao processo estiloide contém a entrada do canal carotídeo e forame jugular.

Um grupo importante de estruturas estão ao redor da espinha do esfenoide. A espinha está localizada medialmente à fossa glenoide, anterior ao canal carotídeo e imediatamente ao lado e discretamente lateral ao forame espinhoso e oval e lateral à inserção cartilaginosa da tuba auditiva. Ela é o ponto mais importante para localização da artéria carótida interna quando esta entra na porção petrosa do temporal.

Região Posterior da Base do Crânio

Estende-se da margem inferior da pirâmide petrosa até o osso occipital.

A região inclui o *clivus*, centralmente entre o forame magno e ápice petroso (meningiomas e cordomas podem originar-se aqui). Aberturas anatômicas incluem o canal auditivo interno, forame magno, canal do hipoglosso e forame jugular. Seios venosos (petrosos, transversos e sigmoide) correm na sua periferia (Figs. 39-1 a 39-3).

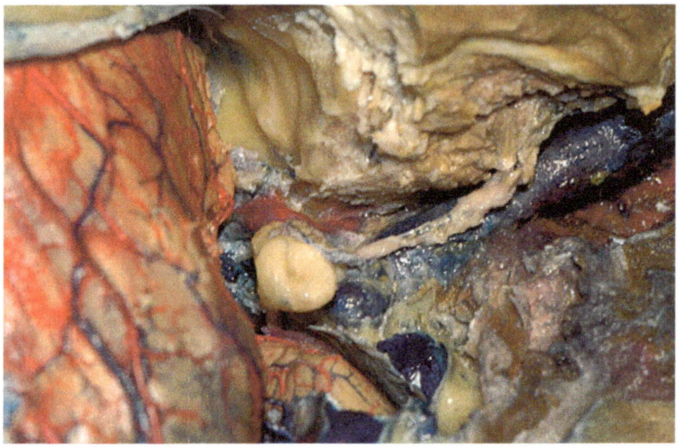

Fig. 39-1. Base lateral do crânio de espécime injetado e dissecado onde se observa a dura-máter da fossa média, o bloco labiríntico, o nervo facial em suas porções timpânicas e mastóideas e o forame estilomastóideo, o músculo digástrico, a dura-máter da fossa posterior, o bulbo da veia jugular.

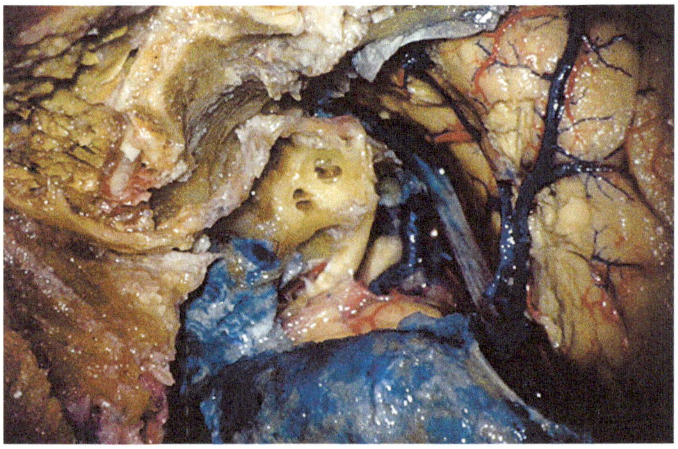

Fig. 39-2. Base lateral do crânio de espécime injetado e dissecado onde se observa a dura-máter da fossa média, o bloco labiríntico com o canal semicircular lateral aberto, o seio sigmoide, a veia de Labbé, o bulbo da veia jugular, o nervo facial em suas porções labiríntica, timpânica e mastóidea e o forame estilomastóideo aberto com o nervo entrando nas partes moles do pescoço distal ao forame estilo mastóideo, o músculo digástrico e a dura-máter da fossa posterior.

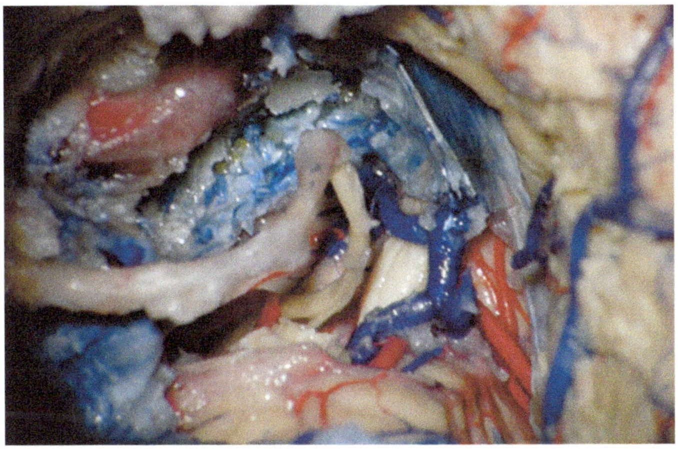

Fig. 39-3. Base lateral do crânio de espécime injetado e dissecado onde se observa a dura-máter da fossa média, a veia de Labbé, o bulbo da veia jugular, o bulbo carotídeo, o nervo facial em suas porções labiríntica, timpânica e mastóidea, o meato acústico interno, os pares bulbares 9º, 10º e 11º. A dura-máter da fossa posterior e o cerebelo.

TUMORES

Os tumores do osso temporal e base lateral do crânio podem ser classificados em primários ou secundários.

Os primários são originários no próprio osso temporal enquanto os secundários são aqueles que se originam de estruturas contíguas a esse ou de metástases de tumores distantes. Suas complicações são sérias e sua abordagem cirúrgica por vezes é difícil, pois o osso temporal tem relações íntimas com os nervos cranianos e com os principais vasos que suprem o sistema nervoso central. Encontramos os seguintes tumores:

Primários

Benignos

- Schwanoma vestibular (neurinoma do acústico).
- Paragangliomas (tumores glômicos).
- Meningioma.
- Hemangioma.
- Hemangioblastoma.
- Gliomas.
- Meduloblastoma.
- Cistos de arcnoide.
- Lesões epidermoides congênitas (colesteatoma).
- Granuloma de colesterol.
- Tumor dermoide.
- Teratoma.
- Cordoma.
- Lipoma.
- Xantoma.
- Tumor de células gigantes.
- Osteoblastoma.
- Condroblastoma.
- Schwannoma de nervo facial.
- Papiloma de plexo coroide.
- Granuloma eosinofílico.
- Tumor neuroectodérmico primitivo.
- Adenoma.
- Osteoma.
- Coristomas.
- Displasia fibrosa.
- Encefaloceles.
- Anomalias vasculares.

Malignos

- Carcinoma espinocelular.
- Carcinoma basocelular.
- Rabdomiosarcoma.
- Adenocarcinomas.
- Carcinoma adenocístico.
- Carcinoma mucoepidermoide.
- Carcinoma adenomatoso.
- Tumores mesenquimais.

Secundários

Benignos

- Cordoma.
- Schwanomas.
- Meningeoma intracraniano.
- Mucocele esfenoidal.
- Aneurisma da carótida interna.

Malignos

- Carcinoma nasofaringe.
- Tumores malignos da parótida.

Metastáticos

- Carcinoma mamário.
- Carcinoma prostático.
- Sarcoma de células renais.
- Carcinoma broncogênico.
- Linfoma.

Quadro Clínico

A história e o exame físico de doentes com tumores de osso temporal e da base do crânio lateral variam de acordo com o tipo do tumor e sua posição. O principal sintoma responsável por levar o paciente ao médico é a hipoacusia que normalmente é progressiva.

Esta pode ser de transmissão, quando o tumor acomete a orelha externa ou média, ou neurossensorial, quando acomete cápsula ótica ou o VIII par craniano. Zumbido principalmente unilateral deve ser sempre valorizado, não importando a alteração auditiva. A disfunção de pares cranianos normalmente não ocorre precocemente, com exceção da disfunção do nervo coclear. A disacusia por acometimento direto do nervo (nos schwanomas vestibulares) ou em tumores adjacentes pode ocorrer antes da compressão do nervo pelo crescimento tumoral, mas também por inflamação ou alteração do suprimento sanguíneo. Já outros pares cranianos, inclusive o nervo facial, são resistentes e tendem a sofrer alterações funcionais somente quando o tumor já apresenta tamanho suficiente para compressão importante. Vertigem ou desequilíbrio podem ocorrer em alguma fase, mas normalmente acabam melhorando, pois ocorre compensação labiríntica e cerebelar que é eficiente nas disfunções progressivas do labirinto posterior. Hipoestesias ou parestesias faciais (V par), alterações de movimento ocular (principalmente VI par), disfonias e assimetrias faríngeas (pares bulbares) são sintomas mais tardios encontrados em tumores maiores. O nervo facial é geralmente bastante resistente à tração, e não costuma dar sintomas antes do tumor ter um volume grande. Quando isto ocorre, atentar para metástases ou linhagens agressivas de tumores.

Quando o tumor acomete o ápice petroso, o primeiro sintoma a ser relatado é a cefaleia pela distensão da dura-máter pelo crescimento do tumor. Com o crescimento tumoral aparecem sintomas de paresia de pares cranianos (por ordem de aparecimento: VI, V, IX, X, XI, XII), disacusias neurossensoriais e vertigem (acometimento do labirinto), meningites recorrentes (fístulas para o espaço subaracnoide), otorreia (fístulas para o exterior) e otite secretora (compressão da tuba auditiva).

Pacientes com tumores malignos geralmente apresentam além dos sintomas descritos acima, otorreia, otorragia, dor e abaulamento.

Sintomas ou sinais específicos podem ocorrer em determinados tumores, como os paragangliomas, nos quais se vê massa avermelhada pulsátil atrás da membrana timpânica, acompanhada de zumbido pulsátil, ou nos carcinomas, em que há úlcera característica na pele da orelha externa. Em colesteatomas congênitos, massas esbranquiçadas podem ser observadas na otoscopia por transparência da membrana timpânica dentro do osso temporal.

Diagnóstico

A anamnese deve englobar questões que elucidem o quadro descrito anteriormente. Atentar a qualquer assimetria de função sensorial, principalmente queixas auditivas (hipoacusia e zumbido) ou sensação de flutuação. Vertigem raramente acontece, pelo caráter insidioso da disfunção do labirinto posterior e que permite compensação central. Disfonias ou disfagias acontecem tardiamente, com o tumor já em proporções consideráveis, assim como o acometimento de nervos motores ou mistos (V, VI, VII). Sendo o principal sintoma a hipoacusia, a avaliação auditiva é parte central da propedêutica armada. Inicia-se pelo exame audiométrico, necessário para avaliarmos o tipo de deficiência auditiva, e consequentemente o acometimento ou não do labirinto. A avaliação eletrofisiológica, realizada através do potencial auditivo de tronco encefálico (PEATE), embora útil quando há limiares auditivos suficiente e registre alterações sugestivas de comprometimento retrococlear, tem importância maior na avaliação do prognóstico da audição frente ao tratamento dos tumores, mas perde a validade de exame diagnóstico em relação aos exames de imagem.

A avaliação radiológica é a parte determinante na propedêutica armada, com subsídios suficientes para determinar o tipo do tumor, a extensão e o acometimento de artérias, nervos e parênquima cerebral. A tomografia do osso temporal oferece detalhes da erosão óssea pelo tumor, da característica da expansão tumoral, se infiltrativa ou por absorção óssea, e do acometimento de cápsula ótica. A ressonância magnética complementa o estudo radiológico com informações sobre o próprio tumor, sua característica à impregnação do contraste, e a relação com estruturas neurais e vasculares e pode trazer informações importantes como suspeita de colesteatomas na sequência de difusão. Outros exames, como a angiografia, são úteis em determinadas situações de dúvida diagnóstica em tumores vascularizados ou preparo para a cirurgia com a embolização.

Tratamento

No tratamento dos tumores temos basicamente, além de em certos casos, uma conduta de acompanhamento, três modalidades terapêuticas: cirurgia, radioterapia e quimioterapia. Cada vez mais vêm se utilizando as combinações terapêuticas para obtenção de melhores resultados. No tratamento dos tumores do osso temporal e da base do crânio lateral, a cirurgia combinada ou não aos outros métodos é o tratamento curativo de eleição, enquanto a radioterapia e/ou quimioterapia são geralmente utilizadas como medidas paliativas.

Existem diversas vias de acesso para os tumores de osso temporal e da base do crânio lateral, e a escolha depende da localização e extensão tumoral. A melhor via é aquela que promove a exposição total do tumor para sua completa excisão preservando, quando possível, a audição social e os nervos cranianos. Deve-se permitir o fechamento da ferida cirúrgica e oferecer controle das estruturas cerebrais, vasculares e nervos cranianos.

Devemos fazer uma distinção, neste momento, quanto às peculiaridades dos tumores e seu tratamento. Nos tumores benignos, o objetivo da ressecção cirúrgica é a completa remoção do tumor até os seus limites, com dissecção e máxima preservação das todas as estruturas adjacentes. A melhor via é aquela em que o cirurgião tem melhor familiaridade. Nos tumores malignos, o objetivo da ressecção é a remoção de todo o tumor com margem de segurança adequada, incluindo-se todas as estruturas adjacentes com suspeita de envolvimento. A partir desse ponto, trataremos separadamente os tumores benignos e os malignos mais incidentes e importantes.

BIBLIOGRAFIA

Backlund LM, Grander D, Brandt L, Hall P, Ekbom A. Parathyroid adenoma and primary CNS tumors. Int J Cancer. 2005 Mar;113(6):866-9.

Baízer S. Diferencial diagnosis ol neoplasnis of the anterior and middle cranial fossa. In: Cummings C. Otolaryngology – Head and Neck Surgery. St. Louis: Mosby Year Book; 1993.

Barnes L, Tse LLY, Hunt JL. Carotid Body Paragangliomas. In: Pathology and Genetics of Head and Neck Tumors. IARC. 2005:364-5.

Benson JC, Lane JI. Temporal Bone Anatomy. Neuroimaging Clin N Am. 2022 Nov;32(4):763-775.

Chong VF. Skull base and temporal bone imaging. Preface. Neuroimaging Clin N Am. 2009 Aug;19(3):xi.

Mehta GU, Muelleman TJ, Brackmann DE, Gidley PW. Temporal bone resection for lateral skull-base malignancies. J Neurooncol 2020;150:437-444.

Netterville JL, Reilly KM, Robertson D, Reiber ME, Armstrong WB, Childs P. Carotid body tumors: a review of 30 patients with 46 tumors. Laryngoscope. 1995 Feb;105(2):115-26.

Schaitkin BM. Facial nerve schwannoma. In: Jackler R, Driscoll CLW, editors. Tumors of the ear and temporal bone. Philadelphia: Lippincott Williams & Wilkins; 2000. p. 276-89.

CAPÍTULO 40

SCHWANNOMA VESTIBULAR

Ricardo Ferreira Bento ■ Paula Tardim Lopes

Os tumores do nervo acústico foram reconhecidos como uma entidade clínico-patológica há pelo menos 200 anos, representando cerca de 78% das afecções do ângulo pontocerebelar. A prevalência na população é de 1 para 100.000 habitantes por ano. Cerca de 5% dos casos de surdez unilateral de percepção, são devidos ao schwanoma vestibular.

O diagnóstico diferencial deve ser realizado com outras lesões do ângulo pontocerebelar, os meningiomas (6,5% das lesões), colesteatomas (6%), gliomas (6%) e 3,5% de outras lesões mais raras como granulomas, metástases de tumores a distância, cistos aracnóideos e neurinomas dos nervos trigêmeo e facial e de outros nervos cranianos mais raros.

O primeiro tumor do nervo acústico foi observado em uma autópsia realizada pelo professor de anatomia da Universidade de Leyden (Inglaterra) em 1777, Eduard Sandifort. O schwannoma vestibular é um tumor benigno, bem encapsulado (Fig. 40-1), de crescimento lento originado da bainha de Schwann no 8° par craniano ou nervo cócleo-vestibular, especialmente no seu ramo vestibular inferior. É constituído nos pequenos tumores por células alongadas, em paliçada (células tipo Antoni A), mescladas por áreas onde as células não respeitam este ordenamento, sendo mais dispersas e com tendência à formação de cistos (células tipo Antoni B) (Fig. 40-2). Nos grandes tumores, além do encontrado nos pequenos, temos uma degeneração cística nas áreas centrais, possivelmente por deficiência de vascularização (Fig. 40-3). Em algumas ocasiões os núcleos se dispõem de modo a parecer corpúsculos táteis, sendo então chamados de corpos de Verocay. Por vezes, encontram-se microcalcificações (corpos de Psamoma) também presentes frequentemente nos meningiomas. O tumor contém, adicionalmente à população celular tumoral predominante, fibras de tecido conjuntivo de colágeno e reticulares que coram com

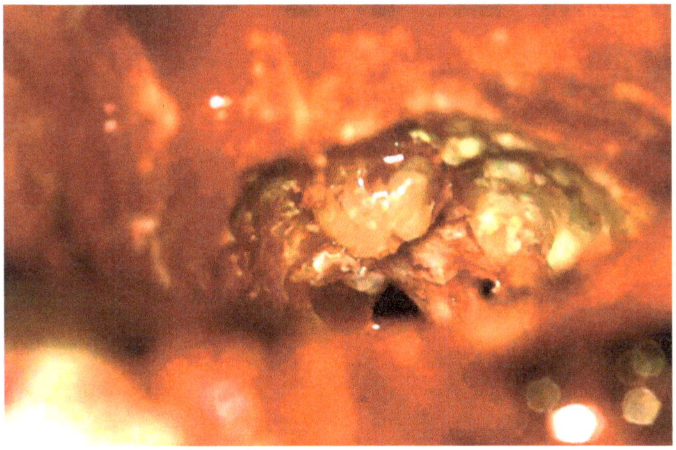

Fig. 40-1. Aspecto macroscópico schwannoma durante o procedimento cirúrgico dentro do meato acústico por via retrolabiríntica.

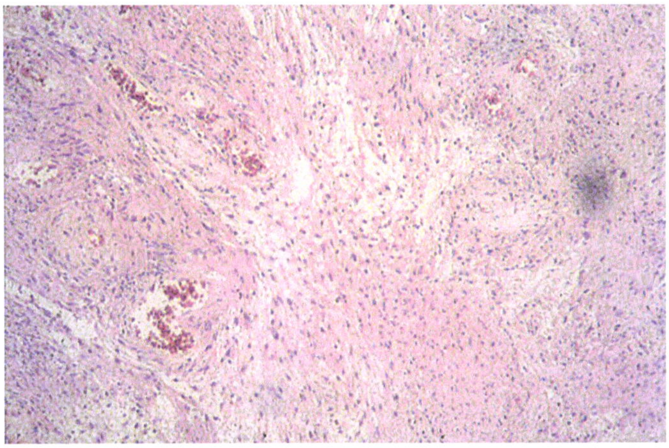

Fig. 40-2. Microscopia de schwannoma vestibular. Áreas Antoni B são frouxas e a densidade celular é menor. Contêm menos células e maior proporção de tecido conjuntivo, que pode ser altamente hidratado. As células podem ser alongadas e fusiformes, ou estreladas (lembrando por vezes um astrocitoma fibrilar). Considera-se que o padrão Antoni B resulta de degeneração das áreas Antoni A, possivelmente por isquemia.

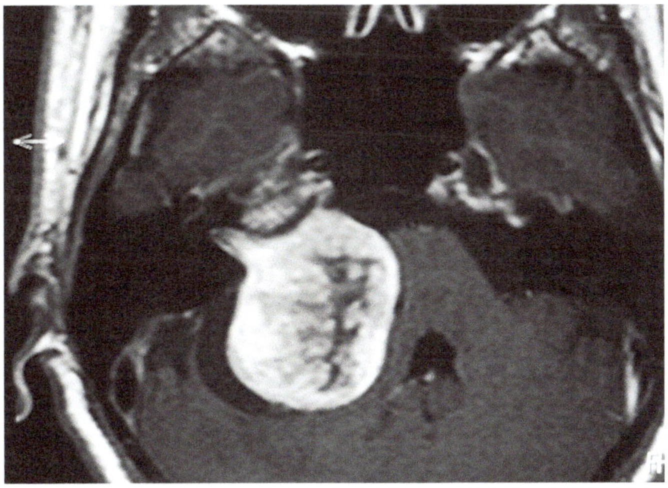

Fig. 40-3. Ressonância magnética mostrando necrose intratumoral formando degeneração cística.

corantes de prata, denominando-se de fibras argirófilas. Já foram descritas degenerações malignas nesta classe de tumor, porém é uma eventualidade muito rara.

Ao contrário dos neuromas de amputação, em que há fibras nervosas enoveladas, o schwannoma não contém fibras nervosas. Seu aspecto macroscópico é de cor amarelada com consistência de tecido gorduroso (Fig. 40-4). Sua malignização é extremamente rara, principalmente sem fator desencadeador como radiação, por exemplo. O exame imuno-histoquímico é usualmente positivo para a proteína S100, tanto no início do tumor quanto nas raras formas malignas.

De La Cortina e Bento, em 2003, em estudo histológico e imuno-histoquímico, demonstraram que quanto maior o tumor maior é sua vascularização intrínseca, achado que do ponto de vista clínico se torna importante na medida em que tumores maiores podem sangrar mais durante a sua remoção ou mesmo espontaneamente no seu curso de história natural (Fig. 40-5).

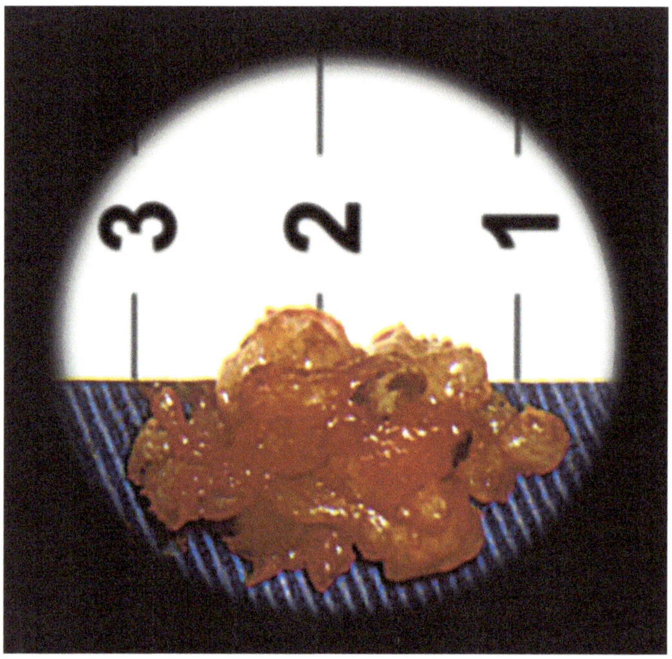

Fig. 40-4. Aspecto macroscópico de neuroma do nervo acústico, tecido amarelo-nacarado com consistência de gordura.

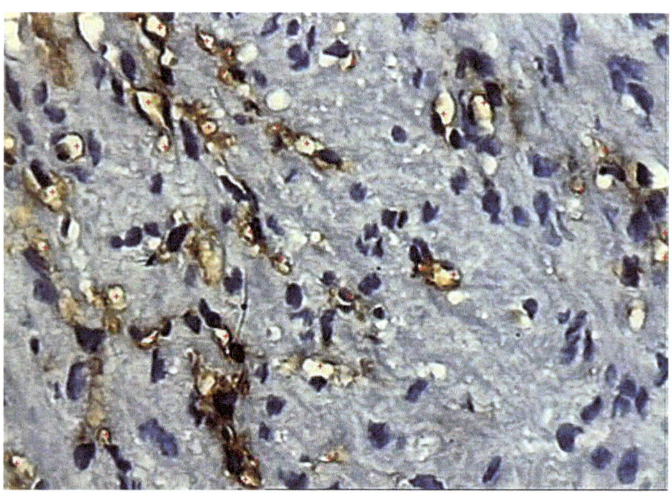

Fig. 40-5. Estudo imuno-histológico de tumor grande com diâmetro de 34 mm com rica vascularização.

Os schwannomas vestibulares são de origem desconhecida. A literatura antiga (Cushing e Revilla) acreditava ser o traumatismo uma explicação plausível, uma vez que parecia existir em algumas observações, uma relação com trauma sobre a região occipital e tumores do ângulo pontocerebelar.

São associados como fatores de risco para o desenvolvimento de schwannomas vestibulares sem comprovação científica:

1. Exposição a ruído alto de local de trabalho ou música alta. São associados a SV em dois estudos de caso-controle. Uma relação entre a duração da exposição foi observada em um dos estudos no qual pessoas com 20 ou mais anos de exposição a ruído ocupacional têm 10 vezes mais riscos do que a população em geral. Estudos experimentais de lesões teciduais e regeneração após trauma acústico tentam dar suporte biológico a esta associação. Os estudos existentes são limitados pela sua avaliação retrospectiva da exposição.
2. Aproximadamente 10% dos pacientes com neurofibromatose tipo 2 (NF2) têm schwannomas. NF2 é caracterizado por schwannoma vestibular bilateral e história familiar. A NF2 na patogênese do schwannoma vestibular é discutida separadamente neste capítulo.
3. A exposição a radiações em baixas doses para patologias benignas de cabeça e pescoço também tem sido associada ao aumento de risco de schwanoma vestibular. Em uma série de 3.112 crianças irradiadas entre 1939 e 1962 foram identificados 41 schwannomas vestibulares em um período latente de 20 a 55 anos (risco relativo Gy1.14).
4. Pacientes com história de adenoma de paratireoide têm risco aumentado de desenvolver SV.
5. Alguns estudos mostram aumento da incidência de tumores do acústico e cerebral com o uso de telefones celulares, mas não ficou demonstrada a evidência.

Os schwannomas vestibulares fazem parte do CID 10 (Classificação Internacional das Doenças) com o código – D 36.1. A denominação mais usada na clínica diária é de neurinoma ou neuroma do acústico. O termo neurilenoma também é utilizado, porém schwannoma vestibular é o mais adequado histologicamente e foi proposto por Schuknecht por serem tumores derivados das células de Schwann e na sua imensa maioria do ramo vestibular anterior do nervo cocleovestibular. O tumor pode também mais raramente se originar no ramo vestibular posterior ou no ramo coclear.

O diagnóstico é feito de acordo com a classificação de 2021 da Organização Mundial da Saúde (OMS). A maioria dos pacientes apresenta perda auditiva neurossensorial unilateral (94%) e zumbido (83%). A frequência dos sintomas vestibulares é muito variável, mas provavelmente são subnotificados

A noção de certa exacerbação dos sintomas e de seu crescimento às vezes constatados por ocasião da gravidez pode fazer evocar a hipótese de mecanismos hormonais na origem de uma evolução do tumor. Quanto à hereditariedade é difícil de considerar com exceção dos casos de schwannomas que entram no quadro da neurofibromatose tipo II ou síndrome de von Recklinghausen.

A perda de heterozigose dos alelos do cromossomo 22 foi um evento frequente em schwannomas vestibulares. Em 10 tumores, a heterozigosidade foi perdida para os marcadores centromérico e telomérico indicando provável monossomia 22. No entanto, 63% dos tumores não revelou uma perda de cromossomo detectável. A menos que um segundo *locus* de schwannoma vestibular exista, estes tumores provavelmente abrigam as mutações pontuais no gene da neurofibromatose tipo 2 ou supressões abaixo do nível da resolução dos marcadores utilizados neste estudo.

O conhecimento do desenvolvimento embriológico do VIII par craniano são a base de estudos patogênicos que permitiram por um lado compreender os mecanismos de formação desses tumores nervosos e por outro lado demonstrar porque entre todos os nervos cranianos o VIII par é o principal local de eleição. Originariamente as células do gânglio acústico facial migram de fora para dentro entre a vesícula ótica e o rombencéfalo. As células pertencentes ao contingente do nervo facial se individualizam precocemente e as células do contingente do cocleovestibular só se diferenciam um pouco mais tarde em células de Schwann e células ganglionares bipolares que vão por uma parte formar o gânglio coclear dorsomedial e por outra parte o gânglio vestibular dorsolateral. As células bipolares do gânglio vestibular, primeiramente e depois do gânglio coclear, enviam prolongamentos periféricos em direção à vesícula ótica. Para dentro, estas mesmas células seguem as células de Schwann emitindo prolongamentos, futuros nervos vestibulares e cocleares, em direção ao rombencéfalo. Ao mesmo tempo, migram do tronco cerebral de forma centrífuga, células gliais, astrócitos e oligodendrócitos que vão colonizar em prioridade as fibras do nervo vestibular que atingem um neuroeixo antes daquelas do nervo coclear. O reencontro desses dois tipos celulares cria assim uma zona de junção ou de transição caracterizada por um acúmulo excessivo e desordenado de células de sustentação neurológicas e de células de Schwann. Anatomicamente desde as fossetas cocleares e vestibulares até o recesso lateral, os componentes do VIII par do nervo coclear e vestibular têm um comprimento de 17 a 20 mm. Cada um deles é constituído por uma porção pré-ganglionar distal e uma porção pós-ganglionar central. Esta última é subdividida em uma curta porção situada no interior do conduto auditivo interno e em uma porção mais longa, atravessando a cisterna pontocerebelar. A zona de junção glio-schwaniana divide o nervo em duas porções bem diferentes por sua constituição:

A maior parte do segmento distal apresenta a estrutura de um nervo periférico com todos os seus constituintes. Já o segmento proximal constitui-se de axônios e tecidos neurológicos.

O conflito que resulta do reencontro das lâminas basais desses dois tipos celulares vai determinar uma formação de um cone fibroso no exato lugar dessa zona de junção que é o local de formação do tumor.

O schwannoma vestibular se origina do ramo vestibular inferior, na grande maioria dos casos, no interior do conduto auditivo interno (Fig. 40-6), e, em outros, face a face com o meato, portanto, fora do folheto aracnoideano. O aumento de volume do tumor vai afastar em bloco esse folheto formando-se em torno disto um envelope aracnoideano constituído de duas camadas. Esta é uma consideração anatômica fundamental na cirurgia de exérese do schwannoma vestibular, pois toda a dissecção deverá ser efetuada entre o plano aracnoideano profundo e a cápsula tumoral. O desenvolvimento do tumor invade o conduto e comprime as estruturas nervosas e vasculares nobres que compõem o pedículo acústico facial. O osso é atingido por compressão e isquemia, e se desmineraliza antes de ser destruído, provocando imagens radiológicas características. Mas este comprometimento ósseo não é constante, seja porque um tumor afeta pouco um conduto largo e curto constituído por um osso compacto, seja porque o tumor toma sua origem exatamente fora do conduto auditivo interno. O tumor pode invadir o fundo do conduto, progredindo ao longo do nervo facial dentro do canal de Falópio e penetrar no bloco labiríntico. Geralmente o crescimento tumoral se faz em direção ao ângulo pontocerebelar que é uma região de menor resistência:

- Seu crescimento pode ser para o interior do ângulo pontocerebelar, onde o tumor faz uma impressão junto ao tronco cerebral, distante aproximadamente 1,5 cm do meato auditivo interno.
- Seu crescimento pode ser inferoposteriormente, comprimindo em primeiro lugar o flóculo e o plexo coroide do IV ventrículo que impedirá a evacuação do líquido cefalorraquidiano. podendo seguir aumentando e deslocando o cerebelo e o tronco cerebral até deslocá-lo de sua linha média, levando aos sintomas neurológicos.

Os nervos IX, X e XI pares cranianos podem ser rechaçados por um polo inferior que pode infiltrar as suas raízes:

- O nervo trigêmeo guarda frequentemente relação com o polo superior do tumor, que o rechaça estica e às vezes o dilacera.
- O nervo facial é, em regra, rechaçado sobre a face anterossuperior do tumor e aparece sob a forma de um feixe estreitado cada vez mais difícil de se individualizar com o desenvolvimento da massa tumoral. É notável como o nervo facial na grande maioria, não apresenta comprometimento funcional, apesar da intensa distensão pela compressão tumoral. Os efeitos à distância do tumor abrangem os problemas da circulação do líquido cefalorraquidiano por deformações e compressões do IV ventrículo com a consequente dilatação dos ventrículos laterais e

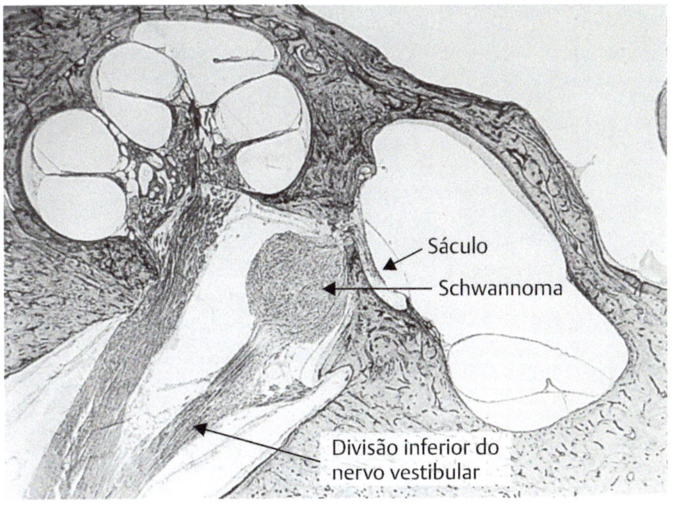

Fig. 40-6. Corte histológico de schwannoma pequeno em nervo vestibular inferior.

do III ventrículo. As relações que se estabelecem entre o tumor e os vasos são muito importantes de serem consideradas uma vez que elas condicionam o prognóstico vital e a evolução pós-operatória. A artéria cerebelar posteroinferior e a artéria cerebelar anteroinferior fornecem ramos destinados ao tumor que são englobados pela cápsula da qual eles são indissociáveis. Admite-se que o crescimento tumoral dos schwannomas vestibular é geralmente lento e que certos tumores de tamanho milimétrico podem ficar assintomáticos até idades avançadas da vida.

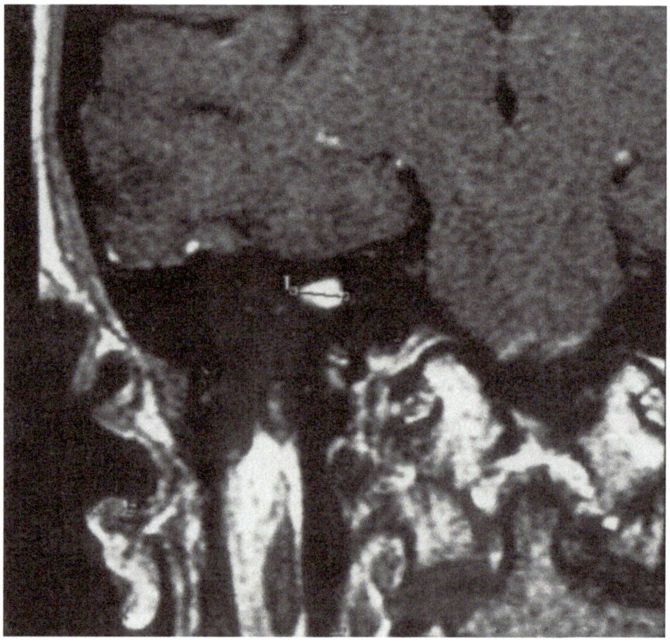

Fig. 40-7. Schwannoma grau I, intracanalicular.

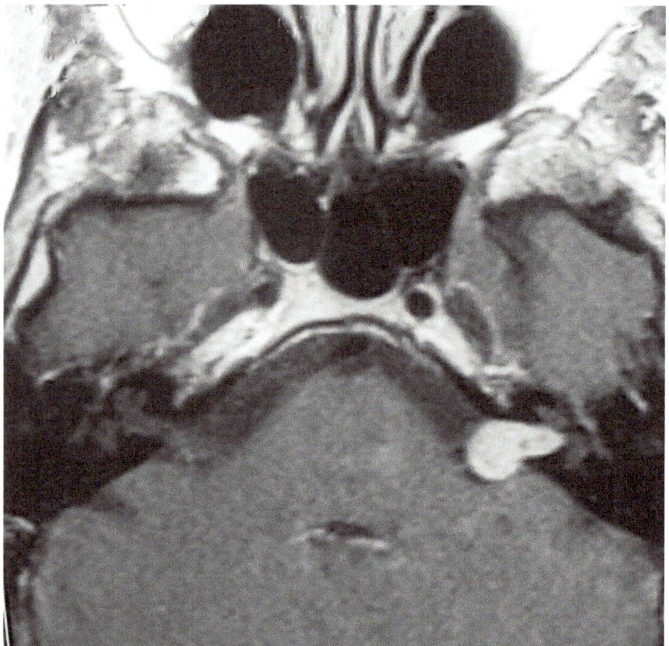

Fig. 40-8. Schwannoma grau II.

Parece que certos schwannomas têm um potencial evolutivo importante que no leva mais rapidamente a um estádio de tumor volumoso enquanto que outros podem ficar quiescentes relativamente por muito tempo.

Utilizamos a classificação (Bento 1990):

- *Grau I:* tumor intracanalicular de dimensões inferiores a 8 a 9 mm (Fig. 40-7).
- *Grau II:* tumor médio tangenciando o angulo pontocerebelar sem sinais neurológicos com exceção da possibilidade de um comprometimento do nervo trigêmeo que significa um tumor de pelo menos 2 cm (Fig. 40-8).
- *Grau III:* tumor volumoso superior entre 2 e 3,5 cm. podendo apresentar já sinais neurológicos tangenciando o tronco cerebral sem deslocá-lo da linha média (Fig. 40-9).
- *Grau IV:* Tumor volumoso maior de 3,5 cm. deslocando o tronco cerebral e com maior possibilidade de apresentar sinais neurológicos (Fig. 40-10).

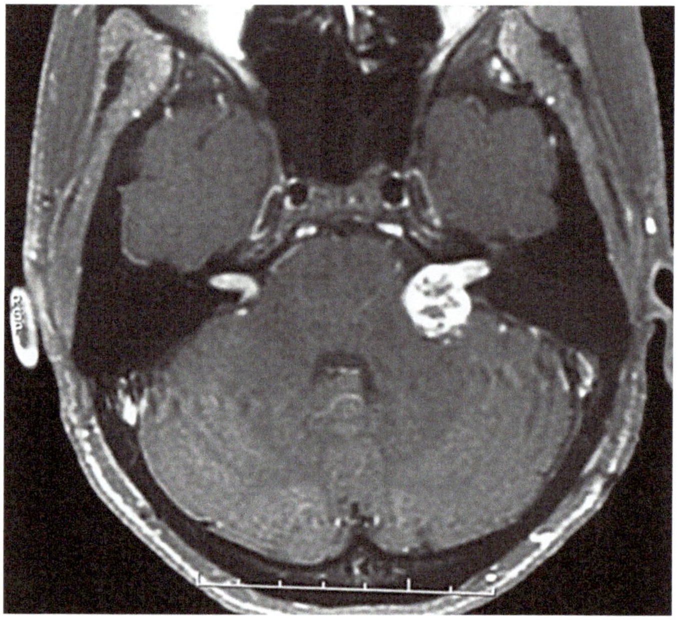

Fig. 40-9. Schwannoma grau III à esquerda e schwannomas grau I à direita.

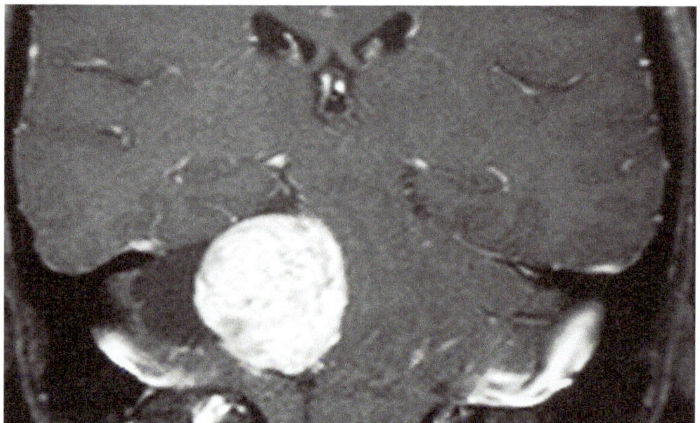

Fig. 40-10. Schwannoma grau IV.

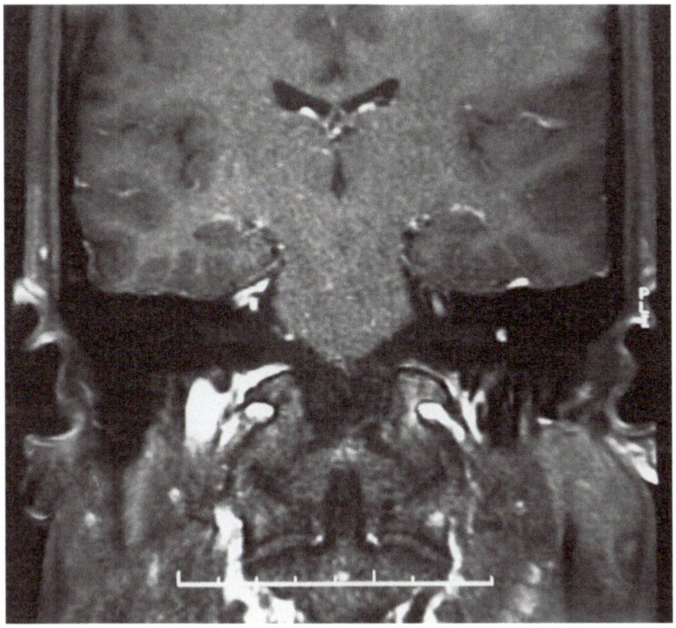

Fig. 40-11. Neurinoma intralabiríntico à esquerda.

Os outros tumores do ângulo pontocerebelar reagrupam essencialmente os meningiomas, os colesteatomas, neurinomas de nervo vestibular ou intralabiríntico labiríntico (Fig. 40-11), que fazem parte do diagnóstico diferencial que só poderá ser confirmado por estudo anatomopatológico, porém com o desenvolvimento dos exames de imagem, particularmente a ressonância nuclear magnética, já encontramos alguns sinais patognomônicos de algumas destas lesões (vide no final deste capítulo). Até o desenvolvimento dos exames audiológicos e de imagem o schwannoma vestibular só era diagnosticado pelos neurologistas ou neurocirurgiões e, muito frequentemente, em estados avançados. A surdez neurossensorial, primeiro e principal sintoma da afecção, era negligenciada. O diagnóstico precoce do schwannoma vestibular deve-se, atualmente, à investigação otológica e ao aprimoramento dos exames de imagem.

A sintomatologia do doente é na grande maioria dos casos a perda auditiva frequentemente associada a zumbido. Ela é a consequência da compressão do nervo coclear e de perturbações da vascularização da cóclea. Este mecanismo vascular é que explica a possibilidade de surdezes atípicas, súbitas, flutuantes, muitas vezes com características audiométricas de comprometimento periférico. Pode ser causa de surdez súbita e que às vezes melhora com tratamento clínico com corticoides.

Uma nítida preponderância do sexo feminino é notada pela maioria dos autores e confirmada em nossa casuística (mas.: 43,4%; fem.: 56,6%).

O diagnóstico precoce de um schwannoma vestibular é crucial para seu prognóstico. É necessário que o médico reconheça um sinal clínico sugestivo, estando particularmente vigilante em relação àqueles indivíduos que acabaram de ultrapassar os 40 anos, sempre afastando a possibilidade em todos os casos de surdez neurossensorial unilaterais ou bilaterais assimétricas.

SINAIS CLÍNICOS

Sinais e Sintomas Audiológicos

A surdez unilateral inaugura a história clínica em 79,5% dos casos e aparece em 92,3% dos pacientes. Em regra geral, ela evolui progressivamente. O grau de perda auditiva nem sempre é proporcional ao tamanho do tumor. Encontramos grandes tumores com audição normal e pequenos tumores com anacusia, por isso consideramos o tumor como de comportamento anárquico. Algumas vezes a perda auditiva pode aparecer subitamente ou agravar-se de forma acelerada (o schwannoma vestibular é encontrado aproximadamente em 10% dos casos de surdez súbita). Em alguns casos de surdez súbita pode haver regressão total ou parcial da surdez confundindo o diagnóstico. A plenitude auricular é pouco frequente.

A perda auditiva pode ser súbita ou também de caráter flutuante e por isso haver uma confusão com a hidropsia labiríntica ou com uma causa vascular, podendo atrasar o diagnóstico essa confusão clínica.

- O zumbido representa o segundo sintoma por ordem de frequência isolados ou associados à surdez. Em 8,1% dos casos é a queixa principal e aparece na história de 54,5% dos casos e quase sempre francamente unilateral. Geralmente de timbre agudo.
- As vertigens, tonturas ou sensação de instabilidade essencialmente posicionais, só representam o sintoma inicial em 5,4% dos doentes e em 17,4%, sendo os sintomas muito variáveis desde uma sensação de instabilidade até vertigem rotatória franca.

Às vezes, no seu início, o quadro de vertigem é mais importante, mas com o passar do tempo e com a degeneração neural dos ramos vestibulares pela compressão começa a haver uma compensação vestibular contralateral que faz com que os sintomas vestibulares diminuam e até desapareçam.

- São igualmente encontrados na história clínica mas, a um grau menor, as cefaleias; algias faciais; otalgias e sensação de ouvido tampado estritamente isolados; ainda menos frequente são as paralisias, espasmos, disestesias da face, dores oculares e sinais de hipertensão craniana.

Nos casos de surdez súbita sempre se deve afastar esse tumor por meio da ressonância nuclear magnética, que é o exame padrão-ouro para o diagnóstico.

Sinais e Sintomas Neurológicos

Os nervos cranianos, situados na vizinhança do VIII par são comprometidos em graus diferentes e em períodos variáveis. Esses problemas decorrem geralmente de uma compressão local ou má circulação. A presença desses sinais testemunha um tumor volumoso superior a 2-2,5cm, representando maiores dificuldades e complicações operatórias.

Alterações do Nervo Trigêmeo

As sensações subjetivas descritas pelos pacientes se resumem a uma sensação de engrossamento, limitado à bochecha, mais podendo igualmente afetar o campo trigeminal na sua totalidade, levando à neuralgia do trigêmeo, ou diminuição da sensibilidade local.

O sinal objetivo mais sensível do comprometimento do trigêmeo é a diminuição ou a perda do reflexo corneano.

Alterações do Nervo Facial

A revisão da literatura permite encontrar um comprometimento funcional facial pré-operatório em 10% a 30% dos schwannomas. Este comprometimento não é notado clinicamente e sim aparece nos exames eletrofisiológicos. Uma paralisia completa não existe em mais de 2% a 5% dos schwannomas. Na maioria dos casos, trata-se de uma paresia. Atualmente têm sido cada vez mais raros os casos de schwannomas com paralisia facial devido ao diagnóstico cada vez mais precoces.

Quando existe, a paralisia facial, ela se manifesta por uma assimetria pouco evidente dos músculos inferiores, uma diminuição do sulco nasolabial durante a mímica, mas sem nenhuma perda aparente da força ou da simetria dos movimentos forçados. A exploração funcional do nervo facial (estimulação simples, medida do tempo de latência ou eletromiografia) pode revelar um comprometimento subclínico.

Alterações do Nervo Intermediário de Wrisberg

A alteração do nervo intermediário de Wrisberg pode corresponder de forma isolada ou associada:

- A um distúrbio do paladar por elevação do limiar eletrogustométrico dos 2/3 anteriores da língua.
- A uma redução da secreção lacrimal explorada pelo teste de schimer e mais recentemente pelo reflexo nasolacrimal.
- A uma redução da sensibilidade da zona de Ramsay-Hunt (sinal de Hitzelberger).

Esta zona se encontra no pavilhão auditivo junto ao vestíbulo do meato acústico externo.

Alterações de Outros Pares Cranianos

Sintomas clínicos em relação com o comprometimento dos IX, X. XI e XII pares cranianos são excepcionais. Problemas da fonação e de deglutição (IX e X) são observados em alguns casos e sua presença indica sempre um desenvolvimento avançado do tumor e uma extensão inferior. A cefaleia é um sintoma frequentemente referido nesses tumores grandes. Tardiamente, elas podem ser o primeiro sinal de uma hipertensão intracraniana.

A incoordenação cerebelar é rara e se apresenta essencialmente como uma ataxia encontrada no lado correspondente ao tumor.

Quando comprime o tronco cerebral podem ocorrer hemiparesias, sinal de Babinsky ou pode atingir o forame jugular com comprometimento dos pares bulbares. Se houver obstrução do fluxo de líquido cefalorraquidiano pode originar hidrocefalia com cefaleia, náuseas e vômitos e rebaixamento da atividade mental.

Cushing, na sua monografia de 1917, descreveu perfeitamente a sequência habitual do aparecimento e da progressão dos sintomas e sinais encontrados nos doentes portadores de schwanoma vestibular:

1. Problemas auditivos e labirínticos.
2. Dores occiptofrontal acompanhadas de desconforto suboccipital.
3. Incoordenação e instabilidade de origem cerebelar.
4. Sinais de comprometimento dos nervos cranianos vizinhos.
5. Aumento da pressão intracraniana com edema papilar e suas consequências.
6. Disartria, disfagia e finalmente crises cerebelar e dificuldades respiratórias

Em 95% das vezes o tumor é unilateral. Na nossa série encontramos quanto à **queixa principal (aquela que levou o doente ao médico)** a seguinte prevalência:

- Surdez progressiva unilateral (79,5%).
- Zumbido (8,1%).
- Surdez Súbita (5,8%).
- Vertigens (5,1%).
- Paralisia facial (1%).
- Espasmo hemifacial (0,4%).
- Hipossensibilidade de meato acústico externo (0,1%).

Quanto ao **tempo de instalação** da queixa principal no momento do diagnóstico:

- Menos de 6 meses (11,4%).
- Entre 6 meses e 1 ano (20,6%).
- Mais de 1 ano (68%).

Quanto à **idade** do paciente por ocasião de diagnóstico:

- 0 a 20 anos (1,5%).
- 21 a 30 anos (6,7%).
- 31 a 40 anos (13,1%).
- 41 a 50 anos (39,8%).
- 51 a 60 anos (26,2%).
- 61 a 70 anos (9,9%).
- 71 a 80 anos (2,8%).

Outros sinais e sintomas encontrados:

- Hipoacusia (92,3%).
- Zumbido constante (54,5%).
- Sinal de Hitselberger presente (48,7%).
- Cefaleia (44%).
- Zumbido inconstante (37,1%).
- Plenitude auricular (22,2%).
- Tonturas e ou instabilidades (20,7%).
- Vertigem (17,4%).
- Algias faciais (6,5%).
- Hipoestesias face (3,3%).
- Neuralgias (2,2%).
- Otalgias (1,8%).
- Dores oculares (1,4%).
- Paralisias faciais (1,2%).
- Espasmos faciais (0,8%).
- Sinais de hipertensão craniana (0,5%).

EXAME FÍSICO GERAL

O exame físico geral pode, na síndrome de von Recklinghausen ou neurofibromatose, mostrar vários neurofibromas em outras regiões do corpo, inclusive na pele, como manchas de cor achocolatada ou café com leite (Fig. 40-12), tumores de pele ou gliomas do nervo óptico. Nestes casos podemos encontrar schwannomas vestibulares bilaterais.

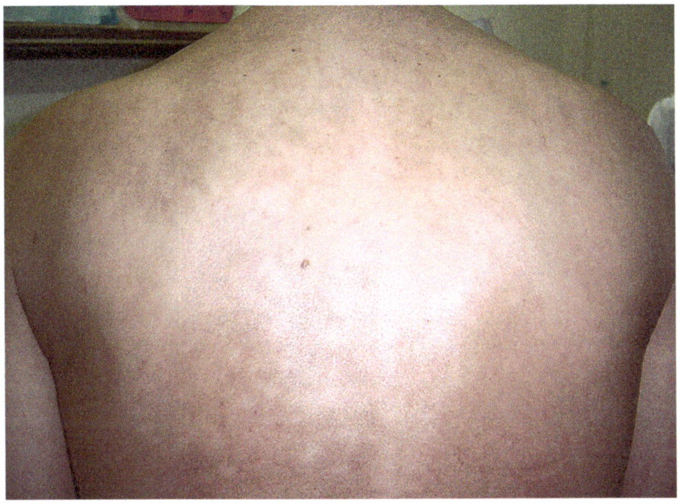

Fig. 40-12. Paciente com neurofibromatose apresentando manchas café com leite na pele.

DIAGNÓSTICO ARMADO

Audiologia

As audiometrias tonal e vocal continuam sendo o exame de base. Os testes supraliminares clássicos, bem como a audiometria automática de Bekesy, perderam totalmente seu interesse na semiologia audiológica depois do advento da imitanciometria e dos potenciais evocados auditivos.

Audiometria Tonal Limiar

Ela permite afirmar o diagnóstico de surdez de percepção e de precisar o grau da perda auditiva. Na nossa casuística encontramos a seguinte prevalência de **Perda Auditiva** no lado acometido:

- Disacusia profunda (26,7%).
- Disacusia severa (31,6%).
- Disacusia moderada (33,8%).
- Disacusia discreta (6,4%).
- Normal (1,5%).

Discriminação auditiva no lado acometido:

- 100% (17,7%).
- 70% a 90% (25,7%).
- 50% a 70% (29,2%).
- 30% a 49% (11,8%).
- Menor que 30% (15,6%).

Uma queda abrupta para os sons agudos a partir da frequência de 4.000 com ou sem perda de mais de 25 dB para as frequências de conversação é o que mais frequentemente encontramos. O teste de discriminação vocal é essencial e, na maioria das vezes, se encontra alterado, com baixos índices de discriminação.

Estudo do Reflexo Estapediano

Pela simplicidade de seu estudo, o reflexo estapediano merece um lugar importante no diagnóstico topográfico das surdezes de percepção. Sua valorização não é sempre possível em um número relativamente importante dos casos, em razão essencialmente de uma perda auditiva muito importante, em particular em frequências de 500 e 1.000 Hz no nível do ouvido testado e por causa da existência de um comprometimento da função facial ou do sistema tímpano ossicular no nível do ouvido de referência, ou do ouvido contralateral. Dois grandes tipos de alterações podem ser observados:

- Aquelas relativas ao limiar do reflexo estapediano.
- Aquelas inerentes às modificações de sua dinâmica.

A elevação do limiar estapediano na frequência de 1.000 Hz para cerca de 95-100 dB (sinal da barra) é o sinal mais importante. Este achado parece mais frequente entre os tumores volumosos. Sua fidedignidade é de aproximadamente 70% segundo a maioria dos autores. Estes achados traduzem a ausência de um recrutamento que é sinal de doença periférica.

No que diz respeito às modificações da dinâmica do reflexo estapediano temos a fadiga auditiva perestimulatória ou fenômeno de adaptação patológico quando a amplitude do reflexo analisada com uma duração de 10 segundos a 10 dB acima do limiar nas frequências de 500 e 1,000 Hz sofrem uma redução de 50% ou mais em 5 segundos ou menos.

Exploração Vestibular

Os schwannomas vestibulares se manifestam no plano vestibular por uma síndrome deficitária. Este déficit se estabelece progressivamente e é camuflado pelo poder de adaptação do sistema vestibular. Esta exploração deve ser realizada por provas pendulares e calóricas.

Atualmente este exame foi também suplantado pelos potenciais evocados auditivos no diagnóstico do schwannoma vestibular e servem somente como orientação ao médico no sentido de em se encontrando uma hiporreflexia na exploração de uma síndrome vertiginosa, impor-se uma investigação através dos potenciais evocados auditivos. Seu resultado normal, porém, não afasta a presença de um schwannoma.

Na nossa série encontramos:

- Eletronistagmografia:
  - Normal (31,5%).
  - Hiporreflexia do lado do tumor (19%).
  - Hiporreflexia do lado contrário ao tumor (13,1%).
  - Hiper-reflexia do lado do tumor (8,8%).
  - Hiporreflexia do lado contrário ao tumor (12,7%).
  - Arreflexia (66,5%).
  - Sinais de alteração central (8,2%),

Potenciais Evocados Auditivos

A audiometria de tronco cerebral (BERA) e a eletrococleografia, são os exames audiológicos mais importantes na suspeita diagnóstica dos schwannomas vestibulares.

A maioria dos autores relata que sua fidedignidade está em torno de 95%. E os falsos negativos se encontram entre os schwannomas muito pequenos. Esta taxa de positividade só é suplantada pela ressonância nuclear magnética.

Os achados mais importantes são o alargamento do intervalo da latência entre a curva I e a curva V, e o aparecimento da curva I sem o encontro da curva V.

Existe no exame repercussão contralateral em schwannomas volumosos, pelo sofrimento que ele ocasiona no tronco cerebral. Este sofrimento pode repercutir no registro dos potenciais recolhidos quando da estimulação do lado oposto, e isto, sob forma essencialmente de um alongamento da latência ou de anomalias morfológicas da onda V do lado contralateral. A eletrococleografia às vezes é necessária para obter-se a latência da onda I quando a mesma não aparece no BERA. Os potenciais evocados não fazem o diagnóstico de Schwannoma e sim sugerem fortemente uma doença retrococlear, o diagnóstico de tumor do ângulo pontocerebelar deve ser feito com exames de imagem.

Na nossa série encontramos:

- Audiometria de tronco cerebral:
  - Não realizada (limiar auditivo baixo) (40,6%).
  - Sinais de processo retrococlear (42,5%).
  - Normal (3,5%).
  - Sem dados (13,4%).

Diagnóstico por Imagem

A comprovação da lesão é essencial para se firmar o diagnóstico e deve sempre ser realizada quando houver suspeita clínica e audiológica de doença de ângulo pontocerebelar.

Tomografia Computadorizada

Esta técnica proporcionou sem dúvida progressos consideráveis que modificaram a abordagem diagnóstica dos schwannomas vestibulares. Atualmente, os aparelhos de última geração com programa de alta resolução utilizam cortes finos (1 mm) que melhoraram muito a fidedignidade do exame. Com os aparelhos atuais, só os schwannomas intracanaliculares ou inferiores a 1 cm dão problemas diagnósticos nos cortes no nível da fossa posterior.

O orifício do conduto auditivo interno é normalmente ocupado por um segmento do tumor que erode e produz um alargamento.

Como critérios suspeitos de um conduto auditivo interno ocupado por tumor temos:

- Uma desmineralização cortical, um alargamento de 1 a 2 mm em relação ao conduto contralateral medido.
- Um encurtamento do muro posterior de 2 a 3 mm.
- Uma posição da crista falciforme, diferente em relação à crista contralateral de pelo menos 1 mm.

Um conduto em forma de funil é sempre suspeito, enquanto um conduto ampular só é suspeito se a parede superior se apresenta erodida.

A tomografia computadorizada permite trazer três tipos de informações:

- O diagnóstico do tumor.
- A estimativa do tamanho.
- A existência de uma repercussão eventual sobre a dinâmica do líquido cefalorraquidiano, porém, não é atualmente o exame ideal.

Ressonância Nuclear Magnética

Este exame sem dúvida é o de escolha na suspeita de uma doença de ângulo pontocerebelar. Quando realizado com contraste (gadolínio) dá uma fidedignidade de praticamente 100% mesmo para os pequenos tumores. Existem relatos de falsos-positivos principalmente em imagens sugestivas de pequena massa intracanalicular que pode representar a trama vascular da região. As características encontradas na RM são:

- Em T1 sem contraste aparecem com sinal intermediário.
- Em T1 com contraste apresentam intenso realce.
- Em T2 podem até não aparecer ou apresentam falha de enchimento.

A imagem apresenta uma característica ovalada lisa, às vezes, com áreas de necrose interna. Podem estar somente na fossa posterior, mas normalmente se encontram também dentro do meato acústico interno, onde se originam na maioria das vezes.

Para resumir, no diagnóstico do tumor de ângulo pontocerebelar, após a história clínica, a constatação audiométrica de uma perda auditiva neurossensorial pode ser realizado um exame de potenciais evocados auditivos, porém seu resultado normal não exclui a necessidade de se realizar uma RNM. O médico não deve nunca negligenciar os sintomas ou sinais suspeitos de um tumor do acústico, principalmente no que diz respeito a disacusias neurossensoriais em qualquer frequência principalmente assimétricas ou hiporreflexias vestibulares, esgotando sempre o diagnóstico com um exame de imagem pois no diagnóstico precoce do tumor está o melhor prognóstico do tratamento do mesmo.

Exames Laboratoriais

O exame do líquido cefalorraquidiano pode revelar alterações consistentes como a elevação das proteínas acima de 45 mg/100 mL.

Diagnóstico Diferencial

Além do diagnóstico diferencial já citado com outras lesões do ângulo pontocerebelar, têm que ser consideradas também a doença de Ménière, a esclerose múltipla e as lesões arteriovenosas como aneurismas, malformações vasculares e hemangiomas.

TRATAMENTO

Temos três tratamentos possíveis:

- Cirúrgico.
- Acompanhamento.
- Radioterapia.

O tratamento do schwannoma vestibular é essencialmente cirúrgico. Sua retirada total só é possível com a cirurgia. Devido ao fato de que este tumor apresenta em determinados casos e em determinadas faixas etárias crescimento lento, em algumas situações preferimos esperar sua evolução principalmente nos doentes de faixa etária mais alta esperando uma evidência de seu crescimento para operá-lo.

A conduta de observação denominada acompanhamento, ou observação pode ser tomada em pacientes com mais de 40 anos com tumores pequenos (grupo I), ou em pacientes que apresentem problemas clínicos que indiquem risco maior de cirurgia. O paciente deve repetir a ressonância magnética nos primeiros 6 meses e depois a cada ano e se for notado um crescimento nas técnicas de reconstrução de volume do tumor deve ser indicado tratamento cirúrgico. Se neste meio tempo aparecerem sintomas como vertigem, zumbido e piora da audição, deve ser considerado como crescimento tumoral.

Nesta conduta o paciente deve estar ciente de que o sinal de imagem pode não ser um schwanoma e sim outra lesão como uma metástase de tumor à distância.

Nos pacientes com menos de 40 anos e com tumor de qualquer tamanho deve ser indicado o tratamento cirúrgico. As técnicas cirúrgicas atuais permitem um tratamento cirúrgico bem seguro e com mínimas sequelas principalmente nos tumores menores. A incidência de sequelas é diretamente proporcional ao tamanho do tumor.

O tratamento radioterápico deve ser considerado em pacientes acima de 40 anos com tumores do grupo II.

A história da cirurgia do schwannoma vestibular evoluiu com o avanço de seu diagnóstico precoce. No início do século XX, quando o diagnóstico era realizado somente em tumores de tamanho grande, o grande êxito da cirurgia era conseguir tirar o tumor inteiro ou parte dele sem que o doente fosse a óbito. A mortalidade cirúrgica naquele período era enorme, bem como as sequelas neurológicas nos pacientes que sobreviviam.

Com a evolução das técnicas cirúrgicas, anestésicas e de equipamentos como o microscópio cirúrgico e o avanço das técnicas diagnósticas foi permitido um diagnóstico precoce e a preocupação passou a ser a preservação do nervo facial. Isto tornou- se mais fácil com a introdução da monitorização intraoperatória do nervo facial.

Atualmente com o diagnóstico dos tumores intracanaliculares as pesquisas nos levam a que a preocupação passe a ser a conservação da audição. O refino da técnica, a experiência do cirurgião e sua equipe são essenciais para o sucesso cirúrgico e a diminuição das sequelas.

Nos casos em que o tumor seja de grau I ou II e a audição do paciente for útil (discriminação acima de 50%) deve ser usada uma técnica de preservação do nervo auditivo com monitorização intraoperatória do mesmo.

Mesmo assim, quanto maior for o tumor maiores os riscos de sequelas no nervo facial que podem ser transitórias ou até permanentes em alguns casos.

Em casos de tumores graus I, II ou III normalmente não ficam sequelas a longo prazo, já nos tumores grau IV há um risco de até 60% de lesão permanente do nervo facial.

Quanto mais ao fundo do meato acústico interno se encontrar o tumor pior é o prognóstico para a manutenção da audição.

Atualmente é possível até nos casos de surdez bilateral se preservar o nervo auditivo e se realizar um implante coclear no mesmo ato cirúrgico da exérese do tumor.

Técnica Cirúrgica

As técnicas cirúrgicas que podem ser utilizadas são motivo de controvérsia principalmente entre os otologistas e os neurocirurgiões. A técnica a ser escolhida depende:

- Do tamanho do tumor.
- Da localização (dentro ou fora do meato acústico interno).
- Da discriminação auditiva.
- Da habilidade do cirurgião na técnica escolhida.

Podemos dividir a abordagem do meato acústico interno, do ângulo pontocerebelar em:

- Pré-sigmóideas.
- Retrossigmóideas.
- Supratemporais.
- Combinadas.

Pré-sigmóideas:

- Translabiríntica, (Fig. 40-13).
- Retrolabiríntica (Fig. 40-14).
- Transcoclear.

Retrossigmóideas:

- Fossa posterior (suboccipital) (Fig. 40-15).

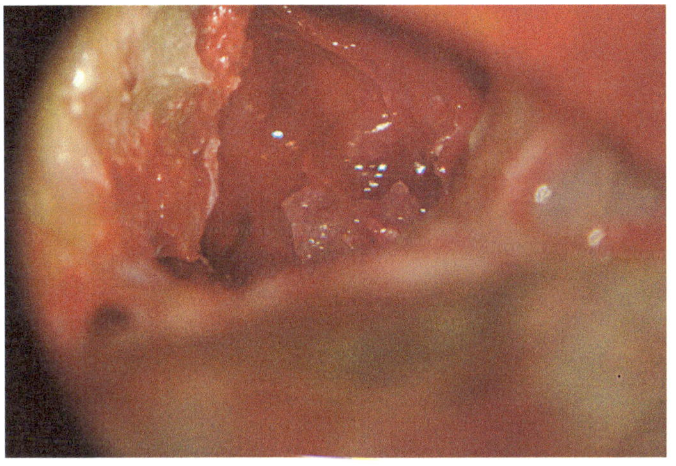

Fig. 40-13. Imagem cirúrgica da via translabiríntica.

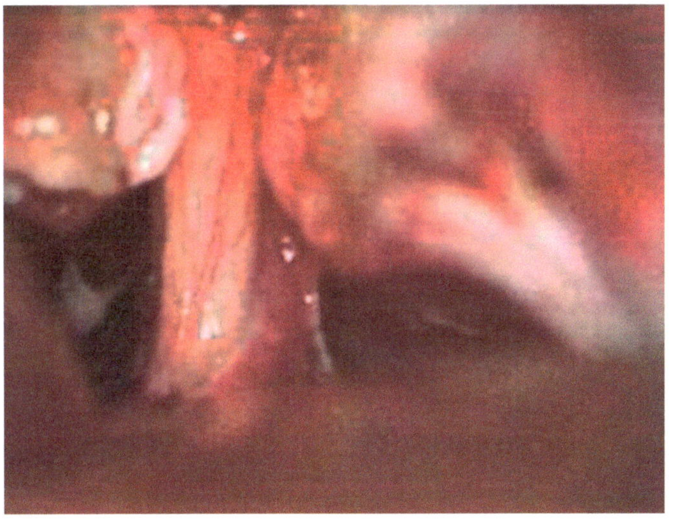

Fig. 40-14. Imagem cirúrgica da via retrolabiríntica.

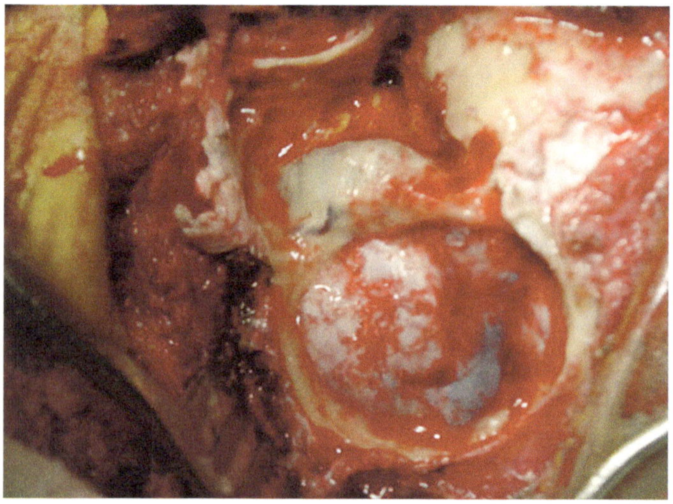

Fig. 40-15. Imagem cirúrgica da via retrossigmóidea.

Supratemporal

Fossa Média

As combinadas são uma combinação entre a pré e retrossigmóidea para os tumores grandes.

A cirurgia para ressecção do schwannoma vestibular foi realizada pela primeira vez com sucesso em 1894 por Charles Ballance através da via suboccipital ou retrossigmóidea. Em 1904, Panse descreveu a via translabiríntica para acesso ao ângulo pontocerebelar, porém esta foi logo abandonada por não haver material cirúrgico adequado para sua realização e devido à difícil visualização do tumor, na então era pré-microscópica. A via translabiríntica foi deixada então no esquecimento a partir de 1920. Somente em 1962, com o uso rotineiro do instrumental micro-otológico, do microscópio cirúrgico e com os meios mais eficazes de diagnóstico para esta doença é que Willian House fez renascer a via translabiríntica, obtendo uma taxa de mortalidade de 5,4% e de 95% de preservação do nervo facial, mudando então o prognóstico cirúrgico da doença. Muita controvérsia há na literatura a respeito da utilização destas vias, neurocirurgiões defendem a via suboccipital (retrossigmóidea) e otoneurocirurgiões defendem a via pré-sigmóidea. Tanto uma via quanto a outra apresentam vantagens e desvantagens e a melhor via sem dúvida é aquela que a equipe melhor sabe utilizar.

As vantagens da via translabiríntica são:

A) Menor morbidade.
B) Maior probabilidade de preservação do nervo facial, pois é possível ter a visão de todo o nervo desde a emergência do tronco até a porção mais lateral do conduto auditivo interno.
C) Pós-operatório com recuperação rápida do paciente, sem necessidade de unidade de terapia intensiva ou outros tratamentos especiais.
D) Exérese total do tumor com possibilidade de visualização de todo o trajeto do nervo facial no osso temporal e na fossa posterior.
E) Acesso direto ao tumor sem afastamento de nenhuma estrutura cerebral.
F) Maior facilidade de ver e conservar a artéria cerebelar anterior-inferior, pois esta faz uma alça no pedículo acústico-facial, passando pelo polo inferointerno do tumor encontrando-se bem visível por esta via logo na emergência do tumor na fossa posterior.
G) Visualização total do fundo do meato acústico interno diminuindo as chances de deixar restos do tumor no meato.

Quanto às desvantagens, temos:

A) Anacusia no pós-operatório, pois o labirinto é totalmente removido.
B) Tumores grandes (grupo IV) são de difícil exérese somente por esta via.

As vantagens da via suboccipital são:

A) Possibilidade de manutenção da audição.
B) Tumores grandes (maiores de 4 cm) há mais facilidade de exérese por esta via especialmente se combinada com a translabiríntica.

As desvantagens são:

A) O risco cirúrgico é sempre grande em qualquer craniotomia do ponto de vista anestésico e técnico.
B) É necessário o afastamento do cerebelo para visualização do tumor, podendo levar à sequela cerebelar e à compressão do tronco.
C) O tempo cirúrgico é consideravelmente maior.
D) Pós-operatório com complicações mais frequentes.
E) A morbidade e a mortalidade são maiores.
F) Incidência de 10% de cefaleia crônica pós-operatória.
G) Possibilidade de embolia se o doente for operado sentado.
H) Má visibilidade do fundo do meato acústico interno, sendo maior a possibilidade de se deixar restos do tumor.

A via retrolabiríntica, uma derivação da via translabiríntica, permite a abordagem do meato acústico interno e fossa posterior medialmente sem lesar o bloco labiríntico e os nervos facial e coclear, possibilitando em casos de schwannomas pequenos a manutenção da audição, pela dissecção do tumor do nervo coclear até o fundo do meato acústico interno. Foi descrita por Pulec e Hitzelberger em 1972 para neurectomia vestibular e reintroduzida por Bento (2002) para exérese de tumores do ângulo pontocerebelar.

Radioterapia

A radioterapia é um tratamento médico realizado mediante a administração de uma dose de radiação ionizante fortemente concentrada que tem o objetivo de destruir o tumor sem afetar os tecidos que estão ao seu redor. É um tratamento indolor que não requer incisão cirúrgica. Guiado por um computador, o *Gamma Knife* dirige os 201 raios gama de cobalto-60 para a lesão com uma exatidão de 0,1 mm. Individualmente os raios são inofensivos, combinados convergem sobre as lesões e diminuem a possibilidade de exposição aos tecidos sãos. O tratamento faz com que o tumor diminua de tamanho, mas não o elimina.

Complicações como lesões de nervo facial no fundo do meato e lesões cocleares e do nervo coclear provocando surdez e zumbido principalmente se aumentar a dose na região marginal do tumor. Complicações como neuropatia do trigêmeo e do facial, espasmo hemifacial, sangramento intratumoral, hipoacusia, zumbido, fibrose, debilidade facial, instabilidade, vertigem, hidrocefalia, necrose de áreas do tronco cerebral ou cerebelo e malignização do tumor são descritas. Maiores investigações em longo prazo devem ser feitas para avaliar os efeitos e complicações.

O maior problema é que se for necessária a cirurgia após a radioterapia, as chances de sequelas pós-operatórias são bem maiores pela dificuldade cirúrgica em região irradiada.

Tratamentos clínicos com aspirina 100 mg por dia a longo prazo e bevacizumav não apresentaram evidências clínicas de redução do tumor

NEUROFIBROMATOSE TIPO 2

A neurofibromatose tipo 2 (NF2) é uma síndrome de herança dominante que predispõe o indivíduo a múltiplos tumores do sistema nervoso. O mais comum destes tumores é o schwannoma vestibular bilateral (Fig. 40-16). Meningiomas intracranianos e espinais e tumores da coluna também são um componente dessa condição. Mutações no gene da NF2, que produz merlina, um supressor tumoral são responsáveis por esta síndrome.

Patogênese Molecular

A NF2 está consistentemente relacionada com anormalidades do gene da *NF2*, que está localizado no cromossomo 22. O gene da *NF2* produz merlina, também conhecida como schwannomina, uma proteína celular relacionada com a membrana, que atua como um supressor tumoral.

Um teste molecular detalhado identifica uma anormalidade no gene da *NF2* em mais de 90% das famílias com vários membros afetados com *NF2*. Para indivíduos que parecem abrigar uma nova mutação, mosaicismos somáticos podem impedir que o diagnóstico molecular seja estabelecido, a menos que o tecido do tumor seja analisado.

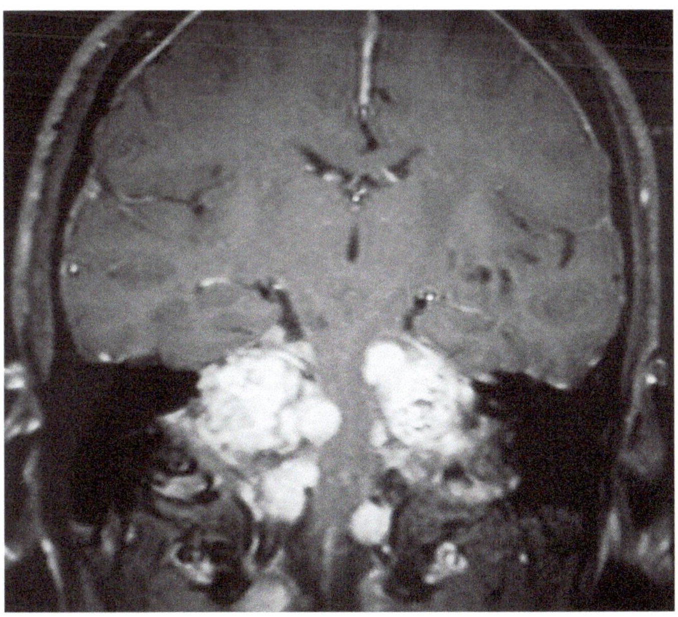

Fig. 40-16. Ressonância magnética de schwannoma bilateral em neurofibromatose tipo II.

Para o desenvolvimento de schwannomas e outros tumores é necessária a inativação dos dois alelos NF2, uma vez que os tumores só se desenvolvem em células que perderam a função de seu alelo NF2 normal. Indivíduos com NF2 podem herdar um alelo NF2 anormal de um dos pais. Ou então, uma nova mutação pode ocorrer após a fertilização, resultando em uma expressão mosaica de duas linhagens de células.

Quanto à correlação genótipo/fenótipo, dentro de uma família com vários membros com NF2, a expressão fenotípica e a história natural da doença são semelhantes. No entanto, diferenças significativas foram observadas entre as famílias que abrigam diferentes anomalias da NF2.

Mutações sem sentido ou por deslocação causam expressão proteica truncada, que foram associadas a quadros mais graves de NF2. Mudanças na direção ou supressões na organização têm sido associadas com manifestações mais leves da doença. Em uma análise detalhada de 268 pacientes nos quais a anormalidade NF2 foi caracterizada, anomalias manifestadas como proteína truncada foram associadas, estatisticamente, a uma idade significantemente mais jovem no diagnóstico, uma maior prevalência e proporção de meningiomas, tumores medulares, tumores dos nervos cranianos, com exceção do VIII par. Pacientes com mutações causadoras da proteína truncada também tiveram schwannomas vestibulares numa idade mais jovem e tinham mais tumores cutâneos.

Epidemiologia

Embora inicialmente a NF2 fosse considerada extremamente rara, a utilização de critérios clínicos detalhados para identificar os casos, o reconhecimento de que mais da metade dos casos representam novas mutações e ocorrem na ausência de uma história familiar positiva, bem como o uso de testes moleculares para identificar as mutações no gene *NF2*, levaram a um crescente reconhecimento desta síndrome. Com dois grandes estudos populacionais, um da Inglaterra e outro da Finlândia, descobriu-se que a incidência pode ser tão alta quanto 1 em 25.000.

Características Clínicas

A NF2 é uma síndrome autossômica-dominante, com manifestações múltiplas devido a mutações no gene *NF2*. Os pacientes geralmente apresentam a doença com cerca de 20 anos de idade.

As características clínicas mais frequentes incluem:

- Lesões neurológicas.
- Schwannomas vestibulares bilaterais, geralmente, desenvolvendo-se aos 30 anos de idade – 90% a 95%.
- Schwannomas de outros nervos cranianos – 24% a 51%.
- Meningiomas intracranianos – 45% a 58%.
- Tumores medulares (intramedulares e extramedulares) – 63% a 90%.
- Neuropatia periférica – até 66%.
- Lesões oculares.
- Cataratas – 60% a 81%.
- Membranas epirretinianas – 12% a 40%.
- Hamartomas da retina – 6% a 22%.
- Lesões de pele.
- Tumores cutâneos – 59% a 68%.
- Lesões em placa na pele – 41% a 48%.
- Tumores subcutâneos – 43% a 48%.

Crianças diagnosticadas com NF2 frequentemente apresentam um quadro atípico, porém mais severo.

Os schwannomas vestibulares na NF2 são tipicamente bilaterais e causam zumbido, perda auditiva e disfunção do equilíbrio. A perda auditiva é gradualmente progressiva e leva à surdez, embora possa ocorrer a perda súbita da audição. Se não tratados, os schwannomas vestibulares podem se estender medialmente, causando compressão do tronco cerebral e hidrocefalia.

Quase todos os schwannomas vestibulares em pacientes com NF2 são benignos. No entanto, eles são uma importante causa de morbidade devido a sua localização anatômica e à bilateralidade.

Aproximadamente metade dos indivíduos com NF2 têm meningiomas e sua incidência aumenta com a idade. O risco de desenvolver meningiomas durante a vida pode ser tão alto quanto 75 por cento. A maioria dos meningiomas é intracraniano, embora meningiomas intradurais e extramedulares também sejam observados.

Os pacientes com NF2 tendem a desenvolver meningiomas em idade mais precoce do que aqueles com meningiomas esporádicos. Quando os meningiomas são diagnosticados durante a infância, cerca de 20% são diagnosticados com NF2. Os meningiomas em pacientes com NF2 são mais frequentemente atípicos ou anaplásicos comparados com tumores esporádicos. Tumores medulares: A maioria dos indivíduos com NF2 eventualmente desenvolve um tumor medular que pode causar uma dor debilitante, fraqueza muscular ou parestesia.

- Schwannomas são os mais comuns. Estes originam-se na porção dorsal da medula e têm um formato de halteres característico.
- Meningioma também pode originar-se na medula espinhal no espaço extramedular.
- Tumores intramedulares, particularmente os ependimomas, são observados em 5% a 33% dos casos.

Neuropatias podem ser manifestadas em diversas formas em indivíduos com NF2. Alguns indivíduos desenvolvem uma mononeuropatia, frequentemente envolvendo o nervo facial que pode preceder o desenvolvimento de outras manifestações da NF2. Em 3% a 5% dos adultos, uma polineuropatia mais severa, não relacionada diretamente com tumores, é observada e pode progredir para um consumo muscular severo.

Manifestações oftalmológicas: Pacientes com NF2 podem apresentar comprometimento visual devido à catarata, meningioma de nervo óptico, hamartomas retinianos e membranas epirretinianas. Cataratas são observadas em 60% a 80% dos casos e tipicamente são manifestadas como opacidade lenticular subcapsular posterior.

O desenvolvimento da catarata pode levar a anormalidades visuais no início da infância naqueles indivíduos com uma mutação da NF2. Além disso, uma atenção especial é necessária para diferenciar meningiomas de nervo óptico ou hamartomas de retinoblastoma.

Aproximadamente 70% dos pacientes com NF2 têm manifestações cutâneas, apesar de apenas 10% terem mais de 10 tumores de pele.

Estas lesões de pele podem ter diversas formas:

- Lesões em placa: lesões intracutâneas e discretamente elevadas. Estas podem estar mais pigmentadas que a pele ao redor e podem estar associadas ao aumento de pelos.
- Nódulos subcutâneos podem frequentemente ser palpados. Às vezes ao longo do trajeto de um nervo periférico. Estes tumores representam um edema do nervo.
- Tumores intracutâneos, similares aqueles observados na neurofibromatose tipo 1, também são ocasionalmente observados. Estes tumores representam de preferência schwannomas à neurofibromas.

Diagnóstico

Os critérios clínicos foram inicialmente estabelecidos por um consenso do NIH – *National Institute of Health dos Estados Unidos da América*. Estes foram posteriormente modificados nos critérios de Manchester, o que melhorou substancialmente a sensibilidade para realizar o diagnóstico, sem afetar a especificidade.

O diagnóstico clínico de NF2 é baseado na presença de UM dos seguintes critérios:

- Schwannomas vestibulares bilaterais;
- Um parente de primeiro grau com NF2; e
- Schwannoma vestibular unilateral; ou
- Quaisquer dois dos seguintes: meningioma, schwannoma, glioma, neurofibroma, opacidade lenticular subcapsular posterior;
- Schwannoma vestibular unilateral e quaisquer dois dos seguintes: meningioma, schwannoma, glioma, neurofibroma, opacidade lenticular subcapsular posterior;
- Meningiomas múltiplos; e
- Schwannoma vestibular unilateral; ou
- Quaisquer dois dos seguintes: schwannoma, glioma, neurofibroma, catarata.

O diagnóstico clínico geralmente pode ser confirmado pela identificação de uma mutação patogênica da NF2 no sangue ou pela identificação de uma mutação idêntica a partir de dois tumores distintos, no mesmo indivíduo.

O *screening* da NF2: Existe uma alta frequência de novos casos de NF2 e os pacientes podem apresentar a doença antes que os critérios de diagnóstico clínico sejam cumpridos. A identificação precoce dos pacientes com NF2 é importante para minimizar as complicações associadas com as manifestações da doença.

Os indivíduos que devem ser avaliados para a NF2 são:

- Indivíduos com um parente de primeiro grau com NF2 (pais afetados, irmãos ou filhos).
- Indivíduos com múltiplos tumores medulares (schwannomas, meningiomas).
- Indivíduos com schwannoma cutâneo.
- Indivíduos com um schwannoma vestibular aparentemente esporádico e com menos de 30 anos de idade, ou tumor medular ou meningioma com idade inferior a 20 anos.

O papel do *screening* por mutações da NF2 naqueles com schwannoma vestibular unilateral é incerto. Embora esses pacientes pareçam estar sob risco aumentado para o desenvolvimento de NF2, o *screening* de rotina em busca de mutações germinativas pode ser indicado, exceto em pacientes menores de 20 anos de idade.

Para os indivíduos com suspeita de NF2, a avaliação inicial deve incluir uma história clínica e familiar detalhada, cuidadoso exame oftalmológico e cutâneo, e ressonância magnética do eixo cranioespinhal. Para indivíduos com histórico familiar positivo que inclua a identificação de uma mutação NF2, o teste molecular para esta mutação está indicado.

Diagnóstico diferencial: As principais entidades no diagnóstico diferencial de NF2 são schwannomas vestibulares esporádicos, neurofibromatose tipo 1 (NF1), schwanomatose e síndrome familiar de meningiomas múltiplos.

A possibilidade de que um schwanoma vestibular unilateral represente a primeira manifestação da NF2 está relacionada com a idade do paciente. Para os indivíduos mais jovens, que têm menos de 30 anos de idade, há um risco substancial de se desenvolver um schwanoma vestibular contralateral e os doentes devem ser cuidadosamente monitorados para essa possibilidade. Mesmo com um histórico familiar negativo, estes podem representar uma nova mutação somática com mosaicismo. A probabilidade de um indivíduo diagnosticado com schwannoma vestibular após os 30 anos ter NF2 é mínima.

Neurofibromatose do tipo 1 NF1 e NF2 são causadas por mutações em genes em diferentes cromossomos. No entanto, a sobreposição parcial das manifestações clínicas dessas doenças hereditárias pode, ocasionalmente, levar à confusão.

As principais diferenças entre NF1 e NF2 incluem:

- Nódulos de *Lisch* (hamartomas elevados e pigmentados da íris) são característicos da NF1 e não são observados em número significativo na NF2.
- Os schwannomas associados com NF2 raramente sofrem uma transformação maligna em um neurofibrossarcoma (tumor maligno da bainha do nervo periférico).
- Os tumores em formato de halteres da raiz nervosa que são vistos em ambos NF2 e NF1 são schwanomas em NF2 e neurofibromas em NF1.
- A NF2 não está associada com o declínio cognitivo que muitas vezes é visto na NF1.

Schwannomatose – A schwannomatose é uma rara condição de herança autossômica dominante. Pacientes com schwannomatose podem desenvolver schwannomas intracranianos e periféricos, envolvendo as raízes nervosas, plexos e nervos periféricos, mas poupando o nervo vestibular.

A schwannomatose está associada a mutações no gene SMARCB1, que também está localizado no cromossomo 22. Os schwannomas vistos nesta entidade contêm mutações secundárias no gene *NF2*, mas tais mutações não estão presentes na linhagem germinativa.

O manejo de pacientes com NF2 é complexo e envolve várias disciplinas para prevenir ou tratar as várias complicações que podem se desenvolver. Sempre que possível, os pacientes devem ser atendidos por uma equipe multidisciplinar com experiência no cuidado de indivíduos e famílias afetadas pela NF2.

O objetivo do tratamento de schwannomas vestibulares em indivíduos com NF2 é a preservação da função e manutenção da qualidade de vida. Como tal, a identificação de um tumor por si só não é uma indicação para o tratamento e os potenciais benefícios devem ser ponderados contra os riscos de uma intervenção ativa.

O tratamento geralmente é indicado quando há risco de compressão do tronco cerebral, deterioração da audição e/ou disfunção do nervo facial. Se o tratamento for necessário em pacientes com NF2, schwannomas vestibulares são geralmente tratados cirurgicamente. Neste cenário, a cirurgia pode ser mais complexa do que com tumores esporádicos, uma vez que tumores na NF2 são geralmente multifocais. Estes tumores podem se estender e envolver as fibras do nervo facial, e há um risco significativo de dano ao nervo facial durante a cirurgia.

A radiocirurgia e a radioterapia estereotáxicas tornaram-se modalidades importantes no tratamento de pacientes adequadamente selecionados, com schwannomas vestibulares esporádicos. Tais pacientes são geralmente mais velhos do que aqueles com NF2 e têm tumores unilaterais.

O papel da radioterapia no manejo de schwannomas vestibulares em pacientes com NF2 é pouco claro. Relatos do uso de radiação em pacientes com NF2 têm demonstrado resultados variáveis, e falta um acompanhamento a longo prazo. Além disso, a ressecção cirúrgica pode ser mais difícil após a radiocirurgia estereotáxica. Há também a preocupação de que tais pacientes possam ter um risco aumentado de malignidades secundárias.

Para os pacientes com deficiência auditiva severa, estratégias como implantes cocleares (no caso de preservação do nervo auditivo após a remoção do tumor ou implante de tronco cerebral) podem oferecer algum benefício.

Prognóstico e História Natural

Os indivíduos tipicamente apresentam sintomas devido a tumores relacionados com a NF2 em torno dos 20 anos de idade. O diagnóstico de NF2 em crianças é muitas vezes atrasado, uma vez que as primeiras manifestações podem ser tumores de pele e oculares.

Apesar da vigilância quanto ao desenvolvimento de tumores em pacientes com NF2 e a abordagem agressiva de qualquer anomalia detectada, a NF2 está associada a uma morbidade significativa e curta sobrevida.

- Os schwannomas vestibulares associados a NF2 são mais difíceis de tratar do que os schwannomas vestibulares esporádicos. Na NF2, as lesões são geralmente multifocais, e histologicamente, essas são menos vascularizadas e mais lobulares. Por esta razão e devido a bilateralidade dos tumores, a maioria dos pacientes se torna completamente surda.
- Um desequilíbrio devido ao comprometimento do oitavo nervo, problemas visuais e fraqueza muscular podem contribuir para a imobilidade e muitos pacientes se tornam cadeirantes no início da idade adulta.
- A sobrevida global parece ser reduzida nos pacientes com NF2, devido a complicações de seus tumores. Em estudos da década de 1970 e 1980, a sobrevida após o estabelecimento do diagnóstico era de 15 anos, com uma idade média de morte de 36 anos.

Quanto à questão da surdez natural com a evolução da doença ou da cirurgia nos tumores grandes, existem hoje possibilidades de preservação do nervo coclear e reabilitação com a colocação de um implante coclear, ou nos casos de impossibilidade de preservação do nervo coclear, a utilização de implante de tronco cerebral.

Tratamentos clínicos com aspirina 100 mg por dia a longo prazo e bevacizumav não apresentaram evidências clínicas de redução do tumor, mas são algumas vezes propostos em casos dramáticos como de neurofibromatose tipo II.

BIBLIOGRAFIA

Abou-Al-Shaar H, Azab MA, Karsy M, Guan J, Alzhrani G, Gozal YM, et al. Assessment of costs in open surgery and stereotactic radiosurgery for vestibular schwannomas. J Neurosurg. Oct 05 2018;131(2):561-568.

Andrews DW, Suarez O, Goldman HW, Downes MB, Bednarz G, Corn BW, et al. Stereotactic radiosurgeryand fractionated stereotactic radiotherapy for the treatment of acoustic schwannomas: comparativeobservations of 125 patients treated at one institution. Int J Radiat Oncol Biol Phys. 2001 Aug 1;50(5):1265-78.

Arts HA, Telian SA, El-Kashlan H, Thompson BG. Hearing preservation and facial nerve outcomes in vestibular schwannoma surgery: results using the middle cranial fossa approach. Otol Neurotol. Feb 2006;27(2):234-41.

Aslan A, Tekdemir I, Elhan A, Tuccar E. Surgical exposure in translabyrinthine approaches--an anatomical study. Auris Nasus Larynx. Jul 1999;26(3):237-43.

Asthagiri AR, Parry DM, Butman JA, Kim HJ, Tsilou ET, Zhuang Z, et al. Neurofibromatosis type 2. Lancet. Jun 06 2009;373(9679):1974-86.

Ballance C (1907) apud House WF. Transtemporal bone microsurgical removal of acoustic neuromas: report of cases. Arch. Otolaryngol. 1964;80:617-667.

Barker FG 2nd, Carter BS, Ojemann RG, Jyung RW, Poe DS, McKenna MJ. Surgical excision of acoustic neuroma: patient outcome and provider caseload. Laryngoscope. 2003 Aug;113(8):1332-43.

Baser ME, Evans DG, Jackler RK, Sujansky E, Rubenstein A. Neurofibromatosis 2, radiosurgery and malignant nervous system tumours. Br J Cancer. 2000 Feb; 82(4):998.

Baser ME, Friedman JM, Aeschliman D, Joe H, Wallace AJ, Ramsden RT, et al. Predictors of the risk of mortality in neurofibromatosis 2. Am J Hum Genet. 2002 Oct;71(4):715-23.

Becker SS, Jackler RK, Pitts LH. Cerebrospinal fluid leak after acoustic neuroma surgery: a comparison of the translabyrinthine, middle fossa, and retrosigmoid approaches. Otol Neurotol. 2003 Jan;24(1):107-12.

Bento RB, D'antonio WA, De La Cortina RAC, Ikino Claudio M, Sanchez TG, Brito Neto RV. Neurinoma do nervo facial: relato de quatro casos. In: Congresso de Otorrinolaringologia da FMUSP. São Paulo; 1999.

Bento RF, Brito RV, Sanchez TG, Miniti A. The transmastoid retrolabyrinthine approach in vestibular schwannoma surgery. Otolaryngol Head Neck Surg. 2002;127(5):437-41.

Bento RF, Caropreso CA, Miniti A. A via translabiríntica na cirurgia do neurinoma do acústico. Rev Bras Otorrinolaringol. 1989;55:57-63.

Bento RF, De Brito RV, Sanchez TG, Miniti A. The transmastoid retrolabyrinthine approach in vestibular schwannoma surgery. Otolaryngol Head Neck Surg. Nov 2002;127(5):437-41.

Bento RF, Lopes PT. The Transmastoid Retrolabyrinthine Approach in Acoustic Neuroma Surgery: Our Experience in 189 Patients. Otol Neurotol. Aug 2020;41(7):972-977.

Bhargava EK, Coyle P, Wong B, Masood A, Qayyum A. To Scan or Not to Scan-A Cross-Sectional Analysis of the Clinical Efficacy and Cost-Effectiveness of Audiometric Protocols for Magnetic Resonance Imaging Screening of Vestibular Schwannomas. Otol Neurotol. Jun 2019;40(5S Suppl 1):S59-S66.

Bozhkov Y, Shawarba J, Feulner J, Winter F, Rampp S, Hoppe U, et al. Prediction of Hearing Preservation in Vestibular Schwannoma Surgery According to Tumor Size and Anatomic Extension. Otolaryngol Head Neck Surg. Mar 2022;166(3):530-536.

Breivik CN, Nilsen RM, Myrseth E, Pedersen PH, Varughese JK, Chaudhry AA, et al. Conservative management or gamma knife radiosurgery for vestibular schwannoma: tumor growth, symptoms, and quality of life. Neurosurgery. Jul 2013;73(1):48-56; discussion 56-7.

Carlson ML, Vivas EX, McCracken DJ, Sweeney AD, Neff BA, Shepard NT, et al. Congress of Neurological Surgeons Systematic Review and Evidence-Based Guidelines on Hearing Preservation Outcomes in Patients With Sporadic Vestibular Schwannomas. Neurosurgery. Feb 01 2018;82(2):E35-E39.

Cerullo L, Grutsch J, Osterdock R. Recurrence of vestibular (acoustic) schwannomas in surgical patients where preservation of facial and cochlear nerve is the priority. Br J Neurosurg. 1998;12:547.

Chao WC, Liu TC, Ng SH, Wu CM. Facial nerve schwannoma. Otolaryngol Head Neck Surg. 2009 Jul;141(1):146-7.

Colletti V, Fiorino F. Middle fossa versus retrosigmoid-transmeatal approach in vestibular schwannoma surgery: a prospective study. Otol Neurotol. Nov 2003;24(6):927-34.

Committee on Hearing and Equilibrium guidelines for the evaluation of hearing preservation in acoustic neuroma (vestibular schwannoma). American Academy of Otolaryngology-Head and Neck Surgery Foundation, INC. Otolaryngol Head Neck Surg. Sep 1995;113(3):179-80.

Cueva RA. Preoperative, intraoperative, and postoperative auditory evaluation of patients with acoustic neuroma. Otolaryngol Clin North Am. Apr 2012;45(2):285-90, vii.

Day AS, Wang CT, Chen CN, Young YH. Correlating the cochleovestibular deficits with tumor size of acoustic neuroma. Acta Otolaryngol. Jul 2008;128(7):756-60.

De Foer B, Kenis C, Van Melkebeke D, Vercruysse JP, Somers T, Pouillon M, et al. Pathology of the vestibulocochlear nerve. Eur J Radiol. May 2010;74(2):349-58.

De La Cortina RAC, Bento RF. Morphometric analysis of microvessel density in vestibular schwannoma. In: 4th International Conference on Vestibular Schwannoma and Other CPA Lesions. Cambridge, Inglaterra: Proceedings; 2003. p. 134-5.

Dizdarevic K, Link MJ. Operative treatment of the vestibular schwannoma (acoustic neuroma): correlation between surgical approach and cranial nerves lesion. Med Arh. 2005;59(3):160-3.

Dow G, Biggs N, Evans G, Gillespie J, Ramsden R, King A. Spinal tumors in neurofibromatosis type 2. Is emerging knowledge of genotype predictive of natural history?. J Neurosurg Spine. 2005 May;2(5):574-9.

Elhammady MS, Telischi FF, Morcos JJ. Retrosigmoid approach: indications, techniques, and results. Otolaryngol Clin North Am. Apr 2012;45(2):375-97, ix.

Evans DG, Baser ME, O'Reilly B, Rowe J, Gleeson M, Saeed S, et al. Management of the patient and family with neurofibromatosis 2: a consensus conference statement. Br J Neurosurg. Feb 2005;19(1):5-12.

Germano IM, Sheehan J, Parish J, Atkins T, Asher A, Hadjipanayis CG, et al. Congress of Neurological Surgeons Systematic Review and Evidence-Based Guidelines on the Role of Radiosurgery and Radiation Therapy in the Management of Patients With Vestibular Schwannomas. Neurosurgery. Feb 01 2018;82(2):E49-E51.

Gheorghe L, Negru D, Cobzeanu MD, Palade OD, Botnariu EG, Cobzeanu BM, et al. The Diagnostic Accuracy of Pure-Tone Audiometry Screening Protocols for Vestibular Schwannoma in Patients with Asymmetrical Hearing Loss-A Systematic Review and Meta-Analysis. Diagnostics (Basel). Nov 14 2022;12(11)

Goldbrunner R, Weller M, Regis J, Lund-Johansen M, Stavrinou P, Reuss D, et al. EANO guideline on the diagnosis and treatment of vestibular schwannoma. Neuro Oncol. Jan 11 2020;22(1):31-45.

Hadjipanayis CG, Carlson ML, Link MJ, Rayan TA, Parish J, Atkins T, et al. Congress of Neurological Surgeons Systematic Review and Evidence-Based Guidelines on Surgical Resection for the Treatment of Patients With Vestibular Schwannomas. Neurosurgery. Feb 01 2018;82(2):E40-E43.

Halliday J, Rutherford SA, McCabe MG, Evans DG. An update on the diagnosis and treatment of vestibular schwannoma. Expert Rev Neurother. Jan 2018;18(1):29-39.

Hentschel M, Scholte M, Steens S, Kunst H, Rovers M. The diagnostic accuracy of non-imaging screening protocols for vestibular schwannoma in patients with asymmetrical hearing loss and/or unilateral audiovestibular dysfunction: a diagnostic review and meta-analysis. Clin Otolaryngol. Aug 2017;42(4):815-823.

Hitselberger WE, Pulec JL. Trigeminal nerve (posterior root) retrolabyrinthine selective section. Operative procedure for intractable pain. Arch Otolaryngol. Nov 1972;96(5):412-5.

Hojjat H, Svider PF, Davoodian P, Hong RS, Folbe AJ, Eloy JA, et al. To image or not to image? A cost-effectiveness analysis of MRI for patients with asymmetric sensorineural hearing loss. Laryngoscope. Apr 2017;127(4):939-944.

House WF, Hitselberger WE. The transcochlear approach to the skull base. Arch Otolaryngol. 1976;102:334-42.

House WF. Transtemporal bone microsurgical removal of acoustic neuromas: report of cases. Arch Otolaryngol. 1964;80:617-67.

Irving RM, Jackler RK, Pitts LH. Hearing preservation in patients undergoing vestibular schwannoma surgery: comparison of middle fossa and retrosigmoid approaches. J Neurosurg. May 1998;88(5):840-5.

Komatsuzaki A, Tsunoda A. Nerve origin of the acoustic neuroma. J Laryngol Otol. May 2001;115(5):376-9.

Kshettry VR, Hsieh JK, Ostrom QT, Kruchko C, Barnholtz-Sloan JS. Incidence of vestibular schwannomas in the United States. J Neurooncol. Sep 2015;124(2):223-8.

La Monte OA, Tawfik KO, Khan U, Schwartz M, Friedman R. Analysis of Hearing Preservation in Middle Cranial Fossa Resection of Vestibular Schwannoma. Otol Neurotol. Mar 01 2022;43(3):395-399.

Lee JD, Kwon TJ, Kim UK, Lee WS. Genetic and epigenetic alterations of the NF2 gene in sporadic vestibular schwannomas. PLoS One. 2012;7(1):e30418.

Lee JD, Lee BD, Hwang SC. Vestibular schwannoma in patients with sudden sensorineural hearing loss. Skull Base. Mar 2011;21(2):75-8.

Louis DN, Perry A, Wesseling P, Brat DJ, Cree IA, Figarella-Branger D, et al. The 2021 WHO Classification of Tumors of the Central Nervous System: a summary. Neuro Oncol. Aug 02 2021;23(8):1231-1251.

Mangham CA. Decision analysis of auditory brainstem responses and rotational vestibular tests in acoustic tumor diagnosis. Otolaryngol Head Neck Surg. Jan 1987;96(1):22-9.

McClatchey AI, Giovannini M. Membrane organization and tumorigenesis--the NF2 tumor suppressor, Merlin. Genes Dev. Oct 01 2005;19(19):2265-77.

Moffat DA, Kasbekar A, Axon PR, Lloyd SK. Growth characteristics of vestibular schwannomas. Otol Neurotol. Aug 2012;33(6):1053-8.

Murphy ES, Suh JH. Radiotherapy for vestibular schwannomas: a critical review. Int J Radiat Oncol Biol Phys. Mar 15 2011;79(4):985-97.

Muzevic D, Legcevic J, Splavski B, Cayé-Thomasen P. Stereotactic radiotherapy for vestibular schwannoma. Cochrane Database Syst Rev. Dec 16 2014;(12):CD009897.

Myrseth E, Møller P, Pedersen PH, Lund-Johansen M. Vestibular schwannoma: surgery or gamma knife radiosurgery? A prospective, nonrandomized study. Neurosurgery. Apr 2009;64(4):654-61; discussion 661-3.

Nikolopoulos TP, Fortnum H, O'Donoghue G, Baguley D. Acoustic neuroma growth: a systematic review of the evidence. Otol Neurotol. Apr 2010;31(3):478-85.

Noudel R, Gomis P, Duntze J, Marnet D, Bazin A, Roche PH. Hearing preservation and facial nerve function after microsurgery for intracanalicular vestibular schwannomas: comparison of middle fossa and retrosigmoid approaches. Acta Neurochir (Wien). Aug 2009;151(8):935-44; discussion 944-5.

Pollock BE, Link MJ, Stafford SL, Parney IF, Garces YI, Foote RL. The Risk of Radiation-Induced Tumors or Malignant Transformation After Single-Fraction Intracranial Radiosurgery: Results Based on a 25-Year Experience. Int J Radiat Oncol Biol Phys. Apr 01 2017;97(5):919-923.

Preet K, Ong V, Sheppard JP, Udawatta M, Duong C, Romiyo P, et al. Postoperative Hearing Preservation in Patients Undergoing Retrosigmoid Craniotomy for Resection of Vestibular Schwannomas: A Systematic Review of 2034 Patients. Neurosurgery. Mar 01 2020;86(3):332-342.

Qaseem A, Snow V, Owens DK, Shekelle P; Clinical Guidelines Committee of the American College of Physicians. The development of clinical practice guidelines and guidance statements of the American College of Physicians: summary of methods. Ann Intern Med. Aug 03 2010;153(3):194-9.

Ren Y, Merna CM, Tawfik KO, Schwartz MS, Friedman RA. Auditory Brain Stem Response Predictors of Hearing Outcomes after Middle Fossa Resection of Vestibular Schwannomas. J Neurol Surg B Skull Base. Oct 2022;83(5):496-504.

Roessler K, Krawagna M, Bischoff B, Rampp S, Ganslandt O, Iro H, et al. Improved Postoperative Facial Nerve and Hearing Function in Retrosigmoid Vestibular Schwannoma Surgery Significantly Associated with Semisitting Position. World Neurosurg. Mar 2016;87:290-7.

Sainz J, Huynh DP, Figueroa K, Ragge NK, Baser ME, Pulst SM. Mutations of the neurofibromatosis type 2 gene and lack of the gene product in vestibular schwannomas. Hum Mol Genet. Jun 1994;3(6):885-91.

Samii M, Matthies C, Tatagiba M. Management of vestibular schwannomas (acoustic neuromas): auditory and facial nerve function after resection of 120 vestibular schwannomas in patients with neurofibromatosis 2. Neurosurgery. Apr 1997;40(4):696-705; discussion 705-6.

Samii M, Matthies C. Management of 1000 vestibular schwannomas (acoustic neuromas): hearing function in 1000 tumor resections. Neurosurgery. Feb 1997;40(2):248-60; discussion 260-2.

Satar B, Jackler RK, Oghalai J, Pitts LH, Yates PD. Risk-benefit analysis of using the middle fossa approach for acoustic neuromas with >10 mm cerebellopontine angle component. Laryngoscope. Aug 2002;112(8 Pt 1):1500-6.

Schmidt RF, Boghani Z, Choudhry OJ, Eloy JA, Jyung RW, Liu JK. Incidental vestibular schwannomas: a review of prevalence, growth rate, and management challenges. Neurosurg Focus. Sep 2012;33(3):E4.

Slattery WH, Hoa M, Bonne N, Friedman RA, Schwartz MS, Fisher LM, et al. Middle fossa decompression for hearing preservation: a review of institutional results and indications. Otol Neurotol. Aug 2011;32(6):1017-24.

Soares VY, Atai NA, Fujita T, Dilwali S, Sivaraman S, Landegger LD, et al. Extracellular vesicles derived from human vestibular schwannomas associated with poor hearing damage cochlear cells. Neuro Oncol. Nov 2016;18(11):1498-1507.

Stangerup SE, Caye-Thomasen P. Epidemiology and natural history of vestibular schwannomas. Otolaryngol Clin North Am. Apr 2012;45(2):257-68, vii.

Stankovic KM, Mrugala MM, Martuza RL, Silver M, Betensky RA, Nadol JB Jr, et al. Genetic determinants of hearing loss associated with vestibular schwannomas. Otol Neurotol. Aug 2009;30(5):661-7.

Urben SL, Benninger MS, Gibbens ND. Asymmetric sensorineural hearing loss in a community-based population. Otolaryngol Head Neck Surg. Jun 1999;120(6):809-14.

Wang AC, Chinn SB, Than KD, Arts HA, Telian SA, El-Kashlan HK, et al. Durability of hearing preservation after microsurgical treatment of vestibular schwannoma using the middle cranial fossa approach. J Neurosurg. Jul 2013;119(1):131-8.

Wang J, Li Y, Wei X, Chen J, Zhang L, Hao X. Hearing preservation/rehabilitation surgery for small vestibular schwannoma: preliminary experience with the presigmoid retrolabyrinthine approach. Acta Otolaryngol. Jun 2021;141(6):608-614.

Welling DB, Lasak JM, Akhmametyeva E, Ghaheri B, Chang LS. cDNA microarray analysis of vestibular schwannomas. Otol Neurotol. Sep 2002;23(5):736-48.

Williams JA. Fractionated stereotactic radiotherapy for acoustic neuromas. Int J Radiat Oncol Biol Phys. 2002 Oct 1;54(2):500-4.

Wilson YL, Gandolfi MM, Ahn IE, Yu G, Huang TC, Kim AH. Cost analysis of asymmetric sensorineural hearing loss investigations. Laryngoscope. Sep 2010;120(9):1832-6.

Woodruff JM, Godwin TA, Erlandson RA, Susin M, Martini N. Cellular schwannoma: a variety of schwannoma sometimes mistaken for a malignant tumor. Am J Surg Pathol. Dec 1981;5(8):733-44.

Wu CC, Guo WY, Chung WY, Wu HM, Lin CJ, Lee CC, Liu KD, et al. Magnetic resonance imaging characteristics and the prediction of outcome of vestibular schwannomas following Gamma Knife radiosurgery. J Neurosurg. Dec 2017;127(6):1384-1391.

Yates PD, Jackler RK, Satar B, Pitts LH, Oghalai JS. Is it worthwhile to attempt hearing preservation in larger acoustic neuromas? Otol Neurotol. May 2003;24(3):460-4.

Yomo S, Arkha Y, Delsanti C, Roche PH, Thomassin JM, Régis J. Repeat gamma knife surgery for regrowth of vestibular schwannomas. Neurosurgery. 2009 Jan;64(1):48-54; discussion 54-5.

CAPÍTULO 41

TUMORES DO FORAME JUGULAR

Rubens de Brito

Os paragangliomas, também chamados quemodectomas ou paragangliomas não cromafins ou *glomus*, originam-se dos corpos paraganglionares.

PATOLOGIA

Os paragânglios, que são pequenas formações celulares capilares e pré-capilares interpostas por células epidermoides, localizadas desde o sistema nervoso central até artérias femorais. Devido ao seu tamanho reduzido, 0,1 a 0,5 mm de diâmetro, sua distribuição no território da cabeça e pescoço é especulativa, muitas vezes diagnosticada devido ao desenvolvimento de um tumor em uma região pouco usual. Os tumores glômicos mais frequentemente se desenvolvem dos paragânglios do osso temporal e carotídeos, mas já foram relatados paragangliomas da órbita, nasofaringe, cavidades nasal e paranasal, laringe, traqueia e mandíbula. São tumores de células neuroendócrinas, podendo simular o quadro do feocromocitoma, mas raramente o fazem.

No osso temporal, cerca de 50% dos paragânglios estão localizados na região da fossa jugular, na adventícia do bulbo jugular. Os demais distribuem-se ao longo do nervo de Jacobson, ramo timpânico do nervo glossofaríngeo, e ao longo do ramo auricular do vago. Macroscopicamente são massas avermelhadas ou roxas que sangram facilmente à manipulação (Fig. 41-1).

À microscopia são histologicamente benignos, apresentando-se como ninhos de células com abundante citoplasma granuloso eosinofílico, separados por trabéculas delicadas contendo capilares de paredes finas (Fig. 41-2).

É um tumor de limites bem definidos, mas não apresentam cápsula verdadeira. O critério de malignidade é dado mais pelo curso clínico da doença do que pela histologia do tumor, pois paragangliomas sem atipia celular podem metastatizar para os linfonodos cervicais ou órgãos a distância. Os paragangliomas carotídeos e vagais apresentam maior índice de metastização que os do osso temporal, enquanto os pacientes que apresentam história familiar de tumores glômicos, apresentam tendência a tumores múltiplos e bilaterais, mas com pouca tendência a metástases.

Os paragangliomas podem ser confundidos histologicamente com uma variedade de tumores, incluindo meningioma, tumor da bainha nervosa, hemangiopericitoma, rabdomioma adulto, melanoma, sarcoma e carcinoma metastático. A imuno-histoquímica geralmente confirma a natureza neuroendócrina das *chief cells*, com forte positividade difusa para enolase neuronal específica, sinaptofisina e/ou cromogranina. Ultraestruturalmente, as *chief cells* contêm grânulos neurossecretórios de núcleo denso (de 100 a 200 nm), que são os locais de armazenamento de catecolamina. As células de sustentação são negativas para os marcadores neuroendócrinos, mas podem ser S-100 ou GFAP positivas.

Os tumores do corpo carotídeo são os paragangliomas mais comuns da cabeça e pescoço (60%), seguidos por paragangliomas jugulotimpânico e vagal.

Paragangliomas são um dos componentes de uma síndrome hereditária em 10% a 50% dos casos. A doença hereditária é

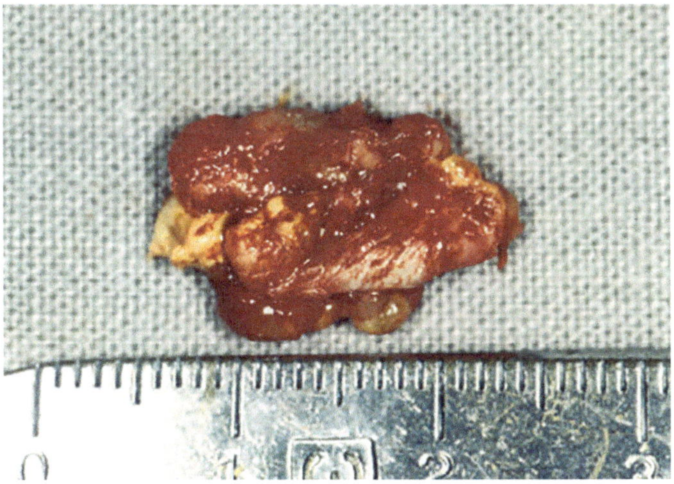

Fig. 41-1. Aspecto macroscópico de *glomus* jugular.

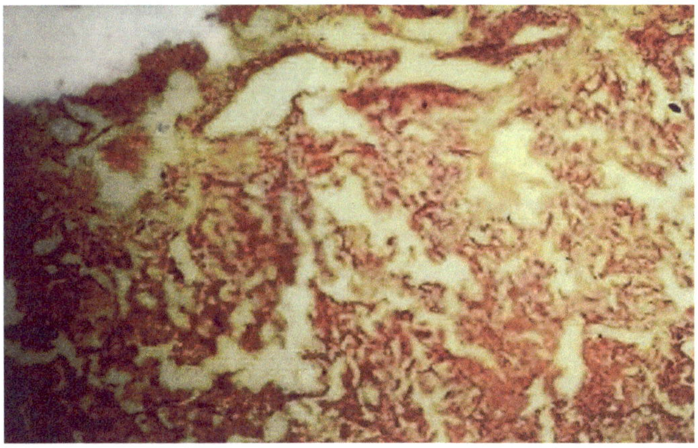

Fig. 41-2. Aspecto microscópico de um tumor glômico.

aproximadamente seis vezes mais provável de aparecer entre os pacientes com tumores do corpo carotídeo do que naqueles com paragangliomas em outros locais.

Quatro síndromes de paragangliomas hereditários foram descritas:

- *Paraganglioma síndrome 1:* está associada a mutações no complexo succinato desidrogenase (SDH), subunidade D.
- *Paraganglioma síndrome 4:* está associada a mutações no complexo succinato desidrogenase (SDH), subunidade B.
- *Paraganglioma síndrome 3:* está associada a mutações no complexo succinato desidrogenase (SDH), subunidade C.
- *Paraganglioma síndrome 2:* não foi identificada uma mutação específica.

Há várias diferenças importantes no quadro clínico dos paragangliomas esporádicos e familiares:

Os pacientes com paragangliomas hereditários tendem a desenvolver a doença em idade mais jovem do que aqueles com paragangliomas esporádicos. Para pacientes com mutações SDH D e B, 50% apresentam a doença ao redor das idades de 31 e 35 anos, respectivamente, e mais de três quartos dos pacientes desenvolverão a doença até a idade de 50 anos para ambas as síndromes.

Em uma série de paragangliomas hereditários, a doença foi ligeiramente mais comum entre as mulheres (54% *versus* 46%, nos homens), enquanto que os tumores esporádicos foram muito mais comuns em mulheres (71% *versus* 29%).

Os paragangliomas malignos são mais comuns em pacientes com mutações B SDH do que naqueles com outras mutações ou com doença esporádica. Em uma série de 195 pacientes analisados para mutações, a doença óssea metastática ocorreu em 7 de 13 pacientes com mutações B SDH. Por outro lado, nenhum dos 68 pacientes com mutações SDH D ou C tinha metástases, e apenas 1 dos 132 pacientes (0,8%) com doença esporádica teve uma metástase, que foi limitada a um linfonodo cervical.

Os paragangliomas múltiplos estão presentes em 70% a 87% dos casos hereditários e em apenas 10% ou menos em casos esporádicos. Além disso, os paragangliomas podem estar associados a feocromocitomas ou tumores associados à neoplasia endócrina múltipla tipo 2.

Paragangliomas funcionantes: a produção de catecolaminas vasoativas por paragangliomas pode levar à hipertensão e outros sintomas de excesso de catecolaminas, como dores de cabeça, palpitação e sudorese, nervosismo e perda de peso.

QUADRO CLÍNICO

O paraganglioma é também conhecido como *glomus* jugular ou *glomus* timpânico (dependendo de sua localização) ou *glomus* jugulotimpânico é o tumor primário mais frequente do osso temporal e ocorre predominantemente em mulheres, tendo pico de incidência na 5ª década de vida, sendo multifocal em 10% a 20% dos casos, especialmente quando existe história familiar. São tumores de crescimento bastante lento e destrutivo, ocorrendo metástases em 4% a 6,5% dos casos, e podendo ter recorrência até 5 a 10 anos após sua remoção.

De acordo com o sítio de origem do tumor no osso temporal, pode ser classificado como timpânico ou jugular, cuja sintomatologia e complexidade de tratamento são bastante distintas.

Clinicamente o paraganglioma timpânico apresenta-se com zumbido pulsátil e perda auditiva de instalação lenta e progressiva. À otoscopia pode-se notar uma massa avermelhada atrás da membrana timpânica, ocupando a porção central da cavidade timpânica que, com o crescimento tumoral, preenche toda a cavidade timpânica (Fig. 41-3). O paraganglioma jugular geralmente é diagnosticado em estado mais avançado, com volume e erosão ósseos consideráveis (Fig. 41-4). Como seu crescimento ocorre a partir do forame jugular, somente quando apresenta tamanho considerável preenche a cavidade timpânica, com consequente hipoacusia e zumbido pulsátil. Paralisia facial ou de pares cranianos bulbares (IX, X, XI) ocorre tardiamente. Disacusia neurossensorial também ocorre em fases avançadas da doença, por erosão do bloco labiríntico. Sinais de extensão intracraniana, com cefaleia intensa, paresia de múltiplos pares cranianos, sinais de hipertensão intracraniana e de compressão cerebelar (ataxia)

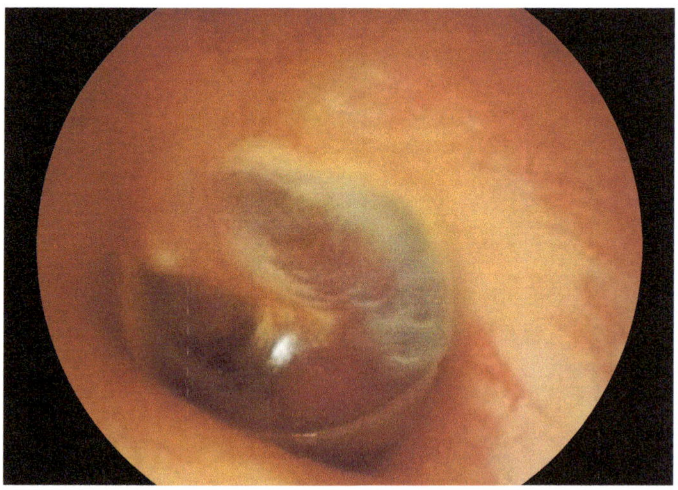

Fig. 41-3. Otoscopia mostrando um *glomus* timpânico no quadrante inferior da membrana timpânica.

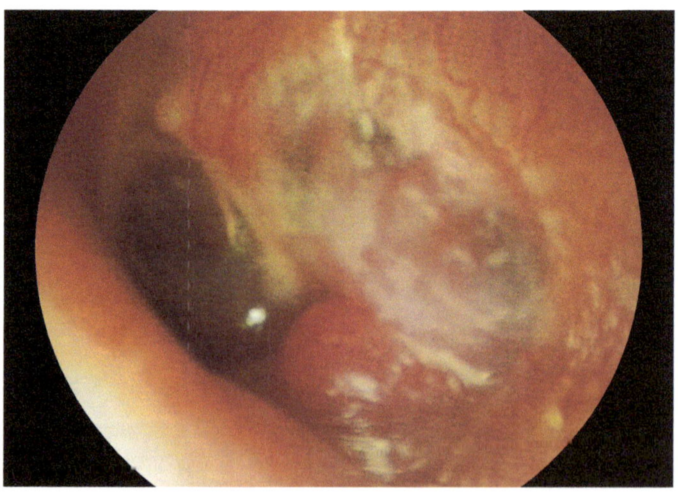

Fig. 41-4. Otoscopia mostrando um *glomus* jugular no quadrante inferior da membrana timpânica erosando a parede inferior do conduto auditivo externo.

também podem ocorrer em fases muito avançadas. Em ambos os tipos, jugular e timpânico, o tumor pode se exteriorizar pelo meato acústico externo.

O exame audiológico apresenta-se normalmente como hipoacusia condutiva, porém com o avanço da doença pode haver degeneração sensorial. Na imitanciometria podemos encontrar o sinal de Lopes Filho, que é a movimentação da agulha do *balance* de acordo com a pulsação cardíaca.

Níveis de catecolaminas séricos e urinários: uma coleta de urina de 24 horas para catecolaminas e metanefrinas é apropriada se houver suspeita de um tumor funcionante. Níveis séricos de catecolaminas também são úteis. Pelo fato de paragangliomas não secretarem epinefrina, um elevado nível de epinefrina sérica sugere um feocromocitoma.

DIAGNÓSTICO RADIOLÓGICO

O exame de escolha para o diagnóstico dos paragangliomas é a tomografia de osso temporal. Seu aspecto de infiltração óssea o torna característico neste exame, possibilitando o diagnóstico diferencial com outros processos expansivos da região (Fig. 41-5). Permite a visualização de pequenas erosões ósseas entremeadas de tumor, diferenciar o paraganglioma timpânico do jugular (pois este último leva à destruição da parede óssea do bulbo da jugular) e alterações na fossa jugular e crista carotídea (Fig. 41-6). O paraganglioma jugular alarga o forame jugular por erosão óssea (e não por compressão, como os meningiomas e schwannomas desta região). Pode estender-se superiormente para a orelha média, inferiormente para a região cervical, posteriormente para fossa craniana posterior e anteriormente envolvendo o segmento petroso da artéria carótida interna, sendo fundamental sua adequada caracterização. A ressonância magnética complementa o estudo, e sua utilidade ocorre na definição desta relação tumoral com a artéria carótida interna e região intracraniana.

Apesar de a tomografia computadorizada ser o procedimento de escolha para avaliação do comprometimento ósseo, a ressonância magnética realçada com gadolínio fornece definição superior da relação do paraganglioma com estruturas vasculares e da base do crânio adjacentes. Em imagens de ressonância magnética ponderadas em T1, os paragangliomas têm tipicamente uma matriz tumoral de densidade de sinal

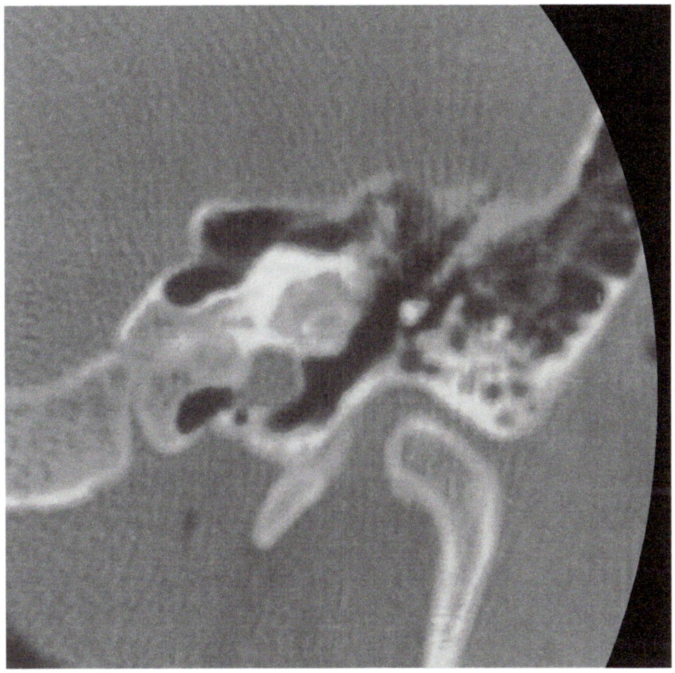

Fig. 41-5. Tomografia computadorizada de um *glomus* timpânico; notar a preservação da parede do golfo jugular.

intermediária, com áreas esparsas de ausência de sinal, refletindo vasos sanguíneos de alto fluxo. Um realce homogêneo intenso é visto. Em imagens obtidas em T2, a aparência clássica em "sal e pimenta" está presente na maioria das lesões maiores que 1,5 cm, refletindo ausência de sinal entremeada com regiões de sinal intenso.

Estes achados de ressonância magnética não são específicos para paragangliomas e podem ser vistos com outros tumores hipervasculares (p. ex., de células renais metastáticas ou carcinoma da tireoide). No entanto, o típico contorno suave, as características de sinal e a localização dos paragangliomas, juntamente com a história e exame físico, devem permitir que o diagnóstico correto seja feito.

A visualização do bulbo da jugular e/ou seio sigmoide na ressonância indica sua oclusão, pois não produzem sinal

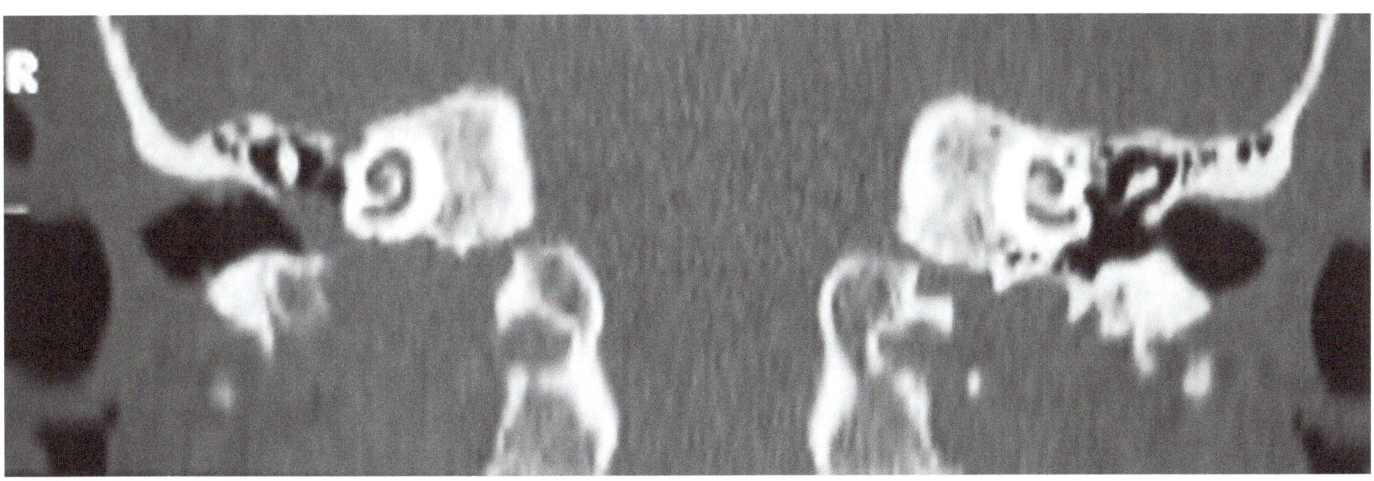

Fig. 41-6. Tomografia computadorizada com um tumor *glomus* jugular.

quando existe fluxo normal (Fig. 41-7). A angiografia é raramente necessária como complemento ao diagnóstico, seu valor se dá no preparo para a cirurgia, com o estudo do retorno venoso contralateral e a embolização arterial do tumor (Fig. 41-8). A jugulografia retrógrada pode demonstrar o envolvimento intraluminal da veia jugular e do seio sigmoide, embora muitas vezes seja possível sua visualização na fase venosa da arteriografia. A arteriografia digital caracteriza a patologia circulatória e mostra a relação do tumor com os vasos de maior calibre, ajudando no diagnóstico diferencial dos *glomus* jugular e timpânico, e eventuais aberrações da artéria carótida interna (variações anatômicas e dilatações aneurismáticas). Também permite diferenciar de outros tumores do forame jugular, como os neuromas do IX, X ou XI par craniano. Deve-se ainda atentar para o diagnóstico diferencial com variações normais da fossa jugular e persistência de artéria estapediana, assim como de outros tumores, como meningiomas, sarcomas, carcinomas e processos inflamatórios crônicos. O tumor é nutrido por múltiplos ramos da artéria carótida externa, as artérias faríngea ascendente e meníngea média são as mais frequentemente envolvidas, sendo o ramo estilomastóideo da occipital e as auriculares posteriores menos frequentes. Quando existe extensão posterior do tumor em direção ao forame magno, pode existir suprimento pelos ramos meníngeos anterior e posterior da artéria vertebral. Extensão intracraniana para fossa posterior pode ser nutrido pelas artérias cerebelares anterior e posterior. Extensão cervical ou para o segmento petroso da carótida interna pode ser nutrida por ramos dessa artéria.

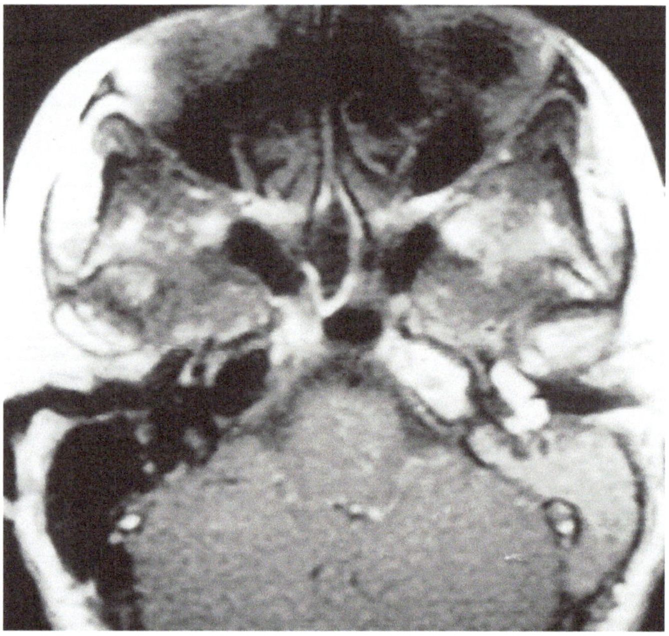

Fig. 41-7. Ressonância magnética de um paciente portador de *glomus* jugular. Observa-se o contraste do tumor ocupando a região do forame jugular esquerdo e a caixa timpânica. As células mastóideas estão preenchidas por secreção, por causa do bloqueio do hipotímpano pelo tumor.

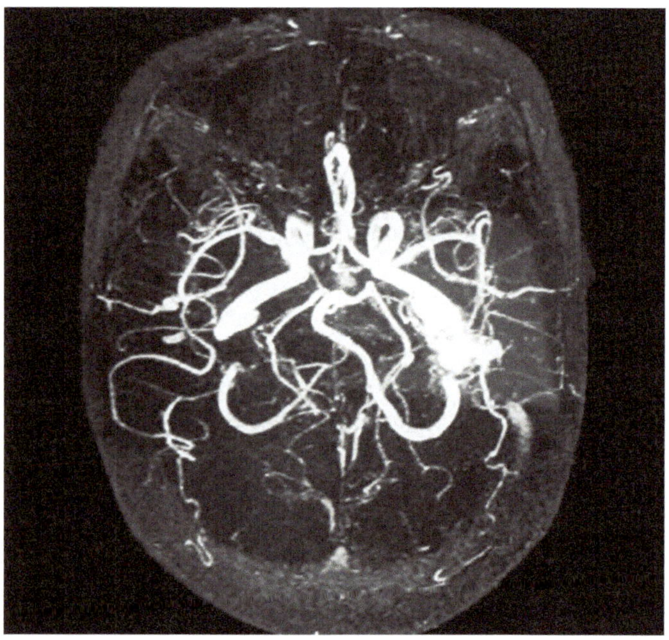

Fig. 41-8. Arteriografia de *glomus* jugular.

Por ser um tumor de apresentação clínica e radiológica típicas, torna-se dispensável a realização de biópsia para confirmação diagnóstica.

CLASSIFICAÇÃO

Segundo Fisch podemos classificar o paraganglioma em:

- *Tipo A: glomus* timpânico, tumor confinado na orelha média.
- *Tipo B: glomus* jugular sem destruição óssea.
- *Tipo C:* destruição óssea nas regiões infralabiríntica e epitimpânicas.
- *Tipo D:* extensão intracraniana:
  - *D1:* extensão até 2 cm,
  - *D2:* extensão maior que 2 cm.

Segundo De La Cruz, pode ser classificado em:

- *Tumor timpânico:* origina-se no promontório e restringe-se ao mesotímpano, sendo visualizado todos seus contornos à otoscopia.
- *Tumor timpanomastóideo:* origina-se no promontório, mas estende-se além do anel timpânico inferior e posteriormente para mastoide e células retrofaciais.
- *Tumor do bulbo jugular:* origina-se no bulbo jugular, envolvendo orelha média, mastoide e bulbo jugular.
- *Tumor envolvendo carótida:* tumor do bulbo jugular em que existe envolvimento da artéria carótida interna.
- *Tumor transdural:* tumor do bulbo jugular com envolvimento da carótida interna e invasão intracraniana.

TRATAMENTO

Embora os tumores glômicos apresentem crescimento muito lento e baixo potencial à metástase, são agressivos regionalmente e podem levar a sequelas funcionais (audição e pares cranianos), acometimento da carótida interna e fossa cerebral posterior e, eventualmente, morte. Em casos selecionados em pacientes idosos, em que a evolução do tumor é muito lenta, sem comprometimentos funcionais, pode-se considerar a conduta expectante, mas, na grande maioria dos casos, o tratamento cirúrgico está indicado.

As opções de tratamento podem ser paliativas (embolização, radiação) e definitivas (cirurgia ou combinações). Na escolha deve ser levado em conta as condições médicas do paciente, a extensão, localização e o tamanho do tumor.

Tratamento Cirúrgico

As vias de acesso devem ser escolhidas pela localização e extensão do tumor.

Transcanal

Os paraganglioma timpânicos muito pequenos e localizados. Quando é possível sua visualização completa (de todas as bordas) através do conduto auditivo, é possível sua remoção pelo acesso transtimpânico.

Transmastóidea

Nos paragangliomas timpânicos em que não é possível a visualização de todos seus limites à otoscopia, é necessária a realização de uma timpanomastoidectomia com timpanotomia posterior, ou mesmo mastoidectomia aberta para um melhor acesso e controle do sangramento. Nos paragangliomas timpânicos pequenos em geral não é necessária a embolização pré-operatória do tumor.

Acesso Infratemporal Tipo A

Indicado aos paragangliomas jugulares. A cirurgia clássica para remoção do paragangliomas jugular foi descrita por Fisch, em 1977, no que chamou de acesso para fossa infratemporal do tipo A, que oferece exposição cervical e ao forame jugular, desde o seio sigmoide até a fossa condilar e orelha média e mastoide. A cirurgia se inicia com uma extensa incisão desde a região cervical superior, junto à borda anterior do músculo esternocleidomastóideo, prolongando-se superiormente até a região temporoparietal, atravessando a região retroauricular, a cerca de 3 cm da inserção do pavilhão. Descolando e elevando o retalho cutâneo do músculo temporal e da inserção mastóidea do músculo ECM, expõe-se a cortical mastóidea. Neste momento, realizam-se a secção e a oclusão da porção cartilaginosa do conduto auditivo externo, e eleva-se o retalho anteriormente até a proximidade da glândula parótida. Realiza-se a dissecção dos vasos (veia jugular interna e artérias carótida comum, interna e externa) e nervos cranianos (IX, X, XI e XII), reparando-os isoladamente. Procede-se a uma petrosectomia, expondo-se anterior e posteriormente o seio sigmoide em toda sua extensão, até o bulbo da jugular (região tumoral). É necessária a identificação do nervo facial (VII par), sendo muitas vezes necessário reposicioná-lo anteriormente junto à glândula parótida (transposição do nervo). Também pode ser necessário desinserir os músculos ECM e digástrico para melhor exposição do forame jugular. Esta extensa exposição permite a ressecção do tumor com controle adequado dos vasos e nervos da região. Realiza-se, então, a ligadura do seio sigmoide, e inicia-se a ressecção do tumor, com controle do sangramento, com o auxílio de aspiração contínua e compressão com algodão e fibras hemostáticas. Ao final da ressecção oclui-se a abertura do seio petroso inferior, e realiza-se a ligadura da veia jugular. Deve-se tentar preservar os nervos cranianos do forame jugular, que se localizam medialmente à veia. Extensões intracranianas para fossa posterior podem ser ressecadas por via transtemporal ou por craniotomias retrossigmóideas. Após a remoção completa do tumor oclui-se o orifício da tuba auditiva e procede-se ao fechamento da cavidade mastóidea. Para tanto, podem-se utilizar retalhos musculares pediculados (do ECM e do temporal), ou utilizar o preenchimento com gordura livre. Grandes defeitos de dura devem ser reparados com enxerto de fáscia, pericárdio bovino, dura liofilizada etc. Cola de fibrina também é um recurso muito útil no sepultamento da cavidade. É realizado o fechamento por planos da pele, deixando-se um dreno de sucção contínua no leito da área descolada (Figs. 41-9 a 41-12).

Déficit dos nervos cranianos e esperado no período pós-operatório, sendo transitório, quando os nervos permanecem íntegros. Enxertos nervosos devem ser realizados no mesmo ato operatório, quando houver necessidade de secção nervosa, principalmente referentes ao nervo facial. As sequelas resultantes de lesão dos outros pares devem ser tratadas quando trazem distúrbios funcionais importantes (procedimento de medianização de prega vocal, quando existe, por exemplo, paralisia de prega vocal com aspiração ou disfonia).

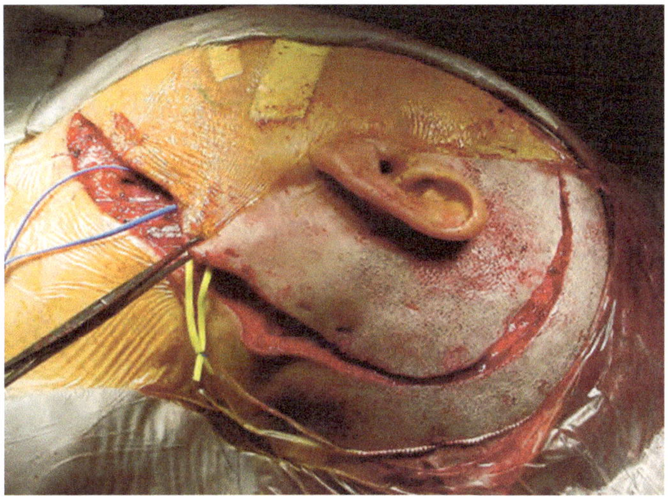

Fig. 41-9. Incisão cirúrgica.

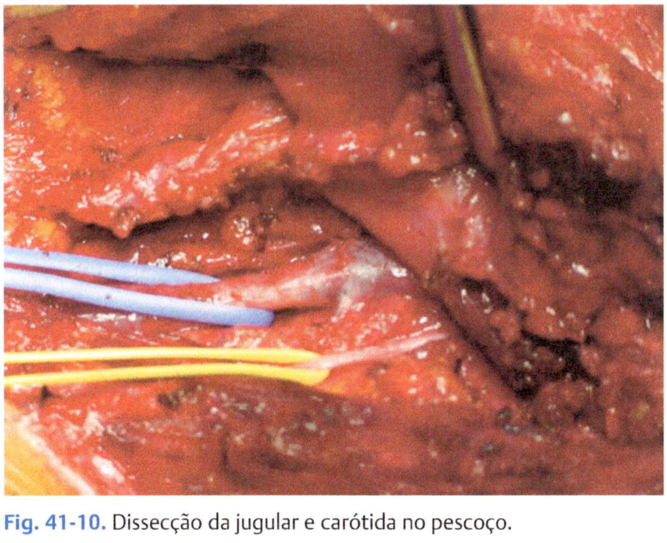

Fig. 41-10. Dissecção da jugular e carótida no pescoço.

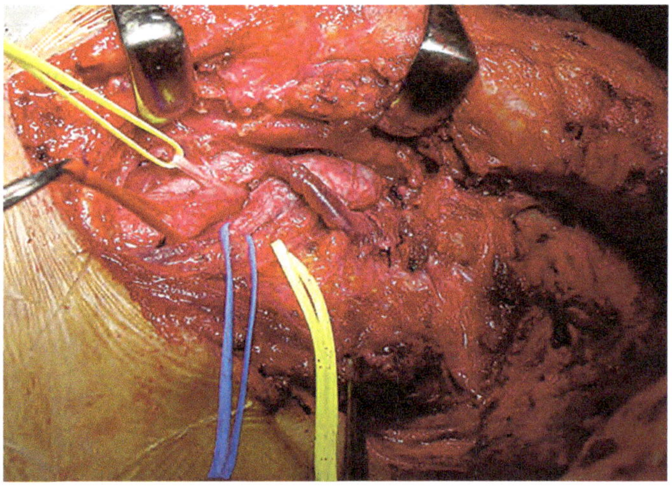

Fig. 41-11. *Glomus* na veia jugular no pescoço.

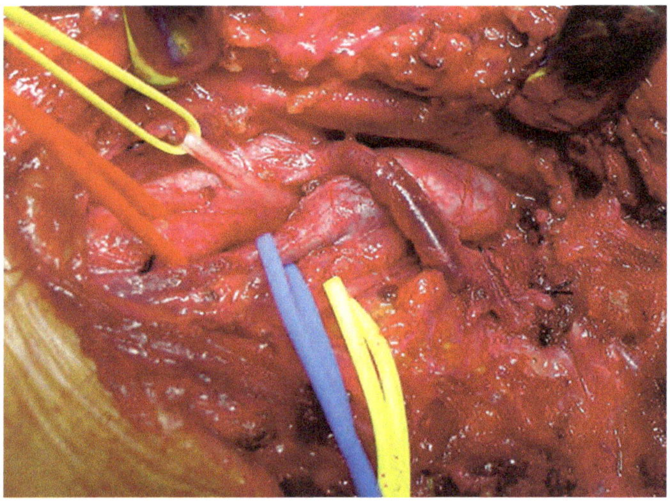

Fig. 41-12. *Glomus* jugular e nervos no pescoço.

Acesso para Fossa Infratemporal Tipo B

Utilizado quando o tumor invade a porção petroclival, com envolvimento da artéria carótida interna. Consiste em uma ampliação anterior do acesso tipo A, com maior exposição das regiões temporal e infratemporal. O nervo facial é dissecado na parótida, e, principalmente, o ramo frontal é liberado amplamente. O processo zigomático é seccionado e refletido inferiormente junto com o músculo temporal e o masseter. Exposição adicional pode ser obtida com retração da cabeça da mandíbula e cápsula articular da ATM em direção inferior. Quando se necessita de exposição maior, podem-se remover a cabeça e o pescoço da mandíbula. Dissecando-se a porção cartilaginosa da tuba auditiva pode-se visualizar a porção horizontal da artéria carótida interna e a divisão mandibular do nervo trigêmeo. Seccionando-se esse nervo, a artéria meníngea média e deslocando inferiormente a cartilagem da tuba auditiva e o músculo tensor do palato, alcança-se o *clivus*. Essa exposição pode ser ampliada com remoção do processo pterigoide. A reconstrução do defeito deixado por esta via geralmente é realizada com músculo temporal ipsilateral. A fossa temporal pode então ser preenchida com gordura, para efeito estético. Se o músculo temporal for insuficiente ou se seu suprimento sanguíneo estiver comprometido, deve-se utilizar um retalho microvascular livre.

Quando existe extensão intracraniana, esta pode ser ressecada no mesmo ato cirúrgico, ou em um segundo tempo. Os tumores classificados como D1 podem ser retirados no mesmo ato cirúrgico, e os tumores D2 em dois tempos para evitar manipulação intracraniana excessiva.

Sequelas do Tratamento Cirúrgico

A ressecção do paraganglioma timpânico geralmente não deixa sequelas graves com exceção nos raros casos extensos. Hipoacusia geralmente permanece ou se intensifica pela necessidade de remoção da cadeia ossicular acometida pelo tumor, o que pode ser minimizado com reconstrução da cadeia ossicular.

Nas ressecções dos paragangliomas jugulares as sequelas são mais significativas. Hipoacusia de condução é sempre esperada devido à obliteração da orelha média e mastoide. Quando necessária a transposição do nervo facial, via de regra existe algum grau de paralisia facial, reversível ou não no decorrer de alguns meses. Nesse período deve-se atentar para a exposição da córnea, utilizando-se tarsorrafia ou colocação de peso de ouro palpebral quando necessário. Disfunção de outros nervos cranianos também é esperada pela manipulação do forame jugular, permanentes ou reversíveis. Os distúrbios relacionam-se principalmente com a deglutição, aspiração e disfonia. Dependendo do grau da disfunção, medidas devem ser tomadas. Distúrbios importantes de deglutição são tratados primariamente pela fonoterapia, podendo ser necessário dieta por sonda nasogástrica ou gastrostomia. Para aspiração crônica, estão indicados os procedimentos de medianização da prega vocal, como a tireoplastia tipo I, associados ou não à miotomia do cricofaríngeo para acelerar o fluxo alimentar na altura da hipofaringe. A tireoplastia apresenta como vantagem sua reversibilidade, podendo ser retirado o molde de silicone com a recuperação da motilidade da prega vocal. Medidas mais agressivas, como traqueostomia e separação laringotraqueal, são reservadas para casos extremos, o que é raro.

Tratamento Radioterápico (Radiocirurgia)

Argumentando-se principalmente nas sequelas do procedimento cirúrgico, muitos autores recomendam a radiocirurgia (fracionada ou não) como primeiro tratamento, reservando a cirurgia para o não controle radioterápico. Não é tida como um procedimento curativo, mas que bloqueia temporariamente o crescimento do tumor. O resultado é bastante variável, demonstrando variados índices de regressão do tumor, com alívio de alguns sintomas. Deve-se considerar o risco de indução de degeneração sarcomatosa induzido pela irradiação em médio e longo prazos, principalmente em indivíduos jovens.

Embolização Terapêutica

Em casos irressecáveis ou em pacientes sem condições clínicas de cirurgia, pode-se também utilizar a embolização como uma tentativa terapêutica. Entretanto é bem estabelecida a revascularização do tumor, sendo esse procedimento paliativo. Deve-se considerar em sua indicação, que, por prejudicar a vascularização tumoral, pode diminuir sua resposta à radioterapia.

Terapias Adjuvantes

Para tumores benignos a radioterapia, quimioterapia, imunoterapia etc. são raramente utilizadas, sendo a remoção cirúrgica do tumor a terapêutica de eleição. Nos tumores irressecáveis, são utilizadas como métodos paliativos. Quando as condições clínicas do paciente não permitam um tratamento cirúrgico deste porte (idade muito avançada, doenças cardiovasculares severas etc.) ou em casos de tumores recorrentes (meningiomas, por exemplo) podem-se utilizar terapias adjuvantes, principalmente a radioterapia.

Para pacientes com doença metastática, a quimioterapia sistêmica com um regime, como a ciclofosfamida, vincristina e dacarbazina, é sugerida (Grau 2C). Os dados observacionais sugerem que esta abordagem possa aliviar os sintomas, embora o efeito sobre a sobrevida seja incerto. Os radionuclídeos 131I metaiodobenzilguanidina podem ser outra alternativa.

BIBLIOGRAFIA

Barnes L, Taylor SR. Carotid body paragangliomas.A clinicopathologic and DNA analysis of 13 tumors. Arch Otolaryngol Head Neck Surg. 1990;116:447.

Barnes L, Taylor SR. Vagal paragangliomas: a clinical, pathological, and DNA assessment. Clin Otolaryngol. 1991;16:376.

Barnes L, Tse LLY, Hunt JL. Carotid Body Paragangliomas. In: Pathology and Genetics of Head and Neck Tumors. IARC. 2005:364-5.

Brito R, Cisneros Lesser JC, Lopes PT, Bento RF. Preservation of the facial and lower cranial nerves in glomus jugulare tumor surgery: modifying our surgical technique for improved outcomes. Eur Arch Otorhinolaryngol. 2018 Aug;275(8):1963-9.

Huy PT, Duet M. Glomus jugular foramen tumours. A review. B-ENT. 2011;7 Suppl 17:67-75.

Kemeny AA. Contemporary management of jugular paragangliomas (glomus tumours): microsurgery and radiosurgery. Acta Neurochir (Wien). 2009 May;151(5):419-21.

Mazzoni A, Zanoletti E. Observation and partial targeted surgery in the management of tympano-jugular paraganglioma: a contribution to the multioptional treatment. Eur Arch Otorhinolaryngol. 2016 Mar;273(3):635-42.

TUMORES DO ÁPICE PETROSO (EXCETO SCHWANNOMA)

CAPÍTULO 42

Marcelo Prudente do Espírito Santo ▪ Brasil Chian Ping Jeng

ANATOMIA

O ápice petroso é uma estrutura em forma de pirâmide, situada no aspecto mais medial do osso temporal. A base da pirâmide é formada pela cápsula ótica, semicanal do tensor do tímpano e artéria carótida em sua porção intrapetrosa. A superfície superior, ou plano meatal, se estende da eminência arqueada à artéria carótida pré-cavernosa e ao *cavum* de Meckel. A superfície posterior está voltada para o ângulo pontocerebelar e começa lateralmente na cruz comum/aqueduto vestibular, terminando medialmente no canal de Dorello e ligamento petroclinóideo.

A fossa jugular e o seio petroso inferior estão localizados na face inferior do ápice petroso. A artéria carótida interna entra no ápice petroso em sua superfície inferior, através do canal carotídeo. O canal auditivo interno começa no poro acústico, na face posterior do ápice petroso e termina no *fundus*.

Quando visto de cima, o ápice petroso pode ser dividido em segmentos anterior e posterior, seguindo uma linha paralela pelo canal auditivo interno.

O aqueduto coclear entra no ápice petroso ao longo de sua superfície inferior, medial à fossa jugular.

O ápice petroso é composto principalmente de medula óssea ou osso denso, com apenas 9% a 30% apresentando alguma pneumatização.[1]

APRESENTAÇÃO

As lesões do ápice petroso podem apresentar vários sintomas e sinais, dependendo de seu tamanho, localização e natureza do processo patológico.

Perda auditiva é o sintoma mais comum, seguida de disfunção vestibular, cefaleia, zumbido, espasmo facial e diplopia, paralisia facial e otorreia. Os sintomas geralmente se apresentam meses ou anos antes do diagnóstico, e a descoberta incidental não é incomum.[2]

IMAGEM

A tomografia computadorizada (TC) do osso temporal permite uma avaliação detalhada da estrutura óssea e da arquitetura do ápice petroso. Lesões envolvendo a porção petrosa do ápice podem ser mais bem caracterizadas avaliando se diferentes padrões de erosão ou de invasão da estrutura óssea.

A TC é complementar à ressonância magnética (RM) na avaliação das patologias do ápice petroso.[3]

Antes da introdução da RM para a avaliação das patologias do ápice petroso, os estudos radiológicos limitavam-se a observar alterações no osso temporal com filmes simples e, mais tardiamente, TC de baixa resolução. A disponibilidade da RM, juntamente com história e exame físico, permite ao clínico fazer um diagnóstico sem a necessidade de se obter tecido para exame histológico. A maioria das lesões do ápice petroso tem características únicas à RM, que permitem seu diagnóstico definitivo.

Os estudos vasculares, como angiografia digital, angiografia por ressonância magnética, venografia por ressonância magnética e angiotomografia, permitem obtermos informações detalhadas sobre estruturas vasculares e podem ajudar o cirurgião a selecionar uma abordagem cirúrgica apropriada, uma vez que lesões do ápice petroso podem comprimir, invadir ou encostar-se na artéria carótida, bulbo jugular e seios petrosos inferior e superior.

A principal desvantagem da angiografia convencional é o risco de hematoma, acidente vascular cerebral, formação de pseudoaneurisma e risco de paralisia de nervos cranianos No entanto, permanece como o método padrão ouro para avaliação de estruturas vasculares e método auxiliar para medidas de intervenção, como embolização de aneurismas, tumores e passagem de "stents". A introdução da angiografia por ressonância magnética trouxe uma técnica não invasiva e sem uso de radiação ionizante para avaliarmos a vascularização da base do crânio. Embora a resolução da angioRM seja boa, a principal desvantagem do método é a incapacidade de realizar medidas de intervenção. A angiografia por TC usa fatias ultrafinas com administração cronometrada de contraste e é também capaz de fornecer informações detalhadas das estruturas vasculares e suas relações com a anatomia óssea e lesões do ápice petroso.

CAUSAS NEOPLÁSICAS

Condrossarcoma

Os condrossarcomas são neoplasias malignas raras que surgem de resquícios embriológicos de cartilagem primitiva localizada ao longo da fissura esfenopetroclival. Eles respondem por 0,15% de todos os tumores intracranianos e por 6% das neoplasias da base do crânio.

Devido ao crescimento lento e à natureza insidiosa dos condrossarcomas, o diagnóstico é frequentemente tardio.

Diplopia, cefaleia e rouquidão são os sintomas mais comuns; no entanto, uma grande variedade de sinais e sintomas pode ser encontrada, incluindo perda auditiva, tontura, plenitude auricular, disfagia, parestesias ou paralisias faciais.

A maioria dos condrossarcomas surge da sincondrose esfenopetroclival, enquanto 28% originam-se do *clivus*.

A TC geralmente demonstra áreas de calcificação, com um padrão classicamente descrito como em "pipoca". Na RM os condrossarcomas são geralmente hipo a isointensos em T1, hiperintensos em T2, demonstrando realce heterogêneo ao gadolínio.

Os condrossarcomas são classificados em cinco subtipos histológicos diferentes: convencional, de células claras, mixoide, mesenquimal e indiferenciado. O prognóstico depende do grau histológico, que se divide do grau I (bem diferenciado) ao grau III (pouco diferenciado). As taxas de sobrevida em 5 anos são de 90%, 81% e 43%, para os graus I, II e III, respectivamente.

A avaliação histológica com estudo de imuno-histoquímica é importante para diferenciar condrossarcoma de condroma condroide; no entanto, ao contrário dos cordomas, os condrossarcomas não coram para antígenos de membrana epitelial ou citoqueratina.

A base do tratamento do condrossarcoma da base do crânio é a cirurgia. A abordagem cirúrgica deve ser selecionada com base na localização do tumor e preferência e experiência do cirurgião. Múltiplas acessos cirúrgicos foram descritos, incluindo o translabiríntico, transcoclear, o acesso de fossa média estendida, o subtemporal-infratemporal, o fronto-orbitozigomático, o transmaxilar e a via transnasal endoscópica.[4] A artéria carótida petrosa e o seio cavernoso estão frequentemente envolvidos no tumor, dificultando sobremaneira a ressecção completa, motivando um debate considerável na literatura sobre quão agressivo o cirurgião deve ser na tentativa de remoção grosseira do tumor. Isso por serem tumores de crescimento lento com baixa incidência de metástases.

A radioterapia é uma importante opção de terapia adjuvante no tratamento de condrossarcomas. A maioria das séries inclui cordomas e condrossarcomas juntos, tornando os resultados da radioterapia para condrossarcomas difíceis de se interpretar. A radiocirurgia mostrou melhores taxas de controle para condrossarcoma do que para cordomas, sendo útil no tratamento de pequenos tumores residuais após ressecção incompleta.

A terapia com feixe de prótons fracionado é a modalidade radioterápica com melhor resultado no tratamento dos condrossarcomas e cordomas residuais, tendo como principal obstáculo o custo de implantação do equipamento.

Cordoma

Os cordomas são tumores raros que se originam de remanescentes embriológicos da notocorda que forma o núcleo pulposo dos discos intervertebrais. São lesões na linha média que ocorrem em qualquer lugar da coluna, do *clivus* ao sacro. Aproximadamente um terço envolve o clivus.

Cordomas são raros, com incidência de 0,08 casos por 100.000 indivíduos. Cordomas são mais comuns em pacientes do sexo masculino e raramente se apresentam em pacientes com mais de 40 anos de idade. Pacientes do sexo feminino e pacientes mais jovens são mais propensos a apresentar cordomas localizados na base do crânio.

Como cordomas são de crescimento lento e têm um curso insidioso, a maioria dos tumores é grande no momento do diagnóstico com a maioria sendo maior que 2 cm na apresentação.

Os sintomas de apresentação mais comuns são diplopia, cefaleia e déficits dos nervos cranianos inferiores.

Cordomas são tipicamente mais agressivos na população pediátrica, com uma ampla gama de apresentações, morfologia atípica e maior incidência de metástase.

A avaliação radiográfica é essencial não só para o diagnóstico, mas também para planejamento do tratamento. A TC demonstra uma lesão localmente destrutiva centrada no *clivus*. Trabéculas ósseas podem ser vistas, e calcificações verdadeiras podem ocorrer na variante cordoma condroide. Há moderado a acentuado realce com contraste, e áreas de baixo sinal podem estar presentes e representar áreas de material gelatinoso. A RM permite determinar a extensão da doença e revela a presença de envolvimento intracraniano e do seio cavernoso.

Na sequência em T1, cordomas são hipointensos e contrastam bem com a gordura hiperintensa da medula óssea clival. Cordomas aparecem hiperintensos em T2 e contrastam bem com as estruturas neurais adjacentes. Cordomas têm realce variável com gadolínio e podem ter um padrão característico em "favo de mel".

Macroscopicamente, os cordomas são acinzentados, semitransparentes e multiloculados. A histologia revela a característica de célula fisalífora, que tem um citoplasma vacuolizado e aparência de "bolha de sabão". Na coloração imuno-histoquímica é importante diferenciar cordoma de condrossarcoma, já que, apesar de o aspecto histológico ser semelhante, os prognósticos são muito diferentes. Cordomas apresentam coloração positiva para S-100, antígeno de membrana epitelial e citoqueratina. Condrossarcomas não coram positivamente para citoqueratina ou antígeno de membrana epitelial.

Por causa da extensa natureza dos cordomas e frequente envolvimento de estruturas anatômicas profundas, uma combinação de cirurgia e radioterapia é geralmente obrigatória. A localização da lesão e as preferências do cirurgião determinam a abordagem cirúrgica, com abordagens combinadas às vezes necessárias.[5] Apesar dos avanços e diminuição da morbidade com técnicas cirúrgicas modernas para a base de crânio, a ressecção total cirúrgica pode ser impossível. Como resultado, as recorrências são comuns, e o acompanhamento radiológico de longo prazo é essencial. As opções para recorrência incluem reoperação, radiocirurgia e terapia de feixe de prótons. Os cordomas são relativamente radiorresistentes. Tratamento com radioterapia convencional tem baixas taxas de controle do tumor. Radioterapia estereotáxica e radiocirurgia têm produzido resultados superiores à radiação convencional. Radioterapia com feixe de prótons e radiocirurgia provavelmente continuarão a evoluir como um componente importante de tratamento.

Meningiomas

Os meningiomas são os tumores mais comuns do sistema nervoso central, compreendendo 36,4% de todos os tumores primários do sistema nervoso. A incidência de meningiomas aumenta com a idade, com idade mediana no momento do diagnóstico de 65 anos e uma incidência de 7,86 por 100.000 habitantes de acordo com o relatório mais recente do Registro

Central de Tumores Cerebrais dos Estados Unidos. O risco de um indivíduo desenvolver um meningioma ao longo da vida é de aproximadamente 1%. As mulheres têm uma incidência anual maior do que os homens (10,5 *vs.* 4,8 casos por 100.000).[6]

Os meningiomas extracranianos compreendem apenas 2% de todos os meningiomas, e os extracranianos primários são ainda mais raros.

O osso temporal pode ter envolvimento secundário por extensão direta de um meningioma intracraniano, extensão descendente de um meningioma tentorial, extensão posterior de um meningioma do *clivus*, extensão superior de meningiomas do forame magno e extensão inferior de meningiomas da fossa média e paraselares.

O meningioma primário extracraniano se origina por vezes sem associação a um tumor intracraniano. Muitos autores afirmam que eles têm origem de granulações da aracnoide (meningócitos) ao longo de nervos que atravessam essa estrutura e que podem ser encontradas:

- Ao longo das cápsulas de nervos cranianos na sua saída pelos foramens cranianos, como o nervo petroso maior, o conduto auditivo interno e próximo do primeiro joelho do sétimo par.
- De células mesenquimais especializadas (fibroblásticas).
- No forame jugular.

Meningiomas são caracteristicamente tumores globulares ou lobulados e bem delimitados. Macroscopicamente, são firmes, rosa acinzentados e homogêneos. Possuem geralmente crescimento lento, podendo atingir grandes volumes. Meningiomas são raramente infiltrativos, mas podem comprimir severamente tecidos nervosos adjacentes.

Meningiomas são classificados de I a III com base em critérios histológicos sistematizados pela Organização Mundial da Saúde (OMS), classificação essa que, até o momento, não leva aspectos moleculares e genéticas em consideração.

Meningiomas classificados como OMS I são considerados benignos, mas há significativa heterogeneidade dentro deste grau, com taxas de recorrência variando de 7% a 25%.[2,25] Para o diagnóstico de meningioma atípico (OMS grau II), a invasão de tecido cerebral é incluída como critério histológico, mesmo na ausência de características histológicas adicionais. A taxa global de recorrência para meningiomas atípicos é de 29% a 52%, com maior taxa naqueles que exibem alta atividade mitótica e micronecrose pseudopaliçada. Meningiomas anaplásicos são classificados como de grau III pela OMS, tendo as maiores taxas de recorrência (50%-94%), bem como taxas mais altas de invasão cerebral e metástase.[7]

A variação histológica é característica dos meningiomas, e isso pode causar problemas consideráveis ao patologista, quando não leva em conta o meningioma extracraniano no seu diagnóstico diferencial. Características histológicas desse tumor incluem: impressões celulares, psammomas, meningócitos sinciciais e vacúolos nucleares.

Quatro variantes maiores de meningiomas são reconhecidas:

1. Sincicial, composta de camadas de células poligonais.
2. Transicional ou forma psammomatosa, com padrão circular de células em fuso e número variável de psammomas.
3. Fibrosa, com menos celularidade e mais colágeno que as duas últimas.
4. Angioblástica, com alta celularidade e espaços de capilares sanguíneos adjacentes.

A presença de um meningioma extracraniano deve sempre levar à suspeita do diagnóstico de neurofibromatose tipo II. A neurofibromatose tipo II é caracterizada por schwannomas vestibulares bilaterais. É característica a presença de meningiomas, ependinomas, schwannomas vestibulares e outros tumores do neuroeixo. O achado de um meningioma extracraniano deve ser seguido de uma completa avaliação com imagem de ressonância magnética do neuroeixo e testes audiométricos.

A ressecção cirúrgica completa do tumor, incluindo a dura-máter e osso envolvidos, é recomendada para meningiomas sintomáticos ou em crescimento. Para tumores em locais de difícil acesso cirúrgico ou em pacientes que são maus candidatos a procedimentos invasivos devido à idade e outras comorbidades, tanto a radioterapia fracionada quanto a radiocirurgia estereotáxica (SRS) são recomendadas.[8] A radioterapia adjuvante é obrigatória para complementação do tratamento em tumores de grau III e deve ser considerada para tumores grau II da OMS, particularmente naqueles que foram ressecados de forma incompleta ou que possuam o índice do marcador de proliferação celular Ki67 à imuno-histoquímica maior que 5%. Em caso de recorrência do tumor, a reabordagem cirúrgica deve ser considerada, mantendo-se a radiação como uma alternativa de tratamento, mesmo em tumores grau I.

Metástases

A maioria das neoplasias metastáticas é identificada em pacientes entre os 50 e 70 anos de idade, sendo as lesões metastáticas do ápice petroso comumente identificadas nessa mesma faixa etária.

O sintoma mais comum é a perda auditiva, embora até 36% dos pacientes não apresentem sintomas otoneurológicos.

Vertigem, tontura, fraqueza facial, zumbido, otalgia, otorreia, massa do conduto auditivo externo e nistagmo também são relatados em pacientes com metástase no ápice do petroso.[9]

Os mecanismos para implantação do tumor metastático em ápice petroso incluem propagação de tumores distantes ou leucemia/linfoma, extensão direta através de uma neoplasia extra ou intracraniana e extensão leptomeníngea de uma neoplasia primária intracraniana. Acredita-se que a disseminação hematogênica ocorra devido ao fluxo sanguíneo lento através da medula óssea do ápice petroso, o que permite filtragem e deposição de células tumorais.

Adenocarcinoma foi o tipo celular mais comum identificado em metástases no ápice petroso.

O aspecto de imagem das metástases do ápice petroso depende em grande parte das características do tumor primário, mas frequentemente mostram destruição óssea significativa e intensa captação de contraste.

O tratamento cirúrgico da metástase do ápice petroso é injustificado pela dificuldade de acesso e frequente estado avançado da doença de base, com o tratamento geralmente consistindo em terapia adjuvante.

Hemangiomas

Os hemangiomas são tumores benignos, originários de vasos sanguíneos. Eles produzem sintomas de compressão de estruturas adjacentes, sendo importantes como diferencial de lesões de base do crânio que resultam em paralisia facial. Hemangioma capilar típico pode-se localizar ao redor do gânglio geniculado, dando como primeiro sinal uma paralisia facial lentamente progressiva, por compressão (Fig. 42-1). A expansão do tumor pode expor a cóclea e produzir zumbido pulsátil. Seu diagnóstico é feito pela tomografia computadorizada.

Hemangioma cavernoso é uma lesão vascular de interesse na cirurgia de base de crânio. Estes tumores podem-se desenvolver no conduto auditivo interno, produzindo sintomas típicos de schwannomas vestibulares. A tomografia computadorizada mostra uma massa nessa região, podendo não ser distinta de um schwannoma no pré-operatório. Muitas vezes envolve o nervo facial, necessitando a ressecção deste. A ressonância magnética complementa o diagnóstico.

Teratoma

Os teratomas desenvolvem células pluripotenciais que podem se diferenciar em uma variedade de tecidos, contendo endoderma, mesoderma e ectoderma. Degeneração maligna em carcinoma ou sarcoma ocorre em 10% a 35% dos teratomas.

Os sintomas resultam de envolvimento de nervos cranianos pela sua expansão. Geralmente os sintomas progridem lentamente. Quando há degeneração maligna os sintomas ocorrem rapidamente.

A tomografia computadorizada complementada pela ressonância magnética pode mostrar lesão não homogênea, com menor densidade que o cérebro. Como outros tumores embriogênicos, o diagnóstico depende do exame histológico.

Lipoma

Os lipomas podem simular schwannomas. São tumores encapsulados, pobremente delineados e mostram densidade de gordura na tomografia computadorizada e na ressonância magnética (Fig. 42-2). O achado cirúrgico revela massa multilobulada, amolecida, amarelada e homogênea, característica de tecido adiposo.

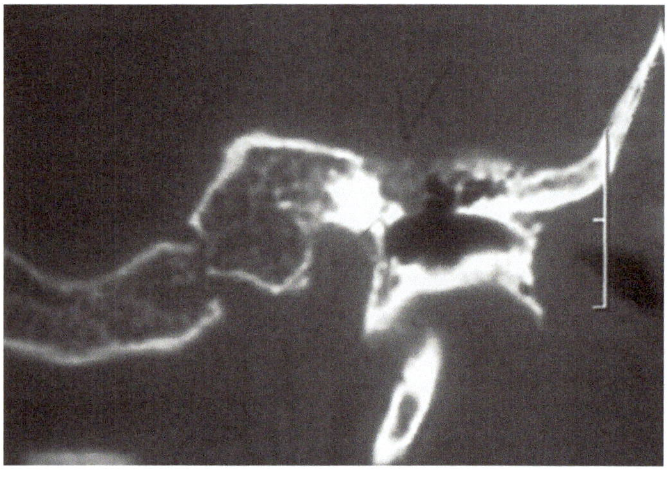

Fig. 42-1. Hemangioma de gânglio geniculado.

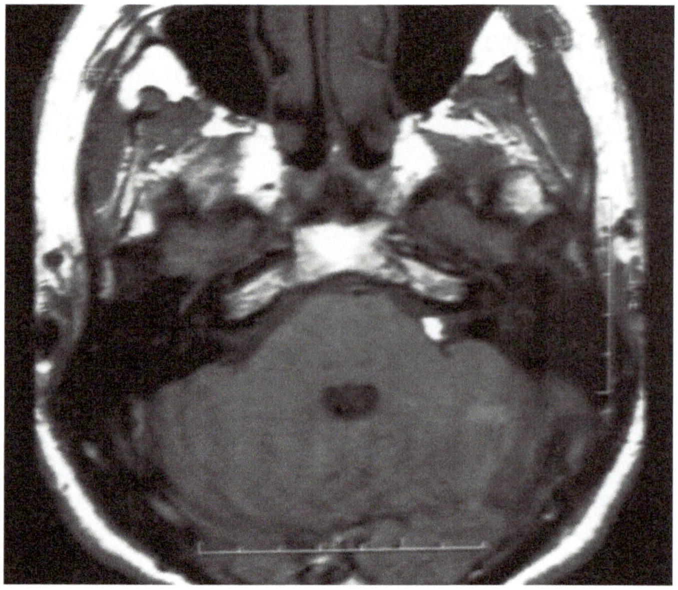

Fig. 42-2. Lipoma.

Schwannoma do VII Nervo

Estudado no capítulo Paralisia Facial Periférica.

Granuloma Eosinofílico

O granuloma eosinofílico faz parte de um grupo de afecções classificadas como Histiocitose X, atualmente denominada de Histiocitose de células de Langerhans. Caracteriza-se pela proliferação de células dendríticas de Langerhans e lesões granulomatosas que podem acometer diversos órgãos. Aproximadamente 73% das crianças manifestam a doença na região da cabeça e pescoço, sendo o crânio o local mais frequentemente acometido. As regiões de interesse otorrinolaringológico que podem ser acometidas são: meato acústico externo, linfonodos cervicais, maxila, mandíbula e o osso temporal. As lesões ósseas solitárias estão associadas a um bom prognóstico, enquanto que os indicadores de um prognóstico reservado constituem: idade de apresentação menor do que 2 anos; sinais de disfunção de algum órgão (p. ex., fígado, pulmão ou medula óssea) e doença multissistêmica.

Os sintomas são os característicos para lesões nessa região, podendo ocorrer otalgia, disacusia, dor óssea, tonturas e zumbidos e otorreia. Paralisia facial periférica e nistagmo são achados menos frequentes.

A otoscopia pode evidenciar perfuração de membrana timpânica com visualização de tecido de granulação no meato acústico externo ou na caixa timpânica. Sinais inflamatórios em região mastóidea, sugerindo mastoidite, também podem ser encontrados, assim como a presença de massa retroauricular.

A TC de ossos temporais: evidencia uma lesão lítica extensa com intensa captação de contraste e aspecto característico de mapa geográfico. À Ressonância magnética a lesão aparece com sinal intermediário em T1 e hipersinal em T2, com intensa captação de contraste em T1 com gadolínio (Fig. 42-3).

O tratamento é preferencialmente cirúrgico, devendo ser realizado sempre que possível. A lesão óssea isolada apresenta uma boa resposta a este procedimento (Fig. 42-4). A quimioterapia é utilizada nas doenças multifocal e disseminada.

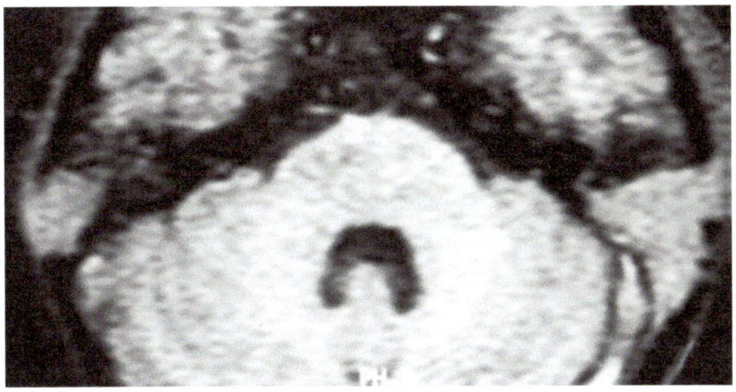

Fig. 42-3. Granuloma eosinofílico.

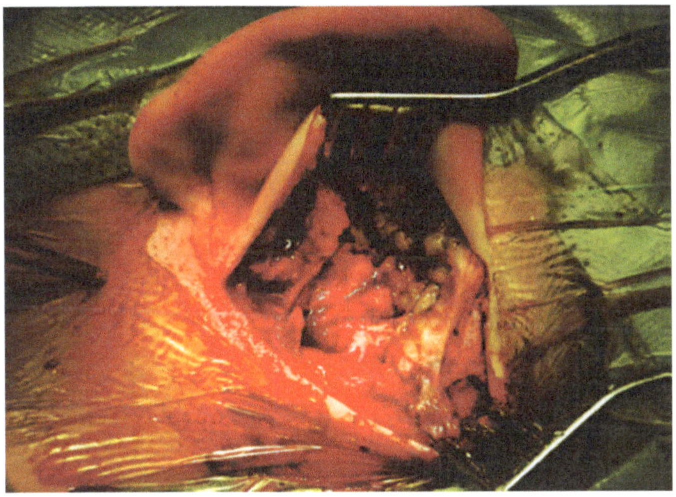

Fig. 42-4. Aspecto intraoperatório do granuloma eosinofílico.

Osteoblastoma

O osteoblastoma é um tumor raro e benigno de tecido ósseo, mais comumente ocorrendo na coluna vertebral e ossos longos. Envolve *clivus* e base do crânio, sendo raro nessa localização.

Sintomas iniciais incluem dor, massa auricular e disfunção de VII e VIII. A perda auditiva pode ser condutiva, sensorial ou mista. A tomografia computadorizada pode demonstrar lesão com alta densidade. Também pode ter destruição extensa de base do crânio. Mapeamento ósseo com Tecnécio mostra aumento de captação.

Estas lesões podem ser extremamente agressivas apesar de histologicamente benignas. Diferenciação de sarcoma osteogênico pode ser feita pela rápida progressão da disfunção de nervos cranianos, crescimento rápido e achado histológico.

CAUSAS NÃO NEOPLÁSICAS

Lesões Epidermoides Congênitas (Colesteatoma)

O colesteatoma primário pode ocorrer em osso temporal como lesão de base de crânio. O sítio de origem é o ângulo pontocerebelar. Pode também originar-se no ápice petroso. Estas lesões não produzem sintomas até tornarem-se grandes.

Com crescimento lento, o colesteatoma causa sintomas durante a segunda à quarta década de vida, resultando de compressão neural (classicamente contraturas faciais). Colesteatoma muitas vezes podem ser como schwannoma, produzindo paralisia facial progressiva. Entretanto, nem todos os pacientes apresentam sintomas faciais. Outros sintomas incluem perda auditiva, vertigem, ataxia e paralisia de V e VI pares.

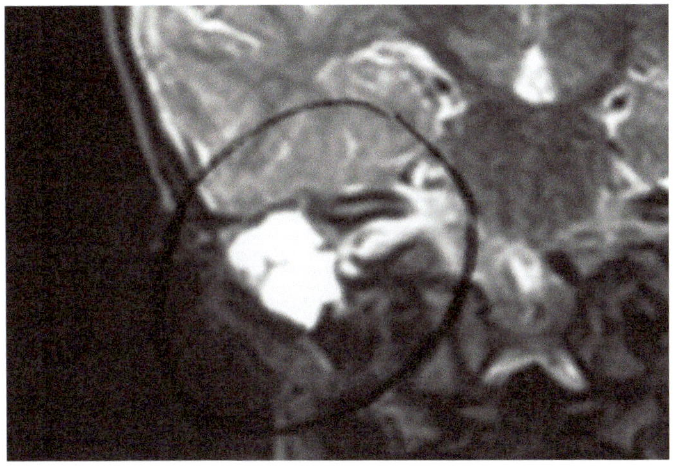

Fig. 42-5. Colesteatoma congênito.

Diagnóstico é feito com estudo de imagem, sendo muito característico à ressonância magnética. A lesão é menos densa que o cérebro, e não é circundado por cápsula bem definida. Produz uma imagem hipodensa em T1 com ou sem contraste, mas é extremamente claro em T2 (Fig. 42-5). Colesteatoma primário de ápice petroso pode simular granuloma de colesterol.

Granuloma de Colesterol

O granuloma de colesterol é a lesão mais comum encontrada no ápice petroso. É uma lesão de aspecto cístico, sendo responsável juntamente aos colesteatomas por mais de 90% das lesões do ápice petroso.

O granuloma de colesterol é um cisto intraósseo preenchido por um fluido escuro, viscoso, em que cristais de colesterol podem ser vistos na microscopia. O cisto geralmente está contido dentro de uma cápsula fibrosa bastante espessa, mas que não possui revestimento epitelial verdadeiro, sendo que, consequentemente, a excisão cirúrgica completa não é necessária.

Estima-se que os granulomas de colesterol do ápice petroso ocorrem em aproximadamente 0,6 por 1 milhão de indivíduos. São vistos ocasionalmente em indivíduos com orelha média crônica ou mastoidite, podendo ocorrer em porção do osso temporal pneumatizado.

A fisiopatologia tradicional propõe que os cistos se formem inicialmente em resposta ao catabolismo anaeróbico de sangue e hemoderivados, surgindo como uma reação inflamatória aos cristais de colesterol liberado pelos produtos da degradação do sangue. Vários estudos histopatológicos verificaram que os produtos da degradação do sangue podem incitar um processo inflamatório.

Até 65% dos pacientes apresentam perda auditiva ou algum dos sintomas associados (zumbido, plenitude auricular). Mais de 50% dos indivíduos relatam tontura. Paresia facial e diplopia são achados incomuns. Cefaleia é também uma queixa bastante frequente, sendo que a cefaleia característica do granuloma de colesterol do ápice petroso se manifesta como retro-orbital, embora cefaleia temporoparietal generalizada possa também ocorrer como consequência da irritação do ápice petroso.

O diagnóstico por imagem mostra lesões à RM com sinal hiperintenso nas imagens T1 e T2, sendo que a maioria dos diagnósticos diferenciais demonstra apenas intensidade de sinal baixa ou média em imagens T1 (Figs. 42-6 e 42-7). A exceção é a pneumatização assimétrica do ápice petroso em que a medula óssea de alguns casos pode ter uma alta intensidade de sinal em imagens ponderadas em T1, sendo geralmente menor nas imagens ponderadas em T2, o que é suficiente para distingui-la de um granuloma de colesterol. Granulomas de colesterol não captam contraste, sendo o realce por contraste sugestivo de uma neoplasia.

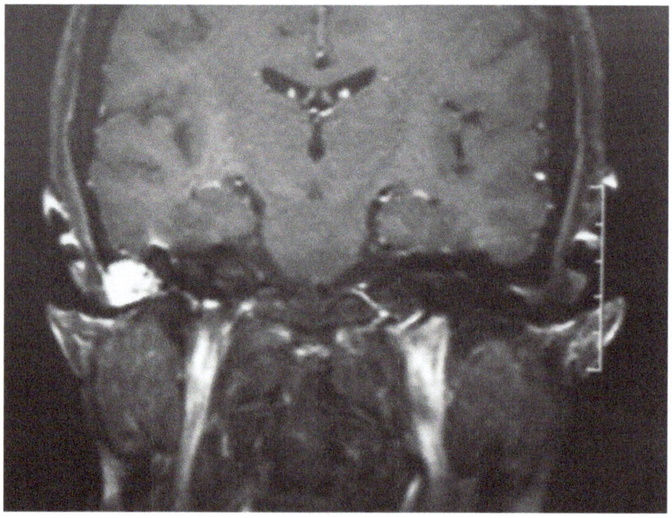

Fig. 42-6. Granuloma de colesterol.

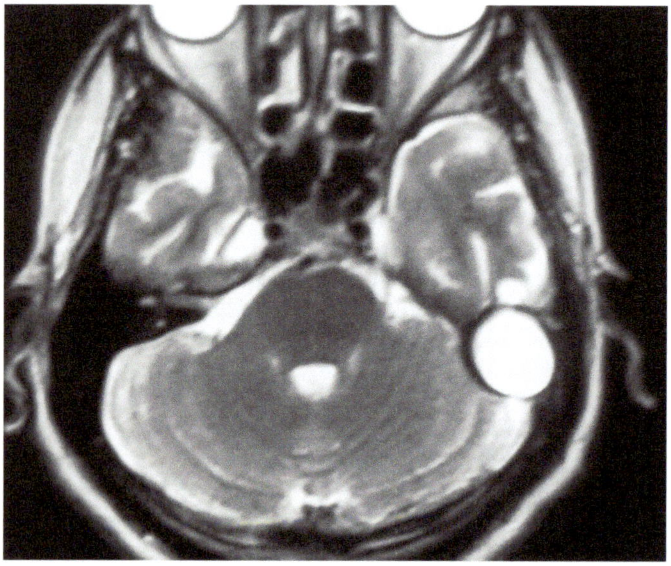

Fig. 42-7. Tumor dermoide.

A decisão de se abordar cirurgicamente um paciente com diagnóstico de granuloma de colesterol do ápice petroso é muitas vezes feita somente após a determinação de que a lesão por erosão óssea ou expansão progressiva da lesão ou ambos. Consequentemente, a TC com cortes finos do osso temporal é geralmente mais útil no acompanhamento dessas lesões do que a ressonância magnética. Deve-se avaliar à TC a septação do sistema de células aéreas no ápice petroso. Se a lesão não estiver erodindo e destruindo esses septos finos e delicados, é improvável que esteja em expansão.

Uma vez decidida por abordagem cirúrgica, a ressecção total não é necessária. Drenagem do cisto para orelha média ou mastoide e o acompanhamento com tomografia computadorizada precoce para certificar que o cisto é bem aerado são o tratamento recomendado.

Cistos de Aracnoide

Os cistos de aracnoide são cistos com paredes finas que contêm liquor. Com o desenvolvimento de técnicas de imagem, estas lesões são encontradas em grandes números de indivíduos assintomáticos. Quando estes cistos produzem sintomas, eles ocorrem por compressão de estruturas adjacentes.

Os pacientes podem ter sintomas auditivos unilaterais e achado retrococlear em testes audiométricos.

Lesões extensas são facilmente diagnosticadas pela tomografia computadorizada. Pequenos cistos podem não ser identificados em tomografia computadorizada de rotina, podendo mimetizar um tumor do nervo acústico. A ressonância magnética pode ajudar a resolver a dúvida diagnóstica (Fig. 42-8).

A diferenciação dessas lesões de schwannomas vestibulares é importante no pré-operatório, já que a necessidade de tratamento cirúrgico é infrequente e, quando necessária, consiste na abertura das paredes do cisto para o espaço subaracnóideo e não a ressecção de suas paredes.

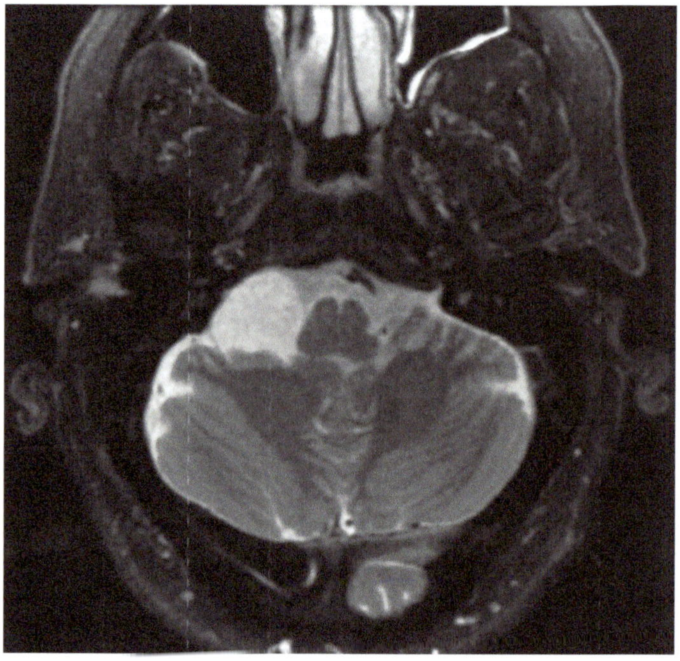

Fig. 42-8. Cisto aracnóideo à direita.

Esclerosteose

A displasia esquelética de herança autossômica recessiva é encontrada quase que exclusivamente em Afrikaners (população europeia que emigrou para a África do Sul). Caracteriza-se pelo excesso de crescimento ósseo que progressivamente leva ao gigantismo, distorção da face com aumento da mandíbula, aumento da pressão intracraniana e aprisionamento dos nervos cranianos, causando paralisia facial, perda auditiva e do olfato. Sindactilia, geralmente do indicador e do dedo médio, é uma variável sindrômica. A Esclerosteose ocorre por mutações de perda de função no gene da esclerosteose (SOST) que está localizado no cromossomo 17q12-21 e codifica a esclerostina – proteína produzida pelos osteócitos que inibe a formação óssea. Em pacientes com esclerosteose e deficiência de esclerostina, o fenótipo ósseo é provavelmente devido à formação óssea aumentada que não está associada ao aumento da reabsorção óssea, levando a um balanço ósseo positivo e massa óssea aumentada. Repetidos episódios de paralisia facial periférica (PFP) são geralmente os primeiros sintomas. Os episódios de PFP começam cedo na infância, são recorrentes e frequentemente alternam entre os lados da face. Em um estudo sobre a história natural da esclerosteose, com 63 pacientes afetados, 82,5% apresentaram PFP. A descompressão total do nervo facial pode cessar os episódios de PFP, porém a perda auditiva é um problema, pois a nova formação óssea ocorre até os 21 anos. O estudo anatomopatológico do nervo facial revela atrofia e redução no volume do nervo. Estas características são mais pronunciadas no segmento labiríntico. Não existem fibrose nem infiltração do nervo facial. Na ausência de um tratamento médico efetivo e a progressiva deteriorização da função facial, o único tratamento racional para a PFP na esclerosteose é a descompressão total do nervo facial (Figs. 42-9 e 42-10).

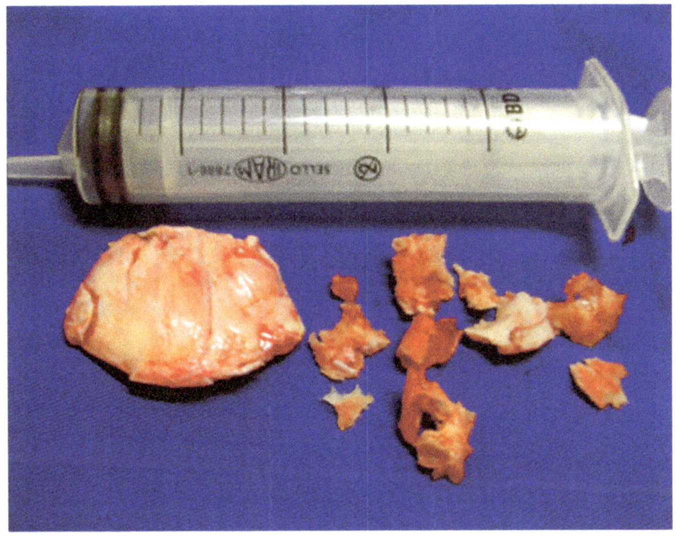

Fig. 42-10. Espécime de esclerosteose.

Aneurismas da Carótida Petrosa

O aneurisma da artéria carótida petrosa é uma entidade rara, frequentemente descoberta como um achado incidental em estudos de imagem.

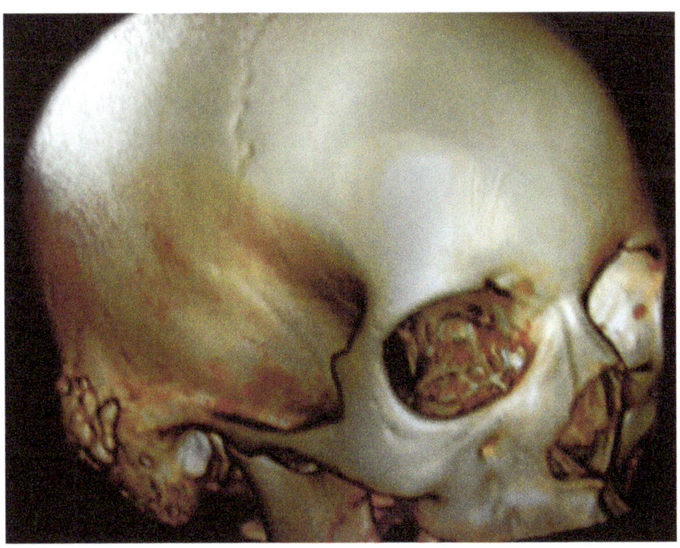

Fig. 42-9. Imagem de esclerosteose do osso temporal.

A carótida petrosa penetra na base do crânio no canal carotídeo e consiste em um segmento vertical de 1 cm, um joelho e um segmento horizontal de 2 cm, estando em estreita proximidade com várias estruturas, incluindo a cóclea (posterior-superior), tuba auditiva (lateral), nervo tensor do tímpano (lateral) e nervos petrosos superficiais maior e menor (superior-lateral).

Aneurismas verdadeiros da artéria carótida petrosa são mais comumente fusiformes e têm paredes que são contínuas com o vaso normal. Pseudoaneurismas carecem de uma verdadeira parede, podendo se expandir rapidamente ao se comunicarem com o lúmen do vaso, sendo originários de lesões de todas as camadas da parede arterial.

Estas lesões podem ser assintomáticas ou podem apresentar cefaleia, perda auditiva, tontura, zumbido pulsátil e paralisia dos nervos cranianos.

As características de imagem dos aneurismas da carótida petrosa incluem erosão óssea do ápice petroso, que está centrado no canal carotídeo.

A ressonância magnética geralmente mostra um vazio de fluxo (*flow void*) central, se o vaso estiver patente, e uma aparência característica em "casca de cebola".

Uma vez que se suspeite de um aneurisma de carótida petrosa, deve-se realizar uma angiografia convencional com possível teste de oclusão por balão, uma vez que a oclusão definitiva da carótida pode ser o tratamento definitivo necessário.[10]

Opções de tratamento para aneurismas carotídeos petrosos incluem observação com exames de imagem seriados, oclusão por balão, *stent* endovascular com diversor de fluxo arterial e exclusão de aneurisma com revascularização por *bypass*.

Pneumatização Assimétrica

O ápice petroso contém células aeradas em 10% a 30% dos ossos temporais.

A pneumatização assimétrica é definida como a presença de um ápice petroso aerado, ocorrendo simultaneamente com um ápice petroso sólido no osso temporal contralateral em um paciente.[11]

Pneumatização assimétrica do ápice petroso ocorre em 5% a 10% dos indivíduos.

A medula óssea, dependendo do seu teor de gordura, pode produzir um sinal hiperintenso em T1, e o ápice petroso não pneumatizado pode ser confundido com um granuloma de colesterol.

A pneumatização assimétrica do ápice petroso é uma variante da anatomia normal, que não requer tratamento.

Abscesso

O abscesso de ápice petroso é uma entidade rara desde a introdução dos antibióticos, com uma incidência de 2 em 100.000 pacientes com diagnóstico prévio de otite média aguda.

Essas infecções eram associadas a altas taxas de morbidade e mortalidade na era pré-antibiótica, quando o tratamento cirúrgico era a única opção disponível.

Os organismos agressores mais comuns são os mesmos que causam otite média aguda: *Haemophilus influenzae*, *Streptococcus pneumoniae* e espécies de estreptococos B-hemolíticos. *Staphylococcus* e *Pseudomonas* podem ser isolados em indivíduos com diagnóstico de osteomielite da base do crânio ou otite média crônica.

É incomum que um paciente com abscesso de ápice petroso apresente o quadro completo da síndrome de Gradenigo, o qual inclui dor retro-orbitária, otorreia e paralisia do olhar lateral devido à inflamação do nervo abducente.[12]

A extensão intracraniana da infecção pode resultar em meningite, epidural, abscesso subdural ou intraparenquimatoso e trombose de seio venoso. As imagens de TC geralmente demonstram opacificação e destruição da porção aerada do ápice petroso. A RM pode mostrar uma lesão hipointensa com realce anelar em imagens ponderadas em T1 e hipersinal em T2.

O prognóstico do abscesso de ápice petroso é favorável quando tratado com antibióticos intravenosos e miringotomia com aspiração e cultura concomitante de material da orelha média.

TRATAMENTO CIRÚRGICO

Infracoclear

Tradicionalmente, a abordagem mais utilizada para lesões císticas do ápice petroso em pacientes com audição funcional é o acesso infralabiríntico. No entanto, essa abordagem é limitada em pacientes com bulbo da jugular alto sendo a alternativa, nesses pacientes, a abordagem infracoclear.

Existem várias vantagens para o acesso infracoclear, incluindo o acesso adequado à parte petrosa do ápice mesmo diante de um bulbo da jugular alto, possibilidade de revisão simples se necessário e preservação da anatomia normal da orelha média.

Nessa abordagem é necessário lembrar que a monitorização intraoperatória contínua do nervo facial é recomendada.

De modo geral as complicações são raras, no entanto, lesões inadvertidas da artéria carótida são uma lesão potencialmente devastadora, transformando a abordagem infracoclear ao ápice petroso em um acesso que deve ser realizado por um cirurgião com excelente conhecimento da anatomia da região.

Acessos Subtemporais

As abordagens subtemporais fornecem vários graus de exposição ao ápice petroso, *clivus*, porção ventral do tronco encefálico e aspecto anterior do ângulo pontocerebelar.

As abordagens padrão e estendida da fossa média fornecem excelente exposição do conduto auditivo interno desde o poro acústico até o fundo. A abordagem estendida requer uma remoção óssea mais extensa, anterior e posteriormente ao conduto auditivo interno. Essa remoção de osso adicional, que desgasta uma porção significativa das regiões anterior e posterior do ápice petroso, fornece exposição adicional ao ângulo pontocerebelar. O limite anterior da dissecção é a parede lateral do *cavum* de Meckel, enquanto que o limite posterior é o canal semicircular superior. O acesso de Kawase é uma abordagem da fossa média estendida e que requer a remoção do zigoma, fornecendo acesso à porção ventral da ponte ao remover o ápice petroso anterior até o nível da porção horizontal da artéria carótida petrosa.

A principal desvantagem das abordagens subtemporais é um aumento no risco de lesão do nervo facial devido à sua localização anterossuperior no canal auditivo interno, lesão do lobo temporal por retração prolongada e lesão da veia de Labbe também por excesso de retração.

Acesso Infralabiríntico

Durante a era pré-antibiótica, a abordagem infralabiríntica era mais comumente usada para drenar abscessos do ápice petroso. Com o advento dos antibióticos, as infecções do ápice petroso são raras, sendo essas abordagens ainda úteis para a drenagem de lesões císticas do ápice petroso.

As vantagens da abordagem infralabiríntica para o ápice petroso incluem uma anatomia familiar para a maioria dos otologistas, rota direta para a maioria dos cistos do ápice petroso e a manutenção da anatomia da orelha média. Um bulbo da jugular alto pode exigir o uso da abordagem infracoclear em vez da abordagem infralabiríntica.

Acesso Supracoclear

A abordagem supracoclear permite a drenagem ou biópsia de lesões localizadas no aspecto anterossuperior do ápice petroso.

A vantagem dessa abordagem é a preservação do canal auditivo externo e labirinto. Os aspectos desfavoráveis desta abordagem incluem um significativo risco para o nervo facial e a potencial necessidade de remoção da cabeça do martelo e da bigorna. Monitoramento intraoperatório contínuo do nervo facial é recomendado com esta abordagem por conta da proximidade dos nervos facial labiríntico e timpânico.

Acesso Retrossigmóideo

A abordagem retrossigmóidea oferece excelente acesso para tumores que se originam no ângulo pontocerebelar e se estendem para a fossa craniana posterior. No entanto essa abordagem é limitada quando os tumores se estendem para a fossa média e envolvem o *cavum* de Meckel.

A extensão suprameatal da abordagem retrossigmóidea permite um melhor acesso ao osso petroso anterior ao conduto auditivo interno e permite melhor visualização da cisterna pré-pontina, *clivus*, nervo oculomotor e artérias cerebrais posteriores. O tubérculo suprameatal é uma proeminência óssea situada superiormente ao conduto auditivo interno e que bloqueia o acesso ao *cavum* de Meckel, cisterna pré-pontina e *clivus* durante uma abordagem posterior. A remoção dessa estrutura óssea permite aproximadamente 1 cm de exposição adicional à raiz posterior do nervo trigêmeo e 1,3 cm adicional de extensão anterior à abordagem retrossigmóidea.

Esta abordagem é ideal para meningiomas petroclivais e schwannomas trigeminais da fossa posterior que apresentem um limitado envolvimento da fossa média. As desvantagens incluem a brocagem óssea em um espaço limitado, repleto de estruturas neurovasculares críticas e maior distância de trabalho até o ápice petroso quando em comparação a outras abordagens.

Acesso Translabiríntico

A abordagem translabiríntica foi reintroduzida pelos Drs. Hitselberger e House,[13] e com a introdução do microscópio cirúrgico, iniciou a era da moderna cirurgia da base do crânio. Essa abordagem é frequentemente usada no tratamento de lesões do ápice petroso quando a audição é pouco funcional ou em tumores de grande volume.

Esta abordagem dá ampla exposição ao ápice petroso posterior e exposição adequada ao ápice petroso anterior.

As principais desvantagens dessa abordagem são a perda da audição, piora da função de equilíbrio e vertigem que ocorre no pós-operatório imediato. Há também um risco significativo de fístula liquórica, se a dura-máter for violada. Um enxerto de gordura abdominal é frequentemente obtido e posteriormente utilizado para obliterar a cavidade ao final da ressecção tumoral.

Acessos Transótico e Transcoclear

As abordagens transótica e transcoclear, descritas por Fisch e House,[14,15] respectivamente, foram introduzidas para fornecer maior exposição do ângulo pontocerebelar.

Essas abordagens e suas variações permitem exposição substancial da cisterna pré-pontina, e seu conteúdo, incluindo a ponte, o bulbo, a artéria basilar, a junção vertebrobasilar, e os nervos cranianos do V até o XI, e o *clivus*.

A abordagem transcoclear é uma extensão da abordagem translabiríntica, mas inclui a remoção de toda a cápsula ótica e posterior reposicionamento do nervo facial do acústico poroso ao forame estilomastóideo.

A abordagem transcoclear originalmente descrita preserva a orelha média e o conduto auditivo externo, enquanto a versão estendida requer a remoção dessas estruturas com obliteração da tuba auditiva e fechamento do conduto auditivo externo.

A abordagem transótica foi introduzida para a remoção de pequenos tumores do ângulo pontocerebelar com redução do risco de vazamento de liquor. Essa abordagem preserva ainda o osso sobre o seio sigmoide e requer a remoção do canal auditivo externo com obliteração da tuba auditiva. O nervo facial é deixado em sua posição original, e o meato acústico externo é fechado de modo a fornecer uma vedação estanque.

As principais desvantagens dessas abordagens são o sacrifício de qualquer função auditiva e o potencial para déficit permanente do nervo facial nos casos em que o nervo é mobilizado. Para a mobilização completa do nervo facial, morbidade adicional inclui a necessidade da secção do nervo da corda do tímpano e nervos petrosos superficiais maiores.

REFERÊNCIAS BIBLIOGRÁFICAS

1. Chole RA. Petrous apicitis: surgical anatomy. Ann Otol Rhinol Laryngol. 1985;94(3):251-7.
2. Muckle RP, De La Cruz A, Lo WM. Petrous apex lesions. Am J Otol. 1998;19(2):219-25.
3. Chang P, Fagan PA, Atlas MD, Roche J. Imaging destructive lesions of the petrous apex. Laryngoscope. 1998;108(4 Pt 1):599-604.
4. Tzortzidis F, Elahi F, Wright DC, Temkin N, Natarajan SK, Sekhar LN. Patient outcome at long-term follow-up after aggressive microsurgical resection of cranial base chondrosarcomas. Neurosurgery. 2006;58(6):1090-8.
5. al-Mefty O, Borba LA. Skull base chordomas: a management challenge. J Neurosurg. 1997;86(2):182-189.
6. Ostrom QT, Gittleman H, Fulop J, Liu M, Blanda R, Kromer C, et al. CBTRUS Statistical Report: Primary Brain and Central Nervous System Tumors Diagnosed in the United States in 2008-2012. Neuro Oncol. 2015;17 Suppl 4(Suppl 4):iv1-iv62.
7. Mawrin C, Perry A. Pathological classification and molecular genetics of meningiomas. J Neurooncol. 2010;99(3):379-91.
8. Goldbrunner R, Minniti G, Preusser M, Jenkinson MD, Sallabanda K, Houdart E, et al. EANO guidelines for the diagnosis and treatment of meningiomas. Lancet Oncol. 2016;17(9):e383-e391.
9. Gloria-Cruz TI, Schachern PA, Paparella MM, Adams GL, Fulton SE. Metastases to temporal bones from primary nonsystemic malignant neoplasms. Arch Otolaryngol Head Neck Surg. 2000;126(2):209-214.
10. Liu JK, Gottfried ON, Amini A, Couldwell WT. Aneurysms of the petrous internal carotid artery: anatomy, origins, and treatment. Neurosurg Focus. 2004;17(5):E13. Published 2004 Nov 15.
11. Roland PS, Meyerhoff WL, Judge LO, Mickey BE. Asymmetric pneumatization of the petrous apex. Otolaryngol Head Neck Surg. 1990;103(1):80-8.
12. Minotti AM, Kountakis SE. Management of abducens palsy in patients with petrositis. Ann Otol Rhinol Laryngol. 1999;108(9):897-902.
13. Hitselberger WE, House WF. Transtemporal bone microsurgical removal of acoustic neuromas. Tumors of the cerebellopontine angle. Arch Otolaryngol. 1964;80:720-31.
14. House WF, Hitselberger WE. The transcochlear approach to the skull base. Arch Otolaryngol. 1976;102(6):334-342.
15. Browne JD, Fisch U. Transotic approach to the cerebellopontine angle. Otolaryngol Clin North Am. 1992;25(2):331-46.

CAPÍTULO 43

TUMORES MALIGNOS DE ORELHA E OSSO TEMPORAL

Rubens de Brito ▪ Ricardo Dourado Alves

Neste capítulo descreveremos os tumores mais frequentes do osso temporal, excluindo aqueles de sua adjacência (parótida por exemplo) e de fossa cerebral posterior (schwannomas dos nervos vestibular, coclear e facial em sua porção intracraniana). Daremos ênfase à nossa experiência pessoal, muitas vezes em confronto com a literatura sobre o tema.

Dividiremos este capítulo conforme as divisões anatômicas clássicas do osso temporal, o que facilita a compreensão não somente das doenças de cada região, mas também dos acessos cirúrgicos e desfecho ou prognósticos dos pacientes com estas lesões.

TUMORES DO PAVILHÃO AUDITIVO, CONDUTO AUDITIVO EXTERNO E ORELHA MÉDIA

Os tumores da orelha e do osso temporal são de ocorrência rara, com uma incidência de cerca de seis casos por milhão de habitantes. Esses tumores malignos representam 1/5.000 a 1/20.000 patologias da orelha que procuram assistência médica. Os tumores do pavilhão auditivo são geralmente carcinomas basocelulares, enquanto os tumores que acometem o conduto auditivo externo e orelha média são carcinomas espinocelulares. Os tumores do pavilhão estão associados a prolongada exposição às radiações solares, enquanto os de conduto e ouvido médio parecem estar relacionados com otite externa eczematosa e otite média crônica, embora essa relação não esteja bem estabelecida.

Os tumores malignos que envolvem o osso temporal são geralmente de origem epitelial, carcinomas em sua maioria. Também podem ocorrer adenocarcinomas, sarcomas e linfomas. Com relação ao sítio primário, cerca de 60% dos casos originam-se no pavilhão auditivo, cerca de 30% no conduto auditivo externo, e somente 10% no ouvido médio e mastoide. É importante lembrar que a cura destes tumores varia significativamente e relaciona-se com a dificuldade de ressecção e de controle das margens cirúrgicas. Enquanto os tumores restritos ao pavilhão e ao conduto apresentam cura em torno de 70% a 90%, os que acometem o ouvido médio são curáveis em cerca de 25% a 35% dos casos.

Tumores Acometendo o Pavilhão Auditivo

Patologia

Os tumores originários do pavilhão auditivo são os mais frequentes dos tumores da orelha, e acometem principalmente os indivíduos que se expõem prolongadamente ao sol, induzidos pela radiação ultravioleta. Os mais frequentes são

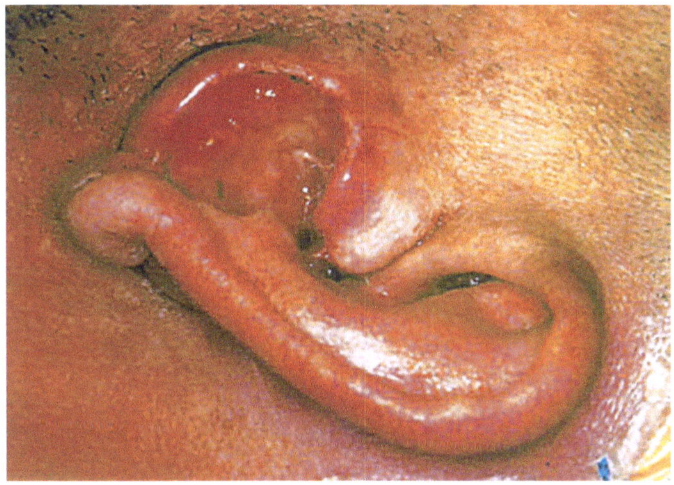

Fig. 43-1. Carcicoma espinocelular acometendo o conduto auditivo externo e região parotídea.

os carcinomas basocelulares, seguidos pelos espinocelulares, embora ocorra de forma oposta em algumas séries (Fig. 43-1).

O carcinoma basocelular se origina das células da lâmina basal do epitélio, que passam a apresentar um crescimento desordenado, displasias celulares e múltiplas mitoses. Apesar de malignos, esses tumores apresentam um crescimento lento e insidioso e não metastatizam, embora possam levar a grande destruição local. Por outro lado, o carcinoma espinocelular apresenta evolução mais agressiva, com tendência a metastatizar principalmente a nível regional (linfonodos cervicais). Metástases sistêmicas podem ocorrer principalmente para os pulmões.

O melanoma maligno é o terceiro tipo histológico em frequência, representando de 2% a 6% dos casos.

Diagnóstico

Via de regra iniciam-se como pequenas feridas que não cicatrizam. São indolores e pouco sangrantes ao toque. Gradativamente vai ocorrendo destruição dos tecidos adjacentes, como cartilagem, músculo e osso, com o estabelecimento de um tumor ulcerado. Infecção secundária é frequente, piorando ainda mais a agressão local e contribuindo para o diagnóstico tardio. A negligência no seu tratamento permite o progressivo avanço do tumor, que pode invadir o ouvido médio, erodir o ouvido interno, ou mesmo, apresentar invasão intracraniana.

Quando atingem a região periférica do pavilhão ou em lesões pequenas da concha, os exames de imagem são dispensáveis. Entretanto, em lesões da concha mais profundas, com extensão para o conduto auditivo externo ou para pele da face, os métodos de imagem são importantes para se estabelecer o grau de acometimento de músculos, da glândula parótida e do osso subjacente. Nos casos de carcinoma espinocelular e melanoma, a pesquisa de metástase cervical com auxílio de tomografia é recomendado.

Cerca de 6% dos pacientes portadores de carcinoma espinocelular de pavilhão apresentam metástase linfonodal e cerca de outros 6% irão desenvolvê-las posteriormente, sendo os linfonodos parotídeos, periauriculares e os jugulodigástricos os mais frequentemente envolvidos.

As lesões do melanoma são geralmente pigmentadas, embora lesões amelanóticas possam ocorrer. Podem ser lesões assintomáticas ou sangrantes, dolorosas ou pruriginosas. Cerca de 33% dos casos apresentam metástase cervical ao diagnóstico e cerca de 13% desenvolveram tardiamente. A incidência de metástase em melanomas está relacionada com a espessura da lesão. Nas lesões com espessura menor que 0,76 mm, a incidência de metástase regional e sistêmica é baixa; nas lesões de espessura entre 0,76 e 3,99 mm a incidência de metástase regional é elevada, estando indicado o esvaziamento eletivo (na ausência de metástase clinicamente detectável) dos linfonodos de drenagem da lesão primária; para lesões acima de 4 mm a incidência de metástase regional é elevada, mas as metástases sistêmicas também o são, não justificando o tratamento eletivo dos linfonodos de drenagem. Na presença de metástase cervical clínica e/ou radiológica está indicado o esvaziamento dos linfonodos de drenagem correspondente.

Tratamento

Seu tratamento depende do estadiamento. Os tumores iniciais e pequenos são tratados com ressecção cirúrgica, sendo suficiente uma margem de 0,5 cm. Devem ser ressecadas todas as estruturas envolvidas, como pericôndrio, cartilagem e músculo. A margem livre de neoplasia deve ser confirmada pela microscopia (congelação e posteriormente pela parafina).

Podem acometer a periferia (hélix e contra-hélix) ou a concha do pavilhão. Na periferia, quando acometem a porção superior ou a posterior do pavilhão são facilmente ressecados, existindo um fácil controle das margens de ressecção. A reconstrução deve ser realizada com fechamento primário das bordas, ou eventualmente com retalhos locais ou enxertos, sempre após controle por congelação das bordas da ressecção. Em casos em que existe dúvida da radicalidade da ressecção ou em que exista infecção secundária importante, deve-se aguardar para reconstruir em um segundo tempo. Sempre que possível deve-se preservar a parte sadia do pavilhão, pois além do aspecto estético (inclusive para reconstruções futuras), apresenta importância para suporte de óculos, que são uma realidade frequente nos pacientes, principalmente idosos. Quando o tumor se origina ou acomete a concha do pavilhão, as ressecções e o controle das margens são mais difíceis, pois a margem profunda da ressecção não é uma borda livre como na periferia. A margem profunda deve ser controlada com congelação, e inclui a ressecção de músculos, periósteo ou mesmo a cortical da mastoide. Mais uma vez deve-se tentar a preservação da maior porção possível do pavilhão, mas em ressecções amplas de concha, frequentemente existe desvascularização de porções sadias da orelha, que devem ser removidas. No fechamento utilizam-se retalhos ou enxertos de pele (parcial ou total) ou aguarda-se granulação e cicatrização por segunda intenção.

Um método alternativo de ressecção cirúrgica é a técnica de Mohs, em que o tumor é primeiramente removido (esvaziado) até os seus limites macroscópicos. Então é ressecada uma camada de tecido supostamente sadio em todo leito (margem profunda) da lesão, que será demarcada e analisada à microscopia. Caso seja observada a presença de células tumorais neste leito, será realizada nova ressecção mais profunda na região demarcada, e novamente estudada à microscopia. Deste modo, serão ampliadas as ressecções até que não seja mais detectada a presença de células tumorais. É um método bastante seguro e rigoroso, que estuda toda a margem profunda e não somente uma amostragem (como no método clássico). Ainda apresenta como vantagem em relação à ressecção clássica, a remoção da menor quantidade de tecido saudável possível, o que é importante, principalmente, tratando-se de lesões na face. A desvantagem deste método é o tempo prolongado de cirurgia e a inaplicabilidade em lesões profundas ou que acometam tecido ósseo.

Em lesões mais extensas pode ser necessária a associação de ressecções do osso temporal (serão tratadas adiante). Caso exista invasão da glândula parótida ou a existência de linfonodo parotídeo acometido, está indicada a realização de parotidectomia total com preservação do nervo facial, sempre que possível. Com relação aos carcinomas espinocelulares e melanomas, na presença de metástase cervical clínica está indicada a realização de esvaziamento cervical terapêutico. Na ausência de metástase clínica e radiológica, se a lesão do carcinoma espinocelular for extensa, ou se a espessura do melanoma estiver entre 0,76 e 3,99 mm (ver acima), deve ser realizado um esvaziamento eletivo devido ao risco de metástases ocultas.

A radioterapia pode ser usada em substituição à ressecção cirúrgica nas lesões do pavilhão, numa tentativa de evitar as deformidades cirúrgicas. Entretanto deve-se lembrar que a deformidade pela perda do tecido tumoral ocorrerá, e que complicações secundárias à radioterapia, como pericondrite e radionecrose, podem ocorrer. Nas lesões extensas, os maiores índices de cura ocorrem na associação da radioterapia após a ressecção cirúrgica.

A quimioterapia apresenta resultados muito pobres com relação aos carcinomas baso e espinocelulares, e são utilizadas em casos irressecáveis. Com relação ao melanoma, a quimioterapia tem sido muito utilizada.

Tumores Acometendo o Conduto Auditivo Externo

Patologia

Os tumores desta região são raros, mas extremamente agressivos e com mal prognóstico por sua dificuldade diagnóstica e manejo.

Os tumores que acometem o conduto auditivo externo, assim como orelha média e mastoide são na grande maioria carcinomas espinocelulares (86%), sendo os basocelulares pouco frequentes (8%) e os adenocarcinomas, melanomas e sarcomas raros (Fig. 43-2). Geralmente afeta pessoas com mais de 60 anos e é mais comum em homens.

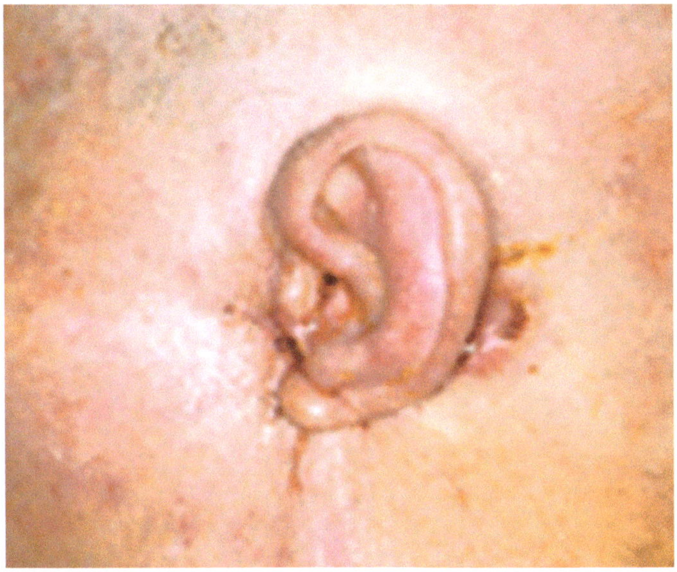

Fig. 43-2. Aspecto de tumor basocelular.

Os carcinomas espinocelulares apresentam-se como massa polipoide ou ulcerada, sangrante e quase sempre envolvidas por infecção secundária, justificando serem tratadas por longos períodos como otite crônica ou externa. Confunde-se com otite comum, externa ou média, crônica, e muitas vezes é insidioso e oligossintomático, o que faz com que o paciente demore a procurar um médico. O próprio diagnóstico é difícil, pois se deve ter um alto grau de suspeição. Pacientes adultos sem história pregressa de otite crônica que iniciem um quadro de supuração, erosões do meato acústico, hipoacusia devem ter condutas que descartem processos malignos, como avaliação radiológica (tomografia e/ou ressonância) e biópsia da lesão. No momento do diagnóstico, cerca de 10% dos pacientes já apresentam metástase cervical, principalmente para os linfonodos parotídeos e jugulodigástricos.

Os tumores originados das glândulas ceruminosas manifestam-se normalmente como massas dolorosas ocupando o conduto auditivo. Os tumores benignos (adenomas e tumores mistos) são menos frequentes que os malignos. Dentre os malignos, o carcinoma adenoidecístico é o mais frequente, embora possam ocorrer adenocarcinomas e carcinomas mucoepidermoides. O carcinoma adenoide cístico geralmente afeta pessoas com mais de 50 anos e é mais comum em mulheres. Necessita ampla ressecção (petrosectomias) e radioterapia adjuvante mesmo em fases iniciais devido ao risco maior de propagação perineural pelo tumor.

O prognóstico depende diretamente do estágio do tumor e da correta cirurgia (petrosectomias subtotal ou total, com ou sem esvaziamento cervical adjuvante). Normalmente é necessária radioterapia adjuvante, a não ser em tumores muito iniciais.

O carcinoma basocelular é frequentemente causado pela exposição crônica ao sol e normalmente se inicia no pavilhão auricular, entrando no meato acústico em fases avançadas. Também se confunde com otites comuns, devendo-se ter alto grau de suspeição em lesões de pele que não cicatrizam em poucos dias. O tratamento normalmente é cirúrgico, com ressecção de margem ampla no osso temporal. Nas fases iniciais e em áreas expostas (pavilhão auditivo), procedimentos cirurgias dermatológicas como cirurgia de Mohs são muito eficazes.

Diagnóstico

Os carcinomas de conduto auditivo manifestam-se com prurido, otorreia, dor e trismo. Hipoacusia também pode ser referida. Cerca de 50% dos pacientes são portadores de otite crônica e/ou eczematosa. A lesão pode ser polipoide, ulcerada, granulosa ou subepitelial (adenocarcinomas). A tomografia computadorizada com contraste é fundamental para o diagnóstico da extensão da lesão, e permite observar a presença de erosão óssea e do acometimento da orelha média. A biópsia é mandatória em qualquer suspeita.

Estadiamento

A classificação mais utilizada atualmente e que apresenta melhor correlação prognóstica é o sistema de estadiamento de Pittsburgh modificado. Nela classificamos os tumores em quatro graus (T1 à T4), sendo que nos estágios iniciais como T1 e T2, pode-se atingir a cura em quase 100% dos casos com a cirurgia adequada e muitas vezes sem necessidade de tratamentos adjuvantes. A sobrevida cai drasticamente nos estágios posteriores e principalmente se não realizada radioterapia adjuvante. É fundamental a realização de tomografia com contraste para esta avaliação e em casos mais avançados a ressonância magnética irá ajudar a definir outros limites de invasões às estruturas contíguas.

O estágio T1 representa os tumores limitados ao conduto auditivo externo, sem qualquer erosão óssea do conduto. No estágio T2 já apresenta erosão óssea, porém não de toda a sua espessura, portanto ainda sem sinais clínicos e radiológicos de envolvimento da orelha média. T3 já ocorre envolvimento da orelha média pelo tumor, ou por passar pela membrana timpânica ou por erosão do conduto auditivo externo ou pela mastoide. No estágio T4, já temos sinais de erosão do bloco labiríntico e/ou canal carotídeo, ápice petroso, forame jugular, dura-máter, ou invasão importante de tecidos moles ao redor (> 0,5 cm) como a articulação temporomandibular, processo estiloide ou evidência de paralisa facial periférica.

Tratamento

Os tumores que acometem o conduto auditivo externo podem ser subdivididos em dois grupos: acometendo somente a porção cartilaginosa do conduto, ou atingindo também a porção óssea.

Os tumores pequenos que acometem somente a porção cartilaginosa do conduto podem ser ressecados juntamente com a cartilagem, sendo suficiente uma margem de 5 mm. O defeito pode ser reconstruído com enxerto de pele ou deixado para fechamento por segunda intenção. A cirurgia de Mohs também é uma boa opção para esses casos.

Quando existe acometimento da porção óssea do conduto, torna-se necessária a ressecção do conduto ósseo como um todo:

Ressecção Lateral ou Parcial do Osso Temporal (Petrosectomia Subtotal ou Lateral)

Nestes casos, deve-se proceder uma retirada em bloco do conduto auditivo externo (Fig. 43-3), que é realizada através de uma mastoidectomia ampla, circundando-se o mesmo. Se

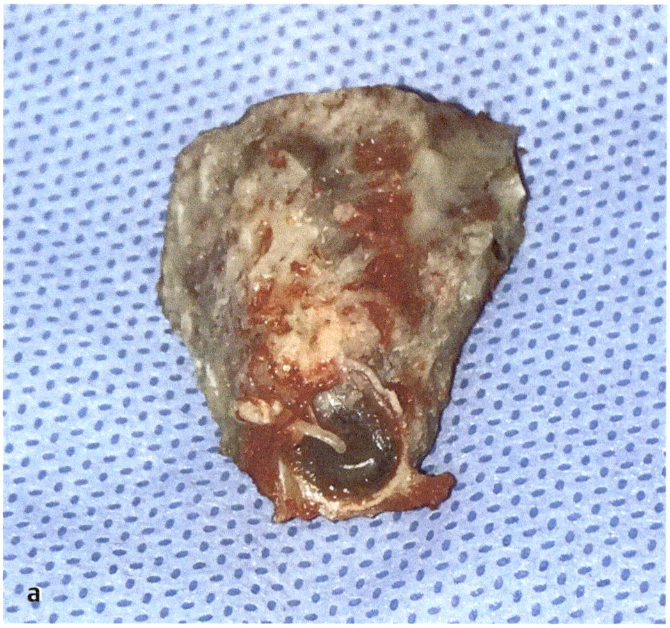

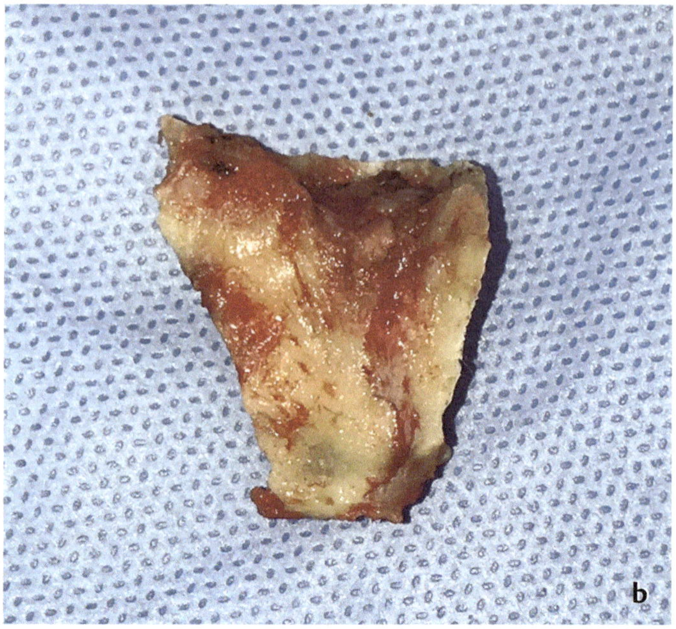

Fig. 43-3. (a, b) Conduto auditivo externo removido em bloco com a membrana timpânica e o martelo, contendo o tumor (CEC) em seu interior.

o tumor não atingir o ouvido médio (não ultrapassa a membrana timpânica nem erode totalmente o conduto ósseo), o limite profundo desta ressecção deverá ser uma timpanotomia posterior extensa, separando o conduto do osso temporal. Na porção anterior deve ser realizado procedimento semelhante, com isolamento do conduto dos tecidos moles do pescoço (músculos e glândula parótida) e secção do mesmo abaixo do anel timpânico com posterior obliteração da tuba auditiva. A cavidade resultante desta remoção pode ser tratada de duas formas básicas: ser considerada como uma cavidade radical, que será epitelizada e aerada através de um neomeato, ou ser obliterada com músculo ou gordura, com fechamento do conduto auditivo externo. Essas opções devem ser analisadas baseando-se na extensão do defeito, grau de infecção local, audição do paciente, entre outros.

Em casos mais avançados, com acometimento da região parotídea e articulação têmporo-mandibular, pode ser necessária uma ressecção mais extensa do osso temporal, assim como da parótida e do côndilo mandibular. O esvaziamento cervical tem as mesmas indicações referidas para os tumores de pavilhão.

A radioterapia pode ser utilizada em substituição ao tratamento cirúrgico para as lesões iniciais. Entretanto, sua maior indicação é como tratamento pós-operatório complementar, uma vez que é muito difícil se obter margens adequadas devido às peculiaridades anatômicas da região. A quimioterapia mais uma vez apresenta indicação restrita e é utilizada principalmente em casos irressecáveis.

Tumores Acometendo a Orelha Média e a Mastoide

Patologia

Tumores de orelha média e mastoide são raros e representam menos de 1% de todas as neoplasias de cabeça e pescoço. Os tumores malignos mais frequentes na orelha média e mastoide são os carcinomas espinocelulares (Fig. 43-4), seguidos pelos tumores de origem glandular (carcinoma adenoide cístico, adenocarcinomas e neoplasia adenomatosa). As neoplasias adenomatosas originam-se das células do epitélio do ouvido médio e podem ser histologicamente benignas ou malignas bem diferenciadas. As taxas de mitose são baixas, mas existe destruição do osso adjacente. Metástases à distância não foram demonstradas neste tumor. Também já foram relatados casos de melanomas originados na orelha média.

O rabdomiossarcoma embrionário é o tumor de ouvido médio e mastoide mais frequente nas crianças. Apresenta rápido crescimento, envolvendo frequentemente a fossa craniana média e a base do crânio (Figs. 43-5 e 43-6).

Metástases para o pulmão e ossos são frequentes. Com a evolução da químio e radioterapia a sobrevida destes pacientes melhorou significativamente. Embora a ressecção completa do tumor seja o tratamento inicial preferencial, a

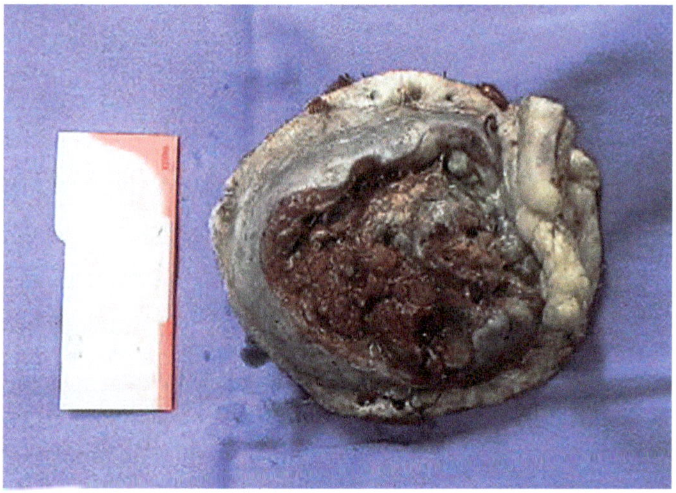

Fig. 43-4. Espécime macroscópico de tumor basocelular.

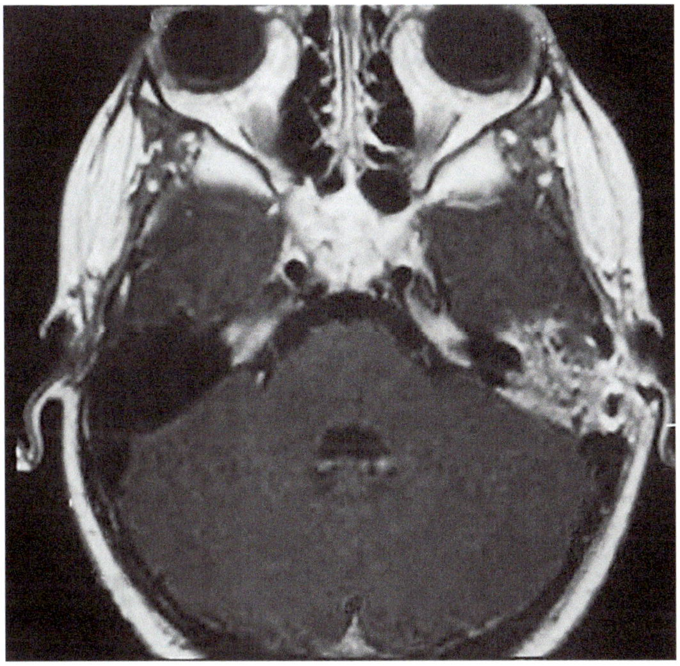

Fig. 43-5. Rabdomiossarcoma embrionário.

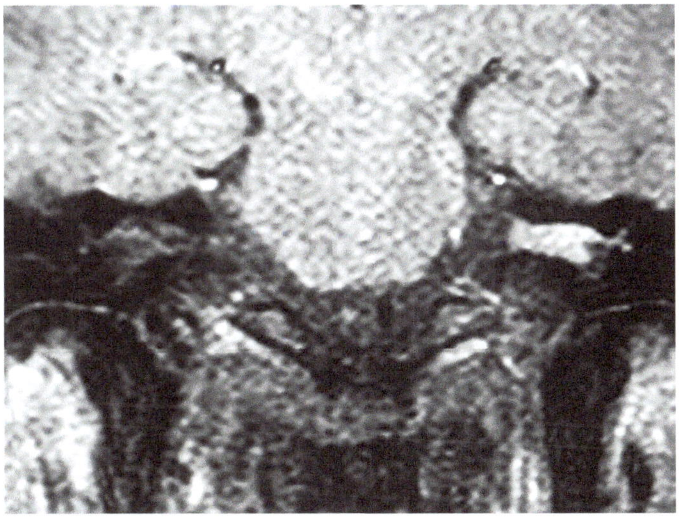

Fig. 43-6. Rabdomiossarcoma embrionário.

redução da massa tumoral com preservação das estruturas do osso temporal e exteriorização da cavidade através de uma meatoplastia, favorece o tratamento complementar. A invasão meníngea parece ser um fator de prognóstico pobre, e é atribuída aos baixos níveis dos agentes quimioterápicos nas meninges.

Outros tumores malignos ainda mais raros são o condrossarcoma, tumor do saco endolinfáico e as metástases geralmente para o ápice petroso.

Podem apresentar uma variedade de sintomas, que podem ser divididos em otológicos, neurológicos e sistêmicos. Os sintomas otológicos incluem perda auditiva, zumbido, secreção auricular e vertigem. Os sintomas neurológicos incluem paralisia do nervo facial, cefaleia e hipertensão intracraniana. Os sintomas sistêmicos incluem perda de peso, anemia e febre. A gravidade e o tipo de sintomas dependem da localização, do tamanho e da taxa de crescimento do tumor.

Diagnóstico

O diagnóstico de tumores da orelha média e da mastoide requer uma combinação de exame clínico, imagem radiológica e análise histopatológica. Apresentam um crescimento silencioso e precocemente erodem o osso adjacente podendo levar a otalgia. Seu diagnóstico geralmente é tardio, principalmente quando associado a quadros de infecção secundária, com supuração e processo inflamatório. A maioria dos pacientes portadores destes tumores apresentam uma história de pelo menos 6 meses de otorreia. Hipoacusia condutiva pelo efeito de massa pode ocorrer, embora não seja obrigatória. A erosão do bloco labiríntico pode levar a disacusia neurossensorial e vertigem. A presença de paresias ou paralisia facial deve levar à suspeita de uma lesão tumoral. A disfunção de outros nervos cranianos, principalmente do forame jugular (IX ao XI), pode ocorrer pela extensão do tumor para base do crânio. Acometimento da pele do conduto ou retroauricular podem ocorrer na evolução da doença. Trismo pode representar o acometimento da fossa glenoide ou da musculatura mastigatória. A extensão intracraniana para fossa média através do *tegmen* timpânico é precoce.

A avaliação radiológica é fundamental para o planejamento terapêutico, devendo-se associar as informações da tomografia com a da ressonância magnética, principalmente quando existe extensão intracraniana ou para base do crânio. Na suspeita de envolvimento vascular, a angiografia é fundamental. As metástases cervicais também devem ser pesquisadas com imagem tomográfica.

Biópsia pré-operatória deve ser realizada sempre que possível, para definição do tipo histológico e diferenciação de processos inflamatórios crônicos.

Tratamento

Quando existe acometimento do ouvido médio pelo tumor estão indicadas as ressecções do osso temporal (petrosectomias).

Ressecção Subtotal do Osso Temporal (Petrosectomia Subtotal)

Nesse procedimento remove-se em um bloco único todo osso temporal (Fig. 43-7), exceto o ápice petroso, poupando-se a artéria carótida interna e o bloco labiríntico. Esse procedimento exige uma craniotomia (têmporo-occiptal) através da qual se isola o osso temporal da meninge da fossa média e posterior até próximo à artéria carótida interna. Através de uma incisão cervical ampla libera-se a porção inferior e anterior do osso temporal dos músculos, parótida e nervos cranianos. O nervo facial pode ou não ser mantido, dependendo de seu comprometimento. Neste ponto, em que o osso está fixo somente no ápice petroso, realiza-se a secção do mesmo imediatamente medial ao anel timpânico. Durante muito tempo, somente as ressecções em bloco foram consideradas radicais, sendo criticadas as ressecções transtumorais. Com o desenvolvimento da cirurgia da base do crânio, esses conceitos foram parcialmente modificados. Muitas vezes, as ressecções em

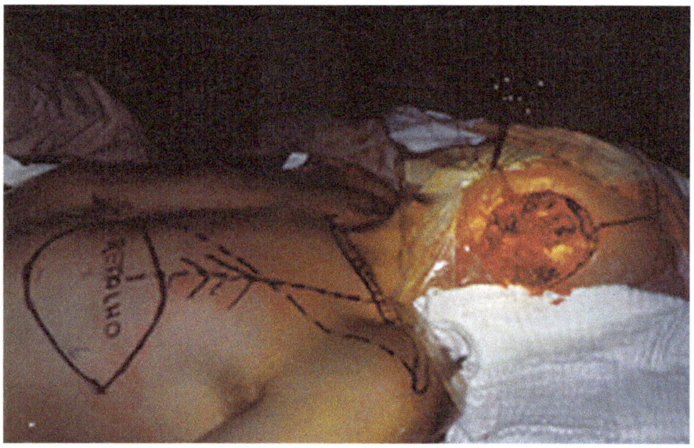

Fig. 43-7. Petrosectomia com preparação de retalho pediculado.

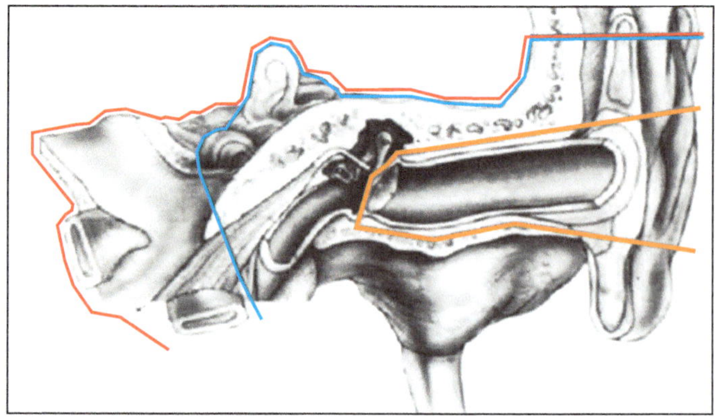

Fig. 43-8. Esquema dos limites das ressecções do osso temporal: em laranja, petrosectomia parcial; em azul, petrosectomia subtotal; em vermelho; petrosectomia total.

bloco eram impraticáveis e a retirada da porção mais crítica do tumor era realizada pedaço a pedaço. A petrosectomia subtotal é um bom exemplo disso. Inicia-se a ressecção para uma cirurgia em bloco, mas na ressecção junto ao ápice petroso (junto a artéria carótida interna) quase sempre é seccionado o tumor e, com visualização adequada, é removido o tumor residual. Deste modo, iniciava-se uma ressecção em bloco de grande dificuldade e morbidade (craniotomia e retração cerebral extensa), mas a ressecção final do tumor era um procedimento não oncológico. Com relação ao controle da doença, mesmo os procedimentos oncologicamente satisfatórios complementados por radioterapia pós-operatória apresentaram cura em torno de 30% casos, além de inúmeras complicações como fístula liquórica, infecção intracraniana e paralisia facial.

Mastoidectomia Radical

Por princípio, a mastoidectomia é uma cirurgia desenvolvida para infecções da orelha média e mastoide, não sendo utilizada em oncologia. Porém, em tumores pequenos e restritos à superficialidade do osso temporal, pode ser realizada com segurança e ser oncologicamente correta. Esse procedimento não requer uma craniotomia ampla ou retrações exageradas do parênquima cerebral, sendo possível se alcançar os mesmos limites desse procedimento, com mais segurança e rapidez. Ressecção de meninge acometida também é possível neste procedimento.

A mastoidectomia radical também é muito utilizada como via de acesso ampliada para procedimentos otoneurocirúrgicos ou neurocirúrgicos (em combinação com craniotomias temporais), quando praticamente todo osso temporal é ressecado, deixando-se toda a dura-máter da fossa média e posterior exposta.

Ressecção Total do Osso Temporal (ou Petrosectomia Total)

A petrosectomia total consiste na remoção de todo osso temporal, inclusive com a porção petrosa da artéria carótida interna. Envolve a realização de uma craniotomia frontotemporo-occipital ampla, com exposição de todos os contornos do osso temporal através da fossa média e da fossa posterior. A dura é descolada do osso temporal, sendo deixado alguma região invadida aderida ao tumor. Nestes casos, realiza-se o reparo da dura com fáscia, dura liofilizada, fáscia *lata* ou similar. Inicia-se então uma dissecção cervical alta, com isolamento e cadarçamento da carótida comum, interna e externa, veia jugular e os nervos cranianos (IX ao XII). O nervo facial (VII) também deve ser reconhecido e reparado. Libera-se então o osso temporal das estruturas extracranianas (músculos, parótida etc.). Inicia-se então a dissecção intracraniana da artéria carótida interna e reparando-a. A ligadura da artéria e secção da mesma com ressecção de todo o osso temporal é bastante discutível pelo pouco impacto ao prognóstico. A petrosectomia total tem indicações muito restritas. Tumores desta extensão geralmente envolvem a artéria carótida interna em seu segmento petroso e o prognóstico destes pacientes é muito pobre, mesmo que seja realizada a ressecção da artéria. Geralmente são lesões muito avançadas e a presença de metástases à distância é muito frequente, não justificando a morbidade do procedimento. Em geral, para tumores desta magnitude estão indicados procedimentos paliativos, como radioterapia e quimioterapia. O esvaziamento do tumor pode ser utilizado previamente, com remoção de tecido necrótico e frequentemente infectado, podendo trazer alívio sintomático temporário como melhor controle álgico e de higiene local.

Caso exista indicação de ressecção total do osso temporal e do segmento intratemporal da artéria carótida interna, isso pode ser realizado após alguns cuidados. A ligadura de uma carótida interna levará a grande prejuízo da vascularização cerebral. Apesar da existência de anastomoses no nível do polígono de Willis, na maioria dos casos (principalmente nos idosos) a nutrição colateral pelas artérias vertebrais e carótida interna contralateral são insuficientes para nutrir adequadamente o hemisfério cerebral ipsilateral.

Alguns testes permitem a análise da circulação colateral. O primeiro deles é a realização de uma arteriografia seletiva, com insuflação de um balão ocluindo o fluxo na artéria carótida interna sem uso de sedação. Caso manifeste qualquer alteração neurológica durante a oclusão da artéria, o balão é imediatamente desinsuflado e o teste é considerado intolerado, ou seja, a irrigação colateral é insuficiente para suprir o hemisfério cerebral.

Invasão extensa de dura, do lobo cerebral temporal ou do osso temporal medialmente ao ápice petroso indicam irressecabilidade do tumor (Fig. 43-8).

BIBLIOGRAFIA

Acharya PP, Sarma D, McKinnon B. Trends of temporal bone cancer: SEER database. Am J Otolaryngol. 2020;41(1):102297.

Bento RF, Miniti A, Marone SAM. Tratado de Otologia. São Paulo: Edusp; 1998.

Brant JA, Eliades SJ, Chen J, Newman JG, Ruckenstein MJ. Carcinoma of the middle ear: a review of the national cancer database. Otol Neurotol. 2017;38:1153-1157

Byers R, Kesler K, Redmon B, Medina J, Schwarz B. Squamous carcinoma of the external ear. The American Journal of Surgery. 1983 Oct 1;146(4):447-50.

Cummings CW, Flint PW, Harker LA, Haughey BH, Richardson MA, Robbins KT, et al. Cummings otolaryngology – head & neck surgery. 4. ed. St. Louis: Elsevier Mosby; 2005. p. 316-50.

Lalwani A. Current diagnosis & treatment in otolaryngology: head & neck surgery. Nova York: Lange Medical Books/McGraw-Hil; 2004.

Lewis JS. Cancer of the ear: a report of 150 cases. Laryngoscope. 1960; 70:551-79.

Mansouri B, Bicknell LM, Hill D, Walker GD, Fiala K, Housewright C. Mohs micrographic surgery for the management of cutaneous malignancies. Facial Plastic Surgery Clinics. 2017 Aug 1;25(3):291-301.

Moody SA, Hirsch BE, Myers EN. Squamous cell carcinoma of the external auditory canal: an evaluation of a staging system. Otology & Neurotology. 2000 Jul 1;21(4):582-8.

Moore G, Yarington CT Jr, Mangham CA Jr. Vagal body tumors: diagnosis and treatment. Laryngoscope. 1986;96:533.

Nabuurs CH, Kievit W, Labbé N, Leemans CR, Smit CF, van den Brekel MW, Pauw RJ, van der Laan BF, Jansen JC, Lacko M, Braunius WW. Evaluation of the modified Pittsburgh classification for predicting the disease-free survival outcome of squamous cell carcinoma of the external auditory canal. Head & Neck. 2020 Dec;42(12):3609-22.

Olsen WL, Dillon WP, Kelly WM, et al. MR imaging of paragangliomas. AJR Am J Roentgenol. 1987;148:201.

Persky MS, Setton A, Niimi Y, Hartman J, Frank D, Berenstein A. Combined endovascular and surgical treatment of head and neck paragangliomas – a team approach. Head Neck. 2002 May;24(5):423-31.

Preston-Martin S, Mack WJ. Neoplasms of the nervous system. In: Shottenfeld D, Fraumeni JF (Eds). Cancer Epidemiology and Prevention. 2. ed. New York: Oxford University Press; 1996.

Stramendinoli E, Lot G, Herman P, Corre-Gaubert H, Tran Ba Huy P. Interruption of the lateral sinus in surgery of paraganglioma and acoustic neurinoma. Apropos of 2 complications. Ann Otolaryngol Chir Cervicofac. 1998 Dec;115(6):362-6.

Varvares MA, Cheney ML, Goodman ML, Ceisler E, Montgomery WW. Chondroblastoma of the temporal bone – case report and literature review. Ann Otol Rhinol Laryngol. 1992;101:763-9.

RADIOTERAPIA E QUIMIOTERAPIA EM TUMORES DO OSSO TEMPORAL E BASE LATERAL DO CRÂNIO

CAPÍTULO 44

Amanda Acioli de Almeida ▪ Mateus Trinconi Cunha ▪ Gilberto de Castro Júnior

INTRODUÇÃO

Os tumores malignos do osso temporal e base lateral do crânio são neoplasias raras. Classicamente, esses tumores costumam ser divididos quanto à localização anatômica em orelha externa, orelha média e osso petroso/labirinto. Os tumores malignos mais comuns nessa região são os carcinomas de células escamosas (CECs), que representam 60%-80% dos casos, e os carcinomas basocelulares.[1,2] Especialmente, para os CECs alguns fatores de risco incluem otite crônica,[3] colesteatoma e radiação prévia.[4,5]

Carcinomas adenoides císticos (CAC), geralmente oriundos de glândulas salivares – em especial da glândula parótida – e melanomas, muitas vezes primários em orelha externa, podem também acometer a região por invasão local. Por outro lado, carcinomas mamários e pulmonares são os cânceres que mais comumente acometem o osso temporal por via metastática hematogênica.[6,7] Neoplasias de origem mesenquimal, como rabdomiossarcomas e osteossarcoma entre outras, também acometem o osso temporal, dessa vez de forma primária.[8]

Tendo em vista a raridade do acometimento da região e complexidade envolvida no tratamento de alguns desses tumores, neste capítulo, daremos destaque ao tratamento de CEC e CAC avançados.

INDICAÇÕES DE QUIMIOTERAPIA E RADIOTERAPIA

Doença Localizada

É bem estabelecido que, se possível, a ressecção cirúrgica em bloco deve ser priorizada, caso não haja contraindicações,[9] nos casos de CECs localmente avançados.

A maioria dos autores recomenda radioterapia (RT) complementar após cirurgia principalmente para pacientes classificados pelo estadiamento da Universidade de Pittsburgh com tumores T3 e T4.[7,8,10] Para tumores T1 e T2 as indicações costumam ser mais controversas, porém recomenda-se RT adjuvante para pacientes com erosão óssea, invasão perineural, margem positiva, recorrência, acometimento linfonodal e disseminação extracapsular.[11]

A RT como tratamento curativo tem eficácia limitada, e seu papel, isoladamente, ainda é controverso. A principal vantagem apontada para a modalidade é a preservação da via condutiva da audição em casos extremamente precoces e selecionados. Uma análise retrospectiva mostrou um benefício em sobrevida livre de doença em 5 anos para pacientes com tumores T1 tratados com RT definitiva, mas com efeito detrimental naqueles com tumores T2.[12] Por outro lado, a associação de quimioterapia (QT) à RT tem-se mostrado uma possibilidade terapêutica promissora. Uma metanálise por Takenaka *et al.* mostrou que, no cenário adjuvante, a adição de QT ao tratamento conferiu benefício de sobrevida global (SG) em comparação ao padrão de cirurgia seguida de RT, enquanto que, no tratamento definitivo, a combinação teve desfecho pelo menos equivalente à cirurgia seguida de RT em tumores T3 e T4.[13]

Finalmente, a indicação de imunoterapia em combinação com RT em contexto adjuvante é recomendada somente em cenário de estudos clínicos, envolvendo pacientes com doença residual em que a reoperação não é possível. Em casos de recorrência regional sem possibilidade de cirurgia ou RT com intuito curativo, pode-se considerar o uso de cemiplimabe ou pembrolizumabe.[14,15]

No caso de tumores de glândula salivar, a histologia de carcinoma adenoide cístico demanda a discussão de RT adjuvante independente do estádio clínico (este, feito conforme a classificação da American Joint Committee on Cancer, oitava edição).[16,17] Em casos de ressecção parcial, a reoperação deve ser o tratamento preferencial. Caso a reoperação para obtenção de margens negativas, ou mesmo um primeiro procedimento cirúrgico, seja impossível, deve-se ponderar RT definitiva com ou sem quimioterapia concomitante. Enquanto a eficácia da adição da quimioterapia concomitante não seja clara para pacientes com esta neoplasia quimiorresistente, sendo que séries de casos têm sugerido algum papel para a combinação.[18,19]

Pacientes que apresentam recorrência local da doença devem ter a ressecção priorizada sempre que possível, seguida de radioterapia adjuvante. No entanto, se o paciente já tiver recebido radioterapia anteriormente, é preferível priorizar a ressecção da doença sem a necessidade de radioterapia adicional. Caso a recidiva seja irressecável, o tratamento pode incluir radioterapia (ou reirradiação) com ou sem terapia sistêmica, com o objetivo de obter uma abordagem terapêutica mais radical.

Em contrapartida aos CECs, os carcinomas basocelulares (CBC) têm baixa propensão à invasão nodal ou metastatização. Dessa forma, o tratamento da lesão localizada é baseado principalmente em cirurgia ou radioterapia. Em casos de doenças localmente avançadas em que esses tratamentos não são possíveis, tratamentos sistêmicos com inibidores da via *sonic hedgehog* são possíveis.

Vismodegibe foi estudado em um estudo de fase II envolvendo 1.215 pacientes com CBC, dos quais 1.119 apresentavam doença localmente avançada, e 96 apresentavam doença metastática. Após um acompanhamento médio de 18 meses, a taxa de resposta (TR) em pacientes com doença localmente avançada foi de 69%, com uma SLP mediana de 23 meses.[20] Os eventos adversos causaram a interrupção do tratamento em cerca de um terço dos pacientes, e reações cutâneas graves foram relatadas. A vigilância regular da pele é recomendada para pacientes em uso de vismodegibe para monitorar a resposta e a resistência ao tratamento, bem como para novas lesões cutâneas, incluindo o CEC cutâneo.[21] Vismodegibe é aprovado no Brasil para CBC metastático e localmente avançado não passível de terapia locorregional.

O sonidegibe é uma alternativa viável ao vismodegibe para o tratamento do CBC localmente avançado, com taxas de resposta semelhantes. Em um estudo randomizado de 230 pacientes com BCC, aqueles que receberam a droga tiveram uma TR de 56%, e uma TR completa de 21%, com respostas tumorais duradouras.[22] Sonidegibe é aprovado pela FDA para CBC localmente avançado, mas não para doença metastática.

Doença Sistêmica

Os dados sobre quimioterapia sistêmica em pacientes com CEC metastático são limitados. Combinações baseadas em cisplatina mostraram resposta parcial em 34-44% dos casos, com sobrevida mediana livre de progressão (PFS) e sobrevida global (OS) de cerca de 5 e 11 meses, respectivamente.[23–25] O receptor do fator de crescimento epidérmico (EGFR) indica bom prognóstico, apesar de não ter correlação com a eficácia de inibidores de EGFR.[26] Estudos prospectivos com agentes que inibem o EGFR relatam taxas de resposta objetiva de 10-31% e sobrevida mediana de 11 a 13 meses.[26,27]

Cemiplimabe e pembrolizumabe são anticorpos monoclonais que se ligam ao PD-1 e impedem sua interação com seus ligantes PD-L1 e PD-L2, inibindo a função das células T. Cemiplimabe demonstrou uma taxa de resposta de 50% em um estudo multicoorte de fase I e uma resposta objetiva em 43,6-49,2% dos pacientes em um estudo de fase II, com 22 dos 29 pacientes com CEC metastático, mantendo resposta após 12 meses.[28,29] Em dois estudos abertos de fase 2, o pembrolizumabe mostrou uma taxa de resposta objetiva de 34%-42%, com sobrevida livre de resposta em 1 ano, variando de 66% a 93% e mediana de SLP de 7 meses.[30–32] Apesar da falta de evidências de estudos de fase 3 e comparação direta com a quimioterapia, o cemiplimabe e o pembrolizumabe foram aprovados pela FDA e pela EMA e recomendados pelas diretrizes da NCCN e da ESMO como terapia de primeira linha para CECs cutâneos avançado e metastático.

No tratamento do carcinoma adenoide cístico metastático, considerando a raridade desse tipo de doença, não há consenso estabelecido sobre tratamento sistêmico, sendo sempre preferível o recrutamento desses pacientes em estudos clínicos. Levando-se em conta o baixo *turnover* celular dessa neoplasia, regimes de quimioterapia tendem a ter benefício limitado, sendo reservado a doenças sintomáticas, inoperáveis, em franca progressão.[33]

Quando o tratamento sistêmico é considerado, a revisão de lâmina por Patologista especialista na área de cabeça e pescoço pode ser necessária a fim de melhor classificar a respectiva histologia e guiar a solicitação de sequenciamento de próxima geração ou outras avaliações moleculares, com possibilidade de expansão do arsenal terapêutico. Entretanto, estudos com inibidores de tirosina-quinase e tratamentos-alvo direcionados a EGFR e HER-2 apresentaram resultados decepcionantes.[34–38]

CBCs metastáticos são extremamente raros. Dessa forma, dados sobre as alternativas de tratamento são baseados em estudos de fase precoce ou observacionais. Atualmente, a primeira linha de terapia sistêmica consiste no uso de vismodegibe. No mesmo estudo citado para o tratamento de doença avançada, somente 8% dos pacientes apresentavam doença metastática. Nesse estudo, os pacientes apresentaram TR de 37% e SLP mediana de 13 meses.[20] Pacientes, que não possuem acesso, são intolerantes a inibidores da via *hedgehog*, ou apresentam *performance status* deteriorado podem ser candidatos, à imunoterapia com cemiplimabe.[39]

Seguimento

O acompanhamento dos tumores do osso temporal depende de vários fatores, considerando que podem ser diversos os tumores primários, localização do acometimento, estadiamento e também há de se levar em consideração o *status* clínico do paciente e opções de tratamento.

Em geral, recomenda-se que os pacientes com tumores do osso temporal tenham um acompanhamento próximo, pois algumas recidivas ainda podem ser passíveis de tratamento com intuito curativo.[40] Além disso, os pacientes também podem apresentar toxicidades importantes relacionadas ao tratamento que demandem avaliação médica.

O acompanhamento pode incluir exames físicos regulares, exames de imagem (como tomografia computadorizada ou ressonância magnética) e avaliações de audição e equilíbrio. A frequência e a duração das visitas de acompanhamento podem variar dependendo do caso, mas uma estratégia de acompanhamento possível consiste em exame clínico e ressonância magnética de cabeça e pescoço com contraste a cada dois meses no primeiro ano, e a cada 4 meses no segundo ano, posteriormente, exame clínico e ressonância magnética a cada 6 meses do 3º ao 5º ano.[40]

Outro exame que pode ser útil quando há suspeita de recidiva local ou a distância é a Tomografia por Emissão de Pósitrons (PET-CT).[40] Além disso, os pacientes devem ser orientados a ficarem atentos a quaisquer outros sintomas, como otalgia, otorreia, alterações na audição e/ou equilíbrio, paralisia facial e outros sintomas que possam indicar recorrência.

Complicações

As complicações relacionadas tanto à invasão tumoral direta do osso temporal e base lateral do crânio quanto ao tratamento, seja cirúrgico ou radioterápico, incluem:

Hipoacusia

A remoção do osso temporal resulta em uma perda auditiva inevitável, seja total ou condutiva ipsilateral. Porém, existem soluções para reabilitar a audição. No caso da perda auditiva condutiva total, um aparelho auditivo osseointegrado (BAHA) é uma opção eficaz. Já para a perda auditiva total, pode-se recorrer tanto ao BAHA quanto ao aparelho bilateral contralateral de roteamento de sinais (BI-CROS).

Distúrbios do Equilíbrio

A remoção de um labirinto funcionante pode levar à vertigem pós-operatória. Se a compensação vestibular demorar a ocorrer ou for incompleta, pode ser necessário encaminhar o paciente para serviços de reabilitação vestibular.

Distúrbios de Fonação e Deglutição

A cirurgia para tumores avançados pode representar um risco para os nervos cranianos inferiores (IX, X, XII), que são fundamentais para a deglutição e a fala. Portanto, o cuidado com o paciente deve envolver uma colaboração próxima entre a equipe médica e a fonoaudiologia.

Distúrbios do Nervo Facial

Paralisia do nervo facial, ou paralisia de Bell, pode ser uma manifestação de tumores do osso temporal tanto no diagnóstico quanto na consequência de tratamentos como cirurgia ou radioterapia.[11,41,42]

Disseminação Intracraniana

Enquanto a invasão da dura-máter leva principalmente a quadro de cefaleia, a invasão leptomeníngea (com envolvimento da pia-máter e aracnoide) pode levar a diferentes sintomas a depender da extensão do envolvimento, com sintomas, como cefaleia, confusão, distúrbios cognitivos e convulsões no envolvimento cerebral; distúrbio dos pares cranianos VI, VII e VIII no envolvimento de fossa posterior; sintomas de isquemia e infarto vascular, caso haja invasão de vasos; ou reações inflamatórias e distúrbios de vazão do líquido cefalorraquidiano (LCR).[43]

O diagnóstico é desafiador devido à baixa sensibilidade nas modalidades diagnósticas. A avaliação inicial inclui ressonância magnética de alta qualidade do cérebro e da coluna e estudos do LCR. Os estudos do LCR geralmente mostram pleocitose leve, hipoglicorraquia e proteínas elevadas. Resultados falso-negativos são comuns em citologia. Estudos do LCR positivos e achados radiológicos sugestivos são suficientes para o diagnóstico, mas uma amostra negativa deve ser seguida por uma punção adicional. O tratamento se concentra em melhorar os déficits neurológicos, a qualidade de vida e prolongar a sobrevida, minimizando a toxicidade. Tratamento paliativo e de suporte também são fornecidos conforme necessário.[43]

Síndrome do Forame Jugular, que Pode Levar a Edema Facial, Dor Cervical e Distúrbios de Deglutição

A síndrome do forame jugular (SJF) é uma condição que pode ser identificada por disfonia ou disfagia, com dor periauricular unilateral persistente e cefaleia frequentemente associadas. Os sintomas variam de acordo com as estruturas afetadas, sendo que a compressão do nervo vago pode levar à paralisia dos músculos laríngeos, enquanto a disfunção do nervo acessório pode resultar em queda do ombro, dificuldade de abdução do braço ipsilateral e rotação da cabeça contralateral. A obstrução dos seios venosos e veias pode causar cefaleia e papiledema devidos à congestão venosa intracraniana.[44]

Para identificar a SJF, é recomendável examinar os reflexos palatino e de vômito do paciente, paralisia das pregas vocais, queda do ombro, força dos músculos esternocleidomastóideo e trapézio, além do exame de cavidade oral e canal auditivo externo.

A SJF pode também se apresentar de maneira única, como na síndrome de síncope de neuralgia glossofaríngea e zumbido pulsátil.[45,46]

Abordagem cirúrgica, radiocirurgia estereotáxica ou radioterapia estereotáxica fracionada são opções de tratamento. Anticoagulantes, como heparina de baixo peso molecular, podem ser usados para trombose da veia jugular.[47] É importante lembrar que uma abordagem multidisciplinar é vital na abordagem de grandes acometimentos com extensão intracraniana.

Prognóstico

O prognóstico dos tumores de osso temporal e base lateral do crânio é variável, pois as apresentações destas neoplasias podem ser diversas quanto à histologia e extensão do acometimento.

Porém, alguns fatores acarretam pior prognóstico como estadiamento T,[1,48] em algumas séries pacientes com tumores T4 tinham uma sobrevida em 2 anos de 7%.[10] Esses piores desfechos estão relacionados à invasão de estruturas adjacentes que se correlacionam com maior risco de recidivas, especialmente quando há envolvimento de estruturas, como a dura-máter [1]. O estadiamento N também foi correlacionado em algumas séries como um fator de pior prognóstico,[1] porém o estadiamento T parece ter uma associação mais importante ao prognóstico do que o estadiamento N.[49] E pacientes com doença avançada com acometimento a distância também têm pior prognóstico.[49,50]

O *status* da margem cirúrgica também é importante, pois há correlação significativa entre ressecção com margens positivas e pior sobrevida livre de doença.[51] Outro fator importante também ao se considerar durante o tratamento desses pacientes é que especialmente em tumores T3 aqueles que foram submetidos à radioterapia adjuvante apresentavam melhor sobrevida.[10]

Por fim, diversos outros fatores também foram avaliados em séries de casos e implicados em pior prognóstico, como paralisia de nervo facial pré-operatória e radioterapia prévia,[52] *tumor budding*,[53] elevada proporção de neutrófilos para linfócitos, elevada proporção de plaquetas para linfócitos, baixa proporção de linfócitos para monócitos, escore prognóstico de Glasgow de 2, escore de inflamação sistêmica de 2, leucocitose e elevação de proteína C reativa (PCR).[54]

REFERÊNCIAS BIBLIOGRÁFICAS

1. Zanoletti E, Marioni G, Stritoni P, Lionello M, Giacomelli L, Martini A, et al. Temporal bone squamous cell carcinoma: analyzing prognosis with univariate and multivariate models. Laryngoscope. 2014 May;124(5):1192–8.
2. Breen JT, Roberts DB, Gidley PW. Basal cell carcinoma of the temporal bone and external auditory canal. Laryngoscope. 2018 Jun;128(6):1425–30.
3. Conley J. Cancer of the middle ear. Ann Otol Rhinol Laryngol. 1965 Jun;74:555–72.
4. Coachman EH. Squamous cell carcinoma secondary to cholesteatoma. AMA Arch Otolaryngol. 1951 Aug;54(2):187.

5. Ruben RJ, Thaler SU, Holzer N. Radiation induced carcinoma of the temporal bone. Laryngoscope. 1977 Oct;87(10 Pt 1):1613–21.
6. Song K, Park KW, Heo JH, Song IC, Park YH, Choi JW. Clinical Characteristics of Temporal Bone Metastases. Clin Exp Otorhinolaryngol. 2019 Feb;12(1):27–32.
7. Chong V. Skull Base Imaging. Elsevier Health Sciences; 2017. 350 p.
8. De Foer B, Wuyts L, Bernaerts A, van Dinther J, Offeciers E, Casselman JW. Chapter 6 - Temporal Bone Tumors. In: Chong V (Ed.). Skull Base Imaging. Elsevier. 2018. p. 99–143.
9. Matoba T, Hanai N, Suzuki H, Nishikawa D, Tachibana E, Okada T, et al. Treatment and Outcomes of Carcinoma of the External and Middle Ear: The Validity of En Bloc Resection for Advanced Tumor. Neurol Med Chir. 2018 Jan 15;58(1):32–8.
10. Moody SA, Hirsch BE, Myers EN. Squamous cell carcinoma of the external auditory canal: an evaluation of a staging system. Am J Otol. 2000 Jul;21(4):582–8.
11. Dean NR, White HN, Carter DS, Desmond RA, Carroll WR, McGrew BM, et al. Outcomes following temporal bone resection. Laryngoscope. 2010 Aug;120(8):1516–22.
12. Ogawa K, Nakamura K, Hatano K, Uno T, Fuwa N, Itami J, et al. Treatment and prognosis of squamous cell carcinoma of the external auditory canal and middle ear: a multi-institutional retrospective review of 87 patients. Int J Radiat Oncol Biol Phys. 2007 Aug 1;68(5):1326–34.
13. Takenaka Y, Cho H, Nakahara S, Yamamoto Y, Yasui T, Inohara H. Chemoradiation therapy for squamous cell carcinoma of the external auditory canal: A meta-analysis. Head Neck. 2015 Jul;37(7):1073–80.
14. Migden MR, Khushalani NI, Chang ALS, Lewis KD, Schmults CD, Hernandez-Aya L, et al. Cemiplimab in locally advanced cutaneous squamous cell carcinoma: results from an open-label, phase 2, single-arm trial. Lancet Oncol. 2020 Feb;21(2):294–305.
15. Grob JJ, Gonzalez Mendoza R, Basset-Seguin N, Vornicova O, Schachter J, Joshi A, et al. Pembrolizumab for recurrent/metastatic cutaneous squamous cell carcinoma (cSCC): Efficacy and safety results from the phase II KEYNOTE-629 study. Ann Oncol. 2019 Oct;30(Supplement_5):v908.
16. Amin MB, Greene FL, Edge SB, Compton CC, Gershenwald JE, Brookland RK, et al. The Eighth Edition AJCC Cancer Staging Manual: Continuing to build a bridge from a population-based to a more "personalized" approach to cancer staging. CA Cancer J Clin. 2017 Mar;67(2):93–9.
17. Mendenhall WM, Morris CG, Amdur RJ, Werning JW, Hinerman RW, Villaret DB. Radiotherapy alone or combined with surgery for adenoid cystic carcinoma of the head and neck. Head Neck. 2004 Feb;26(2):154–62.
18. Samant S, van den Brekel MW, Kies MS, Wan J, Robbins KT, Rosenthal DI, et al. Concurrent chemoradiation for adenoid cystic carcinoma of the head and neck. Head Neck. 2012 Sep;34(9):1263–8.
19. Maruya SI, Namba A, Matsubara A, Kakehata S, Takeda I, Shirasaki T, et al. Salivary gland carcinoma treated with concomitant chemoradiation with intraarterial cisplatin and docetaxel. Int J Clin Oncol. 2006 Oct;11(5):403–6.
20. Basset-Séguin N, Hauschild A, Kunstfeld R, Grob J, Dréno B, Mortier L, et al. Vismodegib in patients with advanced basal cell carcinoma: Primary analysis of STEVIE, an international, open-label trial. Eur J Cancer. 2017 Nov;86:334–48.
21. Mohan SV, Chang J, Li S, Henry AS, Wood DJ, Chang ALS. Increased Risk of Cutaneous Squamous Cell Carcinoma After Vismodegib Therapy for Basal Cell Carcinoma. JAMA Dermatol. 2016 May 1;152(5):527–32.
22. Lear JT, Migden MR, Lewis KD, Chang ALS, Guminski A, Gutzmer R, et al. Long-term efficacy and safety of sonidegib in patients with locally advanced and metastatic basal cell carcinoma: 30-month analysis of the randomized phase 2 BOLT study. J Eur Acad Dermatol Venereol. 2018 Mar;32(3):372–81.
23. Sadek H, Azli N, Wendling JL, Cvitkovic E, Rahal M, Mamelle G, et al. Treatment of advanced squamous cell carcinoma of the skin with cisplatin, 5-fluorouracil, and bleomycin. Cancer. 1990 Oct 15;66(8):1692–6.
24. Jarkowski A 3rd, Hare R, Loud P, Skitzki JJ, Kane JM 3rd, May KS, et al. Systemic Therapy in Advanced Cutaneous Squamous Cell Carcinoma (CSCC): The Roswell Park Experience and a Review of the Literature. Am J Clin Oncol. 2016 Dec;39(6):545–8.
25. Fitzgerald K, Tsai KK. Systemic therapy for advanced cutaneous squamous cell carcinoma. Semin Cutan Med Surg. 2019 Mar 1;38(1):E67–74.
26. Foote MC, McGrath M, Guminski A, Hughes BGM, Meakin J, Thomson D, et al. Phase II study of single-agent panitumumab in patients with incurable cutaneous squamous cell carcinoma. Ann Oncol. 2014 Oct;25(10):2047–52.
27. William WN Jr, Feng L, Ferrarotto R, Ginsberg L, Kies M, Lippman S, et al. Gefitinib for patients with incurable cutaneous squamous cell carcinoma: A single-arm phase II clinical trial. J Am Acad Dermatol. 2017 Dec;77(6):1110–3.e2.
28. Migden MR, Rischin D, Schmults CD, Guminski A, Hauschild A, Lewis KD, et al. PD-1 Blockade with Cemiplimab in Advanced Cutaneous Squamous-Cell Carcinoma. N Engl J Med. 2018 Jul 26;379(4):341–51.
29. Rischin D, Migden MR, Lim AM, Schmults CD, Khushalani NI, Hughes BGM, et al. Phase 2 study of cemiplimab in patients with metastatic cutaneous squamous cell carcinoma: primary analysis of fixed-dosing, long-term outcome of weight-based dosing. J Immunother Cancer [Internet]. 2020 Jun;8(1). Available from: http://dx.doi.org/10.1136/jitc-2020-000775.
30. Grob JJ, Gonzalez R, Basset-Seguin N, Vornicova O, Schachter J, Joshi A, et al. Pembrolizumab Monotherapy for Recurrent or Metastatic Cutaneous Squamous Cell Carcinoma: A Single-Arm Phase II Trial (KEYNOTE-629). J Clin Oncol. 2020 Sep 1;38(25):2916–25.
31. Maubec E, Boubaya M, Petrow P, Beylot-Barry M, Basset-Seguin N, Deschamps L, et al. Phase II Study of Pembrolizumab As First-Line, Single-Drug Therapy for Patients With Unresectable Cutaneous Squamous Cell Carcinomas. J Clin Oncol. 2020 Sep 10;38(26):3051–61.
32. Alberti A, Bossi P. Immunotherapy for Cutaneous Squamous Cell Carcinoma: Results and Perspectives. Front Oncol. 2021;11:727027.
33. Dillon PM, Chakraborty S, Moskaluk CA, Joshi PJ, Thomas CY. Adenoid cystic carcinoma: A review of recent advances, molecular targets, and clinical trials. Head Neck. 2016 Apr;38(4):620–7.
34. Ghosal N, Mais K, Shenjere P, Julyan P, Hastings D, Ward T, et al. Phase II study of cisplatin and imatinib in advanced salivary adenoid cystic carcinoma. Br J Oral Maxillofac Surg. 2011 Oct;49(7):510–5.
35. Duffaud F, Le Cesne A. Imatinib in the treatment of solid tumours. Target Oncol. 2009 Jan;4(1):45–56.
36. Locati LD, Bossi P, Perrone F, Potepan P, Crippa F, Mariani L, et al. Cetuximab in recurrent and/or metastatic salivary gland carcinomas: A phase II study. Oral Oncol. 2009 Jul;45(7):574–8.
37. Jakob JA, Kies MS, Glisson BS, Kupferman ME, Liu DD, Lee JJ, et al. Phase II study of gefitinib in patients with advanced salivary gland cancers. Head Neck. 2015 May;37(5):644–9.
38. Agulnik M, Cohen EWE, Cohen RB, Chen EX, Vokes EE, Hotte SJ, et al. Phase II study of lapatinib in recurrent or metastatic epidermal growth factor receptor and/or erbB2 expressing adenoid cystic carcinoma and non adenoid cystic carcinoma malignant tumors of the salivary glands. J Clin Oncol. 2007 Sep 1;25(25):3978–84.

39. Stratigos AJ, Sekulic A, Peris K, Bechter O, Prey S, Kaatz M, et al. Cemiplimab in locally advanced basal cell carcinoma after hedgehog inhibitor therapy: an open-label, multi-centre, single-arm, phase 2 trial. Lancet Oncol. 2021 Jun;22(6):848–57.
40. Zanoletti E, Lovato A, Stritoni P, Martini A, Mazzoni A, Marioni G. A critical look at persistent problems in the diagnosis, staging and treatment of temporal bone carcinoma. Cancer Treat Rev. 2015 Dec;41(10):821–6.
41. Chan EH, Tan HM, Tan TY. Facial palsy from temporal bone lesions. Ann Acad Med Singapore. 2005 May;34(4):322–9.
42. Janssen S, Glanzmann C, Yousefi B, Loewenich K, Huber G, Schmid S, et al. Radiation-induced lower cranial nerve palsy in patients with head and neck carcinoma. Mol Clin Oncol. 2015 Jul;3(4):811–6.
43. Batool A, Kasi A. Leptomeningeal Carcinomatosis. StatPearls Publishing; 2022.
44. Wilson M, Browne JD, Martin T, Geer C. Case report: atypical presentation of jugular foramen mass. Am J Otolaryngol. 2012 May-Jun;33(3):370–4.
45. Saman Y, Whitehead D, Gleeson M. Jugular foramen schwannoma presenting with glossopharyngeal neuralgia syncope syndrome. J Laryngol Otol. 2010 Dec;124(12):1305–8.
46. Fayad JN, Keles B, Brackmann DE. Jugular foramen tumors: clinical characteristics and treatment outcomes. Otol Neurotol. 2010 Feb;31(2):299–305.
47. Lee M, Heo Y, Kim T. Vernet's Syndrome Associated with Internal Jugular Vein Thrombosis. J Stroke Cerebrovasc Dis. 2019 Feb;28(2):344–6.
48. Nam GS, Moon IS, Kim JH, Kim SH, Choi JY, Son EJ. Prognostic Factors Affecting Surgical Outcomes in Squamous Cell Carcinoma of External Auditory Canal. Clin Exp Otorhinolaryngol. 2018 Dec;11(4):259–66.
49. Lionello M, Stritoni P, Facciolo MC, Staffieri A, Martini A, Mazzoni A, et al. Temporal bone carcinoma. Current diagnostic, therapeutic, and prognostic concepts. J Surg Oncol. 2014 Sep;110(4):383–92.
50. Yeung P, Bridger A, Smee R, Baldwin M, Bridger GP. Malignancies of the external auditory canal and temporal bone: a review. ANZ J Surg. 2002 Feb;72(2):114–20.
51. Essig GF, Kitipornchai L, Adams F, Zarate D, Gandhi M, Porceddu S, et al. Lateral temporal bone resection in advanced cutaneous squamous cell carcinoma: report of 35 patients. J Neurol Surg B Skull Base. 2013 Feb;74(1):54–9.
52. Kline NL, Bhatnagar K, Eisenman DJ, Taylor RJ. Survival outcomes of lateral skull base tumors following temporal bone resection. Head Neck. 2021 Aug;43(8):2414–22.
53. Alessandrini L, Zanoletti E, Cazzador D, Sbaraglia M, Franz L, Tealdo G, et al. Tumor budding to investigate local invasion, metastasis and prognosis in temporal bone squamous cell carcinoma. Pathol Res Pract. 2022 Jan;229:153719.
54. Komune N, Sato K, Hongo T, Miyazaki M, Masuda S, Koike K, et al. Prognostic significance of systemic inflammatory response in cases of temporal bone squamous cell carcinoma. Laryngoscope. 2021 Aug;131(8):1782–9.

PARTE VI TRAUMAS DO OSSO TEMPORAL

CAPÍTULO 45

TRAUMAS DO OSSO TEMPORAL

Ricardo Ferreira Bento

EPIDEMIOLOGIA

Os traumas de osso temporal têm aumentado nos últimos anos devido às atividades humanas e à violência.

Traumas de crânio causando fraturas de osso temporal são comuns em acidentes com veículos automotores, esportes, acidentes de trabalho, acidentes domésticos, assaltos e agressões.

Aproximadamente 75% dos acidentes automobilísticos levam a trauma de cabeça, e 5% deles apresentam fraturas da pirâmide petrosa, dos quais 12% são bilaterais. Somando-se a estas condições, atualmente há um aumento da violência urbana e dos atos de terrorismo.

Existem dois tipos de lesões no osso temporal:

1. Os traumas não penetrantes (contusões na cabeça).
2. Os traumas penetrantes (lesões por projéteis de arma de fogo, armas brancas e outros corpos perfurantes).

Entre os traumas não penetrantes, os mais comuns são causados por acidentes automobilísticos.

Os traumas penetrantes são mais comuns em assaltos, tentativas de suicídio e alguns acidentes. Lesões provocadas por projéteis de arma de fogo na região de cabeça e pescoço atingem o osso temporal em 40% dos casos. A orelha direita é o segundo local escolhido para tentativas de suicídio.

Os traumas envolvendo osso temporal são muito importantes devido à presença de estruturas vitais e funcionais sensoriais em sua vizinhança, e esta variabilidade justifica a variedade de sinais e sintomas normalmente encontrados. São eles:

1. Sinais encefálicos (coma).
2. Sinais otológicos (surdez, otorragia, fístula liquórica, vertigem, paralisia facial).
3. Sinais neurológicos (lesões de nervos cranianos – V e VI nervos).

Para o diagnóstico e prioridades de tratamento dos traumas de osso temporal devemos individualizar estágios:

- *Estágio primário ou de emergência:* salvar o paciente da morte e minimizar possíveis futuras sequelas. São feitos, então, a liberação das vias aéreas, reanimação, sangramentos, danos neurológicos e recuperação do coma.
- *Estágio secundário ou funcional:* resolução das urgências (outras fraturas, paralisia facial, fístulas, otorragia, surdez e vertigem) que, se deixadas sem tratar, podem resultar em severas sequelas funcionais ou infecção.
- *Estágio terciário ou de reparo das sequelas:* reconstrução timpânica, de cadeia ossicular, fístulas tardias, reconstrução de meato acústico externo etc.

Sem dúvida os acidentes rodoviários (carros e motocicletas) são a principal causa dos traumas de osso temporal, representando 60% de todos os traumas. Deste total, os acidentes motociclísticos são a maioria.

Acidentes com veículos normalmente afetam pacientes do sexo masculino, adultos entre 18 e 40 anos de idade, enquanto que os atropelamentos atingem principalmente crianças e idosos.

Os traumas severos de membrana timpânica e orelha média podem lesionar o canal auditivo, sem fraturar o osso temporal. Podem, ainda, resultar da introdução de objetos através do meato. Traumas barométricos, por explosões, mergulhos, tapas ou até beijos na orelha podem levar a lesões timpânicas. Outra causa, a iatrogênica, é a que ocorre durante cirurgias otológicas.

Fisiopatologia das Fraturas do Osso Temporal

Para melhor entendermos a fisiopatologia das lesões do osso temporal em traumas de crânio vamos dividir os traumas em:

1. Lesões ósseas:
   - Fraturas longitudinais ou extralabirínticas.
   - Fraturas transversais ou translabirínticas.
   - Mistas ou timpanolabirínticas.
   - Parciais.
2. Lesões labirínticas:
   - Causadas por fraturas transversais.
   - Causadas por fraturas parciais.
   - Sem fístula labiríntica.
   - Outras.
3. Lesões ossiculares:
   - Deslocamento
     - Incudoestapedial.
     - Incudomaleolar.
     - Estapediovestibular.
   - Fraturas.
4. Lesões de nervo facial:
   - Neurotmese.
   - Axonotmese.
   - Neuropraxia.
5. Outras lesões:
   - Vasculares.
   - Meníngeas.
   - Encefálicas.

Como foi dito anteriormente o osso temporal é rico em estruturas funcionais e vitais externas e internas.

É um osso compacto que apresenta estruturas de diferentes densidades, por exemplo, o osso labiríntico é extremamente duro (o mais duro do organismo), enquanto a parte esponjosa é mais mole. Isso contribui para a formação das rotas de fratura e dos projéteis de arma de fogo.

Primeiro vamos detalhar o mecanismo de fratura do osso temporal:

Fraturas Longitudinais ou Extralabirínticas

As fraturas longitudinais representam cerca de 80% das fraturas do osso temporal.

Elas são causadas por impacto lateral (temporoparietal), e a onda do choque que atinge o labirinto se espalha devido à sua resistência que quebra a porção escamosa vertical, e a fratura se curva seguindo o conduto auditivo externo, e para a cavidade auditiva anterior podem ocorrer três linhas de fratura longitudinal (Fig. 45-1):

- *Tipo I:* são aquelas fraturas cuja linha rompe a porção escamosa vertical, segue em direção à porção escamosa pré-meática e na cavidade timpânica superior, atingindo o ápice petroso, cruzando um plano frontal. Este tipo de fratura pode afetar o gânglio geniculado e se estender anteriormente para a articulação temporomandibular.
- *Tipo II:* são as fraturas cuja linha que rompe a porção escamosa vertical e segue para a porção escamosa suprameática, e para a parede anterior da cavidade timpânica e pode seguir até o ápice petroso, afetando por vezes o nervo facial.
- *Tipo III:* são as fraturas que rompem a porção escamosa vertical, seguem para as porções escamosas supra e retromeatais, as quais se estendem para a mastoide cruzando as paredes posterior e superior do meato auditivo externo. A fratura é localizada a 45° paralela ao osso petroso no plano frontal. É associada à lesão de nervo facial no nível do segundo joelho ou na terceira porção. Pode-se estender até o forame *lacerum* e canal carotídeo, levando a risco de acidente vascular cerebral por dissecção da artéria carótida e hemorragia (Figs. 45-2 e 45-3).

Em fraturas longitudinais normalmente ocorrem otorragia e surdez de condução devido à presença de sangue na cavidade timpânica, perfuração na membrana timpânica e fratura ou deslocamento de ossículos. Lesão de nervo facial se dá em somente 20% dos casos, e fístulas liquóricas ou perinlinfáticas são mais incomuns. As fístulas por vezes podem ser tardias, até anos após a fratura.

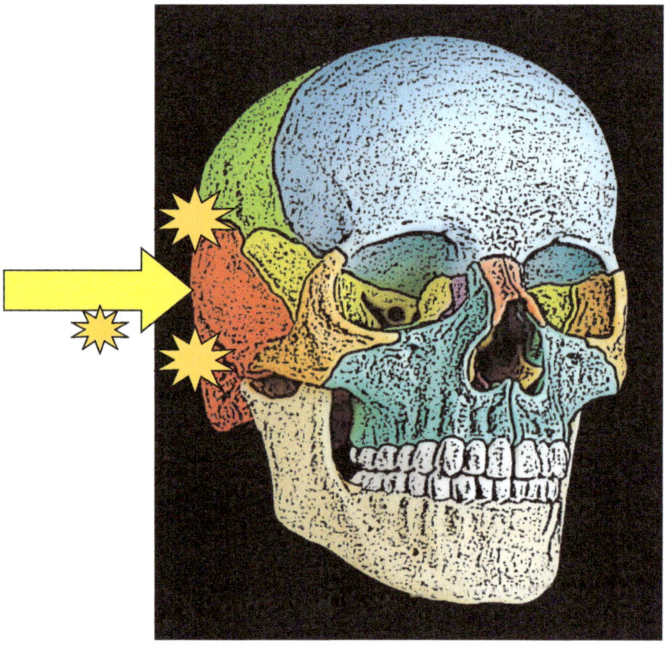

Fig. 45-1. Ângulo de impacto das fraturas longitudinais.

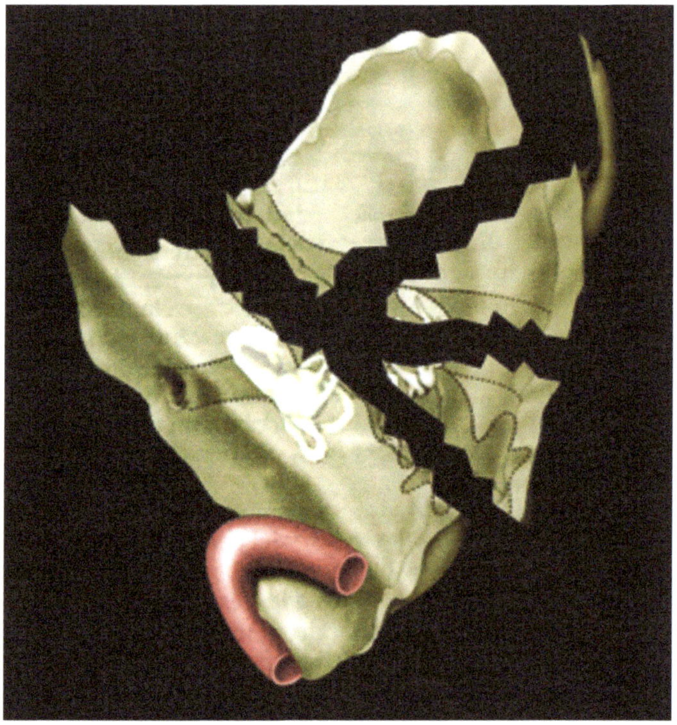

Fig. 45-2. Tipos de fraturas longitudinais.

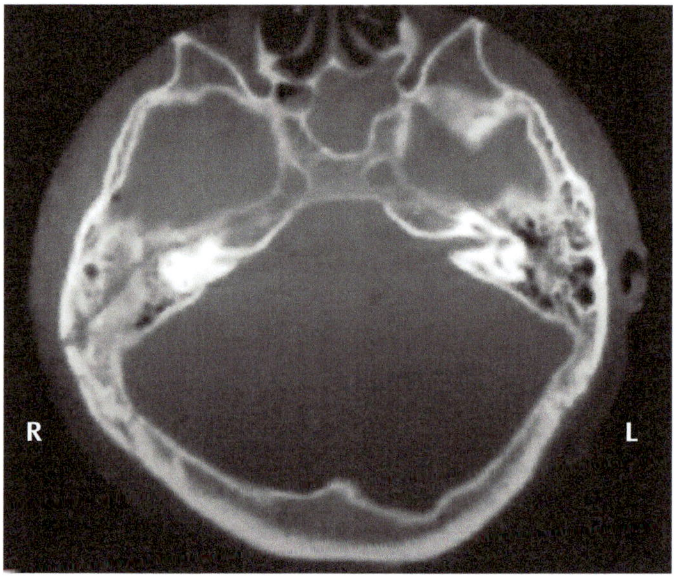

Fig. 45-3. TC de fratura longitudinal no osso temporal direito.

Fraturas Transversais ou Translabirínticas

Representam aproximadamente 10% de todas as fraturas. São causadas por impactos posteriores ou occipitais ou no vértex (superior) fazendo com que as ondas de choque que vêm da região occipital cruzem o forame jugular, estendendo-se anterior e exteriormente e afetem a parte posterior ou interna do osso temporal (Fig. 45-4). Normalmente rompendo o labirinto ósseo no nível do canal semicircular posterior e aqueduto vestibular (Figs. 45-5 e 45-6). A orelha interna e a cóclea podem ser também lesionadas, se a linha de fratura for mais anterior.

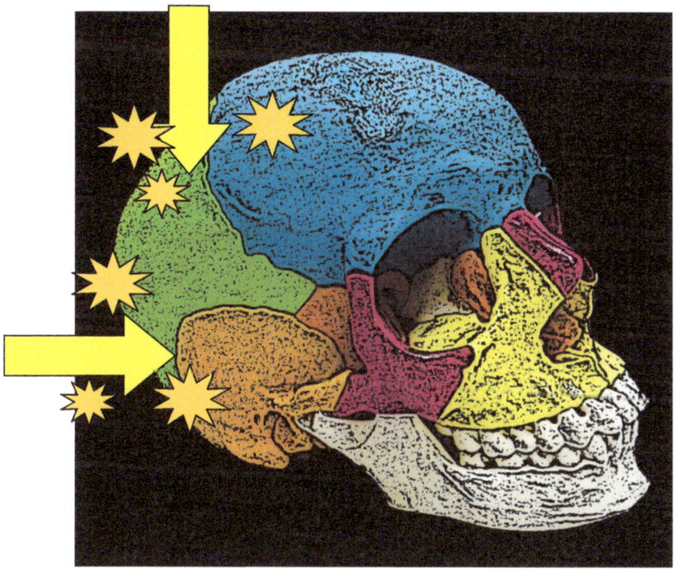

Fig. 45-4. Ângulo de impacto das fraturas transversais.

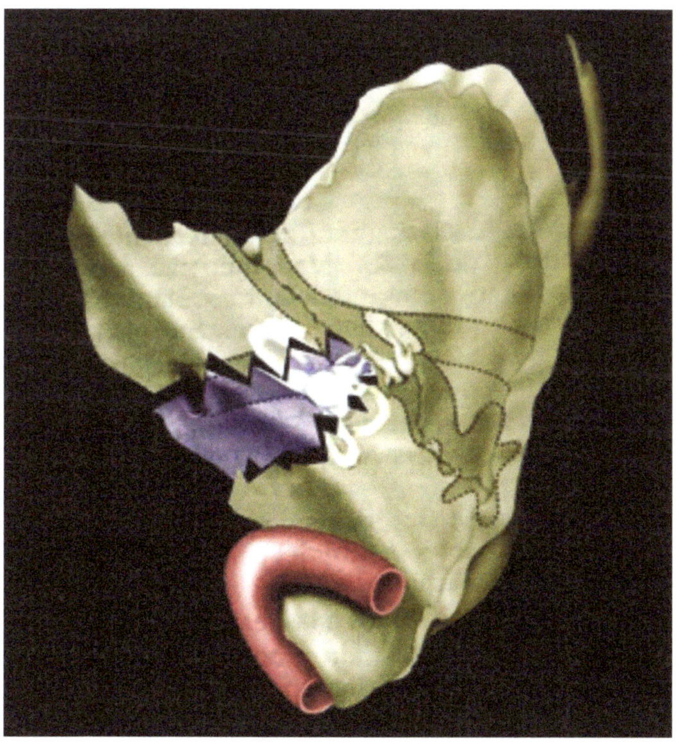

Fig. 45-5. Tipos de fraturas transversais.

O nervo facial é mais frequentemente atingido (60% das fraturas) em dois níveis:

- Em sua primeira porção (labiríntica) a linha de fratura pode passar através do conduto auditivo interno e lesionar o facial na primeira porção e no gânglio geniculado.
- Nas segunda e terceira porções, se a linha de fratura seguir o canal de Falópio. Esse sinal de compressão do canal de Falópio pode ser visualizado no segmento vertical ou mastóideo do nervo, conforme observado na Figura 45-7, e pode ser indicação cirúrgica de descompressão nesse segmento.

Essas fraturas normalmente causam destruição cocleovestibular e fístula cefalorraquidiana que se origina da fossa posterior, aparecendo no meio da hemorragia, clareando a otorreia. Pode também ter seu débito pela tuba auditiva para a rinofaringe.

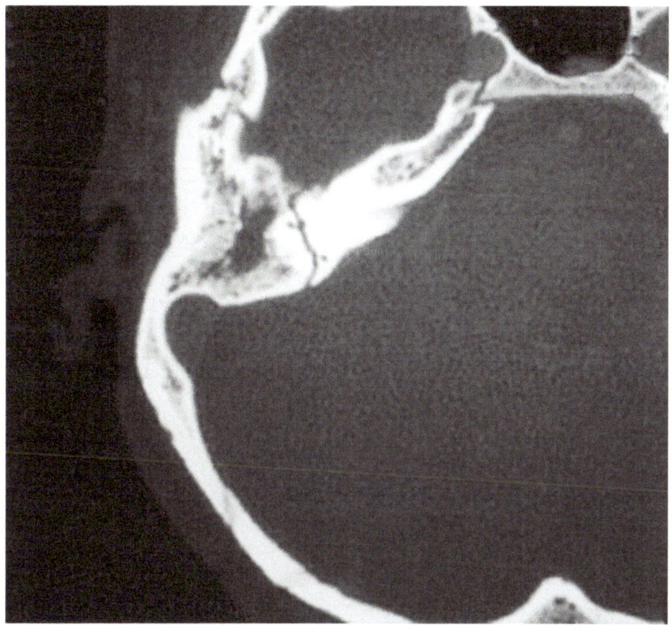

Fig. 45-6. TC de fratura transversal do osso temporal.

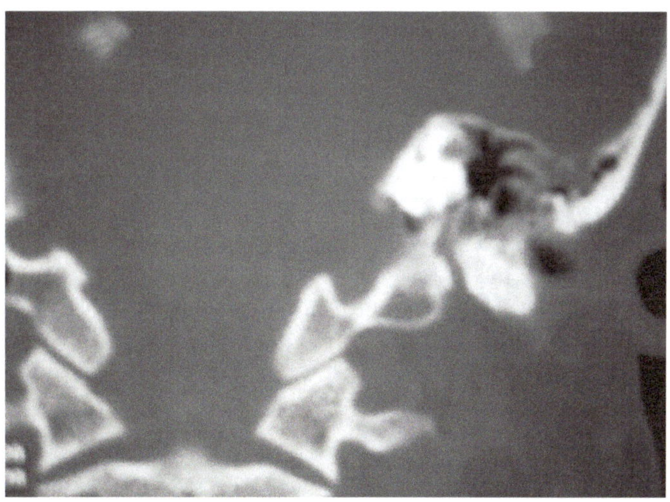

Fig. 45-7. Lesão no segmento vertical do canal de Falópio.

Fraturas Mistas ou Translabirínticas (Cominutivas) (Fig. 45-8)

Podem ser causadas por traumas severos ou por projéteis de arma de fogo.

Fraturas Parciais

São fraturas no teto do osso temporal ou próximo à dura-máter, que podem causar fístula perilinfática ou liquórica (Fig. 45-9).

Fisiopatologia das Lesões Labirínticas

Lesões Labirínticas Causadas por Fraturas Transversais

Podemos encontrar lesões labirínticas em 90% das fraturas transversais. Se a linha de fratura for localizada mais anterior pode cruzar o meato acústico interno e a cóclea.

Se a lesão for posterior, a fratura passa através do vestíbulo e dos canais semicirculares.

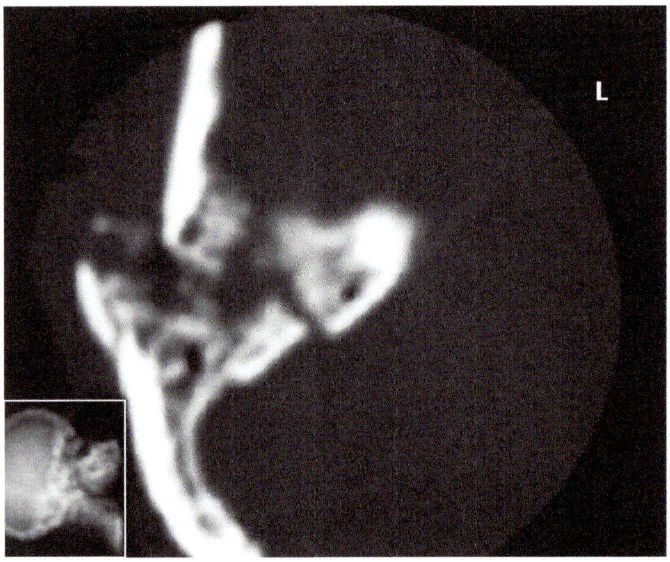

Fig. 45-8. TC mostrando uma fratura cominutiva do osso temporal.

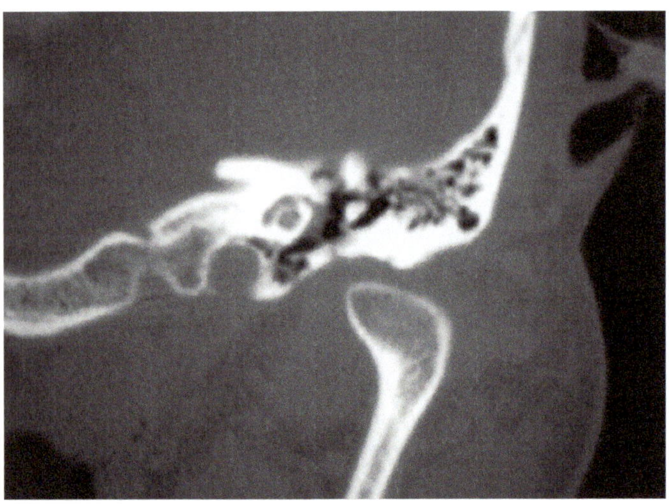

Fig. 45-9. Fratura do teto do *tegmen timpani*.

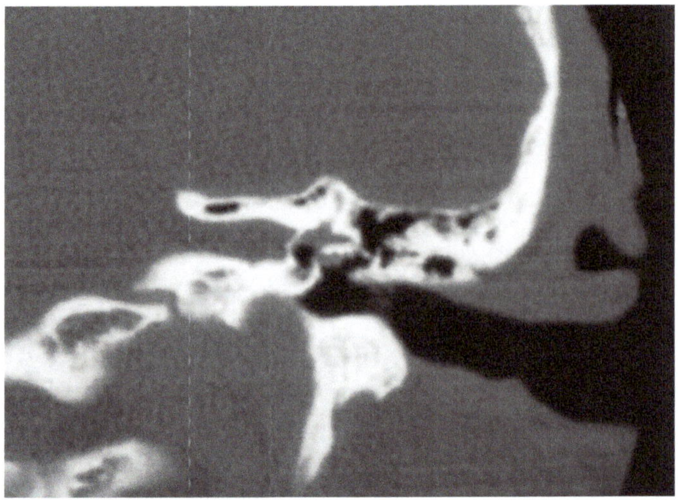

Fig. 45-10. TC mostrando um pneumolabirinto.

Como consequência pode-se detectar um pneumolabirinto associado à fístula perilinfática e lesões meníngeas (Fig. 45-10). A fratura progride ao labirinto membranoso e pode haver fusão dos líquidos peri e endolinfático.

Os sinais são de surdez total e vertigem.

Lesões Labirínticas Causadas por Fraturas Parciais

Em caso de lesões parciais perto das janelas labirínticas com laceração timpânica ou deslocação estapedovestibular, observam-se fístula perilinfática com hidrolabirinto, vertigem e flutuação de audição.

Lesões Labirínticas sem Fratura do Bloco

O mecanismo de comoção labiríntica ou de desaceleração súbita pode afetar a microcirculação periférica, causando flutuação de audição ou ruptura da mácula otolítica ao liberar otólitos responsáveis pelas alterações labirínticas.

Outras Lesões Labirínticas

Em fraturas longitudinais pode haver alterações de orelha interna resultantes de fraturas parciais do promontório ou da platina do estribo, resultando em surdez progressiva, o que confirma a presença de fístula perilinfática.

Fisiopatologia das Lesões Ossiculares

Lesões de orelha média são mais frequentes em fraturas longitudinais, uma vez que sabemos que a onda de choque vai produzir fraturas nas paredes da cavidade timpânica, responsável por hemotímpano ou fístula liquórica.

Isso pode produzir luxação ossicular ou até fratura nos ossículos principalmente luxação da bigorna ou no estribo e na platina e até ruptura da membrana timpânica.

Em 50% das fraturas do osso temporal encontramos lesões ossiculares

Lesões ossiculares frequentemente manifestam hipoacusias condutivas de até pelo menos 30 dB.

A) Luxação incudoestapedial:
- É a mais frequente em nossa experiência (60%). Outros autores encontraram até 82% (Fig. 45-11) (Hough JV, 1980).

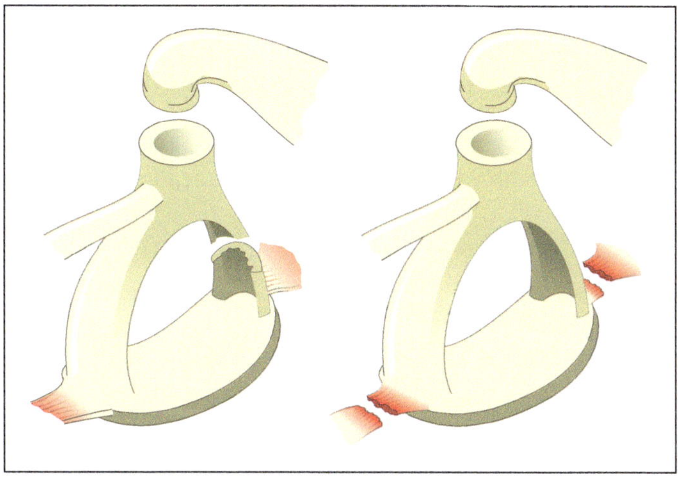

Fig. 45-11. Desenhos de lesões traumáticas de cadeia ossicular, a primeira da esquerda para direita com luxação incudoestapediana e fratura da crura do estribo, a segunda só com luxação incudoestapediana.

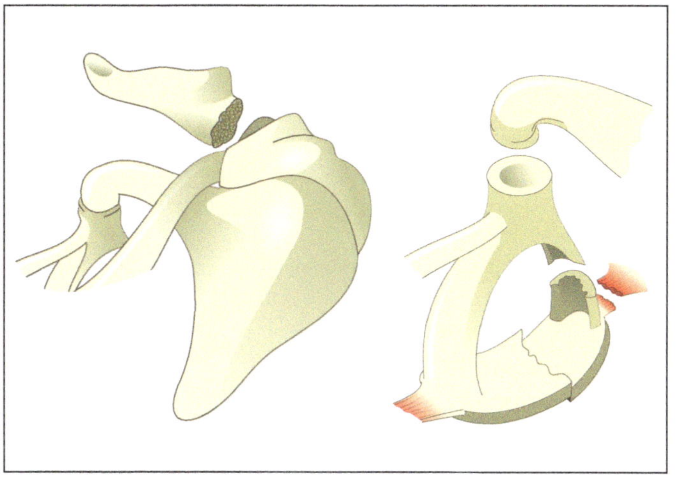

Fig. 45-13. Desenhos de lesões traumáticas de cadeia ossicular, a primeira da esquerda para direita com fratura do cabo do martelo, e a segunda com luxação incudoestapediana e fratura da platina do estribo.

B) Luxação incudomaleolar:
- É encontrada em 52% dos casos em nossa experiência.
- Pode ser associada a fraturas do processo longo da bigorna.
- Às vezes a bigorna pode sofrer rotação de até 180 graus.
- A TC apresenta um sinal típico (sinal da bola de sorvete de casquinha deslocada [Fig. 45-12]).

C) Luxação estapedovestibular (Fig. 45-13).
- É rara, encontra-se em 5% dos casos e normalmente associada à vertigem severa.

Fratura Ossicular

O processo longo da bigorna é o ponto mais afetado devido à sua fragilidade. Podemos encontrar também fraturas nas cruras do estribo que são associadas à luxação incudomaleolar (Fig. 45-11).

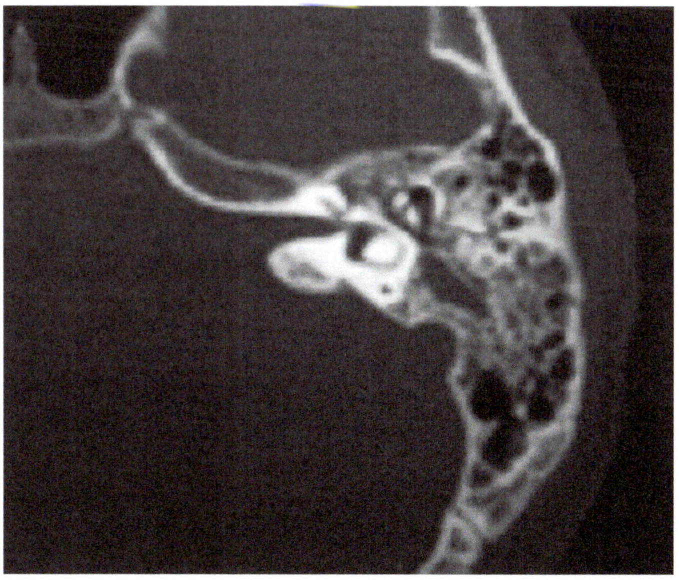

Fig. 45-12. TC de luxação incudomaleolar (imagem da casquinha de sorvete com a bola fora da casquinha).

Fratura do cabo do martelo (Fig. 45-13).

A fisiopatologia da lesão do nervo facial é estudada em capítulo específico.

A paralisia raramente é causada por secção completa em casos de fraturas. Lesões parciais são causadas normalmente por espículas ósseas ou compressão ou estiramento.

Algumas vezes encontramos hematomas ou edema intra ou extrabainha que comprime o nervo.

A área mais afetada é normalmente o gânglio geniculado, pois ele está posicionado no teto do osso temporal no assoalho da fossa média, região de células mastóideas próximas ao *tegmen timpani*, ou em outras palavras células frágeis.

A maioria das paralisias se manifesta imediatamente após o trauma, e algumas em até 15 dias após o trauma. Em pacientes com paralisia incompleta após 5 dias do trauma terá recuperação total em quase a totalidade dos casos.

Outras Lesões

Vasculares

A lesão da artéria carótida interna pós-trauma de osso temporal é um achado excepcional, uma vez que a carótida seja bem protegida no osso petroso. O local de lesão é normalmente no final do canal carotídeo e na entrada do seio cavernoso, causado pelo giro do osso na fratura, que pode resultar em lesão direta ou dissecção. As lesões podem causar otorragia ou epistaxe, mais raramente podem causar acidente vascular cerebral, trombose, aneurisma ou fístula arteriovenosa.

Lesões Encefálicas

Hematomas extradural, subdural ou intracerebral.

Lesões Meníngeas

- Descolamento de dura-máter.
- Lesões por fragmentos ósseos (fístula e hemorragia).

A localização mais frequente é o *tegmen timpani* ou a porção superior da cavidade timpânica próximo ao canal do músculo tensor do tímpano. A progressão pode ser imediata ou até em anos após o trauma.

Fisiopatologia das Lesões por Arma de Fogo

Projéteis de arma de fogo são graves e muitas vezes mortais, dependendo do calibre do projétil e da distância da arma do local de impacto.

Projéteis a curta distância, longa distância ou entrando pelo meato acústico externo ou mastoide são menos mortais.

Se o tiro for de média distância, o calibre 38 ou maior são quase sempre fatais. Encontramos lesões labirínticas e do nervo facial e das adjacências do osso, como a dura-máter ou estruturas vasculares.

O local mais comum de encontrarmos os projéteis no osso temporal é próximo à ponta da mastoide junto ao forame estilomastóideo.

A presença do labirinto no centro e parte superior do osso temporal impede a progressão do projétil em sua direção original com o mesmo ricocheteando no bloco e descendo em direção à ponta da mastoide.

O impacto do projétil causa uma severa destruição no osso com queimadura e grande quantidade de perda de tecido nervoso (Fig. 45-14).

Há três estágios de diagnóstico:

- Primário ou inicial.
- Secundário ou intermediário.
- Terciário ou de sequelas.

O otorrinolaringologista normalmente examina o paciente com trauma de crânio pela primeira vez no serviço de urgência, só estágio secundário ou no estágio de sequela. Em cada estágio o tratamento e o prognóstico vão mudar substancialmente, por isso é importante que o otorrinolaringologista se envolva o mais precocemente possível.

Estágio Primário ou Inicial

Este estágio é aquele na sala de emergência em que o paciente é acessado para avaliar o risco de vida e sequelas neurológicas centrais.

Tem que ser avaliado:

- Sinais encefálicos (coma).
- Sinais de danos na caixa craniana (ossos do crânio).
- Sinais de hipertensão intracraniana.
- Sinais de tromboflebite de seio sigmoide.
- Sinais de dano vascular (pode ser uma razão de o ORL ser chamado).
- Sinais de perda de tecido cerebral pelo ouvido.
- Sinais de fraturas de osso petroso.
- Sinais de paralisia facial.
- Sinais de otorragia.
- Sinais de fístula liquórica (ouvido ou rinofaringe) (Fig. 45-15).
- Sinais de hemotímpano.
- Sinais de dano vestibular (vertigem, nistagmo).
- Sinais de surdez (diapasão, audiometria ou BERA).

Estágio Secundário ou Funcional

Avaliar:

- Paralisia facial.
- Avaliação da surdez.
- Otorrinorreia.
- Zumbido.
- Vertigem.

No exame clínico de um paciente com trauma do osso temporal é essencial:

- Otoscopia ou microscopia do meato seguido de limpeza.
- Exame e palpação da face.
- Exame clínico vestibular.
- Nistagmo.
- Manobras de Dixie e Halpike, Gait e Romberg.
- Exame de outros pares cranianos.
- Ausculta vascular (fístula arteriovenosa).
- Estudo funcional da audição.
- Audiometria.
- Imitancimetria.

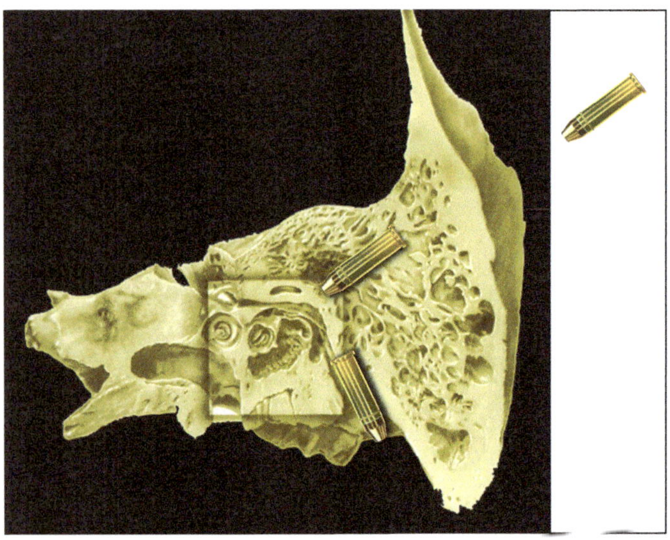

Fig. 45-14. Impacto e trajetória do projétil de arma de fogo que ricocheteia no bloco labiríntico e desce em direção ao forame estilomastóideo.

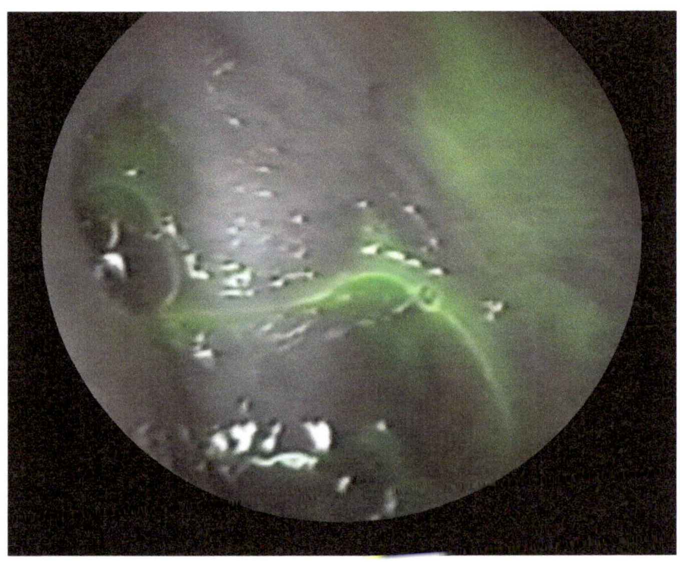

Fig. 45-15. Sinais de fístula liquórica após injeção intratecal de contraste.

BERA:

- Os testes vestibulares são mais utilizados no estágio terciário.
- Testes elétricos para o nervo facial.
  - Eletroneuromiografia.
- Diagnóstico por imagem.
  - Tomografia computadorizada de alta resolução é o exame de escolha, algumas situações podem exigir uma ressonância magnética ou angiografia para complementar. A imagem pode mostrar o tipo de fratura, o bloco labiríntico e danos aos ossículos e ao nervo facial no canal de Falópio. Fístulas, danos a vasos podem também ser observados.

Estágio Terciário ou Sequela

Reparação de:

- Perfuração timpânica.
- Luxações ossiculares.
- Meningite por fístulas ocultas ou GAP osteomeningeal.
- Tratamento cirúrgico para:
  - Paralisia facial.
  - Surdez (reconstrução ossicular ou implante coclear).
- Tratamento do zumbido.
- Tratamento da vertigem.
- Posicionais (por movimentos da cabeça).
- Cinéticos (por movimentos do corpo).
- Fístula arteriovenosa entre a carótida interna e seios cavernosos.
- Estenose de conduto auditivo interno.
- Colesteatomas secundários.
- Disfunção da tuba auditiva.
- Meningoceles.
- Otalgia.
- Cefaleias.

QUADRO CLÍNICO

Mais importante do que identificar a causa é saber o tempo de instalação das sequelas, como a paralisia do nervo facial e a surdez neurossensorial. Os traumas cranianos, cervicais, torácicos ou abdominais são mais graves, sendo muitas vezes o otorrinolaringologista consultado somente dias ou semanas após o trauma. O quadro clínico é variado, pois depende da natureza e intensidade do trauma.

Alguns fatos têm que ser destacados:

- A perda de audição pode ser acompanhada de zumbido, fato que não muda o prognóstico.
- Autofonia e zumbido de frequência grave podem ser sintomas de perda auditiva condutiva.
- As fraturas bilaterais possuem pior prognóstico.
- Cerca de 40% dos traumas cranianos são acompanhados de diminuição auditiva, e a perda é proporcional ao tipo e gravidade da lesão.
- As fraturas transversas aumentam a chance de perda neurossensorial, geralmente em altas frequências (4.000 a 8.000 Hz).
- As fraturas longitudinais levam mais à perda condutiva ou mista.
- As lesões tardias são alterações labirínticas ou concussões cocleares, frequentemente acompanhadas de sintomas vestibulares.
- Histopatologicamente, observam-se alterações no órgão de Corti e pequenas hemorragias, que explicam a perda de audição.
- A vertigem é geralmente um sintoma tardio. Pode resultar de lesão central, e diferenciar de uma periférica torna-se difícil, mas desnecessário a princípio no curso do tratamento.
- A paralisia facial apresenta-se com assimetria facial, sendo facilmente diagnosticada precocemente. Pode iniciar-se como uma paresia que se instala totalmente após alguns dias. O edema facial e lacerações podem dificultar o diagnóstico. É importante determinar o tempo de início da paralisia, pois o tratamento difere significativamente. Pode aparecer tardiamente ao trauma, durando dias ou semanas e pode ser bilateral. Pode ser central ou periférica. (Será mais bem explorada no capítulo específico).
- Deve-se sempre estar atento à liquorreia que pode decorrer do trauma, com saída de liquor pelo conduto auditivo externo ou pela cavidade nasal ou rinofaringe.
- A otorragia, por laceração da pele do conduto auditivo externo ou por fraturas a qualquer nível do osso, causa ruptura na membrana e consequente saída de sangue.
- Hipoestesia facial e diplopia (lesões do V e VI nervos) ocorrem menos frequentemente do que os outros sintomas, surgindo a partir de fraturas múltiplas ou transversas, envolvendo superfície superior do osso temporal ou canal ósseo através do ligamento petroesfenoidal. Nem sempre o paciente se queixa da hipoestesia, principalmente na presença de edema facial. Diplopia secundária à lesão do nervo abducente, geralmente, possui bom prognóstico.

Ao exame físico podemos encontrar: hemotímpano, equimose retroauricular (sinal de Battle), equimose periorbitária, otorragia, nistagmo, paralisia do facial e liquorreia. Se houver fratura cominutiva do osso temporal, uma herniação de tecido cerebral pode ser vista, para dentro da orelha média ou através de diástase do canal externo. Hipoestesia e diplopia podem estar presentes.

DIAGNÓSTICO ARMADO

Voltaremos nossa atenção aos exames específicos de nossa especialidade, excluídos os de ordem neurológica. Os principais exames na avaliação inicial do trauma de osso temporal são a tomografia de ossos temporais e a audiometria tonal. Na avaliação inicial da audição, a audiometria tonal é o exame suficiente para determinar se houve lesão coclear ou se a hipoacusia é condutiva pura. Deve ser sempre precedida pelo teste com diapasão (Weber) realizado pelo examinador. Este teste por vezes é o único que dispomos em uma situação de emergência no pronto-socorro. A importância deste exame na fase de internação inicial é documentar a audição antes de qualquer procedimento cirúrgico otológico e determinar se há necessidade de se preservar o labirinto durante a cirurgia. Avaliações completas da audição podem ser realizadas em tempo eletivo posterior, porém se resumem a audiometrias tonal e vocal e imitanciometria. A imitanciometria no trauma fica prejudicada devido às alterações existentes na orelha média.

A avaliação eletrofisiológica do nervo facial está indicada em situações muito precisas. Em princípio, o paciente deve apresentar plegia completa. Se esta for imediata ao trauma, e a tomografia identificar as situações descritas anteriormente, a abordagem cirúrgica do nervo está indicada. Se a plegia for tardia, isto é, evolução de um quadro de paralisia leve no decorrer de dias e não houver nada que indique compressão do canal de falópio no exame de imagem, há a necessidade de outro exame para definir mau prognóstico, a eletroneuromiografia. Em havendo mais de 90% de degeneração em relação ao lado normal, o exame é sugestivo de mau prognóstico, e a abordagem cirúrgica do nervo facial está indicada. Completando a avaliação funcional do nervo facial, devemos realizar exames de topodiagnóstico da lesão (vide capítulo de nervo facial). O principal deles é o teste de Shirmer ou do lacrimejamento, que identifica lesão supra ou infragenicular. Controverso, principalmente em lesões traumáticas ou quando o tempo de lesão é longo, serve para orientar o médico em sua conduta cirúrgica, mas não é absoluto.

Radiológico

A tomografia computadorizada com cortes axiais e coronais é o exame de escolha. A tomografia deve ser realizada em janela óssea com cortes axiais e coronais, finos (1 mm), com ênfase na cápsula ótica, canal de falópio e cadeia ossicular. É um exame que define conduta e, portanto, deve ser realizado por radiologista experiente e ter boa qualidade. A identificação de fratura em canal de falópio ou presença de fragmentos ósseos sobre o nervo facial é indicativa de tratamento cirúrgico da paralisia facial, sem a necessidade de exames eletrofisiológicos. Fratura do labirinto indica cofose não reversível e, portanto, a possibilidade de se acessar o nervo facial em sua porção labiríntica diretamente por mastoidectomia e labirintectomia, As disjunções ou fraturas da cadeia ossicular são difíceis de serem diagnosticadas mesmo em tomografias muito bem realizadas e com reconstruções de planos, tanto pelo tamanho das lesões, quanto pela presença de sangue ou fibrose ao redor da cadeia ossicular.

Avaliação Vestibular

Não são importantes na decisão de conduta cirúrgica precoce em caso de trauma. As lesões periféricas são autolimitadas, exceto se forem bilaterais ou associadas às centrais.

TRATAMENTO

Expectante

As fraturas de osso temporal estão associadas a lesões de nervos cranianos, que devem ser devidamente avaliados. A otoliquorreia se resolve espontaneamente, na maioria dos casos, dentro de 2 semanas.

As fístulas agudas são tratadas inicialmente com tratamento conservador:

- Repouso absoluto e curativo compressivo com cobertura antibiótica de amplo espectro (cefalosporina de 3ª Geração) e com drenagem liquórica contínua lombar.

A perda auditiva condutiva secundária ao hemotímpano também se resolve espontaneamente, permanecendo nos casos de disjunção de cadeia ossicular, e neste caso a correção pode ser feita eletivamente. Perdas auditivas sensoriais podem apresentar alguma melhora durante o passar do tempo, porém tendem a persistir, especialmente, se severas desde o início. O desequilíbrio melhora com a atividade e deve resolver mesmo com lesão periférica completa, exceto se houver déficits sensoriais ou do sistema nervoso central que alterem este quadro.

Vertigem posicional paroxística benigna geralmente se segue às lesões cefálicas após uma latência de dias a semanas, mas não costumam ser severas e resolvem espontaneamente na maioria dos casos. Nos casos crônicos a reabilitação labiríntica pode ser utilizada.

É consenso que pacientes com boa função do nervo facial evoluirão bem, mesmo que desenvolvam paralisia mais tarde. Muitos cirurgiões de trauma e neurocirurgiões acreditam na terapia expectante, mesmo para pacientes com paralisia facial inicial, mas os otologistas em geral são mais intervencionistas. Estudos comparativos são difíceis, e sem randomizar, a controvérsia provavelmente continuará. A indicação cirúrgica na paralisia facial é baseada nos testes eletrofisiológicos do nervo facial.

Clínico

Depressores da função vestibular são utilizados se houver sintomas vegetativos com lesão vestibular aguda. O Droperidol parenteral é o mais efetivo com alívio imediato dos sintomas, e o Fenergan intramuscular geralmente é suficiente para o tratamento subsequente. Estas medicações devem ser interrompidas o mais breve possível, a fim de que o esforço compensatório máximo pelo sistema nervoso central seja alcançado. A deambulação deve ser precoce, exceto se houver contraindicação por outras razões.

Os antibióticos não são utilizados de rotina, mesmo se houver fístula liquórica, devido ao receio de se mascarar uma infecção. Os pacientes são frequentemente interrogados sobre sintomas meníngeos. A punção lombar é realizada, se houver suspeita de infecção, antes de se iniciarem antibióticos.

Os corticosteroides devem ser utilizados nos casos de paralisia facial, e usamos a dexametasona em doses altas (12 mg por dia em adultos).

Cirúrgico

O tratamento cirúrgico é considerado quando os resultados dos testes de avaliação da função do nervo facial sugerem um mau prognóstico, ou ainda quando há evidência de lesão direta nos exames de imagem. Quando a cirurgia está baseada apenas nos achados da eletroneurografia, devemos explicar ao paciente sobre as controvérsias deste tratamento.

A cirurgia também deve ser considerada quando há fístula liquórica com drenagem contínua por mais de 14 dias. Se uma simples elevação da cabeça não for suficiente para parar a drenagem, deve-se tentar a punção lombar por 72 horas. No caso de falha com estas medidas, está indicada a exploração cirúrgica para fechar a fístula e prevenir meningite.

Perda auditiva condutiva persistente ou defeitos na membrana timpânica podem requerer correção cirúrgica mais tardiamente. Estes procedimentos são eletivos e não são recomendados antes de 3 meses após o trauma devido ao edema pós-trauma, sangramento e friabilidade. Elas estão descritas em capítulo à parte nesse livro.

Exploração e Reparo do Nervo Facial

Após se indicar a exploração do nervo facial, o cirurgião deve determinar se a lesão é proximal ou distal ao gânglio geniculado. A presença ou não de audição útil é determinante na abordagem a ser utilizada. Nos casos de disjunção severa do osso com herniação cerebral, devemos programar a correção da encefalocele conjuntamente com a restauração do nervo facial com a colaboração do neurocirurgião (vide capítulo específico).

Pacientes com equimose retroauricular (sinal de Battle), geralmente, têm fratura envolvendo a córtex da mastoide ou escama. Os acessos serão discutidos no capítulo do nervo facial.

Reparo da Fístula Liquórica

Se medidas conservadoras falharem no tratamento de fístula liquórica, devemos fazer uma análise cuidadosa da tomografia computadorizada para localizar a lesão dural a fim de planejar seu reparo. Múltiplas áreas de fraturas poderão existir, especialmente com lesão severa e ruptura. A avaliação auditiva é importante no planejamento da cirurgia. Fraturas com extensões anterior e superior à tuba auditiva podem requerer exposição adicional pela fossa média e podem ser corrigidas por fáscia ou enxerto de dura após a sutura da falha dural. O tecido cerebral deiscente com extensão para dentro do osso temporal não é funcionante e pode ser removido com cautério bipolar. Defeitos ósseos grandes são reforçados com materiais sintéticos, como "Silastic" ou com osso cortical e enxerto de fáscia (em sanduíche) com gordura e colágeno bovino (Duragen) e cola de fibrina, mantendo o paciente com a drenagem lombar. Vide capítulo de fístulas liquóricas.

Cuidados Pós-Operatórios

O cuidado com o paciente após cirurgia de lesão do osso temporal é basicamente o mesmo que aquele após procedimento para orelha média crônica e mastoide. Deixamos curativos compressivos pelo menos por 4 dias sem removê-los.

Cuidado com os olhos é importante para pacientes com paralisia facial. A manipulação do paciente varia de acordo com o tempo esperado até a recuperação, estipulado pelo cirurgião, idade do paciente e características da pele. Medidas mínimas de suporte consistem no uso de lágrima artificial e lubrificação durante a noite. Cuidado em longo prazo pode requerer tarsorrafia, peso de ouro, ou procedimentos oculoplásticos.

Utilizamos cobertura antibiótica de amplo aspecto de rotina com cefalosporinas, ou a combinação de vancomicina e meropenem, que é administrada por 48 horas.

Elevação contínua da cabeça é útil para pacientes com potencial fístula liquórica, e os esteroides são usados em doses moderadas e diminuídos a partir de 7 a 10 dias, se a dura-máter for aberta. Com estas medidas diminuem-se de maneira importante as queixas de cefaleia.

Déficits auditivos e vestibulares podem ser investigados no período pós-operatório. Pacientes com perda auditiva não corrigível são aconselhados a usar amplificadores, e aqueles com desequilíbrio à terapia de reabilitação vestibular.

Emergências

Duas situações necessitam de intervenção precoce ou emergencial após trauma de osso temporal. A primeira condição é a herniação cerebral para a orelha média ou conduto auditivo externo. Após a estabilização neurológica, deve ser realizada uma tomografia computadorizada, antes da correção cirúrgica. Uma segunda e rara complicação da fratura do osso temporal é o sangramento maciço de laceração da carótida intratemporal. A oclusão do vaso com balão é mais rápida que a ligadura cirúrgica ou o reparo.

PERSPECTIVAS

Estudos recentes com uso de fluoresceína e beta-2-transferrina têm sido promissores na detecção das fístulas liquórica e perilinfática. Uma confiabilidade maior nestes métodos pode ser observada no futuro para detectar lesões diminutas.

Não existe como prever a função do nervo facial. Os testes existentes refletem apenas o *status* imediato do nervo e requerem extrapolações de nossas experiências para predizer o curso da recuperação. Isto significa que estamos lidando com generalizações e não temos métodos acurados na previsão da evolução de cada caso. Estudos evolutivos destes pacientes são difíceis por motivos éticos e pelas dificuldades de comparação das lesões. Por estas razões, controvérsias em relação à eficácia do tratamento cirúrgico para paralisia facial traumática provavelmente continuarão existindo.

FUNDAMENTOS EM TRAUMA DO OSSO TEMPORAL

1. Trauma de osso temporal é mais comum em pacientes com lesões múltiplas, geralmente com o reconhecimento tardio dos déficits do VII e VIII nervo craniano.
2. Paralisia facial é o único sintoma resultante de lesão do osso temporal que pode indicar uma intervenção cirúrgica precoce.
3. Nem a perda auditiva nem a vertigem são de fundamental importância no período pós-traumático, a não ser que haja indicação cirúrgica. A avaliação auditiva é crucial antes da cirurgia.
4. Tomografia computadorizada com cortes finos deve ser realizada se houver déficit de nervo craniano (principalmente o VII) resultante de fratura de osso temporal.
5. É importante determinar a direção da linha de fratura apenas para se entender a lesão resultante. Casos individuais de fraturas longitudinais, transversas ou oblíquas se comportam diferentemente.
6. A eletroneuromiografia é o método de escolha na avaliação da função do nervo facial, apesar de existirem ainda sérias falhas na nossa capacidade de avaliar o prognóstico.
7. Paralisia facial incompleta e aparecimento tardio da mesma raramente requerem tratamento cirúrgico.
8. Os acessos primários para o reparo do nervo facial são o transmastóideo, translabiríntico, ou através da fossa craniana média. Reparo ossicular e de defeitos na membrana timpânica devem ser adiados e requerem as mesmas técnicas da timpanoplastia.
9. No caso de fístula liquórica (otorreia/rinorreia) após trauma de osso temporal devemos aguardar 14 dias pela resolução espontânea do quadro. Reparo cirúrgico raramente é necessário.
10. Intervenção cirúrgica de urgência após fratura de osso temporal é incomum e está indicada apenas quando ocorre herniação.

TRAUMAS DE MEMBRANA TIMPÂNICA

É frequente em clínica otorrinolaringológica o trauma restrito à membrana timpânica. Estes traumas são geralmente devidos à introdução de objetos no conduto auditivo externo, como hastes flexíveis algodoadas, canetas e outros objetos pontiagudos. Tapas e beijos na região do pavilhão auditivo, bem como explosões próximas ao ouvido e até traumas sonoros fortes são etiologias igualmente encontradas (Fig. 45-16). Lesões resultantes de barotraumas, como mergulho e aviação, são também causas encontradas.

Além de perda auditiva do tipo condutiva podemos encontrar lesões sensorioneurais.

A conduta nestes casos é expectante. Nos casos de lesão sensorioneural concomitante, usamos vasodilatadores e corticosteroides.

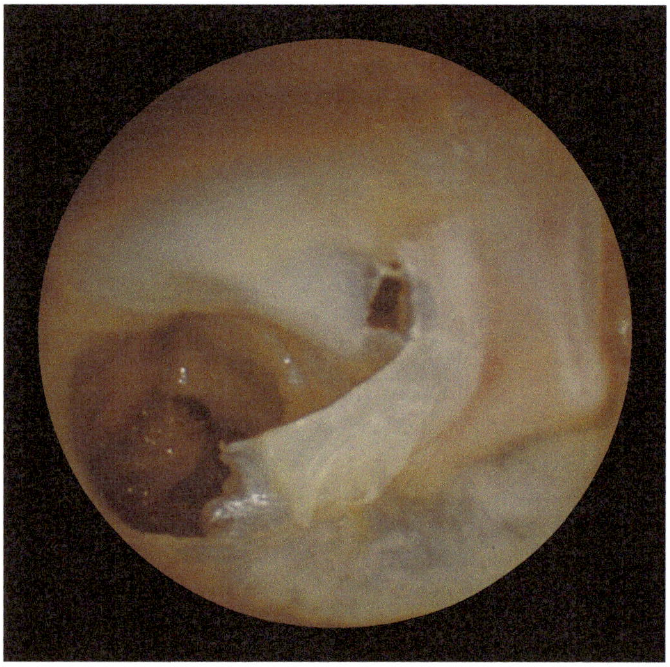

Fig. 45-16. Perfuração timpânica pós-traumatismo temporal.

Nas rupturas de membrana timpânica costumamos usar gotas otológicas com antibiótico sem corticoides, para prevenir a infecção que dificulta a cicatrização do tímpano. Deve-se orientar o paciente para que proteja o conduto auditivo externo da entrada de água.

Quando após 2 meses de ruptura de membrana não houve cicatrização, e a perfuração permanece, está indicada uma miringoplastia.

BIBLIOGRAFIA

Bento RF, Almeida ER, Miniti A. Anastomosis of the Intratemporal Facial Nerve with Fibrin Tissue Adhesive. European Archives of Otolaryngology. 1994 Dec;S387-8.

Bento RF, Bogar P, Caldas Neto SS, Miniti A. Reparo das lesões traumáticas de nervo facial causada por projéteis de arma de fogo. São Paulo: Gráfica Bradesco Ltda. 1991. p. 68.

Bento RF, Fonseca ACO, Pinna MH, Tsuji RK, Brito R. Condutas práticas em otologia. 2. ed. São Paulo: Fundação Otorrinolaringologia. 2012.

Bento RF, Martins GSQ, Pinna MH. Tratado de Otologia. 2. ed. São Paulo: Atheneu. 2013.

Bento RF, Pádua FGM. Tegmen tympani cerebrospinal fluid leak repair. Acta Oto-Laryngologia. 2004;124(4):443-8.

Bento RF, Salomone R, Fonseca ACO, Faria JCM, Martins RS, Goffi-Gomez MVS. Tratado de paralisia facial: fundamentos teóricos - aplicação prática. Rio de Janeiro: Thieme Revinter. 2018.

Bento RF, Voegels RL, Brito RV, Sanchez TG. Traumatic intratemporal facial nerve paralysis: analysis of 23 cases. Otology and Neurotology. 2002;23(3):S59-S60.

Bento RF. Anastomotic methods of facial nerve repair - how to do it. Otolaryngolgy-Head and Neck Surgery, Special Issue. 1993;108(5):552.

Bogar P, Schuster S, Ramos AHC, Pedalini MEB, Padula FM, Bento RF. Achados audiológicos e radiológicos em pacientes com otorragia após trauma cranioencefálico. Revista Brasileira de Otorrinolaringologia. 1992;58(2):120-3.

Bogar P, Sennes LU, Busch GHC, Marone SAM, Miniti A, Bento RF. Perfurações traumáticas de membrana timpânica. Revista Brasileira de Otorrinolaringologia. 1993;59(4):276-8.

Hagan WE, Tabb HG, Cox RH, Travis LW. Gunshot injury to the temporal bone: an analysis of thirty-five cases. Laryngoscope. 1979 Aug;89(8):1258-72.

Hough JV. Otologic trauma. In: Paparella MM, Shumrick DA (Eds.). Otolaryngology (vol 2). The ear. Philadelphia: WB Saunders. 1980. p. 1656-79.

PARTE VII FÍSTULAS LIQUÓRICAS OTOLÓGICAS

CAPÍTULO 46

FÍSTULAS LIQUÓRICAS OTOLÓGICAS

Ricardo Ferreira Bento ▪ Stephanie Rugeri de Souza Novaretti

As fístulas liquóricas otológicas podem ser resultantes de causas adquiridas ou, mais raramente, de causas congênitas ou espontâneas. Dentre as adquiridas as causas mais frequentes são trauma e por cirurgia, representando a complicação mais comum encontrada em pós operatório de cirurgia de exerese de neurinoma do acústico. A displasia de Mondini e a fissura timpanomeningea de Hyrtl se enquadram como fístula liquórica congênita.

Os locais mais frequentes de deiscências entre o espaço subaracnóideo, orelhas interna e média são o *tegmen timpani* (Fig. 46-1), o *tegmen* mastóideo, aqueduto coclear e o conduto auditivo interno.

Várias teorias existem para tentar explicar a origem das fístulas. Segundo Gacek, poderia ocorrer herniação do tecido aracnóideo (granulações aracnóideas) promovendo erosão do osso adjacente e da dura-máter das regiões anterior, média ou posterior. Já Ommaya acredita na existência de áreas ósseas com atrofia focal sujeitas à erosão por pequenas alterações da pressão intracraniana. Falhas na embriogênese, com excessiva reabsorção óssea na fase inicial de pneumatização, poderiam gerar deiscências congênitas do *tegmen*, o que poderia ser confirmado pelos estudos de Kapur e Bangash que observaram 20% de defeitos em *tegmen* de ossos temporais de cadáver sem lesão da dura-máter.

O diagnóstico precoce das fístulas liquóricas é importante à medida que leva um rápido tratamento adequado, diminuindo a incidência de uma potencial complicação, como a meningite que ocorre em 30% a 60% das fístulas pós-operatórias e em 10% a 27% dos pacientes com trauma craniano.

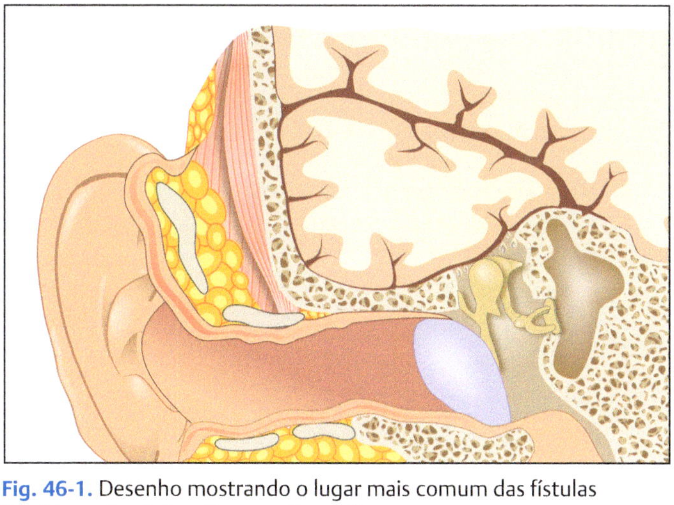

Fig. 46-1. Desenho mostrando o lugar mais comum das fístulas liquóricas otogênicas (*tegmen timpani*).

A história clínica associada ao exame físico do paciente é essencial para a suspeita diagnóstica. Disacusias unilaterais progressivas sejam elas neurossensoriais, mistas ou condutivas, acompanhadas de plenitude auricular sugestiva de otites médias serosas não resolvidas, devem levantar forte suspeita quanto à possibilidade de fístula liquórica. A otorreia fluida constante após colocação de tubo de ventilação ou paracentese é um forte indício. Na história clínica dos pacientes, é comum encontrar-se trauma craniano no passado, que apesar de poder ser a causa inicial (pequena fratura no *tegmen* causando herniação de dura) não podemos confirmar se não houver relação direta entre o início dos sintomas e o trauma, e a condução do caso se faz como um caso de fístula espontânea.

O diagnóstico geralmente é suspeitado pela otorreia fluida e clara (quando a membrana timpânica está perfurada), disacusias neurossensoriais ou mistas, meningites de repetição, assim como por otite média serosa unilateral persistente e saída constante de líquido claro após miringotomia. O exame de confirmação de liquor é a medida da beta-2-transferrina com sensibilidade próxima a 100% e 95% de especificidade. Pode-se, ainda, utilizar-se de outros métodos não exatos, como a dosagem de glicose (a glicorraquia corresponde a 2/3 da glicemia), teste do duplo halo e teste de sedimentação (o liquor não se torna viscoso após 12 horas) ou através de injeção de contrastes intratecais (Fig. 46-2).

Dentre os exames de imagem, a tomografia computadorizada é útil para mostrar possíveis falhas ósseas e conteúdo líquido na cavidade timpânica ou células da mastoide, enquanto a ressonância magnética pode nos mostrar herniações cerebrais associadas e velamento da mastoide (Figs. 46-3 e 46-4). Defeitos espontâneos no *tegmen* timpânico estão geralmente associados à herniação do lobo temporal, enquanto defeitos da fossa posterior podem associar-se a granulações aracnóideas. A ressonância magnética pode ser um exame de imagem complementar que pode fornecer informações importantes para confirmação. A cisternografia com radioisótopo só é útil nos casos de fístulas ativas, não sendo útil em todos os casos. O uso da fluoresceína intratecal no pré-operatório com visualização da mesma no ato cirúrgico pode facilitar o procedimento cirúrgico na localização da falha óssea. O tratamento pode ser primeiramente conservador com dieta laxativa, repouso absoluto/relativo e decúbito elevado.

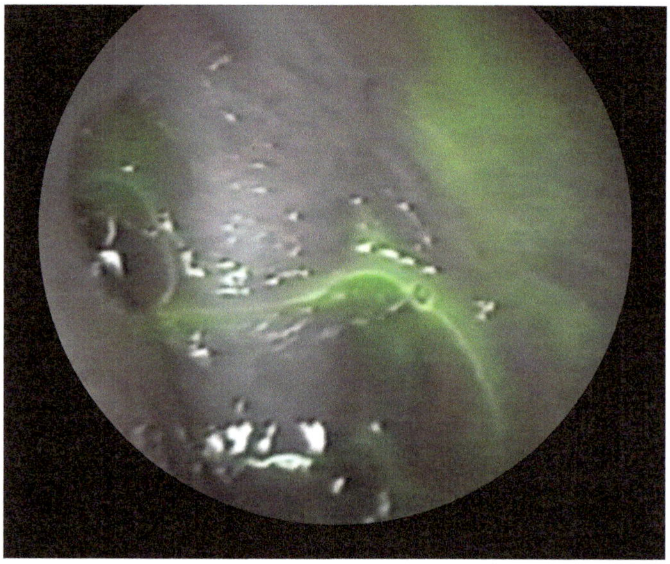

Fig. 46-2. Saída do contraste pelo tímpano após sua injeção intratecal.

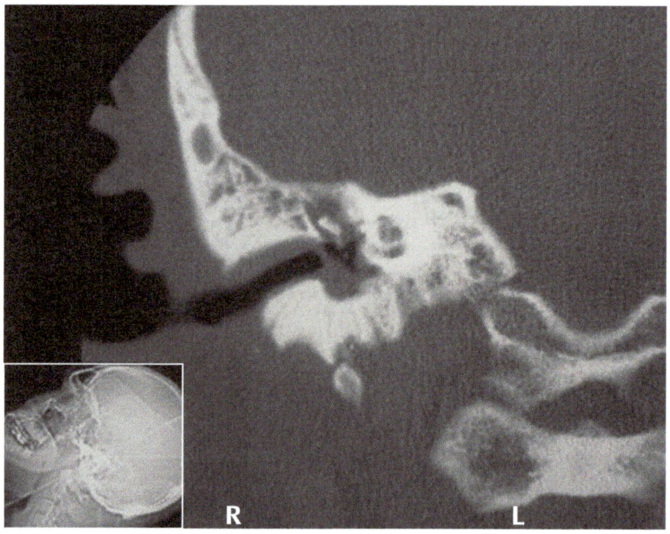

Fig. 46-3. Granulação na cavidade timpânica causada por fístula liquórica pelo *tegmen timpani*.

A utilização de drenagem lombar é controversa pelo risco de complicações associadas. De uma forma geral o tratamento das fístulas espontâneas é cirúrgico. Os defeitos no *tegmen* podem ser abordados pela fossa média ou por via combinada (fossa média associada à transmastóidea), enquanto defeitos da fossa posterior são abordados por via transmastóidea.

Utilizamos como técnica cirúrgica inicial a via transmastóidea.

Através de mastoidectomia ampla com cavidade fechada, realiza-se o broqueamento das células corticais, esqueletização

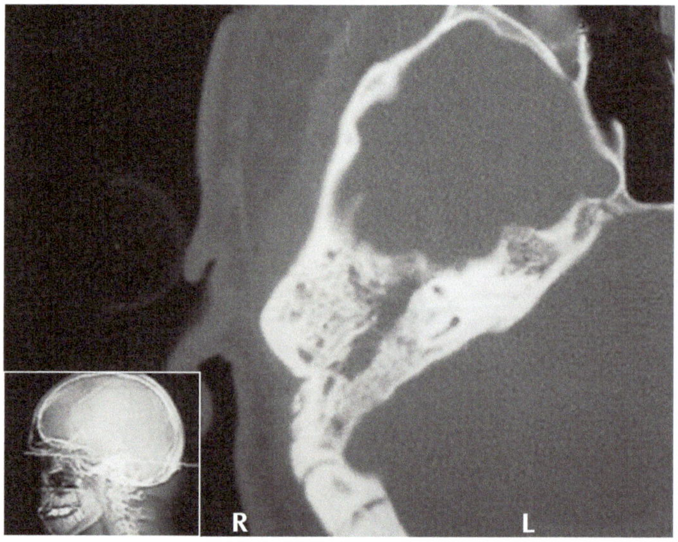

Fig. 46-4. Velamento mastóideo por fístula liquórica.

do seio sigmoide, da ranhura digástrica, da dura-máter da fossa média e do ângulo sinodural. Realizam-se antrostomia e aticotomia ampla, timpanotomia posterior, desarticulação da articulação incudomaleolar, remoção da cabeça do martelo, com maleótomo, e da bigorna com visualização do canal do músculo tensor do tímpano. Amplia-se a dissecção anterior até que todo o *tegmen timpani* seja exposto, com a visão ampla da cavidade mastóidea fazemos a observação de todo o perímetro da cavidade mastóidea para encontrar a região de saída de liquor. Isso pode ser ajudado aumentando a ventilação anestésica de modo a aumentar a pressão intracraniana por alguns momentos. Pode-se usar também contraste pré-operatório (fluoresceína intratecal 5%, 0,01 mL por quilo de peso) e localiza-se a região da fístula.

É realizada a ampliação do orifício da fístula com broca diamantada e descola-se a dura-máter com dissector pela falha óssea ampliada, inserindo o enxerto de fáscia do músculo temporal entre a dura-máter e o osso do *tegmen*, estabilizando-o com cola de fibrina. No mesmo orifício é inserido em seguida gordura retirada do abdome do paciente e igualmente fixada com cola de fibrina. Internamente insere-se uma placa delgada de colágeno bovino (Duragen) (Fig. 46-5).

Não é realizada obliteração da mastoide, e é recolocada a bigorna interposta em forma de pirâmide entre o cabo do martelo remanescente e o estribo, se a mesma tiver sido retirada.

Realizamos drenagem lombar com inserção de cateter epidural (18 G portex) no espaço subaracnóideo que é deixada contínua por 3 dias, sendo retirada no quarto dia, quando o débito da fístula é alto. Utilizamos ceftriaxione na dose de 2g de 12/12h, dose dobrada para cobertura de sistema nervoso central.

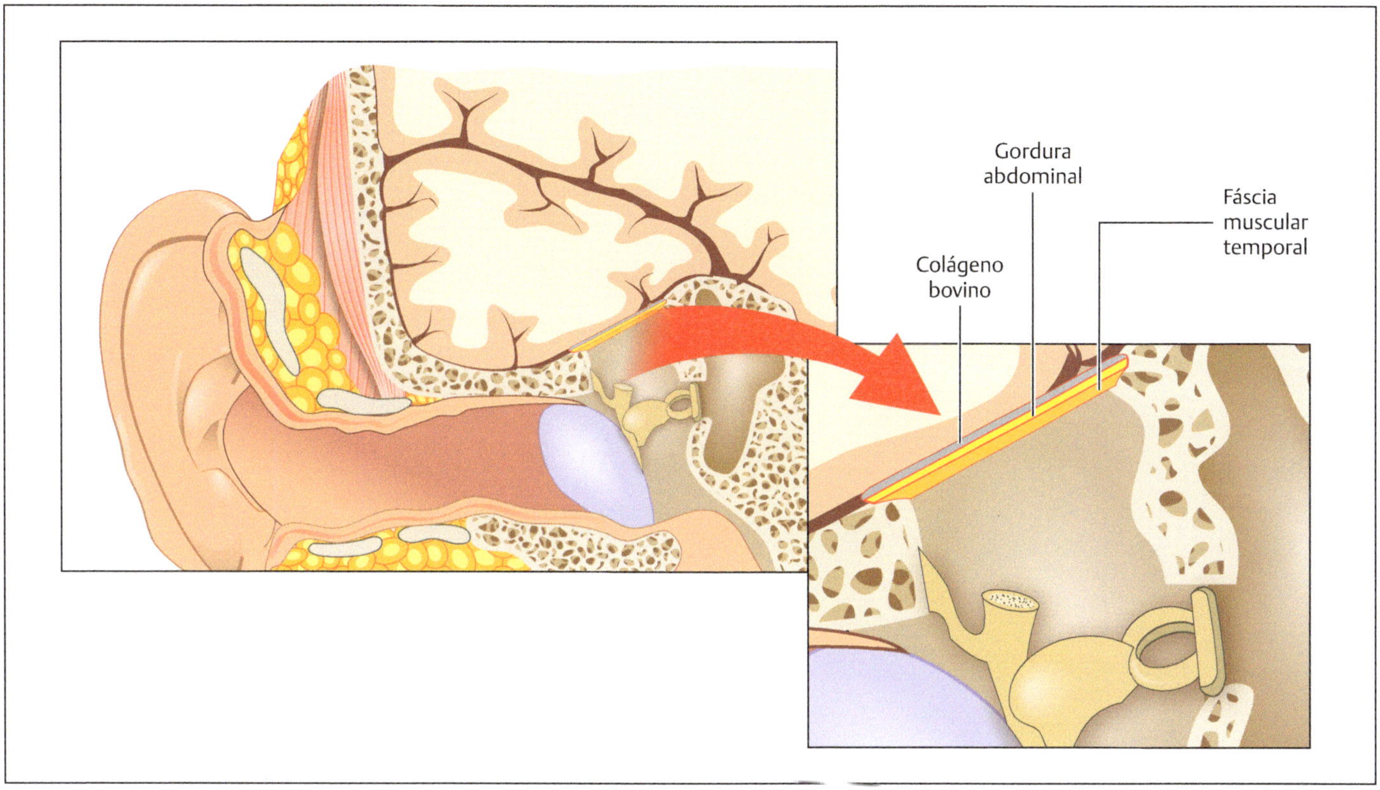

Fig. 46-5. Esquema cirúrgico de reparação do *tegmen timpani*.

BIBLIOGRAFIA

Anselmo WT, Oliveira JAA, Ribeiro MVLM. Meningites bacterianas recidivantes em otorrinolaringologia. Rev Bras de Otorrinolaringologia 1989;55(1):22-30.

Becker SS, Jackler RK, Pitts LH. Cerebrospinal fluid leak after acoustic neuroma surgery: a comparison of the translabyrinthine, middle fossa, and retrosigmoid approaches. Otol Neurotol. 2003 Jan;24(1):107-12.

Bento RF, Martins GSQ, Pinna MH. Tratado de Otologia. 2. ed. São Paulo: Atheneu. 2013.

Bento RF, Pádua FG. Tegmen tympani cerebrospinal fluid leak repair. Acta Otolaryngol. 2004 May;124(4):443-8.

Bogar P, Shuster S, Ramos AHC, Pedalini MEB, Padula FM, Bento RF. Achados audiológicos e radiológicos em pacientes com otorragia após trauma crânio-encefálico. Rev Bras de Otorrinolaringologia. 1992;58:120-3.

Canfield RB. Some conditions associated with the loss of cerebrospinal fluid. Ann Otolaryngol. 1913;22:604-22.

Chen JM, Fisch U. The transotic approach in acoustic neuroma surgery. J Otolaryngol. 1993 Oct;22(5):331-6.

Dandy WE. Treatment of rhinorrhea and otorrhea. Arch Surg. 1944;49:75-85.

Dutt SN, Mirza S, Irving RM. Middle cranial fossa approach for the repair of spontaneous cerebrospinal fluid otorrhea using autologous bone plate. Clin Otolaryngol. 2001;26(2):117-23.

Ferguson BJ, Wilkins RH, Hudson W, Farmer J Jr, Durham NC. Spontaneous CSF otorrhea from tegmen and posterior fossa defects. Laryngoscope. 1986;96:635-44.

Fish H, Mattox D. Aplicaciones de la Petrosectomia Subtotal. In: Fish H, Mattox D (Eds.). Microcirurgia de la base del craneo. Bogota: Thieme. 1988. p. 34-49.

Gacek RR. Arachnoid granulation cerebrospinal fluid otorrhea. Ann Otol Rhinol Laryngol. 1990;99:854-62.

Giddings NA, Brackmann DE. Surgical treatment of difficult cerebrospinal fluid otorhinorrhea. Am J Otology 1994;15(6):781-4.

Graham M, Lundy BL. Dural herniation and cerebrospinal fluid leaks. In: Brackmann DE, Shelton C, Arriaga MA (Eds.). Otologic Surgery. 1994:277-288.

Grant IL, Welling D, Brandley MD, Oehler MC, Baujan MA. Transcochlear repair of persistent cerebrospinal fluid leaks. Laryngoscope. 1999;109(9):1392-6.

Grellet M, Ribeiro MVM, Iazigi N, Rocha GM, Machado HR, Faria GS. Ouvido médio e as fístulas liquóricas. Rev Bras Otorrinolaringologia. 1981;47:39-52.

House WF, Hitselberger WE. The transcochlear approach to the skull base. Arch Otolaryngol. 1976;102:334-42.

Kapur TR, Bangash W. Tegmental and petromastoid defects in the temporal bone. J Laryngol Otol. 1986;100:1129-32.

Kveton J F, Goravalingappa R. Elimination of temporal bone cerebrospinal fluid otorrhea using hydroxyapatite cement. Laryngoscope 2000;110(10):1655-9.

May JS, Mikus JL, Matthews BL, Browne JD. Spontaneous cerebrospinal fluid otorrhea from defects of the temporal bone: a rare entity? Am J Otol. 1995;16(6):765-71.

Merchant SN, McKenna MJ. Neurotologic manifestations and treatment of multiple spontaneous tegmental defects. Am J Otol. 2000;21(2):234-9.

Ommaya AK. Cerebrospinal fluid rhinorrhea. Neurology. 1964;15:106-13.

Precechtel A. The problem of recurrent meningitis in ORL. Acta Otolaryngol. 1954 Sep-Dec;44(5-6):427-30.

Rich PM, Graham J, Phelps PD. Hyrtl's Fissure. Otol Neurotol 2002;23(4):476-82.

PARTE VIII DOENÇAS DA ARTICULAÇÃO TEMPOROMANDIBULAR

DISFUNÇÕES TEMPOROMANDIBULARES (DTMs)

Dov Charles Goldenberg ▪ Fernanda Cavicchioli Goldenberg

O conteúdo deste capítulo (págs. 547 a 550), encontra-se disponível on-line.

Para acessá-lo, aponte a câmera do seu smartphone ou tablet para a imagem acima.

PARTE IX DOENÇAS DO NERVO FACIAL

DOENÇAS DO NERVO FACIAL

Ricardo Ferreira Bento ▪ Paula Tardim Lopes

A falta de movimentos e de expressões de um dos lados da face, assim como as alterações no modo de falar, e sobretudo a impossibilidade de se usar a mímica facial, constituem desde os primórdios da humanidade um dos desfiguramentos que mais afetam a autoestima do paciente (Fig. 48-1). A face revela o íntimo de nossa expressão e é parte essencial da comunicação humana. Além disso, a importância cada vez maior que a sociedade dos tempos atuais dá à estética relaciona-se diretamente com a aparência facial, pois a face é o "local" onde mais nos expomos ao meio e os seus traços marcam a nossa individualidade.

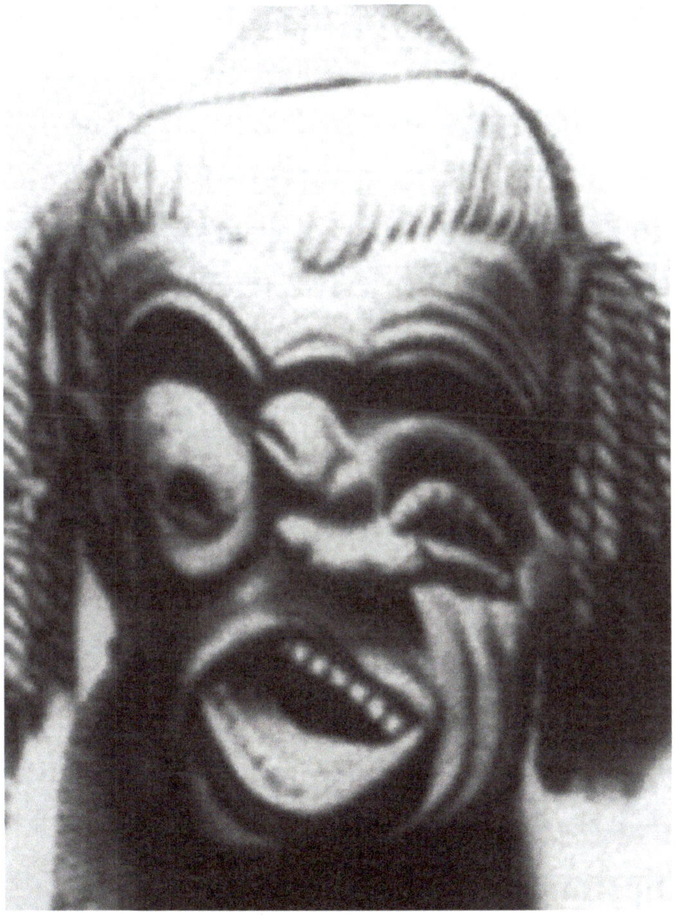

Fig. 48-1. Máscara de pessoas da região que hoje é a Suíça com paralisia facial. (Fonte: Bento RF, Martins GSQ, Pinna MH. Tratado de Otologia. 2ª edição. São Paulo: Atheneu; 2013.)

Todo esse envolvimento acha-se diretamente ligado à psique do indivíduo, já que qualquer alteração na mímica e na aparência da face causa problemas psíquicos de extrema importância no homem, o qual, na grande maioria das vezes, altera o seu comportamento social em prejuízo do trabalho e da coexistência com aqueles que o rodeiam. Essa interação psicossocial só se torna possível através da integridade do nervo facial com a musculatura cutânea da face.

Dessa integridade dependem também funções fisiológicas muito importantes, tais como o lacrimejamento, uma vez que o nervo facial é responsável pela inervação motora do saco lacrimal e da pálpebra, podendo acarretar, com a perda de tais funções, úlcera de córnea e a consequente cegueira. O reflexo do músculo do estribo, inervado por seu ramo estapediano, é o responsável pela proteção do ouvido interno contra os sons de alta intensidade. O nervo corda do tímpano, outro ramo do nervo facial, é o responsável pela sensibilidade gustativa dos dois terços anteriores da língua e pela inervação motora da glândula submandibular e glândulas salivares menores. A movimentação voluntária e o tônus da musculatura da boca revestem-se de extrema importância, quer na alimentação, quer na ingestão de líquidos, e a perda dessa função acarreta terríveis dificuldades ao processo alimentar. A essas funções juntam-se a sensibilidade táctil das regiões do pescoço, retroauricular e do pavilhão auricular, que são inervadas sensitivamente por seu ramo cervical, importantes também na libido humana.

Apesar de a paralisia facial ter sido referida desde os primórdios da humanidade, foi Sir Charles Bell no início do século passado o primeiro a descrever cientificamente a paralisia motora da musculatura da face (Fig. 48-2).

Chipault em 1896 abriu, pela primeira vez, o canal de Falópio desde o forame estilomastóideo até o gânglio geniculado, preocupado em preservar as funções do VII par, enquanto em 1929 Bunnel demonstrou a possibilidade de se fazer a anastomose para, mais tarde, mostrar como realizar o enxerto (autotransplante) deste nervo de funções tão importantes. Cawthorne, Kettel, Jongkess entre outros chamaram a atenção para a necessidade de se descomprimir o facial em alguns casos de paralisia de Bell e esta cirurgia, assim como as demais realizadas pelo otologista, tiveram grande impulso com o advento do microscópio cirúrgico, sistematizado por Wulstein, o que tornou possível a abordagem segura do nervo facial em todo o território do osso temporal. A área de trabalho do otologista foi ampliada graças aos trabalhos de William House quando demonstrou a utilidade da via de fossa média

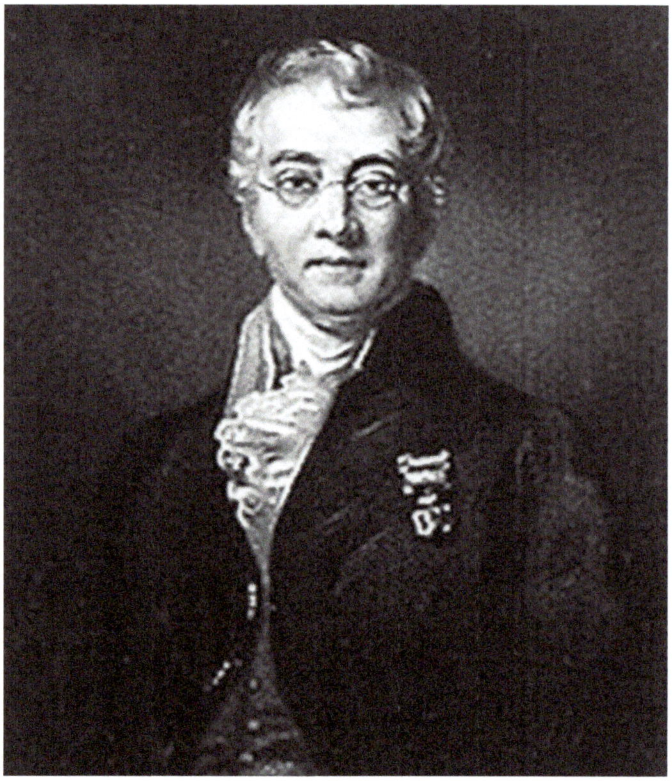

Fig. 48-2. Sir Charles Bell. (Fonte: https://pt.wikipedia.org/wiki/Charles_Bell#/media/Ficheiro:CharlesBell001.jpg)

para exposição do facial junto ao gânglio geniculado dos segmentos labiríntico e meatal quando se pretendesse preservar a função auditiva ou através da via translabiríntica todas as vezes em que estes mesmos segmentos fossem abordados, desde que a audição não existisse ou fosse desprezível. As informações obtidas com o emprego de rotina dos testes de topodiagnóstico, somadas hoje à tomografia computadorizada e a ressonância nuclear magnética, permitem estabelecer a conduta a ser seguida diante de uma paralisia facial periférica. Finalmente, Fisch e Pulec não somente procuraram difundir estes conceitos, mas foram também os pioneiros na chamada descompressão total do facial, cirurgia que viria permitir o exame direto do facial totalmente exposto e a modificação de antigos conceitos. Desta forma, os otologistas têm melhores condições para estabelecer o diagnóstico e a conduta a ser seguida nas paralisias faciais periféricas e, graças ao emprego de vias de acesso mais simples e mais seguras, possuem eles melhores condições de abordar o nervo facial em todos os seus segmentos. Atualmente acessos cirúrgicos (*tegmen timpani* para localização do nervo facial na fossa média) e técnicas cirúrgicas de anastomose de nervo para o reparo de lesões traumáticas com o uso de cola de fibrina foram desenvolvidos em nosso meio por Bento em 1988 e 1990.

EMBRIOLOGIA

O sistema nervoso tem origem ectodérmica e sua maior parte deriva do tubo neural e das cristas neurais.

O sistema nervoso periférico, que compreende os gânglios, nervos e terminações nervosas tem sua origem a partir das cristas neurais e placas basais do tubo neural.

Os gânglios são derivados das cristas neurais. Seus neuroblastos diferenciam-se em neurônios pseudounipolares, típicos destes gânglios. Um dos prolongamentos desses neurônios cresce em direção centrífuga, isto é, afastam-se da medula espinal, vindo a se constituir as fibras aferentes sensitivas. Os prolongamentos dos neurônios da placa basal (axônios) crescem também em direção centrífuga, constituindo as fibras eferentes motoras. A mielinização das fibras é promovida pelas células de Schwann, as quais também se originam das cristas neurais.

Os pares cranianos de característica mista (motora e sensitiva), como é o caso do VII par, possuem gânglios derivados das cristas neurais, enquanto os motores são formados pelos prolongamentos dos neurônios situados na placa basal. Tal como ocorre nos nervos espinais, as fibras aferentes (sensitivas) derivam de neurônios situados fora do tubo neural, enquanto as fibras eferentes (motoras) derivam de neurônios situados no tubo neural, em regiões originárias das placas basais.

A formação embriológica do canal de Falópio inicia-se como um sulco na parede lateral (timpânica) da divisão canalicular da cápsula ótica. O nervo facial, o músculo do estapédio, as artérias e as veias estão todas agrupadas neste sulco ainda não ossificado. No feto de aproximadamente 6 meses começa a haver uma ossificação em torno das estruturas contidas no sulco para envolvê-las de osso, formando o canal.

Ao redor da terceira semana de gestação, os nervos facial e acústico agregam-se à vesícula ótica e o canal primordial do facial forma um sulco na cápsula ótica cartilaginosa. Nesta fase do desenvolvimento surgem as fibras sensoriais do VII par.

Na quarta semana o primórdio facioacústico divide-se em tronco principal caudal e corda do tímpano rostral. Nesta fase, o nervo corda do tímpano penetra no arco mandibular. Nesta etapa do desenvolvimento, cinco arcos branquiais são bem distinguíveis, o nervo facial é o nervo do segundo arco.

Por volta da quinta semana, o nervo intermédio e o gânglio geniculado tornam-se visíveis e surge o nervo petroso superficial maior. O nervo facial começa a dar pequenas ramificações para a parte posterior do músculo digástrico.

O nervo facial é formado em sua maioria por fibras motoras que se originam principalmente de um grupo de núcleos na coluna visceral eferente localizado na parte caudal da ponte. Estas fibras vão para os músculos da mímica facial e para os outros músculos que se desenvolvem no mesênquima do segundo arco branquial.

A separação completa do VII e VIII pares ocorre na sexta semana. Forma-se então o gânglio pterigopalatino e o gânglio geniculado.

Por volta da sétima semana o nervo corda do tímpano e o nervo lingual se unem próximo à glândula submandibular. A parte extratemporal do facial se divide em ramos e aparece o broto parotídeo. Surgem comunicações bem estabelecidas com os músculos bucinador, depressor angular do olho e zigomático maior. A porção horizontal e vertical do nervo facial são reconhecidas, estando ainda longe de sua posição normal no adulto, principalmente com relação ao meato acústico externo.

Na oitava semana, a parótida aparece na parte inferior da boca, marginal à mandíbula e cervical às ramificações do VII par. A parte lateral da cápsula ótica une-se à cartilagem de Reichert para formar a parede anterior do canal de Falópio.

Ao redor da décima semana, o facial produz seus ramos e divisões que chegam até a linha média da face, no frontal e no olho.

Na décima-quinta semana o gânglio geniculado completa seu desenvolvimento e o segmento mastóideo continua superficial em relação ao conduto auditivo externo e ao córtex mastóideo.

Entre a décima-sexta e a vigésima semanas, o facial e o estribo encontram-se em seu sulco. O facial começa a adquirir sua posição adulta, estando ainda superficial e anterior ao ouvido médio.

Ao redor da vigésima-sexta semana, o sulco se fecha e se ossifica para formar o canal de Falópio.

Somente por volta da trigésima semana, a relação entre o meato acústico externo e o nervo facial se torna semelhante à do adulto. A saída do nervo pelo forame estilomastóideo continua superficial até que a ponta da mastoide se desenvolva entre a idade de 1 a 3 anos.

Na trigésima-quinta semana gestacional, o gânglio geniculado se separa do epitímpano por uma lâmina óssea.

Ao nascimento verificamos que quase todos os ramos mandibulares estão sob o ângulo da mandíbula.

ANATOMIA E FISIOLOGIA

O nervo facial, VII par craniano, é um nervo misto, sendo 80% de suas fibras motoras. No soalho do IV ventrículo ele tem o seu núcleo de origem, onde descreve um trajeto circular em torno do núcleo do motor ocular externo e em companhia do intermédio (Wrisberg) e do acústico atravessam a região do ângulo pontocerebelar dirigindo-se ao meato acústico interno onde no fundo deste penetra em um canal ósseo conhecido como canal de Falópio.

O núcleo superior do facial recebe inervação cortical dos dois lados e dali saem os neurônios que se dirigem aos músculos frontais, parte superior do orbicular das pálpebras e superciliar, dados anatômicos importantes para o reconhecimento da paralisia facial central.

A origem do nervo facial é na face lateral do tronco cerebral junto ao núcleo coclear e caudal ao nervo trigêmeo. O nervo intermédio emerge separadamente, mas em contato com o facial. É composto por quatro grupos celulares, o dorsomedial, o ventromedial, o intermediário e o lateral. Cada grupo inerva grupos musculares periféricos específicos.

O núcleo motor é interconectado com o núcleo espinal do nervo trigêmio, com as vias corticobulbares através da formação reticular, com a via retrobulbar, com a formação reticular cefálica, com o núcleo coclear e com células cerebrais.

Ao sétimo par se agregam fibras vegetativas. Junto às suas fibras motoras se incluem fibras sensitivas cujo núcleo de terminação é o sensitivo. Para as fibras vegetativas, o núcleo é o salivatório superior.

Os sinais para os movimentos voluntários da musculatura facial (componente motor branquial) chegam ao núcleo do nervo por axônios corticobulbares (feixe posterior da cápsula interna), originados dos giros motores dos hemisférios cerebrais. A informação ao córtex motor ocorre através de fibras associativas do córtex pré-motor e outras áreas corticais. Sinais eferentes viscerais (componente motor visceral) chegam ao núcleo salivatório superior por influência do hipotálamo, um centro de controle e integração do sistema nervoso autônomo. Impulsos do sistema límbico (emoções) chegam ao hipotálamo e seguem pelo fascículo longitudinal dorsal ao núcleo salivatório superior.

Impulsos sensitivos gerais são levados pelo nervo intermédio ao núcleo do trigêmeo na porção alta da medula e daí para o núcleo ventral posterior do tálamo contralateral. Do tálamo, neurônios sensoriais terciários se projetam ao córtex sensorial (giro pós-central). Impulsos sensitivos especiais são levados pelo nervo intermédio ao trato solitário no tronco cerebral e daí ao núcleo solitário no tronco cerebral e daí ao núcleo solitário ou gustatório. Fibras secundárias ascendem e se projetam bilateralmente aos núcleos ventrais posteriores do tálamo. Do tálamo, neurônios terciários se projetam através do feixe posterior da cápsula interna para o córtex sensorial (giro pós-central) e daí para a ínsula.

Fibras viscerais eferentes gerais pré-ganglionares parassimpáticas do núcleo salivar superior deixam o tronco cerebral através do nervo intermédio. Algumas delas fazem sinapse com o gânglio submandibular do trigêmeo através do nervo corda do tímpano. As fibras pós-ganglionares inervam as glândulas sublinguais e submandibulares. O restante atravessa o gânglio geniculado e se encaminham através do nervo petroso superficial maior para fazer sinapse com o gânglio esfenopalatino (trigêmio) do qual as fibras pós-ganglionares inervarão a glândula lacrimal. Do gânglio geniculado partem fibras aferentes especiais que transmitem a sensação gustativa dos 2/3 anteriores da língua. Estas fibras entram no tronco cerebral via nervo intermédio e terminam no núcleo do trato solitário.

Desde sua origem até suas terminações na musculatura da face, o nervo facial é dividido em segmentos, o que torna mais fácil a compreensão dos problemas que podem ocorrer com este nervo. Temos assim:

1. *Segmento intracraniano:* inicia no núcleo de origem e posteriormente em companhia do intermédio e do acústico dirigem-se ao meato acústico interno após atravessar o espaço do ângulo pontocerebelar. Neste segmento mede aproximadamente 10 mm e apresenta estreita relação com a artéria cerebelar anteroinferior da qual saem ramos que irrigam este segmento.
2. *Segmento meático:* em companhia do intermédio, o facial percorre o meato acústico interno pela sua parte superior até encontrar o canal de Falópio. Ocupa aproximadamente 18% do volume do meato, neste ponto as fibras do facial (motoras) e do intermédio (sensitivas) estão completamente integradas, porém o nervo não apresenta diferenciação fascicular. Um septo ósseo conhecido como crista falciforme ou "barra de Bill", em homenagem a William House, separa este espaço da área do vestibular superior. Esta área superior é separada da inferior pela crista transversa e na inferior encontra-se o vestibular inferior e o coclear. O segmento meatal mede aproximadamente 8 mm.

3. *Segmento labiríntico:* inicia-se no fundo do meato com aproximadamente 6 mm de comprimento, termina-se numa pequena dilatação do canal de Falópio, onde se encontra o gânglio geniculado. O gânglio geniculado pode estar apenas coberto por uma fina camada óssea ou até mesmo descoberto fazendo saliência na fossa média. Neste ponto, o gânglio geniculado descansa sobre a cóclea. Ao chegar ao gânglio geniculado, o facial curva-se para trás formando um ângulo de, aproximadamente, 80°, constituindo, assim, o primeiro joelho do facial.
4. *Segmento timpânico:* tem aproximadamente 13 mm de comprimento e pode-se dividi-lo em uma porção proximal ou cocleariforme, que vai do ângulo até o processo cocleariforme, e uma porção distal chamada de estapediana. Esta última está intimamente relacionada com o estribo (Fig. 48-3).
   Como vimos anteriormente na embriologia, o canal de Falópio não precisa ser envolto por osso. Certos casos têm falha nesta formação óssea, principalmente em nível do ouvido médio, constituindo o que é denominado de deiscência do facial (50% dos casos). O nervo estapédio emerge neste segmento.
5. *Segmento mastóideo:* também chamado vertical, mede aproximadamente 15 mm. Inicia-se junto ao processo piramidal e logo apresenta uma curvatura de mais ou menos 100°, constituindo o segundo joelho do facial. Este segmento está em um plano inferior ao do canal semicircular lateral. Nas mastoides ebúrneas o facial é envolvido por um osso compacto neste segmento.
6. *Segmento extratemporal:* inicia-se junto ao forame estilomastóideo e ao atingir a parótida começa a se dividir, terminando como uma verdadeira rede na musculatura da face (Fig. 48-4).

Ramos do Facial

No segmento pontino, o facial não fornece nenhum ramo. Ramos intrapétreos:

A) *Nervo petroso superficial maior:* é o primeiro dos ramos que o VII par fornece e este deixa o facial na região do gânglio geniculado, e sempre em linha reta atinge o sulco que tem o seu nome. Este ramo, junto com o nervo petroso profundo e um ramo simpático do plexo carotídeo, vão constituir o nervo vidiano, encarregado de conduzir as fibras parassimpáticas, vasodilatador e secretor para a glândula lacrimal, para as glândulas palatinas e nasais.

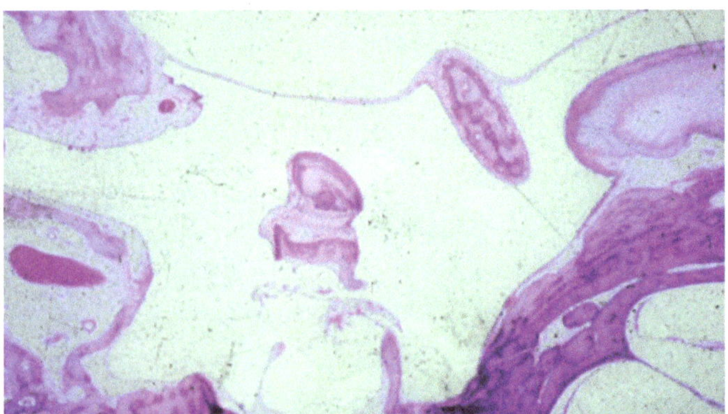

Fig. 48-3. Corte histológico de osso temporal mostrando o nervo facial em seu segmento timpânico junto à janela oval.

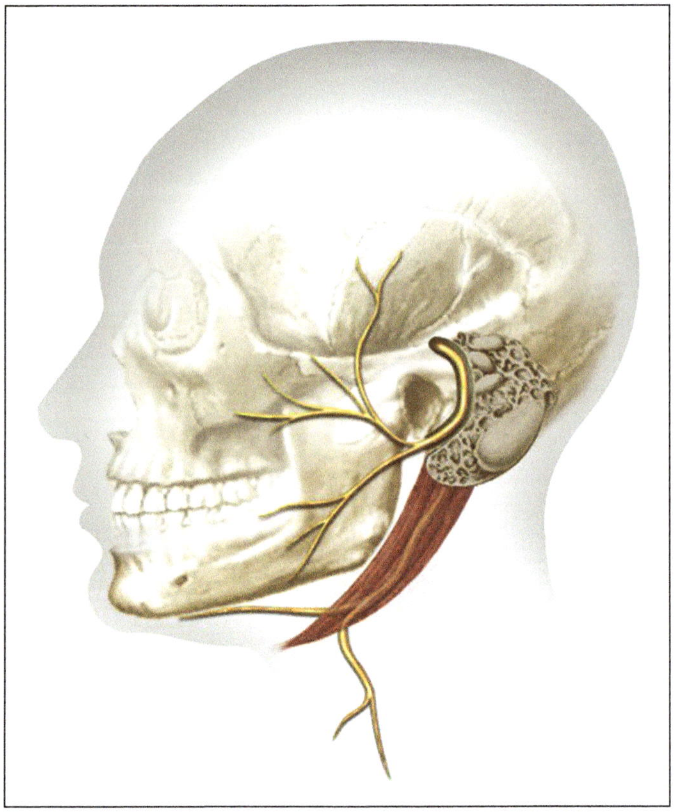

Fig. 48-4. Esquema mostrando o nervo facial e seus ramos e locais de inervação.

B) *Ramo estapédico:* emerge do facial próximo à eminência piramidal indo ao músculo do estribo, responsável pelos movimentos da excursão do estribo.
C) *Nervo corda do tímpano:* deixa o facial a mais ou menos 5 mm do buraco estilomastóideo pela sua face externa, penetra em um pequeno canal chegando até a caixa timpânica, passa sobre a longa apófise da bigorna indo ao espaço laterofaríngeo onde se incorpora ao nervo lingual. A corda do tímpano e o nervo lingual são responsáveis pela inervação gustativa (paladar) da mucosa dos 2/3 anteriores da língua e palato. Cabe também à corda do tímpano levar os impulsos vasodilatadores secretores às glândulas salivares sublinguais e submaxilares.

Ramos extrapétreos – Logo ao deixar o orifício estilomastóideo fornece os seguintes ramos:

A) Ramos sensitivos para a membrana timpânica, meato acústico externo e pavilhão da orelha (zona de Ramsay-Hunt).
B) Ramos motores para os músculos auricular posterior, occipital, estilóideo, ventre posterior do digástrico, músculos mímicos da face e para o cuticular (Fig. 48-5).

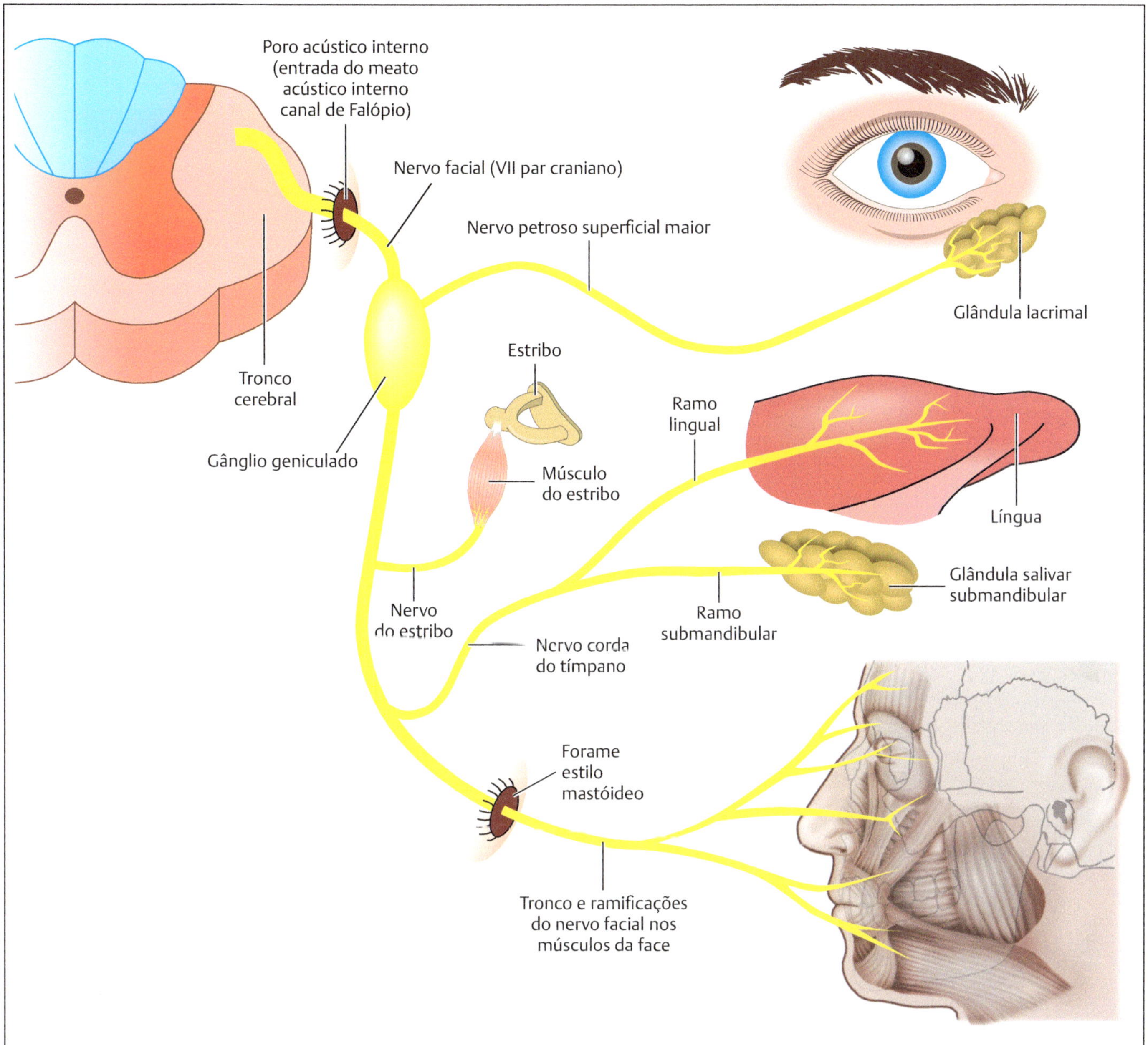

Fig. 48-5. Desenho esquemático dos ramos do nervo facial.

Vascularização

No segmento pontino e meatal a irrigação é fornecida por um ramo da artéria cerebelar anteroinferior.

Os segmentos intratemporais recebem irrigação das seguintes artérias:

A) *Da artéria petrosa:* ramo da artéria meníngea média que penetra no osso temporal através do hiato de Falópio indo irrigar a região do gânglio geniculado, segmento timpânico e parte do segmento labiríntico.
B) *Da artéria estilomastóidea:* geralmente é ramo da artéria occipital. Penetra no forame estilomastóideo, com um trajeto ascendente. É responsável pela irrigação do segmento mastóideo, bem como dos ramos do facial que emergem nesta região, colaborando na irrigação de parte do segmento timpânico e os seus ramos menores confundem-se com os da artéria petrosa.

Fisiopatologia

Do ponto de vista fisiopatológico, o nervo facial é idêntico aos demais nervos motores, salientando-se a sua particular localização no interior do canal de Falópio em um trajeto de mais ou menos 35 mm (Fig. 48-6).

Aproximadamente, 7.000 neurofibrilas constituem as fibras nervosas do nervo facial e estas estão reunidas em um cilindro-eixo envolvido por uma tênue bainha de mielina. A estrutura do nervo facial é composta basicamente por:

- *Bainha:* tecido fibroso que envolve todo o nervo e contém sua camada *vasanervorum*.

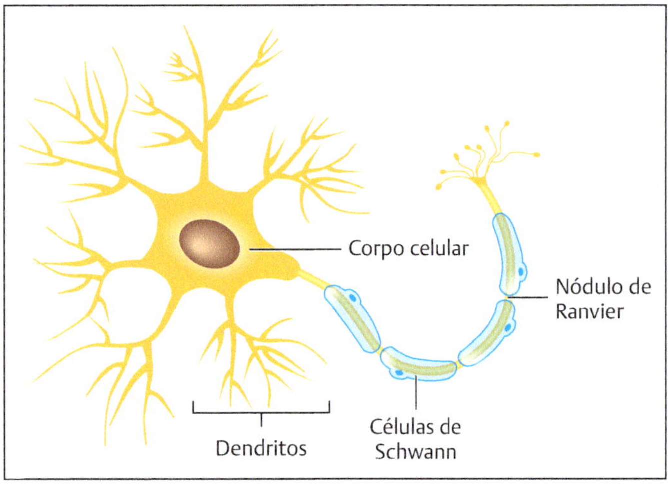

Fig. 48-6. Desenho esquemático de um neurônio, unidade funcional do sistema nervoso.

- *Epineuro:* tecido conectivo que envolve o nervo como um todo interiormente à bainha.
- *Perineuro:* camada mesotelial fina e densa que envolve cada feixe de funículos nervosos.
- *Endoneuro:* tecido conectivo que emoldura o interior do funículo nervoso. Ele separa cada fibra nervosa.

A estrutura do nervo não é constante em seu curso.

No ângulo pontocerebelar e no meato acústico interno as fibras nervosas são arranjadas paralelamente com pouco tecido endoneural, sem perineuro.

No segmento labiríntico, as fibras estão colecionadas em um único grupo com uma bainha fina com pouco tecido endoneural.

O nervo ocupa 25% a 50% do canal ósseo.

No segmento timpânico, a estrutura é semelhante, porém com um epineuro mais grosso.

No segmento mastóideo, o nervo é composto por funículos em separado com perineuro muito fino.

Após o forame estilomastóideo encontramos vários funículos e perineuro bem definido e grosso.

Após a lesão nervosa, as fibras distais retêm a excitabilidade por mais de 96 horas, com os axônios recebendo energia das células de Schwann. As transformações histológicas mais importantes são:

- Fibrilação axonal com posterior desaparecimento.
- As células de Schwann tornam-se edemaciadas e rompem a mielina por fagocitose. Este processo é chamado degeneração Walleriana.
- Esta degeneração Walleriana ocorre até o 15° dia após a lesão.
- Após isto, a mielina e os restos axônio plasmáticos são absorvidos por macrófagos e as células de Schwann perdem seu arranjo linear e se tornam separadas umas das outras.
- A membrana basal que normalmente forma uma capa extracelular sobre as células de Schwann e sobre os nódulos de Ranvier também se rompe e permanece em torno de cada célula de Schwann remanescente. Estas alterações ocorrem também retrogradamente até o primeiro nódulo de Ranvier proximal ao local da lesão. A célula nervosa entra em cromatólise ou degeneração de Nissl com aumento, desintegração e perda dos grânulos de Nissl em seu citoplasma e com seu núcleo assumindo uma posição excêntrica. A célula nervosa pode degenerar-se completamente e desaparecer com o tempo. O processo regenerativo começa logo após a degeneração se não houver uma secção completa ou algo que obstrua ou cause uma pressão constante sobre o nervo. Inicialmente há um crescimento dos axônios proximais e formam um neuroma no coto como se procurassem pelo caminho do crescimento, as células de Schwann se reagrupam formando cordas de células e vão juntando a membrana basal que as envolviam. Estas sólidas cordas de células formam um tubo para receber o axônio que cresce. A velocidade de crescimento é de aproximadamente 1 mm por dia. A mielina que se forma novamente é inconstante e mais fina que o normal e isto é o que resulta nas sequelas encontradas. A pequena velocidade da regeneração nervosa colabora para que, neste período, até que os axônios atinjam as placas neuro motoras, haja modificações atróficas nos músculos e alterações das placas neuromotoras que afetam o resultado final estético da mímica facial.

Percorrendo um trajeto de mais ou menos 35 mm, dentro de um túnel ósseo, o nervo facial está sujeito à ação de processos compressivos e infecciosos de natureza variada, que podem interromper o seu influxo nervoso levando-o ao bloqueio total de suas funções.

Para Seddon, de acordo com a agressão sofrida pelo nervo, pode haver três categorias de lesões (Fig. 48-7):

A) *Neuropraxia:* nesta existe apenas um bloqueio fisiológico capaz de causar paralisia, porém, não há degeneração walleriana. Terminado o bloqueio observa-se regeneração completa dos axônios e nenhuma sequela é observada.
B) *Axonotmese:* neste tipo de lesão há comprometimento parcial dos axônios e bainhas de mielina, porém, o neurilema permanece contínuo e desta maneira poderá, ou

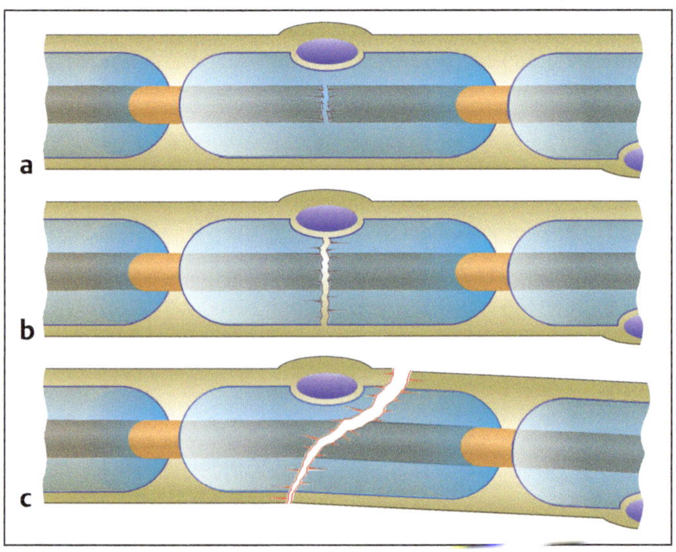

Fig. 48-7. Classificação de Seddon para as lesões nervosas: (a) neuroprasia; (b) axoniotmese; (c) neurotmese.

não, haver regeneração da fibra nervosa. Assim, há degeneração walleriana do axônio e a célula nervosa que corresponde ao axônio lesado poderá se recuperar, e produzir a regeneração do referido axônio, ou se degenerar (morrer). No local em que o nervo está lesado, partindo do segmento proximal, cada axônio se divide em múltiplos "brotos", os quais irão crescer no sentido do segmento distal, sempre na procura do axônio distal. Nesta tentativa desordenada da procura do axônio distal poderá acontecer o que é chamado de regeneração cruzada, fato importante na explicação das sequelas que podem surgir nas paralisias faciais.

C) *Neurotmese:* a interrupção completa do nervo pode ocorrer sem possibilidade de regeneração. No ponto lesado, partindo da extremidade proximal dos axônios lesados, tem início o processo de tentativa de regeneração. Neste ponto, os axônios se multiplicam e, na busca de encontrar a porção distal, eles se agrupam formando o chamado neuroma de ponta. Somente através da cirurgia e da reaproximação das extremidades lesadas, quando possível ou quando não for possível a reaproximação das extremidades, emprega-se o autoenxerto, que poderá favorecer a regeneração dos axônios seccionados.

EXAME DO PACIENTE COM PARALISIA FACIAL PERIFÉRICA

A rotina de exames compreende:

- Exame ORL.
- Exame otoneurológico.
- Exame neurológico.
- Exames laboratoriais.
- Exames por imagem.

Exames para o facial:

- Topodiagnóstico.
- Medida do grau de excitabilidade do nervo Hilger.
- Condução motora.
- Eletromiografia (EMG).
- Eletroneurografia.

SINTOMAS

Os pacientes com paralisia facial apresentam queixas subjetivas principalmente se a paralisia está relacionada com traumatismo direto ou indireto sobre o facial. Frequentemente relatam que do lado paralisado observaram ou sentem:

- Ardor do olho: bastante incômodo relacionado com a ausência do movimento de piscar.
- Lacrimejamento: a presença de muita lágrima ou, ao contrário, a sua ausência.
- Impossibilidade de assobiar e soprar.
- Boca: desviada para o lado oposto com quase impossibilidade de conter líquidos.
- Otalgia: às vezes intensa na zona de Ramsay-Hunt, surgindo com frequência antes do aparecimento da paralisia.
- Sorriso: sempre muito prejudicado e a falta de expressão facial da metade paralisada constitui talvez a maior preocupação dos pacientes.

SINAIS

A paralisia facial unilateral é facilmente diagnosticada em virtude da assimetria da face e de acordo com as funções do facial podem-se observar (Figs. 48-8 a 48-10):

A) Sinais relacionados com a função motora:
   - O predomínio dos músculos da face do lado normal levando ao desvio dos traços fisionômicos para este lado.
   - Não são observadas as rugas e os sulcos do lado paralisado.
   - Não há formação de rugas na testa à ordem para que o paciente execute o movimento de "franzir a testa".
   - Lagoftalmo: o paciente não consegue fechar o olho do lado paralisado.
   - Sinal de Legendre: a contração do orbicular da pálpebra está diminuída do lado paralisado e este é observado pelo examinador quando pede ao paciente para fechar os olhos.
   - Sinal de Mingazzini: estando o paciente com os olhos fechados procura-se levantar a pálpebra superior e observa-se que é mais fácil do lado paralisado.
   - Movimento horizontal da pálpebra inferior: para VAN GISLE, a existência de movimento horizontal de pálpebra inferior, ao lado da paralisia, no sentido do nariz, é um bom prognóstico na evolução da paralisia. Este sinal é fácil de ser pesquisado, sobretudo em crianças; é realmente de grande valor prognóstico.
   - Teste da vibração palpebral (Wartemberg): constitui sinal bastante útil, sobretudo com prognóstico da evolução da paralisia. Pede-se ao paciente que feche um pouco os olhos ao mesmo tempo que se procura abri-los, sendo facilmente possível sentir sob os dedos as vibrações normais que ocorrem apenas no lado não paralisado.

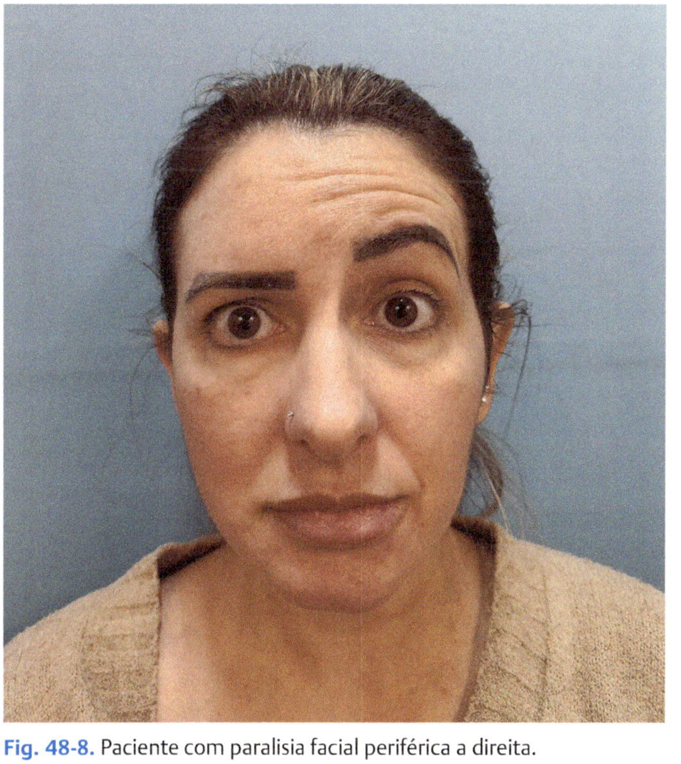

Fig. 48-8. Paciente com paralisia facial periférica a direita.

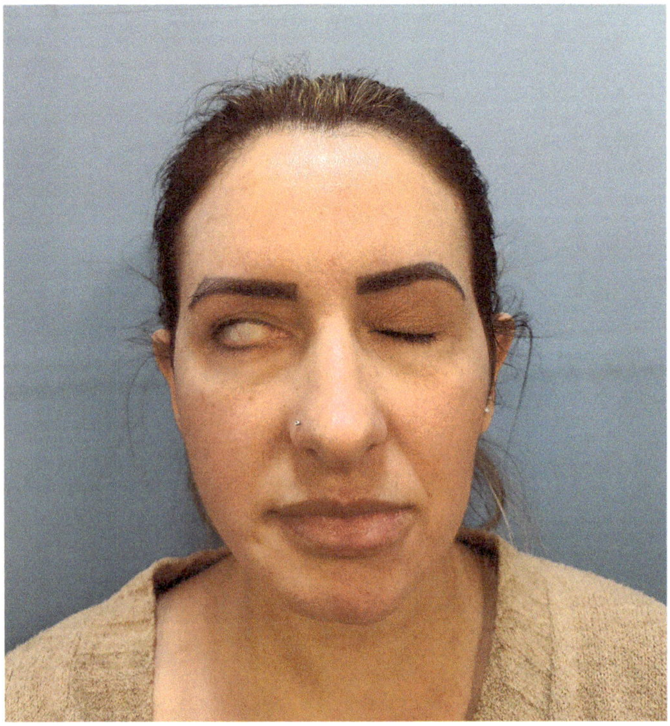

Fig. 48-9. Paciente com paralisia facial periférica a direita apresentando sinal de Bell e HBIII.

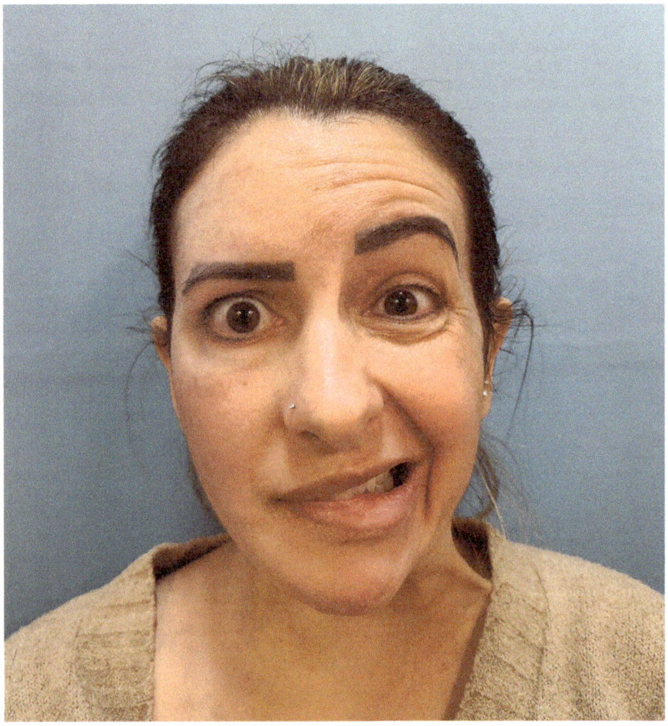

Fig. 48-10. Paciente com paralisia facial periférica à esquerda apresentando sinal de Bell. Após análise do sorriso, sua classificação HB torna-se IV.

- A asa do nariz: ela não se eleva na inspiração como ocorre com a asa do nariz do lado normal.
- Sinal de Bell: é a rotação do globo ocular para cima, do lado paralisado, observado quando se ordena ao paciente fechar os olhos.
- A assimetria da comissura labial: observada em repouso e que se acentua mais quando se pede ao paciente para abrir a boca ou mostrar os dentes ou sorrir. Observa-se melhor este desvio medindo o "Ângulo de Inclinação da Comissura Oral", (AICO), que poderá ser feito através de fotografias periódicas ou medindo este ângulo.
- Sinal do cuticular do pescoço, de Babinski: pede-se ao paciente para abrir a boca e em seguida revirar o lábio inferior para baixo, obrigando o cuticular do pescoço a se contrair, fato que não ocorre do lado paralisado.

B) Sinais relacionados com a função reflexa:
- Uma vez que o nervo facial faz parte como via eferente de vários reflexos podem-se observar:
- Reflexo trigêmeo-facial: percutindo-se entre as sobrancelhas deverá ocorrer a contração dos orbiculares das pálpebras e o consequente fechamento dos olhos, porém, não se observa o fechamento do olho do lado paralisado, uma vez que a via eferente (facial) não está íntegra.
- Reflexo trigêmeo-palpebral: ao estímulo doloroso da face ou do globo ocular, não se observa o fechamento do olho do lado da paralisia. A via aferente é representada pelo trigêmeo.
- Reflexo corneopalpebral: estimula-se a córnea e não se observa o fechamento do olho do lado paralisado (via aferente é o ramo oftálmico do trigêmeo).
- Reflexo visuopalpebral: o estímulo é uma fonte luminosa e não se observa o fechamento da pálpebra apenas do lado paralisado. A via aferente é o nervo óptico.
- Reflexo cocleopalpebral: o estímulo usado é uma fonte sonora, não havendo fechamento da pálpebra do lado paralisado. A via aferente é representada pelo coclear.
- Todos esses sinais e sintomas têm valor para o diagnóstico e o prognóstico das paralisias relacionadas com o facial e deverão ser pesquisadas conforme a possibilidade de cada caso.

C) Sinais relacionados com a função sensorial (gustativa) e parassimpática (secretora) serão estudados em conjunto com o chamado topodiagnóstico no capítulo seguinte.

A avaliação clínica do grau de paralisia facial é difícil por ser um dado subjetivo e que difere de examinador para examinador. Diversos autores propuseram formas objetivas de quantificação da paralisia, como medições de distância de pontos da face em repouso ou em movimento, porém todos com problemas técnicos e de dificuldade de realização.

Utilizamos o método mais aceito na literatura, ou seja, a classificação de House Brackmann (Quadro 48-1).

Quadro 48-1. Sistema House-Brakmann de Graduação da Função Facial

Grau	
1. Normal	Função facial normal
2. Disfunção leve	Leve fraqueza dos movimentos. Simetria normal, habilidade de fechamento ocular. Sem espasmos, contraturas ou sincinesias
3. Disfunção moderada	Assimetria visível, porém, não desfigurante entre os dois lados. Nenhum déficit funcional. Pode haver sincinesias, contraturas e espasmos leves. Ao repouso: tônus normal. Ao movimento: leve até severa paralisia da testa, fechamento ocular e do canto da boca com esforço máximo. Assimetria óbvia
4. Disfunção moderadamente severa	Fraqueza/assimetria evidentes. Ao repouso: tônus normal. Ao movimento: nenhum movimento em testa, inabilidade de fechamento ocular. Sincinesias, contraturas e espasmos fortes o suficiente para interferir com a função facial
5. Disfunção severa	Movimento levemente perceptível. Ao repouso: assimetria com caída do canto da boca e desaparecimento do sulco labial. Ao movimento: Nenhum movimento em testa, fechamento palpebral parcial, leve movimento em sobrancelha com esforço máximo, movimento leve em canto de boca. Espasmos, sincinesias e contraturas normalmente ausentes
6. Paralisia total	Perda do tônus, assimetria, nenhum movimento, sem sincinesias, espasmos ou contraturas

TOPODIAGNÓSTICO

O topodiagnóstico baseia-se no conhecimento do trajeto do facial, assim como em quais segmentos ele emite seus ramos, aliado ao conhecimento das funções destes mesmos ramos.

- Paralisias centrais: é importante no diagnóstico a lembrança da inervação cruzada para o músculo da parte superior do orbicular da pálpebra e do superciliar. As paralisias centrais são contralaterais, isto é, ocorrem no lado oposto ao da lesão. Outra característica central é o acometimento apenas dos músculos da metade inferior da face, poupando os da metade superior.
- As paralisias relacionadas com o núcleo do facial no tronco cerebral e abaixo dele são chamadas de periféricas. Em relação ao núcleo merece destaque a inflamação, os traumas etc., que frequentemente comprometem também o nervo abducente (intimamente relacionado com ele neste segmento) e podem levar a uma paralisia do nervo facial. É importante nesta situação a pesquisa dos reflexos e se o reflexo da córnea e o estapedial não são vistos do lado paralisado; outros como a secreção salivar, o lacrimejamento, a sensação gustativa da mucosa dos 2/3 anteriores da língua estão presentes pois o nervo intermédio se agrega ao facial abaixo do núcleo.
- Nas paralisias relacionadas com os segmentos intratemporais é grande a contribuição do topodiagnóstico, pois há uma relação bastante estreita entre o facial, o nervo intermédio e o VIII e desta relação várias informações são obtidas:
  A) A função vestibular: penetrando no meato acústico interno em companhia do acústico, compreende-se facilmente a importância de se obterem informações sobre o facial através do VIII par. O comprometimento do facial por tumores, processos inflamatórios e vasculares, neste segmento, podem alterar também as provas de função vestibular. Os pacientes com paralisia facial frequentemente apresentam também queixas de vertigem, desequilíbrio, às vezes zumbidos, e nos últimos anos com o advento da chamada descompressão total, cresceu ainda mais o interesse sobre os exames que informam sobre as condições do facial nos segmentos meatal e labiríntico e o estudo da função vestibular constitui rotina para o otologista.
  B) O lacrimejamento: a presença de lágrima é o sinal mais importante e fidedigno para localizar o segmento comprometido do facial. É de fácil observação e não requer mais de 5 a 10 minutos para ser realizado. O nervo petroso superficial maior, deixando o facial (seu primeiro ramo), na altura do gânglio geniculado é o encarregado de levar à glândula lacrimal as fibras parassimpáticas responsáveis pelo estímulo e consequentemente pela formação da lágrima. Todo doente com paralisia facial periférica, com lacrimejamento diminuído ou ausente, é de se esperar que tenha comprometimento do facial na altura do gânglio geniculado (como ocorre na síndrome de Ramsay-Hunt ou em fraturas que atinjam este segmento), ou o agente etiológico da paralisia facial está acima deste segmento, como no neuroma do acústico e nas fraturas cujas linhas passem acima do gânglio geniculado. A confirmação, ou não, do lacrimejamento é facilmente obtida pelo teste do lacrimejamento. O teste é realizado colocando-se uma fita de papel de filtro de 10 cm de comprimento e de 5 mm de largura no fundo do saco conjuntival (1/3 médio) das pálpebras inferiores. A via aferente é representada pelo trigêmeo e o papel de filtro agindo como irritante para a córnea ou pela excitação do reflexo nasolacrimal pelo emprego de amônia (que o paciente aspira) ou ainda tocando-se a mucosa nasal (com um estilete), enquanto a via eferente é representada pelo nervo petroso superficial maior e a presença, diminuição ou ausência de lágrima do lado paralisado é expressa pela umidade do papel de filtro. Pulec J., sugeriu que o papel de filtro fosse previamente marcado de meio em meio centímetro e concluiu também que os indivíduos normais umedecem 2 cm do papel em 1 minuto (Fig. 48-11).

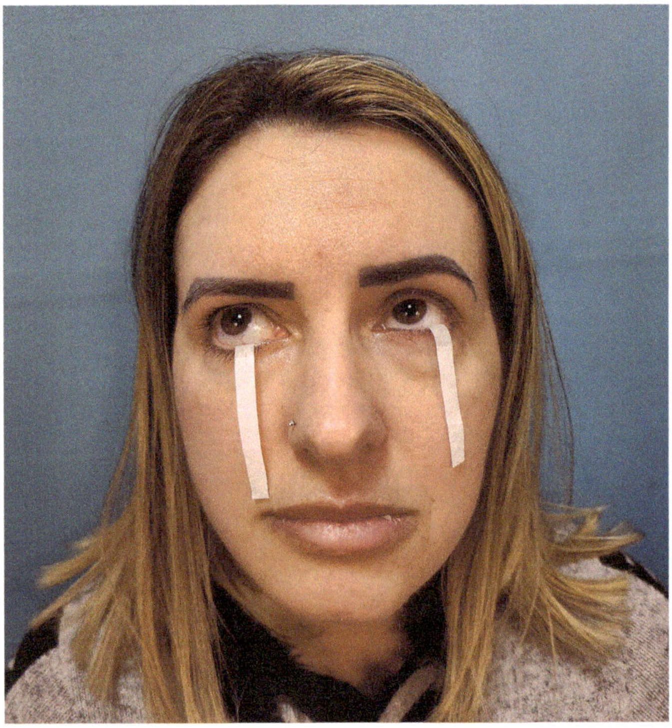

Fig. 48-11. Teste de lacrimejamento reduzido à direita por paralisia facial acometendo o nervo petroso superficial maior.

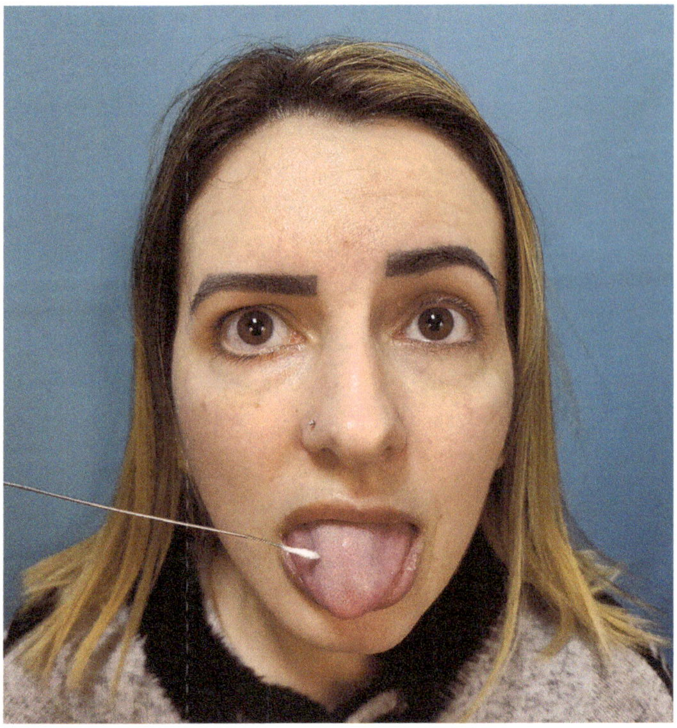

Fig. 48-12. Teste de gustação para avaliar a função do nervo corda do tímpano.

C) O reflexo do estapédio: os estímulos sonoros intensos levam à contratura do músculo do estribo e a via aferente é representada pelo ramo coclear do VIII par enquanto a via eferente, pelo nervo estapédico do facial. Com o emprego do impedanciômetro a pesquisa do reflexo do músculo do estribo passou a ser um elemento importante no topodiagnóstico das lesões do facial, pois se trata de um método objetivo.

   O aparecimento do reflexo em um caso de paralisia facial periférica, em que o seu exame anterior revelou sua ausência, pode significar uma evolução favorável (Lopes FO, – veja o primeiro volume do mesmo autor). O valor deste teste na localização do ponto de sofrimento do nervo facial nas paralisias periféricas é sugerido também por outros autores com Y. Koike. Como exame para topodiagnóstico, a pesquisa do reflexo do estapédio tem seu valor, sobretudo nas paralisias faciais de origem traumática.

D) Audiometria de tronco cerebral (BERA)

   A audiometria de tronco cerebral deve constituir rotina frente a um paciente que apresenta paralisia facial periférica.

   A proximidade do nervo facial e do acústico sugere a importância deste exame, destacando-se sobretudo o alto grau de sensibilidade da audiometria de tronco. Além da sensibilidade deste exame não podemos nos esquecer da sua importância em processos legais.

E) O paladar e o fluxo salivar:

   - O paladar: o nervo facial através da corda do tímpano é o encarregado da função sensorial gustativa da mucosa dos 2/3 anteriores da língua e do palato, assim como é o responsável pela condução dos estímulos vasodilatadores secretores das glândulas salivares submaxilar e sublingual (Fig. 48-12). Assim sendo, as lesões do facial acima da emergência da corda do tímpano deverão alterar estas funções. A função gustativa pode ser pesquisada colocando-se açúcar, limão, sal etc., sobre a mucosa da metade de um dos lados da língua, e o paciente dirá sobre a sensação ou não do referido sabor em cada um dos lados da língua. Emprega-se também o eletrogustômetro e este baseia-se no fato de que uma corrente galvânica, aplicada na língua, ora de um lado, ora de outro, normalmente desperta uma sensação gustativa de caráter metálico ou ácido. Os dois lados da língua são testados e a leitura direta da intensidade da corrente usada para se obter o estímulo (sensação gustativa) é comparada. Todas as vezes em que for necessário usar uma corrente acima de 3 miliamperes, comparada com o outro lado para se obter o estímulo do lado paralisado, significa que existe um bloqueio ou uma interrupção completa do nervo facial acima da emergência da corda do tímpano.
   - O fluxo salivar: foi sistematizado por BLATT e consiste na colocação de um delicado tubo de polietileno no canal de Warton e para produção do estímulo emprega-se limão (o paciente deve chupar) enquanto o fluxo salivar é colhido e medido. Para Blatt este teste tem muito valor como prognóstico na evolução da paralisia facial e todas as vezes em que uma diferença maior que 40% no fluxo salivar é encontrada entre o lado normal e o paralisado significaria comprometimento do facial e, segundo ele, nesta eventualidade, este nervo deve ser imediatamente descomprimido.
   - O pH salivar: Saito relatou em 1977 que o pH salivar submandibular de 6,1 ou menor relacionava-se com recuperação incompleta nos casos de paralisia de Bell.

TESTES LABORATORIAIS

A avaliação através de sorologias e exames laboratoriais deve ser orientada pela história clínica do paciente. Os testes mais frequentemente acessados são: hemograma, monoteste, anticorpos heterofílicos, anticorpos treponêmicos, taxa de hemossedimentação, fator antinúcleo, fator reumatoide, tolerância à glicose, título de Lime, aspirado de medula óssea e punção lombar.

ESTUDO POR IMAGEM

É muito útil a colaboração da radiologia no estudo dos problemas afetos ao nervo facial. A tomografia computadorizada de alta resolução através das posições axial e coronal permitem uma melhor localização assim como o estudo mais detalhado das fraturas e das diferentes doenças que podem comprometer as funções do nervo facial.

A ressonância nuclear magnética tornou-se um exame essencial no estudo do nervo facial no interior e fora do canal de falópio.

Como os pares cranianos quando normais não se alteram com o uso do contraste (Gadolínio-DTPA) é possível evidenciar-se regiões com fluido extracelular aumentado; como áreas de inflamação, tumor e edema (Fig. 48-13).

A existência de edema ou não do nervo, a presença de áreas de estrangulamento ou áreas em que ele possa estar comprimido, temos a certeza de que em futuro próximo, nos será respondido pela ressonância magnética. Acredita-se que a ressonância magnética seja capaz de confirmar ou afastar a presença de edema ou áreas de isquemia do nervo facial e desta maneira colaborar na localização do segmento suspeito podendo até mesmo sugerir a conduta a ser seguida.

CLASSIFICAÇÃO

Podemos classificar as paralisias faciais topograficamente ou etiologicamente.

Classificação topográfica: de acordo com o local da lesão:

1. *Supranucleares:* decorrentes de lesões corticais. Os sinais clínicos são de paralisia do tipo central.

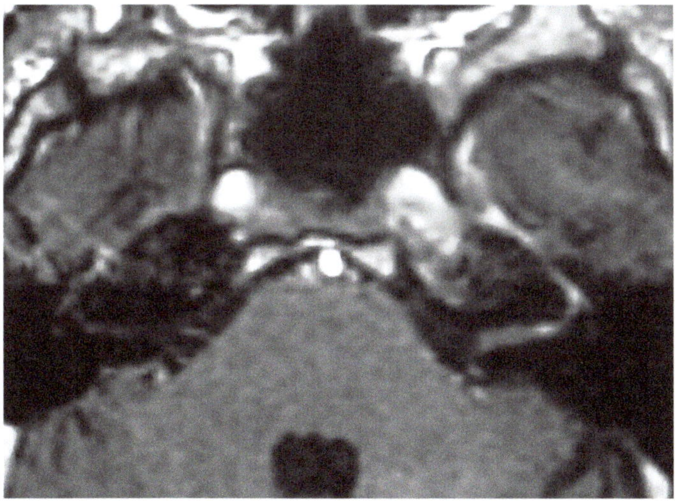

Fig. 48-13. Ressonância magnética de ouvidos, corte axial, com impregnação por gadolínio no nervo facial esquerdo, que se apresenta inflamado.

2. *Nucleares:* incidem desde o núcleo até a protuberância, com trajeto sinuoso ao redor do sexto par craniano. Ocorre simultaneamente paralisia do motor ocular externo.
3. *Infranucleares:* a lesão está localizada após a emergência do nervo do tronco cerebral.

Classificamos paralisia facial periférica de acordo com sua etiologia, e as relacionamos em ordem decrescente de maior incidência em nosso meio:

A) Idiopáticas.
B) Traumáticas.
C) Infecciosas.
D) Tumorais.
E) Metabólicas.
F) Congênitas.
G) Vasculares.
H) Tóxicas.

PARALISIA FACIAL IDIOPÁTICA

Paralisia de Bel

Paralisia de Bell, também conhecida como paralisia a "frigore", paralisia reumática, paralisia idiopática ou ainda isquêmica. As paralisias faciais de aparecimento súbito eram sempre classificadas como paralisia de Bell e em oposição a esta atitude cômoda se opõem os estudiosos pelo nervo facial, uma vez que a paralisia de Bell deve ser diagnóstico de exclusão.

Taverner a definiu como uma paralisia de aparecimento rápido, do tipo neurônio motor inferior, afetando um dos lados da face, sem evidência de doença do ouvido e sem evidência de outra doença neurológica.

Os critérios mínimos para o diagnóstico de Bell são:

- Paralisia ou paresia de todos os grupos musculares de um lado da face.
- Aparecimento súbito.
- Ausência de sinais de doença do sistema nervoso central.
- Ausência de sinais de doenças do ângulo pontocerebelar.

Sua etiologia é desconhecida, mas os autores concordam na existência de um distúrbio vascular dentro do canal de Falópio capaz de levar a edema e a compressão do nervo facial. Hilger procura explicar o aparecimento da paralisia dizendo: A paralisia facial de Bell seria causada por um espasmo das ramificações da artéria carótida externa e consequentemente dos vasos epineurais do nervo facial. O espasmo vascular não somente provoca uma isquemia do nervo, senão que, em consequência da anóxia, as paredes dos vasos mais delgados tornam-se permeáveis e o transudato dá lugar ao edema e à compressão e esta compressão por estrangulamento da corrente venosa e linfática aumenta mais o edema, sendo esta uma das explicações mais aceitas a respeito da paralisia de Bell. Há uma tendência em aceitar o vírus do Herpes simples como o mais provável responsável pelo aparecimento da paralisia de Bell. Esta neurite banal do facial passaria despercebida se não fosse sua localização dentro de um túnel tão longo como é o canal de Falópio, que impede a expansão edematosa do facial sem comprimir suas fibras nervosas e sua vascularização, fatores responsáveis pelo aparecimento da paralisia. Yanagihana em 1994 descreveu três achados importantes que favorecem esta teoria:

- Inflamação do gânglio geniculado e vizinhança após inoculação do herpes simples do tipo I em ratos.
- Ressonância nuclear magnética em casos iniciais de paralisia de Bell e síndrome de Hansay-Hunt mostra que as lesões são realçadas pelo gadolínio na mesma região do gânglio geniculado e vizinhança.
- Estudando os achados cirúrgicos do gânglio geniculado, observou-se que é frequente encontrar edema e congestão vascular no local.

Há também a teoria da reação autoimune, pois em alguns casos é encontrada alteração da imunidade celular. A paralisia ocorreria quando há replicação viral dentro das células ganglionares determinantes antigênicos das células nervosas e da mielina se modificariam. Haveria então uma resposta imunológica mediada por linfócitos T contra as células modificadas produzindo uma desmielinização imunomediada que se expressaria clinicamente por paralisia facial periférica. Uma vez controlado este fenômeno, inicia-se a remielinização, com melhora clínica.

Sintomas como desvio de boca para o lado oposto, a impossibilidade de franzir a testa e de fechar o olho do lado da paralisia, o seu aparecimento súbito e o desfiguramento que surge sem nenhuma razão aparente, faz com que estes pacientes procurem os especialistas na esperança de que alguma coisa possa ser feita e os movimentos e expressões de sua face possam ser recuperados. O examinador percebe o desaparecimento de rugas e sulcos do lado da paralisia, assim, como uma série de outros sinais que podem ser pesquisados. Com a finalidade de se estabelecer o prognóstico na paralisia de Bell pode-se lançar mão do teste de Hilger e todas as vezes em que uma diferença de 3,5 miliamperes ou mais, na perda da excitabilidade elétrica, for observada entre o lado paralisado e o normal, é um dado favorável à cirurgia e devem ser somados aos outros exames. A eletroneuromiografia é uma excelente maneira de se estabelecer o prognóstico evolutivo na paralisia de Bell, comentado no capítulo sobre semiologia. As provas de topodiagnóstico, sobretudo a pesquisa do reflexo do estapédio, também tem valor prognóstico para a paralisia facial de Bell. A grande maioria de doentes com paralisia de Bell, aproximadamente 95%, evolui bem, com cura espontânea em, aproximadamente, 3 a 8 semanas e a importante função do otologista está em reconhecer e separar, entre estes pacientes, os restantes 5% que apresentam prognóstico mal e que devem imediatamente ser encaminhados para a descompressão do nervo facial. O tratamento clínico é baseado em corticoides, utilizamos a dexametasona em doses de 0,12 mg por quilo de peso por dia durante 10 dias em doses decrescentes e antivirais como aciclovir ou valaciclovir na dose empregada para encefalite viral, ou seja, a mais alta. As medidas gerais como a proteção do globo ocular pelo emprego de colírio substituto da lágrima (isotopofenicol) durante o dia a cada 2 horas, ou até mesmo realizando a oclusão do globo ocular quando surgem problemas com a córnea. No período noturno forçar o fechamento da pálpebra mantendo-a fechada com uma fita adesiva com pomada oftálmica lubrificante. Por vezes é útil o emprego de tranquilizantes além, obviamente, de uma adequada explicação ao paciente sobre a sua doença, ressaltando a boa chance que ele tem de recuperar os seus movimentos e expressões do rosto e deixando claro que esta afirmação apoia-se em uma série de exames e testes que permitiram estabelecer, com segurança, o prognóstico para a paralisia que tanto o preocupa. Aqueles que trabalham serão afastados do serviço. As massagens são importantes na recuperação da face paralisada. A orientação e o acompanhamento pela fisioterapeuta especializada constituem, nos nossos dias, um dos mais importantes elementos na recuperação dos movimentos da face e de uma maneira especial para evitar as sequelas.

Na eletroneuromiografia e no teste de Hilger, quando sugerem bons prognósticos, o paciente deve ser seguido com exames em dias alternados ou até de 3 em 3 dias e de preferência empregando o Hilger que é o mais fácil de ser realizado mais vezes até a terceira ou quarta semanas. Um pequeno número destes pacientes aproximadamente 10%, ao contrário, apresentam sinais de degeneração do facial acima de 90% pela eletroneuromiografia ou mais de 3,5 miliamperes pelo teste de Hilger e podem ser encaminhados para a descompressão do nervo facial e até a última década esta cirurgia era realizada apenas nos segmentos mastóideo e timpânico, pois todos estavam de acordo que nestes segmentos o facial era frequentemente agredido e necessitava de ser descomprimido.

Em 1963 Fowler JR., chamava a atenção para o fato de ter ele encontrado áreas de degeneração e infarto hemorrágico no facial, junto ao gânglio de Scarpa em um caso de Bell falecido devido à ruptura de aneurisma aórtico no 40º (quadragésimo) dia após a instalação da paralisia. Alertado pelas comunicações acima ocorridas na paralisia de Bell, Fisch, que já havia observado nestes pacientes alterações nas provas de função vestibular e no teste do lacrimejamento, onde, aproximadamente, 53% dos pacientes apresentam diminuição ou ausência de lacrimejamento, alterações estas verificadas naquele grupo de pacientes, com mais de 90% de degenerações nos primeiros 14 dias de paralisia, sugeriu a chamada descompressão total do nervo facial. Seus resultados obtidos sugerem a descompressão, principalmente se é possível lançar mão da eletroneurografia, o segmento ou os segmentos do facial a serem descomprimidos serão conhecidos através dos testes de topodiagnóstico. A ausência ou a diminuição de lacrimejamento, assim como a ausência do reflexo do estapédio do lado paralisado constituem sinais sugestivos de bloqueio de facial na altura do gânglio geniculado, ou acima deste, e as provas de função vestibular podem, além de confirmar esta suspeita, apontar o segmento meatal como o mais provável responsável pela paralisia facial. Ao contrário, se o lacrimejamento do lado paralisado estiver igual ou aumentado em relação ao lado normal, fato frequentemente observado, e estando presente o reflexo do estapédio conclui-se que o bloqueio do nervo facial esteja abaixo do gânglio geniculado e certamente também abaixo do segundo joelho. Conclui-se que a descompressão do nervo facial na paralisia de Bell poderá ser limitada apenas aos segmentos timpânicos e mastóideo ou do gânglio geniculado e segmentos labiríntico e meatal ou ainda de todos os segmentos intratemporais, dependendo, esta decisão, dos resultados obtidos através dos testes de topodiagnóstico, uma vez que estes são imprescindíveis na localização do segmento ou dos segmentos comprometidos, assim como, na seleção da via de acesso que melhor atenda as necessidades de cada caso.

Síndrome de Melkerson-Rosenthal

Em 1928 Melkersson descreveu um caso de paralisia facial em uma doente jovem acompanhada de edema de face. Posteriormente Rosenthal descreveu duas famílias que apresentavam os sintomas clássicos da síndrome que levou o nome de ambos, apesar de as suas características clínicas já terem sido descritas desde 1894 por Hübschman.

Pela sua etiologia desconhecida é classificada como de etiologia desconhecida.

Características

1. Paralisia facial periférica de início súbito.
2. Paralisias recidivantes.
3. Edema na hemiface paralisada ou nos lábios que pode preceder, acompanhar ou suceder a paralisia em meses ou anos.
4. Língua plicata ou fissurada (Fig. 48-14).
5. História familiar por vezes presente.
6. Grande preferência por pacientes do sexo feminino (80%).
7. Normalmente a primeira aparição é entre a terceira ou quarta década.
8. É comum encontrarmos casos nos quais somente uma ou algumas das características das descritas são encontradas.

Tratamento

Semelhante ao da paralisia de Bell. Sugerimos em alguns casos a descompressão do nervo facial profilaticamente para evitar recidivas.

Prognóstico

É favorável na maioria dos casos havendo remissão completa da doença. Normalmente há permanência de sequelas piores a cada recidiva.

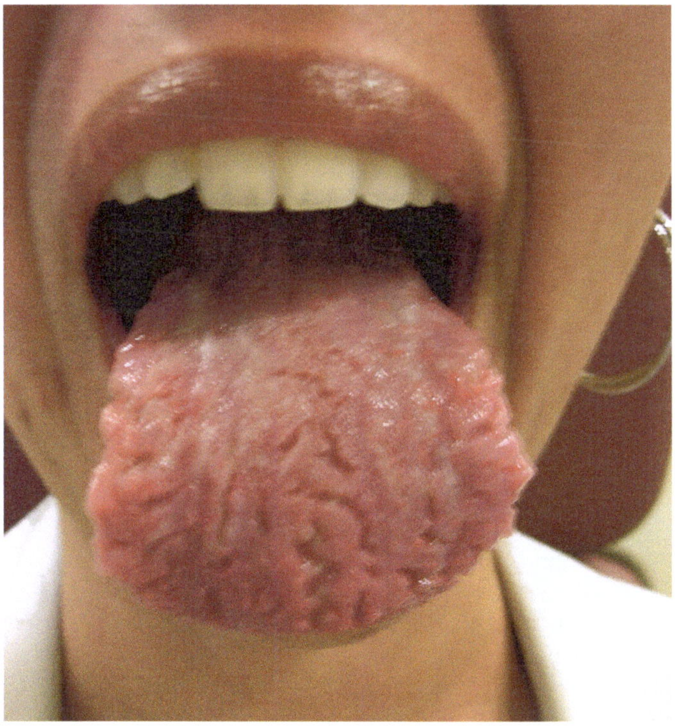

Fig. 48-14. Língua plicata, fissurada ou geográfica.

TRAUMÁTICAS

O nervo facial é o par craniano mais atingido por traumas. Isto se deve ao seu longo trecho intracanal que favorece a lesão traumática compressiva, principalmente nos traumas de crânio que produzem fraturas do osso temporal.

As paralisias faciais traumáticas têm se tornado importantes em nossos dias dada à sua etiologia que pode ser prevenida e a seu tratamento que está bem estabelecido.

Classificamos as paralisias traumáticas de acordo com o fator causal em:

- Fraturas:
  - Do osso temporal.
  - Dos ossos da face.
  - Projéteis de arma de fogo.
  - Ferimentos cortocontusos nas partes moles da face.
  - Traumas de parto.
  - Iatrogênicas.

Fraturas

As fraturas são as causas mais comuns de paralisia facial traumática e delas 96% são de osso temporal e o restante de ossos da face. Em nosso meio, os acidentes automobilísticos e principalmente os de motocicletas são os principais causadores, seguidos pelas quedas.

Raramente seccionam totalmente o nervo. Sessenta por cento delas causam compressão, 35% apresentam pequenas espículas ósseas que lesam o nervo e somente 5% causam perda de substância do nervo ou secção total.

Quanto ao tempo de instalação após o trauma, a paralisia pode ser imediata ou tardia. As imediatas se instalam em seguida ao trauma e as tardias dias após. As imediatas têm pior prognóstico. As tardias são normalmente causadas por compressão de sangramento intracanal ou por retenção de retorno venoso e regridem espontaneamente.

As fraturas do osso temporal podem ser classificadas quanto à sua localização em longitudinais, transversais ou cominutivas.

As fraturas longitudinais são as mais comuns (85%) e geralmente lesam o nervo nas proximidades do gânglio geniculado, antes da emergência do nervo petroso superficial maior ou no nível do segmento timpânico (Fig. 48-15). São resultantes de traumas temporoparietais causando uma linha de fratura que corre paralela ao eixo longo do osso temporal. Normalmente o conduto auditivo externo está envolvido, mas o bloco labiríntico está preservado. Clinicamente pode apresentar otorragia, proveniente do ouvido médio através de uma perfuração timpânica causando hipoacusia do tipo condutivo, pelo hemotímpano ou por algum deslocamento ossicular (normalmente a bigorna).

As fraturas transversas são raras (10%). O traço de fratura é transversal ao eixo longo do osso temporal e são resultantes de traumas na região occipital (Fig. 48-16). Normalmente o bloco labiríntico está envolvido causando, portanto, disacusias neurossensoriais. O nervo pode ser afetado em qualquer dos seus segmentos. As fraturas transversas são mais graves e de pior prognóstico do que as longitudinais e estão na maioria das vezes acompanhadas de outras lesões intracranianas.

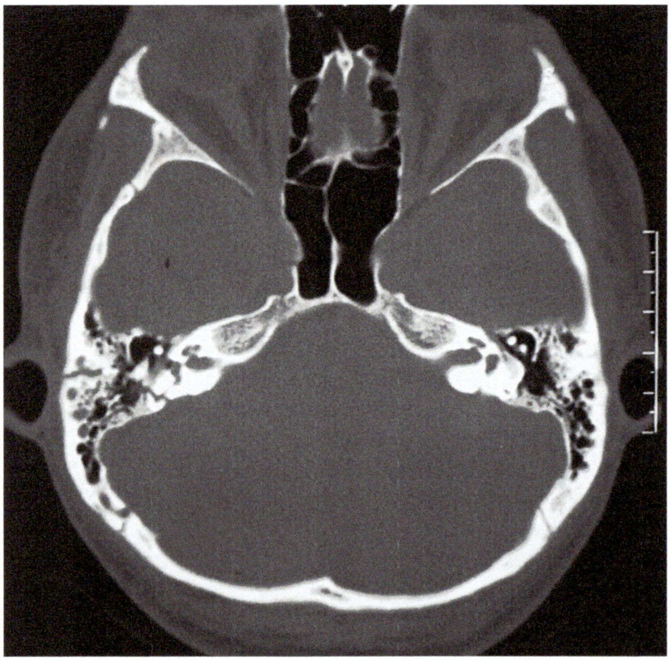

Fig. 48-15. Imagem tomográfica de ossos temporais, corte axial com fratura longitudinal acometendo o nervo facial na sua porção mastóidea à direita.

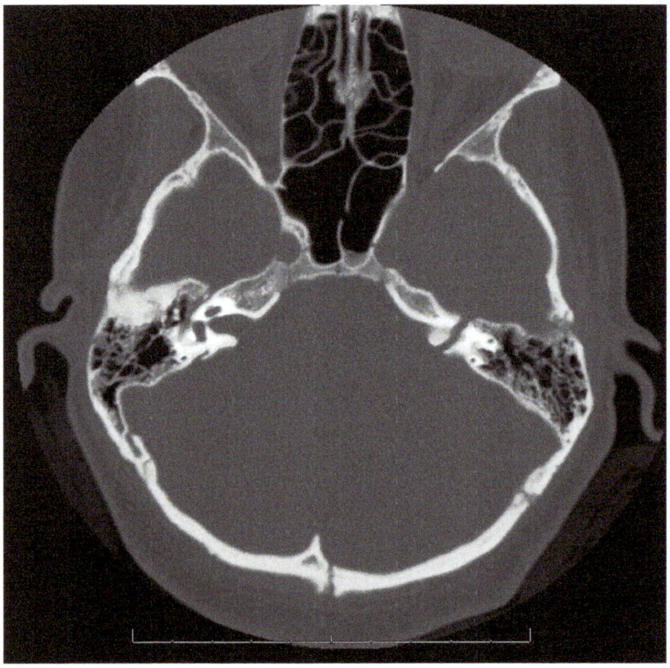

Fig. 48-16. Imagem tomográfica de ossos temporais, corte axial com fratura transversal seccionando a região do conduto auditivo interno e acometendo o nervo facial intracanalicular à esquerda.

As fraturas cominutivas são as mais graves e acometem vários pontos do canal de falópio com disacusia neurossensorial profunda na maioria das vezes (Fig. 48-17).

Os ossos da face que quando fraturados lesam o nervo facial são o maxilar e o mandibular e normalmente causam paralisia segmentares por lesões isoladas de ramos do nervo.

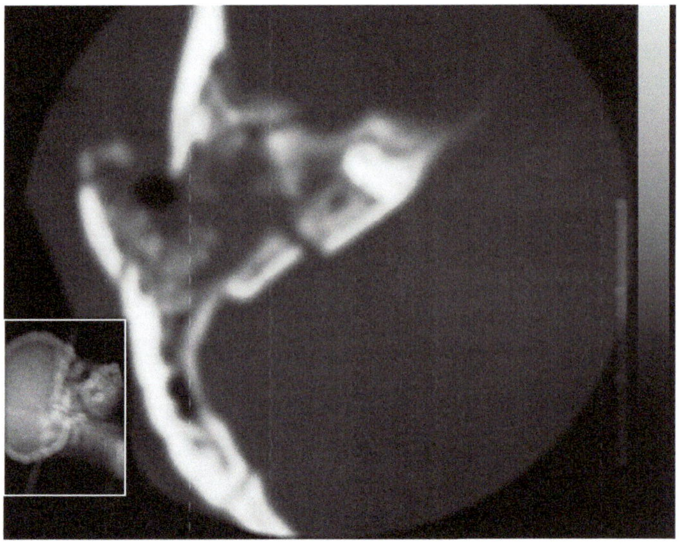

Fig. 48-17. Imagem tomográfica de ossos temporais, corte axial com fratura cominutiva acometendo o nervo facial nas suas porções mastóidea e canal de Falópio à direita.

É excepcional encontrar-se secção completa do nervo em casos de fratura, normalmente encontram-se compressão e nos casos piores secções parciais. O tratamento das PF por fraturas se fará de acordo com a gravidade da lesão avaliada pelo estudo elétrico da condutibilidade nervosa. Nos casos de comprometimento menor que 90% em relação ao lado normal preconizamos tratamento clínico com dexametasona 8 mg/dia no adulto além dos cuidados oculares e fisioterápicos já citados na paralisia de Bell. Deve-se prosseguir com o exame a cada 6 dias e se houver evolução da degeneração para 90% ou mais se proceder a uma descompressão total do nervo.

A cirurgia deve ser realizada no menor espaço de tempo possível após o trauma e não deve haver dúvidas nos casos em que o exame elétrico mostrar sinais de degeneração walleriana. A via de escolha vai depender do topodiagnóstico, porém se o lacrimejamento estiver alterado os três segmentos do nervo devem ser explorados, pois pode haver fraturas múltiplas. Quando o lacrimejamento é normal pode-se explorar somente o segmento infrageniculado.

Em todos os casos a paralisia pode se instalar dias após a fratura, o que denominamos de tardia. Nestes casos, o prognóstico normalmente é melhor, porém, para efeito de tratamento, a indicação é semelhante ao dos outros casos, isto é, a indicação cirúrgica será de acordo com a eletroneuromiografia.

Projétil de Arma de Fogo

Representam em nosso meio a segunda etiologia mais comum das paralisias traumáticas, das quais aproximadamente 50% são por tentativa de suicídio (Fig. 48-18).

Ao contrário das fraturas, este tipo de lesão normalmente leva à secção total ou parcial do nervo; muito raramente a lesão é só compressiva pela fratura do rochedo temporal causada pelo projétil.

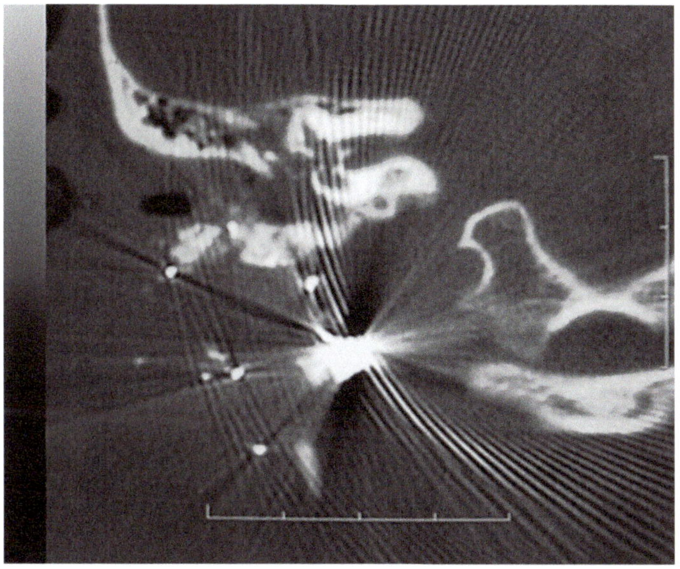

Fig. 48-18. Imagem tomográfica de ossos temporais, corte coronal com múltiplos fragmentos de projétil acometendo o osso temporal e porção mastoídea do nervo facial.

Tratamento:

- Há indicação formal de imediata exploração cirúrgica total do canal de Falópio e reparação das lesões causadas.
- O prognóstico tal como o das fraturas é diretamente proporcional ao tempo entre a lesão e a reparação.
- As vias e os tipos de reparos estão discutidos no final deste capítulo.

Ferimentos Cortocontusos da Face

Ocorrem por lesões de objetos cortantes nas partes moles da face principalmente por vidros em acidentes automobilísticos ou ferimentos por armas brancas. A lesão normalmente é segmentar e o tratamento reparador deve ser efetuado o mais breve possível.

Traumas de Parto

A paralisia facial no recém-nascido é traumática ou congênita.

Cabe um diagnóstico diferencial entre trauma de parto por fórceps ou por compressão do rosto do feto no canal de parto, ou por uma posição fetal durante parte da gestação na qual os membros venham a comprimir a face. Nesses casos são visíveis as alterações na face ou no crânio da criança. O fórceps alto vem sendo cada vez menos utilizado e as compressões transitórias regridem espontaneamente alguns dias após o parto. Não sendo relatada nenhuma causa aparente durante o parto deve-se suspeitar de malformação congênita (Fig. 48-19).

Iatrogênicas

Podem ser deliberadas ou inadvertidas. As deliberadas são aquelas que na vigência de uma doença que envolve também o nervo, um tumor por exemplo, deliberadamente o cirurgião seja obrigado a lesar o nervo para tratar a doença.

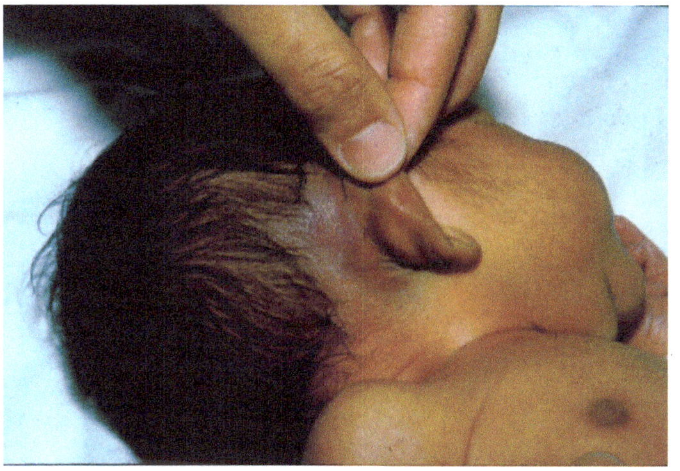

Fig. 48-19. Criança recém-nascida com hematoma retroauricular do trauma de parto.

As inadvertidas são aquelas que durante uma cirurgia nas proximidades do nervo inadvertidamente o lesam. Em nossa experiência as cirurgias otológicas são as que mais causam paralisias iatrogênicas e em geral inadvertidas (46%) seguidas pelas neurocirurgias (34%), pelas cirurgias de glândulas salivares (15%) e pelas cirurgias plásticas (5%). As inadvertidas são extremamente graves e causam grandes traumas para o paciente e para o cirurgião. Um perfeito conhecimento da anatomia do facial deve ser desenvolvido para o cirurgião que atua na região do nervo facial. O uso de monitorização intraoperatória do nervo facial em cirurgias otológicas ou em sua proximidade é fortemente recomendável. Mesmo assim, após cirurgia na proximidade do nervo mesmo monitorado pode haver uma paralisia pós-operatória que poderia ser explicada, por exemplo, por calor de uma broca cirúrgica e sempre deve constar do informe de consentimento ao paciente.

O tratamento deve ser sempre imediato. A reparação da lesão deve ser no mesmo ato cirúrgico quando se percebe a lesão. No caso de dúvida de que houve lesão (inadvertida) o nervo sempre deve ser reexplorado imediatamente se possível para possível reparação.

INFECCIOSAS

As etiologias são:

- Virais.
- Bacterianas inespecíficas.
- Específicas.

Virais

As virais se confundem, caso não haja identificação do vírus clinicamente, com a paralisia de Bell, sendo mesmo, segundo alguns autores, a etiologia da paralisia tipo Bell.

Alguns tipos de herpes dão quadros clínicos típicos. O herpes-zóster causa a chamada síndrome de Ramsay Hunt, descrita pelo autor em 1907. É causada por um vírus filtrável, o mesmo da varicela.

Clinicamente se apresenta com um quadro de paralisia facial súbita que é precedida (25% dos casos) ou sucedida (25%) ou surgindo simultaneamente (50%) com as vesículas

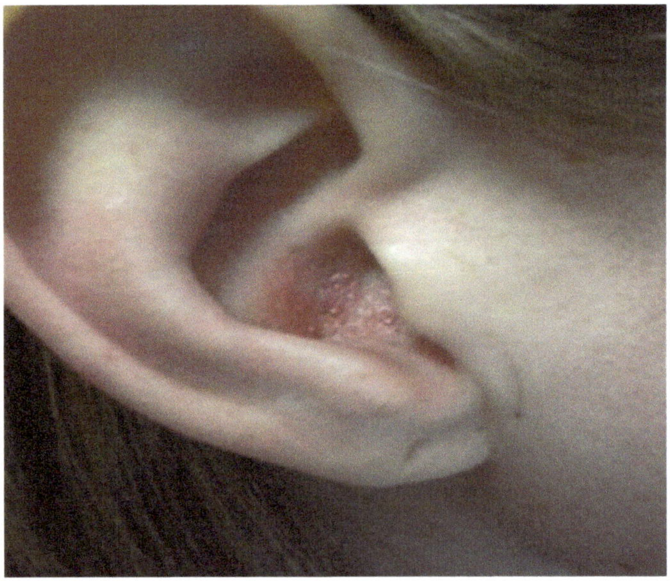

Fig. 48-20. Vesículas no pavilhão auditivo, ocasionados por vírus do herpes-zóster (varicela), causando a síndrome de Hunsay-Hunt.

herpéticas no pavilhão auditivo e/ou no conduto auditivo externo, acompanhado de forte dor local (Fig. 48-20). Os casos de aparecimento simultâneo ou após a paralisia são de melhor prognóstico. Em muitos casos há sintomas cocleares e vestibulares (hipoacusia e vertigens), evidenciando invasão pelo herpes do nervo coclerovestibular. Outros pares cranianos (principalmente o trigêmeo) podem estar também envolvidos. Esslen estudou a histopatologia em nove casos de síndrome de Ramsay Hunt. Em todos os casos há sinais evidentes de neurite. O gânglio geniculado está envolvido na maioria dos casos. A paralisia facial não é produto de uma encefalite e sim de um direto envolvimento do nervo por extravasamento de sangue e infiltração de células inflamatórias que levam a uma degeneração das fibras nervosas. Os achados eletrofisiológicos são semelhantes aos da paralisia de Bell, porém com maior porcentagem (52%) de aparecimento de degeneração nervosa acima de 90% das fibras.

Através da sorologia podemos comprovar a elevação dos títulos de anticorpos para o vírus varicela-zóster. No início da doença, os títulos não se elevam. Uma nova técnica denominada reação de cadeia de polimerase, onde se utilizam precursores sintéticos de oligoelementos, e através de uma série de desnaturação e enrijecimento da molécula, consegue-se a amplificação da sequência específica de DNA. Podem-se obter as amostras das crostas das vesículas. Alguns autores acreditam que a doença ocorre por reativação de um vírus latente e não por reinfecção. Após a infecção primária, o vírus alcança gânglios nervosos onde permanece latente até que algum fator diminua a resposta imunitária celular do paciente. Chega a 9% dos casos de paralisia facial, sendo que após os 60 anos ela aumenta de incidência pois estes pacientes têm maior chance de imunossupressão (tumores, radioterapia etc.).

Nesta síndrome os pacientes apresentam um maior risco de desenvolver degeneração completa do nervo. Somente em torno de 20% dos pacientes têm recuperação total.

O tratamento que preconizamos e sintomático para a dor é a dexametasona na dose sugerida na paralisia traumática. O único tratamento medicamentoso consiste em aciclovir ou valaciclovir que inibe a replicação de DNA. Esta droga aparentemente é captada apenas pelas células infectadas, portanto sendo pouco tóxicas para as células sadias. O tratamento com anti-herpéticos é sugerido mas pode não interferir no prognóstico da paralisia. Não indicamos descompressão cirúrgica nestes casos pois o envolvimento é de tecido nervoso e não da compressão em si.

O prognóstico é semelhante ao da paralisia de Bell com maior prevalência de sequelas.

Outras doenças virais nas quais são relatados casos de paralisia facial são caxumba, mononucleose, herpes simplex e varicela.

Na AIDS mais de 70% dos doentes desenvolvem complicações neurológicas, sendo que 20% são neuropatias periféricas e em apenas 3% os pares cranianos são afetados.

Os doentes com AIDS têm maior chance de desenvolver paralisia facial, tanto pela maior incidência de complicações neurológicas quanto pela chance de contrair infecções por outros agentes. A paralisia pode desenvolver-se pela ação direta do vírus ou secundária à imunodeficiência, que leva ao reaparecimento de vírus latentes. O prognóstico da paralisia facial em aidéticos é o mesmo que na população em geral. Em pacientes de grupo de risco, o surgimento de paralisia facial pode ser considerado um sinal clínico de sua soroconversão.

Bacterianas

Inespecíficas

O nervo facial está sujeito a paralisias por infecções agudas ou crônicas.

Encontramos paralisia facial por otite média aguda principalmente em crianças, não só pela frequência maior da doença na criança, mas também pela maior possibilidade de disseminação da infecção na segunda porção do nervo facial (trecho timpânico) no qual o canal é mais delgado. Está relacionada com otites, em geral, agudas, crônicas, secretoras ou mastoidites. Está relacionada com otites em 3% dos casos.

A fisiopatologia da paralisia facial por infecção bacteriana pode ser por disseminação direta da infecção por deiscência do canal de Falópio ou através do nervo corda do tímpano, estapediano ou ainda via conexões vasculares entre o canal de Falópio e a mastoide.

Histologicamente na otite média aguda encontramos um quadro típico de neurite com congestão vascular e edema no tecido perineural que resultam em alterações funcionais. Estas alterações poderiam advir de uma isquemia pela congestão vascular ou compressão direta pelo edema. Já na otite média crônica há uma osteíte e, com a absorção óssea, criam-se microabcessos intracanais que levam a tecido de granulação e edema, causando compressão. Há ainda a possibilidade de neurite infecciosa pelo agente infeccioso em atividade.

O quadro clínico da paralisia facial em vigência de otite média aguda é de início uma paresia facial que vai evoluindo lentamente em dias e que pode nem se tornar completa. O diagnóstico é clínico e o tratamento é o mesmo dispensado à otite média aguda, mas sempre acompanhado de paracentese para aliviar a secreção do ouvido médio. O prognóstico é muito favorável e não temos casos em que foi necessária qualquer outra intervenção.

Já na paralisia em vigência da otite média crônica, o início de instalação é mais lento e o quadro de evolução é de meses. Deve-se, além do diagnóstico clínico, obter-se exames radiográficos de osso temporal para afastar colesteatomas ou outros tumores. A conduta, após esfriar o processo infeccioso, é explorar todo o nervo no trecho infrageniculado para liberá-lo e limpar o tecido de granulação sem abrir sua bainha. O prognóstico após cirurgia é bom e normalmente há recuperação da paralisia com sequelas mínimas dependendo do tempo em que foi realizada a intervenção após o início da instalação do quadro.

Na otite externa maligna, uma entidade que aparece em condições clínicas metabólicas que favorecem um quadro clínico aberrante de otite externa com focos de necrose, presença de *Pseudomonas aeruginosa* é por vezes evolução mortal. Em nossa série há 100% de incidência de paralisia facial concomitante. Esta paralisia se dá fisiopatologicamente de modo semelhante ao da otite média crônica, com uma disseminação em tecidos moles podendo afetar o nervo mesmo em seu tronco extrapetroso. O tratamento visa principalmente a infecção *per se* (abordado no capítulo Otites Externas) e a paralisia facial fica reduzida a um tratamento posterior assim que a infecção for dominada e visará uma exploração no nervo para limpeza de tecidos de granulação e até retirada de trechos de tecido nervoso que venha a ser substituído por fibrose com posterior enxerto.

Específicas

As principais infecções bacterianas específicas que causam paralisia facial são a tuberculose e a sífilis.

Apesar de formas raras de paralisia facial devem ser consideradas no diagnóstico diferencial. A tuberculose de osso temporal quase que invariavelmente causa paralisia facial. Sempre que se tem um paciente, principalmente criança, com sinais de otite média crônica e paralisia facial deve ser afastada a possibilidade de tuberculose de ouvido. O tratamento cirúrgico juntamente com o tratamento clínico deve ser realizado para limpeza da osteomielite.

Quanto à sífilis é uma forma mais rara ainda e quando se manifesta é em sua forma quaternária (neurossífilis), que invariavelmente está afetando outras partes do sistema nervoso.

DOENÇA DE LYME

A doença de Lyme é uma doença infecciosa causada por uma espiroqueta, a *Borrelia burgdorferi*, cujo vetor é um carrapato, o *Ixodes dammini* (no Brasil). Seu reservatório primário parece ser ratos e cervos de rabo branco (EUA). Esta doença tem três fases, a primeira, temos eritema *migrans*; na segunda, que ocorre semanas ou meses após o desenvolvimento de alterações neurológicas, como meningites de repetição ou neuropatias periféricas; e na terceira fase artrite de grandes articulações, déficits neurológicos e distúrbios mentais.

Cerca de 10% dos pacientes têm paralisia facial e hipoacusia. A paralisia pode ser uni ou bilateral e pode ser a única alteração nervosa. Em geral regride totalmente, mas podem permanecer sequelas. O tratamento pode ser feito com antibióticos orais como a amoxicilina ou a doxiciclina ou com antibiótico endovenoso, ceftriaxone 2 g por 14 dias.

O diagnóstico é clínico e por dosagem de anticorpos das classes IgM e IgG contra *Borrelia*. Na população sadia cerca de 2% a 10% têm sorologia positiva sendo que estes níveis chegam a 45% na população rural. Depende muito do antígeno utilizado nos testes. O antígeno Wh, que é feito do extrato de *Borrelia*, tem alta positividade, enquanto o antígeno F, extraído do flagelo, tem baixa positividade. Vale salientar a possibilidade de alguns casos diagnosticados como Bell serem na realidade causados pela *Borrelia burgdorferi*.

TUMORAIS

A paralisia facial tumoral incide sobre as paralisias faciais em aproximadamente 5% dos casos.

Os tumores causando paralisia facial podem ser intrínsecos (de origem neurogênica) ou extrínsecos que afetam o nervo facial secundariamente.

O diagnóstico é baseado na história de paralisia facial de característica evolutiva progressiva, sem afastar totalmente a possibilidade de alguns tumores apresentarem lesão súbita no nervo, simulando paralisia de Bell.

Examinando séries de vários autores verificamos que a incidência da paralisia súbita em processos tumorais é de aproximadamente 25% dos casos.

Se encontrarmos concomitantemente com a paralisia uma sincinesia, este achado deve sugerir comprometimento tumoral.

Em muitos casos encontramos paralisias faciais de características recorrentes ou com uma certa "flutuação", com períodos de melhora e piora.

A dor é o sintoma mais frequente nos processos extratemporais. O envolvimento de outros pares cranianos, principalmente o sexto par (oculomotor) sugerindo um processo de *apex* petroso, do nono, do décimo, do décimo-primeiro e do décimo-segundo pares cranianos, sugerindo uma síndrome do forame jugular, encontrada nos casos de *glomus* jugulares, sugerem sem dúvida suspeita importante de processo expansivo intrínseco ou extrínseco do nervo facial.

O envolvimento do quinto par (trigêmeo) chama atenção para os processos de ângulo pontocerebelar.

A hipoacusia pode também ser o primeiro sintoma quando o tumor causa alteração a nível de ouvido médio ou externo. A otorreia e sinais de otite média crônica podem aparecer concomitantemente em alguns casos de tumores do osso temporal.

Uma massa em região parotídea com paralisia facial concomitante é sinal de lesão maligna de parótida.

No diagnóstico da paralisia facial tumoral é muito importante considerarmos que aqueles casos conduzidos como paralisia facial idiopática, tipo Bell, que não apresentarem evolução clínica favorável em 6 meses após a instalação do quadro, devem ser submetidos a uma detalhada exploração diagnóstica armada para afastar um processo tumoral.

Os schwannomas do nervo facial (SNF) são bastante incomuns, com uma prevalência estimada em 0,15% a 0,8% de todos os neurinomas (Fig. 48-21). Seu diagnóstico precoce ainda constitui um desafio nos dias atuais. SNF são tumores com taxa de crescimento extremamente lenta que tendem a ocorrer durante a meia-idade com discreta predominância masculina.

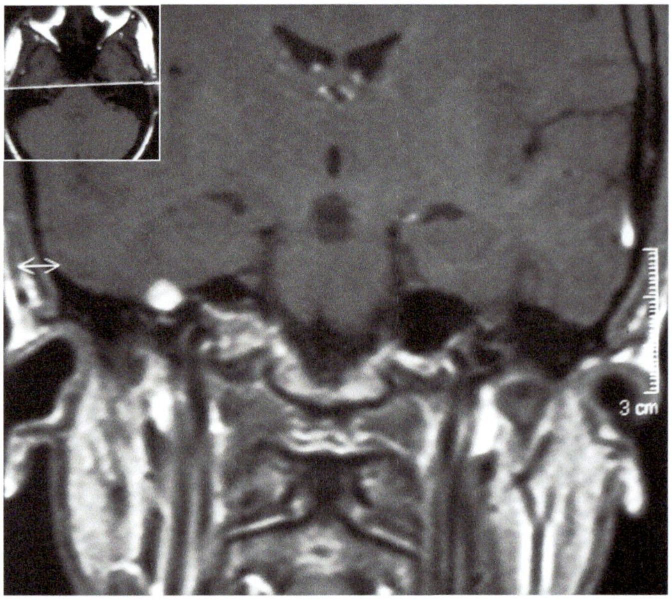

Fig. 48-21. Ressonância magnética de ouvido, corte coronal, com lesão nodular apresentando impregnação por contraste na porção temporal

O fato de o nervo facial ser resistente a compressões e ter a capacidade de manter função normal após episódios de paralisias faz com que muitos pacientes tenham seu diagnóstico realizado muito tardiamente ou sejam confundidos com portadores de paralisias inflamatórias ou de Bell. Em paralisias faciais de início insidioso e progressivo é indicado o exame de imagem por ressonância magnética. A princípio, devemos considerar toda disfunção do nervo facial como expressão de uma compressão tumoral até que se prove o contrário, e lembrar que o diagnóstico da paralisia de Bell é de exclusão, nunca devido ao curso clínico de uma paralisia facial.

O nervo facial apresenta um trajeto longo e um percurso peculiar que compreende uma porção intracraniana curta, de origem na ponte (tronco cerebral), seguido de um longo percurso tortuoso dentro de um canal no osso temporal (canal de Falópio), onde emite os ramos petroso superficial maior, corda do tímpano e estapédio, para finalmente iniciar um percurso extratemporal ao emergir do forame estilomastóideo e inervar a musculatura da mímica facial. Qualquer parte deste trajeto pode ser acometido por tumores, inclusive seus ramos. O tratamento cirúrgico de um schwannoma do nervo facial deve ser muito discutido com o paciente, uma vez que sua exérese pode piorar o quadro clínico e o resultado de um enxerto sempre deixa sequelas que podem ser piores do que o quadro apresentado pelo tumor e reservadas aos quadros nos quais os tumores já apresentam um grau de paralisia HB V ou atingem um tamanho que podem comprometer outras estruturas do osso temporal ou intracranianas.

SNF intraparotídeos são raros, compreendendo apenas 0,2% a 1,5% de todos os tumores do nervo facial. SNF no ângulo pontocerebelar (APC) também são infrequentes e representam menos de 20% dos SNF e cerca de 3% dos tumores do APC.

Os tumores que acometem o nervo facial podem ser intrínsecos (schwannoma, hemangioma) quando sua origem está no próprio nervo facial, ou extrínsecos (colesteatoma, schwannoma vestibular, meningeoma) quando são originados de estruturas adjacentes ao nervo facial. A neoplasia intrínseca mais comum é o schwannoma do nervo facial, também conhecido como neuroma facial. Responsável por cerca de 70% dos tumores próprios do nervo, pode emergir de qualquer um de seus segmentos. Cerca de 5% das paralisias faciais periféricas são causadas por tumor. Entretanto, 50% dos pacientes com tumores do nervo facial não têm paralisia facial quando consultam o médico.

A área do gânglio geniculado, as porções horizontal e vertical de nervo facial são as mais frequentemente afetadas. O gânglio geniculado é a região mais afetada, seguida da porção timpânica e mastoidea em estudo realizado no Hospital das Clínicas da Faculdade de Medicina da Universidade de São Paulo. Comumente, já acomete mais de um segmento no momento do seu diagnóstico e pode, raramente, ser originário de um dos ramos do nervo facial. São tumores originários das células de Schwann da bainha do nervo. Embora possam apresentar modificações citológicas com pleomorfismo nuclear e simular agressividade, não há mitoses presentes, sendo tumores eminentemente benignos. Raras são as descrições malignas deste tumor. Estas são apenas consideradas quando existem áreas com marcado aumento da celularidade com muitas mitoses.

Hemangiomas do nervo facial são o principal diagnóstico diferencial dos schwannomas. Incomuns, emergem de plexos vasculares distribuídos ao longo do nervo, porém têm no gânglio geniculado o principal local de acometimento. Tendem a dar sintomas mais precocemente que os schwannomas e, portanto, comumente são diagnosticados quando pequenos. Esta é uma característica importante. Talvez por questões vasculares, mesmo tumores de pequenos milímetros podem causar paralisia, sem ao menos comprimir o nervo. Classicamente, o hemangioma torna-se rodeado por osso recém-formado, originando sua característica radiológica em “sal e pimenta”. O SNF pode ser confundido com um schwannoma vestibular, especialmente quando o tumor está confinado ao canal auditivo interno (CAI). Não existem armas úteis na avaliação pré-operatória que possam predizer a origem nervosa precisa dos tumores intracanaliculares.

Apresentação Clínica

Os dois sintomas mais comuns do SNF, perda auditiva e fraqueza facial, apresentam-se em apenas metade dos pacientes e tendem a ser encontrados separadamente. A paralisia facial é o principal sinal e sintoma destes tumores e constitui o cerne de toda avaliação e conduta médica. A raridade destes tumores aliada ao comum episódio de paralisia facial periférica idiopática faz com que o primeiro atendimento de um paciente com este sintoma seja conduzido como simples episódio inflamatório.

Qualquer alternativa para a reabilitação da função facial tem no tempo de plegia um grande limitador. O principal aprendizado neste capítulo é justamente alertar sobre a possibilidade tumoral nos episódios de paralisia facial. A maneira clássica deste sintoma se apresentar em tumores é a progressão lenta em dias ou semanas para a plegia, precedido ou não por sensações de parestesias ou fasciculações na face. Não há, porém, uma regra. A paralisia pode apresentar-se de forma súbita ou permanecer longo tempo como uma discreta assimetria de função. Pode, inclusive, haver melhora da função à normalidade após o tratamento com esteroides, simulando Bell.

A perda de audição, quando presente, pode ser decorrente de massa tumoral na orelha média, com hipoacusia de condução por acometimento de cadeia ossicular e membrana timpânica, ou ser expressão de erosão do labirinto pelo tumor, com consequente disacusia sensorial. Apesar de a incidência de erosão da cápsula ótica ser de 29%, a real incidência da perda auditiva neurossensorial não é bem documentada. A perda auditiva neurossensorial secundária a um SNF no canal auditivo interno usualmente se apresenta após a paralisia facial, ao contrário dos tumores do acústico, que raramente afetam o nervo facial no pré-operatório e certamente afetam primeiro a audição. A presença da audição é fator importante para se decidir o melhor manejo cirúrgico destes pacientes.

Outros sintomas são incomuns e dependem do segmento do nervo envolvido. O desequilíbrio pode ocorrer quando o labirinto posterior é acometido, porém vertigem é sintoma raro. O acometimento de outros pares cranianos, principalmente V, VI e os pares bulbares, dependem da extensão tumoral, e acontecem principalmente em tumores extrínsecos ao nervo facial. Cefaleia e outros sintomas neurológicos normalmente não estão presentes.

O exame físico do paciente com paralisia facial deve englobar a avaliação da própria paralisia facial, os exames otológico e neurológico, de pescoço e parótida e por fim o estado geral do paciente. Na avaliação da paralisia, o examinador deve estabelecer se é realmente periférica ou existe componente central. O SNF, mesmo envolvendo o segmento intracraniano do nervo, manifesta-se como paralisia periférica. Avaliar o grau de paralisia é um trabalho bastante subjetivo e sujeito a diferenças entre examinadores, porém se deve atentar para detalhes de intensidade (se completa ou incompleta), se envolve todos os segmentos extratemporais ou apenas um andar da face está comprometido, se há fasciculações e espasmos. Embora não exista nenhum aspecto patognomônico da paralisia que indique tumor e não outro processo inflamatório do nervo, estes detalhes podem direcionar o médico no reconhecimento de um evento diferente do causado por uma paralisia de Bell.

Exames Subsidiários

A avaliação audiológica e os exames de imagem são fundamentais tanto para o diagnóstico quanto para a definição da conduta. As audiometrias tonal e vocal e a imitanciometria são suficientes para a avaliação auditiva e devem ser realizadas com o duplo intento de se diagnosticar uma perda auditiva e avaliar a melhor forma de abordagem cirúrgica preservando-se a audição que exista. Outros testes, como a avaliação eletrofisiológica da audição, otoemissões ou testes vestibulares são desnecessários e não contribuem para o diagnóstico ou programação de conduta.

O grande avanço para o diagnóstico destes tumores foi a evolução dos exames de imagem na última década. Tanto a tomografia quanto a ressonância magnética apresentam a possibilidade de reconstruções em diversos planos que permitem uma nitidez de detalhes fundamentais ao diagnóstico diferencial de pequenas lesões tumorais.

A ressonância magnética (RM) é o exame de escolha para se descartar ou evidenciar uma massa no nervo facial, e deve ser requisitada precocemente. Ressonância magnética de alta resolução com contraste de todos os segmentos do nervo facial é necessária para o diagnóstico acurado do SNF. A tomografia torna-se importante após o diagnóstico firmado do tumor, com o objetivo de detalhar o planejamento cirúrgico. Pode também ajudar na localização das margens tumorais e envolvimento de estruturas adjacentes. O SNF apresenta características definidas nestes exames de imagem, assim o diagnóstico diferencial pode ser antecipado.

Na RM, os SNF são lesões heterogêneas hipointensas ao cérebro em imagens ponderadas em T1, isointensas em densidade de prótons (DP) e hiperintensas em imagens ponderadas em T2. Este tumor tem um intenso realce com gadolínio. Um achado patognomônico é um alargamento de espessura variada com realce ao longo de uma porção significativa do nervo. SNF mais extensos que acometem do APC-CAI ao gânglio geniculado têm formato de halteres. SNF no gânglio geniculado ou no nervo petroso superficial maior podem apresentar-se como uma massa na fossa média. SNF no segmento timpânico são frequentemente multilobulares, atingindo a orelha média para se apresentaemr como uma massa retrotimpânica avascular. Finalmente, SNF no segmento mastóideo podem mostrar-se na RM como uma massa localmente agressiva quando invadem as células mastóideas adjacentes.

Desde que o índice de suspeita se mantenha elevado, o diagnóstico hoje ocorre no pré-operatório em vez de um achado cirúrgico inesperado. Este fato torna-se importante pois o prognóstico do paciente modifica-se de acordo com o tipo histológico do tumor, e portanto a conduta médica fica mais precisa quando o estudo radiológico é bem realizado.

Os testes topodiagósticos e os exames eletrofisiológicos têm função reduzida no SNF, sendo sua realização mais uma maneira de documentação do que propriamente de importância clínica.

Tratamento

O manejo desta entidade clínica impõe um verdadeiro dilema relacionado com o momento da indicação cirúrgica, especialmente em pacientes que apresentam boa função facial.

A decisão do tratamento deve ser direcionada de acordo com a função auditiva, taxa de crescimento do tumor, experiência cirúrgica e, o mais importante, o grau de deterioração da função facial.

Alguns princípios devem ser observados no tratamento do paciente diagnosticado com um tumor intrínseco do nervo facial. Em primeiro lugar, o tumor é benigno. Embora neoplasias malignas possam estar presentes, são eventos bastante raros. Outro aspecto importante é que para qualquer reconstrução do nervo facial, após a ressecção do tumor, uma paralisia facial não melhor que um grau III na escala de House-Brackmann (HB) é esperada. Caso aguarde-se até que o nervo mostre clinicamente sua degeneração, a probabilidade de se obter este resultado diminui. Por esta razão, a princípio, somente tumores que já estejam ocasionando paralisias em graus piores que este devem ser ressecados, a não ser que haja suspeita de malignidade ou que o componente intracraniano seja muito grande. A audição é outro fator importante, e seu estado tanto no lado do tumor quanto do ouvido contralateral definem a conduta cirúrgica da lesão.

Tumores com função facial normal ou melhor que HB III podem ser observados em sua evolução por meio da RM realizada anualmente. Só se justifica a cirurgia se houver um componente intracraniano importante ou se houver dúvidas sobre o caráter benigno da lesão. Hajjaj & Linthicum em um estudo que demonstrou a frequência e localização das fibras nervosas no SNF, enfatizaram a importância dos estudos de imagem para determinar o tipo e a extensão de massas na orelha média antes de qualquer intervenção cirúrgica.

Quando a paralisia facial se desenvolve acima de HB III, a cirurgia é recomendada afim de se obter uma boa recuperação da função facial pós-operatória. A cirurgia pode ser realizada por diversos acessos cirúrgicos, o que define sua escolha é o tamanho e a posição do tumor e o estado da audição em ambas as orelhas. SNF na porção mastóidea ou timpânica podem ser abordados por mastoidectomias realizadas de preferência com técnica fechada. Já no gânglio geniculado e na porção labiríntica do nervo, o acesso é definido pelo estado da audição. Se esta estiver presente, o acesso por fossa média faz-se necessário, em não se tendo audição estes segmentos podem ser abordados por mastoidectomia associada à labirintectomia. O segmento intracraniano do nervo ou o componente intracraniano do tumor deve ser removido por acesso translabiríntico, o que resulta invariavelmente em perda de qualquer audição residual presente.

SNF na porção extralabiríntica são manipulados por acessos tradicionais à parótida, com eventual necessidade de mastoidectomia para estender a remoção ao componente intratemporal.

Angeli & Brackmann apresentaram evidência para suportar uma conduta conservadora como uma alternativa à remoção cirúrgica em casos de SNF inesperados em pacientes com função facial normal. Através de uma ampla descompressão, o tumor pode crescer fora do canal ósseo natural, minimizando a compressão das fibras nervosas e estruturas adjacentes. Isto é conseguido pela remoção óssea ao redor do tumor e ao redor do nervo distal e proximal ao tumor e assim a função facial é preservada.

A reconstrução do nervo após a remoção do tumor pode ser realizada de acordo com o tamanho do defeito neural. Algumas vezes é possível ressecar o tumor mantendo-se alguma integridade neural, neste caso nenhuma reconstrução é necessária. Na grande parte das vezes, porém, a sutura neural faz-se necessária ou coto a coto (terminoterminal), quando possível (e se necessário alguma transposição do nervo deve ser feita) ou por meio de enxertos (nervos sural ou auricular maior). Quando o uso de enxertos for impossível em razão da inexistência de coto proximal, a restauração da função deve ser realizada através de anastomose hipoglossofacial. Se a impossibilidade de enxerto se der por ausência de coto distal (extratemporal), como em tumores de parótida, a solução são procedimentos cirúrgicos estéticos faciais.

O principal determinante do resultado em termos de disfunção do nervo facial é a duração da paralisia pré-operatória. A recuperação do movimento facial após o enxerto não é influenciada por tamanho ou tipo do enxerto. A disfunção facial pré-operatória prolongada tem uma influência negativa na recuperação após o enxerto.

Os tumores extrínsecos podem ser:

- Intracranianos.
- Intratemporais.
- Extratemporais.

Os tumores malignos envolvem o nervo principalmente no seu segmento extratemporal e são da linhagem epitelial. Os tumores malignos que afetam o segmento intratemporal são originários do conduto auditivo externo como os carcinomas, os adenomas císticos de células escamosas e as metástases principalmente de adenocarcinomas de pulmão e rim.

O tratamento se baseia na exérese do tumor e na reparação por meio de enxertos. Nos tumores malignos deve ser retirada uma porção considerável de nervos distal e proximal pois os eles são condutores de metástases.

No capítulo que trata de tumores do osso temporal eles são mais bem descritos.

MALFORMAÇÕES CONGÊNITAS

São raras as anomalias do nervo facial e estão associadas às más formações congênitas do aparelho auditivo, pois o facial origina-se do segundo arco branquial, onde também os elementos dos ouvidos médio e externo têm origem.

A paralisia facial neonatal resultante de uma malformação congênita, geralmente se traduz por uma lesão importante de mau prognóstico. Por essa razão e pelo fato de que não há necessidade de tratamento imediato destes doentes, o diagnóstico diferencial com paralisia facial traumática (traumas de parto) é essencial. Estes casos não apresentam evolução do processo após o nascimento, podem apresentar história familiar de malformações craniofaciais ou outras alterações congênitas familiares. O doente pode apresentar outras malformações como paralisias faciais bilaterais ou paresias limitadas ao lábio inferior (mais comuns) ou andar superior da face. Radiologicamente podemos encontrar malformações derivadas do primeiro e do segundo arcos branquiais. A malformação do maxilar é a mais frequentemente encontrada, assim como a microtia ou pequenas malformações de pavilhão auricular. É descrita a associação de paralisia do ramo mandibular do nervo facial com defeitos cardíacos. Sempre que encontramos uma paralisia facial em neonato, devemos submetê-lo imediatamente a uma avaliação cardíaca.

Há também uma relação com surdez do tipo condutivo ou do tipo neurossensorial.

As malformações do nervo facial podem ser classificadas em quatro tipos distintos:

1. *Aplasia:* ausência total do nervo em um lado que resulta em uma ausência total de movimentos da hemiface afetada. É uma anormalidade muito rara (Fig. 48-22). Pode ser encontrada também na síndrome de Möebius.
2. *Displasia:* coexiste com anomalias do primeiro e do segundo arcos branquiais. Vários grupos de músculos podem ficar parcialmente paralisados, sendo mais comum a ocorrência com o músculo orbicular do lábio.
3. *Anomalias do trajeto:* pode ocorrer em vários pontos, sendo mais comum a segunda porção ou a porção timpânica do nervo.
4. *Ramificações e bifurcações:* este aumento nas ramificações pode ser visto na síndrome de Treacher-Collins com paralisia de Bell como complicação.

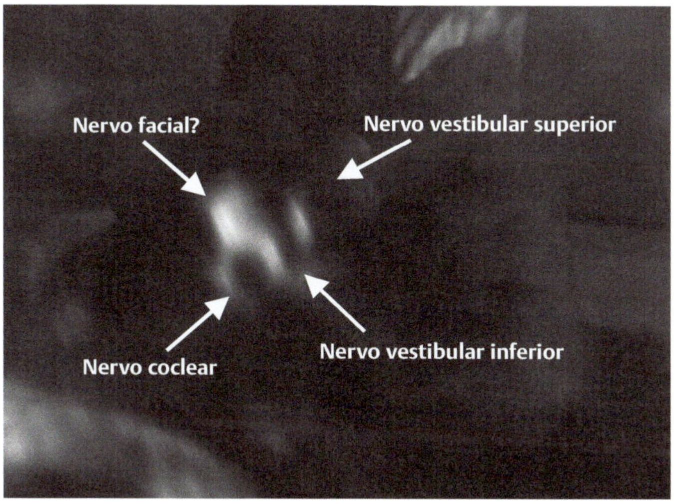

Fig. 48-22. Ressonância magnética mostrando ausência do nervo facial no meato acústico interno ou nervo hipoplásico que pode não ser identificado ao método.

Malformações Isoladas do Nervo Facial

1. *Deiscência óssea congênita do canal facial:* é a anormalidade mais comumente encontrada, sendo importante devido aos riscos cirúrgicos. Em alguns casos, a ossificação do canal de Falópio não se completa. Em alguns casos ficam algumas áreas deiscentes em seu curso. O local mais comum é no segmento timpânico junto à janela oval. A incidência é variável de autor para autor de 20% a 60%.
2. *Variação anatômica no curso do canal do facial:* os ângulos entre os segmentos podem apresentar variações ou o forame estilomastóideo localizar-se mais lateralmente ou ainda o segmento mastóideo seguir uma direção mais oblíqua do que vertical.
3. *Anomalias anatômicas do trajeto do canal do facial:* são anomalias raramente encontradas em ossos temporais com desenvolvimento normal, porém, frequentemente encontradas em malformações.

São classificadas de acordo com o segmento do canal do facial envolvido:

A) *Segmento intrameato acústico interno:* raramente o nervo facial pode entrar na pirâmide petrosa em vez de seguir através do meato acústico interno em direção à fossa subarcuata, seguindo através do centro do canal semicircular para o forame estilomastóideo, atravessando a cavidade timpânica.

B) *Segmento labiríntico:* há poucas descrições em toda a literatura de bifurcação do nervo facial dentro do segmento labiríntico.

C) *Segmento timpânico:* as alterações aberrantes podem ser:
   1. O nervo facial atravessando a face superior do canal semicircular lateral.
   2. Bifurcação do nervo facial anterior ou proximal à janela oval.
   3. Nervo facial correndo acima e horizontalmente à janela oval.
   4. Nervo facial correndo através do arco estapediano.
   5. Nervo facial correndo posteriormente entre a janela oval e a janela redonda.
   6. Nervo facial correndo inferoposteriormente para a janela redonda.
   7. Nervo facial do gânglio geniculado inclinando-se para o promontório.
   8. Hipoplasia do nervo facial.

D) *Segmento mastóideo do canal do facial:* encontramos três categorias:
   1. O nervo facial seguindo em curso posterior, lateral ou anterior anormal.
   2. Bifurcação e trifurcação do nervo facial, posterior ou distal à janela oval.
   3. Hipoplasia do nervo.

Síndromes Associadas a Malformações do Nervo Facial

1. Anencefalia: nesta malformação, o trajeto do nervo facial é frequentemente anormal e pode cruzar a pirâmide petrosa ou o ouvido médio.
2. Síndrome da lágrima de crocodilo (de Bogorad): ocorre quando há lesão da parte proximal do gânglio geniculado. Durante a regeneração, algumas fibras destinadas às glândulas submandibular e sublingual dirigem-se à glândula lacrimal. Consequentemente, quando a gustação é estimulada, ocorre lacrimejamento ocular.
3. Anomalia cardíaca congênita: foram descritos alguns casos de anomalia do osso temporal em pacientes com anomalia cardíaca congênita.
4. Síndrome do cromossomo desaparecido: foi verificada a falta de um cromossomo do grupo D. Nesta síndrome ocorre paralisia facial.
5. Síndrome de DiGeorge: esta síndrome se caracteriza por múltiplas anomalias craniofaciais, cardiovasculares e de estruturas viscerais. O nervo facial se encontra hipoplásico ou com trajeto anormal.
6. Síndrome de Goldenhar: é uma malformação que ocorre devido a defeitos na morfogênese do primeiro e do segundo arcos branquiais, podendo levar a uma hipoplasia bilateral do nervo facial. Caracteriza-se por uma displasia oculoauriculovertebral.
7. Síndrome de Möebius: mesmo sendo uma síndrome classificada como um defeito no desenvolvimento nuclear, foram descritos também agenesia em alguns segmentos do nervo. A síndrome se caracteriza por paralisia facial bilateral, paralisia do sexto par e alteração da pigmentação ocular.
8. Síndrome de von Recklinghausen (neurofibromatose).
9. Síndrome de Paland: caracteriza-se por hipoplasia unilateral do músculo peitoral e por vezes paralisia facial.
10. Embriopatia causada pela talidomida.
11. Síndrome de McCune-Albright (displasia fibrótica).
12. Síndrome de Pierre-Robin: caracterizada por micrognatia e glossoptose secundária à hipoplasia de mandíbula. Pode haver fenda palatina associada.
13. Síndrome de Treacher-Collins: autossômica-dominante, com manifestações otorrinolaringológicas que incluem fissura palpebral, hipoplasia molar, deformidade de pavilhão auricular, queixo recuado, boca tipo "peixe", projeção

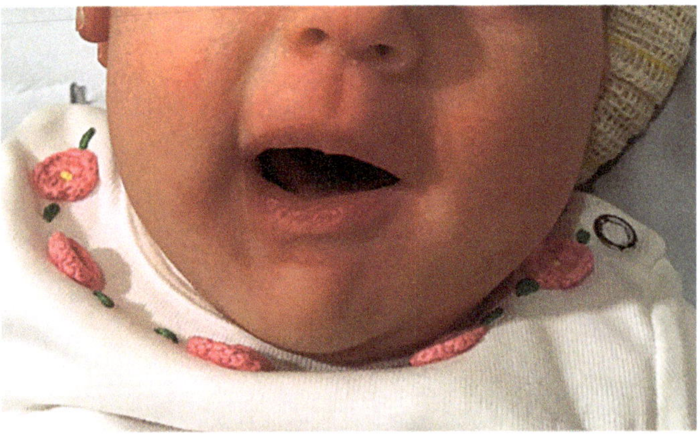

Fig. 48-23. Paralisia do lábio inferior (CULLP).

de cabelo que se estende em direção à parte lateral da bochecha. As alterações mais comuns do nervo facial nesta síndrome, são as de trajeto e de aumento de suas ramificações.

14. Síndrome de Down: encontramos mais comumente a hipoplasia do gânglio geniculado ou de trajeto do nervo.
15. CULLP – **paralisia facial congênita unilateral do lábio inferior** (Fig. 48-23). Conduta: fisioterapia da musculatura oral. Na paralisia facial congênita unilateral do lábio inferior estão normalmente envolvidos quatro músculos: orbicular *oris*, depressor do lábio inferior, depressor do ângulo *oris* e *mentalis*.
Conhecida como face chorosa assimétrica, é mais comum do lado esquerdo. Às vezes está associada a outras anomalias congênitas.
16. Paralisia congênita tipo Heller: por hipogenesia do rochedo. Extremamente rara. Acompanha hipotrofia facial e hipoacusia tipo condutiva.
O diagnóstico da paralisia facial congênita deve sempre incluir, além da anamnese e exame físico, testes elétricos, diagnóstico por imagem e testes audiológicos.
A paralisia facial congênita não é tratável em sua etiologia. O tratamento deve ser realizado posteriormente com correção plástica e por transplantes e implantes musculares.

METABÓLICAS

Diabete Melito

Muitos são os autores que correlacionaram a diabete com paralisia de nervos cranianos. A diabete pode afetar os nervos periféricos apresentando alterações microangiopáticas similares às que ocorrem na pele, na retina e nos rins, porém a incidência de paralisia em diabéticos é similar à da população em geral, segundo estudos por nós realizados.

Hipotireoidismo

Uma complicação neurológica do hipotireoidismo é o mixedema. A alteração do nervo auditivo é até certo ponto comum, porém a do nervo facial é rara. Ela se dá devido à infiltração mixedematosa e edema do nervo, e a descompressão pode estar indicada em alguns casos como ocorre na síndrome do túnel do carpo

Gravidez

Paralisia facial é uma alteração neurológica que pode ocorrer na gravidez. A incidência de paralisia facial na população grávida é maior do que na população em geral (3/1). Como etiologia são sugeridos vários fatores como alterações hormonais (alteração de estrógeno e progesterona), hipercoagulabilidade, doença autoimune (imunodepressão na gravidez reativaria herpes simples), avitaminose, alterações vasculares (espasmos e microtromboses) e retenção de líquidos. Parece ser a retenção de líquidos a causa mais aceita. O prognóstico é bom e o tratamento é semelhante à paralisia de Bell.

Porfiria Aguda

Deficiência de vitamina A.

VASCULARES

São formas incomuns de paralisias faciais que ocorrem na periarterite nodosa, tumores vasculares, vasculites autoimunes, arterite temporal, púrpura trombocitopênica trombótica, na granulomatose de Wegener e na síndrome de Heerfordt ou sarcoidose de Boeck. Patologicamente estas lesões mostram vasculite e granuloma necrotizante. A conduta é baseada no tratamento da síndrome.

TÓXICAS

Igualmente são formas de paralisia facial raras que se apresentam geralmente bilaterais encontradas na administração de drogas que causam imunossupressão ou alterações vasculares. É mais encontrada em pacientes em tratamento quimioterápico.

VIAS DE ABORDAGEM CIRÚRGICA AO NERVO FACIAL

Vamos descrever aqui as vias de abordagem cirúrgica ao nervo facial.

Transmastóidea

É a exposição dos segmentos timpânicos e mastóideo através de uma mastoidectomia. Nesta exposição é possível abordar-se o nervo desde o forame estilomastóideo até o gânglio geniculado. A segunda porção (timpânica) é visualizada através de uma timpanotomia posterior.

Por esta via é possível também, nos casos em que o bloco labiríntico está lesado, proceder-se a uma labirintectomia e abordar o primeiro segmento do nervo e o gânglio geniculado inteiro, bem como o conduto auditivo interno e o facial na fossa posterior.

Extralabiríntica e Subtemporal

Descrita por Salaverry, por este acesso é possível em alguns casos sem a realização de uma craniotomia pela fossa média, abordar-se o segmento labiríntico e o gânglio geniculado. Apesar de ser um espaço exíguo, o acesso é interessante principalmente nos ossos temporais grandes.

Fossa Média

Permite a completa exposição do segmento labiríntico do nervo facial, o conduto auditivo interno e o gânglio geniculado.

Retrosigmóidea

É usada na exposição do facial na fossa posterior. Realizada através de uma craniotomia e retração do cerebelo, esta via deve ser deixada para alguns tumores, dada a sua maior morbidade cirúrgica.

Extratemporal

É usada na exposição do nervo nas partes moles do pescoço e em seus ramos na face. Para esta abordagem, a incisão a ser utilizada deve ser pré-auricular expondo-se a glândula parótida e o nervo através do músculo digástrico e do conduto auditivo externo. Uma vez localizado seu tronco, prossegue a dissecção de seus ramos através da parótida.

Esta via é utilizada para os traumas da face e para os tumores da região.

Não se deve proceder à abertura da bainha do nervo facial na presença de infecção local.

Anastomoses Nervosas e Enxertos

A complexidade funcional, morfológica e topográfica dos nervos periféricos, dentre eles especialmente o nervo facial, juntamente com outros fatores biológicos e cirúrgicos, influenciam na qualidade de regeneração dos axônios e consequentemente na qualidade de recuperação dos músculos da face.

No que diz respeito ao nervo facial, a situação se agrava uma vez que o mesmo é um nervo misto com a característica especial de apresentar um longo trecho em um canal ósseo dentro do osso temporal, dificultando tecnicamente uma anastomose pelo espaço exíguo. Esta dificuldade é agravada pela presença de líquido cefalorraquidiano em alguns casos e de um menor espaço quando a anastomose tem que ser realizada no conduto auditivo interno, na fossa posterior craniana ou próximo a estruturas importantes como o bloco labiríntico. Este último, estando preservado, não pode ser lesado, o que, por vezes, impede um *re-routing* para aproximação dos cotos, obrigando a aplicação de um enxerto, e de uma melhor técnica de microcirurgia nervosa.

Geralmente se encontra alterada a condutibilidade nervosa após a regeneração do nervo submetido à anastomose. O resultado final funcional, portanto, sempre apresenta sequelas que são tão importantes quanto o grau de influência dos fatores que interferem no crescimento axonal. Além das sequelas motoras, temos ainda as sequelas produzidas pelas sincinesias que ocorrem especialmente em grande número dos casos de enxerto.

Por todos estes fatores recomenda-se uma adequada abordagem ao doente que apresenta secção do nervo facial, com a utilização de uma técnica cirúrgica de melhor qualidade possível e ao alcance do cirurgião, de modo a obter-se um resultado final satisfatório.

Para reparar um nervo periférico lesado existem diversas técnicas descritas na literatura.

Até o fim do século passado os cirurgiões não manipulavam os cotos dos nervos lesados, pois acreditava-se que este ato pudesse causar convulsões.

Saliceto no século XIII foi a única exceção de descrição de tentativa de sutura de nervo periférico, sem bom resultado. Utilizou-se naquele período somente a coaptação dos cotos lesados sem nada a estabilizá-los. Esta coaptação normalmente dava maus resultados uma vez que sempre há uma movimentação dos cotos antes da cicatrização final desestabilizando a anastomose.

Hueter, em 1873, foi o primeiro a descrever um método de estabilizar anastomoses com sutura epineural com bons resultados. Esta técnica se tornou *standard* em todo o mundo, sendo até hoje a técnica mais utilizada para sutura nervosa.

VonBugner em 1891 tentou a estabilização da anastomose e a orientação do crescimento do nervo através de método de entubulização, utilizando colágeno. Esta técnica é utilizada por alguns autores até os nossos dias na qual é descrito o uso de tubos de colágeno, e de outros materiais sintéticos, como polietileno, por vezes, até estabilizados com adesivos sintéticos.

Langley e Hashimoto descreveram, em 1917, uma outra técnica de estabilização da anastomose, utilizando sutura perineural ou fascicular. Este método pelas suas dificuldades técnicas, especialmente na era pré-microscopia, não se tornou popular. Em alguns tipos de nervos em que os fascículos são bem individualizados esta técnica é ideal. No nervo facial, principalmente em sua porção intratemporal, não há esta individualização evidenciada.

Até a década de 1940, nada ocorreu em termos de cirurgia de nervos periféricos e os cirurgiões foram se tornando cada vez mais pessimistas com os resultados obtidos. Este pessimismo derivava dos maus resultados devido à dificuldade técnica, material inadequado e infecções frequentes do local da reparação na era pré-antibiótica.

Em 1940 Young e Medawar descreveram o uso de cola para estabilização de anastomoses nervosas. Eles utilizaram derivados de sangue. O reparo de lesões de tecidos por simples colagem foi uma solução que os cirurgiões imaginavam desde o início da civilização. Outros materiais foram utilizados para colagem como os acrílicos e colágeno.

Os cianoacrilatos foram abandonados para uso em anastomoses nervosas pela intensa reação tecidual que podem causar.

Atualmente é de uso corrente o uso de adesivo tecidual fibrínico derivado de sangue humano para várias aplicações em cirurgia.

Bento em 1988 sistematizou as anastomoses nervosas de nervo facial intratemporal com o uso de cola de fibrina.

No início utilizamos o plasma do próprio paciente para obter-se a cola. Atualmente existem produtos comerciais à disposição no mercado.

Basicamente temos, até nossos dias, quatro tipos de técnicas de anastomoses nervosas para reconstrução de nervos periféricos:

- Anastomoses com coaptação dos cotos sem nada a estabilizá-los (não mais utilizado).
- Anastomoses com coaptação dos cotos e entubulização como estabilização (Fig. 48-24).
- Anastomoses com coaptação dos cotos e suturas epineural ou perineural com fios cirúrgicos (Figs. 48-25 e 48-26).
- Anastomoses com coaptação dos cotos e colas biológicas ou sintéticas a estabilizá-lo (Fig. 48-27).

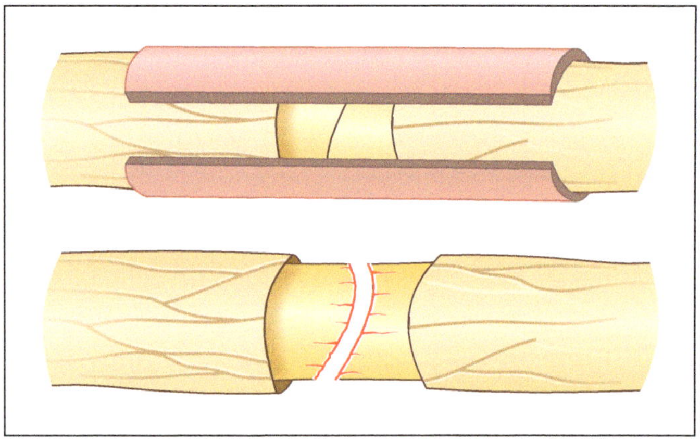

Fig. 48-24. Aproximação dos cotos seccionados do nervo facial, para união fáscia.

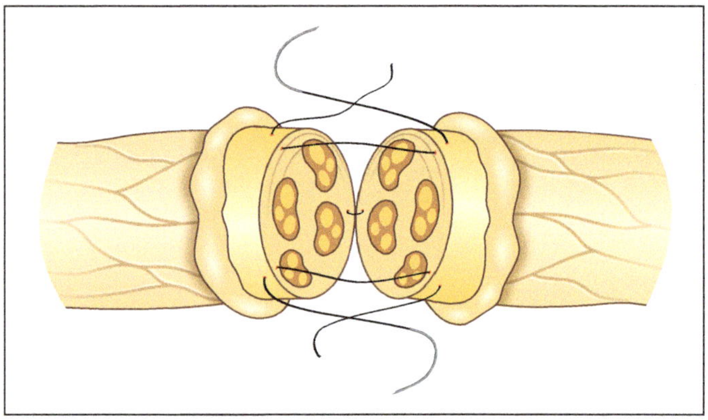

Fig. 48-25. Anastomose epineural com sutura.

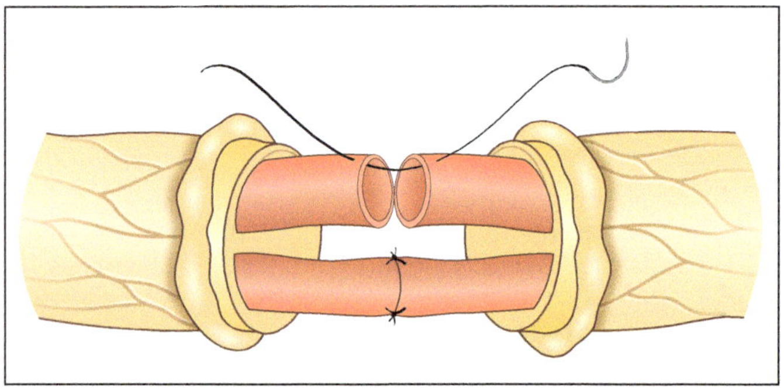

Fig. 48-26. Anastomose perineural com sutura.

Estes reparos poderão ser feitos tanto em situações de anastomoses terminoterminais como em situações de enxertos.

Há certas regras básicas para reparo e tratamento das anastomoses dos nervos periféricos adquiridas, com a experiência dos resultados obtidos. Estas regras devem ser observadas antes da conduta a ser decidida, e apresentam influência direta no resultado final.

Uma vez feito o diagnóstico de uma lesão total ou parcial do nervo facial que resultar em sinais clínicos e eletrofisiológicos

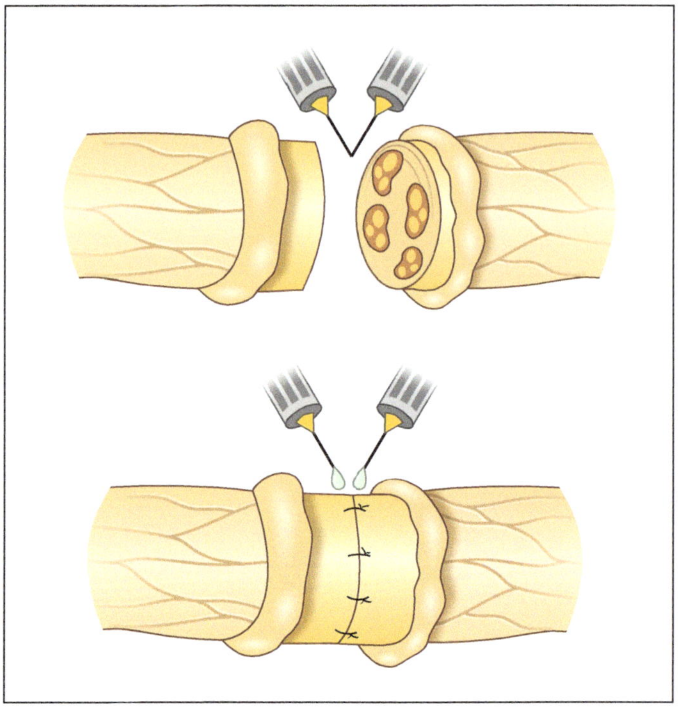

Fig. 48-27. Anastomose com cola de fibrina.

de degeneração Walleriana, o nervo deve ser explorado em menor tempo possível utilizando estes princípios:

1. Sempre que o nervo estiver parcialmente lesado realizamos uma reparação parcial utilizando o nervo grande auricular que pelo seu menor diâmetro se presta a isso.
2. Sempre que possível tentar uma anastomose terminoterminal, mesmo que tenha que se proceder a um *re-routing* para encurtar o espaço entre os cotos e deixá-los sem tensão.
3. Se não for possível uma anastomose terminoterminal sem tensão, um enxerto homólogo deve ser realizado (Fig. 48-28), e o nervo que utilizamos é o sural, por ser de fácil obtenção, de grande extensão, possibilitando enxertos longos e de calibre um pouco maior que o facial. Como sabemos, os enxertos no pós-operatório desidratam-se e diminuem o seu diâmetro, com isso o sural adquire diâmetro semelhante ao facial. O nervo grande auricular em situações de pequenos enxertos pode ser também utilizado.

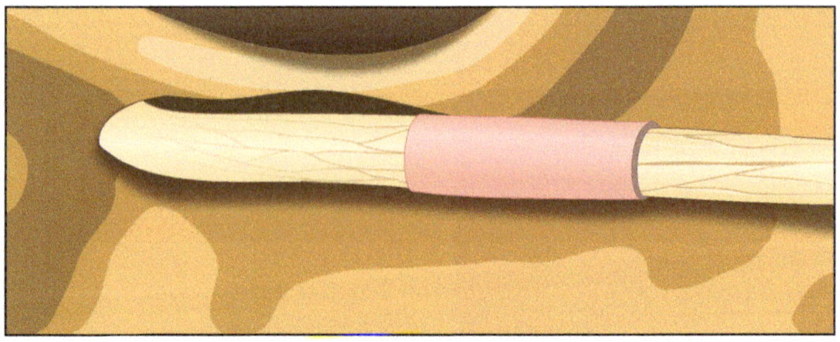

Fig. 48-28. Enxerto neural utilizando nervo sural para reconstrução do facial.

4. Nervos retraem, portanto, a anastomose deve ser deixada em situação sem tensão e com "desconto" para possível retração ou mobilização.
5. O reparo deve ser realizado o mais rápido possível após a lesão, pois o tempo é diretamente proporcional ao resultado devido às modificações histológicas que ocorrem no segmento distal e retroativos ao corpo celular anterior ao local da lesão.
6. No que diz respeito à preparação dos cotos anastomóticos sempre devem ser tratados com a retirada da bainha pelo menos 0,5 cm distal de cada coto, para não haver migração de tecido conjuntivo para dentro da anastomose e prejudicar a passagem dos novos axônios.
   A secção do coto para que um trecho do nervo livre de lesão ou cicatriz seja atingido pode ser transversal (Fig. 48-29). Não utilizar tesouras e sim bisturi bem afiado para que não haja possibilidade de esmagar o coto. Esta secção deve ser realizada no último momento antes da realização da anastomose pois há sempre uma saída de axoplasma pelo fascículo que é impedida pelo contato entre os cotos distais e proximais.
7. Deve ser sempre utilizado um aumento adequado com microscópio cirúrgico, para realizar a anastomose com menor trauma possível no nervo.
8. Outros fatores que influem no resultado e que o cirurgião deve estar familiarizado são:
   - Idade do paciente. Principalmente no que diz respeito às alterações musculares que ocorrem durante o tempo que demora o crescimento dos axônios para atingir a placa neuromotora.
   - Extensão da lesão. Principalmente as lesões múltiplas, as compressivas associadas e o tamanho do enxerto.

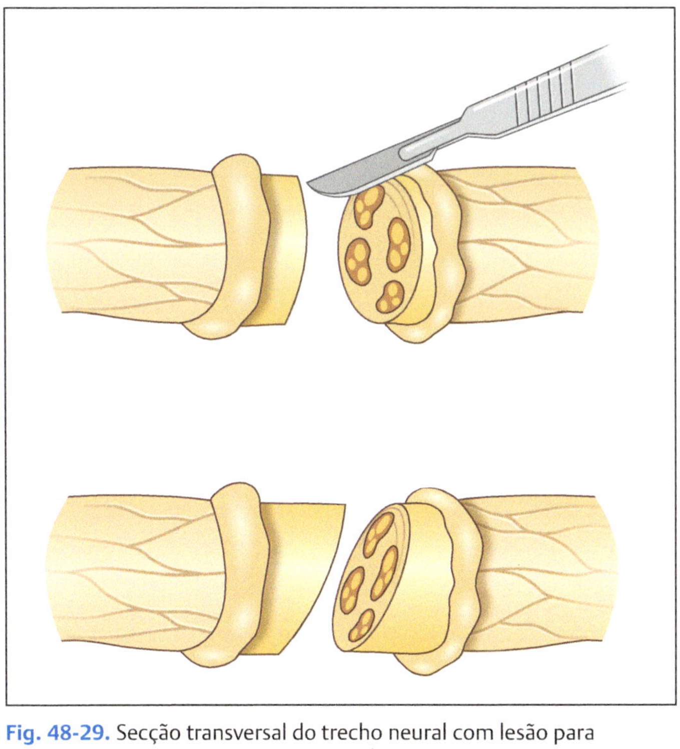

Fig. 48-29. Secção transversal do trecho neural com lesão para posterior aproximação terminoterminal

   - Quando a lesão se dá em local de movimento que se possa submeter a anastomose à tensão, esta possibilidade de movimento deve ser considerada para adequação do tamanho do enxerto ou do *re-routing*. As anastomoses intratemporais são submetidas a um menor movimento do que as pós-forame estilomastóideo, porém de acordo com trabalhos experimentais realizados, mesmo dentro do osso temporal deve haver uma estabilização do local.
   - Infecção local.
   - Alinhamento ideal dos fascículos, procurando encontrar vasos longitudinais ou posição do mesoneuro e escolher a posição mais adequada no sentido rotacional do nervo.
   - Ausência de fatores irritativos no material usado para anastomose para não haver reação de corpo estranho local.

O material mais utilizado para suturas tem sido o fio de *nylon* 10-0 ou fio de seda 9-0. Atualmente existem trabalhos que indicam maior reação tipo corpo estranho do fio de seda em relação ao fio de *nylon*. O fio de seda é de manipulação mais fácil e mais firme ao se dar o nó.

Quanto à colagem não resta a menor dúvida que o uso de materiais sintéticos tipo cianoacrilatos está totalmente contraindicado pela reação causada por corpo estranho. O adesivo tecidual fibrínico não apresenta reação de corpo estranho e produz menos fibrose que a sutura.

Quanto à tubulização não devem ser usados materiais sintéticos.

A) Uso de material de estabilização que permaneça pelo menos 10 dias no local, para que haja crescimento fascicular e fique estabilizado naturalmente, sem a necessidade da ação estabilizadora do material utilizado.
B) Adequada fisioterapia muscular que inclui massagem, e movimentações voluntárias da face para manter o músculo em atividade enquanto aguarda a chegada dos fascículos regenerados.
C) Técnicas de estabilização da anastomose:
   1. Sutura epineural: é o método convencional de coaptação nervosa mais largamente utilizado.
      Vantagens:
      - Curto tempo de execução.
      - Simplicidade de execução em relação à sutura perineural.
      - Mínima necessidade de amplificação de imagens em relação à sutura perineural.
      - Conteúdo intraneural não é manipulado e, portanto, não é lesado iatrogenicamente.
      - Menor possibilidade de reação de corpo estranho local, uma vez que não se dão pontos intraneurais.

      Desvantagens:
      - Possibilidade de um afrontamento fascicular incorreto.
      - Necessidade de colocar vários pontos para que se previna a formação de neuroma.
      - Deve ser realizada com fio *mononylon* 10-0, uma vez que a seda pode provocar maior reação de corpo estranho que o *nylon* mesmo sendo de mais fácil manipulação para se apertar o nó.

2. Sutura perineural ou fascicular: É a sutura realizada nos fascículos do nervo. Deve-se conhecer a topografia dos fascículos. Está mais indicada nas reparações parciais ou em locais onde o nervo tem boa diferenciação fascicular.
   Vantagens:
   - Coaptação adequada dos fascículos corretamente, apesar de ser difícil a decisão de qual o fascículo distal é correspondente ao proximal.

   Desvantagens:
   - Maior tempo de cirurgia.
   - Maior dificuldade técnica.
   - Maior possibilidade de reação de corpo estranho e fibrose intraneural.
   - Maior possibilidade de trauma iatrogênico.
   - Maior necessidade de treinamento de técnica microcirúrgica.
3. Tubulização: A técnica consiste em abraçar os cotos captados com material adequado para promover a estabilização sem a necessidade de sutura. Podem-se utilizar materiais sintéticos como tubos de silicone ou de colágeno estabilizados ou não com cola biológica ou sintética.
   Vantagens:
   - Menor tempo de cirurgia.
   - Facilidade técnica.
   - Menor trauma iatrogênico no nervo.
   - Menor possibilidade de reação de corpo estranho intraneural.

   Desvantagens:
   - Problemas na estabilização da anastomose uma vez que não há fixação.
   - Possibilidade de reação de corpo estranho local, pois não é feito de material homólogo.
   - Problemas quanto ao afrontamento fascicular.
4. Colagem com adesivo tecidual fibrínico: A técnica consiste em aproximar os cotos e estabilizá-los com cola de fibrina.
   Vantagens:
   - Menor tempo cirúrgico.
   - Maior facilidade técnica.
   - Ausência de reação de corpo estranho local.
   - Menor trauma iatrogênico no nervo.

   Desvantagens:
   - Quanto ao afrontamento fascicular.

Verificando as vantagens e desvantagens de cada método, devemos considerar que o nervo facial intratemporal não apresenta uma diferenciação fascicular muito precisa principalmente quanto mais proximal, e que há uma grande dificuldade técnica para sutura devido ao espaço exíguo e à presença de estruturas importantes na vizinhança ou líquido cefalorraquidiano. No segmento intratemporal do nervo facial nossa experiência orientou-nos para seguirmos a seguinte indicação quanto ao método anastomótico nesta ordem:

- Utilizamos colagem com adesivo tecidual.
- Em não havendo esta possibilidade, utilizamos sutura epineural.
- Em não havendo esta possibilidade, utilizamos entubulização com fáscia de músculo temporal.

Realizamos alguns trabalhos com células-tronco mesenquimais da medula óssea de dentes humanos decíduos (dentes de leite) dentro do tubo de ácido poliglicólico observadas *in vivo*. Após 6 semanas aumentam a regeneração do nervo facial em ratos, e é uma esperança para a melhora do crescimento neural.

Não temos utilizado o revestimento da anastomose com tecido, seja fáscia ou pericôndrio.

Em anastomoses distais ao forame estilomastóideo utilizamos: Sutura epineural.

Em presença de infecção local realizamos a anastomose após exaustiva lavagem do local com soro fisiológico com cloranfenicol e deixamos a cavidade preenchida de cloranfenicol.

Formas Alternativas de Reanimação dos Músculos da Face

Existem circunstâncias em que não é possível obter-se o coto distal ou proximal do nervo facial em uma lesão completa ou uma anastomose não apresentou resultado ou ainda estamos frente a uma paralisia de longa duração na qual os músculos mímicos estão atrofiados e sem resposta eletromiográfica. Estas técnicas devem ser utilizadas somente quando não há possibilidade de inervação a partir do próprio núcleo do facial.

Anastomose com Outros Nervos

São técnicas nas quais se utiliza uma anastomose com outro nervo para reinervar o coto distal do facial e realizar uma reanimação dos músculos da face. Os nervos mais utilizados são o hipoglosso (12º par craniano), muito mais frequentemente, ou o espinal (11º par craniano) menos frequentemente.

Estas técnicas apresentam o inconveniente de causar uma paralisia iatrogênica no grupo muscular que o nervo doador inervava e a necessidade de adaptação do paciente aos movimentos para os músculos mímicos. O tônus da face, porém, é sempre obtido mesmo com prejuízo da movimentação voluntária e do aparecimento de sincinesias e espasmos. A do hipoglosso causa atrofia da hemilíngua correspondente e a do espinal, atrofia do músculo trapézio.

Atualmente é de uso quase que mundial a anastomose do hipoglosso com o facial com secção parcial do hipoglosso e anastomose lateral (Figs. 48-30 e 48-31).

Ela deve ser realizada com o segmento mais proximal possível do nervo facial onde não há muita diferenciação funicular, se possível no segmento mastóideo. No hipoglosso deve ser utilizado um coto do segmento mais distal possível.

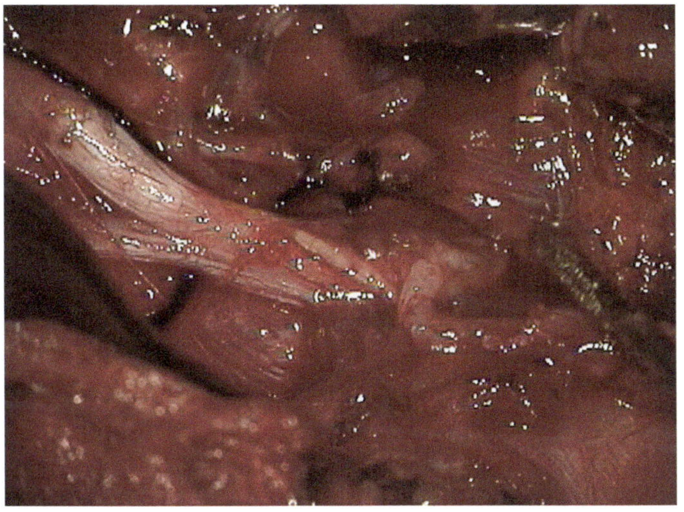

Fig. 48-30. Anastomose lateral hipoglosso facial.

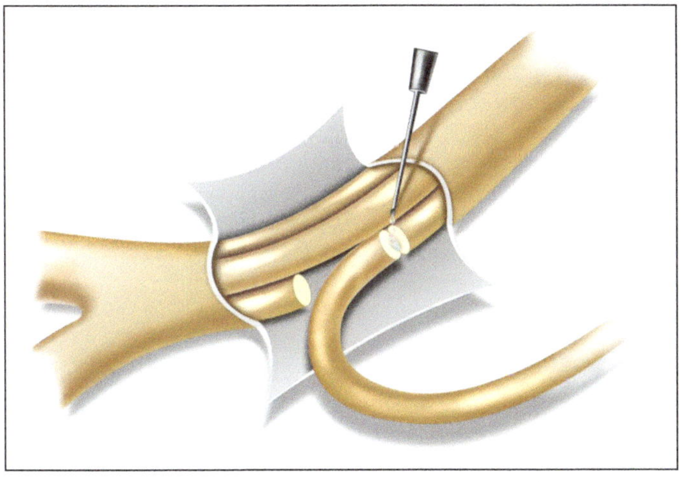

Fig. 48-31. Desenho esquemático da anastomose lateral usando o nervo hipoglosso ao fascículo do nervo facial com lesão.

Cross-Face

É uma técnica de reinervação em que se utilizam alguns ramos terminais do facial do lado são anastomosados em um nervo doador homólogo (sural) que atravessa para o lado paralisado e anastomosa no tronco ou em ramos distais do facial lesado. Pode ser feita por segmentos (Figs. 48-32 e 48-33).

As técnicas a seguir estão reservadas para substituir um grupo muscular que apresenta sinais de atrofia e degeneração da placa neuromotora.

Transferências Musculares

É uma técnica largamente utilizada preconizada por Conley. Trata-se da transferência do músculo temporal para a face em "tiras" para o olho e a boca. Este músculo é inervado pelo trigêmio e os resultados quanto ao tônus são bons, porém quanto à movimentação dinamica não. Das técnicas de transferência muscular é a que melhores resultados apresenta e mais fácil de realizar.

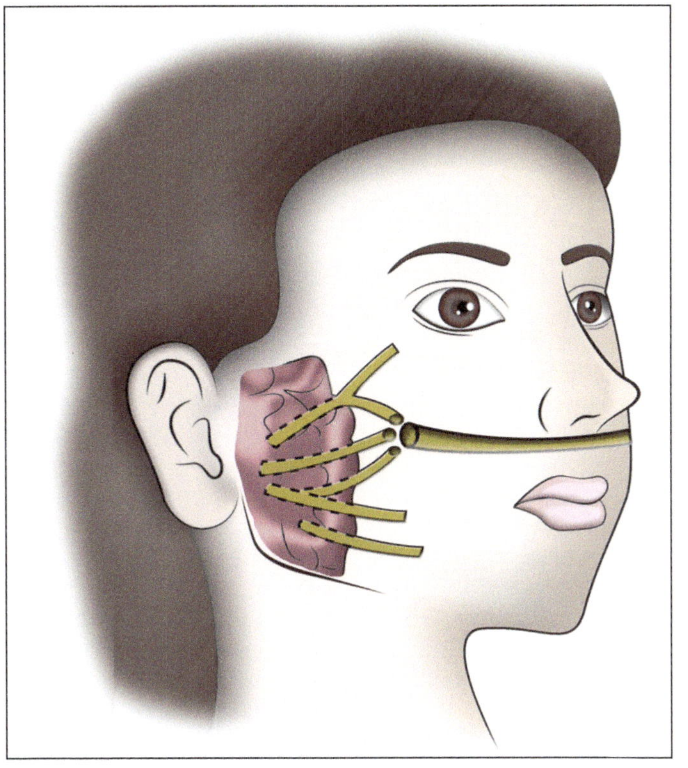

Fig. 48-32. Cross-Face. Coaptação de um dos ramos terminais selecionados para doação, ao enxerto de nervo sural. Passagem do enxerto para hemiface receptora, no caso desta ilustração, sob o lábio superior. Também pode ser realizada a passagem do enxerto pelo lábio inferior ou submandibular.

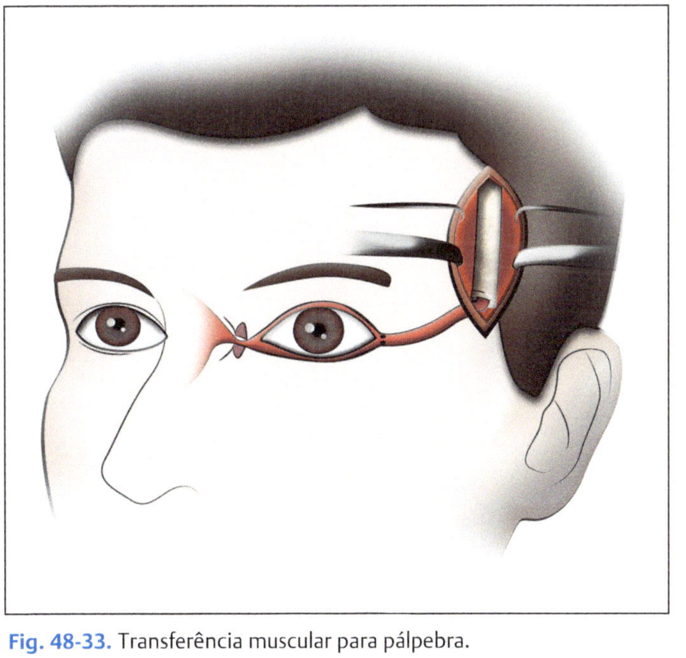

Fig. 48-33. Transferência muscular para pálpebra.

Pedículos Neuromusculares

A técnica consiste em levar pedículos de músculos (ansa hipoglosso) com nervo para o orbicular dos olhos, zigomático bucal e depressor do ângulo oral com finalidade de reinervar a musculatura existente por neurotização (Fig. 48-34).

Enxertos Musculares Livres com Anastomoses Neurovasculares

É uma técnica que utiliza um músculo doador retirado com pedículo vasculonervoso, implantado na face junto aos lábios e ao olho. Este músculo é reinervado através do *cross face* contralateral e vascularizado por um ramo da artéria facial. O músculo doador preferido é o *gracilis*. Deve ser realizado por microcirurgiões com bastante experiência dado que é uma cirurgia delicada do ponto de vista microanastomótico.

ESPASMO HEMIFACIAL

O espasmo hemifacial (EH) consiste em movimentos involuntários, tonicoclônicos de todos os músculos de uma hemiface. Usualmente tem início na idade adulta com espasmos leves e intermitentes do músculo orbicular dos olhos. Vai progredindo em severidade e frequência atingindo todos os músculos de expressão facial incluindo o platisma. O EH é extremamente desconfortável para o paciente, prejudicando-o do ponto de vista social e psicológico. Estresse emocional, fadiga, movimentos voluntários e mastigação aumentam o EH. O diagnóstico diferencial deve ser feito principalmente como espasmo nervoso habitual ou tique, mas também com blefaroespasmo, mioquimia, tétano, atetose, efeito extrapiramidal de drogas e epilepsia focal. A etiologia ainda é controversa. A maioria dos autores aceita a teoria de um *loop* vascular sobre o nervo facial no nível da saída de sua raiz no tronco encefálico, levando a compressão do mesmo. Jannetta operou 450 pacientes com EH e em todos encontrou compressão do nervo facial por um vaso, tumor, aneurisma ou angioma no nível da saída de sua raiz no tronco cerebral. Outros autores acreditam que o EH pode ser causado por um curto-circuito entre as fibras eferentes e aferentes quando da regeneração do nervo facial. Esses autores observaram que muitos pacientes com paralisia facial periférica desenvolviam EH. Eles acreditam que no processo de regeneração nervosa ocorreria uma "sinapse artificial" com uma atividade elétrica anormal. Esta caminharia pelas fibras nervosas até o tronco do nervo facial, levando a contrações anormais de toda a musculatura de uma hemiface. Em pacientes com EH foi visto que a estimulação elétrica de um ramo do nervo no lado afetado não só produzia uma contração dos músculos supridos por esse ramo, mas também uma resposta dos músculos supridos por outros ramos do nervo facial do mesmo lado.

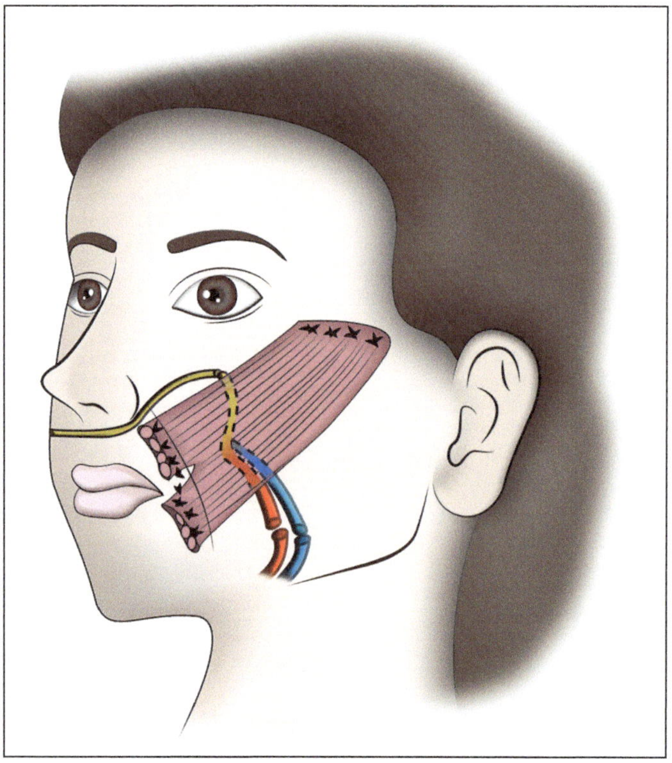

Fig. 48-34. Transplante de músculo livre. Músculo livre transplantado por anastomose microvacular com a artéria e a veia faciais. Inervação com o enxerto de nervo sural que foi previamente coaptado ao nervo facial contralateral sadio. A ativação muscular será originada no nervo facial. Alternativamente pode ser realizada inervação do músculo transplantado ao nervo massetérico (ramo do trigêmeo). Neste caso a ativação muscular será com esforço de cerrar os dentes.

Outra teoria seria de hiperexcitabilidade do núcleo motor do nervo facial. Foram feitas gravações eletrofisiológicas intraoperatórias em pacientes com EH e foi evidenciado o comprometimento acima da raiz do nervo facial, no nível do seu núcleo motor. Estudando ratos, Sen e Moller mostraram que, depois de uma estimulação diária do nervo facial intracraniano por um período de 2 a 8 semanas, uma estimulação elétrica de um ramo do nervo facial extratemporal leva a uma resposta anormal que pode ser gravada de músculos inervados por outros ramos do nervo facial (*lateral spread response*), demonstrando hiperexcitabilidade do núcleo do nervo facial. Existem inúmeros métodos de tratamento do EH, tanto clínicos como cirúrgicos.

1. Tratamento medicamentoso com benzodiazepínicos, imipramina, haloperidol, fenitoína, amantadina ou carbamazepina. Essa última é a mais usada, levando até a remissão total do EH, mas em alguns casos não há efeito algum.
2. Injeções de toxina botulínica na musculatura afetada, redime o espasmo por um período de 1 a 4 meses.
3. Infiltração local no tronco nervoso periférico com álcool, leva a resultados satisfatórios, porém inconstantes.
4. Neuroestimulação transcutânea, traz benefícios parciais e transitórios.
5. Acupuntura, depende muito do conhecimento e da experiência do médico e em alguns casos são descritos resultados favoráveis.
6. Termólise das fibras nervosas envolvidas, os resultados foram bons, mas com pouco seguimento.
7. Eletrocoagulação e/ou secção do tronco nervoso no forame estilomastóideo, é feito com anestesia local, apresenta grande índice de recidiva talvez devido a formações de sinapses.
8. Neurectomia seletiva funicular na porção mastóidea do nervo facial, leva a uma paralisia facial transitória de aproximadamente 6 semanas, tem bons resultados a longo prazo

9. Puntura do nervo facial no trecho timpânico, tem bons resultados, mas apresenta alta porcentagem de recidiva e complicações como hipoacusia condutiva, dor facial e paralisia facial transitória.
10. Anastomose do hipoglosso facial, tem alto grau de recidiva podendo atingir o músculo trapézio e esternocleidomastóideo.
11. Descompressão de alça vascular na fossa média. Essa técnica descrita por Jannetta consiste em uma descompressão do nervo facial na saída de sua raiz no tronco cerebral.
12. Neurectomia seletiva. Essa técnica descrita por Fish e pode ser usada para alívio sintomático dos movimentos hipercinéticos da face, principalmente o EH. A cirurgia consiste na ressecção dos ramos extratemporais do nervo facial responsáveis pelos movimentos hipercinéticos, com a preservação de inervação suficiente para evitar paralisia facial.

Medidas Gerais Oculares

Estas medidas podem ser transitórias ou permanentes.

As transitórias são tomadas com vistas à proteção da córnea enquanto esteja havendo regeneração nervosa e consequente início de removimentação palpebral. Pode ser feita por simples plicaturas ocluindo a pálpebra com sutura da pálpebra superior com a inferior até com técnicas como a diminuição da abertura ocular ou a colocação de um pequeno metal na pálpebra inferior para agir como um peso e auxiliar na oclusão da pálpebra superior.

Outras Medidas

Existem também outras medidas usadas na harmonização da face como uso de toxina botulínica no lado contralateral.

BIBLIOGRAFIA

Angeli SI, Brackmann DE. Is surgical excision of facial nerve schwannomas always indicated? Otolaryngol Head Neck Surg. 1997;117:S144-7.

Antinheimo J, Sankila R, Carpen O, Pukkala E, Sainio M, Jääskeläinen J. Population-based analysis of sporadic and type 2 neurofibromatosis-associated meningiomas and schwannomas. Neurology. 2000 Jan;54(1):71-6.

Austin JR, Peskind SP, Austin SG, Rice DH. Idiopathic facial nerve paralysis: a randomized double blind controlled study of placebo versus prednisone. Laryngoscope. 1993;103:1326-33.

Baysal BE, Ferrell RE, Willett-Brozick JE, Lawrence EC, Myssiorek D, Bosch A, et al. Mutations in SDHD, a mitochondrial complex II gene, in hereditary paraganglioma. Science. 2000 Feb 4;287(5454):848-51.

Bento RF, Almeida ER, Miniti A. Anastomosis of the Intratemporal Facial Nerve with Fibrin Tissue Adhesive. European Archives of Otolaryngology. 1994 Dec;S387-8.

Bento RF, Barbosa VC. Paralisia facial periférica. In: Lopes Filho OC, Campos CAH. Tratado de otorrinolaringologia. São Paulo: Roca; 1994.

Bento RF, Bogar P, Neto SC, Marone S, Miniti A. Espasmo hemifacial – Dez anos de experiência. Rev Bras Otorrinolaringol. 1991;57(3):105-9.

Bento RF, Brito Neto RV. Gunshot wounds to the facial nerve. Otol Neurotol. 2004;25(6):1009-13.

Bento RF, Fuess VLR, Bebear JP, Tedesco-Marchese AJ, Miniti A. Neurinome du nerf facial. Revue de Laryngologie Otologie Rhinologie. 1988;109(5):473-5.

Bento RF, Miniti A, Bogar P. Facial nerve schwannoma – five case reports and their management. In: Yanagihara N, Murakami S. New horizons in facial nerve research and facial expression. Haia, Holanda: Kugler Publications; 1998. p. 473-6.

Bento RF, Miniti A. Anastomosis of intratemporal facial nerve using fibrin tissue adhesive. ENT Journal, 1993;72(10):663-72.

Bento RF, Pirana S, Sweet RC, Castilho AM, Brito Neto RV. The role of the middle fossa approach in the management of traumatic facial paralysis. Ent Journal. 2004;83(12):817-23.

Bento RF, Salomone R, Brito Neto RV, Tsuji DH, Hausen M. Lesões parciais no seguimento intratemporal do nervo facial. Enxerto total ou reconstrução parcial? Arquivos Internacionais de Otorrinolaringologia. 2007;11(4):459-64.

Bento RF, Salomone R, Brito R, Tsuji RK, Hausen M. Partial lesions of the intratemporal segment of the facial nerve: graft versus partial reconstruction. Ann Otol Rhinol Laryngol. 2008 Sep;117(9):665-9. doi: 10.1177/000348940811700906.

Bento RF, Salomone R, Fonseca ACO, Faria JCM, Martins RS, Goffi-Gomez MVS. Tratado de Paralisia Facial: Fundamentos Teóricos - Aplicação Prática. Rio de Janeiro: Thieme; 2018.

Bento RF, Salomone R, Hausen M, Koji RJ, Neto RVB. Partial lesions of the intratemporal segment of the facial nerve: graft versus partial reconstruction. Ann Otol Rhinol Laryngol. 2008 Sep;117(9):665-9.

Bento RF, Sanches TG, Brito Neto RV. A rapid and safe middle fossa approach to the geniculate ganglion and labyrintine segment of the facial nerve. Ent Journal. 2002;81(5):320-6.

Bento RF, Voegels RL, Brito RV, Sanchez TG. Traumatic intratemporal facial nerve paralysis: analysis of 23 cases.Otology and Neurotology. 2002;23(3):S59.

Bento RF. Anastomotic methods of facial nerve repair – how to do it. Otolaryngolgy-Head and Neck Surgery. Special Issue. 1992;106(5):479.

Bleicher JN, Hamiel S, Gengler JS. A survery of facial palsy; etiology and incidence. ENT. 1996;75:355-8.

Bogar P, Bento RF. Paralisia facial de origem traumática. Arquivos da Fundação Otorrinolaringologia. 1997;1(2):23-5.

Borges A. Trigeminal neuralgia and facial nerve paralysis. Eur Radiol. 2005 Mar;15(3):511-33.

Costa HJ, Bento RF, Salomone R, Azzi-Nogueira D, Zanatta DB, Paulino Costa M, et al. Mesenchymal bone marrow stem cells within polyglycolic acid tube observed in vivo after six weeks enhance facial nerve regeneration. Brain Res. 2013 May 13;1510:10-21. doi: 10.1016/j.brainres.2013.03.025.

De Maio M, Bento RF. Botulinum toxin in facial palsy: an effective treatment for contralateral hyperkinesis. Plast Reconstr Surg. 2007;120(4):917-27; discussion 928.

De Rossi J, Lima LFR, Fagundes CP, Salomone R, BentoRF. Botulinum toxin A in facial paralysis sequelae. In: XI International Facial Nerve Symposium, 2009. Rome, Italy. Anais do XI International Facial Nerve Symposium. Roma: Spazio; 2009. p. 96.

De Rossi J, Lima LFR, Fagundes CP. Cirurgia Plástica nas sequelas de Paralisia Facial Periférica. In: Caldas S Neto, Mello JF Jr, Martins RHG, Costa SS, editores. Tratado de Otorrinolaringologia. 2. ed. São Paulo: Roca; 2011. p. 720-32.

Dort JC, Fisch U. Facial nerve schwannomas. Skull Base Surg. 1991;1:51-6.

Dort JC, Pollak A, Fish U. The fallopian canal and facial nerve in sclerosteosis of the temporal bone: a histopathologic study. Am J Otol. 1990;11(5):320-5.

Fisch U, Esslen E. Total intratemporal exposure of the facial nerve. Arch Otolaryngol. 1972:295-335.

Formigoni LG, Mendonça Cruz OL, Médicis da SilveiraJA, Martucci O. Neurilenome du nerv facial en trajetintraparotidien:

présentation d'un cas. Rev Laryngol OtolRhinol (Bord). 1980 Jan-Feb;101(1-2):87-91.
Hajjaj M, Linthicum FH Jr. Facial nerve schwannoma: nerve fibre dissemination. J Laryngol Otol. 1996 Jul;110(7):632-3
Halnes S, Torres E. Intraoperative facial nerve monitoring during decompressive surgery for hemifacial spasm. J Neurosurg. 1991;74:254-8.
Hilger JA. Facial nerve stimulator. Trans Am Acad Ophthalmol Otolaryngol. 1964;68:74-6.
House JW, Brackmann DE. Facial nerve grading system. Otolaryngol Head Neck Surg. 1985;93:146-7.
Kida Y, Kobayashi T, Tanaka T, Mori Y. Radiosurgery for bilateral neurinomas associated with neurofibromatosis type 2. Surg Neurol. 2000 Apr;53(4):383-9.
Kim CS, Chang SO, Oh SH, Ahn SH, Hwang CH, Lee HJ. Management of Intratemporal facial nerve schwannoma. Otol Neurotol. 2003 Mar;24(2):312-6.
Lassaletta L, Roda JM, Frutos R, Patrón M, Gavilán J. Facial nerve schwannoma of the cerebellopontine angle: a diagnostic challenge. Skull Base. 2002 Nov;12(4):203-7.
Lazarini PR, Figueiredo MT. Teste eletrofisiológicos do Nervo Facial. In: Lazarini PR, Fouquet ML. Paralisia Facial. São Paulo: Lovise; 2006. p. 53-63.
Marchioni D, Alicandri Ciufelli M, Presutti L. Intraparotid facial nerve schwannoma: literature review and classification proposal. J Laryngol Otol. 2007 Aug;121(8):707-12.
Matsumota Y, Pulec J, Petterson MJ, Yanaghiara N. Facialnerve biopsy for Etiologic clarification of Bell's palsy.Ann Otol Rhinol Laryngol. 1988 Nov-Dec;137:22-7.
McMonagle B, Al-Sanosi A, Croxson G, Fagan P. Facial Schwannoma: results of a large case series and review. J Laryngol Otol. 2008 Nov;122(11):1139-50.
Murakami S, Yanaghiara N. Bell palsy and herpes simplex. Ann Internal Med. 1996;125:698-9.
O'Donoghue GM, Nikolopoulos T. Tumors of the Facial Nerve. In Brackman DE, Jackler R, editors. Neurotology. 2. ed. St. Louis: Elsevier Mosby; 2005. p. 1258-69.
Rubin LR. The paralysed face. Missouri: Mosby-Year Book; 1991. p. 137-43.
Saito H, Baxter A. Undiagnosed intratemporal facial nerve neurilemmomas. Arch Otolaryngol. 1972;95:415-9.
Saleh E, Achilli V, Naguib M, Taibah AK, Russo A, Sanna M, et al. Facial nerve neuromas: diagnosis and management. Am J Otol. 1995 Jul;16(4):521-6.
Sanna M, Khrais T, Mancini F, Russo A, Taibah A. The facial Nerve in temporal bone and Lateral Skull base Microsurgery. Stuttgart: Thieme; 2006.
Sartoretti-Schefer S, Scherler M, Wichmann W, Valavanis A. Contrast-enhanced MR of the facial nerve in patients with posttraumatic peripheral facial nerve palsy. AJNR Am J Neuroradiol. 1997 Jun-Jul;18(6):1115-25.
Seddon Hj. Three types of nerve injury. Brain. 1943;66:237-88.
Selesnick SH, Patwardhan A. Acute facial paralisys: evaluation and management. Am J Otolaryngol. 1994 Nov-Dec;15(6):387-408.
Shirazi MA, Leonetti JP, Marzo SJ, Anderson DE. Surgical management of facial neuromas: lessons learned. Otol Neurotol. 2007 Oct;28(7):958-63.
Subach BR, Kondziolka D, Lunsford LD, Bissonette DJ, Flickinger JC, Maitz AH. Stereotactic radiosurgery in the management of acoustic neuromas associated with neurofibromatosis Type 2. J Neurosurg. 1999 May;90(5):815-22.
Sunderland S. Nerve and nerve injuries. 2. ed. London: Churchill-Livingston; 1978.
Terzis JK, Tzafetta K. The "Babysitter" procedure: minihypoglossal to facial nerve transfer and cross-facial nerve grafting. Plast Reconst Surg. 2009;123(3):865-76.
Wiet RJ. Iatrogenic facial injury. Otol Neurotol. 2004;25:818-25.

CAPÍTULO 49

ELETROFISIOLOGIA DO NERVO FACIAL: DIAGNÓSTICO E MONITORIZAÇÃO 2023

Raquel Salomone

ELETRODIAGNÓSTICO

Até o século XVIII a eletricidade era considerada "um poder estranho e invisível", dominada por poucos, sendo a "Vida", mantida apenas por forças naturais.[1,2] A associação da eletricidade ao sistema nervoso surgiu no século XVII e, como a maioria das descobertas da época, sofreu resistência até tornar-se uma verdade aceita. Muitos estudiosos, como René Descartes, Benjamin Franklin (Fig. 49-1), Luigi Galvani (Fig. 49-2), André Ampère, Richard Caton entre outros, sofreram diversos tipos de sanções em seus estudos; mesmo assim, deram suas contribuições valiosas para que Hans Berger, em 1924, fizesse o primeiro registro da atividade elétrica cerebral em humanos, que chamou de Elektrenkephalogramm (Fig. 49-3).[3,4] Foi o início do que conhecemos como eletroneurofisiologia.

A eletroneurofisiologia é um ramo da fisiologia que estuda determinados tipos de atividade elétrica do sistema nervoso e está diretamente relacionada aos neurônios, unidades funcionais do sistema nervoso central (Fig. 49-4).[5] Estes são células altamente especializadas que apresentam uma característica comum e importante: a excitabilidade.[5] O neurônio é dividido em corpo celular, dendritos e axônio, este último responsável pela condução e velocidade do impulso elétrico.[5] Esta capacidade de excitação é dada pela diferença de potencial (voltagem) causada pelo acúmulo de potássio (K^+) e íons orgânicos no ambiente intracelular e o sódio (Na^+) no extracelular. Durante o repouso, o neurônio apresenta diferença de potencial da ordem de -90 milivolts (mV) que, ao tornar-se positivo, desencadeia uma despolarização, transmitindo assim o impulso elétrico.[5]

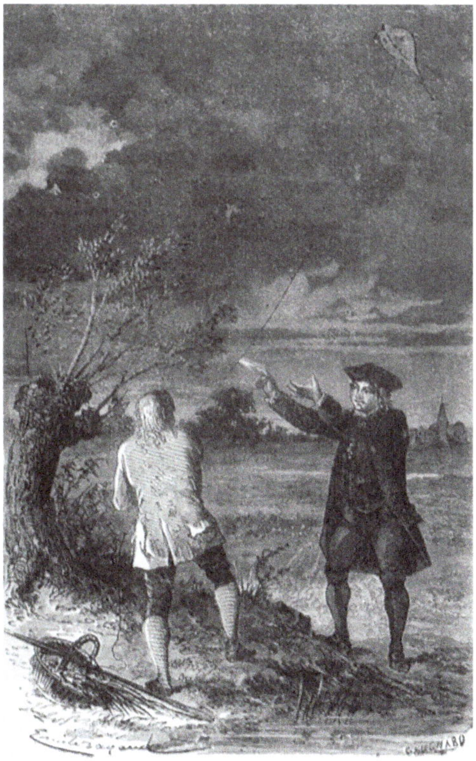

Fig. 49-1. Representação do mais famoso experimento de Benjamin Franklin sobre eletricidade, o "estudo da pipa". (Fonte: https://pt.wikipedia.org/wiki/Benjamin_Franklin#/media/Ficheiro:Franklin_lightning_engraving.jpg. Domínio público.)

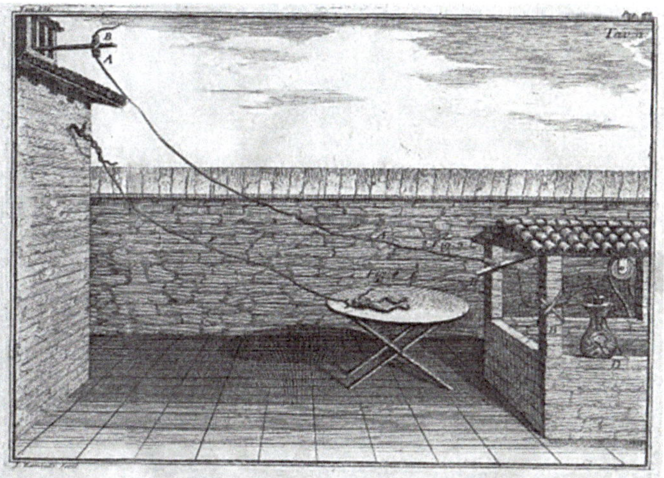

Fig. 49-2. Representação do experimento realizado por Luigi Galvani o qual provoca contração das pernas de uma rã através da energia gerada por um relâmpago. (Fonte: https://archive.org/details/AloysiiGalvaniD00Galv/page/n63/mode/2up. Domínio público.)

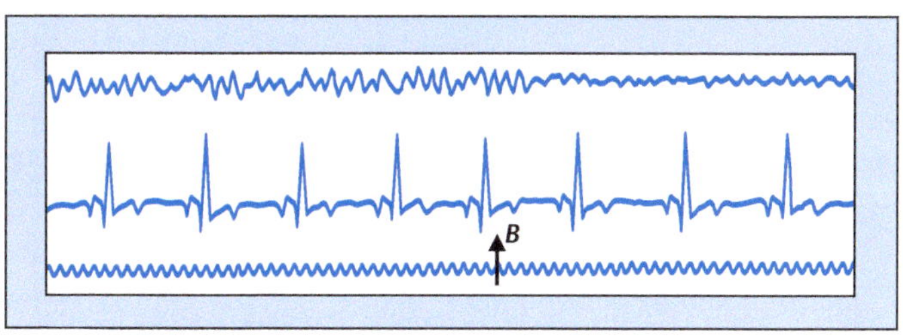

Fig. 49-3. Representação gráfica dos traçados obtidos por Hans Berger, em 1929.

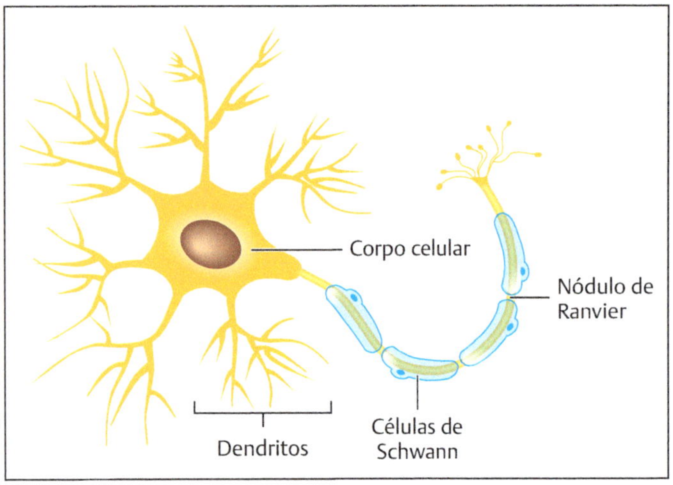

Fig. 49-4. Desenho esquemático de um neurônio – unidade funcional do sistema nervoso.

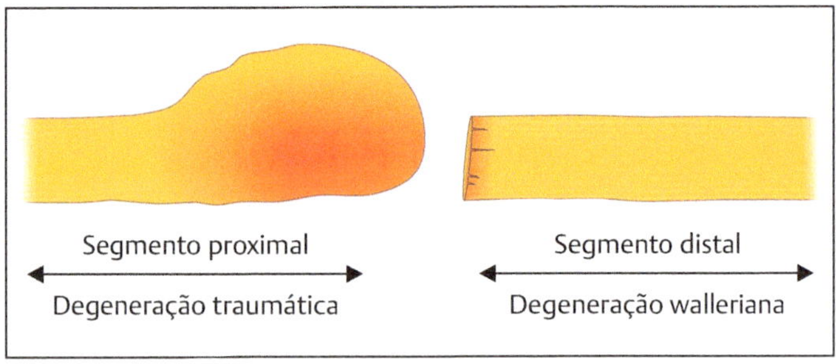

Fig. 49-5. Degenerações traumática e Walleriana do nervo facial.

O estudo eletrofisiológico da face consegue nos mostrar atividades elétricas neurais e musculares que antecedem a melhora clínica do paciente com paralisia facial periférica (PFP) e tem como objetivo, na fase aguda, classificar o grau de lesão do nervo e, na fase crônica, verificar a presença ou não de potenciais de reinervação na musculatura. Atualmente também é possível monitorizar a atividade elétrica do facial e de outros nervos no momento intraoperatório que, comprovadamente, diminui o risco de lesão irreversível dos mesmos.[6]

Uma dúvida importante é sobre o tempo de realização dos exames eletrofisiológicos. Para entendê-los, são necessários alguns conceitos da fisiopatologia da degeneração e regeneração do nervo facial.

O nervo facial, VII par craniano, é um nervo misto, composto por aproximadamente 10 mil fibras, das quais 7.000 são axônios motores mielinizados. Estima-se que cada axônio inerve cerca de 25 fibras musculares da face.[7] Quando lesionado, o nervo facial pode sofrer, de acordo com a classificação de Sunderland,[8] 5 graus de lesão: neuropraxia, axoniotmese, endoneurotmese, perineurotmese e epineurotmese, sendo estas três últimas resultados da subdivisão do grupo de neurotmese, descrito por Seddon.[9] A regeneração do nervo facial lesionado é dependente do grau de lesão que este nervo sofreu,[8,9] ou seja, quanto pior o grau de lesão do nervo, pior será o prognóstico de melhora.[7]

Após uma lesão grave do nervo, ocorrem dois processos de degeneração: traumática (segmento proximal) e a Walleriana (segmento distal) (Fig. 49-5). A degeneração Walleriana (DW) caracteriza-se pela desintegração e reabsorção total do nervo por células de Schwann fagocitárias neoformadas. Inicia-se nas 5 primeiras horas, mas os sinais tornam-se evidentes após 12 horas. Somente decorridas 36 ou 48 horas é que o processo torna-se avançado.[10,11]

Quando nos deparamos com uma PFP aguda, independente da etiologia, o local mais comum de lesão do nervo é o seguimento intratemporal; entretanto, ao realizarmos o exame de condução nervosa estudamos o segmento extratemporal, ou seja, a parte distal do nervo, podendo o segmento avaliado pelo exame não corresponder exatamente ao grau de lesão sofrido pelo segmento mais proximal do nervo. Não é raro nos depararmos no intraoperatório, de segmentos distais à lesão do nervo facial, gerando respostas normais ao estímulo elétrico. A transmissão sináptica cessa algumas horas após a agressão e na musculatura,[12] as alterações que a denervação da placa motora provoca só serão visualizadas pela eletromiografia 12-14 dias depois.[13]

Testes Eletrofisiológicos

Eletrodiagnóstico refere-se à observação e interpretação dos sinais provenientes da despolarização e repolarização de uma célula nervosa ou muscular. Na face, a eletroneuromiografia é composta por três exames: estudo de condução nervosa (eletroneurografia), reflexo de piscamento (*Blink Reflex*) e estudo de agulha (eletromiografia). Os testes de estimulações máxima e mínima também serão descritos, mas apresentam desvantagens importantes em relação aos anteriores. O otorrinolaringologista munido destes exames, bem executados, e sabendo interpretá-los, poderá responder à principal pergunta vinda dos pacientes: "Doutor, eu vou melhorar?"

Eletroneurografia (ENOG)/Estudo de Condução Nervosa

Popularmente chamado de "exame do choque", a técnica aplicada para PFP surgiu na década de 1970 com Fisch e Esslen.[14] É o exame de maior importância para o otorrinolaringologista quando se depara com uma PFP aguda. Deve ser realizado 72 h após o início da paralisia. Nos casos de PFP idiopática, em que o otorrinolaringologista pretende tratá-la com a descompressão cirúrgica, deve ser realizada até 21 dias.[15]

O estudo de condução nervosa do nervo facial consiste na estimulação elétrica supramáxima desse nervo, ao nível do forame estilomastóideo (ou *antitragus*) e captando o potencial de ação muscular composto (PAMC) nos músculos frontal, orbicular do olho, nasal e orbicular da boca.

Dois principais parâmetros são analisados e comparados entre os lados: amplitude e latência (Fig. 49-6). A amplitude, distância entre os picos, é diretamente proporcional ao número de axônios íntegros.[16] Amplitudes do lado com PFP menores que 10% em relação ao lado normal sugerem lesão axonal grave (neurotmese), de mau prognóstico, ou seja, denervação completa e que, caso ocorra uma reinervação, esta será ineficaz.[14] Nestes casos, muito autores sugerem a descompressão cirúrgica do nervo facial.[14,15] A latência, tempo

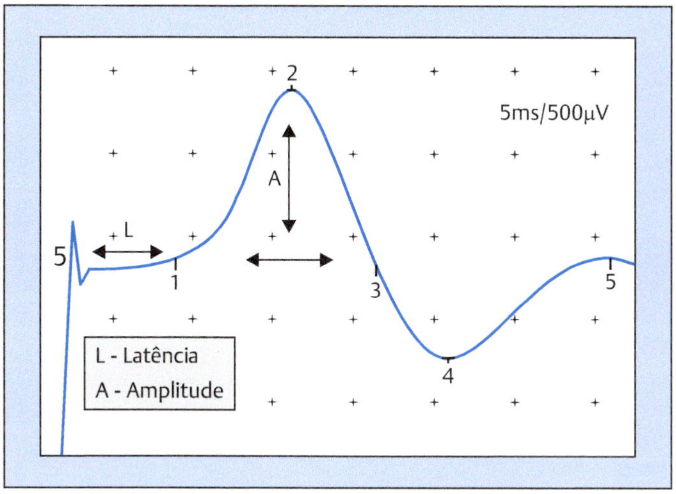

Fig. 49-6. Potencial de ação muscular composto (PAMC).

decorrido entre o estímulo e o início do PAMC, é medida em milissegundos e altera-se principalmente em patologias desmielinizantes. Quando maior que 20%, indica degeneração axonal grave.[13-16]

A principal crítica em relação a este exame se dá pelo número de falsos positivos e negativos que ocorrem, isto porque nem todos os axônios do nervo facial sofrem o mesmo grau de lesão e também não apresentam a mesma velocidade de regeneração, causando no exame a sobreposição de PAMC e enganando o examinador (Figs. 49-7 e 49-8).[16-18]

Com o intuito de aumentar a acurácia do exame é possível realizá-lo a cada 3 dias, principalmente quando os valores da amplitude ficarem próximos de 90% e/ou houver diferenças exageradas entre os andares faciais estudados, lembrando sempre que deve ser realizado por um profissional experiente.

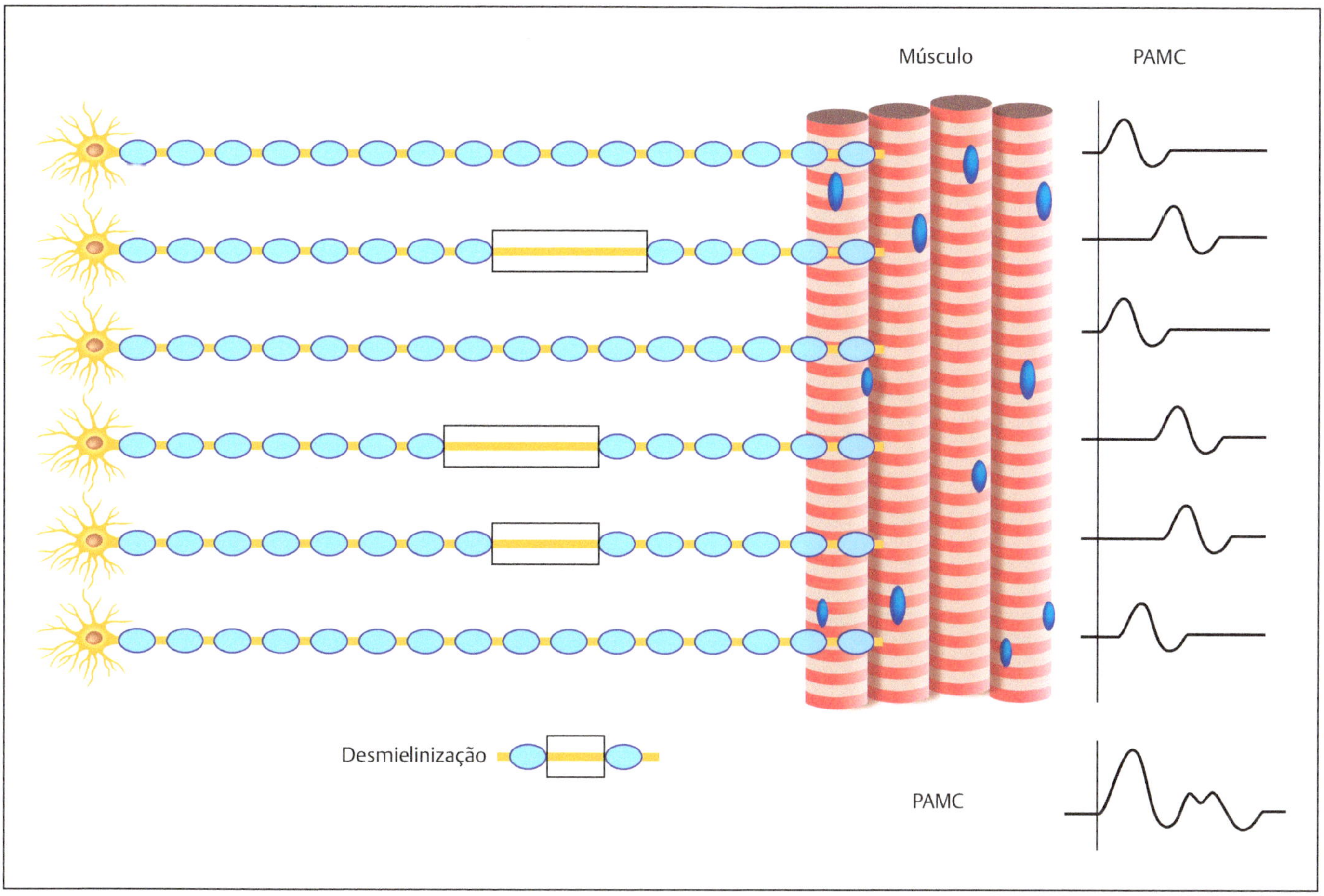

Fig. 49-7. Sobreposição de PAMC em casos de lesões desmielinizastes.

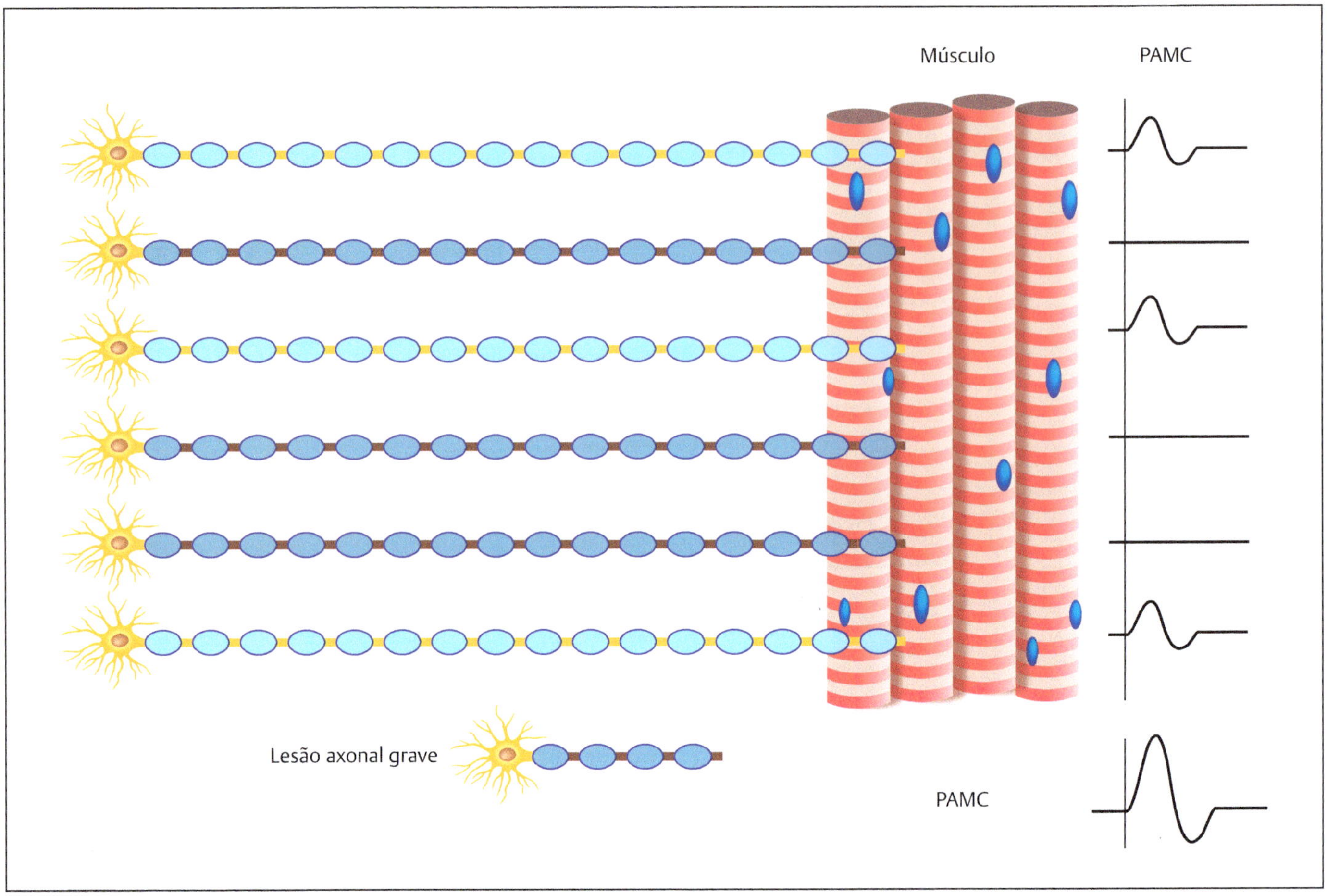

Fig. 49-8. Sobreposição de PAMC em casos de lesão axonal grave.

Reflexo de Piscamento (*Blink Reflex*)

O reflexo de piscamento é análogo ao reflexo da córnea e nos permite avaliar o segmento proximal do nervo facial.[13-17] A via aferente é formada pelo ramo oftálmico do nervo trigêmeo e a via eferente pelo nervo facial.[12,16-17] O exame consiste na estimulação elétrica (15 mA, duração 100 μs) do nervo supraorbital e suas respostas captadas por eletrodos de superfície (ativo e referência) locados a uma distância de 2 cm entre si, na região inferior do músculo orbicular do olho, bilateralmente (Fig. 49-9). Desta maneira, surgem três respostas: a primeira resposta (R1) é ipsilateral ao estímulo, mais estável, sugestionando uma resposta de reflexo oligossináptico (reflexo simples); a segunda resposta (R2; R2c - contralateral), bilateral e tardia, apresenta grande variabilidade entre as respostas consecutivas devido ao envolvimento do mecanismo neuronal polissináptico (Fig. 49-10).[16] Os valores normais das respostas são apresentados no Quadro 49-1.[19]

Quando houver uma lesão no nervo trigêmeo, e o lado normal for estimulado, todas as respostas (R1, R2 e R2c) serão normais. Se a lesão estiver no nervo facial, e o lado normal for estimulado, R1 e R2 estarão normais, e R2c apresentará latência aumentada (Quadro 49-2).[13,20] A presença de respostas dependentes do nervo comprometido nos mostra a existência de fibras viáveis.[17] Devem-se realizar, no mínimo, cinco estímulos de cada lado, sempre alterando os lados, evitando assim a habituação. O catodo do estimulador deve ser direcionado ao ponto médio dos eletrodos ativo e referência, com a finalidade de otimizar a rejeição do artefato de estímulo.

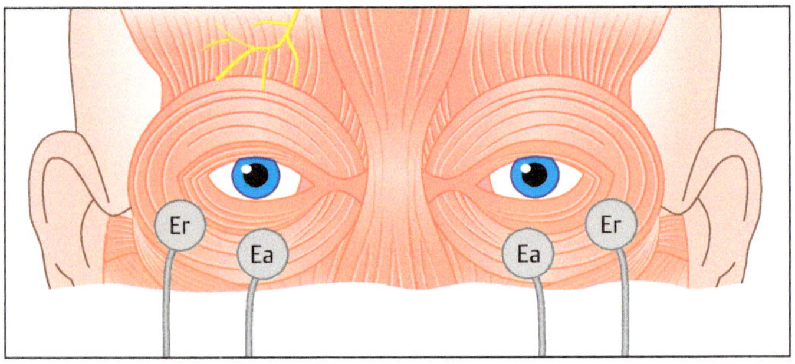

Fig. 49-9. Posicionamento dos eletrodos ativo (Ea) e referência (Er) no teste de reflexo de piscamento.

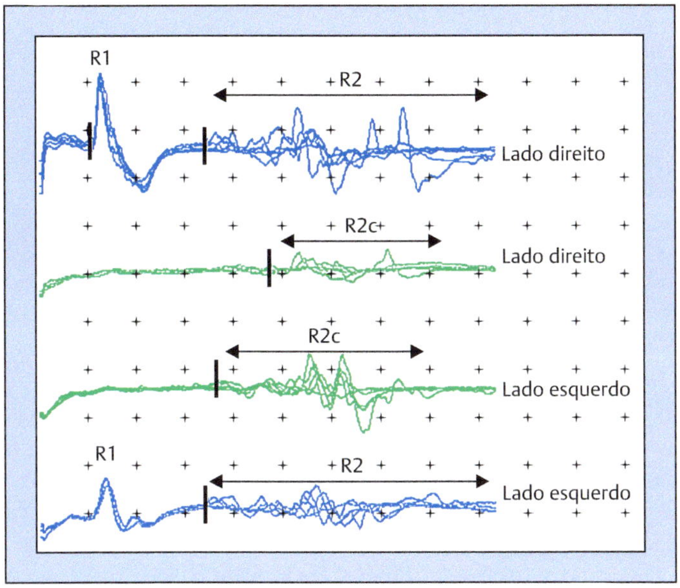

Fig. 49-10. Respostas obtidas durante o exame de piscamento quando os nervos supraorbital direito e esquerdo são estimulados (10ms/150μV).

Quadro 49-1. Valores Normais para o Exame de Piscamento (*Blink Reflex*)

	Latência (ms)	Diferença entre os lados (ms)
R1	10,45 ± 0,84/LS 13	0,3 ± 0,9/LS 1,2
R2	30,5 ± 3,4/LS 41	1 ± 1,2/LS 5
R2c	30,5 ± 4,4/LS 44	1,6 ± 1,7/LS 7

LS: Limite superior definido com três desvios-padrões da média.
Fonte: Kimura, 1975.[19]

Quadro 49-2. Alterações Encontradas no Exame de Piscamento (*Blink Reflex*)

	Lesão de trigêmeo			Lesão de facial		
Estímulo	**R1**	**R2**	**R2c**	**R1**	**R2**	**R2c**
Lado afetado	> ou ausente	> ou ausente	> ou ausente	> ou ausente	> ou ausente	normal
Lado normal	normal	normal	normal	normal	normal	> ou ausente

Fonte: Edward, 2006[11]; Kimura, 2001.[20]

Eletromiografia (EMG)/Estudo de Agulha

A Eletromiografia é o estudo das unidades motoras, constituídas por um neurônio motor inferior e o conjunto de fibras musculares por ele inervadas.[17] É um exame complementar ao estudo de condução nervosa na fase aguda da PFP e imprescindível na PFP crônica. Quando o neurônio motor é ativado, o potencial gerado se propaga pelo axônio, e todas as fibras inervadas por ele se despolarizam sincronicamente, gerando potenciais elétricos (PAUM – potenciais de ação das unidades motoras), que são captados por um eletrodo de agulha (monopolar ou concêntrica). Nos casos de PFP analisam-se os PAUM de, no mínimo, três músculos da face.[21]

Quadro 49-3. Respostas Visualizadas Durante a Inserção da Agulha no Exame de EMG (Atividade de Inserção)

Atividade elétrica	Patologia
Alta frequência com duração < 500 ms	Normal
Aumento da atividade	Denervação, neuropatia, inflamação
Descargas bizarras	Miopatias
Diminuição da atividade	Fibrose, gordura, atrofia, agulha mal locada

Fonte: Edward, 2006[11]; Kimura, 2001.[20]

Quadro 49-4. Avaliação Eletromiográfica durante o Estudo do Músculo em Repouso

Atividade elétrica	Patologia
Silêncio elétrico	Normal
Fibrilação e ondas positivas	Denervação, miopatias, distrofia muscular, botulismo
Descargas complexas e repetitivas	Neuropatias crônicas, mixedema, síndrome de Schwartz-Jampel, após irradiação, distrofia muscular
Descargas miotônicas	Doença de Thomsen, Doença de Becker, Neuropatias, síndrome de Guillain-Barré
Fasciculações	Siringomielia, poliomielites, doenças do neurônio motor
Descargas tetânicas	Compressões de nervo, hipocalemia, hipocalcemia, doenças do neurônio motor
Mioquimia	Esclerose múltipla, glioma, radiação do plexo
Neuromiotonia	Síndrome De Isaacs

Fonte: Edward, 2006[11]; Kimura, 2001.[20]

A primeira resposta a ser analisada é a atividade de inserção, que ocorre quando a agulha é inserida no músculo. Causa uma resposta sonora típica, de curta duração, que reaparece com a movimentação da agulha. Este som é resultado da excitação ou lesão do músculo pelo eletrodo de agulha.[20] Alterações neste momento podem ser vistas no Quadro 49-3.[11-21]

Em um segundo momento avalia-se a atividade espontânea, ou seja, o músculo em repouso. Em músculos normais não há atividade elétrica.[11,13,18-21] Algumas alterações são descritas no Quadro 49-4.[11,20]

Em um terceiro momento o músculo é avaliado durante uma contração voluntária leve, de maneira que haja recrutamento de apenas algumas unidades motoras. Analisam-se a frequência do disparo, duração, amplitude e o número de fases dos PAUM.[17-21] Um PAUM normal é caracterizado por uma onda bi ou trifásica, com amplitude entre 0,3 a 5,0 mV e duração de 3 a 16 ms. A presença de fibrilação ou onda positivas é indicativa de denervação, e a visualização de unidades motoras polifásicas com duração e amplitude aumentadas indica reinervação (Fig. 49-11).[20] Eventualmente podemos encontrar potenciais gigantes, causados pela inervação de uma unidade motora por vários axônios ao redor.[17]

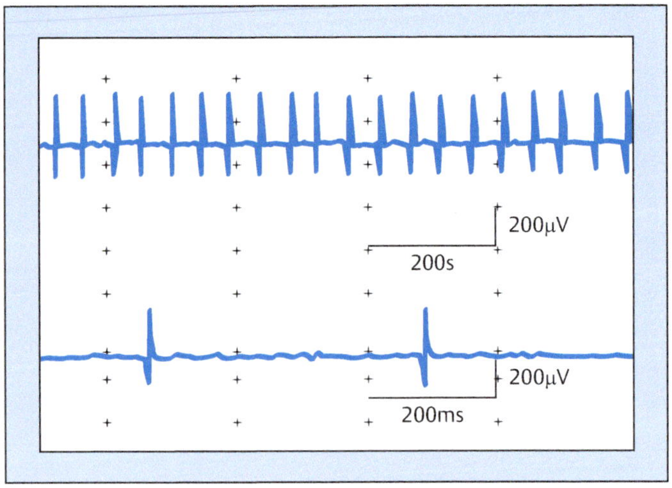

Fig. 49-11. Potencial muscular de fibrilação.

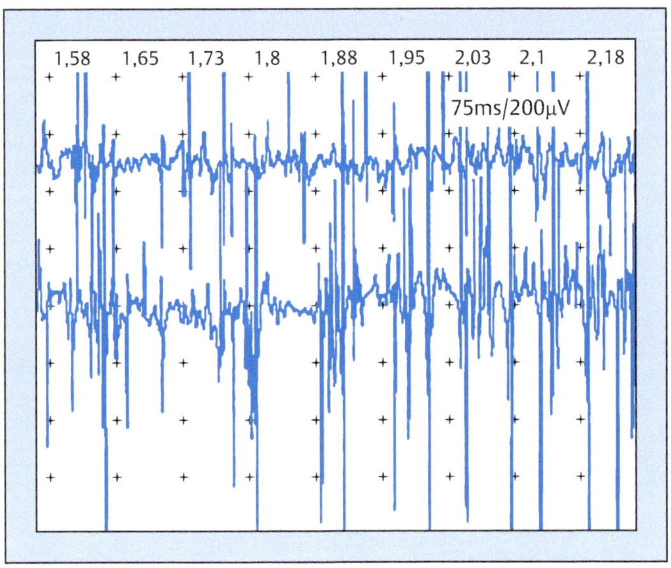

Fig. 49-12. Recrutamento de unidades motoras durante uma contração muscular máxima normal.

No momento seguinte avalia-se o músculo durante uma contração máxima, onde um maior número de unidades motoras é recrutada, formando um traçado de interferência na tela do eletromiógrafo (Fig. 49-12). Uma unidade motora isolada começa a disparar em 5-10 Hz, e a cada aumento de 5 Hz, uma nova unidade motora é recrutada. No caso da PFP, um menor número de unidades motoras é recrutado, e o aumento da frequência de disparo das unidades sobreviventes não é acompanhado de novos recrutamentos, formando um traçado rarefeito.[17] Nos casos das miopatias, os traçados são cheios, porém de baixa amplitude.[20]

Teste de Estimulação Mínima – Teste de Excitabilidade do Nervo (TEN)

Descrito primeiramente, em 1962, por Campbell,[22] utiliza um estimulador elétrico adaptado e popularizado por Hilger (Fig. 49-13).[23] Consiste na medida da menor corrente elétrica necessária para desencadear uma contratura muscular da face.

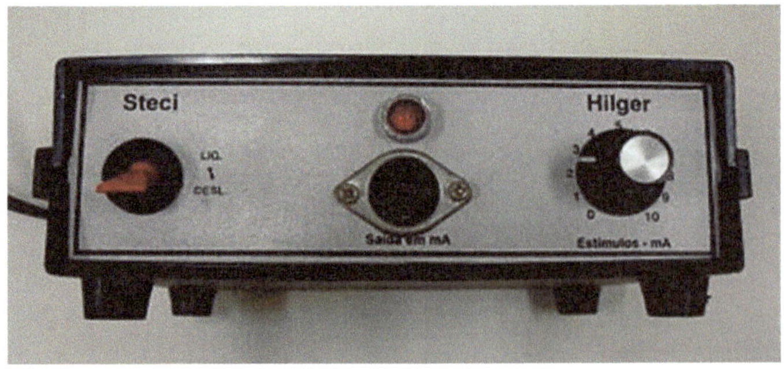

Fig. 49-13. Estimulador elétrico de Hilger.

O estímulo elétrico (corrente em pulsos de ondas quadradas com duração de 0,6 ms e frequência de 1 Hz) é aplicado no nervo facial, na altura do forame estilomastóideo, observando o aparecimento das primeiras contrações na musculatura facial. Comparando a menor intensidade da corrente elétrica necessária para desencadear uma contração entre o lado da PFP e o normal, diferenças maiores que 3,5 mA são consideradas lesão axonal grave, ou seja, de mau prognóstico.[24,25] Apesar de ser um exame de fácil realização e baixo custo, apresenta as desvantagens: necessita da colaboração do paciente e é dependente da observação do examinador. Pode ser realizado a partir de 72 horas após o início da PFP e repetido a cada 3 dias, com o objetivo de avaliar a progressão da degeneração neural.

Teste de Estimulação Máxima (TEM)

Trata-se de uma variação do TEN descrita por May, em 1971, e avalia o grau de contratura muscular após um estímulo elétrico supramáximo.[26] Com o mesmo estimulador usado no TEN, cinco regiões da face são testadas: frontal, periorbital, lábio superior, lábio inferior e cervical (Fig. 49-14). Inicia-se com uma corrente elétrica de 1 mA, aumentando-a até atingir o estímulo supramáximo ou causar desconforto ao paciente. As respostas motoras (contrações musculares) são

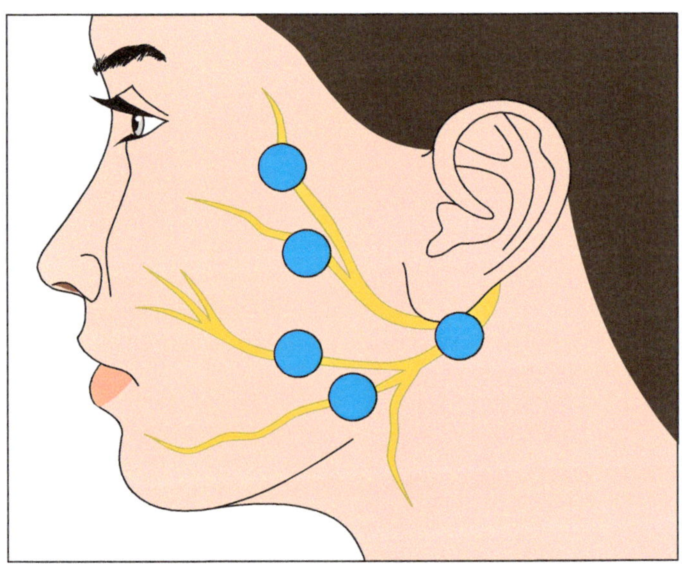

Fig. 49-14. Locais de avaliação do nervo facial no exame de estimulação máxima (TEM).

comparadas entre os lados e classificadas em igual, minimamente diminuída, acentuadamente diminuída ou ausente. Estas duas últimas indicam um pior prognóstico.[25,26] Também deve ser realizado após 72 horas do início da PFP, e seu seguimento em dias alternados, com o mesmo objetivo do TEN. Além das desvantagens apresentadas pelo TEN, o TEM acrescenta a subjetividade na análise das respostas motoras além de desconforto considerável ao paciente.[27]

MONITORIZAÇÃO INTRAOPERATÓRIA DE NERVO FACIAL (MIONF)

Para qualquer otologista, uma das complicações cirúrgicas mais temida e desagradável é, sem dúvida, a PFP. Na tentativa de diminuir esta e outras complicações geradas por lesões de nervos durante o ato cirúrgico, surgiram, em 1898, os primeiros estudos de monitorização de nervos intraoperatória (MIO). Entretanto, somente após 80 anos é que Delgado *et al.* instituíram a monitorização intraoperatória de nervo facial (MIONF) através de ENMG, como é realizada atualmente.[28]

A MIONF é de grande importância não só para o otorrinolaringologista, mas para os neurocirurgiões e cirurgiões de cabeça e pescoço. Nos Estados Unidos, a PFP iatrogênica representa a segunda maior causa de processos contra otorrinolaringologistas.[29] Este fato faz com que cerca de 66% otorrinos utilizem MIONF em procedimentos otológicos.[30] Não existem dados que correlacionem estas informações no Brasil.

Indicações

A MIONF está indicada para qualquer procedimento cirúrgico realizado no ouvido, porém é indispensável nos casos de tumores do ângulo pontocerebelar, como schwannoma vestibular e meningiomas; tumores de forame jugular; implantes cocleares e neurectomia vestibular, além de tumores na orelha média com grande extensão, que envolvam o nervo facial em qualquer de suas porções, principalmente quando houver extensão para o canal auditivo interno e ponta da pirâmide petrosa.[31] Alguns autores preconizam o uso rotineiro de MIONF também em cirurgias de estapedotomia que utilizam *laser* e em casos de descompressões microvasculares.[6,32,33]

Técnica e Intrumentação

Existem vários tipos de equipamentos no mercado, dos mais simples e baratos, como o Silverstein,[34] passando por câmeras de vídeo de alta definição acopladas a máscaras anestésicas,[35] até eletroneuromiógrafos mais caros e complexos custando cerca de 200 mil dólares.

Atualmente, a MIO é realizada com aparelhos que utilizam ENMG. Nestes casos preconiza-se o uso mínimo de 4 canais, onde quatro pares de eletrodos monopolares de agulha são locados paralelamente nos músculos frontal, orbicular do olho e orbicular da boca (lábios superior e inferior), a uma distância mínima de 0,5 mm, na camada subdérmica ou intramuscular, evitando-se vasos calibrosos e regiões de pele alterada (Fig. 49-15).

Existem técnicas descritas que utilizam apenas dois canais,[31] onde um par de eletrodos é colocado no músculo orbicular da boca, e outro no orbicular do olho. Em ambientes com grande interferência externa, pode-se usar um canal

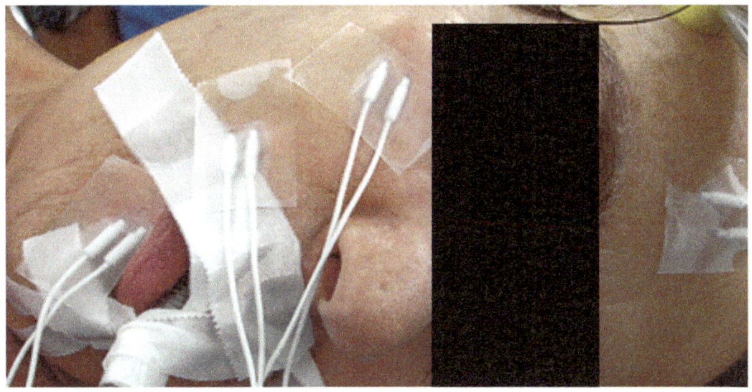

Fig. 49-15. Colocação dos eletrodos na MIONF.

para o músculo trapézio,[36] com a finalidade de diferenciar os eventos das interferências. Independente da técnica, um eletrodo monopolar é usado como "terra" e locado na região supraesternal.

Outro recurso disponível na MIO que utiliza EMNG é o estimulador elétrico. Utilizado para localização do nervo, pode ser de diversos tipos (bipolar concêntrico, bipolar coaxial e monopolar), formas (lápis, bola e gancho) e materiais (aço, titânio e plástico).[6,31-36] A vantagem do bipolar está na estimulação pontual, ou seja, sem dissipação da corrente elétrica para estruturas vizinhas, porém são mais grosseiros, de difícil posicionamento, necessitando de um espaço maior para serem locados.[6] Por esse motivo os estimuladores monopolares são os mais utilizados. Estes últimos necessitam que um eletrodo monopolar de referência seja posicionado em um local neutro e ipsilateral, convencionalmente no tendão do músculo deltoide. O uso do estimulador elétrico deve ser feito com muita cautela, principalmente nas porções pontinha e no ângulo pontocerebelar, já que nestas regiões o nervo facial não apresenta seu principal envoltório de defesa, o perineuro.

Anestesia

A MIO avalia os PAMC e MUAP, ou seja, nervo, junção neuromuscular, placa motora e fibras musculares. Um anestésico que iniba a função de qualquer estrutura mencionada deve ser evitado. Agentes bloqueadores de placa motora de curta duração (até 30 minutos), como succinilcolina, atracúrio, vecurônio e mivacúrio, podem ser utilizados na indução e intubação do paciente. Anestésicos locais, como lidocaína, devem ser usados com cautela, em regiões distantes ao nervo.

Avaliação e Prognóstico da Função do Nervo

A MNIONF pode ser realizada pela associação ou não de várias técnicas. Nas cirurgias mais comuns, em que há necessidade apenas da localização neural, a MNFNF é realizada pela EMG estimulada (EMG-E). Em cirurgias mais complexas, para uma real avaliação da função neural, associam-se técnicas como: análise da EMG de varredura livre, potencial evocado motor, *Blink reflex* e Onda-F.

Em toda MNIO a despolarização de um nervo gera duas respostas: uma visual e outra auditiva, por isso[37] cada evento ocorrido durante o procedimento deve ser analisado e correlacionado com o momento cirúrgico.[6,31]

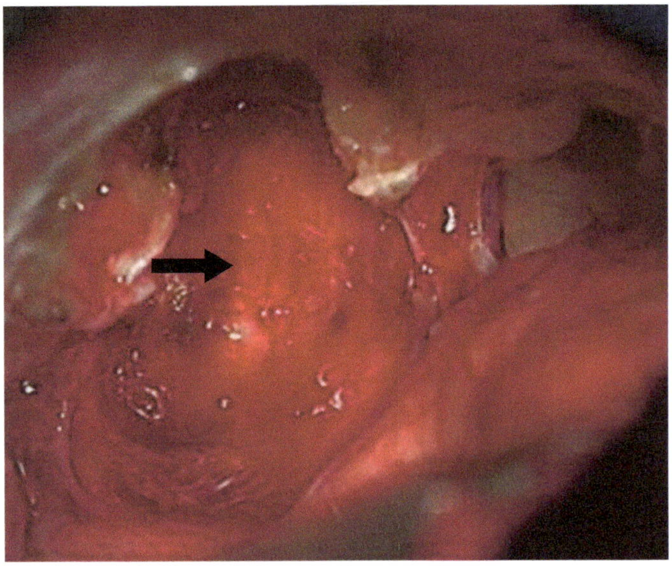

Fig. 49-16. Nervo facial (seta preta) após a exérese de schwannoma vestibular via retrossigmóidea. Notar a preservação da aracnoide (vascularização) em toda a extensão do nervo.

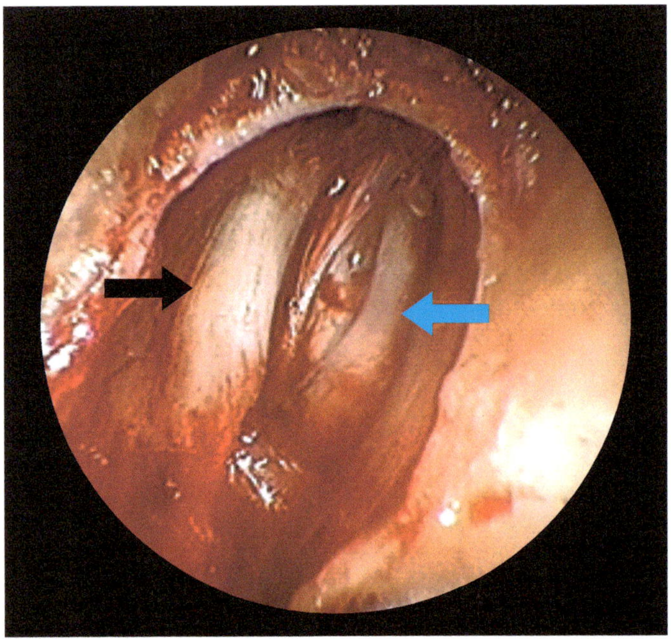

Fig. 49-17. Visão do canal auditivo interno através de endoscópio de 30° mostrando os nervos facial (seta preta) e coclear (seta azul) após a exérese de schwannoma vestibular intracanalicular.

Alguns estudos avaliam o prognóstico do nervo, estimulando-o em sua porção proximal no pré-operatório e comparando-o durante e ao término da cirurgia. Esses autores descrevem que respostas obtidas com estímulos de 0,05 mA ao final da cirurgia significam bom prognóstico. Estímulos variando entre 0,05 a 0,3 mA correlacionam-se a um certo grau de paralisia; a ausência de resposta a estímulos maiores do que 0,3 mA corrobora com mau prognóstico,[24-31] contudo, vale lembrar que a estimulação dos segmentos distais à lesão, mesmo em neurotmese, pode produzir respostas eletroneuromiográficas normais.[38]

Nos casos de tumores do ângulo pontocerebelar, principalmente schwannomas vestibulares, os benefícios da MIONF já estão claramente estabelecidos. Hammersschlag *et al.* relataram uma diminuição substancial de casos de PFP em cirurgias do ângulo pontocerebelar (de 14,5% para 3,6%) após o início do uso da MIO.[39] Entretanto, nestes casos, o prognóstico para o nervo facial também está relacionado à experiência do cirurgião, tamanho e localização do tumor em relação ao nervo, grau de compressão do nervo, grau de PFP prévia do paciente e vascularização do nervo no pós-operatório (Figs. 49-16 e 49-17).[6,24,31-40] Todos estes fatores devem ser levados em consideração no momento da MIO; por isso preconiza-se que este procedimento seja realizado por um médico da própria equipe, que tenha conhecimento não somente eletrofisiológico, mas também cirúrgico.

REFERÊNCIAS BIBLIOGRÁFICAS

1. Gloor P, Hans Berger. On the electroencephalogram of man. Electroenceph clin Neurophysiol. 1969; Suppl 28:1-350.
2. Ladergaard J. Story of electromyography equipment. Muscle & Nerve. 2002; Suppl 11:128-33.
3. Piccolino M. Luigi Galvani and animal electricity: two centuries after the foundation of electrophysiology. Trends Neurosci. 1997; 20: 443-8.
4. Goldensohn ES, Porter RJ, Schwartzkroin PA. The American Epilepsy Society: an historic perspective on 50 years of advances in research. Epilepsie. 1997; 38(1): 124-50.
5. Kandel ER, Schwartz JH, Jessell TM. Principles of Neural Science. 4. ed. New York: McGrall-Hill. 2000.
6. Bailey BJ, Johnson JT. Head and Neck Surgery – Otolaryngology. 4. ed. Philadelphia: Lippincott Willians & Wilkins. 2009.
7. Goodgold J, Eberstein A. Electrodiagnosis of Neuromuscular Diseases. Baltimore: Williams & Wilkins Co. 1972.
8. Sunderland S. Nerve and nerve injuries. 2. ed. London: Churchill-Livingston. 1978.
9. Seddon Hj. Three types of nerve injury. Brain. 1943; 66: 237-88.
10. Waller A. Experiments on the section of the glosspharyngeal and hypoglossal nerve of frog, and observations on the alterations produced thereby in the structure on their primitive fibres. Philos Trans R Soc Lon. 1850; 140:423-9.
11. Edward A. Commonly tested nerves of the head and upper cervical region. In: Jun Kimura. Handbook of Clinical Neurophysiology. Philadelphia: Elsevier; 2006. p. 527-50.
12. Wong BJF, Crumley RL. Nerve wound healing. Otolaryngol Clin North Am. 1995; 28: 881-95.
13. Kreutzberg GW, Raivich G. Neurobiology of Regeneration and Degeneration. In The Facial nerve. 2. ed. New York: Thieme Inc. 2000.
14. Fisch U, Esslen E. Total intratemporal exposure of the facial nerve. Arch Otolaryngol. 1972: 295-335.
15. Bento RF, Salomone R, Hausen M, Koji RJ, Neto RVB. Partial Lesions of the Intratemporal Segment of the Facial Nerve: Graft versus Partial Reconstruction. Annals of Otology, Rhinology & Laryngology. 2008 Sep;117(9):665-9.
16. Dong MM, Liveson JA. Laboratory Reference for Clinical Neurophysiology. Philadelphia: Davis Company. 1983.
17. Nobrega JAM, Manzano GM. Manual de Eletroneuromiografia e Potenciais Evocados Cerebrais para a Prática Clínica. São Paulo: Atheneu. 2007.
18. Dumitru D, Amato AA, Zwarts MJ. Electrodiagnostic Medicine. 2. ed. Philadelphia: Hanley & Belfus Inc. 2002.
19. Kimura J. Electrically elicited blink reflex in diagnosis of multiple sclerosis: Review of 250 patients over seven-year period. Brain. 1975; 98:413.

20. Kimura J. Electrodiagnosis in Disease of Nerve and Muscle: Principles and Practice. 3rd ed. New York: Oxford University Press. 2001.
21. Carneiro FA, Carneiro AP, Vaz CJN, Cruz MW, Coelho R, Scola RH. Projeto diretrizes: Eletroneuromiografia e Potenciais Evocados. Disponível em http://projetodiretrizes.org.br/projeto_diretrizes/045.pdf. Acedido em 10 de Maio de 2008.
22. Campbell EDR, Hickey RD, Noxon KH, Richardson AT. Value of nerve excitability measurements in prognosis in facial palsy. Brit Med J. 1962; 2: 7-10.
23. Hilger JA. Facial nerve stimulator. Trans Am Acad Ophthalmol Otolaryngol. 1964; 68: 74-6.
24. Schaitkin BM, May M, Klein SR. Topognostic, Otovestibular, and Electrical Testing: Diagnosis and Prognosis. In: May M, Schaitkin BM. 2.ed. New York: Thieme. 2000. p. 213-30.
25. Bento R, Miniti A, Marone SAM. Tratado de Otologia. São Paulo: Edusp. 1998.
26. May M, Harvey JE, Marovitz WF, Stroud M. The prognostic accuracy of the maximal stimulation test compared with that of the nerve excitability test in Bell´s palsy. Laryngol. 1971; 81: 931- 8.
27. Lazarini PR, Figueiredo. Teste eletrofisiológico do Nervo Facial. In: Lazarini PR, Fouquet ML. Paralisia Facial. São Paulo: Lovise. 2006. p. 53-63.
28. Delgado TE, Buchheit SG, Rosenholtz HR. Intraoperative monitoring of facial muscle evoked responses obtained by intracanal stimulation of facial nerve: A more accurate technique for facial nerve dissection. Neurosurgery. 1979; 4:418-21.
29. Wiet RJ. Iatrogenic facial injury. Otol Neurotol. 2004; 25:818-25.
30. Greenberg JS, Manolidis S, Stewart MG. Facial nerve monitoring in chronic ear surgery: US practice patterns. Otolarynol Head Neck Surg. 2002; 126: 108 -14.
31. Sanna M, Khrais T, Mancini F, Russo A, Taibah A. The facial Nerve in temporal bone and Lateral Skull base Microsurgery. Stuttgart: Thieme. 2006.
32. Moller AR, Jannetta P. Monitoring facial EMG during microvascular decompression operations for hemifacial spasm. J Neurosurg. 1987; 66:681 -5.
33. Halnes S, Torres E. Intraoperative facial nerve monitoring during decompressive surgery for hemifacial spasm. J Neurosurg 1991; 74: 254- 258.
34. Silvertein H, Rosemberg S. Intraoperative facial nerve monitoring. Otolaringol Clin North Am 1991; 24: 61: 709-25.
35. De Seta E, Bertoli GA, De Seta D, Filipo R. Intraoperative monitoring of facial nerve: a new video-based system. Proceedings of the XI Facial Nerve Symposium. 2009 April 25-9. Roma, Italy: SEE Editrice, Firenze. 2009.
36. Ashram YA, Yingling D. Intraoperative facial nerve monitoring. In: Jun Kimura. Handbook of Clinical Neurophysiology. Philadelphia: Elsevier. 2006. p.371-82.
37. Prass RL, Luders H. Constant-current versus constant-voltage stimulation. J Neurosurg. 1985; 62: 622-3.
38. Nuwer MR. Intraoperative Monitoring of Neural Function. In: Handbook of Clinical Neurophysiology. Vol 8. Elsevier. 2008.
39. Hammersschlag PE, Cohen NL. Intraoperative monitoring of facial nerve function in cerebellopontine angle surgery. Otolaryngol Head Neck Surg. 1990;103:681-4.
40. Vellutini EAS. Tratamento cirúrgico do neurinoma do acústico. Fatores prognósticos na preservação da função motora do nervo facial. São Paulo: Universidade de Sao Paulo. 1994.

PARTE X CIRURGIA DO PAVILHÃO AURICULAR E ANAPLASTOLOGIA

CIRURGIA DO PAVILHÃO AURICULAR

CAPÍTULO 50

Leila Freire Rêgo Lima ▪ José Roberto Parisi Jurado

HISTÓRICO

A cirurgia do pavilhão auricular tem sido citada desde os tempos de Susruta, referência Indiana da Medicina antiga que menciona casos de reconstrução parcial do lóbulo auricular, utilizando retalho lateral da face. Em 1597, Tagliacozzi transferiu retalho do braço para a reconstrução do pavilhão auricular.

Após 250 anos, Dieffenbach reconstruiu defeito traumático de orelha com retalho da região mastóidea dobrado sobre si mesmo. Roux e muitos de seus contemporâneos do século XIX consideraram impossível a reconstrução do pavilhão auricular. Somente, em 1930, Pierce, relatou reconstrução pós-traumática da concha e da anti-hélice, utilizando enxerto de cartilagem costal, e a reconstrução da hélice, utilizando pele da região supraclavicular.

Peer, em 1948, implantou enxertos fragmentados de cartilagem costal, arranjados em um molde plástico ou metálico multiperfurado, em loja localizada no tecido celular subcutâneo da região abdominal. Alguns meses após, quando estes fragmentos estavam unidos por tecido conjuntivo cicatricial, este arcabouço era utilizado na reconstrução da orelha.

Durante os anos 1940, houve muitos relatos de reconstrução do pavilhão auricular utilizando enxertos homólogos de cartilagem, tanto frescos, quanto conservados. Enxertos heterólogos bovinos também foram utilizados para este fim. Porém os resultados obtidos com esta técnica foram desanimadores, tanto pelo alto índice de complicações, quanto pela reabsorção tardia do enxerto.

Converse descreveu a evolução técnica das reconstruções da orelha em detalhes, apresentando extensa bibliografia. As descrições clássicas de Tanzer sobre os princípios e detalhes da reconstrução da orelha utilizando cartilagem costal marcaram o início da era moderna deste tipo de reconstrução.

DEFORMIDADES CONGÊNITAS

Classificação

Numerosas foram as tentativas de se classificar as deformidades congênitas da orelha, porém nenhuma conseguiu ser inteiramente satisfatória.

A classificação atualmente mais aceita e utilizada é a de Tanzer (1977), que se baseou no desenvolvimento embrionário, e que agrupou as deformidades de acordo com a via de acesso cirúrgico para sua reconstrução. A classificação é constituída por cinco grupos:

1. Anotia.
2. Hipoplasia completa (microtia):
   - Com atresia do conduto auditivo externo.
   - Sem atresia do conduto auditivo externo.
3. Hipoplasia do 1/3 médio da orelha.
4. Hipoplasia do 1/3 superior da orelha:
   - Orelha em taça e constritiva.
   - Criptotia.
   - Hipoplasia do 1/3 superior.
5. Orelha em abano.

Anotia

Caracterizada pela mais grave modalidade de deformidade da orelha, é extremamente rara e causada por falha no seu desenvolvimento por ausência de proliferação mesenquimal, ou por bloqueio embrionário entre as 6ª e 8ª semanas de gestação.

A reconstrução total da orelha constitui um dos maiores desafios que confrontam os cirurgiões plásticos. Composta por uma delicada, dobrável e resistente estrutura cartilaginosa, está coberta por delgado invólucro de pele e escasso tecido celular subcutâneo. A orelha apresenta-se como estrutura difícil de ser reproduzida e modelada cirurgicamente.

Implantes são pouco indicados, pois apresentam alto índice de complicações cirúrgicas. A orelha contralateral não pode ser utilizada como fonte doadora de cartilagem, nos casos de reconstrução total da orelha.

A cartilagem costal é o tecido mais utilizado na reconstrução do arcabouço cartilaginoso, na neo-otoplastia. Apesar de poder ser moldada e dobrada para a confecção do arcabouço cartilaginoso, deve-se lembrar que o volume e os detalhes desta estrutura tridimensional estão limitados pela cobertura cutânea bidimensional.

A idade para se iniciar a reconstrução é influenciada fortemente por fatores psicológicos, uma vez que as deformidades auriculares acarretem grandes distúrbios emocionais nos pacientes afetados. Apesar de poder ser acobertada pelo uso de cabelos compridos, a deformidade dificilmente é aceita. Deste fato advém a indicação precoce para sua correção cirúrgica.

A reconstrução cirúrgica da orelha média, quando indicada, e da orelha deve ser planejada conjuntamente pelo otorrinolaringologista e o cirurgião plástico. A idade ideal para a indicação cirúrgica é dependente do grau de desenvolvimento da orelha normal (atinge 85% de seu desenvolvimento aos 6 anos de idade) e do grau de desenvolvimento das cartilagens costais, o que ocorre também ao redor dos 6 anos de idade. Alguns autores recomendam reconstruir a orelha ao redor dos 9 anos de idade, quando o arcabouço cartilaginoso costal está mais desenvolvido, o que facilitaria a modelagem por ocasião da reconstrução.

Deve-se inicialmente realizar avaliação meticulosa das condições locais da pele para a cobertura do enxerto cartilaginoso. A pele deve ser fina, sem cicatrizes prévias, plicável, com coloração e textura normais, além da necessidade de adequada vascularização local e boa elasticidade.

Quando não se encontram estas condições ideais, devem-se utilizar outros procedimentos cirúrgicos. Para tanto utilizam-se retalhos pediculados de fáscia temporal, que, transpostos para o local da neo-otoplastia, recobrem o arcabouço, e sobre a fáscia utilizam-se enxertos de pele. Este procedimento faz parte do primeiro tempo cirúrgico, quando indicado.

O primeiro tempo cirúrgico consiste na moldagem do esqueleto cartilaginoso. O molde para sua confecção é obtido pela utilização de filme transparente modelado sobre a orelha contralateral, que ao ser visto pelo verso, corresponde à orelha a ser reconstruída. É necessário, ainda, estudo minucioso da face do paciente, visando ao correto posicionamento do novo esqueleto cartilaginoso. Nos casos de reconstrução bilateral, o modelo utilizado é o de uma orelha normal de paciente do mesmo sexo e faixa etária.

Por meio de incisão horizontal sobre a sincondrose das VI, VII e VIII cartilagens costais contralaterais, removem-se a VI e a VII costelas em bloco, que serão utilizadas para a criação do corpo da orelha, a VIII, que por ser mais fina e maleável, é dobrada sobre e ao redor do neocorpo, criando a hélice. Para as cruras e a anti-hélice, pode-se utilizar outro enxerto cartilaginoso, este em forma de Y, sendo sobreposto sobre o corpo cartilaginoso, ou moldar diretamente no corpo da orelha.

A via de acesso para a enxertia da cartilagem moldada deve corresponder à porção lateral em relação ao posicionamento da hélice, ou anterior ao trágus. A loja a ser criada deve ser profunda o bastante para garantir o adequado suprimento sanguíneo da pele, sem prejudicar o resultado final da arquitetura da orelha.

Dreno de aspiração a vácuo é utilizado rotineiramente, e o curativo oclusivo tem a finalidade de moldar a pele sobre superfície do enxerto, sem, porém, exercer pressão excessiva, o que acarretaria necrose cutânea e consequente extrusão do enxerto.

O segundo tempo cirúrgico, habitualmente realizado de 6 a 8 meses após o tempo inicial, consiste na liberação da neo-orelha. Por meio de incisão localizada cerca de 3 mm posteriormente aos limites da hélice, procede-se à dissecção cirúrgica cuidadosa de todo o esqueleto cartilaginoso e tecido que o envolve, liberando-o da região mastóidea. Nas regiões correspondentes à superfície cruenta da neo-orelha e da mastoide, aplica-se enxerto de pele total, obtido geralmente da região inguinal. O curativo deve ser oclusivo e compressivo, para permitir adequada integração do enxerto cutâneo.

O terceiro tempo cirúrgico corresponde à reconstrução da concha e do trágus. Por meio de acesso cirúrgico nos limites posteriores da concha, resseca-se o tecido frouxo correspondente à região da concha, e na reconstrução do trágus utiliza-se pequeno fragmento de cartilagem, que é inserido nesta região dor debaixo da pele.

Microtia

A reconstrução cirúrgica da orelha nos casos de microtia segue os mesmos tempos operatórios da anotia, porém, como a microtia é caracterizada pela presença rudimentar de estruturas cartilaginosas e cutâneas, alguns autores preconizam o reposicionamento do lóbulo previamente à reconstrução do esqueleto cartilaginoso, ou simultaneamente no primeiro tempo cirúrgico, enquanto outros o fazem como parte do terceiro tempo cirúrgico.

As estruturas cartilaginosas rudimentares são geralmente ressecadas e desprezadas, por não apresentarem função na reconstrução.

Orelha em Taça

Caracterizada por deformidade no 1/3 superior, apresenta ampla dobra da hélice, escafa reduzida, diminuição da fossa triangular e associação a orelhas em abano.

Numerosas são as técnicas descritas para a correção desta deformidade. Malbec e Becaux (1952) e Grotting (1958) utilizavam migração de retalho cutâneo, Ragnell (1951) realizava incisões em linha quebrada na cartilagem, permitindo expansão da orelha, que era mantida por meio de fios de aço, incorporados à hélice por período médio de 3 meses. Stephenson (1960) criava incisões radiadas na cartilagem, aumentando sua circunferência superior em um terço. Musgrave (1966) utilizava técnica semelhante, porém sobrepunha à margem livre da hélice enxerto de cartilagem. Stenström (1968) utilizava técnica de avanço em V-Y de espessura total (pele e cartilagem), ao nível da *crus*.

Kislow (1971) corrigia esta deformidade por meio de avanço de retalho cutâneo de pedículo inferior, da região do ângulo cefaloconchal. Davis (1974) mobilizava a cartilagem conchal e da *crus* para a fossa triangular. Kaye (1974) modificou as técnicas de Musgrave e Stephenson, utilizando sutura em "U" na face posterior da cartilagem. Tanzer (1975) utilizava incisão em forma de "Z" para obter a expansão necessária da cartilagem, associando enxerto de cartilagem.

Criptotia

Anomalia congênita caracterizada pela ausência do sulco retroauricular ao nível da porção superiora da orelha.

Sercer (1934) e Kubo (1938) foram os primeiros a descrever técnicas operatórias para a sua correção. O princípio básico se baseia na liberação do polo superior da orelha em relação ao crânio, e criação de um sulco entre ambos. O primeiro utilizava retalho em V-Y horizontal, enquanto o segundo o utilizava no sentido vertical. Gosserez e Piers (1959) utilizavam plástica em "Z" no polo superior.

Como a fisiopatologia desta deformidade envolve a falta de pele do sulco em sua porção superior, Mulliken utilizou pela primeira vez expansor de pele para a sua correção, em 1988.

Em nosso meio, Ishida (1983) publicou trabalho apresentando técnica para a correção desta deformidade, enquanto Gemperli (1992), por meio do uso de expansor de tecido, relatou três casos com seguimento de 2 anos, obtendo completa correção desta deformidade.

Orelhas em Abano

Patologia de incidência elevada é uma deformidade congênita de etiologia desconhecida. Em alguns casos há fator hereditário preponderante, onde é comum encontrarmos famílias com um dos pais e todos os filhos afetados.

Caracteriza-se por:

- Ângulo escafoconchal aumentado, chegando até 180º, sendo que em alguns casos observa-se total apagamento da anti-hélice.
- Aumento do ângulo cefaloauricular, associado ou não à hipertrofia da concha.
- Distopia do lobo auricular.
- Inexistência da *crus* inferior, em 3% dos casos.

Otoplastia

A otoplastia é a cirurgia que objetiva mudar a forma ou posição do pavilhão auricular. Habitualmente este termo é utilizado como sinônimo de cirurgia para correção das orelhas em abano. É um procedimento simples dentro da cirurgia estética facial, favorecendo a satisfação do paciente.

As operações-padrão para otoplastia fazem uso das técnicas desenvolvidas por Pitanguy, Converse, Stenvers, Stenström e Mustarde entre outros. O nosso próprio procedimento se baseia na Técnica de Mustarde.

O objetivo da técnica consiste em reduzir o ângulo entre a orelha e a cabeça para 25 a 30 graus.

Provavelmente foi Dieffenbach (1845) o primeiro autor a corrigir essa deformidade, por meio de ressecção de pele da porção retroauricular e fechamento direto da ferida, com obliteração do sulco retroauricular.

Ely (1881) ressecava uma porção fusiforme de cartilagem no nível da fossa triangular e concha. Luckett (1910) reconheceu que na maioria dos casos a deformidade não se restringia ao ângulo cefaloconchal, mas ao desenvolvimento da anti-hélice. Seu método de correção consistia na ressecção fusiforme de cartilagem e pele no nível da anti-hélice.

Baseados nos princípios de Luckett, alguns autores descreveram suas técnicas com incisões na cartilagem, tais como McEvitt (1947), Nordzell (1965), Cosman & Crikelair (1970).

Alguns, ainda, por meio de incisões na cartilagem, tubulizavam a cartilagem, que, projetada anteriormente, mimetizava a anti-hélice.

Outros autores apenas adelgaçavam a cartilagem, facilitando sua curvatura, e fixavam-na com pontos, tais como Converse, Nigro, Wilson & Johnson (1963).

Mustarde (1963, 1967), baseado nos princípios de Morestin (1903), criava a curvatura da anti-hélice por meio de pontos em U, sem incisar a cartilagem.

Outros modificam a posição da orelha fixando a concha à mastoide, tais como Owens & Delgado (1955) e Furnas (1968).

Ao término da cirurgia, a orelha deverá ter assumido a sua posição final desejada, sem nenhuma tensão.

A importância das Otoplastias

As crianças são as principais prejudicadas em relação às orelhas em abano e apresentam:

- Recusa em ir à escola ou locais públicos.
- Recusa em prender o cabelo, no caso das meninas.
- Dificuldade da criança em se relacionar com outras crianças.
- Somatizações, como vômitos, diarreia e crises de asma.
- Mutismo e depressão.

Critérios Antropométricos

O plano do pavilhão forma um ângulo de aproximadamente 10 graus aberto para cima com o plano temporal, e seu maior eixo é paralelo à linha de perfil do nariz. A altura é de aproximadamente 6 cm, a largura é 55% do comprimento, e o ângulo de protrusão é de 21 a 30 graus.

Indicações

A correção cirúrgica está indicada a partir dos 6 anos de idade, quando já está praticamente com o seu desenvolvimento pleno.

Caracteriza-se por:

- Tamanho exagerado da concha. O ângulo escafoconchal aumentado, chegando até 180, sendo que em alguns casos observa-se total apagamento da anti-hélice e aumento do ângulo cefaloauricular, associado ou não.
- Dobra da anti-hélice inadequada ou inexistência da *crus* inferior.
- Distopia ou projeção lateral do lóbulo.

Planejamento Cirúrgico

Documentação Fotográfica

Recomenda-se que todos os dados ao tratamento sejam completamente documentados. Além de ser útil para fins legais, a documentação completa auxiliará no aperfeiçoamento da técnica a ser aplicada, através da identificação das imperfeições a serem corrigidas.

As fotografias devem ser padronizadas no pré e pós-operatório para ajudar a evitar mal-entendidos desagradáveis após o procedimento cirúrgico.

Aconselha-se fotografar: frente, perfis direito e esquerdo, meio perfil direito e esquerdo, vista posterior, close das orelhas direita e esquerda.

A documentação fotográfica consiste basicamente em três etapas:

1. Análise perfilométrica do pavilhão com determinação da forma, do tamanho e da posição da orelha.
2. Avaliação da posição da orelha verticalmente, cranialmente, dorsalmente e em perfil.

3. Determinação do ângulo escafoconchal (normalmente 90 graus).
4. Determinação do ângulo escafomastoide (normalmente 30 graus).
5. Avaliação da forma da orelha (hélice, anti-hélice, concha e lóbulo).
6. Planejamento cirúrgico com o paciente.

Um plano de tratamento cirúrgico é primordial a todo procedimento, a fim de esclarecer todas as possíveis dúvidas do paciente.

A otoplastia pode geralmente ser realizada em pacientes com 5 anos de idade ou mais, uma vez que não se espera um crescimento significativo da orelha depois dessa idade. Em pacientes com 10 anos ou mais, o procedimento pode ser realizado sem nenhuma dificuldade sob anestesia local.

O planejamento consiste em:

1. Medida da distância entre a hélice e a região facial lateral.
2. Forma da dobra da anti-hélice.
3. Cavidade da concha.

Termo de Consentimento

Deve ser totalmente documentado o consentimento de todo paciente, os pacientes devem colocar data e assinar. O termo de consentimento deve esclarecer todo o procedimento cirúrgico, cuidados e complicações.

Instrumentos e Medicação

1. Afastadores de ponta simples longo e delicado.
2. Afastadores de gancho de ponta dupla longo e delicado.
3. Cabo de bisturi.
4. Pinça de Adson-Brown.
5. Pinça cirúrgica grande.
6. Pinça de eletrocoagulação.
7. Caneta para marcação.
8. Lidocaína 2%-20 mL + Soro fisiológico 0,9% + 1ampola de adrenalina (1:40.000).

Passos Cirúrgicos

1. Anestesia.
2. Marcação.
3. Incisão, ressecção e descolamento cutâneo.
4. Correção da anti-hélice.
5. Ressecção da concha.
6. Fixação do pavilhão à mastoide.
7. Correção do lóbulo.

Anestesia (Figs. 50-1 e 50-2)

São infiltrados 10 mL de lidocaína 2% + Soro Fisiológico 10 mL + 1ampola de adrenalina (1:40.000), totalizando 20 mL de solução vasoconstritora. A infiltração começa ao nível do nervo grande auricular subindo a prega retroauricular e em leque na face dorsal da orelha. A concha é infiltrada pela face anterior da orelha. Essa abordagem resulta em uma separação precisa de pele e do pericôndrio. Os ramos sensitivos dos nervos vago e auriculotemporal podem ser infiltrados em frente do trágus. O total de solução vasoconstritora infiltrada é de, aproximadamente, 8 mL.

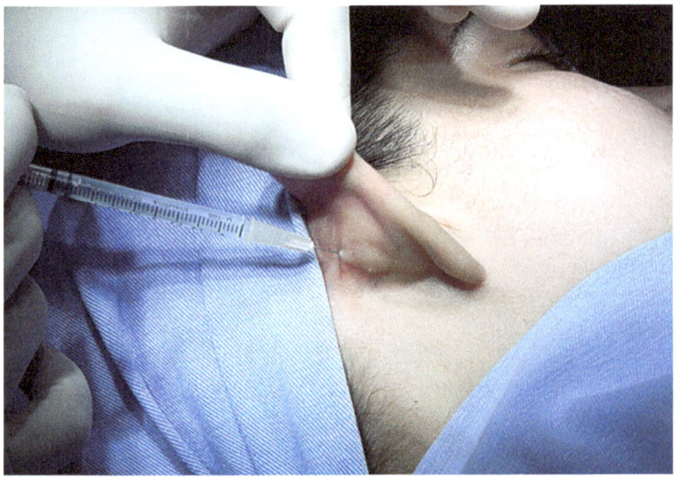

Fig. 50-1. Infiltração retroauricular com solução vasoconstritora 1:40.000.

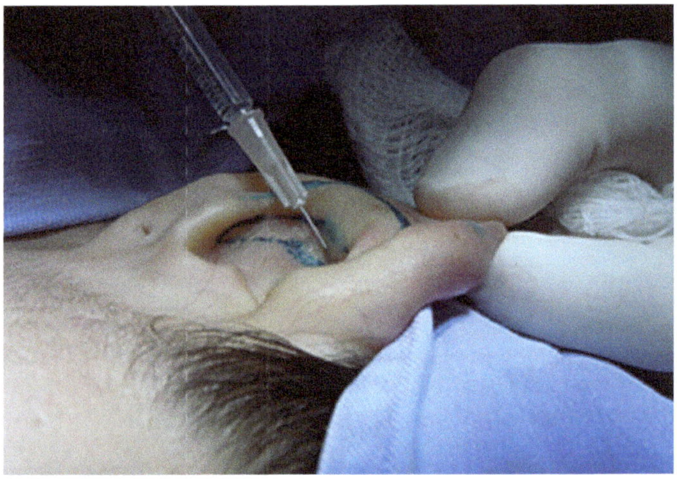

Fig. 50-2. Infiltração da concha com solução vasoconstritora 1:40.000.

Marcação (Fig. 50-3)

Três agulhas são transfixadas na cartilagem para marcação da anti-hélice em sua face anterior e na face posterior ao fuso de pele a ser removido.

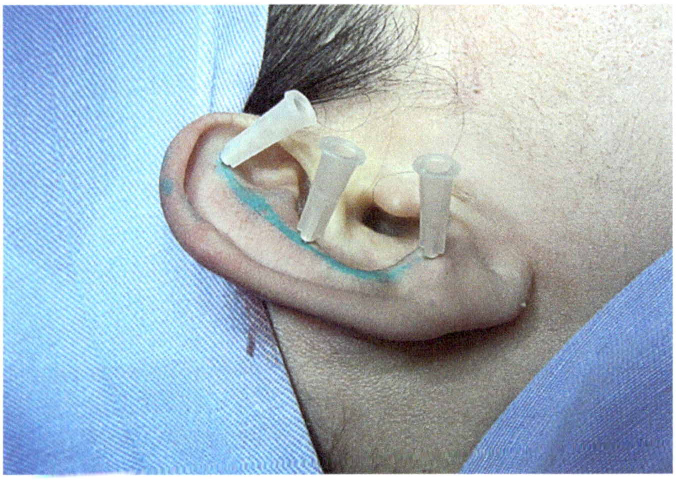

Fig. 50-3. Marcação da anti-hélice com agulha.

Incisão e Descolamento (Figs. 50-4 a 50-6)

A incisão é realizada com um bisturi de lâmina número 15 em fuso de aproximadamente 1 cm de largura por 3 cm de comprimento na superfície dorsal da orelha para uma boa visualização da área a ser trabalhada.

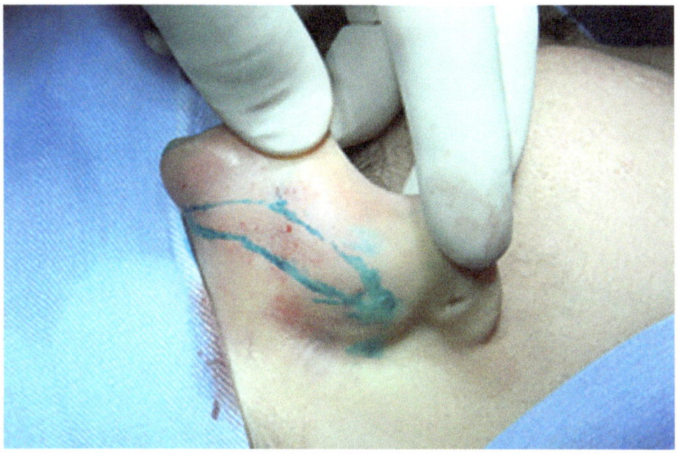

Fig. 50-4. Marcação da incisão retroauricular em fuso (4×1 cm).

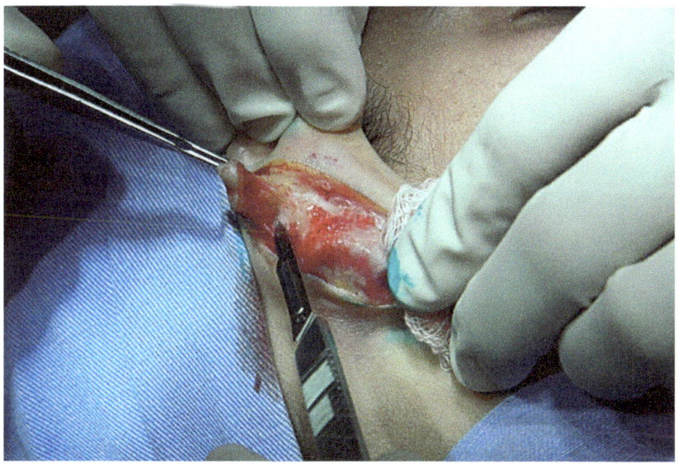

Fig. 50-5. Ressecção da pele retroauricular.

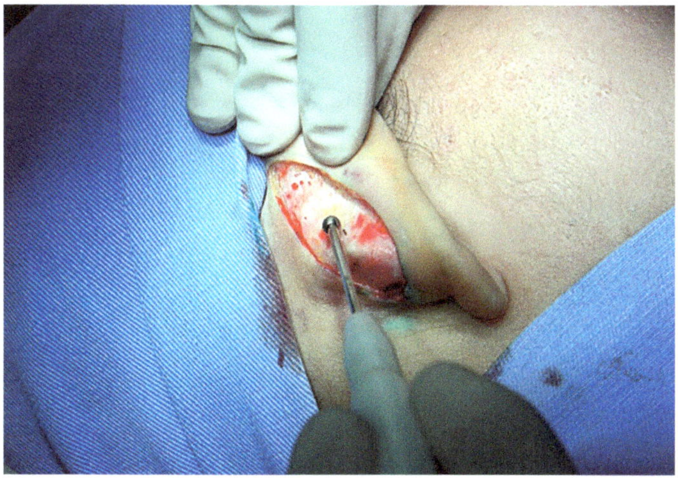

Fig. 50-6. Cauterização de pontos sangrantes.

Descolamento (Figs. 50-7 e 50-8)

É realizada a exposição da superfície dorsal da cartilagem com descolamento amplo da pele até o periósteo da mastoide para que todos os tecidos adjacentes sejam identificados, como o músculo auricular posterior e a artéria auricular posterior.

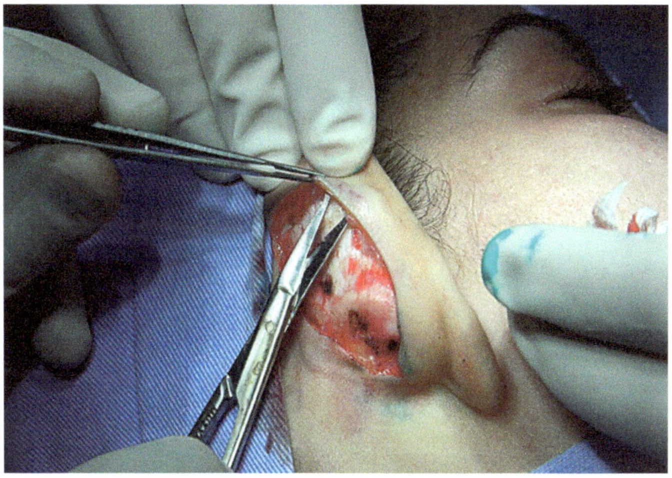

Fig. 50-7. Descolamento da pele retroauricular.

Identificação e Secção do Músculo Auricular Posterior (Fig. 50-8)

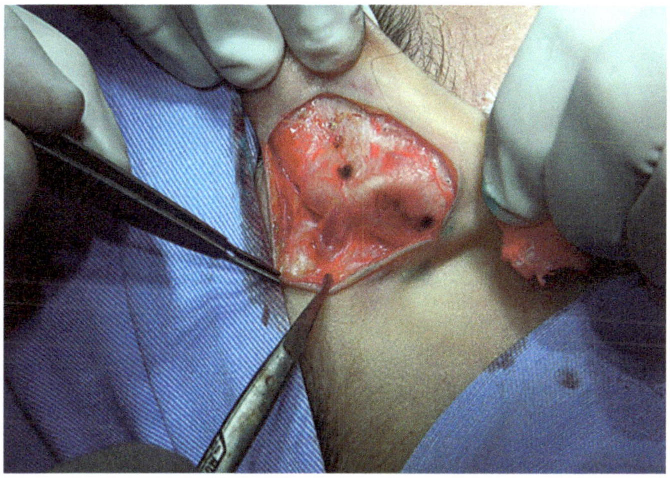

Fig. 50-8. Identificação do músculo auricular posterior.

Marcação da Anti-Hélice (Fig. 50-9)

A preparação da concha da orelha para confecção da anti-hélice deve ser realizada pela marcação com agulhas finas. Tanto a anti-hélice quanto a quantidade de cartilagem a ser removida devem ser planejadas previamente.

Três agulhas devem formar um ângulo de 90 graus em relação à superfície auricular para delimitar a área da anti-hélice a ser tratada. O mesmo procedimento deve ser realizado em sua face anterior da concha para marcação da quantidade de cartilagem a ser removida com aspecto reniforme ou em fuso.

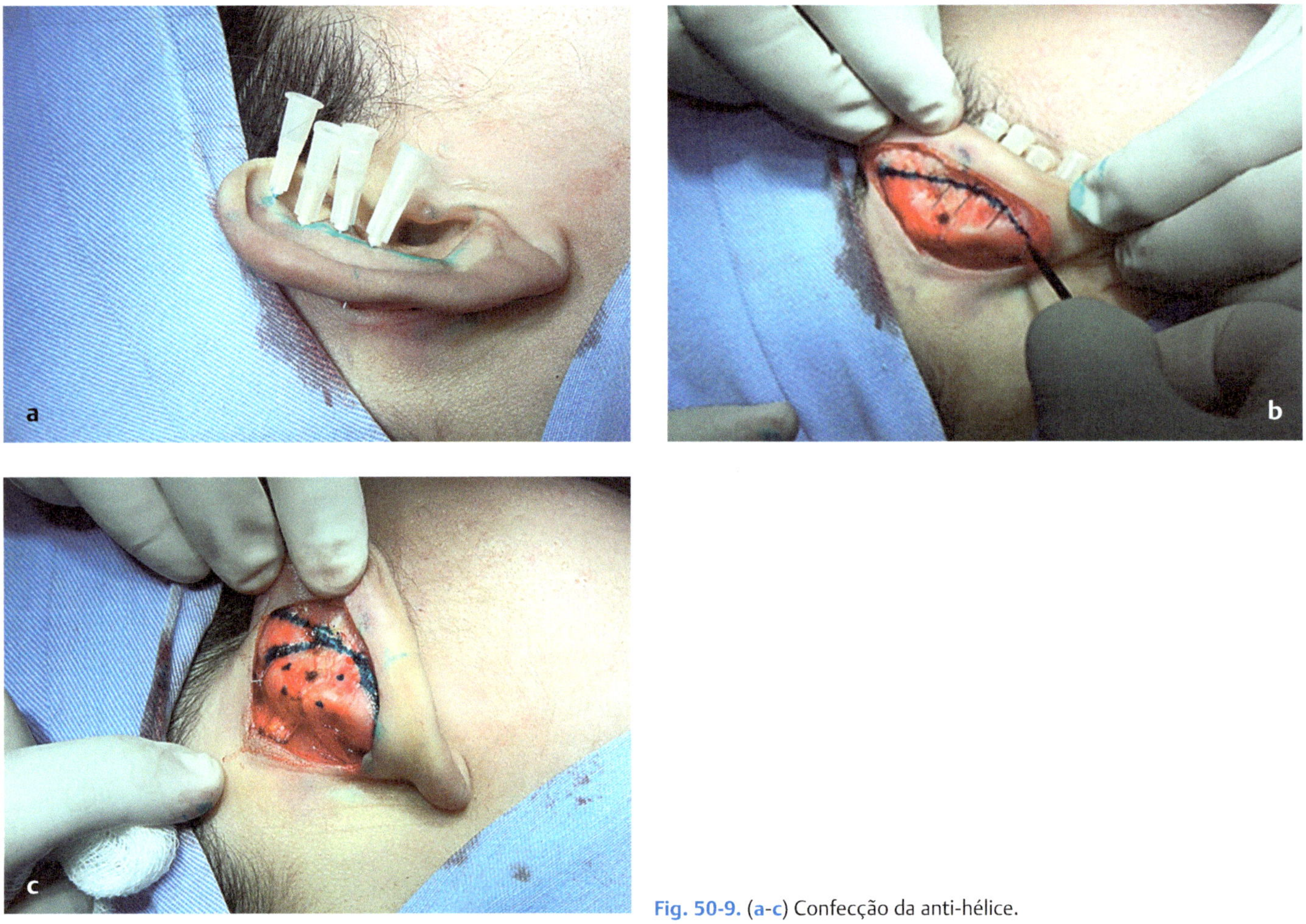

Fig. 50-9. (a-c) Confecção da anti-hélice.

Desgaste da Cartilagem (Fig. 50-10)

Utilizando o verde brilhante, azul de metileno ou uma caneta estéril da marcação, o cirurgião faz uma marcação do tipo imagem em espelho na região dorsal da cartilagem ao nível da anti-hélice que será desgastada com bisturi elétrico ou frio.

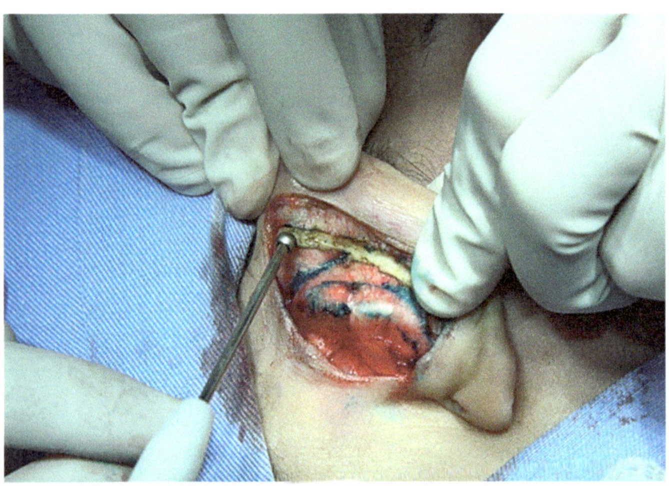

Fig. 50-10. Desgaste da cartilagem com cautério.

Ressecção da Concha (Fig. 50-11)

A cartilagem da concha é incisada com uma lâmina número 15 tomando cuidado para não transfixar a pele ao longo dos limites demarcados da incisão. A cartilagem é dissecada da pele com uma tesoura romba e removida cuidadosamente para evitar qualquer perfuração na pele. Caso ocorra, suturar a pele lacerada com náilon 6.0.

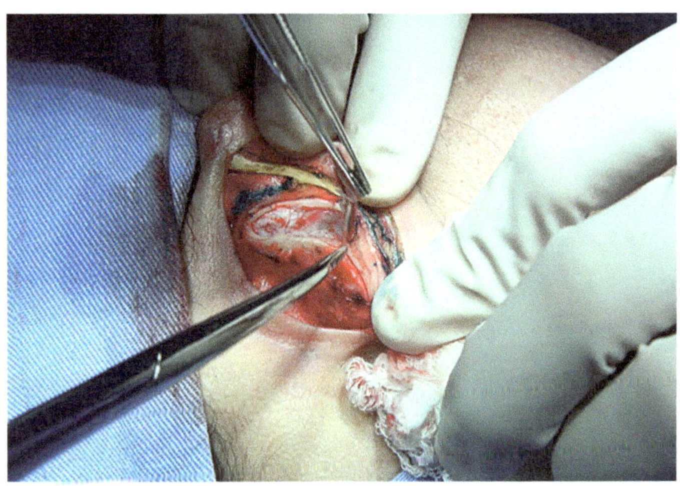

Fig. 50-11. Ressecção de concha.

Descolamento (Fig. 50-12)

Após a ressecção de cartilagem, deve-se realizar um descolamento da pele na face posterior da orelha para acomodar os tecidos adjacentes na orelha quando reposicionada anatomicamente.

Confecção da Anti-Hélice (Figs. 50-13 e 50-14)

A técnica de Mustarde é utilizada para confecção da anti-hélice permanente. Esta técnica consiste em realizar três ou quatro suturas horizontais em sua face posterior em forma de U. As suturas devem ser realizadas com náilon 4.0 pela cartilagem sem transfixar a pele em sua face.

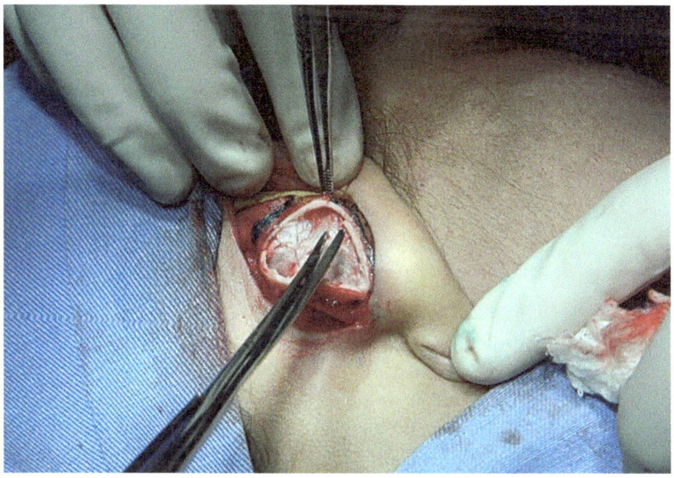

Fig. 50-12. Descolamento da pele.

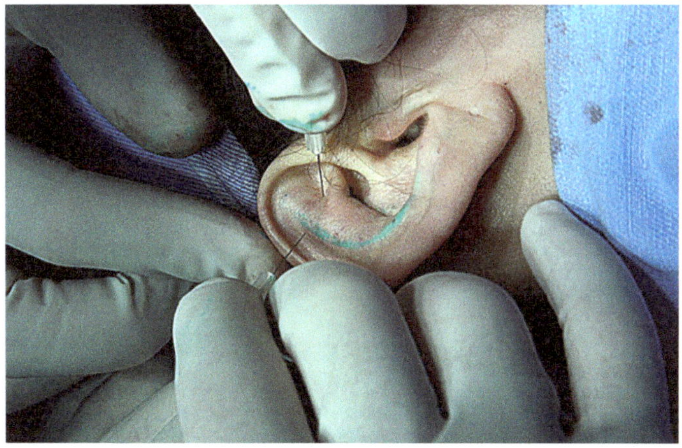

Fig. 50-13. Marcação dos pontos de Mustardé.

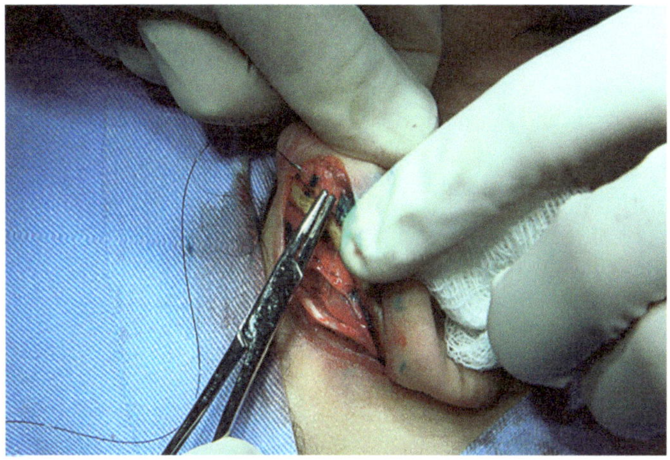

Fig. 50-14. Confecção dos pontos de Mustardé com náilon 4.0.

Fixação na Mastoide (Fig. 50-15)

São realizados dois ou três pontos para fixar a concha na região da mastoide.

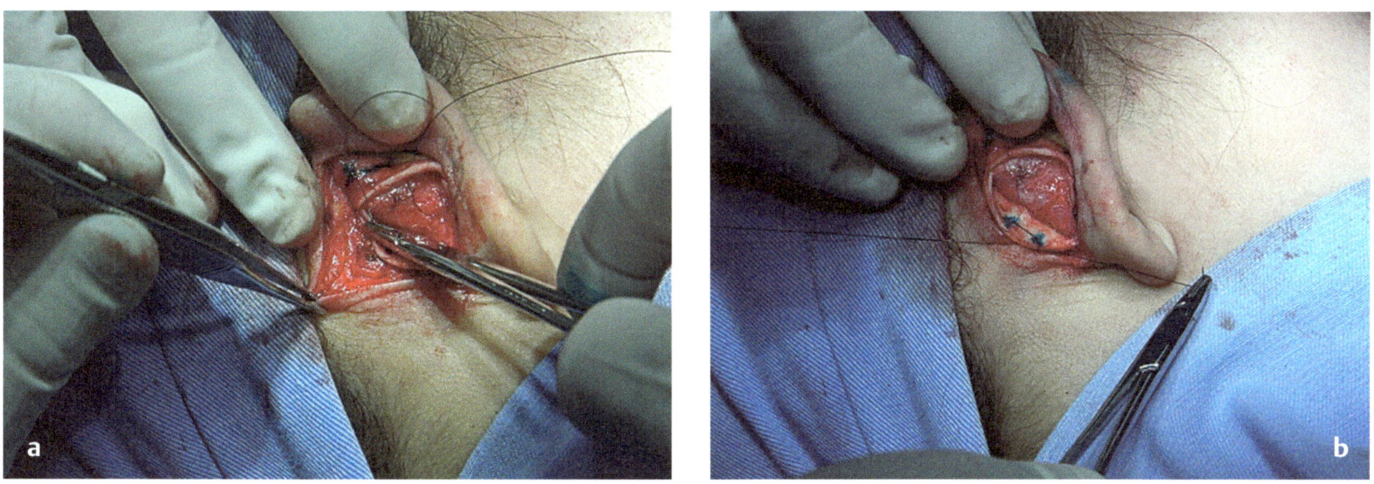

Fig. 50-15. (a, b) Confecção do ponto na mastoide com náilon 3.0.

Sutura (Fig. 50-16)

A sutura para aproximação da pele pode ser realizada com náilon 5.0, sendo este intradérmico ou pontos simples ao longo da incisão.

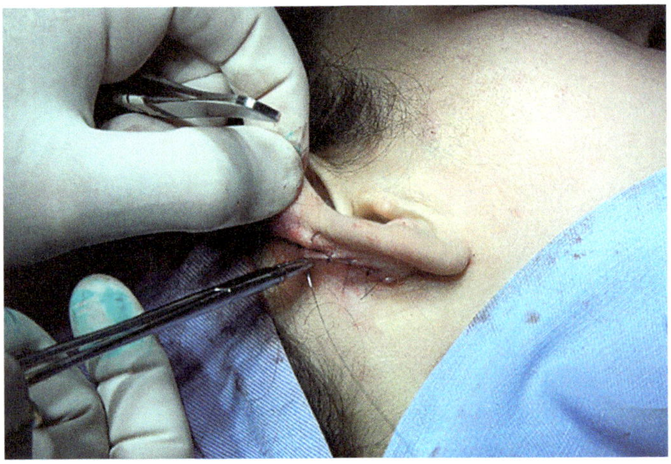

Fig. 50-16. Sutura da pele com náilon 5.0.

Curativo e Cuidados Pós-Operatórios (Fig. 50-17)

É realizado um curativo com pontos capitonados, enfaixamento e proteção que devem ser mantidos por 2 dias.

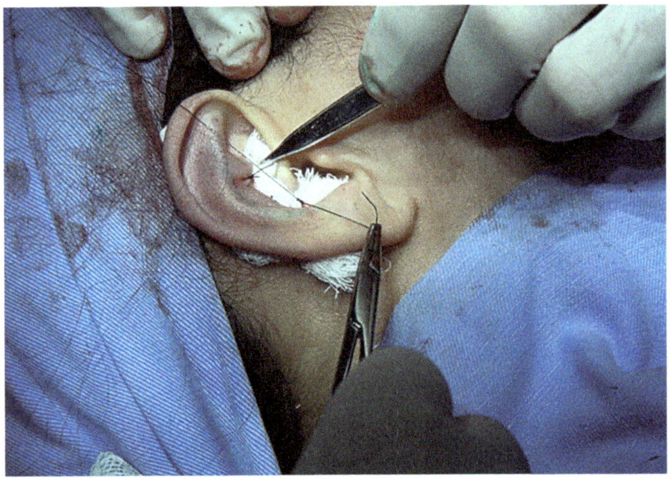

Fig. 50-17. Curativo.

Cuidados Pós-Operatórios

- Curativo compressivo por 2 dias.
- Antibioticoterapia: cefalosporina no intraoperatório e por 7 dias no pós-operatório.
- Analgesia: analgésico, se necessário.
- Pontos capitonados, se houver ressecção de concha para prevenção de hematoma.
- Retirada de pontos com 7 a 14 dias.

DEFORMIDADES ADQUIRIDAS

Traumatismos da Orelha

Devido à sua posição exposta, a orelha é frequentemente acometida por traumatismos de diferentes intensidade e agentes, ocasionando lesões de gravidade variável.

Como a orelha é composta por uma delgada cartilagem coberta por pele fina e escasso tecido celular subcutâneo, a sua reconstrução nas perdas extensas, ou tardiamente, quer por meio de retalhos de pele e cartilagem, enxertos simples ou compostos, ou implantes de silicone, carece de perfeição quanto ao resultado estético final. Em vista disso, a reconstrução primária assume importância fundamental, pois a preservação dos elementos básicos da orelha constitui a única possibilidade de se conseguir uma orelha aceitável do ponto de vista estético.

As deformidades traumáticas da orelha, com as quais o cirurgião se defronta, apresentam enorme variedade, cuja reconstrução será influenciada pela etiologia, localização e forma da estrutura remanescente. Neste sentido, pode-se afirmar que a reconstrução depende do conhecimento e habilidade de cada um.

Etiologia

As deformidades do pavilhão auricular podem ser por lesões traumáticas ou queimaduras.

Nas lesões traumáticas encontramos, como causas mais frequentes, os acidentes automobilísticos, atropelamentos, agressões, acidentes domésticos e mordeduras, quer por animais ou humanos.

As queimaduras por álcool são as mais frequentes em nosso meio, não se podendo deixar de citar aquelas determinadas por outros agentes, como gasolina, água fervente, fogo e produtos químicos.

Classificação

Os traumatismos extensos do pavilhão auricular são classificados tomando-se por base a vascularização dos tecidos e a profundidade da lesão.

Assim sendo, os ferimentos podem ser incisos, abrasivos (lesões lacerantes extensas, com ou sem comprometimento da vascularização), avulsões parciais, com manutenção de pedículo, ainda que diminuto, e amputações total da orelha.

Tratamento

Cuidados Pré e Pós-Operatórios

Realiza-se inicialmente a tricotomia da região circunvizinha, protegendo-se a ferida com soro fisiológico e o canal auditivo por tamponamento com algodão, para evitar a entrada de sangue.

A limpeza mecânica do ferimento deve ser realizada delicadamente com soro fisiológico e gaze. Quando houver grande contaminação da ferida, com presença de resíduos, utiliza-se sabão neutro.

No pós-operatório utiliza-se curativo oclusivo, tendo como cuidado a utilização de gaze tipo *rayon* vaselinado por sobre o ferimento, e o uso de algodão umedecido modelando-o por sobre as saliências e reentrância da orelha, evitando assim a formação de hematomas; por fim protege-se o pavilhão auricular com algodão hidrófilo seco e enfaixamento do segmento cefálico com atadura de crepe. Este curativo deve ser aberto em 48 horas, para reavaliação da viabilidade dos tecidos, ocluindo-se novamente a região.

O paciente deve permanecer com a cabeça elevada, minimizando o edema pós-operatório. A antibioticoterapia está indicada nos casos extensos e naqueles considerados potencialmente contaminados.

Tratamento Cirúrgico

O princípio básico da reconstrução do pavilhão auricular é o de se utilizar o máximo de tecido aproveitável, precedido de desbridamento criterioso.

A orelha possui suprimento sanguíneo abundante, através da artéria auricular posterior, ramos auriculares das artérias temporal superficial e auricular profunda, o que permite grande potencial de sobrevivência dos tecidos afetados.

Ferimentos Lacerantes e Abrasivos

Nos ferimentos lacerantes toma-se por norma a união dos pontos que anatomicamente se completam, como se fosse um "quebra-cabeça".

Deve-se iniciar a sutura nos locais de acesso cirúrgico mais difícil, como o meato auditivo e a concha, terminando a cirurgia nos locais mais periféricos.

Utilizam-se na sutura da pele fios de náilon monofilamentar 6-0, rotineiramente. Em alguns casos de ferimentos lacerantes extensos, a ressecção em cunha ou o desbridamento mínimo é necessário, devendo-se aproximar as bordas de maneira a não alterar a curvatura normal da orelha.

Nos ferimentos abrasivos extensos ou nos casos em que ocorreram pequenas perdas de pele, procede-se à limpeza exaustiva da lesão e aplicação de curativo oclusivo com gaze tipo *rayon* vaselinado. A epitelização se processará de maneira satisfatória dentro de 7 a 10 dias, observando-se que a orelha tem enorme capacidade de epitelização secundária.

Nos casos em que houver perda significativa de pele, com exposição do pericôndrio, utilizam-se enxertos de pele como medida reparadora.

A área doadora preferencial é a região retroauricular contralateral, por apresentar pele de coloração e textura semelhantes.

Quando há perda de pericôndrio, com exposição de cartilagem, as seguintes alternativas podem ser utilizadas:

1. Ressecção em cunha e fechamento primário.
2. Retalho local.
3. Excisão da cartilagem e enxerto de pele.
4. Manutenção do ferimento aberto.

A ressecção em cunha, com fechamento primário, é utilizada, quando a lesão é pequena ou localizada perifericamente.

Quando se utilizam retalhos locais, a área preferencial é a região retroauricular. Em alguns casos, pode-se levar o retalho para a área exposta, e em segundo tempo, retorná-lo ao seu local de origem, utilizando enxerto de pele na área cruenta. Em outros casos, a cartilagem pode ser ressecada, enxertando-se a área cruenta. Este procedimento tem a vantagem de ser realizado em um único tempo cirúrgico.

Outra alternativa seria manter o ferimento aberto, trocando frequentemente o curativo com gaze embebida em soro fisiológico, aguardando a formação de tecido de granulação, e realizar a reparação secundária em tempo posterior.

Avulsão Parcial

Nos casos em que há desgarramento importante da orelha, em que se observa que a circulação está mantida, graças a pequeno pedículo, devem-se recolocar os tecidos em sua posição de origem, procurando traumatizá-lo o mínimo possível.

Na fixação do arcabouço cartilaginoso, utiliza-se Náilon monofilamentar 6-0 com a finalidade de mantê-lo em posição.

Realizar reavaliação da viabilidade tecidual 48 horas após o procedimento inicial.

Millard e Muhlbauer também observaram a sobrevivência da orelha, quando o pedículo era constituído apenas por porção do lóbulo ou de pequeno segmento junto à inserção do pavilhão ao segmento cefálico.

O tratamento ideal nas avulsões parciais com exposição de cartilagem deve visar à imediata cobertura da mesma.

A cartilagem pode ser preservada como enxerto ou como segmento parcialmente aderido, coberta por retalho adjacente, ou sepultada sob retalho (em bolsa).

Avulsão Total

As amputações da orelha são de solução cirúrgica extremamente complexa. Até recentemente, a única alternativa viável consistia em se salvar o arcabouço cartilaginoso.

O procedimento que visa retirar completamente a pele da cartilagem e sepultá-la na parede abdominal não é mais utilizado, pois ocorrem distorções na sua forma e nas suas dimensões.

Tentativas cautelosas de salvar o arcabouço cartilaginoso extremamente traumatizado podem prejudicar a reconstrução. Isto ocorre pelo fato de a cartilagem traumatizada ou alterada produzir detalhes ou projeção inadequados.

Técnicas atuais de reconstrução utilizando enxertos de cartilagem autógena, com perfil alto, ou implante de silicone com cobertura através de retalho da fáscia do músculo temporal, oferecem melhores resultados do que aqueles obtidos com tentativas de preservação da cartilagem em locais distantes.

Nos casos de amputação, tratados com inserção da cartilagem desnuda por debaixo do retalho retroauricular, com liberação do retalho após 2 a 4 semanas, nota-se retração tardia do segmento reinserido, bem como perda da definição e do contorno da orelha.

As reconstruções com cartilagem autógena, utilizando segmento da concha da orelha contralateral, ou cartilagem costal, e associadas à cobertura cutânea adequada, frequentemente produzem orelha mais aceitável do ponto de vista estético.

Reimplante de grandes segmentos ou de toda a orelha como enxerto composto é fadado, em alguns casos, ao insucesso, exceto se a área receptora for inicialmente preparada no intuito de aumentar a vascularização. Modificações da técnica "em bolsa" foram descritas por Baudet e Arfai. Enquanto o primeiro sacrifica a porção cutânea retroauricular, fenestrando a cartilagem, o segundo disseca a pele retroauricular, dobrando a mesma de encontro ao retalho da região mastóidea.

Estas duas técnicas são alternativas viáveis, apesar da possibilidade de ocorrer distorção tardia do arcabouço cartilaginoso.

Em 1976, Miller *et al.* relataram o primeiro reimplante microcirúrgico com sucesso, de escalpe e parte de uma orelha. Outros autores descreveram casos de reimplante com sucesso em que se utilizou técnica microcirúrgica.

Trata-se, no entanto, de perspectiva extremamente animadora no campo da reconstrução do pavilhão auricular, quando as condições assim o permitirem.

Tumores da Orelha

Inúmeros são os tumores que podem comprometer o pavilhão auricular. Dentre estes temos os de linhagem epitelial, como os carcinomas, e os de linhagem mesenquimal, os condromas.

A reconstrução da orelha comprometida por processo neoplásico depende da extensão da ressecção de pele e de cartilagem indicada para o tratamento.

Nos casos em que apenas a pele é ressecada, enxertos de pele são indicados para a reconstrução da orelha, podendo-se utilizar retalhos locais em alguns casos.

Quando estão indicadas ressecções cutânea e cartilaginosa, podem-se utilizar diversas modalidades de reconstrução do pavilhão auricular:

- *Fechamento primário da ferida:* utilizado nos casos em que a ressecção não compromete a porção mais periférica da cartilagem auricular.
- *Enxerto condrocutâneo:* utilizado nos casos em que a ressecção apresenta dimensão de até 1 cm de diâmetro.
- *Retalhos locais condrocutâneos:* utilizados nas ressecções de 1/3 superior e médio da orelha.

Nos casos de ressecções extensas do pavilhão auricular, a reconstrução segue os mesmos princípios da neo-otoplastia.

BIBLIOGRAFIA

Adamson PA, Litner JA. Otoplasty technique. Otolaryngol Clin North Am. 2007 Apr;40(2):305-18. doi: 10.1016/j.otc.2006.11.006.

Bento RF, Martins GSQ, Pinna MH. Tratado de Otologia. 2. ed. São Paulo: Atheneu. 2013.

Bento RF, Miniti A, Marone SAM. Tratado de Otologia. 1. ed. São Paulo: EdUSP. 1998.

Kennedy KL, Katrib Z. Otoplasty. 2022 Jul 4. In: StatPearls [Internet]. Treasure Island (FL): StatPearls Publishing. 2023 Jan–.

Lin J, Sclafani AP. Otoplasty for Congenital Auricular Malformations. Facial Plast Surg Clin North Am. 2018 Feb;26(1):31-40.

Shiffman MA. History of Otoplasty: Review of Literature. In: Shiffman M (Eds.). Advanced Cosmetic Otoplasty. Berlin: Springer. 2013.

Siegert R, Magritz R. Otoplasty and Auricular Reconstruction. Facial Plast Surg. 2019 Aug;35(4):377-86.

ANAPLASTOLOGIA DE PAVILHÃO AURICULAR

CAPÍTULO 51

Ricardo Ferreira Bento

Como alternativa às reconstruções cirúrgicas do pavilhão auricular, as quais demandam por vezes inúmeras cirurgias, retirada de material de outras partes do corpo, causando cicatrizes e com resultados discutíveis principalmente nas malformações maiores, temos a anaplastologia que pode restaurar o pavilhão.

A anaplastologia é a arte e a ciência de restaurar estruturas corporais ausentes ou malformadas, utilizando meios artificiais através de próteses de materiais aloplásticos como silicone ou acrílico.

As próteses de pavilhão auricular são artesanais, feitas individualmente, respeitando-se as características anatômicas e a coloração da pele de cada indivíduo.

O meio de retenção pode ser obtido por adesivos ou com a utilização de implantes osteointegrados.

A ideia de esculpir uma prótese de pavilhão é conseguir desenhar uma prótese em torno de uma estrutura existente da anatomia individual de cada um.

Primeiro tira-se um molde com alginato da estrutura existente, e pode-se também retirar um molde de um parente do paciente como irmão, pai ou mãe para que se aproxime ao máximo da anatomia que seria harmônica ao paciente (Fig. 51-1).

Em seguida o material de silicone é esculpido manualmente a partir do molde e colorido de acordo com a tonalidade da pele (Figs. 51-2 e 51-3).

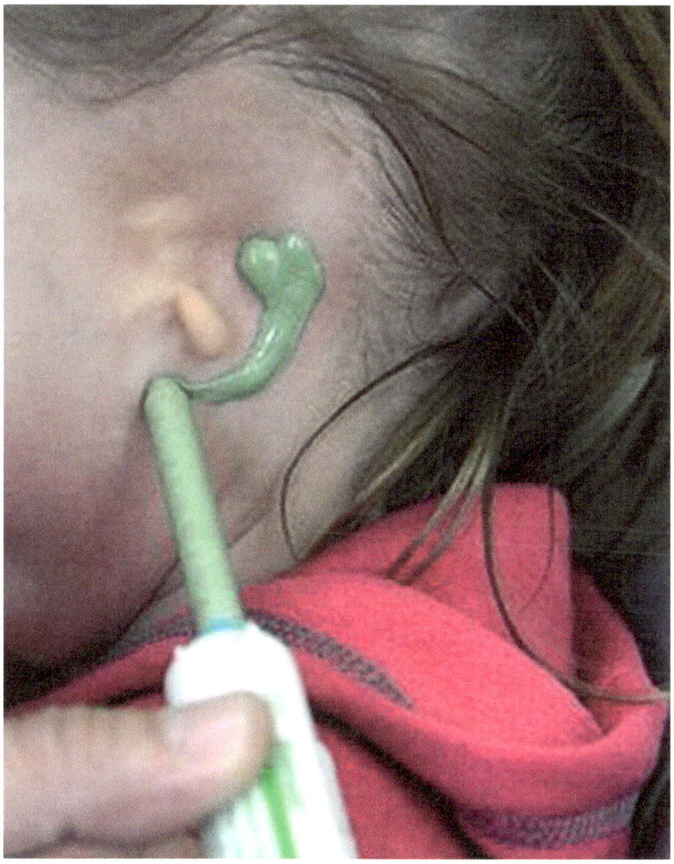

Fig. 51-1. Aplicação para impressão de molde da estrutura de pavilhão existente.

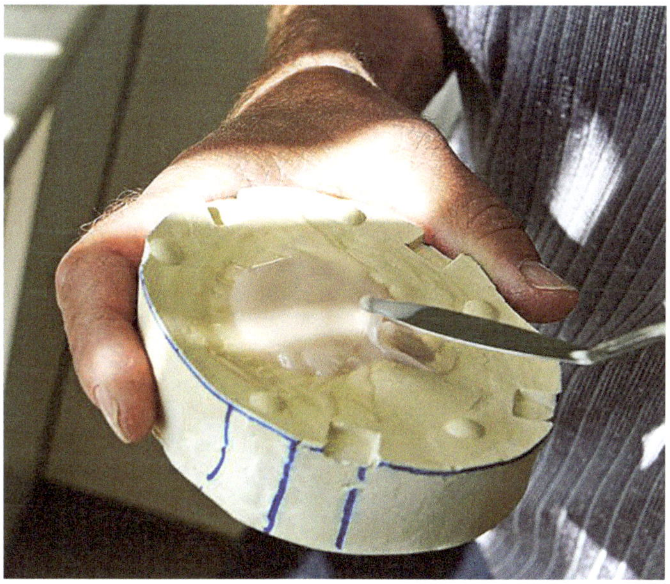

Fig. 51-2. Molde.

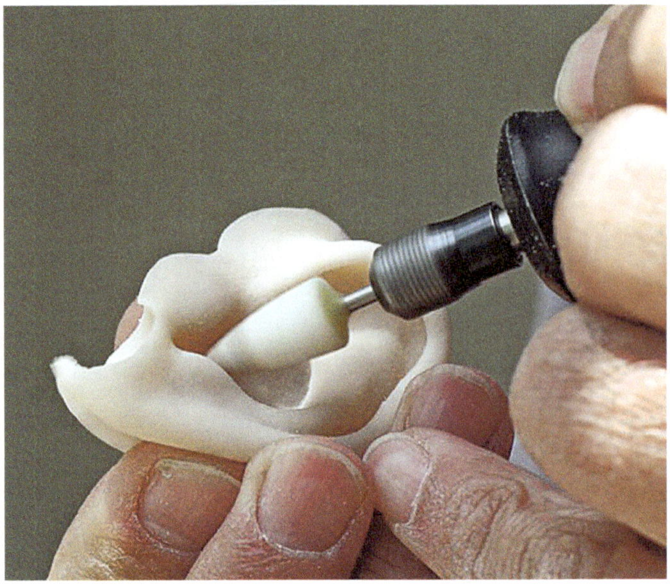

Fig. 51-3. Profissional esculpindo o molde para formar a estrutura da orelha.

Podem-se usar também bases para alterar o tom quando há variação de tonalidade no bronzeamento da pele (Fig. 51-4).

O pavilhão pode ser fixado com adesivo ou com parafusos de fixação osteointegrada (Figs. 51-5 a 51-7).

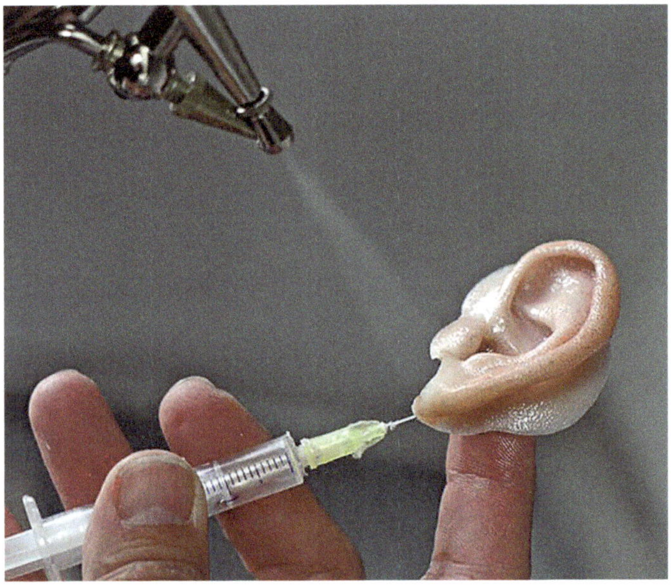

Fig. 51-4. Colorindo a peça com a cor da pele do paciente.

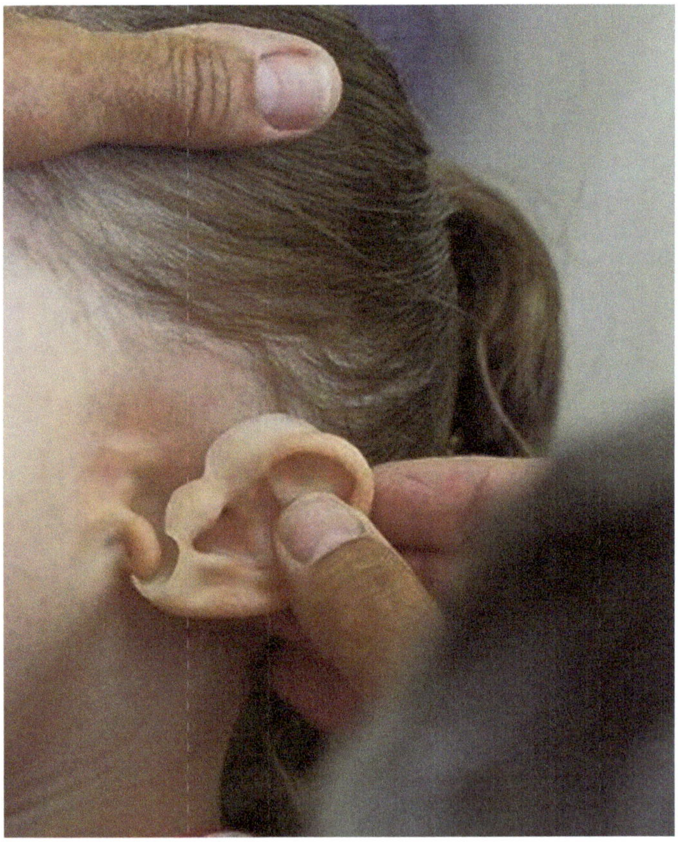

Fig. 51-5. Adaptando a peça à estrutura existente ou pode ser usado um velcro para aderir ou fixar por meio de pino de osteointegração.

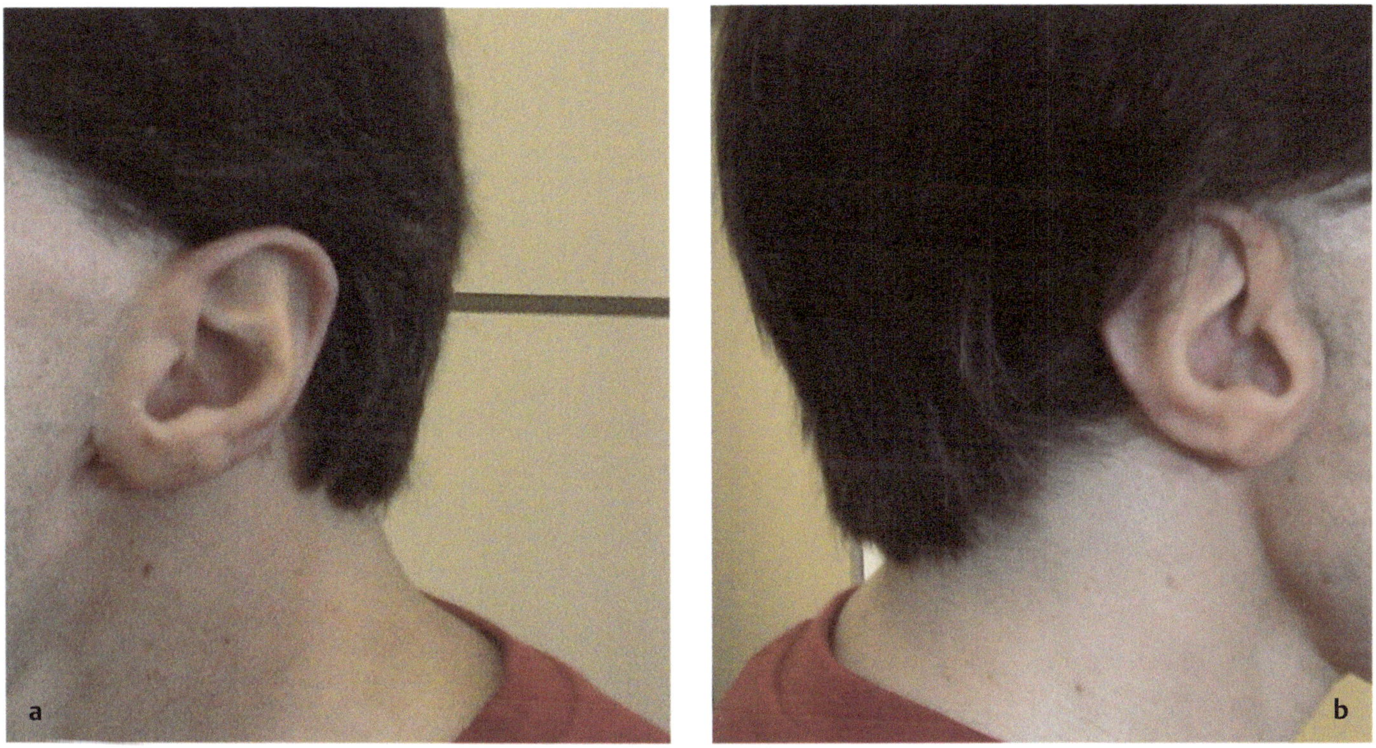

Fig. 51-6. (a, b) Paciente com prótese de pavilhão.

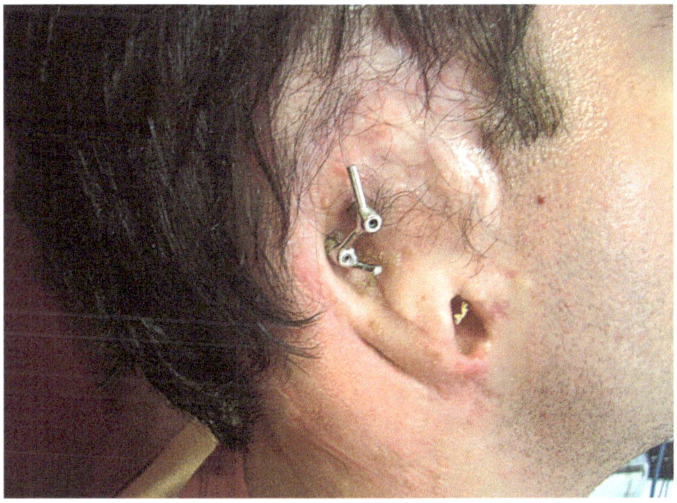

Fig. 51-7. Fixação por pino de osteointegração.

BIBLIOGRAFIA

Bento RF, Martins GSQ, Pinna MH. Tratado de Otologia. 2. ed. São Paulo: Atheneu. 2013.

PARTE XI REABILITAÇÃO FONOAUDIOLÓGICA DA PERDA AUDITIVA

CAPÍTULO 52

REABILITAÇÃO AUDITIVA: PREMISSAS E PROCESSOS

Beatriz C. Novaes ▪ Maria Valéria Schmidt Goffi-Gomez

INTRODUÇÃO

A **perda auditiva,** particularmente em crianças, interfere diretamente no desenvolvimento da fala e da linguagem com repercussões no desenvolvimento global, na vida escolar, na interação social e, quando adulto, no ambiente de trabalho. As dificuldades apresentadas por indivíduos com deficiência auditiva variam de acordo com o tipo e o grau da perda, a idade de sua instalação, se adquirida antes ou depois de ter aprendido a falar. Esta combinação somada a maior ou menor audibilidade para sons de fala com o uso de **dispositivos eletrônicos** irá determinar a abordagem terapêutica a ser implementada. Quando o acesso a todos os sons de fala necessários não é alcançado com aparelhos de amplificação sonora (AASI), o implante coclear é recomendado para que seja possível e provável o desenvolvimento de linguagem oral verbal. O plano terapêutico, incluindo frequência e modalidade de terapia para a implementação da **reabilitação auditiva,** realizada por fonoaudiólogos, depende das necessidades individuais de cada criança e é delineado a cada etapa de desenvolvimento (Fig. 52-1).

Os pacientes com surdez pré-lingual, são aqueles que perderam sua audição antes de terem desenvolvido sua linguagem. Geralmente estão relacionados com etiologias congênitas ou nos casos que tiveram algum acometimento da função auditiva nos primeiros anos de vida. Neste grupo, tão logo o **diagnóstico** seja realizado, a intervenção terapêutica deve ser iniciada visando a minimizar atrasos maiores no desenvolvimento da criança. Desde o nascimento, o bebê recebe informações por vias sensoriais, principalmente auditivas e visuais, sobre o ambiente em que está inserido. Ele é capaz de escutar a voz da mãe, sentir sua proximidade mesmo sem vê-la, e de relacionar expressões faciais a situações de prazer ou desprazer. Através destas experiências, vai atribuindo sentido às experiências vividas, atreladas a uma grande gama de sinapses e associações nervosas muito frequentes nesta fase inicial do desenvolvimento e de maturação do sistema nervoso central.

Todas estas experiências, ricas e importantes para o desenvolvimento afetivo, cognitivo e motor da criança, quando ouvinte, é permeado o tempo todo pela informação auditiva e visual, o que viabiliza o desenvolvimento de linguagem oral. No caso de crianças com perdas auditivas, a percepção de fala fica prejudicada, assim como a possibilidade de perceber a própria voz. O Quadro 52-1 descreve as consequências na audição e na linguagem quando não há intervenção oportuna. É nesse sentido que os programas de triagem neonatal universal têm sido implementados em todo o mundo, para que as crianças que falham sejam encaminhadas de imediato para diagnóstico e intervenção com a adaptação de dispositivos eletrônicos e orientação às famílias. O mais importante é que o profissional que esteja frente a um bebê com suspeita de perda auditiva, não espere que ela comece a falar, ou que esteja "na idade para falar", pois já será tarde, e ela terá perdido todas as primeiras experiências sensoriais importantes para a construção do arsenal linguístico.

Quando a criança não passou por triagem auditiva na maternidade, é importante que o pediatra conheça o desenvolvimento das habilidades auditivas e comunicativas esperadas para cada idade, para que tenha condições de levantar suspeita de perda auditiva a partir de uma avaliação clínica e anamnese direcionadas a estas habilidades. Em bebês e crianças pequenas, o diagnóstico e a intervenção precoces serão determinantes do prognóstico para o desenvolvimento de linguagem. O Quadro 52-2 traz o resumo dos comportamentos esperados para cada faixa etária das crianças em período inicial de vida.

Nos pacientes que perderam a audição após terem desenvolvido a linguagem, aqueles com surdez pós-lingual, a perda auditiva dificulta o relacionamento social e profissional, ocasionando em muitos casos isolamento e afastamento das atividades sociais. Nesse grupo podem ser crianças, adolescentes, adultos e idosos. Na maioria dos casos, o processo de reabilitação tem início com a adaptação do dispositivo eletrônico que pode propiciar audibilidade para sons de fala – aparelhos de amplificação sonora (AASI), implante coclear (IC) ou prótese auditiva ancorada no osso.

Em qualquer tipo de perda de audição, o médico é o primeiro profissional a receber estes pacientes e é neste momento que o paciente e a família começam a compreender as consequências de uma perda auditiva. Mesmo com perdas leves, as habilidades comunicativas e a qualidade das interações sociais podem ser afetadas. O profissional deverá apresentar ao paciente e sua família todas as opções de tratamento e salientar a importância do encaminhamento para a reabilitação auditiva conforme as necessidades de cada paciente.

O profissional também deve estar atento a perdas auditivas unilaterais, pois apesar de muitas vezes passarem despercebidas, principalmente nas crianças, existem vários estudos comprovando que estas crianças possuem maior risco de dificuldades escolares, sendo necessário orientar

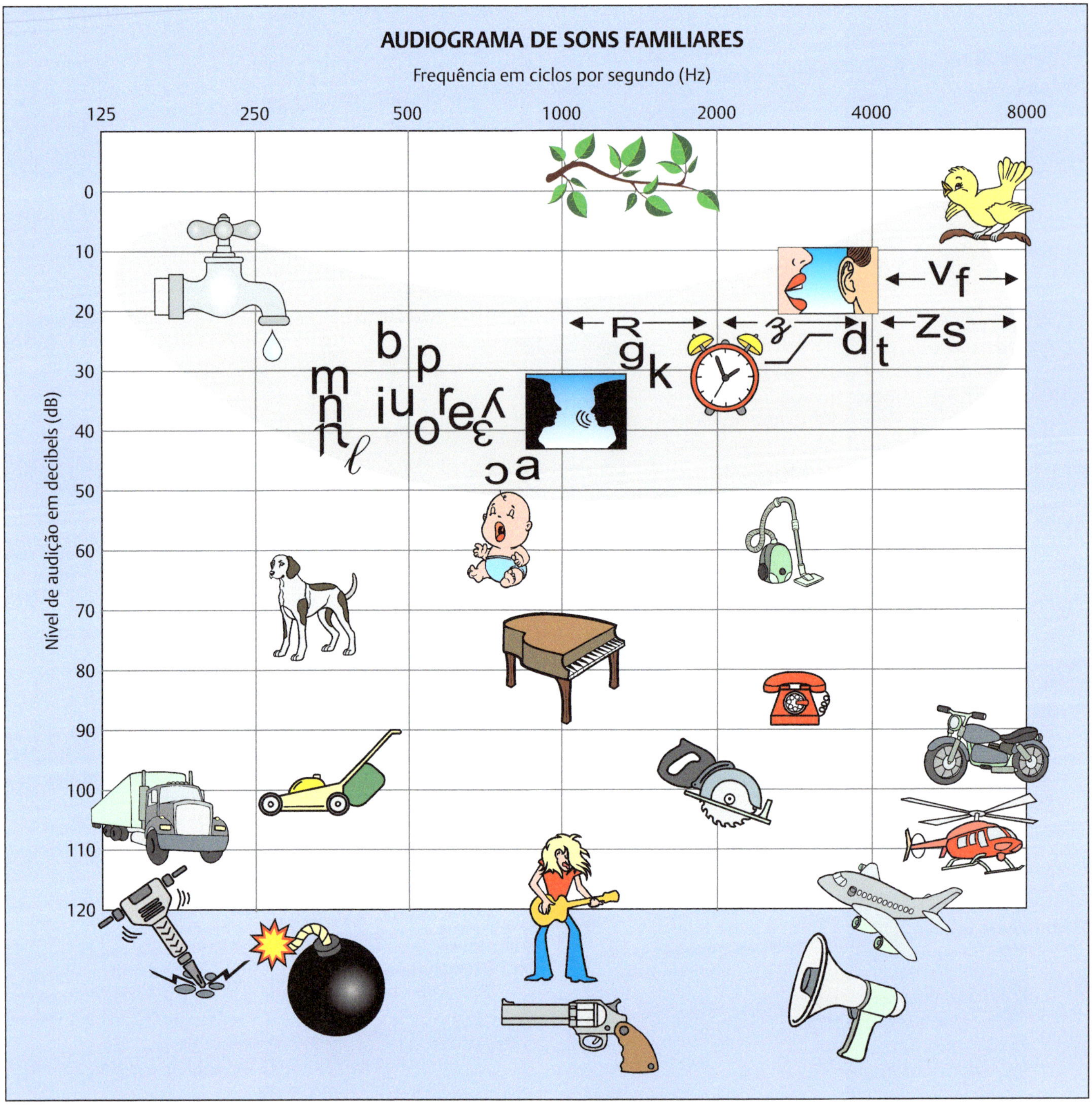

Fig. 52-1. Audiograma dos sons familiares. (Fonte: Adaptado de *Hearing in Children*, por Northen Et Downs: Wiliams Et Wilkins, 1996; e de *Percepção da Fala: Análise Acústica do Português Brasileiro*, por Russo Et Behlau - Ed. Lovise, 1993.)

esta família quanto a possibilidades de intervenção a depender da etiologia, das características anatômicas e do desenvolvimento da criança. Em consenso audiológico, Bagatto *et al.* (2019) sugeriram que, para perda auditiva unilateral de grau moderado a severo, a adaptação de aparelhos auditivos convencionais de condução aérea é recomendada como tratamento de primeira linha, independentemente da idade da criança. Se a perda auditiva no lado afetado for de grau profundo, a amplificação pode ser inacessível e é recomendado o uso de microfones remotos digitais como tratamento de primeira linha para situações auditivas específicas. Kwak *et al.* (2021) mostraram que o sistema CROS pode auxiliar no rendimento pedagógico de crianças com surdez unilateral.

Alguns estudos apontam para a indicação de implante coclear na surdez profunda unilateral em crianças com surdez de instalação pré-lingual e adultos com surdez pós-lingual, principalmente aqueles com queixa de zumbido incapacitante.

No caso de idosos, em que a perda auditiva é na maioria das vezes com configuração em rampa (perda auditiva mais

Quadro 52-1. Dificuldade das Crianças com Perdas Auditivas sem Outras Comorbidades

Média do nível de audição 500-2.000 Hz	Descrição	Possível condição	O que pode ser ouvido sem amplificação	Efeitos incapacitantes se não tratados nos primeiros anos de vida	Possíveis necessidades
0-15 dB	Limite normal	Referência de limiares normais	Todos os sons	Nenhum	Nenhum
15-25 dB	Perda auditiva discreta	Perdas auditivas condutivas, algumas perdas auditivas sensoriais	▪ Sons vocálicos ouvidos claramente ▪ Pode perder sons consonantais	Disfunção auditiva leve na aprendizagem da linguagem	Consideração da necessidade dispositivo de amplificação sonora, orientação à família, reabilitação auditiva conforme necessidade
25-30 dB	Perda auditiva leve	Perda auditiva condutiva ou sensorioneural	▪ Alguns sons de fala não são audíveis ▪ Dificuldades com fala à distância	▪ Disfunção de aprendizagem auditiva ▪ Atraso leve de linguagem ▪ Alterações na fala	Necessidade de dispositivo de amplificação sonora, reabilitação auditiva conforme necessidade, orientação à família
30-50 dB	Perda auditiva moderada	▪ Perda auditiva condutiva por processo crônico de orelha média ▪ Perdas auditivas sensorioneurais	Quase nenhum som de fala em nível normal de conversação	▪ Alterações na fala ▪ Atraso de linguagem ▪ Alterações de aprendizagem ▪ Desatenção	Todos acima, utilização de microfone remoto na escola
50-70 dB	Perda auditiva severa	Perdas auditivas mistas ou sensorioneurais	Nenhum som de fala em nível de conversação normal	▪ Severos problemas de fala ▪ Atraso de linguagem ▪ Alterações de aprendizagem e atenção	Todos acima, e utilização de microfone remoto na escola
+ 70 dB	Perda auditiva profunda	Perda auditivas mistas ou sensorioneurais	Nenhum som de fala	▪ Severos problemas de fala ▪ Atraso de linguagem ▪ Alterações de aprendizagem e atenção	Todos acima, encaminhamento para implante coclear

Traduzido e adaptado com autorização dos autores (Northern JL, Downs MP. Audição na infância. 5ª ed. Rio de Janeiro: Guanabara Koogan; 2005. p. 75-101)

acentuada nas frequências altas), o paciente possui a queixa de ouvir, mas não entender. Nessa situação, explicar ao paciente que a amplificação é um importante passo para melhorar a comunicação e evitar a privação sensorial é uma orientação necessária. A reabilitação auditiva é particularmente importante no caso de idosos, desde a adaptação do dispositivo até um acompanhamento, durante o processo de aclimatização com os aparelhos, que vai muito além da adaptação inicial para dar audibilidade para sons de fala. Rocha e Martinelli (2020) e Brewster *et al.* (2022) mostraram que os efeitos da adaptação de próteses auditivas na população idosa transcendem a contribuição no reconhecimento de fala no silêncio e no ruído, mas alcançam efeitos na melhora da depressão e no desempenho cognitivo.

Atualmente, com os avanços nas pesquisas sobre surdez e no desenvolvimento de novas tecnologias na área de aparelhos auditivos, para a grande maioria dos tipos de perdas existem recursos tecnológicos que suprem as necessidades de um grupo cada vez maior de pacientes, ajudando no restabelecimento da audibilidade dos sons da fala e, consequentemente, no desenvolvimento de fala e linguagem, facilitando assim a inserção destes pacientes nos mais diferentes ambientes sociais. Antes de iniciar a reabilitação auditiva propriamente dita, o processo de seleção e adaptação de dispositivos auditivos está extremamente relacionado com a escolha do método e das habilidades que serão trabalhadas.

Para a maioria dos casos de perdas auditivas, os aparelhos de amplificação sonora individual (AASI) representam a solução para o problema, melhorando a qualidade de vida desses pacientes. Atualmente estão disponíveis no mercado diferentes tipos e modelos de AASI adequados aos diferentes tipos de perdas auditivas e os diferentes estilos de vida do usuário. As empresas de aparelhos têm investido em pesquisas para melhoria do desempenho do AASI no que se refere aos seus aspectos técnicos (adaptação aberta para perdas com configuração em rampa, vários canais para perda com configuração irregular, redutor de ruído), como também nos estéticos (controle remoto, *wireless* e **bluetooth**), a fim de possibilitar ao paciente melhor conforto e aceitação do uso dos dispositivos, com *designs* mais modernos e cada vez mais discretos.

Quadro 52-2. Roteiro de Diagnóstico e Acompanhamento do Desenvolvimento de Crianças de 0 a 48 Meses

Comportamentos auditivos-verbais

0 – 3 meses
- Produz sons guturais
- Vocaliza durante a sessão
- Produzem no mínimo dois sons vocálicos
- Repete os próprios sons
- Acorda ou assusta-se com barulho intenso
- Procura ou dirige o olhar para um som
- Aquieta-se ao ouvir a voz da mãe

4 – 6 meses
- Produz sons vocálicos
- Produz sílabas isoladas
- Vocaliza quando se fala com ele
- Produz sons com variação de entonação
- Repete o som que produz
- Localiza o som lateral, para ambos os lados
- Atende quando chamado

7 – 9 meses
- Produz sons com variações de entonação
- Emite sons silábicos
- Balbucia sílabas repetidas
- Aumento do balbucio na presença de outras pessoas
- Atende quando chamado
- Volta a cabeça diretamente para o som lateral e indiretamente para baixo

10 – 12 meses
- Emite sílabas repetidas
- Imita sons produzidos por outras pessoas
- Aponta para pedir coisas
- Compreende ordens simples (2/3), por exemplo, "Dá tchau", "Joga beijo" e "Bate palma" (nível I)
- Compreende situações familiares, como por exemplo: "Papai chegou!" e "Vamos passear?"
- Localiza o som diretamente para baixo

13 – 15 meses
- Repete palavras emitidas pelo interlocutor
- Fala onomatopeias, por exemplo, "au-au", 'piu-piu"
- Produz duas palavras com significado (além de "papai" e "mamãe")
- Executa ordens simples (2/3), por exemplo, "Cadê a chupeta?", "Cadê a mamãe?" e "Cadê o sapato?" (nível II)

16 – 18 meses
- Fala o nome de objetos conhecidos
- Chama-se de nenê
- Emite duas palavras juntas
- Compreende ordens simples sem gestos (2/3), por exemplo, "Cadê o cabelo?"", "Cadê a mão?" e "Cadê o pé?" (nível III)

19 – 24 meses
- Produz alguns sons dando a impressão de estar conversando
- Fala enquanto brinca
- Usa o próprio nome
- Nomeia objetos apresentados (2/3), por exemplo, "boneca/bola/colher"
- Pede o que quer utilizando a fala (por exemplo: pede para ir ao banheiro)
- Compreende ordens sem apoio de gestos (2/3), por exemplo, "Dá comida para o bebê", "Penteia o cabelo"
- Aponta uma figura

25 – 30 meses
- Fala frases de 2 a 3 palavras (mínimo de 3 frases)
- Participa de diálogos curtos
- Pergunta o nome dos objetos
- Repete sua fala quando não é entendida
- Nomeia figuras (2/5)
- Nomeia partes do corpo
- Compreende histórias curtas

31 – 36 meses
- Fala frases com três palavras (mínimo de 3 frases)
- Usa pronomes (por exemplo: eu, ela, meu, seu)
- Tenta contar e pede explicações para fatos que já ocorreram
- Mantém diálogos respeitando a troca de turnos
- Nomeia cinco figuras
- Responde questões com "quem", "onde" e "o que"
- Usa passado no seu discurso
- Aponta cores primárias: amarelo, vermelho, azul (2/3)

37 – 42 meses
- Fala frases de três ou quatro palavras (mínimo de três frases)
- Respeita diálogos
- Nomeia uma cor primária (amarelo, vermelho, azul)
- Compreende adjetivos (2/3), por exemplo, "cansado", "frio" e "fome"
- Define objetos pelo uso (2/3), por exemplo, "copo", "cadeira", "lápis"

43 – 48 meses
- Define palavras, por exemplo, "maçã", "sapato", "casaco", "bola"
- Responde perguntas referentes a fatos passados (2/3), por exemplo, "O que você comeu no café?"
- Identifica objetos pelo uso, por exemplo, "Quem faz au-au?"
- Diz o seu nome completo
- Nomeia grande e pequeno
- Fala de maneira inteligível
- Nomeia figuras geométricas (2/3), por exemplo, "quadrado", "círculo" e "triângulo"
- Nomeia duas cores primárias: amarelo, vermelho, azul
- Executa ordens simples não relacionadas (2/3), por exemplo, "Pega a bola e abre a boca"
- Tem noção de algumas irregularidades linguísticas, por exemplo, "usa plurais"

Fonte: Costa SA, Gentile C, Pinto ALPG, Perissinoto J, Pedromônico MRM, Azevedo MF. Roteiro de diagnóstico e acompanhamento do desenvolvimento de crianças de 0 a 36 meses de idade. Pró-fono. 1992;4(2):9-16

O AASI amplifica o som antes de chegar ao paciente com perda auditiva, sendo assim os indivíduos com perdas sensoriais e que possuem resíduos auditivos, isto é, células sensoriais remanescentes capazes de receber este sinal acústico e transmiti-lo ao nervo auditivo, são os casos de maior sucesso para adaptação. As dificuldades de adaptação normalmente residem nos casos em que o paciente tem uma perda sensorial severa a profunda ou uma perda sensório-neural em que mesmo com os AASI a compreensão ainda é limitada. Bebês também representam um desafio na adaptação de AASI nos primeiros anos de vida. O tamanho do conduto auditivo e a impossibilidade de obtenção de limiares comportamentais antes de 6 meses demandam técnicas de programação e verificação objetivas para uma adaptação efetiva e adequada.

Muitas vezes nos deparamos na prática clínica com pacientes que após uma adaptação e amplificação com AASI conseguem o restabelecimento do acesso aos sons necessários para a audição, visualizados facilmente com uma audiometria em campo livre. No entanto, em alguns casos, apesar do restabelecimento do acesso aos sons, as queixas e as dificuldades de compreensão ainda permanecem.

Nestes casos, muitas vezes, torna-se necessária uma investigação mais aprofundada de como o paciente está respondendo à nova informação acústica apresentada ao seu sistema auditivo. Para responder a estas questões, tanto o médico quanto o fonoaudiólogo precisam acompanhar o paciente de forma sistemática, para que possam verificar se é uma dificuldade do paciente em compreender o novo som ou uma alteração mais específica do sistema auditivo central, como, por exemplo, uma neuropatia auditiva ou uma alteração de processamento auditivo que exijam estratégias direcionadas de reabilitação e treinamento auditivo.

Nos casos dos pacientes que apresentam apenas dificuldade no processo de adaptação ao novo som, um trabalho fonoaudiológico das habilidades alteradas, através de atividades com habilidades de percepção de fala, pode ao longo do tempo melhorar a compreensão destes e em consequência sua qualidade de vida e inserção tanto no ambiente social quanto no de trabalho. Geralmente, nestes casos, os resultados são obtidos com um tempo de intervenção curta por fonoaudiólogo habilitado.

Quando o AASI convencional não pode ser prescrito e adaptado, por exemplo, em casos de atresia de conduto auditivo externo, otite média supurativa ou perdas condutivas com grande *gap* aéreo-ósseo prejudicando a amplificação por via aérea, podem ser indicadas as próteses auditivas de ancoramento ósseo (PAAO). Apesar de algumas limitações quanto a faixa etária para a cirurgia, mostram grande contribuição para crianças e adultos.

Quando o AASI convencional não pode fornecer o ganho desejado e o acesso a todos os sons de fala, o paciente pode ser encaminhado para uma avaliação como candidato ao implante coclear e a equipe especializada ficará encarregada da avaliação para identificar a indicação e preparar o paciente e a família para o processo.

Outras limitações dos AASI convencionais seriam nos casos de agenesia bilateral de nervos auditivos ou impossibilidades anatômicas de inserção do feixe de eletrodos na cóclea, nas quais o implante de tronco encefálico estaria indicado.

Todos estes dispositivos eletrônicos restabelecem na maioria dos casos a audibilidade, restabelecendo a percepção de fala de forma amplificada ou codificada. No entanto, para alguns pacientes, apenas restaurar a audibilidade dos sons de fala pode não ser o suficiente. Nas crianças, por exemplo, um processo de reabilitação auditiva é fundamental para que ela possa desenvolver a fala e a linguagem de forma satisfatória. Nos adultos e nos idosos, alguns pacientes podem continuar insatisfeitos com a qualidade sonora recebida ou ainda apresentarem dificuldades importantes para a compreensão da fala em situações e ambientes menos favorecidos acusticamente e, em função destas dificuldades, tenham necessidade de um processo de reabilitação auditiva para que não abandonem o uso do dispositivo.

Durante o processo de **reabilitação fonoaudiológica** alguns pacientes e seus familiares têm a oportunidade de entrar em contato com outras dificuldades, inerentes ao processo e que não estão diretamente relacionadas com a deficiência auditiva, como alterações de natureza psicossociais. Nessas circunstâncias, o paciente deve ser encaminhado para outros profissionais, como psicólogos, terapeutas ocupacionais ou assistentes sociais, para que estas questões possam ser trabalhadas. Para algumas famílias é necessário o apoio do psicólogo para aceitação da realidade e elaboração do luto da criança esperada. O relacionamento com outros filhos e dos pacientes com os irmãos também é motivo de atenção psicológica. Muitas vezes o diagnóstico compromete o apego, dificultando a comunicação afetiva entre mãe e filho, na qual estão as bases do desenvolvimento da linguagem.

REABILITAÇÃO AUDITIVA

Ao iniciarmos o processo de reabilitação de um paciente com deficiência auditiva, o primeiro passo é determinar o quanto o dispositivo utilizado permite a audibilidade dos sons de fala. Com a tecnologia dos AASI mais recentes, o "ganho funcional" não representa a real audibilidade para sons de fala e o padrão-ouro recomendado é a verificação dos aparelhos e a determinação do SII – índice de inteligibilidade de fala –, que mede a porcentagem dos sons de fala disponíveis para o sujeito. Pode ser medido na intensidade da fala conversacional (SII 60 dB) e à distância (SII 50 dB). Este índice é um indicador se o dispositivo está adequado e atingindo o alvo do ganho, ou se outra tecnologia deve ser utilizada. A importância deste ponto de partida é que a indicação do implante coclear ou a escolha da modalidade de comunicação – português oral ou língua de sinais (Libras) – irá depender da opção da família e das condições de audibilidade no cotidiano do paciente. No caso de crianças é determinante para as decisões terapêuticas e educacionais. Qualquer avaliação de linguagem, a partir desta premissa, deverá considerar se há condições de audibilidade para o desenvolvimento de linguagem oral/verbal.

O levantamento da história do paciente e de sua perda auditiva, linguagem e estratégias de comunicação que são utilizadas pelo paciente em suas interações sociais nortearão a conduta. É durante este período que o profissional coletará as informações necessárias, as queixas e as demandas, tanto do paciente quanto de sua família, e identificará o potencial para um trabalho de reabilitação auditiva, revisão do dispositivo eletrônico e a escolha da abordagem recomendada para cada paciente. Portando desse conhecimento, o profissional terá condições de planejar as intervenções que serão realizadas durante o processo terapêutico para alcançar os objetivos de trabalho para cada caso. No caso de crianças pequenas, uma avaliação da função simbólica é essencial para a determinação da natureza do atraso de linguagem. Muitas vezes a criança, independentemente da perda auditiva, pode ter atraso em seu desenvolvimento cognitivo, aspecto a ser considerado no desenvolvimento do plano terapêutico.

Consequentemente, a avaliação da linguagem dos pacientes com deficiência auditiva deve também levar em consideração a modalidade de língua a que o paciente está exposto. A língua de sinais e a língua oral possuem características estruturais peculiares que devem ser consideradas durante um processo de avaliação de linguagem, evitando dessa forma equívocos durante as conclusões sobre as características de linguagem de um paciente com surdez. Ambas as modalidades de linguagem, tanto a oral quanto a sinalizada, possibilitam ao paciente com deficiência auditiva o desenvolvimento de linguagem adequada desde que vividas e apreendidas pelos deficientes auditivos e suas famílias de forma sistemática e efetiva. Assim sendo, na criança que utiliza libras como principal modalidade de comunicação, o protocolo de avaliação baseado na língua oral para a reabilitação auditiva pode levar a conclusões equivocadas. Nesses casos, um profissional habilitado em libras deve proceder a avaliação.

Deve ser ressaltado que é comum recebermos para avaliação em nossos serviços pacientes com características bastante heterogêneas, desde aqueles que dominam ou estão em fase de aquisição de uma das línguas, até aqueles que não dominam nenhuma delas. A avaliação neste último caso pode ser ainda mais complexa, porque geralmente é um grupo constituído por crianças maiores e adolescentes cujo único canal de comunicação é baseado em gestos e sinais caseiros, sem significado comum e com produção oral ininteligível.

Ter acesso a uma das modalidades, oral ou sinalizada, de forma sistemática suficientemente capaz de assegurar o pleno desenvolvimento do deficiente auditivo é uma das grandes dificuldades encontradas pela nossa população. A falta de diagnóstico e intervenção precoce, a carência de serviços de reabilitação na rede pública e a falta de informação fazem com que muitos pacientes não sejam estimulados adequadamente durante o período crítico, chamado também de primeira infância, que compreende a faixa etária de 0 a 3 anos.

Esta fase é a mais importante tanto para o **desenvolvimento das habilidades** comunicativas como para a aquisição de uma base linguística bem estabelecida, uma vez que tem como importante aliada durante esse processo a plasticidade neuronal, ou seja, a capacidade do cérebro de se reorganizar diante de novos estímulos. Geers *et al.* (2017) evidenciaram em seu estudo que crianças surdas que não adquiriram fluência na primeira língua, seja ela oral ou sinalizada, por volta dos 5 anos de idade, também não alcançaram fluência em uma segunda língua quando outra modalidade é proposta.

Finalizado o processo de avaliação, o profissional tem condições de realizar o planejamento terapêutico para o caso, no qual determina os objetivos de curto e de longo prazos e traça metas a serem alcançadas. Durante todo o **processo terapêutico**, o profissional reavalia seu planejamento de acordo com o desenvolvimento do paciente, que deverá estar delineado no momento de cada devolutiva com a família.

A **devolutiva da avaliação** é um momento que merece atenção especial, tal como o processo de avaliação. Nesse momento, a família e o paciente terão de fato a possibilidade de evidenciar as condições para um processo de reabilitação do paciente com deficiência auditiva. Explicar para o paciente e sua família o que ele realmente consegue ouvir sem e com o dispositivo auditivo, como será o trabalho para que ele consiga restaurar as habilidades tanto auditivas quanto as de linguagem que estão prejudicadas e quais estratégias utilizadas para alcançar esses objetivos são fundamentais para que eles compreendam como será o processo.

Pacientes e familiares bem-informados e orientados sobre as possibilidades e limitações do **processo de reabilitação** são mais participativos e conscientes sobre as mudanças possíveis a partir da intervenção fonoaudiológica. Não podemos esquecer que, assim como o momento do diagnóstico, na devolutiva o paciente e sua família podem apresentar dificuldades para escutar o que o profissional lhe apresenta, afinal, nesta situação novamente são colocados diante de alguma impossibilidade de tratamento ou cura. O profissional precisa ser sensível para perceber o que este paciente e sua família conseguem de fato escutar neste momento e, assim, planejar a maneira como a sua devolutiva será apresentada para que ela seja bem-sucedida.

Não existe uma regra para reabilitar um paciente com deficiência auditiva, cada caso é singular, mas é necessário ter em mente a modalidade de língua e a abordagem escolhida e, a partir da escolha, o **método de reabilitação** e as estratégias utilizadas serão determinados pelo fonoaudiólogo para alcançar as metas pontuadas em seu **planejamento terapêutico** junto com a família.

Vários fatores irão influenciar na escolha da abordagem e do método de reabilitação dos pacientes com deficiência auditiva. Configuração da perda, uso ou não de **dispositivos auditivos**, ganho com esses dispositivos, possibilidade de realizar acompanhamento fonoaudiológico, envolvimento da família, situação econômico-social e, necessariamente, a escolha por parte tanto da família quanto do paciente por uma modalidade de língua.

Como vimos até o momento, o **diagnóstico e as intervenções precoces** são fundamentais para o bom prognóstico nos casos de surdez, no entanto, consideramos importante pontuar que o sucesso de um processo de reabilitação não depende apenas de bons fatores prognósticos como, por exemplo, a idade do paciente e de seu diagnóstico, o tipo de comprometimento da função auditiva e uma estimulação precoce. Os fatores que de fato determinarão bons resultados em um processo de reabilitação serão a sistematicidade dos atendimentos e uma metodologia de trabalho bem delineada.

A leitura orofacial como instrumento de apoio à comunicação dos pacientes com deficiência auditiva não pode deixar de ser mencionada. A integração auditiva e visual é de grande valia para pacientes usuários de dispositivos auditivos para auxiliar na recepção e no processamento de sinais incompletos de fala.

Independente da abordagem terapêutica escolhida, a **leitura orofacial** representa uma ferramenta importante para a compreensão em diferentes situações comunicativas, principalmente naquelas em que o paciente não é capaz de receber apenas por via auditiva a informação de fala necessária para garantir plena compreensão. Acreditamos, ainda, que mesmo crianças muito pequenas são capazes de desenvolver atenção para a leitura orofacial e se beneficiar do uso desta estratégia.

A observação comportamental e de aspectos cognitivos, emocionais, familiares, interacionais e comunicativos deve sempre estar associada para que o profissional tenha condições de avaliar o paciente de forma ampla. Não podemos deixar de mencionar também a necessidade de um olhar investigativo para indícios de outros comprometimentos além da surdez que, muitas vezes, podem ser comportamentos equivocadamente atribuídos à perda auditiva.

Abordagens de Reabilitação

Abordadem Oral

Visa à inclusão da criança surda na comunidade de ouvintes, pelo desenvolvimento da língua oral como principal canal de comunicação. O pressuposto básico desta abordagem é que se deve dar a cada criança surda a oportunidade para ouvir todos os sons e se comunicar através da fala. São candidatos a essa proposta aqueles indivíduos com deficiência auditiva que têm boa audibilidade para sons de fala com dispositivos auditivos, seja pela amplificação do AASI, estimulação óssea dos PAAO, ou do implante coclear.

Para o bom desempenho nesta abordagem, alguns pré-requisitos devem ser contemplados, como, o **diagnóstico e a intervenção precoce**, uso de **dispositivos auditivos** para garantir o melhor uso dos resíduos auditivos, exposição à língua oral e a dedicação de pais e professores no sentido de possibilitarem a esta criança ambientes orais facilitadores e suporte durante o processo.

Com os avanços tecnológicos na área dos dispositivos auditivos, tanto no que se refere aos AASI como ao implante coclear, um grupo cada vez maior de pacientes tem tido a oportunidade de atingir níveis auditivos suficientes para garantir a percepção dos sons da fala, o que viabiliza a proposta oral. Dificilmente uma criança com perda profunda que não fez implante coclear está inserida em uma proposta oral, dado o prognóstico reservado no desenvolvimento de linguagem, quando comparado com a utilização de libras, embora existam exceções nos casos de famílias extremamente comprometidas e dedicadas.

Bilinguismo

O bilinguismo como já mencionado acima, pressupõe o ensino de duas línguas para a criança. A primeira seria a libras (**Língua Brasileira de Sinais**), que oferecerá a base linguística para o aprendizado de uma segunda língua que pode ser oral ou escrita. O princípio fundamental do bilinguismo é oferecer à criança um ambiente linguístico no qual seus interlocutores se comuniquem com ela de forma natural, assim como ocorrem com as crianças ouvintes. Para isso, são necessários interlocutores, surdos ou ouvintes, que adquiram ou possuam plena proficiência em língua de sinais.

Nesta abordagem, o trabalho de orientação e educação aos pais e familiares torna-se extremamente necessário, uma vez que a maioria das crianças surdas são filhas de pais ouvintes, que possuem como língua materna a oral. Para que a criança alcance bons resultados na libras, é importante que os pais e familiares mais próximos façam o uso da língua de sinais em suas interações comunicativas cotidianas. A maior complexidade está na dificuldade da família em aprender a língua de sinais. No caso de pais surdos, essa abordagem tem melhor prognóstico, pois as crianças são expostas desde bebês à língua de sinais. Nesses casos, muitas vezes a criança é implantada e desenvolve as duas línguas simultaneamente. Quando os pais são ouvintes, se a língua de sinais ficar limitada ao ambiente da escola, dificultará seu desenvolvimento.

Ainda hoje não há um consenso sobre qual dessas abordagens seria a mais adequada para o desenvolvimento do indivíduo com deficiência auditiva, e os debates ainda são calorosos e marcados, algumas vezes, pelo radicalismo dos profissionais que defendem os princípios de uma abordagem e suas ideologias. A diversidade da população de crianças com deficiência auditiva em relação a condições auditivas e anatômicas, socioeconômicas, cognitivas, grau e tipo de perda e outras comorbidades torna a questão ainda mais complexa. As decisões e encaminhamentos devem considerar não só características audiológicas, como também comorbidades, características de desenvolvimento cognitivo, emocional e motor, assim como as características da família e comunidade onde a criança está inserida.

Papel da Família

A família, núcleo básico e responsável pelas primeiras relações humanas e sociais, tem um papel crucial no tratamento da criança com deficiência auditiva. Desde o momento do diagnóstico, estará sob sua responsabilidade a possibilidade de oferecer e de escolher, no caso das crianças, um método de reabilitação, capaz de proporcionar a este individuo inserção educacional e social em todos os ciclos da vida. Para tanto, deve receber do profissional que fez o diagnóstico todo apoio, orientação e encaminhamento inicial adequado, para que possa a partir de seus conhecimentos buscar recursos e ferramentas para lidar com esta nova realidade que lhe é colocada. É imprescindível lembrar que o momento do diagnóstico é difícil e marcado por uma desorganização emocional, devendo ser tratado com exclusividade e delicadeza pelo profissional.

O modo como a **família** recebe o diagnóstico influencia, de forma considerável, na maneira como cada um dos membros irá enfrentar os desafios e dificuldades advindas da deficiência. Dessa forma, a conscientização sobre a deficiência auditiva e suas implicações no desenvolvimento deve, antes de tudo, ser de pleno conhecimento de todos os profissionais que acompanham este grupo de pacientes, para que dotados de informações possam orientá-la sobre todas as possibilidades e abordagens de reabilitação disponíveis. A escolha da abordagem de trabalho deve ser da família e não do profissional que a acompanha, devendo ser esta decisão respeitada e compreendida.

As escolhas familiares devem ser compreendidas porque em sua maioria são permeadas não apenas pelo conhecimento sobre a surdez que recebem durante o período de intervenções iniciais, mas também pelos valores, crenças e pela sua própria história. Quanto mais amadurecida for essa escolha, melhor será a adesão da família ao tratamento.

Quando todos estão implicados no **processo terapêutico**, os resultados são significativamente melhores e o processo para o paciente torna-se menos exaustivo, uma vez que conta com a retaguarda dos familiares durante as dificuldades do processo, tanto no apoio em situações difíceis como para a troca de informações com o terapeuta, auxiliando no mapeamento das dificuldades e possibilitando assim o **planejamento** de intervenções mais efetivas nas rotinas do paciente nos diferentes ambientes sociais que ele frequenta, seja o familiar, o social ou o escolar.

Para os pacientes adultos, a presença e a participação de seus familiares durante o processo de adaptação dos dispositivos auditivos e do período de reabilitação também é de grande importância. O conhecimento da família sobre as dificuldades vividas pelo paciente durante sua nova realidade estética e auditiva, seja com um AASI ou com um implante coclear, possibilita ao paciente um novo canal de escuta e uma parceria no trabalho de orientação às demais pessoas que convivem com ele nos diferentes ambientes sociais a respeito de sua nova condição auditiva. A participação da família no processo terapêutico é premissa principalmente no caso de crianças. Tem sido observado que muitas vezes a adesão ao processo de reabilitação fica prejudicada pelas baixas expectativas da família quanto ao desenvolvimento de linguagem, particularmente em famílias de baixa renda.

Os adultos, assim como as crianças, podem precisar de um suporte terapêutico para se adaptarem ao novo som, mas por já estarem inseridos no mercado de trabalho ou terem funções sociais e familiares mais estabelecidas, geralmente lhes são exigidos um bom desempenho tão logo se inicie o uso dos dispositivos, e nestas situações intervenções junto à família são necessárias.

Nos **idosos** a parceria torna-se ainda mais importante, visto as dificuldades apresentadas em decorrência da idade, seja para o manuseio do dispositivo auditivo, que exige destreza manual para a manipulação do equipamento, seja pelas dificuldades de compreensão oriundas tanto da deficiência auditiva quanto das decorrentes do próprio processo de envelhecimento.

É importante que os profissionais que estão em contato com pessoas com deficiência auditiva possam oferecer apoio às **famílias** de seus pacientes, através de ações educativas capazes de despertar o interesse pelo problema, guiando seus esforços em direção a uma melhor adaptação social destes pacientes. Alguns autores compararam expectativas de pais e terapeutas e constataram que nem sempre elas são congruentes, sugerindo que a explicitação de metas e ajuste de expectativas da família podem ser determinantes no desenvolvimento de linguagem da criança.

Escola

Os pais e as famílias das crianças com deficiência auditiva comumente questionam os profissionais de saúde que acompanham seus filhos, seja ele o médico ou o fonoaudiólogo, sobre aspectos relacionados com a educação formal e o seguimento escolar de seus filhos com perda auditiva. Normalmente esses questionamentos estão relacionados com dúvidas sobre a possibilidade de acompanharem ou não o programa pedagógico de uma escola regular; a escolha do melhor método a ser definido para esse processo e sobre a escolha entre uma escola regular ou especial.

Temos observado nos últimos anos um grande movimento para o desenvolvimento de práticas educacionais mais inclusivas para as pessoas com deficiências, pautadas em políticas públicas que garantem e asseguram a pessoas com deficiências o livre acesso às instituições de ensino segundo a Lei de Diretrizes e Bases da Educação Nacional (LDBN/9394/96). Embora vejamos na política um movimento bastante engajado por mudanças e por um processo de inclusão desses alunos, sabemos que mudanças dessa natureza não ocorrem de forma rápida e simples. Embora essas diretrizes já estejam acertadas no papel, transpô-las para a prática no cotidiano dos professores em sala de aula não é uma tarefa simples. Sabemos também que as estruturas de ensino, tanto públicas quanto privadas, vivenciam diariamente dificuldades para uma inclusão satisfatória dos alunos com deficiência. As salas de aula das escolas comuns, em sua maioria, não possuem tratamento acústico e contam com grande número de alunos. Existe ainda a falta de material pedagógico adequado e flexível para as dificuldades específicas dos alunos e um corpo docente preparado para o recebimento e trabalho com o aluno com deficiência auditiva.

No caso da criança surda usuária de libras a proposta educacional adequada são as escolas bilíngues para surdos, onde haverá uma comunidade de usuários de língua de sinais, favorecendo a socialização e o aprendizado do português escrito. Uma criança incluída com um intérprete na sala de aula comum é solitária e tem muita dificuldade de socialização. Esta ainda é uma disputa nas políticas educacionais que não particularizam a inclusão do surdo usuário de outra língua que não o português oral, utilizando o mesmo pressuposto que para outras deficiências.

Professores ainda têm bastante dificuldade em assimilar as estratégias adaptativas para crianças com deficiência auditiva cuja principal modalidade de comunicação é a língua oral. Estes profissionais acabam se adaptando ao aluno com deficiência auditiva em seu dia a dia e, na maioria das vezes, sem ter o conhecimento sobre as suas reais possibilidades auditivas. Este desconhecimento faz com que em muitas situações o potencial do aluno não seja trabalhado de forma integral, ou seja, ele muitas vezes é subutilizado ao lhe serem propostas tarefas simplificadas, propostas a partir do pressuposto de que a criança poderá não ser capaz de acompanhar determinado conteúdo. Vemos o inverso também ocorrer, em que professores podem exigir do aluno deficiente auditivo atividades com níveis de dificuldade superiores a sua compreensão, acarretando, neste caso, um sentimento de incapacidade e frustração na criança. Considerando que a prevalência da deficiência auditiva (1:1.000) é menor do que outras deficiências, o princípio da legislação voltada para a inclusão aborda principalmente adaptações curriculares e ergonômicas quando, no caso da criança surda, estratégias adaptativas facilitadoras de audibilidade para sons de fala são o ponto de partida.

É fundamental para o desenvolvimento, tanto do aluno quanto do sistema educacional, que os profissionais de educação e reabilitação trabalhem em parceria para o desenvolvimento de estratégias de trabalho que favoreçam de fato o melhor desempenho do aluno. Pais e fonoaudiólogos que acompanham a criança com deficiência auditiva devem ser parceiros da escola na construção de estratégias que facilitem seu percurso educacional.

É fundamental que o professor tenha conhecimento das possibilidades do seu aluno com o dispositivo para que possa trabalhar suas habilidades e os conteúdos da melhor forma. Conhecer o dispositivo e saber manuseá-lo torna-se imprescindível para que ele possa assegurar em sala de aula, que o aluno está tendo acesso aos conteúdos ali apresentados, e que o dispositivo está funcionando, principalmente nos casos das crianças pequenas que ainda não são capazes de verbalizar a falha do equipamento.

O trabalho em parceria da reabilitação, família e escola dos pacientes com deficiência auditiva é de suma importância, uma vez que depois do ambiente familiar, a escola é o local onde estes pacientes passam a maior parte de seus dias e são expostos às situações dialógicas ricas para o desenvolvimento de suas habilidades de linguagem. Dessa forma, é necessário tornar este ambiente facilitador de boas situações de comunicação.

Na escolha de uma instituição de ensino, aspectos como número de alunos por sala, flexibilidade e um campo aberto para o diálogo de profissionais são fundamentais para uma boa inserção, adaptação e sucesso educacional do aluno surdo, considerando as particularidades da língua utilizada na escola – português oral ou libras.

USO DO SISTEMA DE SISTEMAS DE MICROFONE REMOTO

Uma das maiores situações de difícil compreensão da fala para indivíduos com deficiência auditiva é a distância do falante, a **presença de ruído** e/ou reverberação. A inclusão de crianças com perdas auditivas, em escolas regulares, tem sido um dos objetivos da política educacional, uma vez que a linguagem oral nas salas de aulas é predominante. É fundamental que todos os profissionais envolvidos estejam preparados para receber esta criança, como também garantam que ela está recebendo a fala adequadamente para compreender e apreender o conteúdo pedagógico.

No **ambiente escolar** é onde encontramos as maiores dificuldades para que a criança consiga discriminar bem a fala, a presença de ruído, com os colegas conversando, carteira sendo arrastada, ventilador, a reverberação da sala, posições dos móveis, a distância do professor, tudo isso dificulta a relação sinal/ruído da fala, isto é, o quanto o som da fala está acima do ruído de fundo. Sabemos que para o deficiente auditivo conseguir compreender a mensagem necessita de uma relação ruído de 20 a 30 dB, enquanto em uma sala de aula a voz do professor está em cerca de 65 dB e o ruído pode alcançar níveis superiores a 70 dB, teremos uma relação sinal/ruído de 15 dB.

As mesmas situações encontraram-se em adultos em reuniões nas quais várias pessoas falam ao mesmo tempo ou em palestras nas quais a distância do deficiente auditivo e o interlocutor é grande ou até mesmo em cultos religiosos.

Atualmente, um dos recursos utilizados para minimizar estas dificuldades é o sistema de microfone remoto, que consiste em um transmissor que capta a voz do interlocutor e a transmite através de diferentes sistemas de transmissão sem fio, diretamente ao receptor que está conectado ao dispositivo eletrônico do usuário. O microfone remoto irá facilitar a compreensão da fala, pois a voz da falante irá diretamente para o dispositivo auditivo (seja AASI ou implante coclear), minimizando o ruído em uma sala. Isso ajuda a cortar qualquer efeito negativo da distância, eco ou ruído de fundo, mantendo o sinal da fala original forte e claro. É indicado para indivíduos com **perdas auditivas** em diferentes graus seja bilateral ou unilateral; indivíduos usuários de AASI e implante coclear; para indivíduos com audição normal e distúrbio de processamento auditivo e crianças com distúrbio de linguagem.

Vários estudos mostram que o uso do implante coclear com dispositivo de microfone remoto facilita a compreensão de fala na presença de **ruído**, tanto em crianças quanto em adultos, assim como em perdas moderadas a severas. Desde que passou a ser concedido pelo sistema SUS, os professores começam a ter mais familiaridade com o sistema de microfone remoto, embora ainda ofereçam alguma resistência para utilizá-lo na sala de aula.

CONSIDERAÇÕES FINAIS

O mais importante para um adequado desenvolvimento dos indivíduos com deficiência auditiva é o início da estimulação auditiva e de linguagem tão logo a família receba o diagnóstico. Quanto mais precoce for o início da estimulação, menores serão os prejuízos causados ao desenvolvimento. Atualmente, as crianças triadas na maternidade chegam com 4 ou 6 semanas e, após o diagnóstico, já são adaptadas com aparelhos de amplificação e tem início a intervenção através da participação da família. Este período é determinante para a estimulação do córtex auditivo em período crítico de desenvolvimento. As famílias devem ser esclarecidas que, independentemente da abordagem escolhida para a criança ao longo do tempo, a estimulação auditiva e de linguagem nos primeiros anos de vida será determinante no prognóstico para o desenvolvimento de linguagem oral verbal.

Considerando a individualidade de cada criança, é nossa responsabilidade como equipe multiprofissional, desde os pediatras, otorrinos, fonoaudiólogos, assistentes sociais, psicólogos, oferecer suporte e a melhor orientação possível para as famílias e assim garantir o sucesso da reabilitação auditiva das nossas crianças.

BIBLIOGRAFIA

Anderson KL, Goldstein H. Speech perception benefits of FM and infrared devices to children with hearing aids in a typical classroom. Lang Speech Hear Serv Sch. 2004 Apr;35(2):169-84.

Bagatto M, DesGeorges J, King A, Kitterick P, Laurnagaray D, Lewis D, et al. Consensus practice parameter: audiological assessment and management of unilateral hearing loss in children. *Int J Audiol*. 2019;58(12):805-815.

Barreiros AGE, Mendes BCA, Ficker LB, Novaes BCAC. Reabilitação auditiva: papel da família na adesão ao uso do sistema de transmissão sem fio na escola. Revista Disturbios Da Comunicação. 2016; 28:.718 - 729.

Bento RF, Brito RV, Castilho AM, Goffi Gomez MVS, Giorgi SB, Guedes MC. Auditory results with multicanal cochlear implant in patients submitted to cochlear implant surgery at University of São Paulo Medical School - Hospital das Clínicas. Rev. Bras. Otorrinolaringol. 2004; 70 (5): 632-7.

Bevilacqua MC, Alvarenga Kde F, Costa OA, Moret AL. The universal newborn hearing screening in Brazil: from identification to intervention. *Int J Pediatr Otorhinolaryngol.* 2010;74(5):510-515.

Brewster KK, Zilcha-Mano S, Wallace ML, Kim AH, Brown PJ, Roose SP, et al. A precision medicine tool to understand who responds best to hearing aids in late-life depression. *Int J Geriatr Psychiatry.* 2022;37(6):10.1002/gps.5721.

Calmels MN, Gallois Y, Marx M, Deguine O, Taoui S, Arnaud E, et al. Functional Reorganization of the Central Auditory System in Children with Single-Sided Deafness: A Protocol Using fNIRS. *Brain Sci.* 2022;12(4):423. Published 2022 Mar 22.

Camargo N, Mendes BCA, Novaes BCAC. Relationship between hearing capacity and performance on tasks of speech perception in children with hearing loss. Relações entre medidas de capacidade auditiva e desempenho em tarefas de percepção da fala em crianças com deficiência auditiva. *Codas.* 2020;32(1):e20180139. Published 2020 Feb 3.

Cavanaugh MCV, Mendes BCA, Novaes BCAC. Diagnóstico e reabilitação auditiva na infância In: Tratado de Foniatria. 1ª ed. Rio de Janeiro: Thieme Revinter, 2020. p. 45-57.

Ching TY, Dillon H, Marnane V, Hou S, Day J, Seeto M, et al. Outcomes of early- and late-identified children at 3 years of age: findings from a prospective population-based study. *Ear Hear.* 2013;34(5):535-552.

Ching TYC, Dillon H, Leigh G, Cupples L. Learning from the Longitudinal Outcomes of Children with Hearing Impairment (LOCHI) study: summary of 5-year findings and implications. *Int J Audiol.* 2018;57(sup2):S105-S111.

Costa SA, Gentile C, Pinto ALPG, Perissinoto J, Pedromônico MRM, Azevedo MF. Roteiro de diagnóstico e acompanhamento do desenvolvimento de crianças de 0a 36 meses de idade. Pró-fono. 1992;4(2):9-16.

Daher CV, Bahmad F Jr. Cochlear implants in a low-income country: Brazilian public health system (SUS) - a longitudinal analysis since the beginning. *Braz J Otorhinolaryngol.* 2021;87(3):245-246.

Deep NL, Roland JT Jr. Auditory Brainstem Implantation: Candidacy Evaluation, Operative Technique, and Outcomes. *Otolaryngol Clin North Am.* 2020;53(1):103-113.

Dornhoffer JR, Reddy P, Ma C, Schvartz-Leyzac KC, Dubno JR, McRackan TR. Use of Auditory Training and Its Influence on Early Cochlear Implant Outcomes in Adults. *Otol Neurotol.* 2022;43(2):e165-e173.

Esturaro GT, Novaes BCAC, Deperon TM, Mendes BCA. Uso de sistema de transmissão sem fio e desempenho de estudantes com deficiência auditiva na perspectiva de professores. Revista Disturbios Da Comunicação. 2016; 28: 730 - 742.

Esturaro GT, Youssef BC, Ficker LB, Deperon TM, Mendes BCA, Novaes BCAC. Adherence to Remote Microphone System use at school in children and adolescents with hearing loss. Adesão ao uso do Sistema de Microfone Remoto em estudantes com deficiência auditiva usuários de dispositivos auditivos. *Codas.* 2022;34(3):e20200326.

Figueiredo R de SL, Mendes B, Cavanaugh MCV, Deperon TM, Novaes B. Índice de inteligibilidade (SII) e variação da intensidade do sinal de fala em crianças com deficiência de audição. Audiology - Communication Research. 2019;24: e1733.

Geers AE, Mitchell CM, Warner-Czyz A, Wang NY, Eisenberg LS; CDaCI Investigative Team. Early Sign Language Exposure and Cochlear Implantation Benefits. *Pediatrics.* 2017;140(1):e20163489.

Goffi-Gomez MV, Magalhães AT, Brito Neto R, Tsuji RK, Gomes M de Q, Bento RF. Auditory brainstem implant outcomes and MAP parameters: report of experiences in adults and children. *Int J Pediatr Otorhinolaryngol.* 2012;76(2):257-264.

Goffi-Gomez MVS. When May Cochlear Implant Not Work Even at a Very Young Age? Int Arch Otorhinolaryngol 2023;27(2):e179–e182.

Goffi-Gomez MVS, Guedes MC, Sant.Anna SG, Peralta CGO, Tsuji RK, Castilho AM, et al. Critérios de Seleção e Avaliação Médica e Audiológica dos Candidatos ao Implante Coclear: Protocolo HCFMUSP. Arquivos Int. Otorrinolaring. 2004; 8(4):303-313.

Horacio C, Goffi-Gomez MVS. Lip reading contribution for the communication of the individual with auditory neuropathy, Rev CEFAC. 2007; 9(3): 404-10.

Kwak SH, Kim D, Bae SH, Moon IS, Kim SH, Choi JY, Jung J. Effects of Contralateral Routing of Signal Hearing Aids on Audiological and Academic Performance in School-Age Children With Unilateral Hearing Loss. Clin Exp Otorhinolaryngol. 2021 Aug;14(3):355-358.

LDBN/ 9394/96. Lei de Diretrizes e Bases da Educação Nacional. 20 de dezembro de 1996. Disponível em https://www.planalto.gov.br/ccivil_03/leis/l9394.htm

Mahomva C, Kim A, Lieu JEC, Goldberg DM, Anne S. Speech and language outcomes in mild-moderate unilateral sensorineural hearing loss. *Int J Pediatr Otorhinolaryngol.* 2021;141:110558.

Martinez MANS, Novaes BCAC, Mendes BCA. Amplificação Sonora em Bebês. In: Schochat, E et al. Tratado de Audiologia. 3. ed. São Paulo: Manole; 2022. p. 453-464.

Martins, MF.; Mendes, BCA.; Castro, SC; Novaes, BCAC Percepção e satisfação de pais e fonoaudiólogos referente ao desempenho em habilidades auditivas e de linguagem de crianças usuárias de implante coclear. *Research, Society And Development.* 2021; 10:e475101522633.

McCreery RW, Walker EA, Stiles DJ, Spratford M, Oleson JJ, Lewis DE. Audibility-Based Hearing Aid Fitting Criteria for Children With Mild Bilateral Hearing Loss. *Lang Speech Hear Serv Sch.* 2020;51(1):55-67.

Moeller MP. Early intervention and language development in children who are deaf and hard of hearing. *Pediatrics.* 2000;106(3):E43.

Northern JL, Downs MP. Audição na infância. 5ª ed. Rio de Janeiro: Guanabara Koogan; 2005. p. 75-101.

Novaes BCAC, Ficker LB. Capítulo 132 - Avaliação fonoaudiológica de bebês e crianças com deficiência auditiva – função semiótica e linguagem In: Tratado de Especialidades em Fonoaudiologia.1 ed. Rio de Janeiro: Editora Guanabara Koogan Ltda. 2014. P. 1005-1013.

Novaes BCAC, Mendes BCA. Habilitação Auditiva: intervenção em bebês e crianças pequenas In: Tratado de Otorrinolaringologia e Cirurgia Cérvicofacial da ABORL-CCF.3a ed.Rio de Janeiro: Gen Guanabara Koogan, 2017. p. 260-289.

Novaes BC, Versolatto-Cavanaugh MC, Figueiredo Rde S, Mendes Bde C. Determinants of communication skills development in children with hearing impairment. *J Soc Bras Fonoaudiol.* 2012;24(4):335-341.

Park LR, Dillon MT, Buss E, Brown KD. Two-Year Outcomes of Cochlear Implant Use for Children With Unilateral Hearing Loss: Benefits and Comparison to Children With Normal Hearing [published online ahead of print, 2023 Mar 7]. *Ear Hear.* 2023;10.1097/AUD.0000000000001353.

Rocha LV, Martinelli MC. Cognition and benefit obtained with hearing aids: a study in elderly people. Cognição e benefício obtido com o uso de próteses auditivas: um estudo em idosos. *Codas.* 2020;32(2):e20180259. Published 2020 Feb 3.

Roush J, Holcomb MA, Roush PA, Escobar ML. When Hearing Loss Occurs with Multiple Disabilities. Seminars In Hearing. 2004; 25(4): 333-345.

Schafer EC, Thibodeau LM. Speech recognition abilities of adults using cochlear implants with FM systems. J Am Acad Audiol. 2004 Nov-Dec;15(10):678-91.

Sharma A, Dorman MF, Spahr AJ. A sensitive period for the development of the central auditory system in children with cochlear implants: implications for age of implantation. *Ear Hear*. 2002;23(6):532-539.

Skinner MW. The hearing of speech during language acquisition. *Otolaryngol Clin North Am*. 1978;11(3):631-650.

Snapp H. Bone Conduction: Benefits and Limitations of Surgical and Nonsurgical Devices. *Otolaryngol Clin North Am*. 2021;54(6):1205-1217.

Thompson NJ, Lopez EM, Dillon MT, Rooth MA, Richter ME, Pillsbury HC, et al. Cochlear Implantation for Unilateral and Asymmetric Hearing Loss: Long-Term Subjective Benefit [published online ahead of print, 2023 Feb 9]. *Laryngoscope*. 2023;10.1002/lary.30608.

Yoshinaga-Itano C, Sedey AL, Mason CA, Wiggin M, Chung W. Early Intervention, Parent Talk, and Pragmatic Language in Children With Hearing Loss. *Pediatrics*. 2020;146(Suppl 3):S270-S277.

Youssef BC, Mendes BCA, Costa ECE, Novaes BCAC. Efetividade na adesão a reabilitação auditiva em crianças: Grupo de Adesão Familiar e terapia inicial. Revista Disturbios da Comunicação. 2017;29:734-748.

PARTE XII TRATAMENTO DA SURDEZ COM PRÓTESES

CAPÍTULO 53

APARELHOS DE AMPLIFICAÇÃO SONORA INDIVIDUAL

Isabela de Souza Jardim

A prótese auditiva, também chamada de aparelho de amplificação sonora individual (AASI) ou mesmo aparelho auditivo, é uma opção para a habilitação ou reabilitação de indivíduos de diferentes tipos e graus de perda auditiva.

Independente da característica e grau da perda auditiva, pessoas que necessitam de amplificação como forma de melhorar sua comunicação oral devem sempre receber orientação profissional e, intervenção imediata após o diagnóstico de modo a evitar tempo prolongado de privação sensorial.

O médico otorrinolaringologista é o profissional responsável pelo diagnóstico da deficiência auditiva. Além de verificar a necessidade e a indicação do AASI. De mesmo modo, é função do médico acompanhar o indivíduo usuário com avaliações clínicas periódicas com o objetivo de orientar o paciente, incentivá-lo a usar, monitorar a perda de audição, fazer remoção de cerume, mesmo que em pequena quantidade, de forma a evitar complicações e frustrações no uso, como infecções, entupimento constante causando rebaixamentos de ganho do AASI.

O Audiologista é responsável pelo processo de seleção, adaptação, verificação e validação, e orientação do AASI, além de acompanhar periodicamente o indivíduo para a manutenção e continuidade do uso.

Neste capítulo serão abordados os conceitos básicos e o processo de seleção, adaptação e verificação, validação, aconselhamento e seguimento do AASI.

CARACTERÍSTICAS ELETROACÚSTICAS DO AASI

- *Ganho Acústico:* é a diferença em decibel do nível de pressão sonora (NPS) entre o sinal de entrada e o sinal de saída de um AASI, ou seja, é a quantidade de amplificação fornecida pelo dispositivo.
- *Resposta de Frequência:* em função da natureza dos componentes internos cada frequência possui um determinado ganho acústico na amplificação. A "faixa de frequência" refere-se à faixa útil de resposta e varia de acordo com a marca, tecnologia e modelo do AASI. A escolha da faixa de frequência a ser utilizada está diretamente relacionada à configuração audiométrica da perda auditiva, assim sendo, perdas auditivas em altas frequências devem receber uma amplificação com faixa ampla.
- *Saída Máxima:* corresponde ao nível máximo de pressão sonora que um AASI pode produzir. A regulagem da saída máxima é tão fundamental quanto o ajuste do ganho acústico para minimizar o desconforto para sons de forte intensidade.

CLASSIFICAÇÃO DE UM AASI

O AASI pode ser classificado de acordo com:

A) Tipo do processador do sinal (tecnologia):
- Analógica: na amplificação analógica, o sinal elétrico produzido é equivalente à onda sonora captada pelo microfone. Foi muito utilizada ao longo dos anos, composto por controles externos, como volume, chave liga e desliga, além de controles internos para redução de frequências baixas ou altas, limitação de saída máxima e compressão. Os ajustes eram feitos manualmente.
- Programável: composto por processador essencialmente analógico, mas o controle do sistema de amplificação é feito digitalmente. Deixou de ser fabricado no ano de 2000.
- Digital: nesta tecnologia a onda sonora é transformada em impulso elétrico, que por sua vez é convertido em um padrão digital. Depois de amplificado e modificado, este sinal é novamente convertido em impulso elétrico e acústico para poder se tornar audível. A tecnologia digital trouxe grandes avanços na qualidade sonora à medida que nasce uma geração de *chip* em curtos intervalos de tempo. Este *chip* é capaz de processar o sinal sonoro com as características eletroacústicas e agregar vários algoritmos. Podemos citar os principais: redução de ruído, para conforto, microfones multidirecionais para melhor discriminação de fala, compressão de frequências, controle de microfonia para eliminação de *feedback*.

B) Local de uso (modelo):
- Caixa: este tipo foi muito utilizado, na década de 1980. O AASI é composto por uma caixa externa, de bolso, cinto ou lapela, contendo um microfone e amplificador com controles externos. Na caixa conecta-se um fio com o receptor acoplado em um molde auricular. Sua transmissão pode ser por via aérea ou óssea com um arco metálico para fixação (Fig. 53-1).
  É um dos tipos mais antigos de amplificadores e bastante potente. Usado em portadores de deficiência múltipla ou em casos em que a fixação convencional não é possível.
- Retroauricular: também conhecido como BTE (*Behind the Ear*), este modelo possui retenção no pavilhão auricular. Seu tamanho pode variar em convencional, mini e micro. Com as variações atuais do mercado podemos

encontrar nestes dispositivos controles internos de programação, além dos controles externos, como botão de volume ou de programa e chave liga/desliga ou aplicativos com controle remoto. Este tipo pode ser dividido em dois grupos:

- Retroauricular "clássico" ou com gancho: o dispositivo é acoplado em um molde auricular por meio de um tubo plástico de calibre de 2 mm de diâmetro (Fig. 53-2). Indicado para perda auditiva de graus leve, moderado, severo ou profundo. Dentre os fatores que podem limitar o uso deste modelo destacamos meato acústico muito estreito ou pós-cirúrgico com cavidade muito disforme ou aberta, impedindo a impressão fidedigna do meato acústico externo, consequentemente, causando intercorrências na adaptação. Algumas marcas permitem ajustes para adaptação bimodal com implante coclear (Fig. 53-2a).

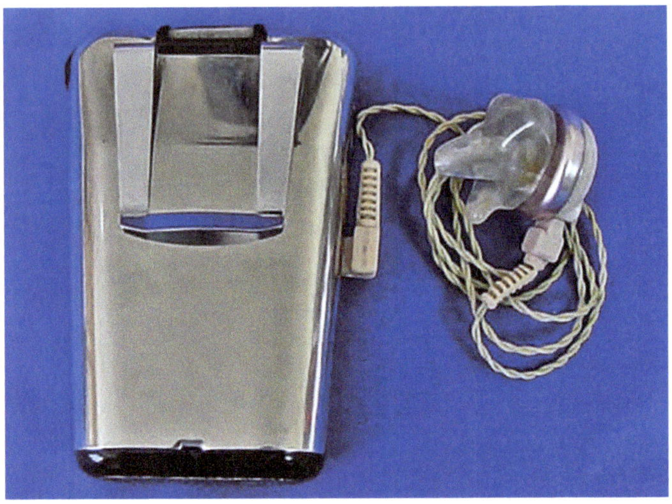

Fig. 53-1. AASI modelo caixa.

- Retroauricular "tubo fino": a máquina é acoplada a um tudo fino de 1 mm de diâmetro. Inicialmente, este modelo foi desenvolvido para a adaptação em perda auditiva de configuração descendente em que as frequências baixas estavam dentro dos limites de normalidade. Este tipo de adaptação ganhou o nome de "adaptação aberta". O tubo fino associado a uma oliva de silicone aberta foi desenvolvido para favorecer a amplificação das frequências altas. (Fig. 53-3).
  Os modelos atualmente disponíveis no mercado, especialmente AASI com receptor no canal (RITE), possuem tubo fino acoplado em olivas de silicone fechadas ou mesmo em minimolde que faz o efeito de amplificação fechada. Esta tecnologia pode ser usada também em indivíduos com perda plana de grau severo. Deste modo, o modelo retroauricular tem possibilidade, dependendo de como o Audiologista o confecciona, de ajustes variados cobrindo perdas auditivas de graus leve, moderado ou severo planas ou descendentes. Consideram-se limitadores deste tipo de AASI, meato acústico muito estreito ou sem retenção na primeira curva, cavidade disforme ou aberta, impedindo a impressão fidedigna, caso seja usado o minimolde.

- Intrauricular: este tipo de AASI, ou ITE (*In The Ear*), possui contenção no meato acústico externo e/ou concha

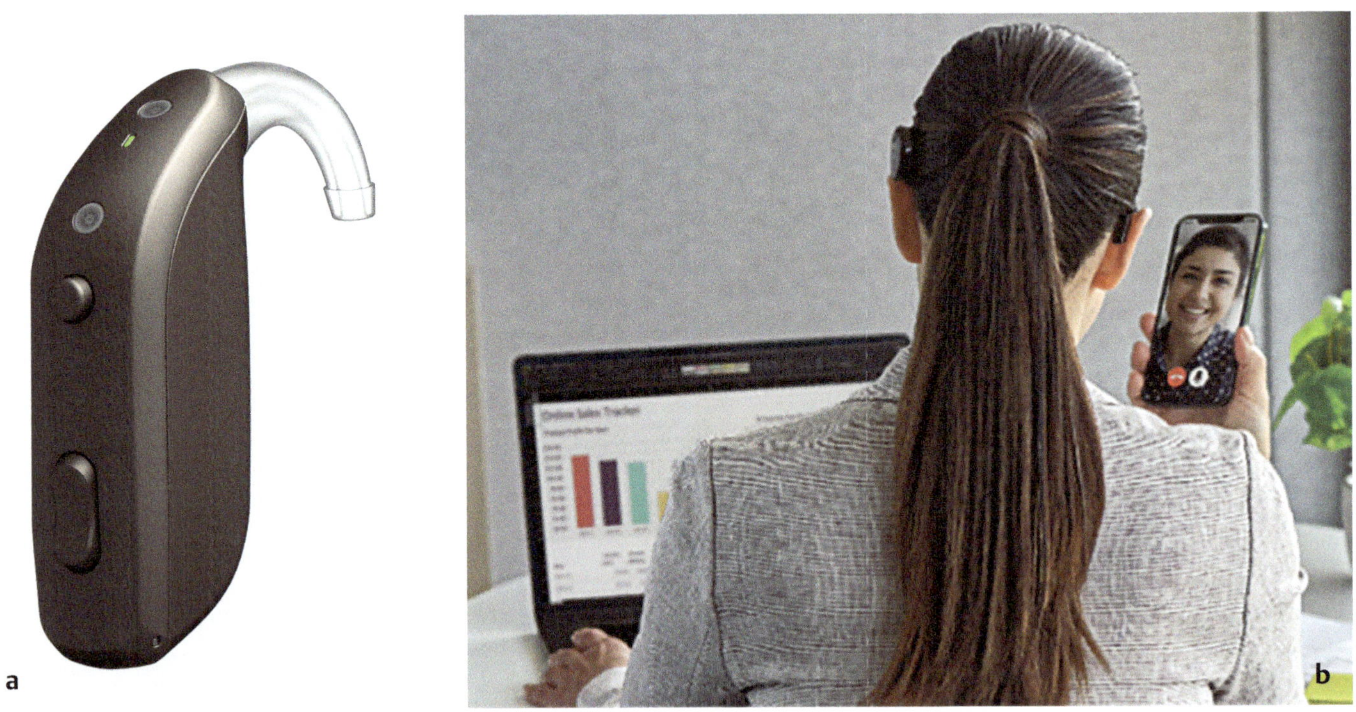

Fig. 53-2. (a) Modelo retroauricular com gancho. Imagem cedida por GN Resound. (b) AASI modelo retroauricular e implante coclear em adaptação bimodal. (Imagem cedida por GN Resound.)

auricular dependendo do tamanho. O modelo é customizado, ou seja, sua cápsula é confeccionada artesanalmente para ser usado na orelha externa. Indicado para perdas auditivas de graus leve, moderado ou severo. O tipo Intrauricular pode ser dividido em:

- Intracanal: ou ITC (*In The Canal*) é menor e possui a retenção no meato acústico externo. Indicado para perdas auditivas de graus leve, moderado ou moderadamente severo (Fig. 53-4).
- Microcanal: ou CIC (*Completely In The Canal*) é ainda menor que o ITC e possui a retenção no meato acústico externo, posicionando o *faceplate* de modo mais profundo. Indicado para perdas auditivas de grau leve ou moderado (Fig. 53-5). Atualmente, temos no mercado o CIC de adaptação instantânea, isto é, acoplado em cápsula de silicone, sem a necessidade de pré-moldagem (Fig. 53-6).
  Os AASI dos tipos ITE, ITC e CIC possuem a vantagem estética em relação ao modelo BTE clássico, quando o diâmetro do canal auditivo externo favorece a acomodação do dispositivo de forma adequada, alojando bem os componentes.

- Haste de óculos: este tipo de AASI é construído dentro da haste dos óculos. O som é transmitido para a orelha por um pequeno tubo com molde ou vibrador ósseo. A desvantagem de não poder usar os óculos ou a prótese auditiva separadamente limita este tipo (Fig. 53-7). Modelo não é fabricado no mercado brasileiro.

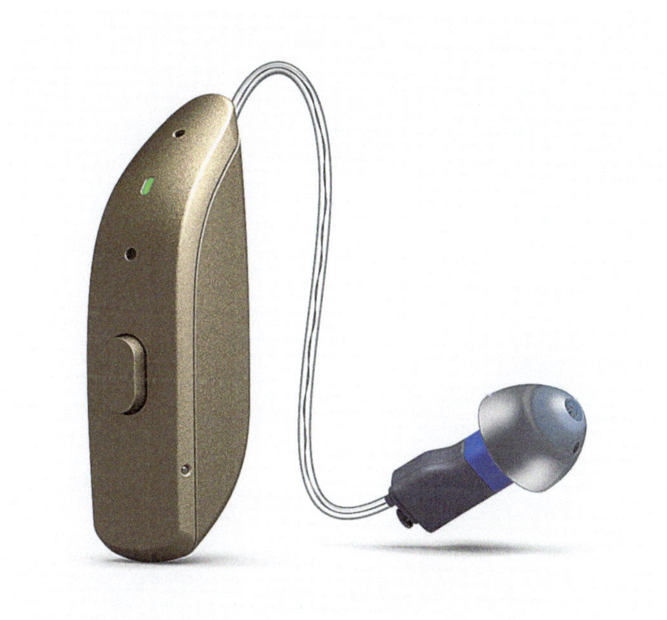

Fig. 53-3. AASI modelo retroauricular com receptor no canal (RIC). Imagem cedida por GN Resound.

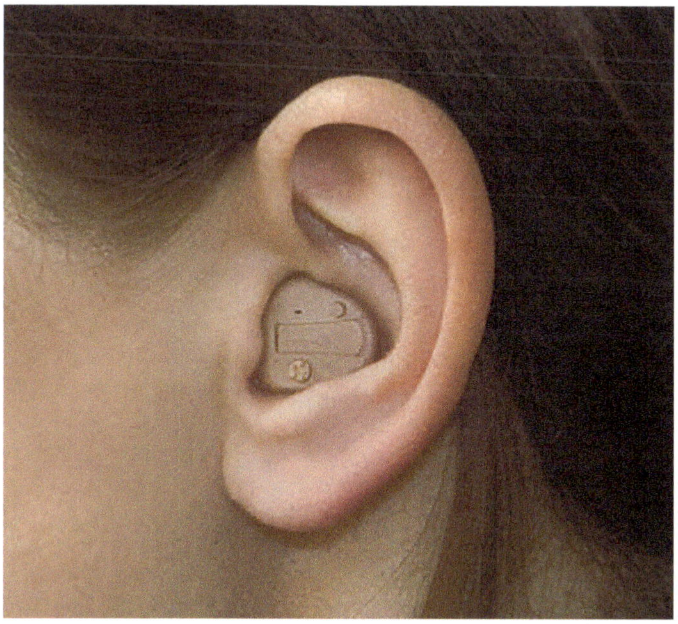

Fig. 53-4. AASI modelo intracanal.

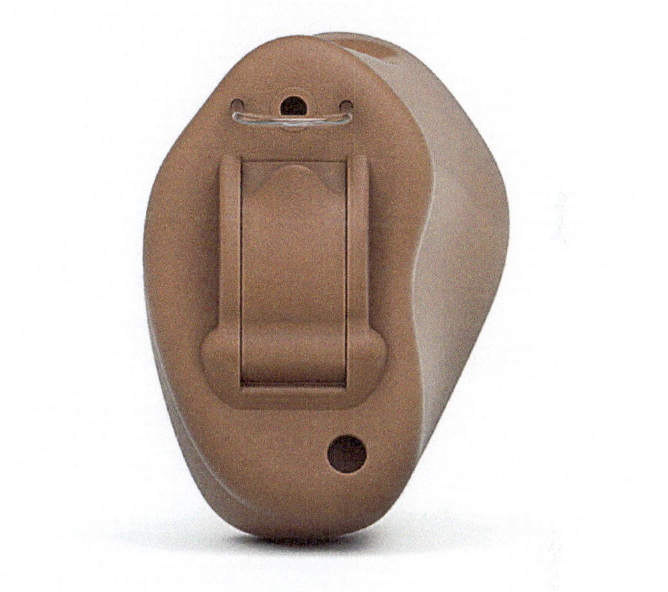

Fig. 53-5. AASI modelo *Completely in the ear* (CIC).

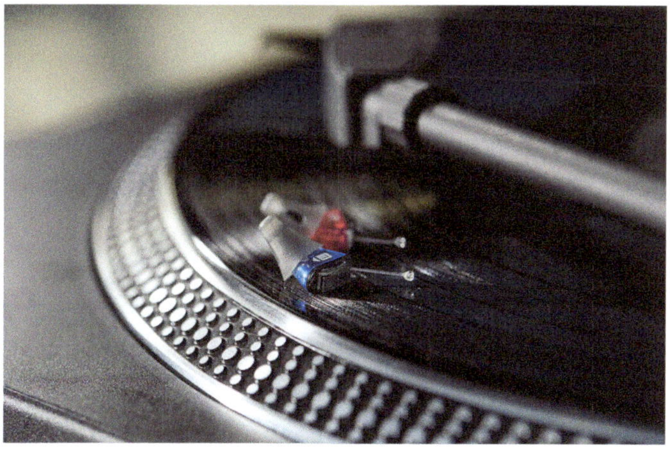

Fig. 53-6. AASI modelo CIC de adaptação instantânea. (Imagem cedida por WS Audiology.)

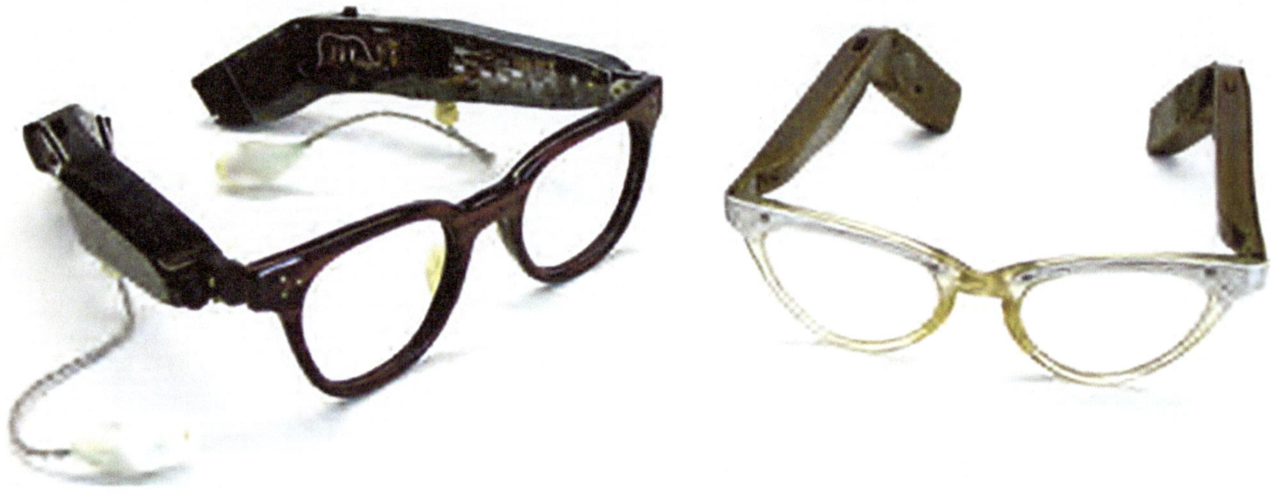

Fig. 53-7. AASI modelo haste de óculos.

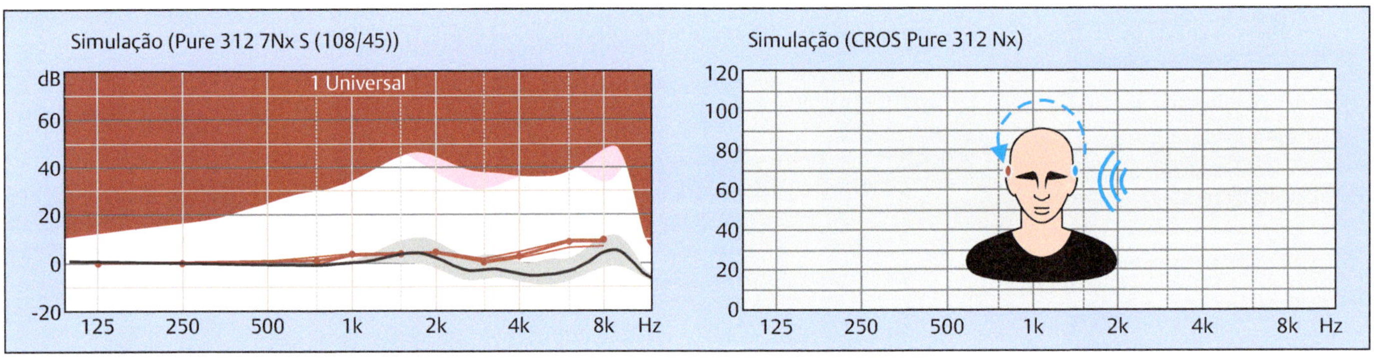

Fig. 53-8. AASI com tecnologia CROS/BICROS.

C) Forma de condução:
- Condução aérea: o dispositivo auditivo fornece a amplificação via meato acústico externo, amplificação eletroacústica, tendo como medida decibel ou DBNPS, decibel de nível de pressão sonora.
- Condução óssea: este tipo de dispositivo auditivo utiliza a condução óssea para a amplificação sonora, utiliza a calota craniana para propagação do som com dissipação de energia sonora.
- CROS (*Contralateral Routing of Offside Signals*): utiliza-se de dois equipamentos, sendo um o AASI e do outro lado a tecnologia CROS, composta de um microfone e sistema de envio de sinal para o amplificador. Indicado para perda auditiva unilateral com o lado da perda sendo total, e o contralateral normal. Tem o objetivo de melhorar a compreensão de fala no ruído e localização. Embora as tecnologias CROS e Prótese auditiva ancorada no Osso sejam usadas para perda auditiva unilateral *Single Sided Deafness*, o princípio de funcionamento difere completamente. Enquanto a primeira utiliza sinal de transmissão entre os dispositivos, a segunda utiliza a transmissão transcraniana para propagação do som. Estudos demonstram não haver uma tecnologia que seja unânime nos benefícios, por isso a necessidade de testes domiciliares para indicação. Quando o lado melhor apresenta perda, a tecnologia é chamada BICROS. Mesmo modelo de equipamento do CROS, no BICROS o audiologista ativa amplificação no lado do AASI via *software* (Fig. 53-8).

MOLDE AURICULAR

É a parte do AASI que fica em contato com o meato acústico externo. Confeccionado em acrílico ou silicone. O molde tem as funções de reter o AASI e conduzir o som, favorecendo a transmissão do sinal eletroacústico, modificando-o, quando necessário, de modo a proporcionar conforto ao usuário.

O modelo de molde é escolhido de acordo com o grau, característica anatômica e configuração da perda auditiva.

A confecção do molde é feita por meio de uma pré-moldagem. Recomenda-se que o Canal auditivo externo esteja saudável e totalmente livre de cerume de modo a não causar deformações, não aprofundar o cerume ou mesmo causar lesão na pele.

Atualmente, sabe-se que o molde em perfeitas condições é tão importante quanto a qualidade do equipamento do AASI. Recomendação para troca de moldes.

Recomenda-se à criança a troca do molde em intervalos de 3 a 6 meses ou quando imediatamente após o tratamento de infecções de orelha.

No adulto, geralmente, uma vez por ano ou quando houver alterações na coloração do material, ressecamento, cortes, infecções ou falta de pedaços ou qualquer outra alteração que diminua a retenção do molde, prejudicando o conforto do paciente ou o desempenho na amplificação do som.

ADAPTAÇÃO UNILATERAL *VERSUS* BILATERAL

Atualmente já está bem estabelecida a necessidade de adaptação bilateral em perdas auditivas bilaterais.

Numerosas vantagens têm sido postuladas a favor da adaptação bilateral, como:

1. Melhora na capacidade de localização de fontes sonoras.
2. Melhora na inteligibilidade e discriminação da fala, principalmente na presença de ruídos competitivos.
3. Pode ocorrer a somação binaural de 6 a 10 dB.
4. Eliminação do efeito da sombra da cabeça.
5. Melhora na perspectiva auditiva e do balanço espacial.

Considera-se a adaptação bilateral como forma de adaptação indicada para todos os candidatos ao uso do AASI. Contudo, em perdas auditivas com assimetria acentuada deve-se considerar a possibilidade de adaptação unilateral quando, após experiência domiciliar, na verificação o teste de fala, no silêncio e com ruído competitivo, com uso bilateral apresentar pior resultado de compreensão de fala que no uso unilateral.

ADAPTAÇÃO DE AASI EM PERDA AUDITIVA UNILATERAL

As principais queixas de portadores de perda auditiva unilateral são dificuldade de localização sonora, dificuldade de compreensão quando o som vem do lado da perda auditiva associado à dificuldade de compreensão de fala em ambientes com ruído.

Para seleção do AASI devemos considerar os diferentes tipos de perda auditiva unilateral e suas particularidades, como:

- Caracterizar se perda auditiva congênita ou adquirida.
- Tempo de perda auditiva, privação e idade do paciente.
- Tipo da perda se condutiva, mista, neurossensorial ou total (*Single Sided Deafness*).
- Presença de discriminação auditiva no lado da perda auditiva.

Caso 1. Indivíduo com Perda auditiva Neurossensorial Unilateral – Anacusia (*Single Sided Deafness*- SSD)

Com audiometria sem resíduo de discriminação (Fig. 53-9), indivíduos apresentam dificuldade na localização da fonte sonora e de compreensão em ambientes com ruído. Dispositivos auditivos possíveis para o caso: Tecnologia CROS, Prótese auditiva ancorada no osso ou Implante coclear. As tecnologias CROS e PAAO podem ser testadas pelo individuo em tempo maior e domiciliar, permitindo a os indivíduos terem experiência em situação real, da melhora que pode ter.

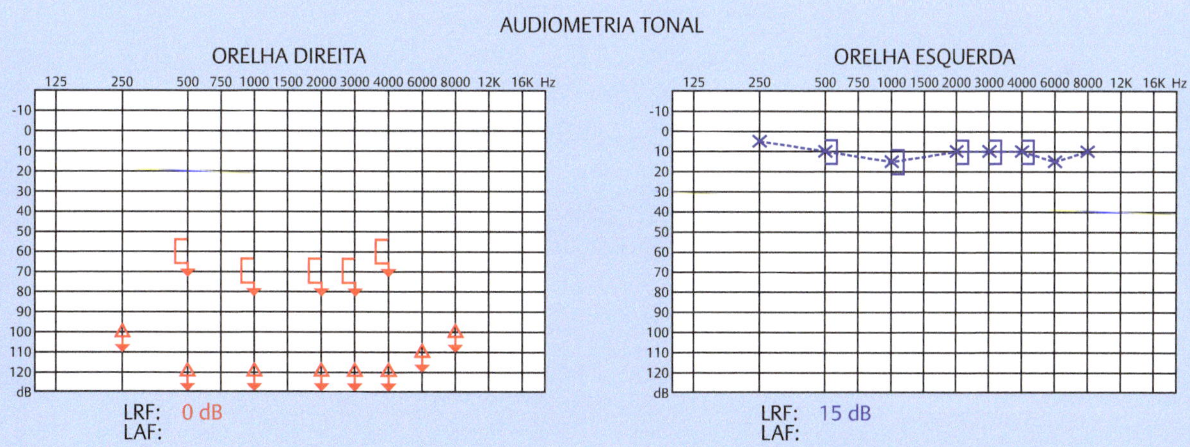

Índice Percentual de Reconhecimento de Fala

	Intensid	Monossil	Dissil
Pal. Faladas	———	25	25
OD	0 dB	0%	0%
OE	50 dB	100%	

Fig. 53-9. Exemplo de perda auditiva neurossensorial unilateral total (*Single Sided Deafness* -SSD).

Caso 2. Perda Auditiva Unilateral: Perda Auditiva Neurossensorial com Presença de Discriminação Auditiva

Neste caso deve-se testar o AASI na orelha com perda auditiva a fim de aproveitar o resíduo da discriminação auditiva e estimular diretamente as vias auditivas (Fig. 53-10a). Casos em que se inicia a estimulação em curto período de privação auditiva, pode haver melhora na discriminação e bom prognóstico para o AASI (Fig. 53-10b). Quando a discriminação auditiva é muita baixa e não houver melhora no desempenho, pode-se tentar a tecnologia CROS. Nunca se deve ir diretamente ao CROS devido à possibilidade de perder a estimulação do nervo auditivo.

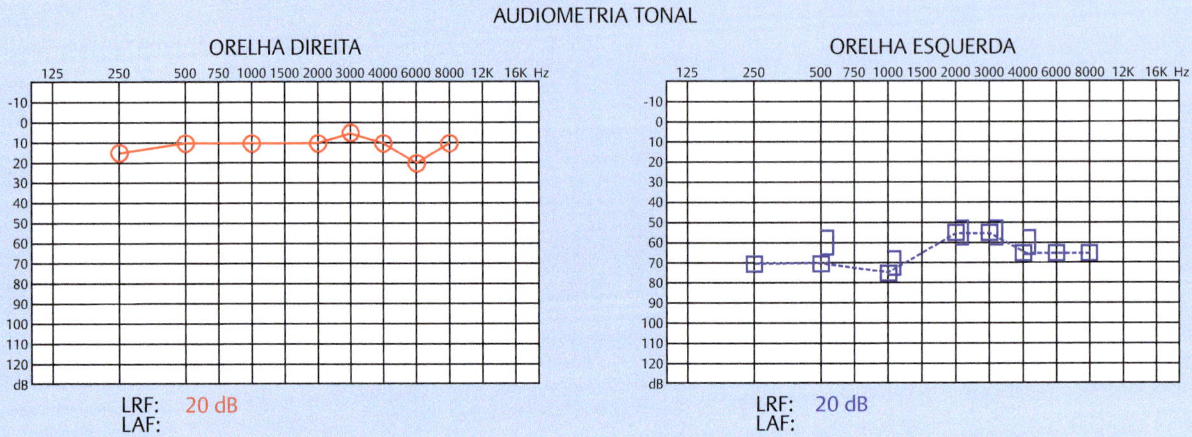

Índice Percentual de Reconhecimento de Fala

	Intensid	Monossil	Dissil
Pal. Faladas	———	25	25
OD	50 dB	1006%	
OE	100 dB	36%	40%

a

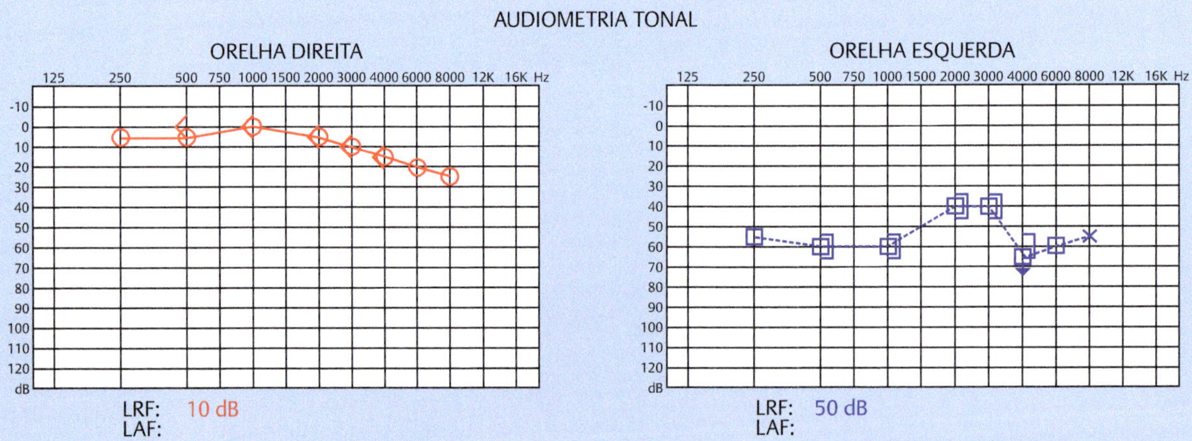

Índice Percentual de Reconhecimento de Fala

	Intensid	Monossil	Dissil
Pal. Faladas	———	25	25
OD	50 dB	1006%	
OE	85 dB	88%	

b

Fig. 53-10. (**a**) Perda auditiva neurossensorial unilateral de grau moderadamente severo com presença de discriminação auditiva. (**b**) Perda auditiva neurossensorial unilateral de grau moderadamente severo após estimulação com uso do AASI.

Caso 3. Perda Auditiva Condutiva ou Mista Unilateral com GAP Aéreo-ósseo Maior que 30 dBNA (Fig. 53-11)

Considera-se AASI e PAAO como opção de amplificação.

Caso a diferença de GAP seja maior ou limiares auditivos aéreos muito rebaixados, a Prótese auditiva ancorada no osso pode ser uma melhor opção.

Caso 4. Perda Auditiva Condutiva ou Mista Unilateral: com GAP Menor que 30 dBNA

Considera-se o uso do AASI para estimulação direta do nervo auditivo.

PROCESSO DE SELEÇÃO E ADAPTAÇÃO DO AASI EM ADULTOS

O processo de adaptação de um aparelho de amplificação sonora individual inicia-se no consultório médico quando o mesmo faz a indicação. Ao indicar, o médico deve fazer as orientações iniciais sobre os possíveis benefícios e limitações. É de responsabilidade médica a orientação sobre os efeitos da privação auditiva, os prejuízos da estimulação tardia nas alterações das habilidades auditivas, além dos efeitos negativos, como isolamento, depressão, baixa na autoestima, conflito familiar e os achados atuais de estudos que relacionam a perda auditiva não tratada com o impacto na cognição.

Ao indicar o uso o paciente deve ser orientado a procurar um especialista audiologista e entender que o AASI faz parte do tratamento, e o processo de seleção e adaptação e verificação/validação demora algumas semanas. Antes da aquisição é importante ter exames de medida objetiva que permita avaliar o desempenho auditivo e benefício.

Dicas ao paciente:

- Fazer teste com um especialista na área, o Audiologista.
- Fazer todas as etapas: avaliação, seleção, adaptação, verificação com todas as orientações necessárias.
- Solicitar teste com mais de uma marca de AASI, os processadores mudam! Cada pessoa reage de forma diferente com determinada marca.
- O paciente deve comparecer ao consultório médico para remoção de cerume, mesmo que parcial a fim de evitar desgastes com redução de função do AASI devido a entupimento.
- Todo usuário deve comparecer pelo menos uma vez ao ano ou conforme orientação do profissional pelo menos uma vez ao ano para avaliação, ajustes, manutenção e verificação do AASI, mesmo que seja a linha mais sofisticada do AASI.

Com estas informações ele poderá iniciar o processo com a visão clara que o AASI tem a finalidade de melhorar sua comunicação e estimular suas funções auditivas.

O protocolo de seleção e adaptação, verificação e validação do AASI, segundo a ASHA 1997, deve conter as seguintes etapas:

- Avaliação do candidato.
- Identificação das necessidades individuais.
- Seleção das características eletroacústicas do AASI.
- Verificação do desempenho auditivo com testes de fala e tubo sonda.
- Orientação e aconselhamento do paciente e dos familiares.
- Validação (medida do benefício).

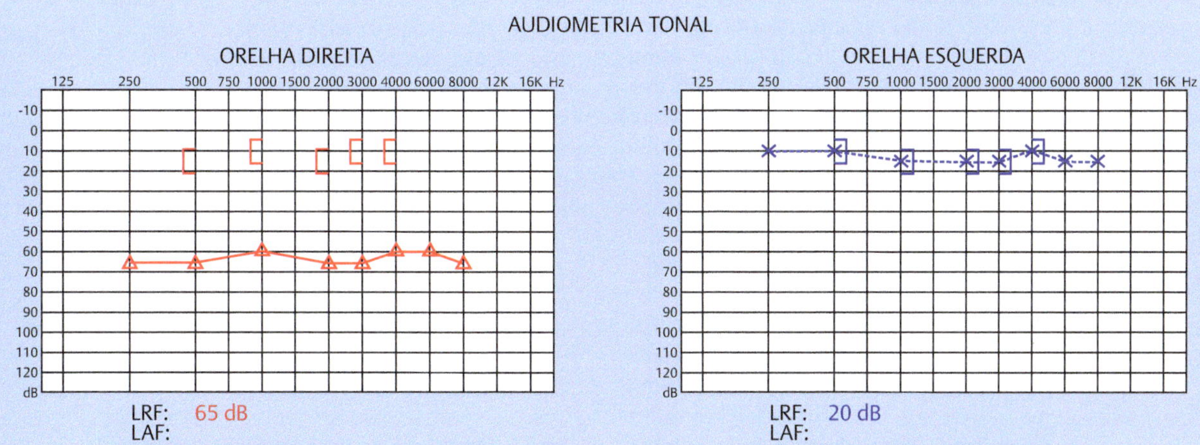

Índice Percentual de Reconhecimento de Fala

	Intensid	Monossil	Dissil
Pal. Faladas	———	25	25
OD	100 dB	96%	
OE	60 dB	100%	

Fig. 53-11. Perda auditiva do tipo condutiva de grau moderadamente severo unilateral com *gap* maior que 30 dBNA.

Avaliação do Candidato

Nesta etapa devem-se determinar o tipo e a magnitude da perda de audição. Torna-se necessário conhecer o histórico do caso, a avaliação audiológica e realizar a pesquisa do limiar de desconforto, a fim de se obter o campo dinâmico da audição do indivíduo, fundamental seleção do AASI.

Histórico do caso: além das condições de saúde geral, deve-se investigar a presença de:

- *Zumbido:* em casos de perda auditiva associada à presença de zumbido, deve-se optar, quando o grau da perda assim permitir, pela escolha de modelo, tecnologia e molde que deixe a orelha não ocluída (molde aberto ou com ventilação de alívio) e com ajustes de programação específicos, como desativação da expansão, redutor de ruído e microfone direcional, favorecendo a habituação do zumbido. Indivíduos com queixa de zumbido devem receber orientação minuciosa sobre a importância do uso do AASI, aconselhamento com relação ao tempo de resposta da estimulação e a necessidade do acompanhamento multidisciplinar para o bom prognóstico.
- *Vestibulopatia:* ao considerar que indivíduos com perda auditiva podem ser acometidos também por alterações labirínticas, é fundamental o profissional tomar conhecimento para estruturar um plano de adaptação e planejamento de acompanhamento de uso com períodos individualizados para o paciente.
- *Infecção:* infecções recorrentes de orelha média e/ou externa podem acarretar diminuição da resposta de ganho acústico do AASI, além de possíveis desconfortos físicos durante infecção. Caso o indivíduo apresente em seu histórico infecções recorrentes, o modelo a ser escolhido deve ser de fácil limpeza e manutenção, dando-se preferência aos moldes de acrílico com menor retenção de impurezas e facilmente laváveis ou mesmo sondas descartáveis. A obstrução do meato auditivo externo deve ser avaliada cuidadosamente. Durante o uso de medicação recomenda-se a suspensão do uso do AASI.
- *Cirurgia de ouvido (mastoidectomia radical, fenestração):* indivíduos submetidos a cirurgias de ouvido com alteração do meato acústico externo devem preferencialmente fazer uso de modelo retroauricular com característica eletroacústica contendo algoritmo de cancelamento de microfonia, quando a configuração da perda auditiva assim permitir. Dentre as possíveis dificuldades no processo de moldagem, podem ser relacionados à possibilidade de retenção da massa de pré-molde e de microfonia devido à característica irregular do meato acústico externo.
- *Otosclerose:* pode ocorrer durante a amplificação de autofonia. Casos de perda condutiva ou mista os pacientes se adaptam facilmente com as diferentes tecnologias. Quando acomete frequências graves deve-se assegurar que o indivíduo esteja recebendo a amplificação necessária e que o molde esteja bem ajustado para não haver perda de som. O campo dinâmico amplo e o alto índice de reconhecimento de palavras favorecem o prognóstico de desempenho auditivo.
- *Perda auditiva súbita:* a intervenção deve ser iniciada o mais rápido possível, assim que liberada pelo médico otorrinolaringologista e os limiares auditivos estiverem estáveis, evitando-se a privação auditiva. A pesquisa de limiares auditivos tonais deve ser feita nos retornos de ajuste de programação, sendo importante a seleção de um modelo com ampla faixa de amplificação para possíveis ajustes necessários.
- *História familiar:* estima-se que 16% dos casos de surdez no Brasil sejam de origem genética. Assim, indivíduos que apresentam antecedentes familiares para a perda auditiva devem receber orientação e aconselhamento quanto ao componente genético presente na família, bem como acompanhamento multidisciplinar para prevenção e detecção de outros possíveis casos.
- *Alergia:* a dermatite severa no conduto auditivo externo encontrada em alguns usuários de AASI pode ser causada por alergia de contato ao material utilizado no molde auricular – acrílico ou silicone, sendo importante nestes casos o encaminhamento ao médico e nova confecção de molde com material hipoalergênico e a suspensão de uso em casos mais severos.
- *Diabetes:* dentre suas principais consequências, pode-se citar o espessamento difuso da membrana basal do endotélio vascular (microangiopatia diabética) e a degeneração neuronal, que podem comprometer a irrigação sanguínea da cóclea ou até mesmo causar lesões no oitavo nervo craniano. Para Indivíduos portadores de diabetes deve-se optar preferencialmente por modelos com ampla faixa de amplificação, permitindo ajustes em caso de necessidade, aconselhamento detalhado sobre os possíveis benefícios e limitações do desempenho auditivo e solicitação para retorno de acompanhamento audiológico a cada seis meses para averiguação de uso e possíveis necessidades de ajuste.
- *Hipertensão:* a insuficiência microcirculatória pode causar comprometimento periférico ou central nos sistemas auditivo e vestibular devido à redução do transporte de oxigênio. A discriminação auditiva e/ou limiares auditivos podem flutuar com as oscilações da pressão em indivíduos que não apresentam controle adequado, devendo na seleção optar por modelos com ajuste de potência mais flexível.
- *Alteração renal:* o aumento do nível de ureia no sangue do indivíduo portador de alteração renal e usuário de AASI pode causar danos à estrutura física tanto de modelos microcanais, provocando a corrosão da ponta da cápsula, como também de modelos retroauriculares, em que o suor pode causar danos nas estruturas externas. Nestes casos, é importante haver acompanhamento audiológico a cada seis meses para averiguação do dispositivo auditivo e orientações e aconselhamento quanto a procedimentos de higienização e manutenção.
- *Inflamação nas articulações:* as modificações de articulação decorrentes de patologias, como artrite ou artrose, e a escolha da prótese auditiva de modelo com inserção mais profunda, como o microcanal – em que a porção interna pode tocar a parte óssea do meato acústico externo, podem provocar significativo desconforto físico, levando ao abandono do uso. Para estes indivíduos, o molde menos profundo ou confeccionado com material mais flexível permite maior conforto e tolerância ao uso diário, além de maior facilidade na manipulação pelo tamanho.
- *Alterações visuais e/ou dificuldade na destreza manual:* para indivíduos com alteração visual, recomenda-se modelo retroauricular para os casos mais severos, com pilha de tamanho facilmente visível para o indivíduo, favorecendo assim a manutenção ou limpeza. Nestes casos, uma opção é o modelo de AASI recarregável (Fig. 53-12).
- *Alteração dentária e/ou Disfunção da Articulação Temporomandibular (ATM):* essas alterações podem prejudicar o ganho

acústico, controle de microfonia, conforto físico e até mesmo a fixação no meato acústico externo. São indivíduos que se queixam que o AASI sai do lugar ou caem quando mastigam.

Avaliação audiológica:

1. *Inspeção do meato acústico externo (MAE):* diferentemente da visão médica, não possui finalidade diagnóstica, contudo é necessária para a verificação de excesso de produção de cerume e análise de possíveis curvas para retenção de moldes e cápsulas. Caso o MAE seja muito tortuoso ou estreito, o indivíduo pode não ser um bom candidato aos modelos intra-auriculares, devido à falta de espaço interno para sua montagem ou mesmo pela dificuldade no manuseio (colocação e retirada) do AASI.
2. *Audiometria tonal por vias aérea e óssea*: auxiliará na escolha da tecnologia, do modelo e de circuitos eletroacústicos necessários ao indivíduo quando somados às informações sobre a estrutura física do meato acústico externo.
3. *Logoaudiometria*: este dado contribuirá, juntamente com as informações anteriores, na definição de algoritmos como qualidade de captação do microfone. Esta informação permite fazer o prognóstico do desempenho auditivo assim como fazer orientação ao indivíduo em relação a suas expectativas e desempenho auditivo.
4. *Imitanciometria com curva timpanométrica e pesquisa do reflexo acústico*: a timpanometria permite a análise de possíveis alterações de orelha média que possam comprometer a amplificação, e a pesquisa de reflexo acústico permite verificar a presença de recrutamento Objetivo de Metz.

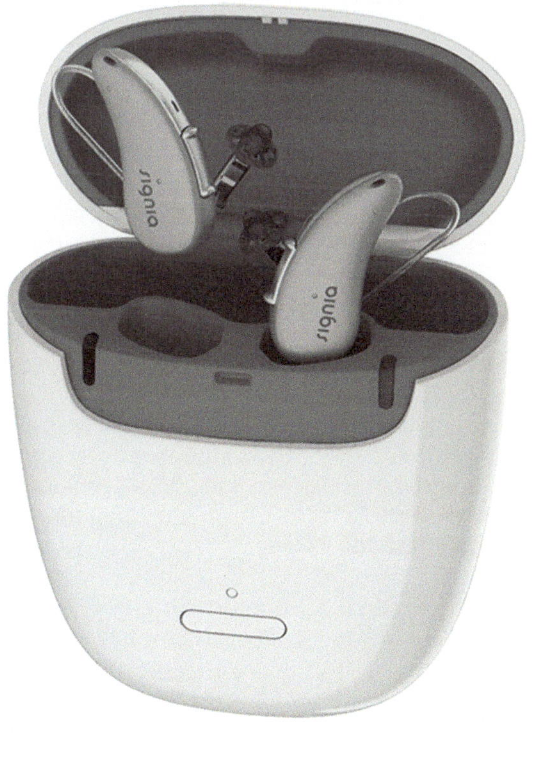

Fig. 53-12. AASI modelo retroauricular com RIC com tecnologia recarregável. (Imagem cedida por WS Audiology.)

5. *Limiares auditivos de desconforto*: a coleta dos limiares auditivos de desconforto envolvendo as frequências de 250 a 8.000 Hz será utilizada para a regulagem da saída máxima do AASI. Este teste é importante para definir o campo dinâmico da audição que é a diferença entre o limiar auditivo e o limiar de desconforto acústico por frequência. O ganho deve ser superior ao limiar de audibilidade e inferior ao limiar auditivo de desconforto a fim de favorecer a inteligibilidade sem proporcionar desconforto ao paciente.

Caso os resultados fornecidos pela avaliação audiológica básica não sejam suficientes, o médico pode lançar mão de testes complementares, como, por exemplo:

1. *Potencial evocado auditivo de tronco encefálico*: permite a avaliação objetiva de respostas dos limiares eletrofisiológicos auditivos. Utilizado em crianças pequenas e indivíduos com incapacidade de responder para a audiometria ou mesmo no diagnóstico diferencial de perdas auditivas de origem retrococlear.
2. *Avaliação do processamento auditivo central*: permite a avaliação das habilidades do processamento auditivo, ou seja, dos mecanismos e processos do sistema nervoso auditivo. Avalia a decodificação e o entendimento da fala, especialmente em situações desfavoráveis, como na presença de ruído de fundo e fala competitiva.

Na avaliação do candidato também se utilizam questionários de autopercepção, que são procedimentos rápidos, simples e eficientes, que permitem a avaliação do *handicap* e da incapacidade auditiva. Um dos questionários utilizados nesta etapa é o HHIE (*The Hearing Handicap Inventory for the Elderly – Screening Version*).

Identificação das Necessidades Individuais

Envolve o planejamento da intervenção, ou seja, a identificação de necessidades e dificuldades, as prioridades e objetivos específicos da intervenção, assim como a sequência das estratégias de reabilitação. Em alguns casos a adaptação do AASI pode ser o único componente do tratamento. Em outros, a adaptação do dispositivo auditivo pode ser apenas um dos componentes do processo. É importante que o paciente e a família compreendam de forma realista os benefícios, limitações e custos envolvidos neste processo.

Nesta etapa torna-se importante a identificação da queixa auditiva, tempo de privação auditiva, o perfil de vida e os ambientes aos quais o indivíduo está exposto em seu cotidiano, ou seja, as variações acústicas que ele vive. Estas informações permitem a escolha da tecnologia, programas acústicos e harmonização estética para maior período de uso diário e benefícios com o uso do AASI e avaliação da necessidade de complementação com acessórios de tecnologia assistiva. Também é importante conhecer as situações diárias específicas que, quando melhoradas, favorecerão a qualidade de vida do indivíduo. As respostas obtidas com o questionário *COSI™ – Client Oriented Scale of Improvement (Australian Hearing)* permitem a orientação e aconselhamento específico do caso, além de tornar as expectativas em relação ao uso do AASI mais realistas, favorecendo a aceitação e a condução do processo de adaptação.

Seleção das Características do AASI

Com base nas informações coletadas nos exames audiológicos, nas informações pessoais e necessidade de vida diária, nesta etapa são definidas as características físicas e eletroacústicas do dispositivo. Na seleção são utilizados métodos prescritivos, que se baseiam em fórmulas para determinar o ganho por frequência e são calculados a partir dos limiares de audibilidade. Inicialmente são definidos a tecnologia, modelo, e o molde, se utilizado. A programação é feita em consulta via *software* com definição de algoritmos, como microfones, redutores de ruído, sistemas de compressão etc. Configuram-se controle de volume, bobina telefônica e tecnologias assistivas de escuta.

As tecnologias assistivas são utilizadas quando o AASI não é suficiente por si somente. Tem os objetivos de eliminar a distância da fonte sonora e melhorar a compreensão de fala e reduzir a reverberação do som. Além dos sistemas FM existentes, atualmente os AASI podem ser conectados via *Bluetooth* a equipamentos de áudio e vídeo.

Verificação do Desempenho Auditivo

Com o objetivo de verificar se as características projetadas na etapa de seleção foram realmente obtidas (ASHA, 1998), a verificação deve fazer parte do processo.

A) Testes de fala no silêncio e na presença de ruído competitivo.
B) Eletroacústicos: medidas de inserção por meio de microfone sonda, ganho de inserção e mapeamento de fala.

Um exame não deve substituir o outro, eles se complementam. Esta é uma forma de mensurar objetivamente o AASI. O ganho de inserção afere se o ganho está devidamente adequado, e o teste de fala verifica o desempenho auditivo que o indivíduo apresenta durante o uso.

Orientação e Aconselhamento

Todo usuário de AASI deve receber treinamento adequado e aconselhamento durante todo o processo de adaptação.

- Orientação quanto ao uso e cuidados:
  - Uso e rotina de manutenção do AASI;
  - Manuseio e limpeza;
  - Inserção e remoção: AASI e pilhas ou carregador;
  - Uso ao telefone;
  - Uso de aplicativo;
  - Acessórios de conectividade, quando utilizados;
  - Conscientização da necessidade de visita ao serviço para acompanhamento em intervalo recomendado pelo profissional, 3 meses, 6 meses, 1 ano ou conforme planejamento específico.
- Orientação quanto às expectativas e importância de uso:
  - Conforto físico;
  - Melhoria (não perfeição) na comunicação;
  - Maior benefício no silêncio que no ruído;
  - Uso diário e contínuo, enquanto acordado, com objetivo de estimular as vias e habilidades auditivas;
  - Retirar apenas para atividades com água e para dormir.

Validação

Avalia o benefício fornecido pela amplificação, refletindo em melhorias na qualidade de vida do paciente. Determina o impacto da intervenção e se a incapacidade ou o *handicap* foram reduzidos. São aplicados testes de fala (no ruído e no silêncio), além de questionários de autoavaliação, como forma de avaliação subjetiva dos resultados. Podemos citar alguns dos questionários utilizados nesta etapa, como COSI (*Client Oriented Scale of Improvement*) o APHAB (*Abbreviated Profile of Hearing Aid Benefit*) e SADL (*Satisfaction Amplification with Daily Life*).

PROCESSO DE SELEÇÃO E ADAPTAÇÃO DE AASI EM CRIANÇAS

O processo de seleção e adaptação do AASI em crianças deve ser criterioso e cauteloso. Almeida e Santos (2003) consideram que o processo deve conter obrigatoriamente seis passos essenciais:

- Avaliação otológica.
- Avaliação audiológica.
- Seleção do AASI.
- Verificação da característica da prótese auditiva escolhida.
- Validação do uso da amplificação.
- Seguimento.

No processo de seleção e adaptação em crianças nem sempre é tarefa fácil obter informações audiológicas detalhadas e completas. Sendo assim, é importante que seja realizado um trabalho em equipe em que o médico diagnostique e auxilie no processo de orientação e acompanhamento dos familiares; a equipe de avaliação obtenha informações eletrofisiológicas, audiométricas e comportamentais; a equipe de intervenção faça a adaptação da prótese auditiva e que o fonoterapeuta inicie o trabalho de estimulação. Toda a equipe deve estar atenta ao desenvolvimento de linguagem e auditivo da criança, encaminhando, se necessário, a outros especialistas, como, por exemplo, o psicólogo.

Ao iniciar a seleção do AASI, o profissional deve observar que a medida do meato acústico auditivo externo de uma criança é muito menor em profundidade e diâmetro do que a de um adulto. Isto significa que o volume residual e ressonância diferente precisam ser considerados na prescrição de ganho da prótese auditiva, acompanhados e corrigidos durante todo o processo de crescimento da criança.

Ao considerar a dificuldade em obter informações audiológicas precisas, bem como da sensação do uso de uma prótese auditiva pela criança, métodos objetivos de avaliação são ferramentas obrigatórias para o profissional que trabalha com esta população, pois o ganho acústico, somado ao volume do meato acústico externo de uma criança, pode superamplificar e provocar desconforto, levando à rejeição do uso da prótese auditiva.

Considerações para a Seleção do AASI

O tipo mais utilizado é o retroauricular devido ao espaço e anatomia da orelha externa, podendo este tipo ser encontrado de diversos tamanhos e cores. O processador deve ser digital, contudo, nem sempre os recursos tecnológicos existentes, como redutor de ruído e microfone direcional, precisam ser utilizados. Utilização de trava de compartimento de pilha ou dispositivos recarregáveis deve ser considerada, assim como o acesso à manutenção e aquisição de pilhas precisa ser ponderado pelo profissional e os responsáveis pela criança, uma vez que, durante a etapa de seguimento, a criança deverá fazer o uso contínuo do AASI.

O uso de recursos extras, como entrada de áudio para sistemas auxiliares de audição, chave liga/desliga ou botão de programação/volume ou mesmo botão de aviso de funcionamento de pilha, necessita ser avaliado.

A verificação do desempenho auditivo do AASI para crianças deve obrigatoriamente conter medidas objetivas. Além da avaliação comportamental, são necessárias medidas com tubo sonda como ganho de inserção e/ou RECD.

Durante as etapas de avaliação, verificação, validação ou seguimento, deve-se observar o benefício da amplificação em situações de escuta no ruído. Para estas situações, o mercado também oferece acessórios, como sistemas de FM. Além disso, deve-se estar atento à fixação da prótese auditiva nas orelhas de crianças pequenas que são flácidas e moles, utilizando-se, se necessário, adesivos para fixação (*stick´n stay*) ou prendedores de AASI encontrados nos *kits* pediátricos.

Assim sendo, o processo de seleção e adaptação de AASI em crianças requer que o profissional trabalhe em equipe multidisciplinar e tenha conhecimento aprofundado da tecnologia disponível para esta população.

CONCLUSÃO

O processo de seleção e adaptação de um aparelho de amplificação sonora individual requer uma equipe multidisciplinar especializada para o sucesso do tratamento.

Orientações reais, positivas e seguras recebidas desde o consultório médico ajudam o indivíduo a iniciar o processo e continuar seu tratamento.

Atualmente existem protocolos científicos e validados que proporcionam seleções assertivas do modelo a ser escolhido.

É de conjunta responsabilidade, médica e audiológica, o aconselhamento, orientação, o direcionamento ao local adequado e que ofereça todo o serviço constante nas etapas de seleção e adaptação da prótese auditiva.

Todo usuário deve ter acompanhamentos médico e audiológico pelo menos uma vez ao ano para acompanhamento e manejo de suas próteses auditivas a fim de manter o uso e o tratamento auditivo.

BIBLIOGRAFIA

Almeida K, Santos TMM. Seleção e adaptação de próteses auditivas em crianças. In: Almeida K, Iório MCM. Próteses auditivas: fundamentos teóricos e aplicações clínicas. 2. ed. São Paulo: Lovise. 2003. p. 357-80.

Almeida K, Taguchi CK. Moldes Auriculares: considerações estruturais e acústicas. In: Almeida K, Iório MCM. Próteses auditivas: fundamentos teóricos e aplicações clínicas. 2. ed. São Paulo: Lovise. 2003. p. 189-215.

American Speech-Language-Hearing Association [internet]. Auditory processing disorders; 2005. Disponível em: http://www.asha.org/SLP/schools/Auditory-Processing/.

Andrade ABS, Ferro APLP, Rossino GS, Blasca WQ, Motti TFG. Adaptação do aparelho de amplificação sonora individual em perda auditiva unilateral: o ponto de vista do usuário. Pró-fono. 1999;11(2):46-52.

Arlinger S. Negative consequences of uncorrected hearing loss - a review. Int J Audiol. 2003;2:17-20.

ASHA - American Speech-Language-Hearing Association - Guidelines for hearing Aid fitting for Adults. [Internet]. 1997. Disponível em: http://www.asha.org/policy.

ASHA - American Speech-Language-Hearing Association. Guidelines for Hearing Aid Fitting for Adults. [Internet]. 1998, Disponível em: http://www.asha.org/policy.

Au A, Blakeley JM, Dowell RC, Rance G. Wireless binaural hearing aid technology for telephone use and listening in wind noise. Int J Audiol. 2019 Apr;58(4):193-9.

British Society of Audiology. Guidance on the verification of hearing devices using probe microphone measurements [internet]. Date of version: May 2021. Disponível em: https://www.baaudiology.org/app/uploads/2020/11/REMS-2018.pdf

Campos FMA, Rissato MR, Mondelli MFCG. Avaliação da percepção de fala em indivíduos portadores de perda auditiva unilateral. Fono atual. 2001;4(17):40-5.

Griffiths TD, Lad M, Kumar S, Holmes E, McMurray B, Maguire EA, Billig AJ, Sedley W. How Can Hearing Loss Cause Dementia? Neuron. 2020 Nov 11;108(3):401-12.

Kodera K, Hosoi H, Okamoto M, Manabe T, Kanda Y, Shiraishi K, et al. Guidelines for the evaluation of hearing aid fitting (2010). Auris Nasus Larynx. 2016 Jun;43(3):217-28.

Lieu JEC, Kenna M, Anne S, Davidson L. Hearing Loss in Children: A Review. JAMA. 2020 Dec 1;324(21):2195-2205.

Loughrey DG, Kelly ME, Kelley GA, Brennan S, Lawlor BA. Association of Age-Related Hearing Loss with Cognitive Function, Cognitive Impairment, and Dementia: A Systematic Review and Meta-analysis. JAMA Otolaryngol Head Neck Surg. 2018 Feb 1;144(2):115-26.

National Institute for Health and Care Excellence. Hearing loss in adults: assessment and management [internet]; 2018. Disponível em: https://www.nice.org.uk/guidance/ng98/evidence/full-guideline-pdf-4852693117

Slade K, Plack CJ, Nuttall HE. The Effects of Age-Related Hearing Loss on the Brain and Cognitive Function. Trends Neurosci. 2020 Oct;43(10):810-21.

Valente M, et al. Guidelines for the Audiologic Management of Adult Hearing Impairment [internet]. Disponível em: https://www.audiology.org/wp-content/uploads/2021/05/haguidelines.pdf_53994876e92e42.70908344.pdf

CAPÍTULO 54

IMPLANTE COCLEAR

Robinson Koji Tsuji ▪ Maria Valéria Schmidt Goffi-Gomez

INTRODUÇÃO

Os implantes cocleares são dispositivos de estimulação neural que visam restaurar a audição em pacientes com deficiência auditiva neurossensorial severa a profunda. A estimulação se baseia na captação do som por meio da unidade externa, ou processador de som, o envio do som por meio da antena transmissora para a unidade interna, cirurgicamente implantável. A unidade implantada é composta pelo receptor estimulador e o feixe de eletrodos intracocleares que são inseridos pela janela redonda ou cocleostomia, e dispostos tonotopicamente ao longo da cóclea (Fig. 54-1).

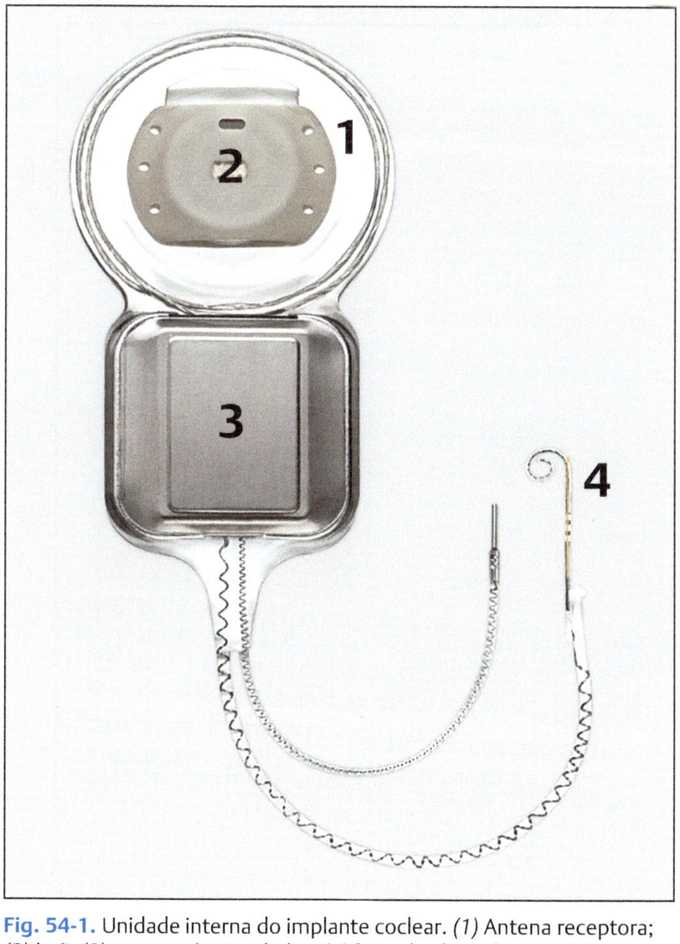

Fig. 54-1. Unidade interna do implante coclear. *(1)* Antena receptora; *(2)* ímã; *(3)* receptor/estimulador; *(4)* feixe de eletrodos. Modelo Nucleus™ CI 632 (Cochlear. Australia).

HISTÓRICO

Os implantes cocleares como conhecemos agora são resultados de intensa pesquisa nas últimas cinco décadas, porém a tentativa de prover audição por meio de estimulação elétrica tem uma longa história. A partir do século XVIII, há referências sobre a aplicação biológica da eletricidade como base da estimulação coclear e do nervo auditivo.[1-3]

Inspirado pelos resultados da época e contatos com o Prof. Graeme Clark (Fig. 54-2), e motivado a oferecer à população brasileira um implante coclear de baixo custo, Bento *et al.* em 1989 desenvolveram o implante coclear FMUSP I na Universidade de São Paulo com 16 canais e monoeletrodo e nove pacientes foram implantados com sucesso (Fig. 54-3).[4]

A equipe pioneira era também composta pelos engenheiros Adolfo Lerner, Carlos Nunes e Milton Oshiro, pela fonoaudióloga Maria Valéria Goffi Gomez e pela psicóloga Heloisa Nashala.

Este pioneiro implante está sumarizado na Figura 54-4, mostrando os passos de como foi concebido o dispositivo, desde a digitalização do sinal até o envio aos eletrodos na cóclea.

Com a aprovação da Portaria 1.278 em outubro de 1999,[5] o projeto do FMUSP-1 foi finalizado após nove pacientes implantados, e o SUS passou a oferecer os implantes cocleares multicanais à população brasileira.

Atualmente existem várias empresas que fabricam e comercializam os implantes cocleares: Advanced Bionics (USA); Cochlear Corporation (Austrália); Medel (Áustria) e Oticon Medical (França/Dinamarca) são as marcas que estão disponíveis no Brasil.

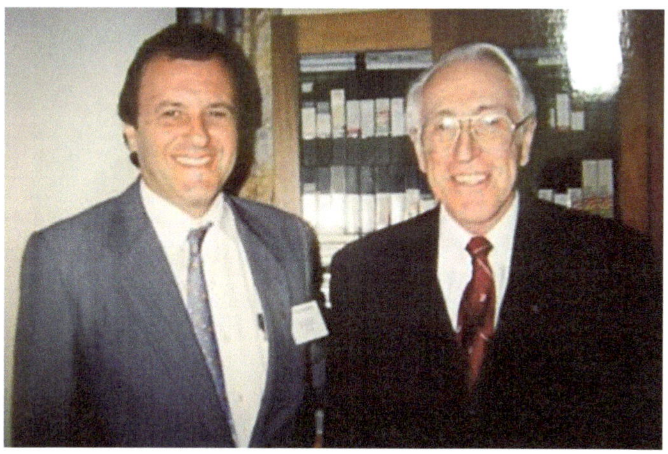

Fig. 54-2. Ricardo Ferreira Bento e Graeme Clark.

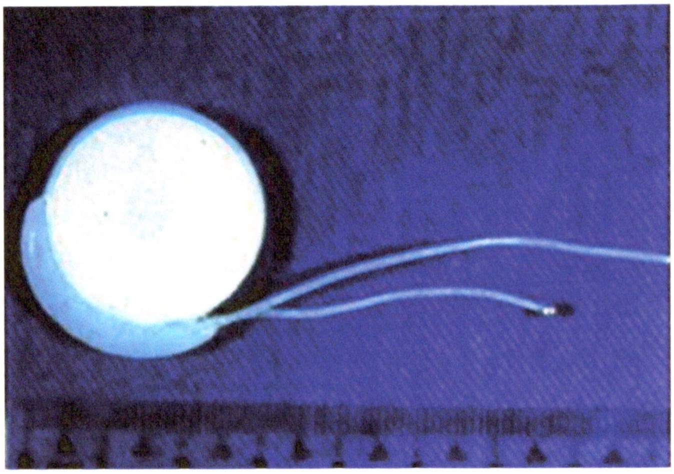

Fig. 54-3. FMUSP 1.

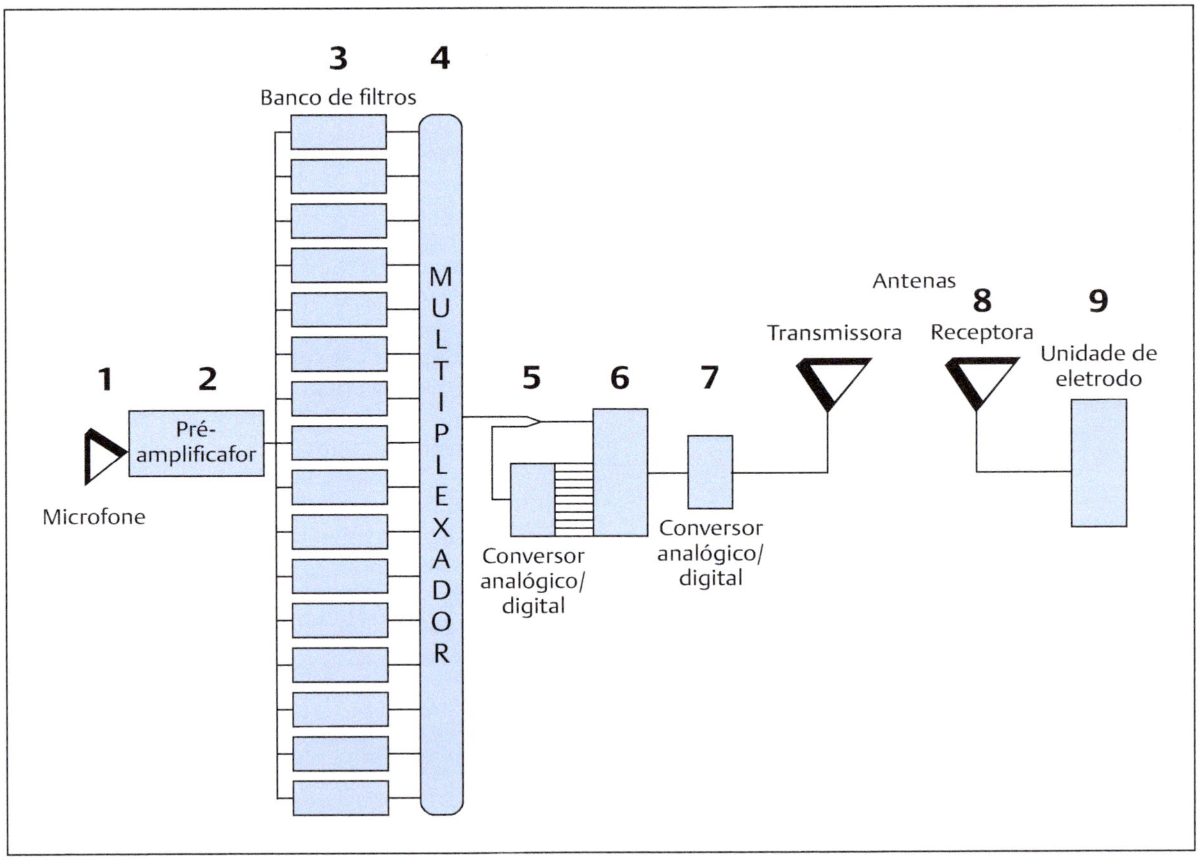

Fig. 54-4. Diagrama de funcionamento do implante coclear. (*1* e *2*) O som é captado, transformado em sinal elétrico e amplificado. *(3)* O banco de filtros decodifica o sinal elétrico nas 16 frequências. *(4)* A amplitude de cada filtro é comparada com o valor de referência. *(5)* Converte-se o sinal elétrico, até então analógico em um pulso bifásico (digital) correspondente ao filtro selecionado. *(6)* O *chip* programável modula a frequência, amplitude e o sequenciamento do sinal. *(7)* O pulso bifásico é reconvertido em sinal analógico. *(8)* O sinal é transmitido para a unidade interna via FM. (9) Após demodulação, o pulso bifásico estimula a cóclea através do feixe de eletrodos

A TECNOLOGIA DO IMPLANTE COCLEAR

O implante coclear é composto de duas partes, uma unidade interna, que é cirurgicamente implantada, e uma unidade externa que pode estar apoiada no pavilhão auricular, na região retroauricular ou pode ser de unidade única apoiada diretamente sobre o receptor estimulador (Figs. 54-5 e 54-6).

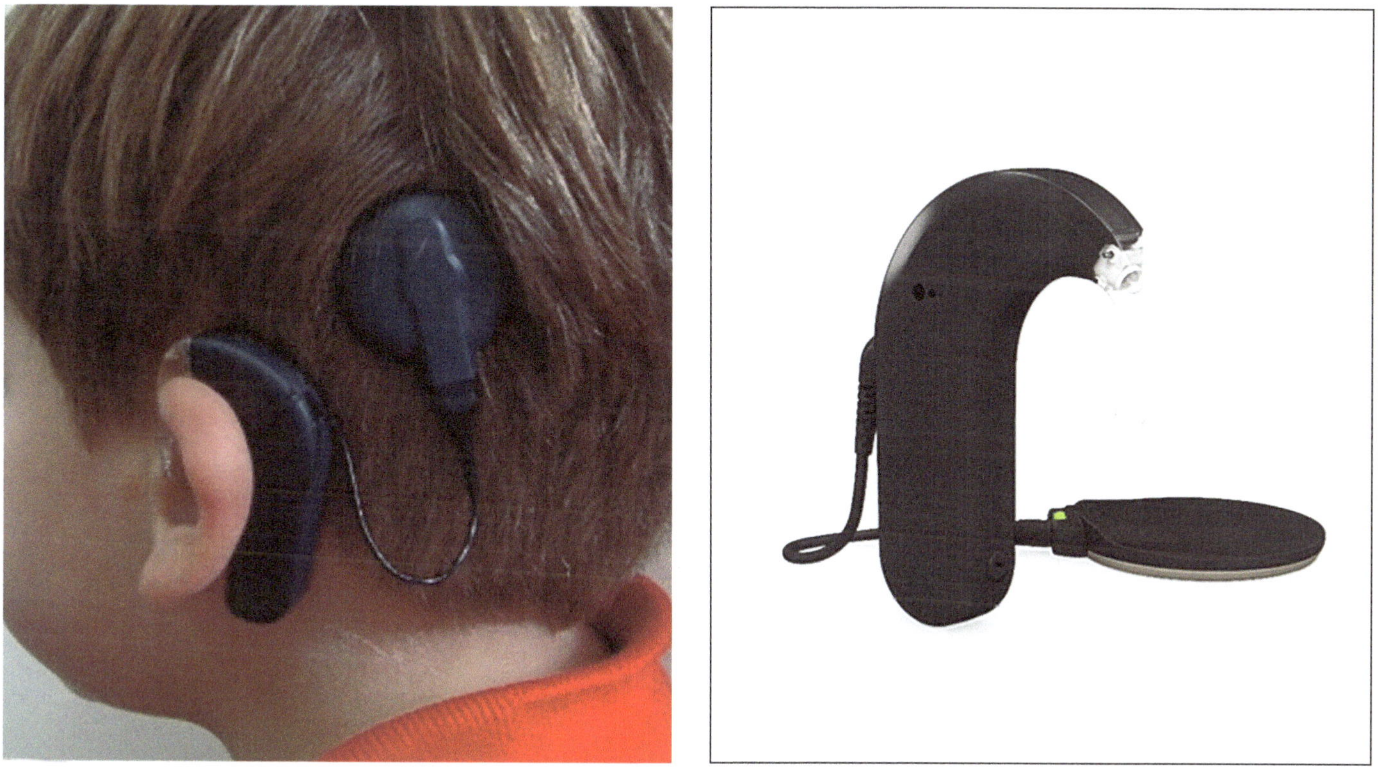

Fig. 54-5. Unidade externa (processador de fala) do implante coclear do tipo retroauricular. Modelo Sonnet 2 da Medel corp.

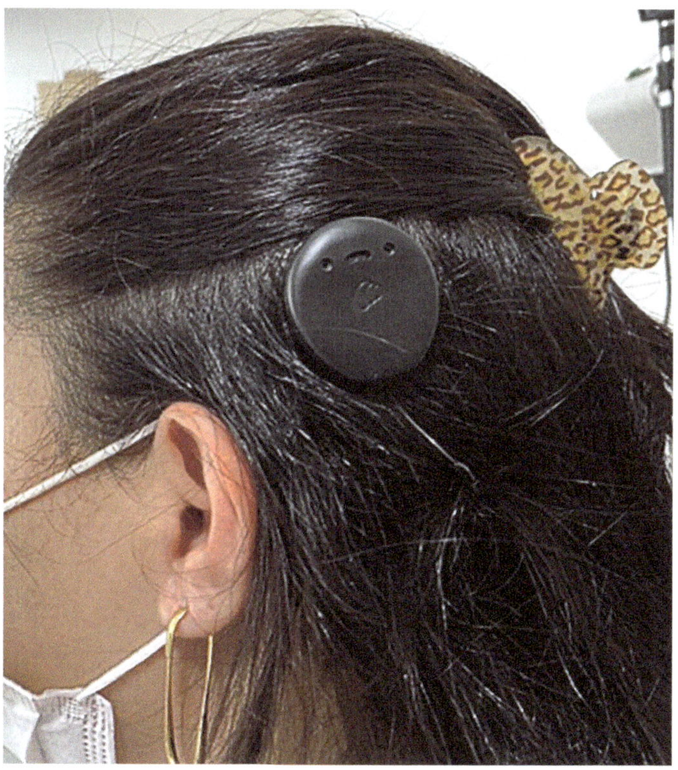

Fig. 54-6. Unidade externa (processador de fala) do implante coclear do tipo compacto. Modelo Kanso 2 da Cochlear corp.

Unidade Interna

A unidade interna, ou implante coclear, é composta por uma antena receptora, um ímã, um receptor-estimulador e um cabo transmissor com um feixe de eletrodos em sua extremidade. Alguns modelos possuem um cabo adicional com um eletrodo-terra. O feixe de eletrodos é multifilamentar e composto de fios de platina-irídio e é recoberto por silicone com alta flexibilidade. Devem ser preferencialmente posicionados na escala timpânica, o que permite um contato mais próximo dos eletrodos com o gânglio espiral, além de diminuir o risco de lesão traumática do ducto coclear.

Hoje a quase totalidade dos implantes cocleares que são produzidos são do tipo multieletrodos digitais. O número de eletrodos varia entre 12 e 22 de acordo com cada fabricante. As especificações técnicas de cada fabricante estão descritas no Quadro 54-1.

Quadro 54-1. Características da Unidade Interna nos Diferentes Fabricantes de Implantes Cocleares

Fabricante	Cochlear® (1)	Medel® (2)	Oticon Medical® (3)	Advanced Bionics® (4)
Receptor-estimulador	Nucleus Profile Plus (série 6)	Synchrony 2	Neuro Zti	HiRes Ultra 3D
Material	Titânio e silicone	Titânio e silicone	Titânio, zircônia e silicone	Titânio e silicone
Íma removível	Sim	Sim	Sim	Sim
Dimensões unidade interna				
Comprimento	23 mm (*chip*); 31,2 mm (antena)	18,8 mm (*chip*); 47,3 mm (*chip* e antena)	30,5 mm (*chip* e antena)	56,2 mm (*chip* e antena)
Largura	22 mm (*chip*); 31,2 mm (antena)	24 mm (*chip*); 29,0 mm (antena)	30,5 mm	25 a 28,5 mm
Espessura	3,9 mm (*chip*); 3,3 mm (antena)	3,4 mm (antena) 4,5 mm (*chip*)	2,95 mm a 4,5 mm	3,6 a 4,5 mm
Peso	8,8 g	7,7 g	10,5 g	11 g
Nicho da unidade interna				
Dimensões	22 mm	28,8 mm x 24 mm	Não necessita	25 x 25 mm de diâmetro
Profundidade	mm	1 mm		1 mm
Feixe de eletrodos	Perimodiolar e reto	Reto	Reto	Reto e pré-curvado
Características do feixe de eletrodos retos*				
Comprimento total	27 mm	31,5 mm**	25 mm (EVO)	23 mm
Comprimento inserido	25 mm	26,4 mm	25 mm (EVO)	23 mm
Comprimento eletrodos ativos	20 mm	26,4 mm	24 mm (EVO)	20 mm
Número de eletrodos	22	12	20 (EVO)	16
Diâmetro ápice	0,5 mm	0,5 mm	0,4 mm (EVO)	0,55 mm
Diâmetro base	0,8 mm	1,3 mm	0,5 mm (EVO)	0,8 mm
Diâmetro sugerido para a cocleostomia	1,5 mm	1,3 mm	0,8 mm (EVO)	0,8 mm
Ressonância magnética	Sim Até 3 tesla sem remoção do ímã	Sim Até 3 tesla	Sim Até 3 tesla sem remoção do ímã (versão 3T)	Sim Até 3 tesla sem remoção do ímã

* Foram consideradas as dimensões do feixe reto da Cochler e da Advanced Bionics, apesar de oferecerem também feixes pré-curvados (perimodiolares na Coclear e mid-modiolar na Advanced Bionics.
** foram consideradas as dimensões do feixe Standard, apesar da MedEl ter amplo portfólio de feixes.
Fonte: (1) Cochlear™ Nucleus® 632 Cochlear implant. Surgeon´s guide (2) Information for surgeons SONATAti100 MED EL "MKT1143E rev. 1.0" e Manual CONCERTO Cochlear Implant Standard, Medium, Compressed, Split, flex soft, flex eas MED EL "AW 7498 Rev. 1.0" (3) Manual de instruções – implante coclear. (4) Advanced Bionics Manual do Cirurgião para o HiRes™ Ultra Implante coclear com eletrodos HiFocus™ SlimJ e HiFocus™ Mid Scala.

Unidade Externa

A unidade externa é composta de microfones (alguns processadores de fala têm mais de um microfone direcionais e omnidirecionais), processador de fala, antena transmissora com ímã e a fonte de energia. Pode ser retroauricular ou "fora da orelha" em unidade única (Figs. 54-5 e 54-6).

- *Microfone:* capta o som do ambiente. Pode estar localizado na unidade externa junto ao pavilhão auricular, na unidade única ou na antena.
- *Processador de fala:* recebe o sinal captado pelo microfone e é responsável pela codificação e seleção dos sons que serão processados e enviados à unidade interna, segundo os algoritmos da estratégia de codificação de cada fabricante e a programação realizada pelo fonoaudiólogo.
- *Antena transmissora:* fica localizada na região temporal justaposta à antena receptora da unidade interna. Possui um ímã que permite a sua fixação no couro cabeludo pela atração do ímã da antena receptora da unidade interna.
- *Fonte de energia*: dependendo do modelo podem ser utilizadas pilhas de alta energia ou baterias recarregáveis. As baterias fornecem alimentação para todo o sistema, ou seja, a unidade interna é inerte e não funciona sem o processador de fala.

Funcionamento do Sistema de Implante Coclear

O "sistema de implante coclear" trata-se de um sistema sofisticado no qual todos os componentes (unidade interna e externa) têm que estar funcionando perfeitamente e juntos como um "sistema". A falha de um desses componentes compromete todo o desempenho.

Nos sistemas de implante coclear, o som é captado pelo microfone que transmite o sinal ao processador de fala. O processador de fala codifica e seleciona as pistas acústicas que serão codificadas, segundo os algoritmos da estratégia de codificação de cada fabricante e a programação realizada pelo fonoaudiólogo. O sinal processado é enviado à antena transmissora, que o transmite por radiofrequência em forma transcutânea para a antena receptora localizada na unidade interna implantada. O receptor-estimulador converte o sinal codificado pelo processador de fala em sinais elétricos, conduzidos através do cabo ao feixe de eletrodos inseridos no interior da cóclea. O estímulo chega às células do gânglio espiral e às fibras do nervo auditivo. As fibras nervosas enviam o sinal à via auditiva estimulando os centros corticais responsáveis pela audição, gerando a sensação sonora.

Estimulação Elétrica do Nervo Auditivo

Os eletrodos posicionados na escala timpânica da cóclea estimulam eletricamente as terminações nervosas remanescentes do nervo auditivo. Neurônios de diferentes regiões da cóclea possuem especificidade para determinada frequência sonora. Sabemos que em cócleas normais a base da cóclea responde a sons de frequência alta (agudos) e o ápice da cóclea a sons de frequência baixa (graves). O sistema de implante coclear mimetiza este arranjo tonotópico, enviando aos eletrodos localizados na base da cóclea sinais elétricos decodificados a partir de sons agudos e no ápice da cóclea os sinais gerados decodificados a partir de sons graves. Esta estimulação frequência específica permite o reconhecimento de palavras e sentenças observadas nos usuários de implante coclear.

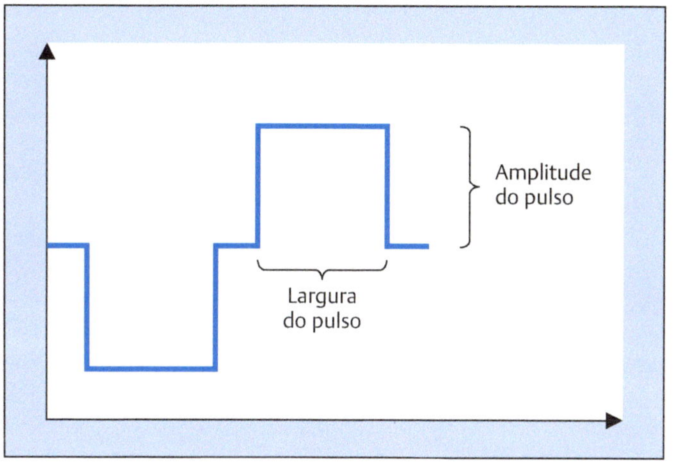

Fig. 54-7. Pulso de carga balanceada de corrente bifásica em que a fase positiva e a fase negativa são equivalentes de modo a não gerar cargas remanescentes.

A estimulação do implante é dada por um pulso de carga balanceada (Fig. 54-7), em que a fase positiva e a fase negativa são equivalentes de forma a não gerar cargas remanescentes, sendo a forma de estimulação segura para sistemas biológicos. O parâmetro do estímulo responsável pela excitação neuronal é a carga elétrica, e isso pode ser controlado variando-se tanto a amplitude quanto a largura do pulso.

O PROGRAMA DE IMPLANTE COCLEAR

Todo programa de implante coclear deve contar com uma equipe multidisciplinar. Os principais componentes desta equipe são o médico otorrinolaringologista, o fonoaudiólogo, o psicólogo e o assistente social sobretudo quando se tratar de equipes ligadas ao Sistema Único de Saúde (SUS).

Além destes, outros profissionais compõem uma equipe complementar que dá suporte ao programa. Entre eles destacam-se: o radiologista, o neurologista, o pediatra, o neuropediatra e o geneticista.

O envolvimento destes profissionais visa alcançar a adequada avaliação destes pacientes do ponto de vista médico, social, fonoaudiológico e psicológico para atingir resultados com benefícios realistas a cada paciente com surdez severa e profunda. Os objetivos de um programa de implante coclear vão muito além de dar ao paciente a percepção sonora, é importante que o paciente possa melhorar a sua comunicação. Desse modo, é necessário entender as limitações da tecnologia e a importância do processo de reabilitação e reintegração destes indivíduos à sociedade.

A seguir apresentaremos o protocolo de seleção e avaliação do Grupo de Implante Coclear do HCFMUSP.[6]

Avaliação Médica

Inicialmente o médico deve fazer a anamnese e o exame físico detalhado com o objetivo de identificar a etiologia da surdez e outras deficiências e doenças associadas.

Nos casos de surdez congênita deve-se investigar a presença de antecedentes gestacionais, presença de complicações neonatais e perinatais, antecedentes familiares de surdez e consanguinidade.

São necessárias as avaliações do tipo e do grau da perda auditiva por meio de exames audiométricos, e também por meio de exames objetivos como PEATE (potenciais evocados auditivos de tronco encefálico), emissões otoacústicas e imitânciometria (Quadro 54-2). Métodos objetivos de avaliação do limiar auditivo são especialmente importantes para o diagnóstico de surdez psicogênica, para a determinação do limiar auditivo em crianças e para diagnóstico de neuropatia auditiva. A presença de reflexo estapediano sugere fortemente que a surdez não seja profunda. Nas crianças menores de 1 ano é importante a confirmação do limiar eletrofisiológico com estímulos de frequência específica ou respostas de estado estável,[7] da mesma forma que a eletrococleografia é importante nos casos de suspeita de alterações do espectro da neuropatia auditiva.

O otorrinolaringologista também precisa avaliar a integridade anatômica do sistema auditivo periférico. Devemos nos lembrar que o feixe de eletrodos deve ser inserido no interior da cóclea e, portanto, ela deve ter anatomia e permeabilidade que permitam a introdução dos eletrodos.

Avaliar a presença de nervo auditivo é especialmente importante nos casos de surdez congênita que podem ter como etiologia uma aplasia do nervo coclear.

Os exames realizados para avaliar a anatomia cirúrgica, em especial a cóclea, são a tomografia computadorizada e a ressonância magnética. É importante que os exames sejam realizados por um radiologista com experiência e que sejam feitos exames de reconstrução da cóclea e medida da permeabilidade coclear (Figs. 54-8 e 54-9).

Quadro 54-2. Exames Complementares Necessários

- Audiometria tonal por via aérea e via óssea e audiometria vocal
- Imitanciometria
- Potenciais evocados auditivos de tronco encefálico (PEATE) com estímulos de frequência específica
- Emissões otoacústicas
- Eletrococleografia (bebês) ou na suspeita de neuropatias auditivas
- Tomografia computadorizada de ossos temporais
- Ressonância magnética de ossos temporais

A tomografia de ossos temporais deve ser realizada com cortes finos.

A ressonância magnética deve ser realizada com reconstrução da cóclea utilizando-se de sequência densamente ponderada em T2, no qual a endolinfa e a perilinfa da cóclea ficam bastante realçadas. É solicitado ao radiologista que realize a medida do diâmetro do canal coclear para orientar o planejamento cirúrgico.

Em pacientes com surdez congênita, a ressonância magnética é útil na avaliação de hipoplasia ou aplasia de nervo coclear. Deve ser realizado um corte transversal do meato acústico interno com individualização e identificação dos VII e VIII pares cranianos.

O protocolo de avaliação utilizado no HCFMUSP segue as sugestões do comitê de implantes cocleares da Associação Brasileira de Otorrinolaringologia e Cirurgia Cérvico Facial (ABORL-CCF).

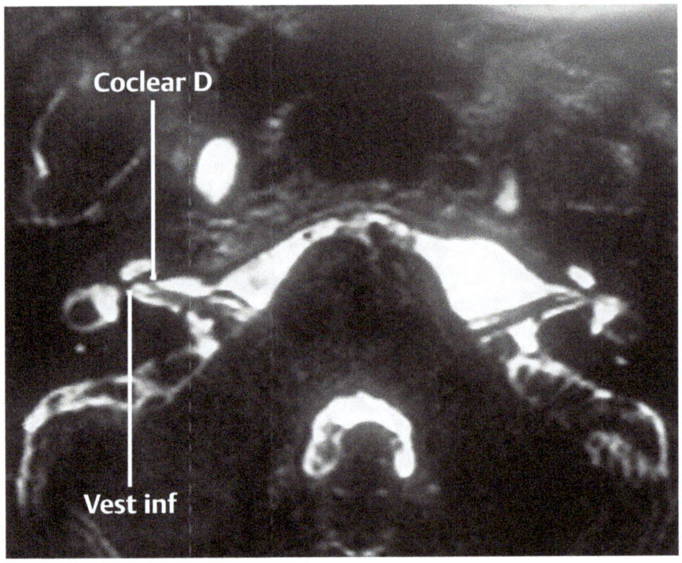

Fig. 54-8. Corte axial de exame de ressonância magnética demonstrando cóclea, vestíbulo e nervos em meato acústico interno. Exame normal.

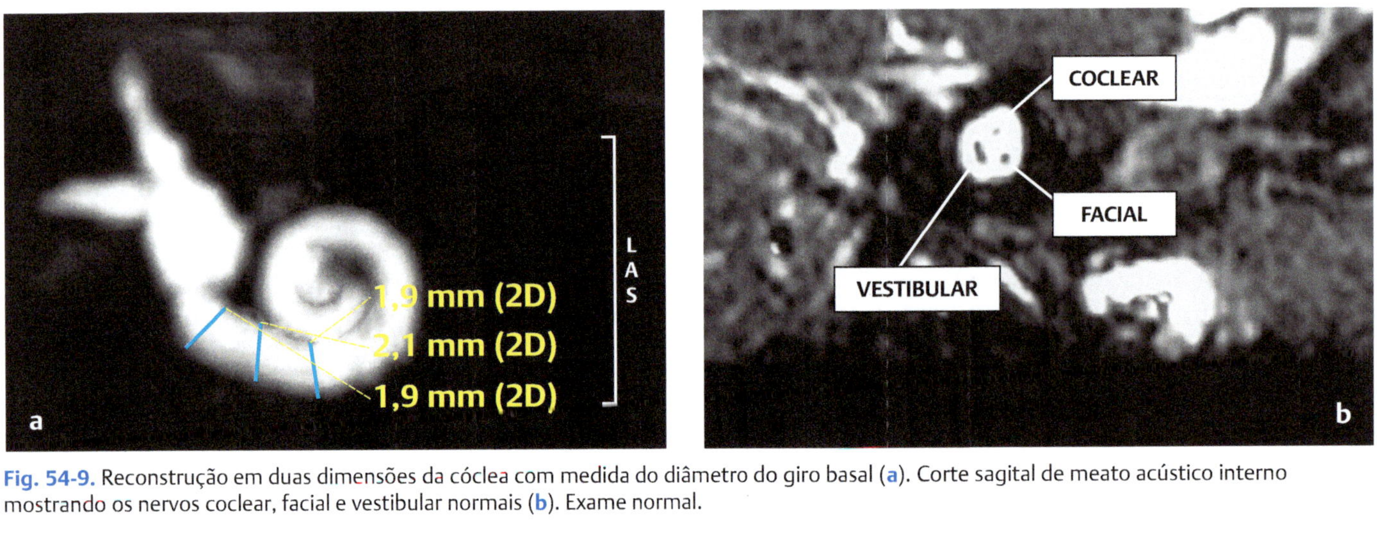

Fig. 54-9. Reconstrução em duas dimensões da cóclea com medida do diâmetro do giro basal (a). Corte sagital de meato acústico interno mostrando os nervos coclear, facial e vestibular normais (b). Exame normal.

Avaliação Psicológica

A mudança do processo de comunicação pode trazer consequências psicológicas importantes ao paciente. O paciente bem-motivado para o processo de reabilitação e com expectativas adequadas quanto aos resultados, poderá aproveitar melhor os benefícios com o implante coclear. Por vezes, ao não compreender o papel do implante coclear na recuperação da audição e suas limitações, ou as razões que permeiam sua baixa autoestima, o paciente apresenta altas expectativas quanto aos benefícios tanto em relação aos resultados auditivos quanto sobre questões relacionadas com sua vida pessoal.

Em crianças, o apoio psicológico à família também é necessário, devido à complexidade que envolve a presença de uma criança com alguma deficiência no seio familiar. A aceitação da deficiência, a expectativa adequada quanto aos resultados, a compreensão do papel da família na estimulação auditiva e de linguagem com a parceria imprescindível da reabilitação após o implante coclear são essenciais. Além disso, é importante avaliar a presença de alterações de ordem comportamental ou psiquiátricas, e déficits cognitivos para uma correta determinação do prognóstico do procedimento e a conduta direcionada.

Avaliação Fonoaudiológica

O processo do implante coclear inicia com a avaliação do candidato. A avaliação fonoaudiológica pré-implante coclear tem como objetivos identificar os candidatos que podem beneficiar-se do implante coclear, o lado ou os lados que têm indicação, preparar e adequar expectativas para cada caso e solidificar o relacionamento com a equipe, considerando que será um processo para toda a vida.

A avaliação deve responder às questoes:

- O candidato poderá obter resultados audiológicos melhores com implante coclear do que já tem com os melhores aparelhos de amplificação sonora individual (AASI) possíveis para o seu grau de perda?
- O candidato pode beneficiar-se do implante coclear?

Para responder essas questões é necessário determinar qual o benefício já alcançado com as próteses auditivas convencionais em cada lado e qual seria o benefício esperado com o implante coclear (em termos auditivos e de comunicação).

Para tanto são imprescindíveis a anamnese, a verificação da adaptação dos aparelhos de amplificação, a avaliação do aproveitamento auditivo e da percepção de fala com a amplificação convencional de cada orelha individualmente, e segue com a avaliação da comunicação, da linguagem, da fala e da voz até a orientação das expectativas e o preparo do paciente e da família.[6]

A anamnese enfoca dados relativos à experiência auditiva em cada orelha, à reabilitação e ao tipo de comunicação predominante **na busca de dados sobre o desenvolvimento das vias auditivas e de associação com seu significado**. A experiência auditiva supõe que o paciente seja usuário ou tenha feito uso efetivo de AASI adequado desde o diagnóstico e com tecnologia atualizada. Por uso efetivo entende-se mais do que 10 horas diárias de uso, inclusive e sobretudo nas crianças. A experiência auditiva mínima é imprescindível para todos os candidatos, mesmo para aqueles que referem nenhuma contribuição com a amplificação, considerando-se que ouvir e desenvolver habilidades auditivas básicas como a atenção auditiva envolve adaptação e aprendizado. Qualquer experiência com pistas acústicas, ainda que de sons fortes e traços suprassegmentais (duração, tonicidade, entonação, ritmo e pausas), favorecerá a ativação de vias do sistema auditivo.

Para adultos e crianças maiores, é de suma importância haver um nível adequado de comunicação, seja por leitura orofacial (LOF) ou por meio de sinais, pois o paciente receberá muitas informações e orientações que precisam ser compreendidas e bem assimiladas. Quando necessário, os pacientes são encaminhados para adequação da adaptação da prótese e/ou da comunicação antes de prosseguirem o processo de avaliação.

Avaliação de Adultos

A avaliação auditiva é realizada para:

- identificar o resíduo auditivo (audiometria tonal liminar por via aérea e via óssea).
- verificar o acesso e o reconhecimento de fala oferecidos pela amplificação com o AASI em campo livre.

Considerando-se que os resultados encontrados serão usados para determinar se o implante coclear poderá oferecer maior benefício do que as próteses convencionais, é imprescindível que os testes sejam realizados com a melhor prótese para o caso. Segundo Magalhães *et al.* (2010),[8] 10% dos pacientes com surdez severa ou profunda bilateral que iniciaram avaliação em nosso grupo, não tiveram indicação de implante coclear por obterem ganho satisfatório com AASI superior ao esperado com o implante coclear naqueles casos.

Em todas as avaliações para identificação se o candidato apresenta critérios audiológicos de indicação do implante coclear, o material de fala deve ser apresentado somente pela via auditiva (sem pista visual ou leitura orofacial) e em formato aberto (sem pistas sobre o conteúdo do material apresentado). Entretanto, quando o acesso aos sons de fala for restrito ou ausente, e os testes mostrarem 0% de reconhecimento de fala em formato aberto, ainda que o paciente preencha os critérios audiológicos e tenha indicação de implante coclear, outras formas de avaliação podem ser sugeridas para complementar a compreensão das vias auditivas e de comunicação do paciente.

Segundo o objetivo da prova aplicada, a forma de apresentação do material de fala pode ser:

- *Com pista auditiva exclusiva (A):* somente o canal auditivo em avaliação, para a identificação do critério audiológico em cada orelha separadamente.
- *Com pista visual exclusiva (V):* para a avaliação da leitura orofacial e familiarização com o material verbal.
- *Com pista auditiva associada à visual (A + V):* quando o acesso aos sons de fala com a amplificação for restrito, podem-se usar ambas as apresentações para a avaliação da contribuição da pista auditiva para o reconhecimento de fala pela via visual (somente deve ser usada em testes de fala em que o desempenho da pista visual for inferior a 90% para que haja possibilidade de observação da contribuição da pista auditiva).

Com relação à dificuldade do teste, a apresentação do material de fala pode ser feita:

- *Em formato fechado* (closed-set)*:* quando o conteúdo da prova é apresentado ao paciente na forma de alternativas de múltipla escolha (em figuras ou em palavras impressas). Essa apresentação permite que o paciente reconheça pistas acústicas e as identifique por "aproximação" ao material apresentado visualmente.
- *Em apresentação aberta:* o conteúdo não é mostrado ou conhecido pelo paciente. Essa apresentação implica em que o paciente deva reconhecer todas as pistas acústicas para identificar a palavra ou frase em seu repertório linguístico. A apresentação (formato) aberto representa a real condição auditiva do paciente.

Recomendamos a realização dos testes a uma intensidade de 60 dB NPS em cabine acusticamente tratada e com materiais gravados, quando possível.[9] Os testes englobam reconhecimento de palavras ou frases.[10,11] O reconhecimento de frases igual ou inferior a 50% em apresentação aberta, somente pela pista auditiva é o critério audiológico de indicação do implante coclear atualmente. Entretanto, com a expansão dos critérios de indicação, frases mais complexas ou palavras monossilábicas (na língua inglesa consoante-vogal-consoante – CVC) são recomendadas.[9,12] **Na avaliação do aproveitamento da prótese é usada a condição monoaural, como AASI de um lado por vez, visando determinar as diferenças no aproveitamento auditivo, que influenciarão na escolha da orelha a ser implantada.**

Na avaliação e no preparo do paciente adulto é muito importante a avaliação e o eventual treinamento da leitura orofacial (LOF) pois, independentemente de haver indicação ao IC, é um importante auxílio na comunicação. Além disso, se a via auditiva é limitada é necessário garantir que a LOF permita a compreensão do paciente sobre o processo e o prognóstico. Nos casos em que o resultado auditivo com o implante coclear seja reservado por questões clínicas ou etiológicas a leitura orofacial pode ser recurso e apoio importante da comunicação, mesmo após o IC.

Avaliação Pediátrica

O fator mais importante antes do início do processo de avaliação de uma criança pequena como candidata ao implante coclear é o diagnóstico preciso da perda auditiva e a observação comportamental do desenvolvimento das habilidades auditivas com o uso de próteses adequadas em ambas as orelhas.

A anamnese, além de enfocar a etiologia e a instalação da surdez de cada lado, enfatiza o histórico do uso de próteses auditivas, da reabilitação e do ambiente educacional. O uso efetivo (10 horas por dia) associado à reabilitação fonoaudiológica em parceria com famílias estimuladoras permitirão o julgamento da real necessidade do implante coclear.[13]

A verificação das próteses para garantir que os ajustes estejam adequados e atingindo o alvo do ganho são imprescindíveis para dar credibilidade aos resultados da avaliação.[14] Além disso, a audiometria em campo livre com o uso dos melhores AASI disponíveis para cada orelha, oferecem dados quanto à possibilidade de acesso aos sons de fala em cada orelha separadamente, e irá nortear a interpretação dos resultados dos testes de percepção de fala.

Para a avaliação da percepção auditiva com as próteses auditivas em crianças até 24 meses de vida a avaliação consta da audiometria em campo livre com AASI com orelhas separadas, avaliação da reação a sons instrumentais de diferentes frequências (tambor, chocalho, agogô e guizo, por exemplo) somada a inventários de levantamento de informações com os pais a respeito das habilidades auditivas e comunicativas adquiridas com o uso das próteses auditivas, IT-MAIS, MAIS e MUSS desenvolvidos por Robbins *et al.* (1991) e traduzidos e validados para o português por Bevilacqua e Tech (1996).[13,15]

Para a avaliação da percepção auditiva com as próteses auditivas em crianças entre 24 meses e 4 anos de idade recomenda-se somar a audiometria em campo livre com AASI com orelhas separadas, a realização do protocolo ESP (*Early Speech Perception*) proposto por Moog e Geers (1990),[16] adaptado para o português por Orlandi e Bevilacqua (1999), com AASI com orelhas separadas.[18]

Nas crianças maiores de 3 anos de idade, além da avaliação percepção auditiva com as próteses convencionais, é imprescindível a avaliação minuciosa das habilidades pré-linguísticas e linguísticas para cada faixa etária, considerando-se que se a criança apresentar um atraso considerável da aquisição dessas habilidades, somente a oportunidade de ouvir sons poderá não ser suficiente para recuperar o atraso. Por exemplo, se pensarmos que uma criança de 4 anos de idade apresenta habilidades linguísticas de uma criança de 1 ano, são 36 meses de atraso. Para que ela recupere esse atraso, hipoteticamente para cada ano cronológico (12 meses), se ela desenvolver o correspondente a 15 meses de habilidades auditivas e comunicativas, ao cabo de 12 anos ela alcançaria as habilidades de seus pares ouvintes. A vida e o desenvolvimento não são matemáticos, mas o exemplo traduz a necessidade de um processo intenso de reabilitação pelo qual a criança precisa passar, além de um lar extremamente estimulador.

Para avaliação da percepção de fala em crianças acima de 4 anos utiliza-se o protocolo adaptado do Glendonald Auditory Screening Procedure (GASP) adaptado para o português por Bevilacqua e Tech (1996).[13,18]

Na avaliação de escolares e adolescentes com surdez severa a profunda bilateral pré, peri ou pós-lingual, o material utilizado para avaliação destes casos depende diretamente do desenvolvimento auditivo e da linguagem oral de cada paciente. Em nosso grupo, o uso de LIBRAS (língua brasileira de sinais) não impossibilita a indicação do implante coclear, desde que a fala e a percepção auditiva também tenham sido estimuladas para acreditarmos que houve desenvolvimento da via auditiva e foram criadas associações representativas do som, além das conexões com as vias eferentes motoras da fala. Entretanto os resultados auditivos podem não ser equivalentes entre as crianças oralizadas desde o princípio da reabilitação e aquelas inseridas em ambientes exclusivamente de LIBRAS.[19]

Para os adolescentes ainda não temos um protocolo específico, mas é feita uma adaptação do protocolo dos adultos utilizando as sentenças em contexto fechado e aberto. Para que crianças maiores de 5 anos e adolescentes sejam considerados candidatos e eventualmente tenham indicação ao implante coclear, é imprescindível que tenham feito terapia fonoaudiológica e utilizado prótese auditiva desde o diagnóstico da surdez. Para os adolescentes é preciso também que tenham código linguístico estabelecido e estejam conscientemente motivados ao implante. Nessa fase é dada ênfase à produção e elaboração escritas, inclusive das expectativas e fantasias em torno do desejo do implante coclear.[20]

CRITÉRIOS DE INDICAÇÃO

A indicação correta do implante coclear, em relação a outros procedimentos cirúrgicos, é considerada bastante complexa. A indicação do implante coclear não se baseia apenas no limiar auditivo e no reconhecimento auditivo do paciente, mas também em outros importantes fatores como o desenvolvimento da via auditiva e vias de associação simbólica dos sons, ou seja da linguagem, do desenvolvimento cognitivo, dos aspectos psicológicos e das expectativas do paciente e da família.

O implante coclear é um procedimento cirúrgico que possui riscos, com complicações que podem ocorrer mesmo após vários anos da cirurgia. Devemos sempre nos lembrar que o implante coclear é um procedimento irreversível do ponto de vista auditivo, ainda que as técnicas cirúrgicas estejam cada vez menos traumáticas.

Fatores Importantes na Avaliação do Candidato ao Implante Coclear

Tipo e Grau da Surdez

O implante coclear está indicado nos pacientes com perda auditiva neurossensorial severa ou profunda com benefícios limitados com o uso de próteses auditivas convencionais (AASI). Os casos com benefício comprovado são os pacientes com perda auditiva bilateral. Nos casos de surdez unilateral ou assimétrica, a indicação do implante coclear pode ser feita em casos especiais, pois existe benefício comprovado na melhora do zumbido, localização sonora e reconhecimento de fala no ruído.[21,22]

Em pacientes com perda auditiva neurossensorial moderada que apresentam percepção de fala muito ruim, como ocorre na neuropatia auditiva, o implante coclear também pode ter indicação em casos selecionados.

Idade do Paciente e Idade de Aquisição da Surdez

Um fator muito importante na avaliação dos pacientes é a idade que o paciente adquiriu a surdez (Fig. 54-10). Quando o indivíduo possuir surdez congênita ou adquirir a surdez nos primeiros anos de vida, antes de alcançar o desenvolvimento da linguagem oral, a surdez é considerada pré-lingual.

Se ele adquire a surdez na idade adulta, ou quando a sua fala e linguagem já estão bem desenvolvidas, a surdez é considerada pós-lingual.

Pacientes com surdez pré-lingual e pós-lingual possuem características bastante diferentes, com critérios de indicação e resultados distintos. A grande maioria dos pacientes com surdez pós-lingual alcançam resultados que lhes permitem falar ao telefone e a apreciação de música, pois já possuem as vias auditivas bem desenvolvidas e o domínio da língua.[12,23] Crianças com surdez pré-lingual podem atingir resultados semelhantes aos seus pares ouvintes ou aos pacientes com surdez pós-lingual, desde que sejam implantados precocemente.[24,25] As vias auditivas centrais e a linguagem desenvolvem-se predominantemente nos primeiros anos de vida e dependem da presença do estímulo sonoro para a criação das vias de associação significativas com os sons.[26]

Desse modo, entendemos por que é importante nos casos de surdez pré-lingual que o implante coclear seja realizado precocemente. O bebê que recebe o implante coclear construirá a linguagem naturalmente, com pouco ou nenhum atraso em seu desenvolvimento. As crianças mais velhas precisam ter código linguístico (mesmo em desenvolvimento) para se

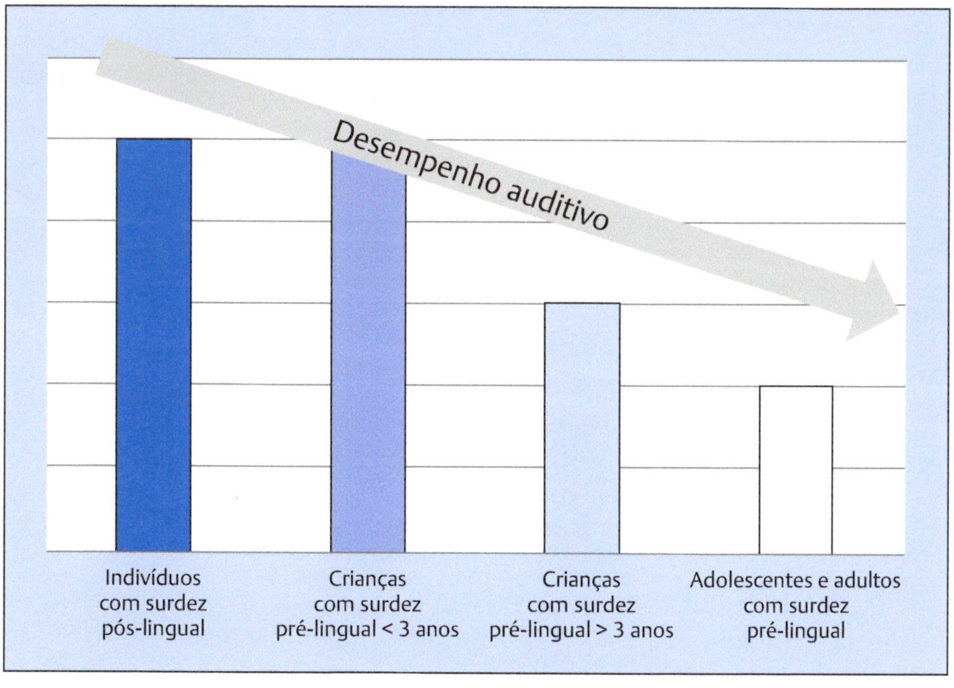

Fig. 54-10. Prognóstico auditivo com implante coclear em função do tempo de surdez e idade.

beneficiarem do implante coclear, ou seja, devem ter adquirido inteligência não verbal e habilidades linguísticas próprias da sua idade antes do IC, mesmo tendo sido privadas da audição.[25]

Para pacientes com deficiência auditiva de instalação pós-lingual, não existe limite de idade e tempo de surdez para que seja feito o procedimento. Em idosos, é importante avaliar as condições clínicas do paciente, sua expectativa de vida e sua saúde mental.[23,27]

Em bebês, o FDA americano aprovou em 2020 a realização do implante coclear a partir de 9 meses de vida.[28] No Brasil não existe uma idade mínima definida pelo ministério da saúde e pela ABORL-CCF. A literatura tem demonstrado vantagens da implantação antes de 1 ano de idade, entretanto a certeza do diagnóstico e da contribuição das próteses auditivas para o acesso aos sons de fala ainda exigem um tempo mínimo de 3 meses para a indicação do IC nos casos de surdez de grau severo.[29]

Anatomia da Cóclea e das Vias Auditivas

O implante coclear é implantado cirurgicamente com a introdução do feixe de eletrodos no interior da cóclea. Desse modo, a presença de uma cóclea anatomicamente bem formada e com a permeabilidade preservada é importante para o funcionamento do sistema. Outro fator a ser considerado é que o implante coclear atua estimulando as terminações nervosas do nervo auditivo, substituindo a função das células ciliadas. Portanto, para a percepção sonora é imprescindível que, além do nervo auditivo, as vias auditivas centrais estejam anatomicamente presentes e funcionantes.

Expectativas Adequadas do Paciente e da Família

Sempre que avaliamos um candidato a implante coclear, temos que considerar qual será o objetivo do implante neste indivíduo. A equipe precisa conhecer os diferentes prognósticos a depender do resíduo auditivo prévio (grau da perda), condições anatômicas da cóclea e vias auditivas segundo a etiologia, e condições de reabilitação e envolvimento da família, sobretudo em crianças.[30] Implante coclear mesmo na idade adequada pode não resultar em desenvolvimento de linguagem se não houver o comprometimento e a participação da família.[31]

Síntese dos Critérios de Indicação do Grupo de Implante Coclear do HCFMUSP

Os critérios de seleção de pacientes e indicação do implante coclear usado pelo grupo de implante coclear do Hospital das Clínicas da Faculdade de Medicina da Universidade de São Paulo, foram desenvolvidos com base em estudos publicados por centros internacionais e nacionais e na experiência do próprio grupo adquirida ao longo dos últimos 20 anos e na portaria do Ministério da Saúde publicada em 2014.[32]

Quando pensamos em termos de comunicação de um indivíduo com surdez por meio do implante coclear, devemos saber que não basta fazer com que o paciente escute sons. É necessário que ele seja capaz de discriminar estes sons e reconhecer as palavras e dar sentido a elas. Pacientes pós-linguais geralmente conseguem discriminação de sentenças com uso do implante coclear.

Do ponto de vista audiológico, o implante coclear estará indicado para o adulto com surdez de instalação pós-lingual quando este apresentar 50% ou menos de reconhecimento de sentenças com o uso do aparelho auditivo, sem LOF, em apresentação aberta, sendo que o aproveitamento auditivo de cada paciente é avaliado levando-se em consideração todos os demais testes (Quadro 54-3). Nos pacientes com surdez pós-lingual, embora o tempo de surdez possa influenciar no resultado, um grande tempo de privação auditiva não contraindica o procedimento. Nos casos de meningite, o implante coclear deve ser realizado o mais rapidamente possível, devido ao risco de ossificação que ocorre com maior intensidade nos dois primeiros meses pós-meningite.

Para os candidatos com perda severa a profunda de instalação pré-lingual, sejam adultos ou adolescentes, além do desempenho pobre com a prótese auditiva, são analisados em conjunto todos os testes, tipo de comunicação, motivação, adesão ao tratamento fonoaudiológico e interesse em participar do mundo sonoro. A criança que não alcançar 50% de percepção de palavras com o auxílio de amplificação pode potencialmente se beneficiar do implante coclear, desde que não haja atraso no desenvolvimento das habilidades linguísticas importante. Para crianças menores, a falta de desenvolvimento de habilidades auditivas com estimulação e amplificação adequadas associada aos resultados do *Infant/Toddler-Minimal Auditory Integration Scale* (IT-MAIS), são suficientes para a indicação, quando os valores são iguais ou inferiores a 18 pontos (Quadro 54-4).

Em pessoas com surdez de instalação pré-lingual muitas vezes é improvável que se consiga reconhecimento de sentenças em conjunto aberto e o benefício neste caso deve ser muito bem avaliado. O desenvolvimento da linguagem ocorre predominantemente nos primeiros 5 anos de vida e, portanto, existe uma idade crítica para a realização do implante coclear. Desse modo, dividimos os critérios de indicação em pacientes com surdez de instalação no período pré-lingual de acordo com a idade, devido às particularidades que existem em cada fase do desenvolvimento auditivo e de linguagem.

Indivíduos com surdez pré-lingual adolescentes e adultos terão menos benefícios com uso do implante coclear, pois o período crítico para o desenvolvimento da linguagem já se passou. Nesta faixa etária levamos muito em consideração a forma de comunicação já estabelecida e consideramos os pacientes reabilitados pelo método oral aqueles que realmente se beneficiarão do uso do implante coclear. Nos pacientes com domínio da linguagem oral existe um potencial de melhora de sua habilidade comunicativa, embora a capacidade de reconhecimento de sentenças em conjunto aberto não seja possível na maioria dos casos.

Quadro 54-3. Critérios de Indicação para Pacientes com Deficiência Auditiva Pós-lingual

Serão considerados pacientes com indicação ao implante coclear aqueles que preencherem todos os critérios abaixo
▪ Perda auditiva neurossensorial severa ou profunda ▪ Reconhecimento de sentenças em conjunto aberto com uso de AASI menor que 50% na orelha a ser implantada ▪ Anatomia coclear que permita introdução de feixe de eletrodos ▪ Nervo auditivo presente na ressonância magnética ▪ Expectativas adequadas quanto aos resultados, benefícios e limitações do implante coclear

Quadro 54-4. Critérios de Indicação para Pacientes com Deficiência Auditiva Pré-lingual

1. Em crianças com até 4 anos de idade incompletos, que apresentem perda auditiva neurossensorial, de grau severo e/ou profundo bilateral, quando preenchidos todos os seguintes critérios:
   a) experiência com uso de aparelhos de amplificação sonora individual (AASI) por um período mínimo de 3 meses. Em casos de meningite e/ou surdez profunda de etiologia genética comprovada, não é obrigatória a experiência com AASI
   b) idade mínima de 6 meses na perda auditiva profunda e idade mínima de 18 meses na perda auditiva severa
   c) falta de acesso aos sons de fala em ambas as orelhas com AASI, ou seja, limiares em campo livre com AASI piores que 50 dBNA nas frequências da fala (500 Hz a 4 KHz)
   d) adequação psicológica, motivação e expectativa adequada da família para o uso do implante coclear e para o processo de reabilitação fonoaudiológica
2. Em crianças a partir de 4 até 7 anos de idade incompletos, que apresentem perda auditiva neurossensorial, de grau severo e/ou profundo bilateral, quando preenchidos todos os seguintes critérios:
   a) resultado igual ou menor que 50% de reconhecimento de sentenças em conjunto aberto com uso de AASI na orelha a ser implantada
   b) presença de indicadores favoráveis para o desenvolvimento de linguagem oral
   c) adequação psicológica, motivação e expectativa adequada da família para o uso do implante coclear e para o processo de reabilitação fonoaudiológica
3. Em crianças a partir de 7 até 12 anos de idade incompletos, que apresentem perda auditiva neurossensorial, de grau severo e/ou profundo bilateral, quando preenchidos todos os seguintes critérios:
   a) resultado igual ou menor que 50% de reconhecimento de sentenças em conjunto aberto com uso de AASI na orelha a ser implantada, com percepção de fala diferente de zero em conjunto fechado
   b) presença de código linguístico oral em desenvolvimento. Devem apresentar comportamento linguístico predominantemente oral. Podem apresentar atraso no desenvolvimento da linguagem oral considerando a sua idade cronológica, manifestado por simplificações fonológicas, alterações sintáticas (uso de frases simples compostas por três a quatro palavras), alterações semânticas (uso de vocabulário com significado em menor número e em menor complexidade, podendo ser restrito para as situações domiciliares, escolares e outras situações do seu cotidiano) e alterações no desenvolvimento pragmático, com habilidades de narrativa e argumentação ainda incipientes
   c) adequação psicológica, motivação e expectativa adequada do paciente e da família para o uso do implante coclear e para o processo de reabilitação fonoaudiológica
   d) uso de AASI contínuo e efetivo desde no mínimo 2 anos de idade sugerindo a estimulação das vias auditivas centrais desde a infância
4. Em adolescentes (a partir de 12 anos de idade), adultos e idosos, que apresentem perda auditiva neurossensorial pré-lingual de grau severo e ou profundo bilateral, quando preenchidos todos os seguintes critérios:
   a) resultado igual ou menor que 50% de reconhecimento de sentenças em conjunto aberto com uso de AASI na orelha a ser implantada, com percepção de fala diferente de zero em conjunto fechado
   b) presença de código linguístico oral estabelecido e adequadamente reabilitado pelo método oral
   c) adequação psicológica, motivação e expectativa adequada do paciente e da família para o uso do implante coclear e para o processo de reabilitação fonoaudiológica

Quadro 54-5. Critérios de Contraindicação

- Agenesia ou tumores de nervo auditivo
- Má formação severa da cóclea
- Pacientes adultos e adolescentes com surdez pré-lingual que não tenham feito uso de prótese auditiva desde o diagnóstico e não reabilitados pelo método oral (exceto nos casos de deficiência visual associada)
- Expectativas inadequadas do paciente e da família quanto aos resultados do implante coclear
- Contraindicações clínicas para o procedimento cirúrgico
- Contraindicações sociais: família sem possibilidade de manutenção do aparelho, baterias, possibilidade de retornos frequentes na equipe

Nos pacientes que se comunicam exclusivamente pela língua de sinais, apesar de o implante coclear oferecer a percepção sonora, pode não oferecer grandes benefícios para a melhora da comunicação. Para estes pacientes, a presença do som sem significado, muitas vezes traz desconforto, motivo pelo qual a grande maioria dos surdos não oralizados prefere não utilizar o implante coclear (Quadro 54-5).

Para pacientes com restos auditivos em graves, pode-se indicar o uso de implante coclear de estimulação híbrida ou eletroacústica (EEA). A estimulação eletroacústica consiste no uso simultâneo de um implante coclear com feixe de eletrodo curto no giro basal da cóclea para a estimulação das frequências agudas e o uso de um AASI para a estimulação das frequências graves na mesma orelha. Os critérios de indicação são diferentes do Implante coclear convencional. O implante coclear de estimulação eletroacústica e seus critérios de indicação serão apresentados adiante neste capítulo.

Observação: Pacientes adultos e adolescentes com surdez pré-lingual necessitam ter feito uso de prótese auditiva desde o diagnóstico para que haja indícios de que houve desenvolvimento das vias auditivas e das vias de associação representativa dos sons, caso contrário a situação poderá ser comparada **com surdez central**.

Lado a ser Implantado

Na surdez profunda bilateral a indicação-ouro é do implante bilateral.[33] Entretanto, quando houver suficiente resíduo auditivo em uma das orelhas que permita o acesso aos sons de fala com a prótese convencional, a estimulação bimodal (prótese convencional na melhor orelha, associado ao implante coclear na pior orelha) deve ser considerada.[29,34]

Nos casos em que se opte por realizar o implante coclear apenas em uma orelha, o aspecto radiológico e as condições médicas e etiológicas são os principais determinantes para a escolha do lado. Quando estes fatores forem semelhantes, os critérios audiológicos para a escolha do lado a ser implantado podem ser aplicados. Nos casos em que ambas as orelhas apresentarem resíduos auditivos com acesso aos sons da fala com amplificação, geralmente será indicado implante para a pior orelha, para manter o uso da prótese auditiva na melhor orelha e permitir a binauralidade por meio da estimulação bimodal em adultos e crianças.[29,34]

Nos casos em que não haja acesso aos sons de fala, ambas as orelhas (limiares em campo livre piores do que 50 dBNA), será indicado o implante bilateral simultâneo, entretanto, se for feita a opção de apenas um implante, a opção deve ser dada para a melhor orelha, a mais estimulada com uso de amplificação ou aquela com perda auditiva mais recente, para um melhor prognóstico.

Nos casos de meningite, devido ao risco de ossificação coclear, reforça-se a indicação do implante coclear bilateral e simultâneo.

PROCEDIMENTO CIRÚRGICO

A implantação do eletrodo é feita por mastoidectomia com timpanotomia posterior, sob anestesia geral.

Marcação da Pele

A antena e o receptor-estimulador da unidade interna serão posicionados na região parietal sob o couro cabeludo logo abaixo do pericrânio. Para o correto posicionamento da unidade interna, marcamos a pele com o auxílio de instrumentos específicos de cada modelo de implante coclear. Devemos tomar o cuidado de posicionar a unidade interna a uma distância adequada do pavilhão auricular (Fig. 54-11).

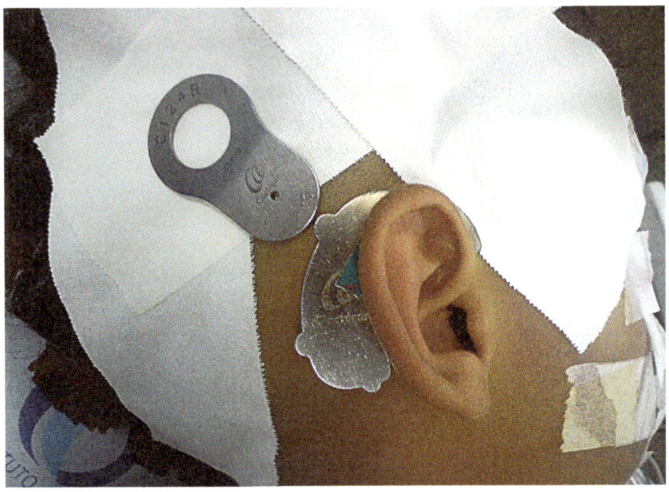

Fig. 54-11. Foto mostrando instrumentais para marcação correta da pele. Modelo da Cochlear corp.

Incisão da Pele e Exposição da Cortical da Mastoide

Diversos tipos de incisão podem ser utilizados e a escolha depende de cada cirurgião. As incisões mais utilizadas atualmente são a incisão linear e a incisão em "C" (Fig. 54-12). No nosso serviço utilizamos a incisão em "C" em adultos e uma incisão em "C" reduzida em crianças.

Após, procede-se à exposição da escama do osso temporal e parte posterior do osso parietal, através do afastamento dos músculos temporal e parietal e elevação do periósteo da região.

Mastoidectomia e Timpanotomia Posterior

Inicia-se, então, a mastoidectomia, brocando-se a cortical da mastoide com motor de alta rotação, com retirada de suas células até esqueletização do seio sigmoide, assoalho da fossa média, ângulo sinodural, parede posterior do conduto auditivo externo e bloco labiríntico (Fig. 54-13).

O acesso à orelha média é realizado por meio de uma timpanotomia posterior, ampliando-se o *aditus ad antrum*, realiza-se uma comunicação entre o antro e a cavidade timpânica, cujo limite superior é o anel timpânico e o nervo corda do tímpano e o limite inferior o canal do nervo facial. Deve-se tomar o cuidado de não lesar o anel timpânico e não expor o nervo facial. Através da timpanotomia posterior é possível visualizar a articulação incudo-estapediana, o promontório e o nicho da janela redonda. O nicho da janela redonda é a referência anatômica para a abertura da cóclea.

Confecção do Nicho da Unidade Interna e Fixação

Para acomodar a unidade interna na escama do osso temporal, procedemos à confecção do nicho da unidade interna. É realizada, por meio de broqueamento do osso, uma depressão arredondada no osso parietal, a 4 cm posteriormente ao conduto auditivo externo, medindo cerca de 3 cm de diâmetro, onde será fixada a unidade receptora interna (Fig. 54-14). O formato e o tamanho exato deste nicho irão variar de acordo com o modelo de implante coclear. Para tal,

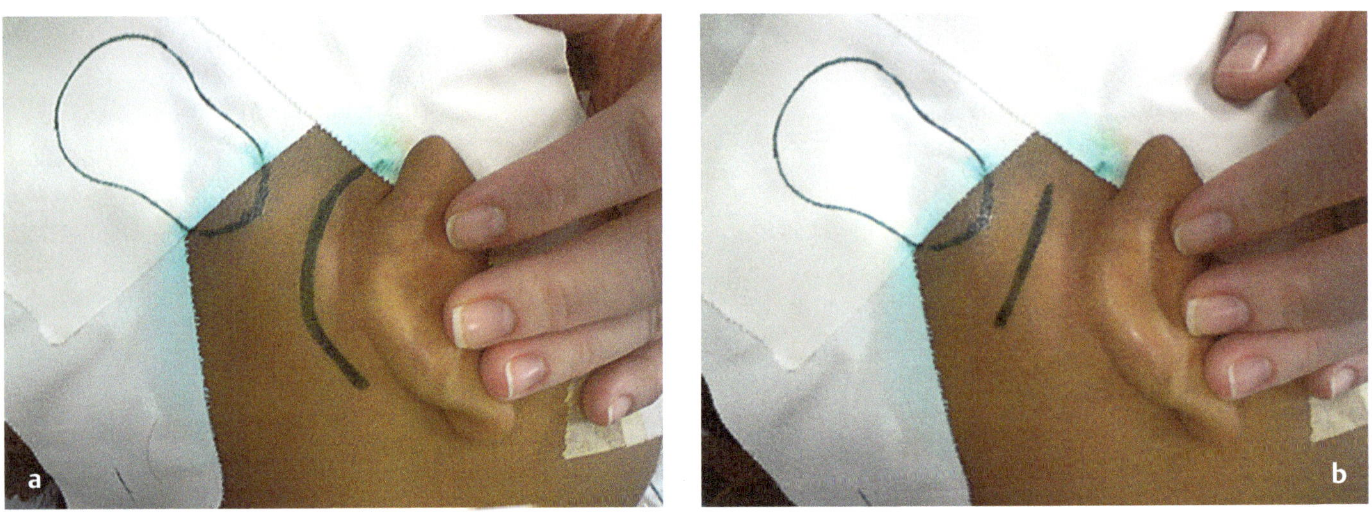

Fig. 54-12. Foto mostrando dois tipos de incisão utilizados. (a) Incisão retroauricular em "C" (b) Incisão linear.

cada fabricante fornece um molde com as mesmas medidas da referida unidade (Fig. 54-15), de modo a poder-se realizar o nicho do tamanho necessário para encaixe perfeito do receptor. A profundidade deste nicho vai variar de acordo com a espessura do osso parietal de cada doente. Vai-se brocando a depressão até o aparecimento, por transparência, da dura-máter, sempre procurando deixar-se uma fina camada óssea por sobre ela. Este reconhecimento da dura-máter ocorre através da visualização de uma coloração vermelho-azulada, característica de dura-máter. Broca-se também um sulco de comunicação entre o nicho e a cavidade mastóidea que acomodará o fio condutor.

Atualmente existe uma tendência de não realização do nicho da unidade interna, com o objetivo de simplificar e diminuir o tempo cirúrgico. Novos modelos de implantes cocleares mais finos têm sido desenvolvidos para este fim.

A unidade interna então é posicionada na região temporal sob o pericrânio e deve-se encaixar perfeitamente no nicho (Fig. 54-16).

Uma perfeita hemostasia é importante para evitar que a formação de hematomas desloque o implante ou aumente o risco de complicações do retalho. O uso do eletrocautério só é permitido até a colocação do implante coclear, pois pode danificar o dispositivo e queimar o paciente.

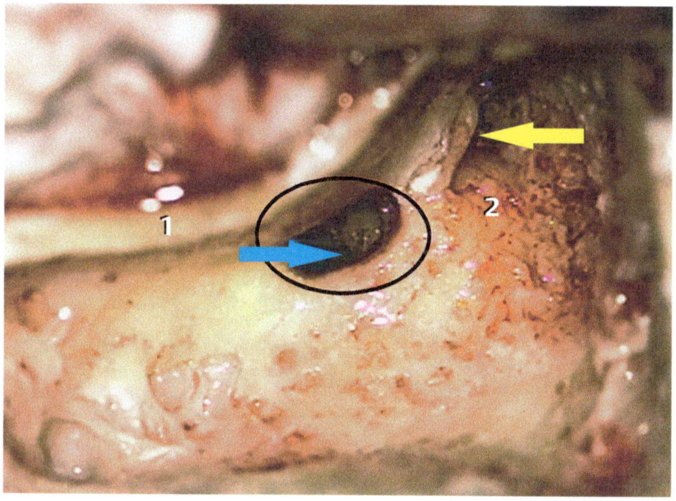

Fig. 54-13. Foto de etapa cirúrgica, mostrando mastoidectomia ampla, identificação de parede posterior de MAE *(1)*, canal semicircular lateral *(2)*, bigorna (seta amarela), timpanotomia posterior (círculo preto) e nicho da janela redonda (seta azul). Orelha esquerda.

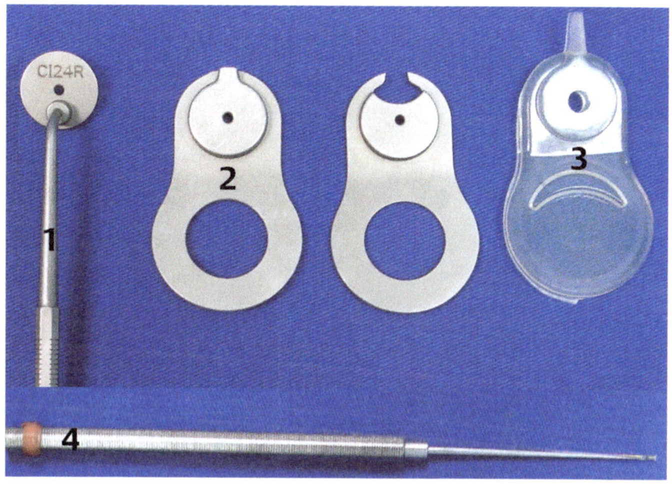

Fig. 54-15. Material cirúrgico especial para implante coclear. *(1)* Molde do nicho da unidade interna; *(2)* Molde metálico da unidade interna; *(3)* Molde de silicone da unidade interna; *(4)* insersor. Modelo da Cochlear corp.

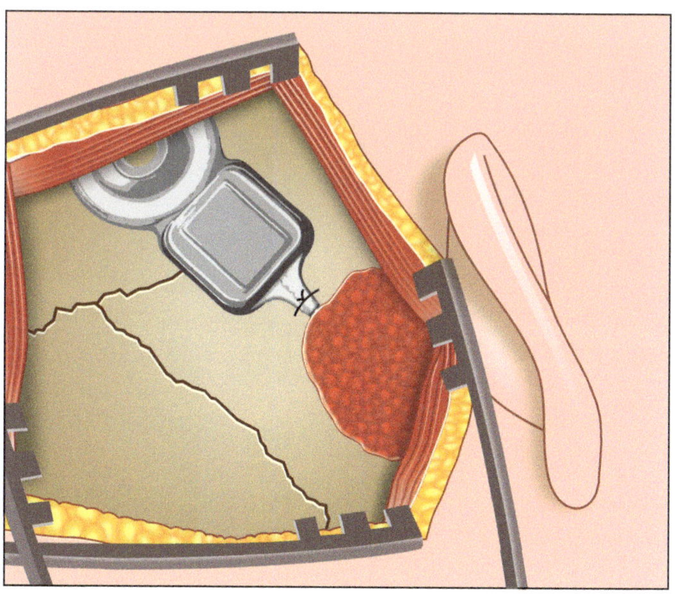

Fig. 54-14. Desenho esquemático, mostrando posição da unidade interna.

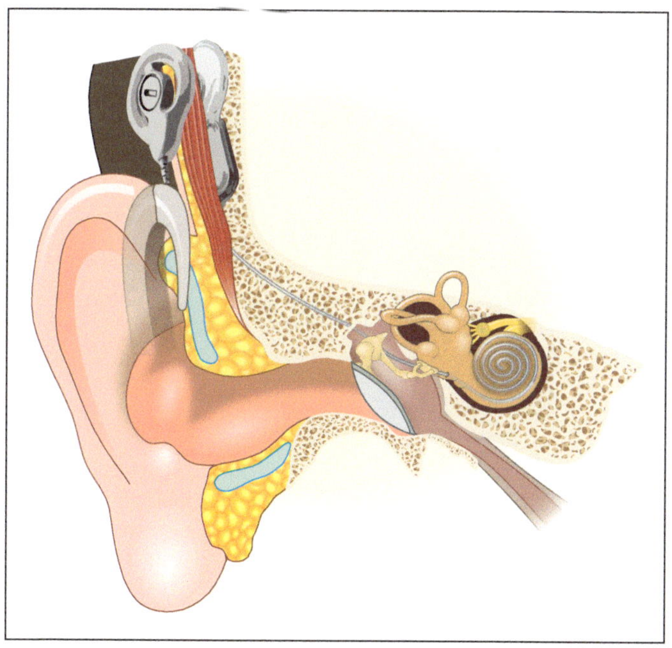

Fig. 54-16. Desenho esquemático mostrando posicionamento da unidade interna do implante coclear sob a pele e subcutâneo da região da escama do osso temporal e o feixe de eletrodos inserido no interior da cóclea. Processador de fala retroauricular e a sua antena transmissora que se fixa ao couro cabeludo por meio de um ímã presente na antena receptora da unidade interna.

Abertura da Cóclea e Inserção do Feixe de Eletrodos

O feixe de eletrodos deve ser inserido no interior da cóclea e posicionado na escala timpânica. A inserção do feixe de eletrodos pode ser realizada através da janela redonda, ou através de uma cocleostomia (Fig. 54-17).

Para inserção através da janela redonda, é importante que o nicho da janela redonda esteja bem visível pela timpanotomia posterior. Brocam-se cuidadosamente as bordas da janela redonda com broca diamantada até a visualização completa de sua membrana, que é facilmente reconhecível pela sua coloração azulada (Fig. 54-18). Com o uso de um estilete, fazemos um orifício da membrana da janela redonda e acessamos a escala timpânica do giro basal da cóclea (Fig. 54-19).

Nos casos em que não há uma visualização parcial da janela redonda, a abertura da cóclea pode ser feita através de uma cocleostomia. Com uso de uma broca diamantada de 1 mm perfuramos a região anterior à janela redonda, acessando diretamente a escala timpânica do giro basal da coclear.

O feixe de eletrodos é inserido na escala timpânica e (Fig. 54-20), dependendo do modelo do implante, há uma forma específica de fazê-lo. Cada modelo possui um instrumental específico para auxiliar na introdução dos eletrodos. Alguns autores têm utilizado corticoide tópico na janela redonda e embebido o feixe de eletrodos com ácido hialurônico na tentativa de preservar as células ciliadas remanescentes e, consequentemente, o resíduo auditivo.

Para a avaliação do correto posicionamento do feixe de eletrodos no interior da cóclea devemos fazer uma radiografia ou escopia intraoperatória em posição transorbitária (frontonasal) (Fig. 54-21). Quando disponível, uma tomografia computadorizada intraoperatória será o padrão-ouro para avaliar a posição do feixe de eletrodos.

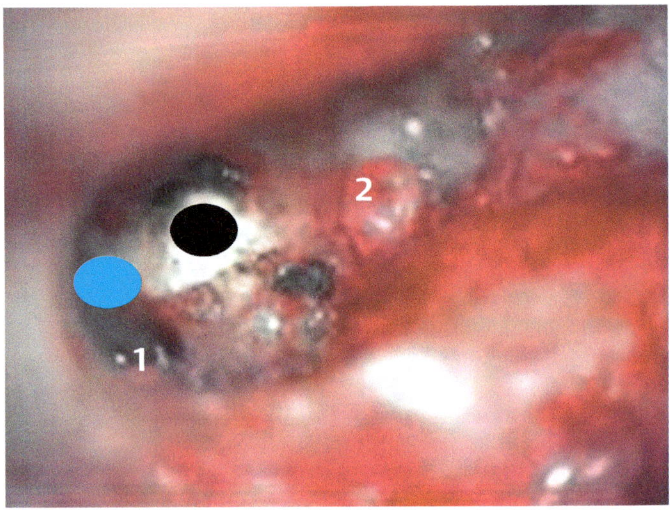

Fig. 54-17. Etapa cirúrgica mostrando posição da cocleostomia. Visão através da timpanotomia posterior com remoção da bigorna. Cocleostomia para acesso à rampa timpânica em posição anteroinferior (círculo azul), cocleostomia em rampa vestibular (círculo preto), janela redonda *(1)* e estribo *(2)*. Orelha esquerda.

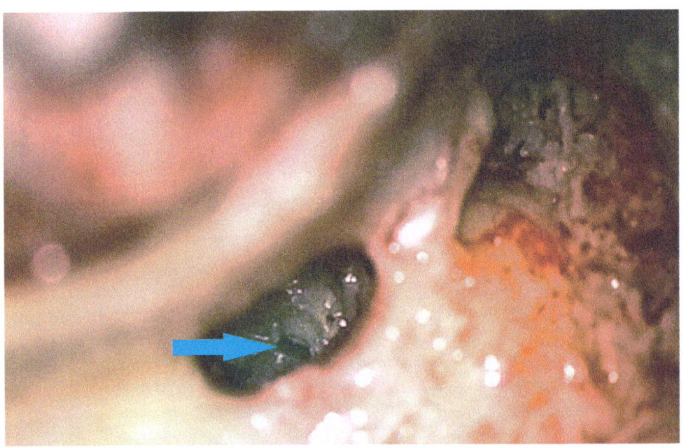

Fig. 54-18. Etapa cirúrgica mostrando exposição da janela redonda (seta azul) após broqueamento do lábio do nicho da janela. Orelha esquerda.

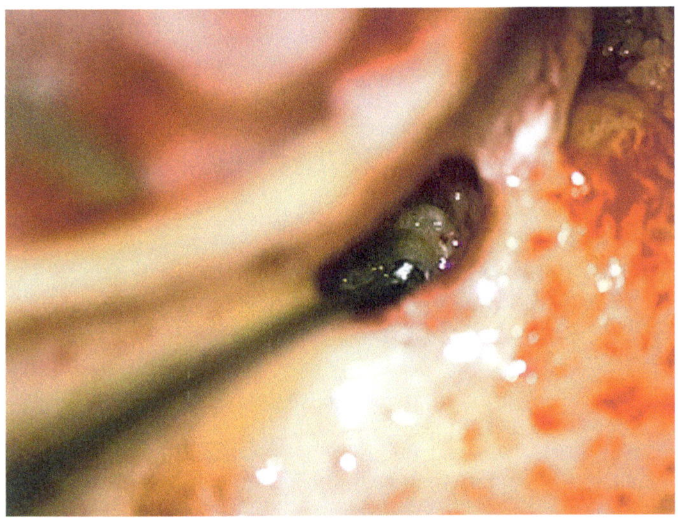

Fig. 54-19. Etapa cirúrgica mostrando incisão e abertura da janela redonda. Orelha esquerda.

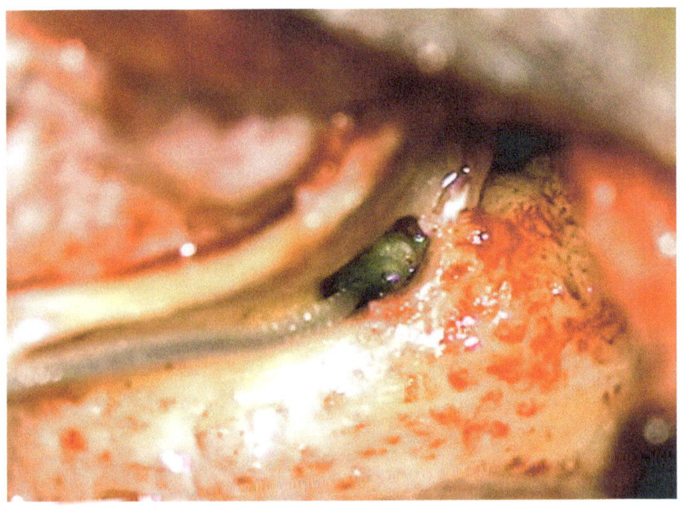

Fig. 54-20. Etapa cirúrgica mostrando implante coclear posicionado e feixe de eletrodos inserido através da janela redonda. Orelha direita.

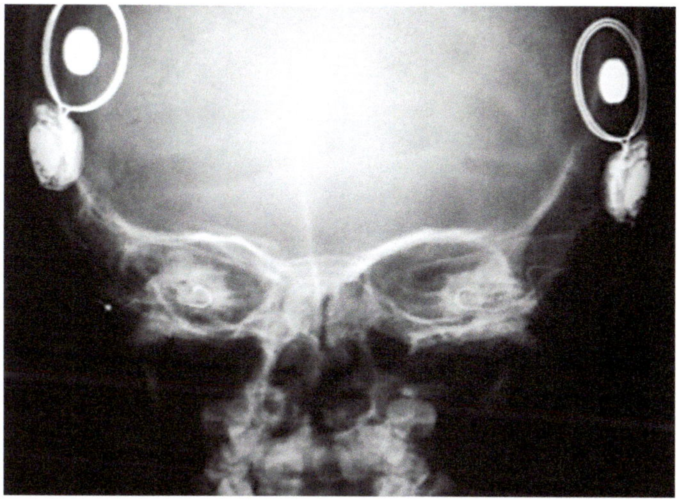

Fig. 54-21. Raios X de crânio, incidência transorbitária mostrando implante coclear posicionado corretamente. Implate coclear bilateral.

Sutura

O fechamento da incisão é feito em três planos, com *vicryl* 3-0 para o retalho do músculo periosteal e subcutâneo e com *nylon* 4-0 para a pele, sendo que o retalho não deve ter mais do que 8 mm de espessura em cima do receptor, para não prejudicar a transmissão externo-interna.

Testes Intraoperatórios

O fonoaudiólogo pode integrar a equipe intraoperatória realizando a avaliação do dispositivo e da integridade do nervo auditivo com a estimulação elétrica. Os testes intraoperatórios são recomendados para:

- Avaliar a integridade eletrônica do sistema que está sendo implantado usando as medidas de telemetria de impedâncias dos eletrodos (Fig. 54-22).
  - Altas impedâncias podem significar eletrodos partidos (sem continuidade), eletrodos sem contato com tecido ou fora da cóclea ou ainda bolhas de ar em volta dos eletrodos.
  - Impedâncias baixas podem mostrar eletrodos em curto-circuito. Em qualquer das situações, eletrodos com impedâncias alteradas não serão ativados ou usados na medida da resposta neural.
- Avaliar a excitabilidade nervosa de várias regiões do gânglio espiral usando o registro do potencial de ação composto do nervo auditivo pela telemetria de resposta neural (Fig. 54-23). Isso permite:
  - Monitorar as respostas fisiológicas ao longo do tempo;
  - Utilizar altos níveis de corrente devido à anestesia e identificar a menor corrente capaz de provocar o disparo do potencial de ação composto em vários eletrodos ao longo da cóclea e com isso direcionar a ativação e a programação do processador de fala;

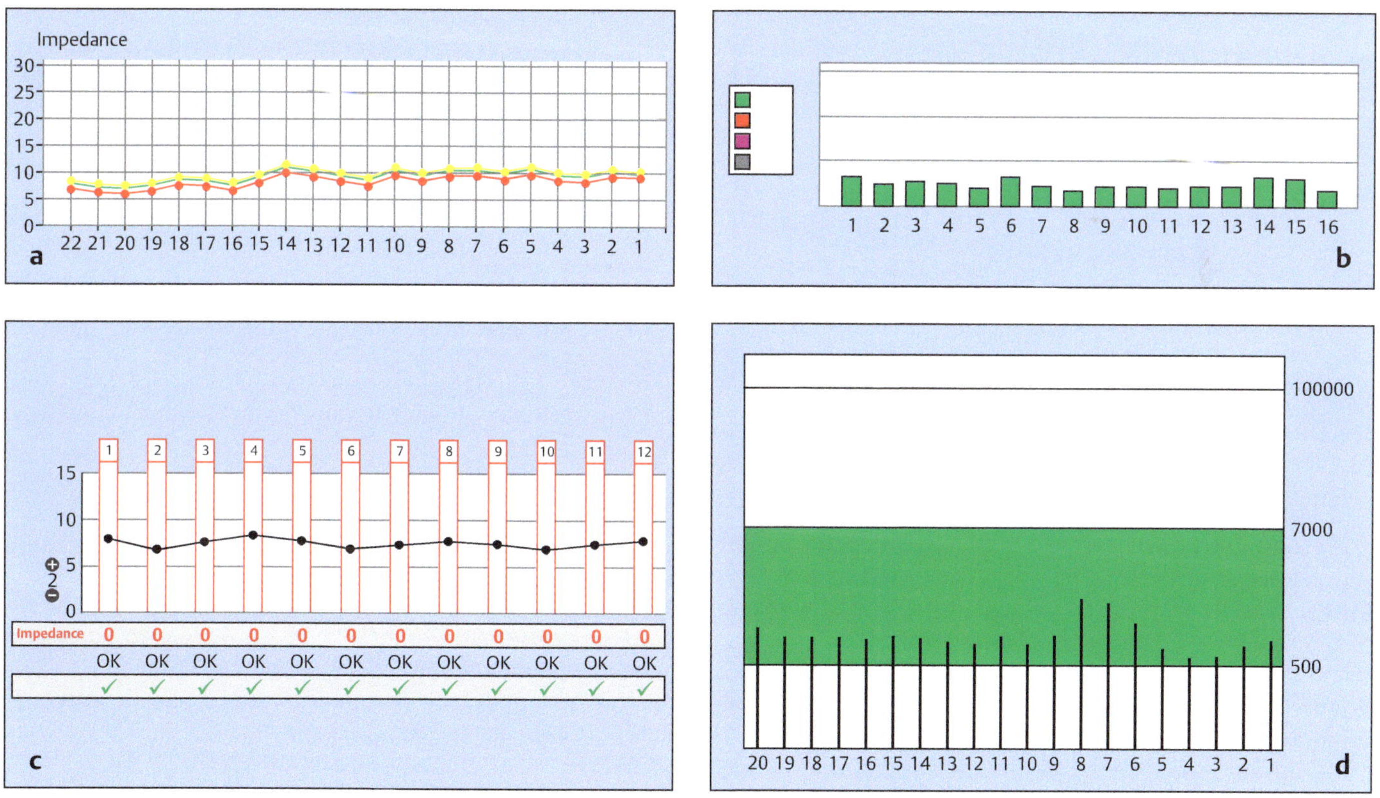

Fig. 54-22. Telemetria de impedâncias mostrando valores adequados (em kΩ), em (a) nos 22 eletrodos da Cochlear (implantes Nucleus); em (b) nos 16 eletrodos da Advanced Bionics; em (c) nos 12 eletrodos da MED EL; em (d) nos 20 eletrodos da Oticon Medical.

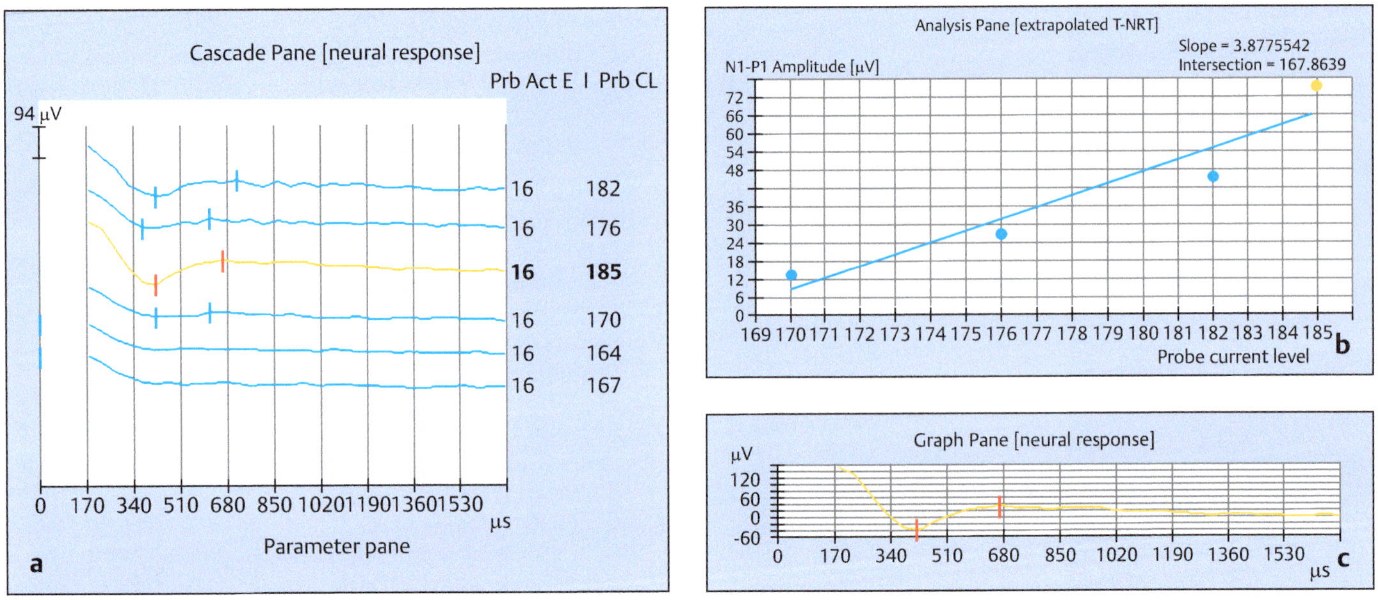

Fig. 54-23. Exemplo de telemetria de resposta neural nos implantes Cochlear mostrando a captação do potencial de ação composto eletricamente evocado (eCAP) com diferentes níveis de corrente (a), evidenciando a diminuição da amplitude do potencial com a diminuição da corrente (b), o que permite a determinação do limiar dessa resposta neural em a amplitude do potencial é praticamente zero (c).

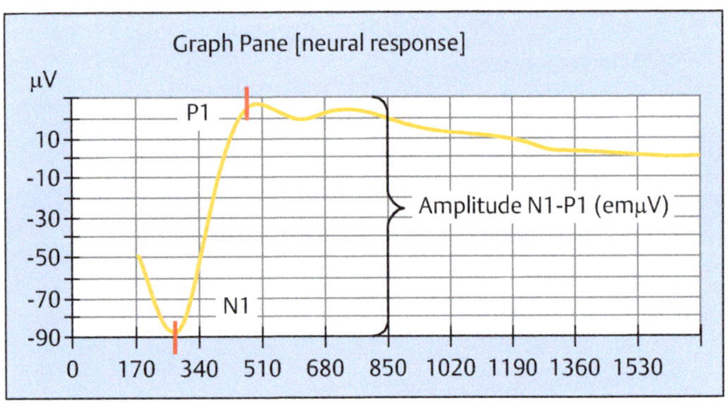

Fig. 54-24. eCAP. N1/P1. Fig. 54-mostrando exemplo de potencial de ação composto eletricamente evocado (eCAP – *electrical compound action potencial*) com o pico (vale) negativo (N1) entre 0,2 e 0,4 ms e o pico positivo (P1) antes de 1 ms.

- Direcionar a determinação dos níveis de estimulação adequados, considerando-se que os limiares da resposta neural são audíveis.

A amplitude de resposta neural é determinada pela diferença de potencial entre o pico negativo da resposta (N1) e o pico positivo da resposta (P1) (Fig. 54-24). O nível de corrente que gera uma amplitude de resposta mínima, denominado limiar da resposta neural, pode ser identificado pela medida da amplitude da resposta (em µV) em pelo menos três níveis de corrente de estimulação com respostas presentes.

A ausência de resposta neural intraoperatória não significa que não haverá estimulação, considerando-se a nossa prevalência da NRT em 82,5% dos pacientes e em 82% dos eletrodos avaliados, sendo maior nos eletrodos apicais do que nos basais. Entretanto, há forte correlação entre a ausência de telemetria neural e o prognóstico menos favorável.[35]

Em resumo, na avaliação intraoperatória as impedâncias traduzem tanto a integridade eletrônica do feixe de eletrodos, como a saúde do meio em que estão embebidos, e a resposta neural traduz a "responsividade" do primeiro neurônio (mas não de toda a via auditiva). As impedâncias adequadas e a presença de resposta neural em todos os eletrodos testados podem indicar posicionamento adequado do feixe de eletrodos, porém não substitui a imagem da escopia ou RX transorbitário.

CUIDADOS PÓS-OPERATÓRIOS

- Curativo compressivo por 72 horas.
- Uso de antibioticoterapia por 5 dias com cefalosporina de primeira geração.
- Retirada dos pontos entre 10 e 14 dias.
- Orientação quanto ao risco de traumatismo na região do implante.
- Proibido uso de bisturi elétrico ou cautério monopolar.
- Cuidados especiais quanto à realização de ressonância magnética.

COMPLICAÇÕES

As complicações da cirurgia de implante coclear podem ser divididas em complicações menores e maiores.

As complicações menores são aquelas que podem ser tratadas conservadoramente, como infecções limitadas de retalho e pequenas deiscências de sutura. Também são consideradas complicações menores a estimulação do nervo facial, migração do eletrodo, vertigem e zumbido. A incidência de complicações menores na literatura varia de 4,3% a 7%.[36]

As complicações maiores são aquelas de maior gravidade, e sua incidência na literatura varia de 5% a 8%. As mais comuns são:

- Paralisia facial.
- Meningite.

- Infecção e necrose do retalho.
- Perda do implante.
- Perfuração permanente de membrana timpânica.
- Colesteatoma secundário.

Prevenção de Meningite

De acordo com CDC americano (Centers for Disease Control and Prevention) em sua página oficial da internet (http://www.cdc.gov/vaccines/vpd-vac/mening/cochlear/dis-cochlear-hcp.htm), até o ano de 2007 ocorreram mais de 90 casos descritos no mundo de meningite em pacientes com implante coclear num total de 60.000 implantados. O agente etiológico mais comum é o *Streptococus pneumoniae* e foi mais frequente em pacientes que utilizavam um modelo de implante coclear com posicionador de eletrodos.

Desse modo, pacientes usuários de implante coclear apresentam maior risco de contrair meningite, com incidência 30 vezes maior que na população geral. Na tentativa de diminuir esta incidência, é preconizada a vacinação contra meningite em todos os pacientes que receberão o implante coclear.

Existe uma divergência entre a recomendação do CDC americano e do Ministério da Saúde do Brasil quanto a esta recomendação (Quadros 54-6 e 54-7).

A diferença entre a recomendação do CDC americano e o Ministério da Saúde do Brasil é que esta preconiza também a imunização contra meningococo tipo C e vírus *Influenza*.

PROGRAMAÇÃO DO PROCESSADOR DE FALA

Com a cicatrização e regressão do edema, aproximadamente 30 dias após a cirurgia pode ser realizada a ativação do processador de fala. É importante que o fonoaudiólogo tenha acesso às informações do RX com incidência transorbitária para a identificação de eventuais inserções parciais, e eletrodos que necessitem ser desativados na programação. Nessa ocasião, é imprescindível a observação e a escolha da força do imã para cada pessoa de acordo com a espessura da pele e do couro cabeludo. Qualquer força exagerada pode levar à perda do implante, pela interferência na vascularização e na irrigação local.

O objetivo da programação é estabelecer parâmetros de estimulação que gerem boa audibilidade com qualidade. Entre os parâmetros da programação, alguns são escolhidos pelo audiologista (inicialmente são usados aqueles propostos pelos próprios fabricantes) e alguns são medidos. A tarefa mais importante na programação do processador de fala é a medida dos níveis mínimos e máximos de corrente de estimulação em cada eletrodo. Essa corrente é influenciada pelas características do implante (distância do eletrodo ao modíolo, impedâncias etc.), pelos parâmetros escolhidos do mapa, e por características individuais do usuário de implante (aporte neural e experiência auditiva). O resultado dos parâmetros medidos e escolhidos gera um mapa de programação.[37]

Quadro 54-6. Recomendações do CDC Americano

Idade	Bactéria	Vacina
< 2 anos	*S. pneumoniae*	Vacina conjugada 13 valente (Prevenar®)
	H. influenzae	Vacina contra *H. Influenzae* tipo B
2-5 anos	*S. pneumoniae*	Vacina conjugada 13 valente Vacina polissacarídea 23 valente (pneumo 23)
	H. influenzae	Vacina contra H. *influenzae* tipo B
> 5 anos	*S. pneumoniae*	Vacina polissacarídea 23 valente (pneumo 23)

Quadro 54-7. Recomendações do Ministério da Saúde Brasileiro

Idade	Microrganismo	Vacina
< 2 anos	*S. pneumoniae*	Vacina conjugada 13 valente (Prevenar®)
	N. menigitidis tipo B	Vacina contra meningococo conjugada C
	Vírus *Influenza* tipo A, B e H1N1	Vacina contra *Influenza* tipos A, B e H1N1
2-5 anos	*S. pneumoniae*	Vacina conjugada 13 valente (Prevenar®) Vacina polissacarídea 23 valente (pneumo 23)
	N. menigitidis tipo B	Vacina contra meningococo conjugada C
	Vírus *Influenza* tipos A, B e H1N1	Vacina contra *Influenza* tipos A, B e H1N1
> 5 anos	*S. pneumoniae*	Vacina conjugada 13 valente Vacina polissacarídea 23 valente (pneumo 23)
	N. menigitidis tipo B	Vacina contra meningococo conjugada C
	Vírus *Influenza* tipos A, B e H1N1	Vacina contra *Influenza* tipos A, B e H1N1

http://portal.saude.gov.br/portal/arquivos/pdf/livro_cries_3ed.pdf

Considerações Gerais da Programação do Implante Coclear

O primeiro teste em cada programação é a medida das impedâncias dos eletrodos. A medida das impedâncias representa a oposição ao fluxo de corrente dada pelas características eletrônicas do sistema (condutibilidade) e pelas características do meio (bioquímica da perilinfa, incluindo tecido fibroso que se deposite ao longo do tempo).[38] Os eletrodos com impedâncias inadequadas deverão ser desativados e não utilizados na programação do processador de fala.

A corrente elétrica que gera uma sensação auditiva varia com:

- A experiência auditiva (por isso na ativação o som "não" é o definitivo);
- A impedância de cada eletrodo que sofre influência da bioquímica da perilinfa (mais um motivo para as programações serem periódicas e por tempo indeterminado);
- O aporte neural de cada região da cóclea;
- A distância de cada eletrodo às células neurais do gânglio espiral.

As programações implicam na construção de um mapa que ofereça audibilidade para todos os sons (com limiares esperados entre 20 e 30 dBNA em todas as frequências entre 250 Hz a 6 kHz ou 8 kHz). Quando os níveis de corrente estão adequados em todos os canais (eletrodos), sejam os níveis mínimos (limiares) como os máximos (conforto) (Fig. 54-25), progressivamente será mais bem alcançada a qualidade do som com os ajustes dos parâmetros de programação. A experiência auditiva, somada à adequação dos parâmetros e à plasticidade do seu sistema nervoso auditivo central contribuem para a melhora do desempenho e da percepção auditiva.

As programações do processador de fala devem ser periódicas e para o resto da vida. Considerando-se que os eletrodos estão inseridos na rampa timpânica e envoltos em perilinfa, que é contínuo aos líquidos cefalorraquidianos, existem mudanças hormonais e fisiológicas, variação do tecido fibroso (cicatricial) envolvendo o eletrodo e da impedância dos eletrodos que interferem na corrente necessária para gerar sensação auditiva e estimular as células do gânglio espiral. Além disso, a eficiência sináptica e a experiência auditiva são fatores de interferência direta sobre os parâmetros de programação, exigindo ajustes anuais ou mediante qualquer queixa ou mudança no desempenho auditivo.

Em resumo, a programação do processador de fala deve ser realizada periodicamente pois a corrente necessária para estimular o nervo em cada região da cóclea é uma medida dinâmica que depende da bioquímica da cóclea e da experiência auditiva.

Fatores que Influenciam o Desempenho Auditivo com o Implante Coclear

Somado ao fato de que os implantes cocleares não codificam todo o sinal acústico, transmitindo alguns aspectos

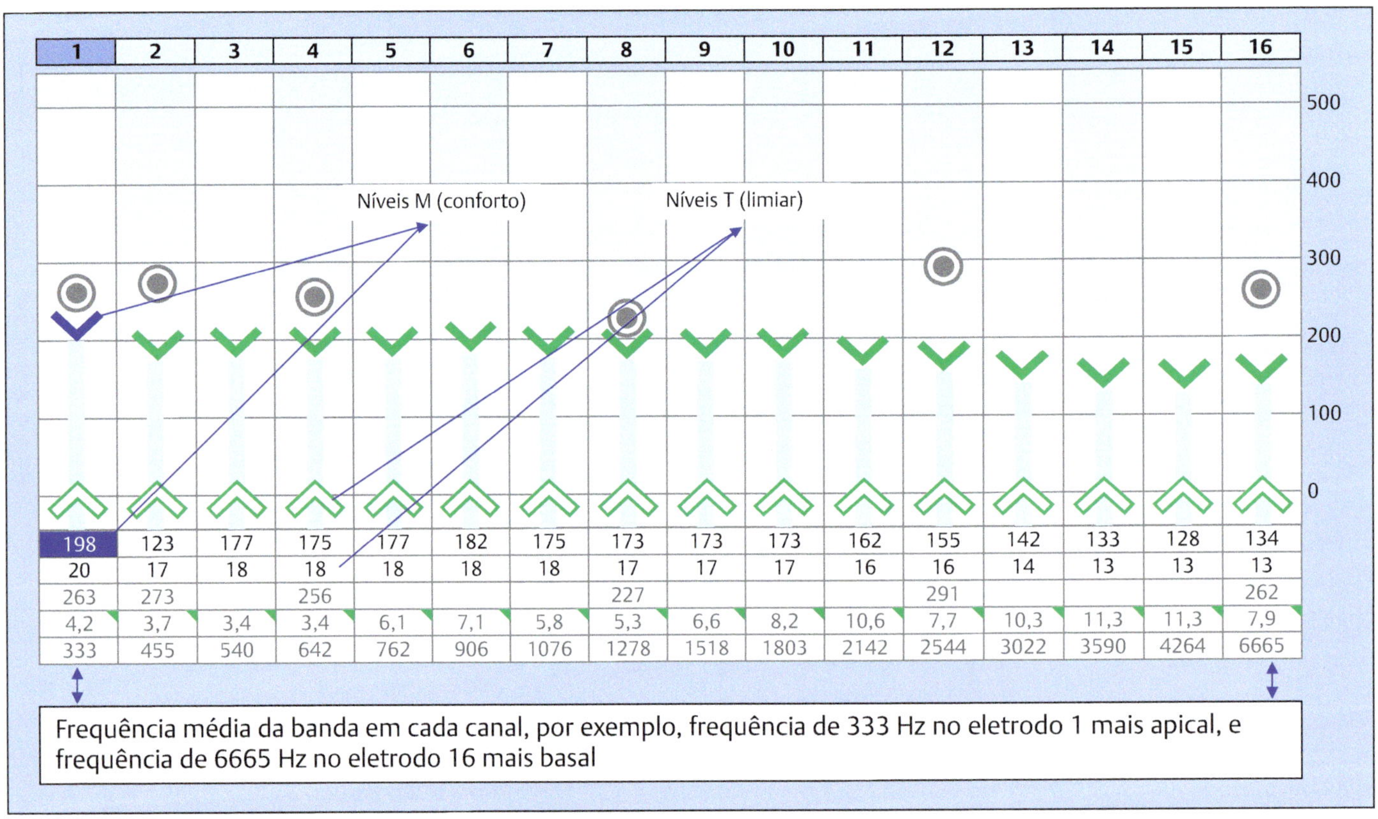

Fig. 54-25. Tela de programação de um paciente com implante coclear Advanced Bionics HiFocus MidScala com todos os 16 eletrodos ativados mostrando os níveis de corrente mínimos (níveis T) e os níveis máximos de conforto (níveis M), no gráfico e na tabela numérica e as frequências médias (na última linha da grade numérica) de cada banda de frequências, desde a mais apical representada pelo eletrodo 1 até a mais basal, representada pelo eletrodo 16 nos implantes da Advanced Bionics.

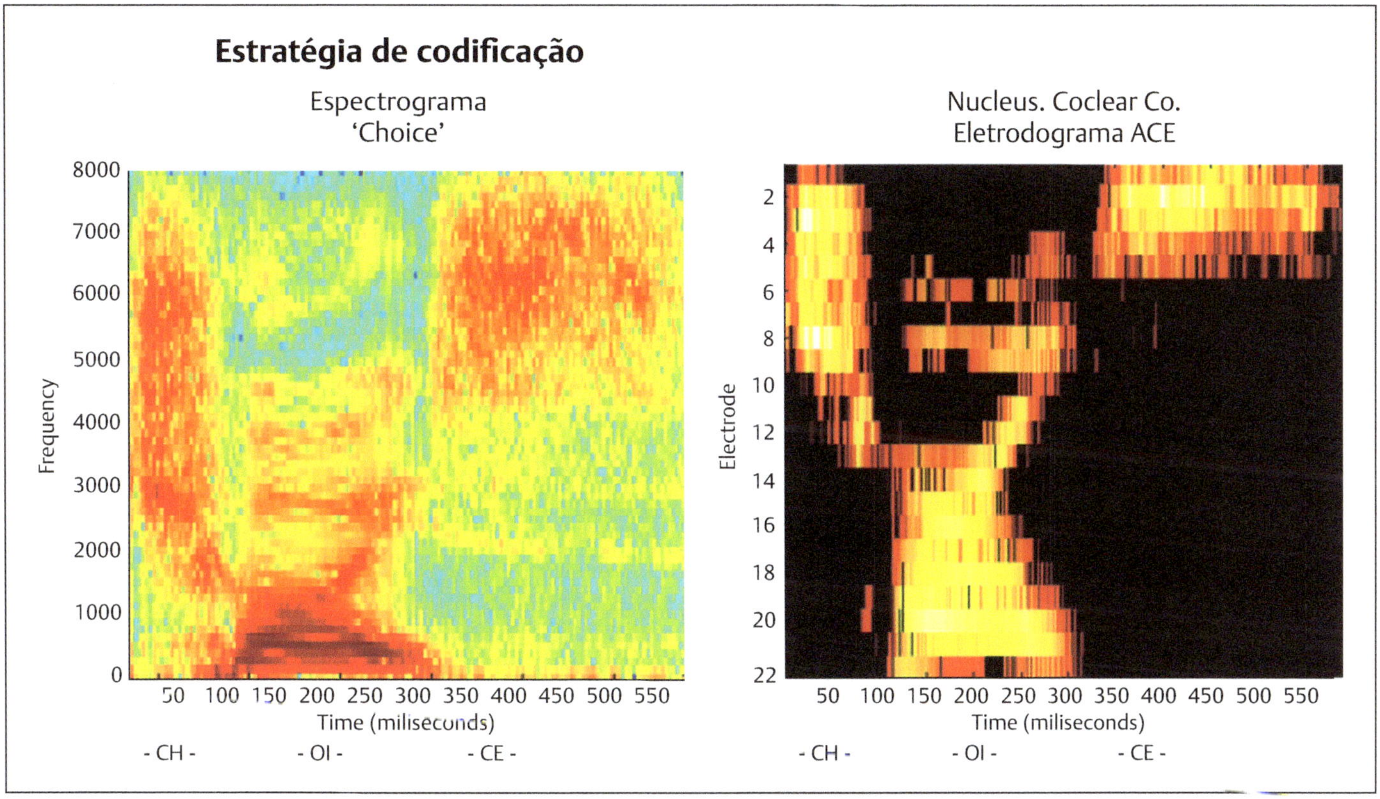

Fig. 54-26. Eletrodograma e espectrograma da palavra CHOICE representado pela estratégia de ACE (Advanced comnation encoder).

temporais e espectrais (Fig. 54-26), alguns fatores adicionais podem interferir no resultado.[31]

- Aspectos médicos e cirúrgicos: inserção dos eletrodos e etiologia.
- Mapa no processador de fala.
- Tempo de privação auditiva.
- Memória auditiva/experiência auditiva e código linguístico.
- Densidade neural do nervo auditivo.
- Habilidades de processamento auditivo central.
- Plasticidade neural.
- Reabilitação.
- Família e ambiente educacional.
- Comorbidades e múltiplas deficiências.

IMPLANTE HÍBRIDO. ESTIMULAÇÃO ELETROACÚSTICA

A informação das altas frequências para o reconhecimento da fala é crucial. As frequências acima de 1.000 Hz contêm a maioria das informações acústicas da fala.[39]

Isso explica porque as pessoas com boa audição nas frequências baixas e pouca ou nenhuma audição nas altas frequências têm desempenho pobre em algumas situações. Nesses casos somente *algumas partes* da mensagem podem ser ouvidas.

Na prescrição de próteses auditivas, geralmente é necessária a amplificação de metade da perda auditiva para alcançar o acesso aos sons de fala. Por exemplo, para uma perda de 100 dBNA é necessário um ganho de 50 dB. As perdas com a configuração em rampa (Fig. 54-27), conhecidas como perda em "rampa de esqui", exigem maior ganho nas altas frequências para oferecer acesso a pistas acústicas importantes. O resultado disso é uma distorção, desconforto (pela redução do campo dinâmico) e desconforto com o molde da prótese auditiva que precisa ser bastante justo para evitar os efeitos da microfonia (gerada pela retroalimentação da amplificação).

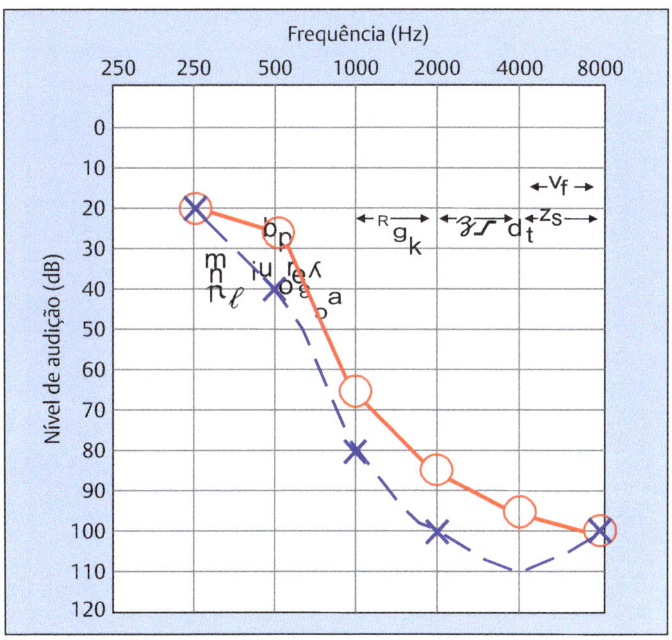

Fig. 54-27. Configuração audiométrica em rampa. Limiares audiométricos típicos de candidatos ao implante coclear de estimulação eletroacústica. Perda auditiva neurossensorial em rampa descendente.

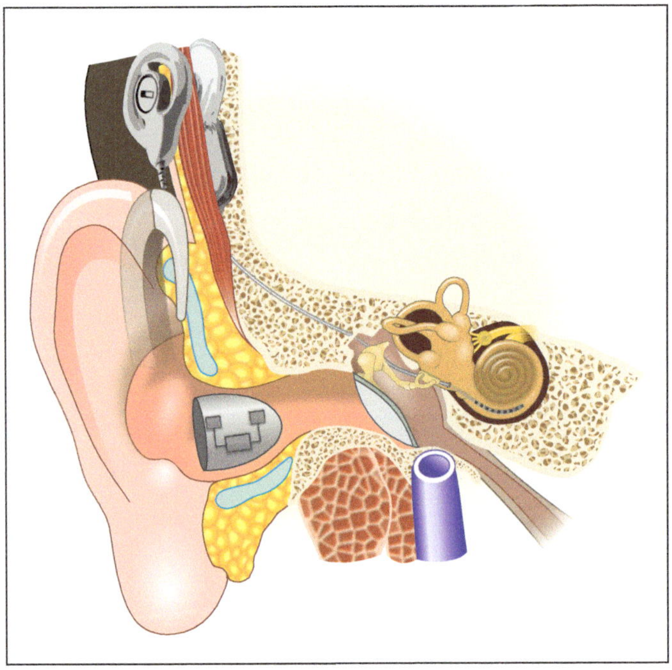

Fig. 54-28. Estimulação eletroacústica. Desenho esquemático de implante coclear de estimulação eletroacústica.

A tecnologia de estimulação eletroacústica (EEA) ou híbrida (Nucleus® Hybrid; Concerto Flex EAS®) supõe o uso de próteses auditivas combinado ao implante coclear na mesma orelha para melhorar a percepção dos sons em pacientes com perdas auditivas em rampa (Fig. 54-28). O sistema consiste em uma prótese intracanal e um processador de fala de implante coclear e um microfone.

Considerações Importantes na Indicação do Implante Coclear de Estimulação Eletroacústica

Os mesmos riscos do implante coclear convencional devem ser considerados e discutidos com o paciente durante a avaliação pré-operatória, e devem também ser colocadas as considerações acerca da possibilidade de perda do resíduo auditivo nas frequências baixas.[40]

O implante coclear de estimulação eletroacústica está limitado aos casos de perdas auditivas estáveis sendo contraindicado nos casos em que há flutuação ou progressão da perda auditiva (Quadro 54-8).

Se a melhor orelha apresentar critérios de indicação do implante híbrido e a orelha pior apresentar critérios de indicação do implante coclear convencional, este deve ser recomendado como primeira opção.

Quadro 54-8. Critérios de Indicação para Implante Coclear Híbrido (EEA)

- Adultos com surdez pré ou pós-lingual com domínio da linguagem oral
- Perda auditiva sensorioneural severa e profunda em "rampa descendente", com limiares máximos de 60 dB em frequências baixas (até 500 Hz) e limiares mínimos nas frequências médias e altas (a partir de 1.500 Hz) de 80 dB
- Índice de reconhecimento de fala (IRF) entre 10% e 60% na orelha a ser implantada, e IRF na orelha contralateral inferior a 80%

Programação do Processador de Fala do Implante Híbrido e do Componente de Amplificação

O componente acústico pode ser programado usando o próprio *software* da programação do implante coclear para que as faixas de frequências sejam adequadamente distribuídas.

Colocando-se os dados do audiograma do paciente, o *software* calcula a prescrição da amplificação, do ganho necessário e eventualmente da necessidade de ventilação no molde.

RESULTADOS

Resultados em Pacientes com Deficiência Auditiva Pós-Lingual

Pacientes adultos com surdez pós-lingual possuem bons resultados auditivos atingindo limiares auditivos melhores do que 35 dBNA que permitem o acesso aos sons da fala,[41] o uso do telefone e o reconhecimento de fala em situações de ruído.[42] Entretanto, ressalta-se a importância do treinamento auditivo para o melhor aproveitamento do implante.[43] Vários fatores podem influenciar os resultados nos pacientes adultos, como aspectos relativos à personalidade,[44] como a etiologia,[45] entre outros.[31,42] A apreciação de música, embora continue sendo o grande desafio da tecnologia, pode ser alcançado por muitos implantados e observa-se grande variabilidade entre os pacientes.[46] Nos adultos com surdez pós-lingual, a presença de resíduo auditivo pré-operatório não necessariamente oferece vantagens para os resultados pós-operatórios. Adunka *et al.* (2008) compararam os resultados de 25 pacientes com resíduo pré-operatório significativo com os resultados de 21 pacientes sem resíduo auditivo pré-operatório e mostraram que o implante coclear oferece os mesmos benefícios.[47] Reforçaram inclusive a necessidade de orientar os pacientes com resíduo auditivo pré-operatório de que nos primeiros meses o reconhecimento de fala pode piorar em relação ao que obtinham com as próteses auditivas convencionais.

No grupo de implante coclear do Hospital das Clínicas de São Paulo, o estudo de 156 pacientes adultos com surdez pós-lingual de diferentes etiologias (exceto meningite) atingiram limiares auditivos após 1 ano de ativação do implante coclear entre 25 e 35 dBNA (Fig. 54-29). Este mesmo grupo de pacientes atingiu índice de reconhecimento de sentenças em formato aberto próximo a 90% após 3 anos de uso do implante coclear. O grupo com surdez por meningite é uma exceção, pois embora atinjam limiares auditivos próximos à média geral, apresentam resultados de discriminação muito inferiores àqueles observados em outras etiologias (Fig. 54-30). Mais de 90% dos pacientes conseguem falar ao telefone após 3 anos do uso do implante coclear. Quando consideramos apenas os pacientes com surdez por meningite, este índice cai para 40%.

Com relação aos diferentes fabricantes de implante coclear, Firszt *et al.* (2004) compararam os resultados de percepção de fala em 78 pacientes, 27 implantados com cada fabricante aprovado nos Estados Unidos (Med-el, Advanced Bionics e Cochlear).[48] Encontraram que apesar de todos os pacientes mostrarem resultados de percepção de fala substancialmente superior para estímulos apresentados no silêncio, mesmo a 50 dBNPS, há uma queda de desempenho no ruído (para

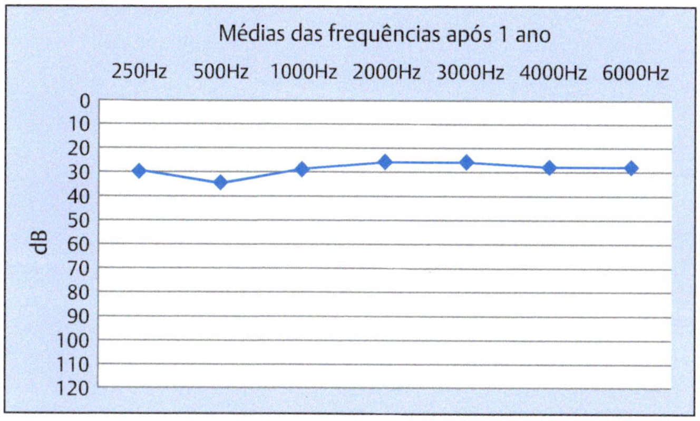

Fig. 54-29. Média dos limiares auditivos em pacientes adultos pós-linguais (exceto meningite) com 1 ano de uso do implante coclear. Fonte: Grupo de Implante Coclear do Hospital das Clínicas de São Paulo.

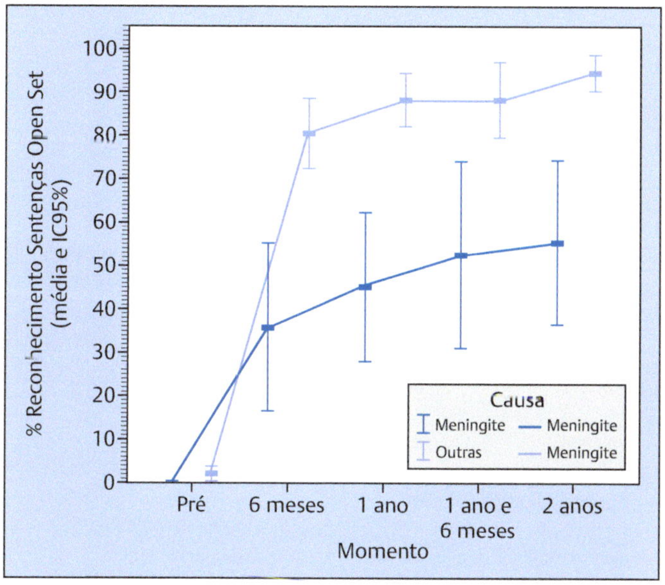

Fig. 54-30. Evolução do reconhecimento auditivo de sentenças em formato aberto em função do tempo em pacientes adultos com surdez pós-lingual. Comparação entre meningite e outras etiologias. Fonte: Grupo de Implante Coclear do Hospital das Clínicas de São Paulo.

estímulos apresentados a 60 dBNPS e com razão sinal/ruído de +10 dB). Entretanto, todas as marcas ofereceram resultados semelhantes em todas as situações de teste.

Idosos também se beneficiam da tecnologia, inclusive os octogenários e nonagenários.[23] Carlson *et al.* (2010), da Mayo Clinic em Rochester, mostraram que os resultados de percepção de fala são semelhantes aos dos adultos jovens, entretanto deve ser dado cuidado especial à avaliação médica pré-operatória, considerando-se o maior risco de complicações anestésicas nesse grupo.[49]

Resultados em Pacientes Adultos com Deficiência Auditiva Pré-Lingual

Para os adultos com surdez pré-lingual, o resultado do implante coclear depende do desenvolvimento de habilidades auditivas pré-implante coclear, ou seja, do resíduo auditivo e do uso de próteses auditivas de forma praticamente ininterrupta desde o diagnóstico, mostrando o interesse do paciente pelas informações recebidas pela via auditiva. Van Dijkhuizen *et al.* (2011) mostraram que o resultado do implante coclear em adultos com surdez pré-lingual está diretamente relacionado com a inteligibilidade de fala antes do implante coclear, sugerindo de fato a dependência do desenvolvimento da via auditiva e suas relações de associação com o significado.[50] A inteligibilidade de fala estaria também relacionada com as habilidades de processamento auditivo da fala. Existem também peculiaridades quanto à motivação pessoal e à aceitação da surdez pela família que devem ser consideradas.[20]

O implante coclear também tem papel importante no tratamento do zumbido associado à surdez, com o uso do implante coclear – acima de 80% dos pacientes com zumbido referem melhora dos seus sintomas.[51]

Resultados em Crianças

No que se refere aos resultados do implante coclear em crianças, os melhores resultados aparecem nas crianças implantadas antes dos 2 anos de idade. Tajudeen *et al.* (2010) estudaram 117 crianças implantadas entre junho de 1993 e setembro de 2008.[24] Trinta e cinco foram implantadas entre 6 e 12 meses, 49 foram implantadas aos 24 meses e 33 crianças aos 36 meses. Os autores observaram diferenças estatisticamente significantes no desenvolvimento do reconhecimento auditivo da fala, com grande vantagem para as crianças implantadas antes de 1 ano. Entretanto, essa vantagem desaparece quando se considera o tempo após o implante, ou seja, a "idade auditiva".

Em relação à produção de fala, ou seja, a inteligibilidade da fala das crianças deficientes auditivas, Habib *et al.* (2010) observaram que as crianças implantadas antes dos 24 meses apresentam valores de inteligibilidade de fala estatisticamente superiores às crianças implantadas mais tarde, quando avaliadas no mesmo tempo após o implante.[52]

É importante ressaltar que os pacientes usuários de implante coclear necessitarão de um tempo de uso do implante coclear para que seja observada melhora no escore de percepção auditiva e de linguagem. Moret *et al.* (2007) avaliando os resultados auditivos e de desenvolvimento de linguagem de 60 crianças com 42 meses (mediana) de privação sensorial, observaram que as categorias auditivas de habilidades mais avançadas somente foram alcançadas por mais da metade do grupo de crianças após uma média de 25 meses de uso do implante.[53] Os autores ressaltam ainda que aspectos como a idade da criança na avaliação, o tempo de privação sensorial auditiva e a permeabilidade da família são relevantes para os melhores resultados.

Quando comparamos o desenvolvimento de fala e linguagem de crianças com deficiência auditiva implantadas e crianças normais, não podemos esquecer que em casos de crianças com deficiência auditiva severa a profunda, 40% delas apresentam múltiplas deficiências.[54,55] Robertson *et al.* (2009) relataram os resultados de um levantamento feito entre 1974 e 2003 em recém-nascidos com prematuridade extrema (menos de 28 semanas de idade gestacional ou peso ao nascimento menor que 1.250 g). Encontraram que 40 (3,1%) dos 1.279 nascidos vivos até 3 anos de idade apresentaram perda auditiva permanente e 29 (73%) deles tinham múltiplas deficiências. Outro estudo da Universidade Gallaudet, realizado por Rousch *et al.* (2004) com 42.361 deficientes auditivos mostrou que 60% deles não apresentavam qualquer outra deficiência.[56]

BINAURALIDADE: ESTIMULAÇÃO BIMODAL, IMPLANTE BILATERAL OU SEQUENCIAL

A importância da binauralidade tem sido objetivo de diversos estudos nos usuários de implante coclear.[34] O uso da prótese auditiva contralateral ao implante coclear, conhecida como estimulação bimodal, é indicado para o paciente que possui resíduo auditivo na orelha não implantada.[57,58] A manutenção da estimulação auditiva na orelha não implantada ajuda a evitar a deterioração do reconhecimento de fala e mantém a utilização do processamento binaural dos sons e a estimulação dos aspectos de prosódia e emoção. Frente às evidências dos benefícios da audição bimodal, surge a questão sobre quando realizar o implante coclear bilateral em pacientes com bom resíduo auditivo em uma das orelhas.

Davidson *et al.* (2019) estudaram 117 crianças implantadas antes dos 4 anos, e os avaliaram quando tinham entre 5 e 9 anos de idade.[29] As crianças implantadas foram separadas em 29 bimodais; 23 com IC bilateral simultâneo e 65 bilateral sequencial. Para crianças com perdas mais profundas, ICs bilaterais precoces forneceram a maior oportunidade para desenvolver boas habilidades de linguagem falada. Para aqueles com perdas moderadas a severas, no entanto, um período de uso bimodal de 1 a 3 anos mostrou ser mais vantajoso para o desenvolvimento de boas habilidades de linguagem falada. Na percepção da fala de traços de tonicidade, prosódia e emoção na fala, a regressão indicou que os valores aumentaram conforme aumentou o tempo de uso das próteses auditivas em crianças com limiares de 73 dBNA (até 4 anos). Ou seja, há que se avaliar o implante bilateral sequencial quando houver resíduo auditivo útil nas crianças, com intervalo de até 3 anos e meio entre os implantes a depender dos limiares.

Nos casos em que houver indicação do implante coclear bilateral ele pode ser feito simultaneamente, ou seja, no mesmo tempo cirúrgico. Em crianças esta conduta é a preferida para evitar que a realização de duas internações e duas anestesias. Além disso, a realização do implante coclear simultâneo permite estimulação precoce de ambas as orelhas e a melhor integração das vias auditivas para as habilidades binaurais.

Existem outras vantagens para o usuário de estimulação bimodal (com resíduo útil na orelha contralateral ao implante) e naquelas com implante coclear bilateral que devem ser considerados. O indivíduo com uso de duas entradas auditivas úteis tem menor risco de ficar sem ouvir quando acaba a bateria ou há defeitos nos dispositivos auditivos e, principalmente, falha da unidade interna na orelha implantada, para evitar que tenham períodos de privação auditiva na fase de desenvolvimento da fala e linguagem.

REFERÊNCIAS BIBLIOGRÁFICAS

1. House WF, Urban J. Long term results of electrode implantation and electronic stimulation of the cochlea in man. *Ann Otol Rhinol Laryngol.* 1973;82(4):504-517.
2. Clark GM, Tong YC, Black R. A multiple electrode cochlear implant. J Laryngol Otol. 1977;91:935-45.
3. Niparko JK. Assessment of cochlear implant candidacy. In: Niparko JK, Kirk KI. Cochlear implants: principles and practice. Philadelphia: Lippincott Williams & Wilkins; 2009. p. 137-46.
4. Bento RF, Miniti A, Leiner A, Sanchez TG, Oshiro MS, Campos MIM. O implante coclear FMUSP-1: apresentação de um programa brasileiro e seus resultados preliminares. Rev Bras Otorrinolaringol. 1994;60(4):1-16.
5. https://bvs.saude.gov.br/bvs/saudelegis/gm/1999/prt1278_20_10_1999_revog.html
6. Goffi-Gomez MVS, Guedes MC, Sant.Anna SG, Peralta CGO, Tsuji RK, Castilho AM, et al. Critérios de Seleção e Avaliação Médica e Audiológica dos Candidatos ao Implante Coclear: Protocolo HCFMUSP. Arquivos Int. Otorrinolaring. 2004;8(4):303-313.
7. Grasel SS, de Almeida ER, Beck RM, Goffi-Gomez MV, Ramos HF, Rossi AC, et al. Are Auditory Steady-State Responses Useful to Evaluate Severe-to-Profound Hearing Loss in Children?. *Biomed Res Int.* 2015;2015:579206.
8. Magalhães ATM, Goffi-Gomez MV, Jardim I, Tsuji RK, Brito Neto RV, Bento RV. Adaptação de próteses auditivas no candidato ao implante coclear. Rev CEFAC: 0-0, GRA, TAB. 2010
9. Gifford RH, Dorman MF, Shallop JK, Sydlowski SA. Evidence for the expansion of adult cochlear implant candidacy. *Ear Hear.* 2010;31(2):186-194.
10. Costa, MJ, Iorio MCM, Mangabeira-Albernaz PL. Reconhecimento de fala: desenvolvimento de uma lista de sentenças em português. Acta AWHO. 1997; 16(4): 164-173.
11. Harris RW, Goffi MVS, Pedalini MEB, Merrill A, Gygi MA. Reconhecimento de palavras dissilábicas psicometricamente equivalentes no Português Brasileiro faladas por indivíduos do sexo masculino e do sexo feminino. Pró-Fono. 2001; 13(2): 249-262.
12. Birman CS, Sanli H. Cochlear Implant Outcomes in Patients With Severe Compared With Profound Hearing Loss. *Otol Neurotol.* 2020;41(4):e458-e463.
13. Bevilacqua MC, Tech EA. Elaboração de um procedimento de avaliação de percepção de fala em crianças deficientes auditivas profundas a partir de cinco anos de idade. In: Marchesan IQ, Zorzi JL, Gomes ICD (eds.). Tópicos em Fonoaudiologia. São Paulo: Lovise; 1996. p. 411-33.
14. Figueiredo RS, Mendes B, Cavanaugh MC, Novaes B. Hearing loss classification by degree, configuration and relationship with amplified Speech Intelligibility Index (SII). Classificação de perdas auditivas por grau e configuração e relações com Índice de Inteligibilidade de Fala (SII) amplificado. *Codas.* 2016;28(6):687-696.
15. Robbins AM, Renshaw JJ, Berry SW. Evaluating meaningful auditory integration in profoundly hearing-impaired children. Am J Otol. 1991;12:144-50.
16. Moog JS, Geers AE. Early Speech Perception Test for Profoundly Hearing-Impaired Children. St Louis: Central Institute for the Deaf; 1990.
17. Orlandi ACL, Bevilacqua MC. Deficiência auditiva profunda nos primeiros anos de vida: procedimento para a avaliação da percepção da fala. Pró-fono. 1999;10 (2):87-91.
18. Erber NP. Glendonald auditory screening procedure (GASP). In: Erbert NP. Auditory Training, Washington, DC: AG Bell Assoc for the Deaf; 1982.
19. Geers AE, Nicholas JG, Moog JS. Estimating the Influence of Cochlear Implantation on Language Development in Children. Audiol Med. 2007;5(4):262-73.
20. Nasralla HR, Goffi-Gomez MV, Guedes MC, Peralta CGO. Implante coclear na adolescência: quatro candidatos, quatro percursos ao implante coclear. Arq Int Otorrinolaringol. 2008 Jan-Mar (Impr.);12(1):126-32.
21. Di Nardo W, Di Cesare T, Tizio A, Paludetti G, Fetoni AR. The Effectiveness of Targeted Electrical Stimulation *via* Cochlear

Implant on Tinnitus-Perceived Loudness. *Front Neurosci.* 2022;16:885263. Published 2022 Jun 24.
22. Thompson NJ, Brown KD, Dillon MT. Cochlear implantation for paediatric and adult cases of unilateral and asymmetric hearing loss. *Curr Opin Otolaryngol Head Neck Surg.* 2022;30(5):303-308.
23. Buchman CA, Herzog JA, McJunkin JL, Wick CC, Durakovic N, Firszt JB, et al. Assessment of Speech Understanding After Cochlear Implantation in Adult Hearing Aid Users: A Nonrandomized Controlled Trial. *JAMA Otolaryngol Head Neck Surg.* 2020;146(10):916-924.
24. Tajudeen BA, Waltzman SB, Jethanamest D, Svirsky MA. Speech perception in congenitally deaf children receiving cochlear implants in the first year of life. Otol Neurotol. 2010 Oct;31(8):1254-60.
25. Ching TYC, Dillon H, Leigh G, Cupples L. Learning from the Longitudinal Outcomes of Children with Hearing Impairment (LOCHI) study: summary of 5-year findings and implications. *Int J Audiol.* 2018;57(sup2):S105-S111.
26. Sharma A, Dorman MF, Spahr AJ. A sensitive period for the development of the central auditory system in children with cochlear implants: implications for age of implantation. *Ear Hear.* 2002;23(6):532-539.
27. Oyanguren V, Goffi-Gomez MV, Tsuji RK, Bento RF, Neto RB. Auditory results from cochlear implants in elderly people. Braz J Otorhinolaryngol. 2010 Aug;76(4):450-3.
28. The Hearing Journal. May 21, 2020. FDA Lowers Cochlear Implantation Age to 9 Months. https://journals.lww.com/thehearingjournal/blog/breakingnews/pages/post.aspx?PostID=381#:~:text=Cochlear%20Americas%20has%20received%20approval,bilateral%2C%20profound%20sensorineural%20hearing%20loss.
29. Davidson LS, Geers AE, Uchanski RM, Firszt JB. Effects of Early Acoustic Hearing on Speech Perception and Language for Pediatric Cochlear Implant Recipients. *J Speech Lang Hear Res.* 2019;62(9):3620-3637.
30. Moeller MP. Early intervention and language development in children who are deaf and hard of hearing. *Pediatrics.* 2000;106(3):E43.
31. Goffi-Gomez MVS. When May Cochlear Implant Not Work Even at a Very Young Age? Int Arch Otorhinolaryngol 2023;27(2):e179–e182.
32. Brasil. Ministério da Saúde. Portaria n° 2.776, de 18 de dezembro de 2014. Diário Oficial da União: seção I. Disponível em: https://bvsms.saude.gov.br/bvs/saudelegis/gm/2014/prt2776_18_12_2014.html
33. Balkany T, Hodges A, Telischi F, Hoffman R, Madell J, Parisier S, et al. William House Cochlear Implant Study Group: position statement on bilateral cochlear implantation. Otol Neurotol. 2008;29(2):107-8.
34. Firszt JB, Reeder RM, Holden LK, Dwyer NY; Asymmetric Hearing Study Team. Results in Adult Cochlear Implant Recipients With Varied Asymmetric Hearing: A Prospective Longitudinal Study of Speech Recognition, Localization, and Participant Report. *Ear Hear.* 2018;39(5):845-862.
35. Guedes MC, Weber R, Goffi-Gomez MVS, Brito Neto RV, Peralta CGO, Bento RF. Efeitos do potencial de ação neural sobre a percepção de fala em usuários de implante coclear. Rev Bras Otorrinolaringol. 2007;73(4):439-45.
36. Brito R, Monteiro TA, Leal AF, Tsuji RK, Pinna MH, Bento RF. Surgical complications in 550 consecutive cochlear implantation. *Braz J Otorhinolaryngol.* 2012;78(3):80-85.
37. Shapiro WH, Bradham TS. Cochlear implant programming. *Otolaryngol Clin North Am.* 2012;45(1):111-127.
38. Newbold C, Mergen S, Richardson R, Seligman P, Millard R, Cowan R, et al. Impedance changes in chronically implanted and stimulated cochlear implant electrodes. *Cochlear Implants Int.* 2014;15(4):191-199.
39. Russo I, Behlau M. Percepção da fala: análise acústica. São Paulo: Lovise; 1993. fundamentos teóricos e aplicações clínicas. 2ª ed. São Paulo: Lovise; 2003. p. 385-410.
40. Buechner A, Bardt M, Haumann S, Geissler G, Salcher R, Lenarz T. Clinical experiences with intraoperative electrocochleography in cochlear implant recipients and its potential to reduce insertion trauma and improve postoperative hearing preservation. *PLoS One.* 2022;17(4):e0266077. Published 2022 Apr 22.
41. Hoshino ACH, Cruz DR, Goffi-Gomez MVS, Befi-Lopes DM, Matas CG, Fortunato-Tavares TM, Tsuji RK. Evolução audiométrica em usuários de implante coclear multicanal. Rev. CEFAC;15(2):297-304, mar.-abr. 2013.
42. Lazard DS, Vincent C, Venail F, Van de Heyning P, Truy E, Sterkers O, et al. Pre-, per- and postoperative factors affecting performance of postlinguistically deaf adults using cochlear implants: a new conceptual model over time. *PLoS One.* 2012;7(11):e48739.
43. Magits S, Boon E, De Meyere L, Dierckx A, Vermaete E, Francart T, et al. Comparing the Outcomes of a Personalized Versus Nonpersonalized Home-Based Auditory Training Program for Cochlear Implant Users. *Ear Hear.* 2023;44(3):477-493.
44. Nasralla HR, Goffi-Gomez MVS, Rigamonti C, Peralta CO, Tsuji RK, Brito Neto, et al. Condições de personalidade preditivas de resultados com implante coclear em pacientes pós-linguais com longo tempo de privação auditiva. Arq Int Otorrinolaringol. (Impr.). 2009;13(4):400-6.
45. Brito R de, Bittencourt Ag, Goffi-Gomez Mv, Magalhães AT, Samuel P, Tsuji RK, et al. Cochlear implants and bacterial meningitis: a speech recognition study in paired samples. Int. arch. otorhinolaryngol. (Impr.);17(1):57-61, Jan.-Mar. 2013.
46. Paquette S, Ahmed GD, Goffi-Gomez MV, Hoshino ACH, Peretz I, Lehmann A. Musical and vocal emotion perception for cochlear implants users. *Hear Res.* 2018;370:272-282.
47. Adunka OF, Buss E, Clark MS, Pillsbury HC, Buchman CA. Effect of preoperative residual hearing on speech perception after cochlear implantation. Laryngoscope. 2008 Nov;118(11):2044-9.
48. Firszt JB, Holden LK, Skinner MW, Tobey EA, Peterson A, Gaggl W, et al. Recognition of speech presented at soft to loud levels by adult cochlear implant recipients of three cochlear implant systems. *Ear Hear.* 2004;25(4):375-387.
49. Carlson ML, Breen JT, Gifford RH, Driscoll CL, Neff BA, Beatty CW, et al. Cochlear implantation in the octogenarian and nonagenarian. Otol Neurotol. 2010 Oct;31(8):1343-9.
50. van Dijkhuizen JN, Beers M, Boermans PP, Briaire JJ, Frijns JH. Speech intelligibility as a predictor of cochlear implant outcome in prelingually deafened adults. *Ear Hear.* 2011;32(4):445-458.
51. Tyler R, Perreauf A, Mohr AM, Ji H, Mancini PC. An Exploratory Step Toward Measuring the "Meaning of Life" in Patients with Tinnitus and in Cochlear Implant Users. *J Am Acad Audiol.* 2020;31(4):277-285.
52. Habib MG, Waltzman SB, Tajudeen B, Svirsky MA. Speech production intelligibility of early implanted pediatric cochlear implant users. Int J Pediatr Otorhinolaryngol. 2010 Aug;74(8):855-9.
53. Moret ALM, Bevilacqua MC, Costa OA. Implante coclear: audição e linguagem em crianças deficientes auditivas prélinguais. Pró-fono. 2007;19(3):295-304.
54. Robertson CM, Howarth TM, Bork DL, Dinu IA. Permanent bilateral sensory and neural hearing loss of children after neonatal intensive care because of extreme prematurity: a thirty-year study. Pediatrics. 2009 May;123(5):e797-807.

55. Nasralla HR, Goffi-Gomez MVS, Magalhaes AT, Bento RF. Important Factors in the Cognitive Development of Children with Hearing Impairment: Case Studies of Candidates for Cochlear Implants. Int. arch. otorhinolaryngol. (Impr.);18(4):361-361, 2014.
56. Roush J, Holcomb MA, Roush PA, Escolar ML. When Hearing Loss Occurs with Multiple Disabilities. Seminars in Hearing. 2004;25:333-45.
57. Yamaguchi CT, Goffi-Gomez MV. Prevalence of Contralateral Hearing Aid Use in Adults with Cochlear Implants. Int. arch. otorhinolaryngol. (Impr.);17(4):374-374, 2013.
58. Svirsky MA, Neuman AC, Neukam JD, Lavender A, Miller MK, Aaron KA, et al. Speech Perception Changes in the Acoustically Aided, Nonimplanted Ear after Cochlear Implantation: A Multicenter Study. *J Clin Med*. 2020;9(6):1758. Published 2020 Jun 5.

BIBLIOGRAFIA

Bento RF, Brito RV, Castilho AM, Goffi Gomez MVS, Giorgi SB, Guedes MC. Resultados auditivos com o implante coclear multicanal em pacientes submetidos a cirurgia no Hospital das Clínicas da Faculdade de Medicina da Universidade de São Paulo. *Rev Bras Otorrinolaringol*. 2004, 70(5): 632-7.

Niparko JK, Tobey EA, Thal DJ, Eisenberg LS, Wang NY, Quittner AL, et al. Spoken language development in children following cochlear implantation. *JAMA*. 2010;303(15):1498-1506.

IMPLANTE AUDITIVO DE TRONCO ENCEFÁLICO

CAPÍTULO 55

Ricardo Ferreira Bento ■ Paula Tardim Lopes
Maria Valéria Schmidt Goffi-Gomez

INTRODUÇÃO

O implante auditivo tronco encefálico ou *auditory brainstem implant* (ABI) é uma prótese semi-implantável que permite restaurar algum grau de função auditiva em pessoas com surdez por lesões (tumores do ângulo pontocerebelar bilateral, mais comumente os schwannomas vestibulares bilaterais presentes na neurofibromatose tipo 2), ausência dos nervos auditivos bilateralmente, ou em pessoas com malformações ou ossificações cocleares que impeçam a inserção cirúrgica dos eletrodos do implante coclear. O ABI é colocado diretamente nos núcleos cocleares no IV ventrículo (Fig. 55-1), que na neurofibromatose tipo 2 pode ser realizado no mesmo ato cirúrgico para a exérese de um dos tumores do nervo auditivo.

A primeira cirurgia foi realizada em 1979 pelos doutores Willian House (otorrinolaringologista) e Willian Hitselberger (neurocirurgião) do House Ear Institute em Los Angeles, Estados Unidos (EUA). Eles relataram a aplicação da estimulação elétrica direta sobre os núcleos cocleares no recesso lateral do IV ventrículo, restabelecendo algum grau de sensação auditiva com sucesso. Este dispositivo foi aprovado no ano de 2000 pela FDA (Food and Drug Administration) nos EUA como um equipamento médico seguro para uso em adultos. Em 2 de setembro de 2005 o Prof. Ricardo Ferreira Bento e sua equipe realizaram o primeiro implante de tronco encefálico do Brasil (Fig. 55-2). Em 2008 este mesmo grupo iniciou as pesquisas em implantes de tronco encefálico em crianças e, no dia 18 de agosto de 2008, realizou a primeira cirurgia em uma criança de 3 anos que apresentava agenesia coclear bilateral.

O ABI é similar ao implante coclear, com componentes internos e externos, diferindo na posição e disposição dos eletrodos. A unidade interna é composta pelo receptor/estimulador e juntamente com o conjunto de eletrodos é implantada cirurgicamente (Fig. 55-3). O conjunto de eletrodos consiste em 21 contatos em uma placa de silicone de 3 mm × 8,5 mm (Fig. 55-4) na versão da Cochlear™ (Sydney, Australia) e uma placa de 3 mm × 5 mm com 12 eletrodos na versão da MED EL™ (Innsbruck, Áustria).

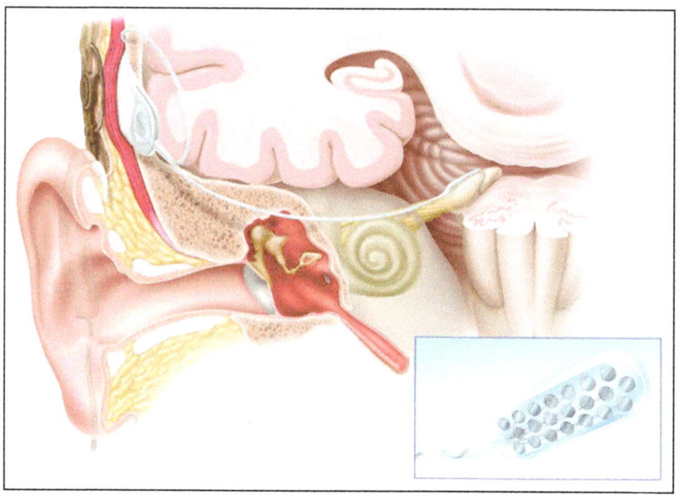

Fig. 55-1. ABI nos núcleos cocleares no IV ventrículo.

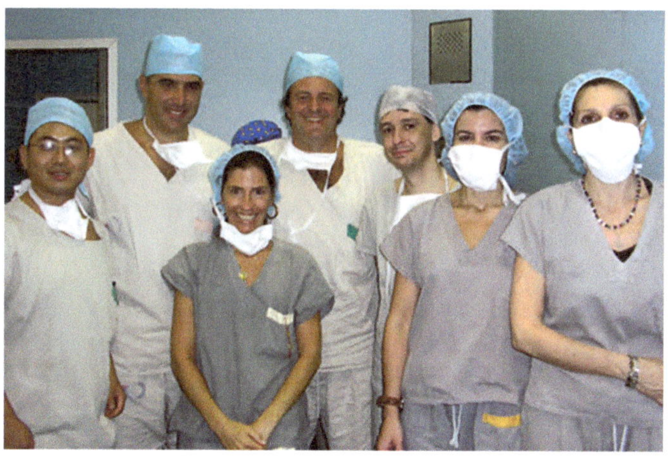

Fig. 55-2. Professor Ricardo Bento e equipe que participou da primeira cirurgia de implante auditivo de tronco encefálico no Brasil.

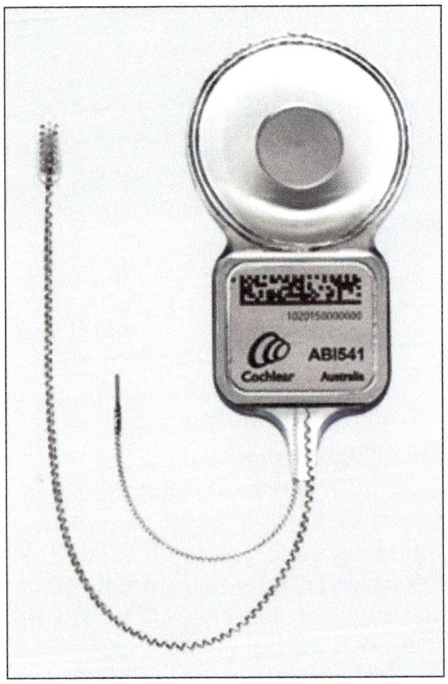

Fig. 55-3. Unidade interna composta pelo receptor/estimulador e pela placa de eletrodos. (Fonte: site oficial cochlear (https://www.cochlear.com))

O processador de fala, o microfone e a antena transmissora ficam na parte externa da cabeça, em forma similar à do implante coclear (Fig. 55-5).

1. Os sons são captados por um pequeno microfone localizado no processador de fala.
2. O processador de fala digitaliza os sons em sinais codificados.
3. Os sinais codificados são enviados do processador de fala para a antena transmissora, fixada por meio de um imã exatamente sobre a unidade interna (receptor-estimulador) implantada.
4. A antena transmissora envia os sinais codificados ao receptor-estimulador sob a pele, por sinais de radiofrequência, e inicia-se o processo interno.
5. O receptor-estimulador envia os sinais para os eletrodos que estão fixados no tronco cerebral, sobre os núcleos cocleares junto ao forame de Luschka (Fig. 55-6).
6. Os eletrodos estimulam o núcleo coclear, produzindo sensações que são interpretadas como sons ao alcançar o córtex auditivo no lobo temporal.

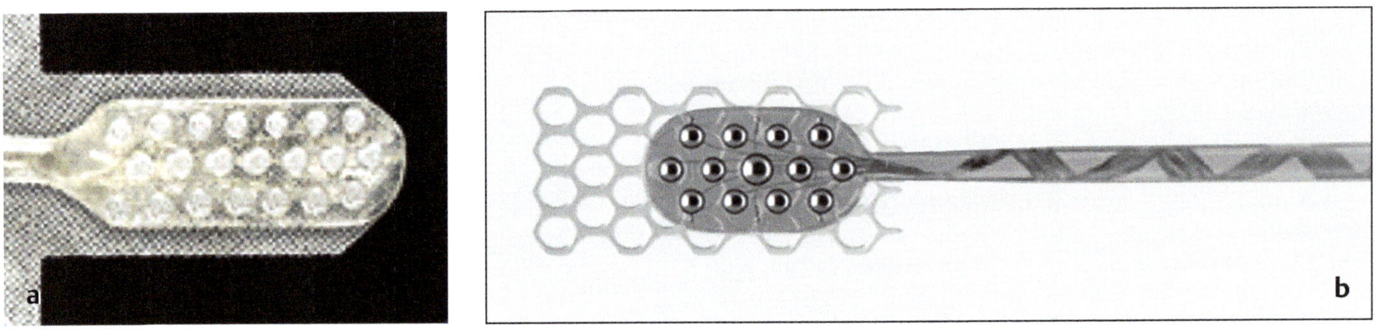

Fig. 55-4. (a) O conjunto de eletrodos na versão da Cochlear™ (Sydney, Australia) consiste em 21 contatos em uma placa de silicone de 3 mm × 8,5 mm. Em (b) A versão da MED EL™ (Innsbruck, Austria) com o conjunto uma placa de 3 mm × 5 mm com 12 eletrodos.

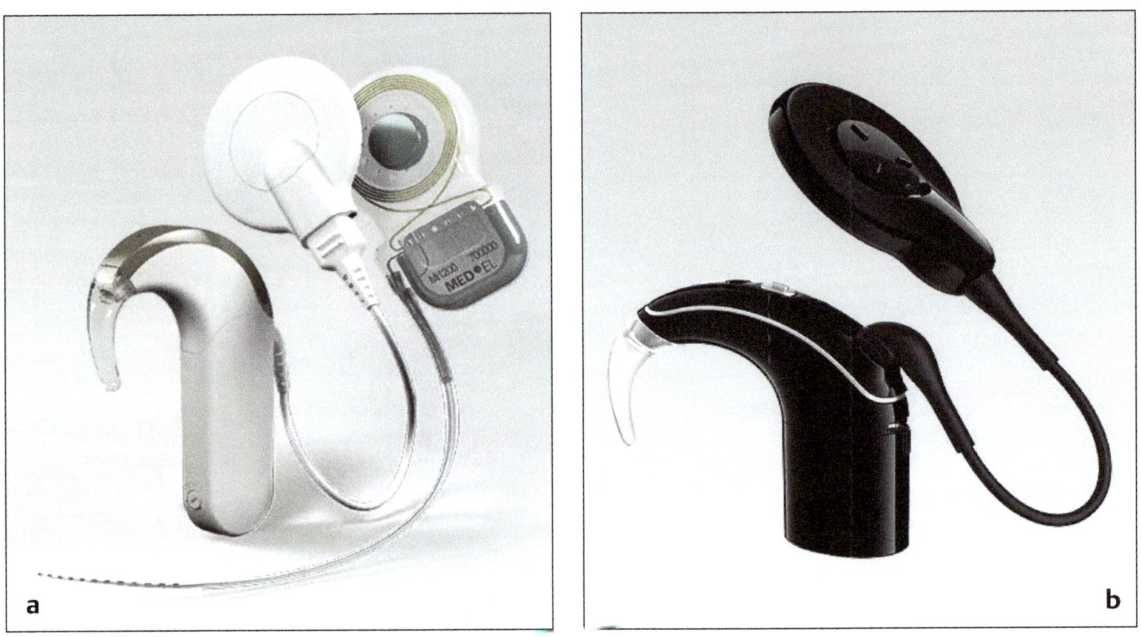

Fig. 55-5. Processador de fala, composto pelo microfone, compartimento de baterias e a antena transmissora nos Implantes da Med-El (a) e Cochlear (b). (Fontes: https://www.cochlear.com/br/pt/home. https://www.medel.com/pt-br)

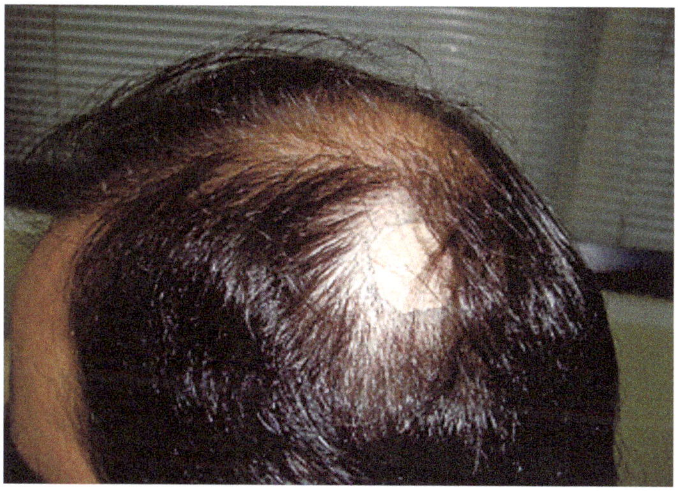

Fig. 55-6. Disco adesivo imantado no local para permitir o posicionamento da antena externa exatamente sobre o receptor-estimulador interno para permitir a transmissão das informações codificadas no processador externo.

AVALIAÇÃO E CRITÉRIOS DE INDICAÇÃO DO ABI

A indicação clássica do ABI é para pacientes que sofrem de neurofibromatose tipo 2 (NF2), uma doença hereditária que pode levar à perda de audição pelo crescimento de tumores nos nervos vestibulares bilateralmente. Pelo fato de os nervos vestibulares serem adjacentes aos nervos auditivos, a remoção do tumor frequentemente exige sacrificar o nervo auditivo.

Posteriormente sua indicação foi ampliada para pacientes com surdez de etiologia não tumoral, como aplasia de nervo auditivo, ossificação da cóclea e lesões traumáticas do nervo.

Colletti *et al.* (2005) foram os primeiros a utilizar o ABI também em crianças, e apresentaram os resultados de um estudo com 71 crianças entre 1 e 6 anos de idade mostrando detecção de sons e discriminação auditiva melhores no que no grupo de adultos com neurofibromatose tipo 2.

A equipe de próteses auditivas implantáveis do Hospital das Clínicas de São Paulo (HCFMUSP) realiza cirurgias em pacientes menores de 6 anos de idade e tem observado resultados promissores sem a ocorrência de complicações graves.

Avaliação Médica

A indicação para a colocação de um implante auditivo de tronco encefálico é baseada na avaliação médica da anatomia, função e viabilidade do nervo auditivo. Nos casos tumorais, o ABI será indicado quando houver impossibilidade de preservação anatômica e funcional do nervo coclear, e a colocação do dispositivo pode ser realizada na mesma cirurgia de remoção do tumor.

Nos casos de surdez de etiologia não tumoral, é indicado nos casos de ossificação coclear, aplasia congênita da cóclea ou do nervo auditivo, lesões traumáticas do nervo bilateral, ou seja, nas situações em que não houver possibilidade de introdução correta do feixe de eletrodos.

É fundamental a realização de uma propedêutica otorrinolaringológica e otoneurológica detalhada, com atenção especial ao exame dos pares cranianos bulbares que podem ser lesados durante a cirurgia de colocação do ABI.

Do mesmo modo que no implante coclear, é essencial que seja feito um diagnóstico audiológico preciso para se identificar os restos auditivos.

O estudo da anatomia cirúrgica do osso temporal e do tronco encefálico deve ser feito com exames de imagem. Nos casos de NF2, o estudo radiológico do tumor é muito importante para decidir qual o lado a ser implantado. Casos previamente irradiados têm pior prognóstico e cirurgia mais difícil.

Os exames necessários para avaliação do paciente são:

- Audiometria tonal limiar, limiar de fala, índice de reconhecimento de fala.
- Potenciais evocados auditivos de tronco encefálico, complementando com potenciais de latência média e tardia quando possível.
- Emissões otoacústicas.
- Tomografia computadorizada de ossos temporais.
- Ressonância magnética de ossos temporais e encéfalo com reconstrução 3D (técnica Fiesta ou similar) com avaliação da presença do nervo coclear).

Um dos principais objetivos do tratamento da NF2 é a preservação da audição por meio do diagnóstico precoce e do tratamento de neuromas acústicos.

Em pacientes com NF2, o acompanhamento contínuo com ressonância magnética (MRI) é fundamental; no entanto, como a presença do imã provoca sombra na imagem da ressonância magnética prejudicando o diagnóstico e a monitorização de eventuais novos processos expansivos no sistema nervoso central (SNC), recomenda-se a remoção do ímã do receptor-estimulador ao término da cirurgia, antes da sutura. Nesses casos, o processador externo deve ser usado constantemente colado junto ao couro cabeludo com um disco adesivo.

Avaliação Fonoaudiológica dos Candidatos

O processo de avaliação fonoaudiológica abrange a avaliação da função auditiva, por meio de testes comportamentais, avaliação da comunicação e da leitura orofacial (LOF), acompanhadas do aconselhamento e da orientação pré-cirúrgica, seguindo protocolo semelhante ao utilizado em pacientes candidatos ao implante coclear.

Nos casos de NF2, quando houver audição útil no pré-operatório, o paciente deve estar ciente que a qualidade auditiva poderá ser inferior ao do pré-operatório, por isso a orientação de expectativas é tão importante para o paciente e para a família.

Avaliação da Leitura Orofacial (LOF)

Testes de reconhecimento de fala são realizados usando somente a pista visual. Nos casos de ausência de limiares bilateralmente essa condição é alcançada sem o uso de próteses auditivas. Entretanto, naqueles casos que têm resíduos auditivos faz-se necessário o uso de vídeos (sem som) ou de ruído mascarador ou tampões de ouvido. O teste mais usado é *speech tracking*. O paciente deve repetir um discurso contínuo lido pelo examinador. O desempenho é avaliado calculando-se a "velocidade" de fala em palavras por minuto (ppm).

Nos casos de LOF insatisfatória (menos do que 15 ppm) o candidato é encaminhado para um treinamento intensivo de LOF. O treinamento torna-se imprescindível considerando que o maior objetivo do ABI é a contribuição das pistas auditivas para a LOF. Além disso, quando o paciente não tem restos auditivos, a LOF constitui o principal meio para garantir a compreensão de todas as orientações dadas durante o procedimento pré-cirúrgico.

Aconselhamento e Orientação Pré-Cirúrgica

O que pode ser esperado com o ABI em termos de resultados auditivos difere do implante coclear pelos aspectos inerentes à localização dos eletrodos, e deve ser abordado na orientação pré-cirúrgica.

Os pacientes com ABI mostram desempenho inferior ao daqueles com implante coclear, porque os eletrodos de superfície usados no ABI são somente parcialmente capazes de acessar a distribuição tonotópica dos núcleos cocleares. Os núcleos cocleares contêm organização tonotópica específica, distribuída em camadas por baixo da superfície, dificilmente acessada pela placa plana de eletrodos, fazendo com que as sensações auditivas, em grande maioria, não sejam discriminadas em detalhes.

Além disso, a estimulação auditiva por meio do ABI é explicada de forma simples para que o paciente possa compreender que as estruturas adjacentes aos núcleos cocleares (núcleos de outros pares cranianos) e outras funções podem ser estimuladas com a passagem de corrente elétrica na região. Por esse motivo, alguns eletrodos poderão ser desativados quando provocarem sensações extra-auditivas.

No aconselhamento do paciente, é útil enfatizar o fato de que os sons podem ser muito decepcionantes no início, mas com o tempo e o treinamento, a qualidade do som poderá melhorar progressivamente. No entanto, a maioria dos pacientes beneficia-se do ABI durante a vida diária, particularmente em combinação com a leitura orofacial.

Os resultados demonstram grande imprevisibilidade sobre: a detecção de som, o reconhecimento de fala em contexto fechado e em contexto aberto, a discriminação, mas em relação ao questionário de qualidade de vida, apresenta melhores respostas se o paciente não possuía audição residual.

De maneira geral, pode-se esperar que a maioria dos pacientes apresentará detecção auditiva e, principalmente, melhora na comunicação pela contribuição das pistas auditivas dadas pelo ABI para complementar a leitura orofacial.

O processo de decisão que leva à indicação do ABI em crianças é complexo pelas questões clínicas, diagnósticas, cirúrgicas, eletrofisiológicas, de reabilitação, além de éticas. A decisão somente deve ser tomada após exaustivas discussões com os familiares sobre os riscos de uma cirurgia intracraniana ou dano neurológico sério, considerando que o desenvolvimento da linguagem não costuma se basear na via auditiva nas crianças com ABI, sendo geralmente necessária a inclusão da LIBRAS.

PROCEDIMENTO CIRÚRGICO

A cirurgia para colocação do ABI deve ser feita por equipe habituada a acessos à base lateral do crânio. A via de acesso utilizada depende da experiência da equipe cirúrgica e pode ser retrossigmóidea ou translabiríntica (no caso de exérese de tumor no mesmo ato) e a retro ou infralabiríntica (em casos nos quais não serão abordados tumores). A via de acesso pode ser translabiríntica, porém nosso serviço foi o primeiro a usar e recomendar a via retrolabiríntica para essa finalidade.

O complexo do núcleo coclear, composto pelo núcleo coclear ventral e dorsal é o local para a colocação do eletrodo. O núcleo coclear ventral é o principal núcleo de transmissão de impulsos neurais do VIII par e seus axônios formam a principal via ascendente do nervo coclear. Tanto o núcleo ventral como o dorsal não são visíveis durante a cirurgia e sua localização depende de identificação de estruturas anatômicas adjacentes. A terminação lateral do quarto ventrículo, o forame de Luschka, situa-se entre as saídas dos nervos glossofaríngeo e facial (Fig. 55-6).

Afastando-se o *floculus*, o cirurgião visualiza uma depressão entre os pares cranianos mencionados, local onde se deve inserir o eletrodo (Fig. 55-8). Normalmente apenas um coto do nervo coclear é identificado, podendo também ser usado como referência ao recesso lateral.

A conduta de restauração auditiva do paciente com neurofibromatose tipo II na decisão de colocar um ABI ou IC é baseado em parâmetros pré-operatórios, como dimensões tumorais ipsilaterais e contralaterais, e nos achados intraoperatórios. A decisão final é tomada com base no conhecimento do cirurgião sobre a manutenção anatômica do VIII nervo apoiada eventualmente por procedimento eletrofisiológico de monitoramento simultâneo.

Quando o tumor estiver comprimindo o tronco encefálico ou comprometendo os nervos cranianos inferiores, a cirurgia de exérese tumoral é inevitável. No mesmo ato cirúrgico ou posteriormente é possível fazer a cirurgia de reabilitação auditiva. No entanto, o implante de tronco passa a ser a alternativa para uma anatomia desta região que é distorcida pela presença de um tumor acústico sobrejacente, e o deslocamento das estruturas ou a fibrose residual após a sua remoção, tornando a identificação dos marcos anatômicos significativamente mais difícil.

A via de acesso cirúrgica é uma escolha que depende do tamanho do tumor, ou a preferência do cirurgião, podendo ser translabiríntica, retrossigmóidea ou retrolabiríntica. Ambas devem guiar para a topografia de inserção deste feixe de eletrodos pelo recesso lateral do IV ventrículo (forame de Luschka).

Após o posicionamento adequado da placa de eletrodos sobre o núcleo coclear ventral, estrutura-alvo, o ímã é removido do receptor-estimulador e substituído por disco não magnético fornecido pelo fabricante. O receptor-estimulador é cuidadosamente posicionado sob o periósteo da região temporal, e o eletrodo-terra é colocado sob o músculo temporal.

O que torna possível encontrar o núcleo ventral do nervo coclear sem vê-lo é o conhecimento dos marcos anatômicos pelo cirurgião e uma equipe multidisciplinar com eletrofisiologista e fonoaudiólogos experientes no procedimento.

Os pares cranianos VII, IX, X e XI são monitorizados por eletrofisiologia contínua durante a cirurgia e a audiometria de tronco cerebral por respostas elétricas é utilizada para verificar a correta disposição dos eletrodos.

Potencial Auditivo Eletricamente Evocado Intraoperatório (*Electrical Auditory Brainstem Response* – EABR)

O posicionamento correto da placa de eletrodos sobre os núcleos cocleares é imprescindível para a estimulação auditiva adequada. Durante a cirurgia do ABI, a pesquisa dos potenciais evocados auditivos eletricamente evocados pode adicionar informações sobre a posição dos eletrodos para o cirurgião. A presença de potenciais auditivos evocados pela estimulação elétrica das regiões correspondentes aos eletrodos das extremidades da placa pode confirmar a localização. Ao contrário, a ausência de respostas poderia sugerir a necessidade de reposicionamento da placa.

A resposta do potencial auditivo evocado pela estimulação elétrica sobre os núcleos cocleares é semelhante à resposta do potencial auditivo evocado por estímulo acústico, mas não contém os componentes correspondentes aos picos das ondas I e II. As latências dos picos que são geradas nos núcleos cocleares e no lemnisco lateral são mais curtas, pois a estimulação ocorre muito próxima aos sítios geradores dos potenciais.

As respostas do EABR elétrico ao estimular diretamente os núcleos cocleares são:

- A primeira onda (0,6 ms se presente) tem sua origem nos núcleos cocleares.
- A segunda onda (1,2-1,9 ms) provavelmente representa a descarga axonal de vias diretas do complexo olivar superior.
- A terceira onda (2,1-3,4 ms) pode ser da descarga indireta através do lemnisco lateral ao colículo inferior.
- A quarta onda (3,4-4,0 ms) muito provavelmente tem sua origem no corpo geniculado medial.

Mais de 90% dos pacientes com ABI apresentam sensações extra-auditivas durante a testagem psicofísica da programação do processador de fala. O objetivo da programação do processador de fala é dar ao paciente um mapa que o estimule somente auditivamente. Isto é alcançado com a desativação daqueles eletrodos que não estejam sobre os núcleos cocleares ou que provoquem sensações extra-auditivas pela dispersão da corrente em regiões vizinhas.

O número de eletrodos que gera sensação auditiva pode variar entre zero e todos os eletrodos disponíveis. Nos eventuais casos em que todos os eletrodos geram sensação auditiva pode-se acreditar que o resultado alcançado será o melhor possível. Essa situação sugere que o implante ocupou toda a área do núcleo coclear. Na eventualidade de somente 1/4 dos eletrodos fornecerem sensação auditiva, é de se supor que uma posição diferente dos eletrodos poderia ter modificado o resultado para o paciente. Se essa situação é encontrada na ativação, nada pode ser feito. Entretanto, durante a cirurgia é possível a colaboração dos potenciais auditivos eletricamente evocados para adicionar informações sobre a posição dos eletrodos para o cirurgião, uma vez que o mesmo não consegue ver os núcleos cocleares. O tamanho aproximado da superfície do núcleo coclear praticamente coincide com as dimensões da placa de eletrodos do ABI (8,5 × 3 mm ou 5,5 × 3 mm), mas diferentemente da cirurgia do implante coclear, não há estruturas sólidas que possam direcionar o cirurgião na posição exata desejável para os eletrodos. Existem somente estruturas vasculares, colorações, troncos nervosos e estruturas vizinhas que o levam à abertura do recesso lateral.

Pós-Operatório

O paciente deve permanecer em observação em UTI nas primeiras 24 horas. Curativo compressivo e repouso absoluto no leito por 72 horas seguido de 48 horas de repouso relativo, podendo receber alta em média de 5 a 7 dias após o procedimento.

As complicações mais frequentes do ABI são fístula liquórica, deslocamento da placa e respostas não auditivas (extra-auditivas). Portanto, como medida preventiva, durante a internação, medidas antifístula devem ser tomadas como dieta laxativa, elevação do decúbito dorsal e evitar manobras de Valsalva.

Antibioticoterapia com ceftriaxone deve ser mantido por 5 dias.

Ativação do Implante e Programação do Processador de Fala

A primeira ativação do implante ocorrerá 6 a 8 semanas após o procedimento cirúrgico com a regressão do edema local e a cicatrização do local da incisão. É realizada pela equipe médica em conjunto com o audiologista, em ambiente cirúrgico, com monitor cardíaco, de pressão arterial e oximetria de pulso. Além disso, deve haver material para reverter parada cardiorrespiratória e para intubação orotraqueal, pois se trata de estimulação do tronco cerebral, embora não haja na literatura, descrição de intercorrências graves durante a ativação.

Nos casos de NF2 o ímã do receptor é retirado durante a cirurgia para permitir a monitorização da doença com ressonância nuclear magnética periódica. Por isso, na ativação, o audiologista precisa identificar o local exato do receptor interno para o posicionamento da antena externa. Para isso, pode ser usado o *software* de programação que apontará a comunicação com a unidade interna pela propriedade de telemetria.

A programação do processador de fala envolve a determinação dos níveis de corrente que oferecerão sensação auditiva ao paciente de cada canal de eletrodos. Essa tarefa pode ser cansativa, considerando-se que antes da primeira programação, não se conhecem os efeitos extra-auditivos que ocorrerão pela estimulação de estruturas adjacentes aos núcleos cocleares no tronco cerebral, exigindo a elevação cautelosa da corrente.

A ativação em adultos conta com a colaboração dos pacientes para relatar qualquer sensação auditiva ou extra-auditiva durante a apresentação dos estímulos a cada um dos eletrodos/canais do ABI. A corrente mínima para gerar uma sensação auditiva (limiar) é medida pelo procedimento de apresentação da corrente em intensidade ascendente até que o paciente identifique a presença do som. Para identificar o nível de conforto, a corrente é gradativamente aumentada a partir do limiar, até que o paciente refira a sensação como exagerada ou desconfortável, sendo reduzidas até que sejam confortáveis. Quando forem identificadas sensações extra-auditivas, o eletrodo pode ser desativado ou os parâmetros podem tentar ser modificados para contornar a ocorrência. Na população pediátrica podem ser usadas as informações do eABR intraoperatório, ou preferencialmente pós-operatório para guiar a programação. Os registros podem ser realizados na ativação com anestesia ou sedação, com monitoramento cardíaco e respiratório.

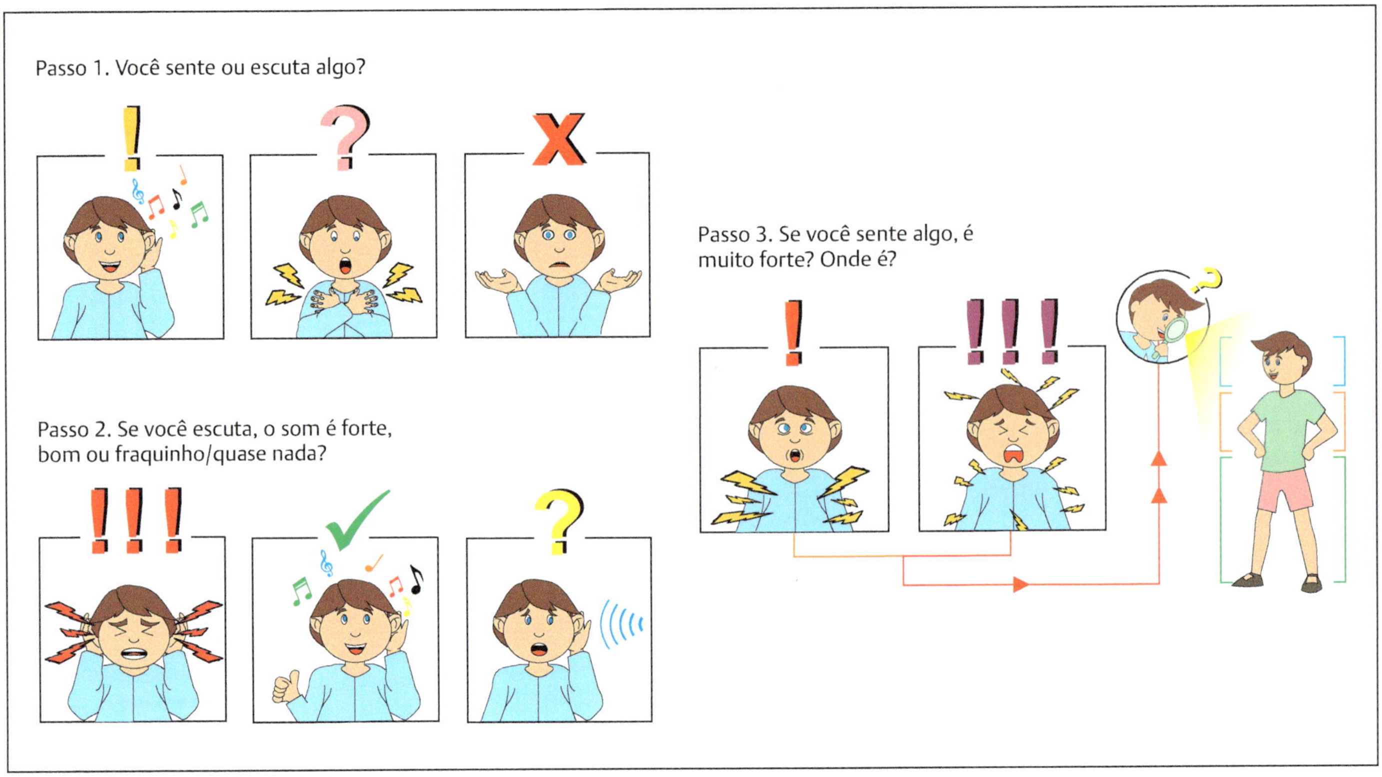

Fig. 55-7. Ilustração dos comandos e respostas necessárias sobre as sensações auditivas e extra-auditivas (não auditivas) durante a programação do processador de fala no implante auditivo de tronco cerebral (ABI).

No caso de crianças colaboradoras, a determinação dos níveis de corrente faz-se usando técnicas de audiologia pediátrica com observação comportamental. A programação de crianças é mais complexa e exige habilidades de uma equipe com experiência na reabilitação de crianças com implante coclear e com ABI em adultos. Não é fácil diferenciar entre respostas auditivas e não auditivas. A resposta não auditiva que não causa desconforto pode eventualmente gerar uma reação prazerosa em alguma parte da criança. Em crianças mais velhas ou mais colaborativas pode ser interessante ter em mãos formatos ilustrados de respostas auditivas e não auditivas (Fig. 55-7).

Quando a estimulação de qualquer eletrodo gerar efeitos extra-auditivos durante a programação pela estimulação de áreas vizinhas aos núcleos cocleares, o audiologista pode optar por desativar o eletrodo, diminuir o nível de corrente, mudar o modo de estimulação ou aumentar a largura de pulso para observar se o efeito desaparece.

As respostas não auditivas (extra-auditivas) são causadas por estimulação não intencional de nervos cranianos vizinhos como o VII (contrações faciais), IX (formigamento ou constrição da garganta, X (náusea) e XI (contrações no ombro), assim como do flóculo cerebelar (tremor ou agitação do campo visual), mas podem ser encontradas no tronco ou membros inferiores por inserção muito profunda e estimulação das vias espinotalâmicas.

Como o cérebro no início precisa de um período para se adaptar e interpretar os sinais enviados pelos eletrodos, uma série de consultas com o fonoaudiólogo é necessária até que se obtenha um ajuste mais adequado para o usuário. Após um período de adaptação, as consultas tornam-se menos frequentes.

BENEFÍCIOS EM POTENCIAL DO ABI

Nossa experiência e a literatura têm demonstrado que o desempenho alcançado com o ABI é inferior àquele alcançado por pessoas com o implante coclear. Embora seja possível encontrar alguns usuários de ABI com reconhecimento de fala em apresentação aberta esse índice é geralmente inferior a 50%, sendo alcançado em menos da metade dos usuários de ABI. Portanto, o uso da LOF, será necessário para a comunicação deste paciente, sendo o uso combinado do ABI com a LOF, a situação com melhor benefício.

Em pacientes não tumorais, com agenesia de nervo ou cócleas ossificadas, a literatura menciona que os resultados audiológicos do ABI parecem superar aqueles de pacientes com NF2.

No estudo de Veronese *et al.* (2023), 33% da amostra de pacientes não tumorais, entre 16 adultos e oito crianças não apresentaram detecção de sons de fala, com 11 eletrodos (50% dos eletrodos disponíveis na placa) em média, enquanto 25% da amostra alcançou reconhecimento de fala em apresentação aberta com média de 15 eletrodos ativos.

Colletti *et al.* (2014) relataram os resultados de 64 crianças com agenesia ou malformação coclear com acompanhamento longitudinal de 12 anos após o ABI, sendo que 22 tinham recebido implante coclear prévio, sem respostas auditivas, e 35 delas tinham múltiplas deficiências. Todas as crianças mostraram melhora significativa com a experiência do implante. Trinta e oito crianças (42%) alcançaram reconhecimento de fala em apresentação aberta após 3 anos do ABI. Embora nem todas as crianças alcancem a aquisição de fala e linguagem oral, todas elas ampliaram suas habilidades comunicativas. A melhora da leitura orofacial e da atenção aos sons ambientais foi observada em todas as crianças que realizaram ABI em idade precoce. Os autores reforçam que a ausência de outras deficiências, boas respostas intraoperatórias com o EABR, e bons resultados auditivos confirmam que o ABI está indicado na reabilitação auditiva de crianças sem indicação de implante coclear.

Friedmann *et al.* (2018) mostraram os resultados de quatro crianças usuárias de implante coclear sem benefícios e que foram implantadas com ABI na orelha contralateral. Os autores encontraram que todas elas tiveram benefício aumentado com o uso do ABI, preferindo usar ambos os dispositivos a somente um deles, sugerindo que é favorável a tentativa do ABI em crianças sem percepção auditiva com o implante coclear.

Da mesma forma, Peng *et al.* (2018) apresentaram os resultados de 10 pacientes com NF2 que tinham recebido implante coclear (IC) em um lado e ABI no outro (exceto um que teve IC e ABI no mesmo lado). A dimensão máxima média de tumor foi de 3,2 cm na cirurgia (2-5 cm), e tempo de seguimento variando entre 1 e 28 anos. Apesar do desempenho médio ser superior com o IC em relação ao do ABI em todos os testes aplicados, tanto pela via somente auditiva quanto em associação com a leitura orofacial, os autores relataram declínio do desempenho em quatro pacientes no lado com implante coclear, que não ocorreu no lado com ABI. Os autores concluem que o ABI é o tratamento-padrão para NF2, entretanto reconhecem que o pico do resultado pode ser melhor com implante coclear quando houver preservação do nervo auditivo.

Os resultados das primeiras 12 crianças do programa de implantes do HCFMUSP mostraram que todas elas necessitaram uso da libras (língua brasileira de sinais) para o desenvolvimento da linguagem, e alcançaram os valores aquém do esperado nas escalas de habilidades auditivas e comunicativas após 3 anos de uso do ABI. Acreditamos que a variabilidade de resultados encontrados se deva a fatores como o desenvolvimento das vias auditivas centrais e vias de associação resultantes de eventual falha na orientação da reabilitação e estimulação familiar, pelo posicionamento da placa de eletrodos, ou pela distância entre a placa e as células do núcleo coclear que exige altos níveis de corrente levando à maior dispersão do campo elétrico e maior necessidade de desativação de eletrodos.

A reabilitação auditiva é fundamental e deve enfatizar todas as habilidades auditivas, com ênfase na percepção de aspectos suprassegmentais da fala, com grande importância no treinamento de leitura orofacial associado à percepção das pistas auditivas.

Após a programação do processador de fala, com o treinamento auditivo e o uso contínuo, os novos sinais poderão ser mais bem interpretados e assim auxiliar em diferentes situações de vida diária. Na rua e em casa pode auxiliar a percepção de sons de alerta, como a iminência de um carro, uma buzina, ou a campainha tocando, o cachorro que late, uma panela que cai ou o telefone que toca.

Perceber sons pelo ABI seria como escutar uma nova língua ou como aprender um novo código. O implante de tronco pode não devolver a percepção de fala em apresentação aberta, mas pode ajudar a reintegrar o indivíduo ao mundo sonoro.

BIBLIOGRAFIA

Behr R, Schwager K, Hofmann E. Auditory brainstem implants—hearing restoration in congenitally deaf children. Dtsch Arztebl Int 2022;119:135-41.

Bento RF, Brito Neto RV, Sanchez TG, Miniti A. The transmastoid retrolabyrinthine approach in vestibular schwannoma surgery. Otolaryngology and Head and Neck Surgery. 2002;127(5): 437-441.

Bento RF, Brito Neto RV, Tsuji RK. Gomes MQ, Goffi-Gomez MVS. Implante auditivo de tronco cerebral: técnica cirúrgica e resultados precoces em pacientes com neurofibromatose tipo 2. Rev Bras Otorrinolaringol. 2008;74(5):647-51.

Bento RF, Lima Júnior LRP, Tsuji RK, Goffi-Gomez MVS, Lima DVSP, Brito R. Tratado de Implante Coclear e Próteses Auditivas Implantáveis. Rio de Janeiro: Thieme Revinter; 2021.

Bento RF, Martins GSQ, Pinna MH. Tratado de Otologia. 2. edição. São Paulo: Atheneu; 2013.

Bento RF, Monteiro TA, Tsuji RK, Gomez MQT, Pinna MH, Goffi-Gomez MVS, Brito R. Retrolabyrinthine approach for surgical placement of auditory brainstem implants in children. Acta Otolaryngologica. 2012;132:462-466.

Bozsoy Mİ, Batuk MÖ, Çınar BÇ, Yaralı M, Sennaroğlu G, Sennaroğlu L. Evaluation of the non-auditory responses in individuals with auditory brainstem implant. Am J Otolaryngol. 2023;44(1):103679.

Brito Neto RV, Bento RF, Yasuda A, Ribas GC, Rodrigues Júnior AJ. Referências anatômicas na cirurgia do implante auditivo de tronco cerebral. Rev Bras Otorrinolaringol. 2005 maio-jun;71(3):282-6.

Colletti V, Carner M, Miorelli V, Guida M, Colletti L, Fiorino F. Auditory Brainstem Implant (ABI): New Frontiers in Adults and Children. Otolaryngol Head Neck Surg. 2005;133:126-138.

Colletti L. Beneficial auditory and cognitive effects of auditory brainstem implantation in children. Acta Otolaryngol. 2007 Sep;127(9):943-6.

Colletti V, Shannon R, Carner M, Veronese S, Colletti L. Outcomes in nontumor adults fitted with the auditory brainstem implant: 10 years' experience. Otol Neurotol. 2009 Aug;30(5):614 8.

Colletti V, Shannon RV, Carner M, Veronesi S, Colletti L. Complications in auditory brainstem implant surgery in adults and children. Otol. Neurotol. 2010 Jun;31(4):558-564.

Colletti L, Shannon RV, Colletti V. The development of auditory perception in children after auditory brainstem implantation. Audiol Neurootol. 2014;19(6):386-394.

Comes PC, Peyre M, Sanson M, Sterkers O, Bernardeschi D, Kalamarides M. Current Management of Large Vestibular Schwannomas for NF2 Patients in a National Reference Center. Laryngoscope. 2021;131(1):E98-E107.

Deep NL, Patel EJ, Shapiro WH, Waltzman SB, Jethanamest D, McMenomey SO, et al. Cochlear Implant Outcomes in Neurofibromatosis Type 2: Implications for Management. Otol Neurotol. 2021;42(4):540-548.

Fayad JN, Otto SR, Brackmann DE. Auditory brainstem implants: surgical aspects. Adv Otorhinolaryngol. 2006; 64:144-53.

FDA. Food and Drug Administration. ABI approval order. 2000. Disponível em http://www.fda.gov/cdrh/pdf/p000015.html.

Fernandes NF, Goffi-Gomez MV, Magalhães AT, Tsuji RK, De Brito RV, Bento RF. Satisfaction and quality of life in users of auditory brainstem implant. Satisfação e qualidade de vida em usuários de implante auditivo de tronco cerebral. Codas. 2017;29(2):e20160059.

Fernandes NF, de Queiroz Teles Gomes M, Tsuji RK, Bento RF, Goffi-Gomez MVS. Auditory and language skills in children with auditory brainstem implants. Int J Pediatr Otorhinolaryngol. 2020;132:110010.

Friedmann DR, Asfour L, Shapiro WH, Roland JT Jr, Waltzman SB. Performance with an Auditory Brainstem Implant and

Contralateral Cochlear Implant in Pediatric Patients. Audiol Neurootol. 2018;23(4):216-221.

Goffi-Gomez MVS, Guedes MC, Sant.Anna SG, Peralta CGO, Tsuji RK, Castilho AM, et al. Critérios de Seleção e Avaliação Médica e Audiológica dos Candidatos ao Implante Coclear: Protocolo HCFMUSP. Arquivos Int Otorrinolaring. 2004; 8(4):303-313.

Goffi-Gomez MV, Magalhães AT, Brito Neto R, Tsuji RK, Gomes M de Q, Bento RF. Auditory brainstem implant outcomes and MAP parameters: report of experiences in adults and children. Int J Pediatr Otorhinolaryngol. 2012 Feb;76(2):257-64.

Goffi-Gomez MVS. Ativação e Programação do Implante Auditivo de Tronco Cerebral. In: Bento RF. (ed). Tratado de Implante coclear e próteses auditivas implantáveis. 2ª edição. Rio de Janeiro: Thieme Revinter; 2021. 478p.

Hitselberger WE, House WF. Cochlear nucleus implants. Otolaryngol Head Neck Surg. 1984;92:52-54.

Kuchta J. Twenty-five years of auditory brainstem implants: perspectives. Acta Neurochir Suppl. 2007;97(Pt 2):443-9.

Lustig LR, Yeagle J, Driscoll CW, Blevins N, Francis H, Niparko JK. Cochlear implantation in patients with neurofibromatosis type 2 and bilateral vestibular schwannoma. Otol Neurotol. 2006;27:512-8.

Nevison B, Laszig R, Sollmann WP, Lenarz T, Sterkers O, Rmasden R, et al. Results from a european clinical investigation of the Nucleus multichannel auditory brainstem implant. Ear Hear. 2002;23:170-83.

Nevison B. A guide to the positioning of Brainstem Implants using intraoperative electrical auditory brainstem responses. Adv. Otorhinolaryngol. 2006;64:154-166.

Nevison B. Implante auditivo de tronco cerebral em casos tumorales y no tumorales. In: Diamente VG, Pallares N. Implantes cocleares y de Tronco Cerebral. Buenos Aires: Edifarma; 2019. p. 356-364.

Peng KA, Lorenz MB, Otto SR, Brackmann DE, Wilkinson EP. Cochlear implantation and auditory brainstem implantation in neurofibromatosis type 2. Laryngoscope. 2018;128(9):2163-2169.

Polak M, Colletti L, Colletti V. Novel method of fitting of children with auditory brainstem implants. Eur Ann Otorhinolaryngol Head Neck Dis. 2018;135(6):403-409.

Sanna M, Di Lella F, Guida M, Merkus P. Auditory brainstem implants in NF2 patients: results and review of the literature. Otol Neurotol. 2012 Feb;33(2):154-64.

Schwartz MS, Otto SR, Shannon RV, Hitselberger WE, Brackmann DE. Auditory brainstem implants. Neurotherapeutics. 2008 Jan; 5(1):128-36.

Sobczak G, Marchant W, Misurelli S, Pyle GM, Gubbels S, Roche J. Efficacy of Cochlear Implantation in Neurofibromatosis Type 2 Related Hearing Loss. Ann Otol Rhinol Laryngol. 2023;132(3):284-293.

Veronese S, Cambiaghi M, Tommasi N, Sbarbati A, Galvin JJ 3rd. Ten-year follow-up of auditory brainstem implants: From intra-operative electrical auditory brainstem responses to perceptual results. PLoS One. 2023 Mar 2;18(3):e0282261.

Wilkinson EP, Eisenberg LS, Krieger MD, Schwartz MS, Winter M, Glater JL, et al. Initial Results of a Safety and Feasibility Study of Auditory Brainstem Implantation in Congenitally Deaf Children. Otol Neurotol. 2017;38(2):212-220.

CAPÍTULO 56

PRÓTESES AUDITIVAS IMPLANTÁVEIS DE ORELHA MÉDIA E ANCORAMENTO ÓSSEO

Isabela de Souza Jardim ▪ Mariana Hausen Pinna

As próteses auditivas implantáveis são dispositivos eletrônicos parcial ou totalmente implantados no osso temporal ou orelha média utilizadas nos diferentes tipos de hipoacusia como alternativa para o tratamento da surdez.

INTRODUÇÃO

Os aparelhos de amplificação sonora individual convencionais passaram por vários estágios de desenvolvimento desde sua concepção no final do século XIX. O contínuo desenvolvimento da amplificação usando a evolução de tecnologias, desde microfones de carbono, tubos à vácuo, transistores até a tecnologia digital, beneficiando da nanotecnologia, miniaturização acoplada com processadores multicanais, direcionais, algoritmos de redução de ruído ou conectividade, além de outros avanços significativos em amplificação, contribuíram para a construção de produtos que oferecem substancial assistência àqueles com diferentes tipos e graus de perdas auditivas.

Mesmo com os avanços na tecnologia ainda encontramos forte estigma para o uso deste tipo de prótese. Os motivos basicamente relatados pelos usuários são: pobre qualidade sonora em ambientes que apresentam ruído de fundo, dificuldade de inseri-los na rotina diária e a questão estética.

Apenas 21,4% dos estimados 28 milhões de americanos com perda auditiva utilizam amplificação regularmente. Outro estudo americano mostra ainda que dos aproximadamente 6 milhões de usuários de AASI nos EUA, 35% a 50% não estão satisfeitos com o benefício de seus aparelhos de amplificação sonora individual, tendo como razões principais a baixa qualidade sonora, o retorno acústico (*feedback*), a limitação de frequência, o efeito de oclusão, a dor ou a irritação com o molde, as limitações que impedem o uso em certas situações da vida cotidiana (dormindo, praticando esportes, tomando banho, atividades de laser) limitando muito a qualidade de vida. Além das situações mencionadas pelos usuários, certas situações anátomo-físico-patológicas impedem o uso, seja por dificuldades de fixação ou mesmo irritação no meato acústico externo (otite externa crônica, meato estreito, atresia de meato, cavidade aberta).

Por fim, o fator estético, estigma e preconceito são fatores para rejeição uso inconstante ou mesmo abandono.

No Brasil apesar de não haver senso específico, evidências clínicas parecem demonstrar as mesmas dificuldades e angústias que os americanos.

Ao considerar razões médicas e audiológicas atualmente, são bem conhecidos os prejuízos cognitivos, socioemocionais que a privação auditiva pode causar no indivíduo, independentemente do grau de perda de audição. Cabe aos profissionais de saúde envolvidos com pessoas com déficits auditivos orientar , aconselhar e estimular o tratamento as várias opções de dispositivos auditivos disponíveis no mercado.

HISTÓRICO

A evolução eletroacústica de processadores de som e algoritmos dos AASI ajudaram substancialmente na qualidade sonora quando se tornou possível evitar a oclusão do canal auditivo externo em situações específicas, controlar o *feedback auditivo*, retroalimentação acústica problema muito comum nas tecnologias antigas quando o próprio microfone do AASI captava o som emitido pelos receptores que enviavam o som ao Canal auditivo externo; realizar ajustes finos em faixas de específicas frequências e o advindo da nanotecnologia.

Concomitantemente aos avanços da tecnologia tradicional, pesquisadores desenvolveram tecnologias implantáveis como alternativas de suprir dificuldades ainda encontradas por usuários e profissionais, como por exemplo, o uso de amplificação quando não há possibilidade de fixação pelo pavilhão auditivo e/ou canal auditivo externo – pela dificuldade estética.

Os implantes de orelha média iniciaram-se em 1935, quando Wilska fez uma experiência colocando partículas de aço sobre a membrana timpânica. Esta posição gerou vibração sincrônica a partir das partículas de aço num campo magnético a partir de uma bobina eletromagnética dentro de um fone de ouvido. Com isto a membrana timpânica vibrava fazendo o som chegar ao ouvido interno.

No final da década de 1950, Rutschmann estimulou com sucesso os ossículos colando 10 magnetos no cabo do martelo. Esta experiência também foi feita usando-se uma bobina eletromagnética.

Dispositivos auditivos colocados dentro da orelha média só vão aparecer na década de 1970. Estes primeiros experimentos nortearam o desenvolvimento do implante de ouvido médio.

Os primeiros experimentos de Fredrickson foram os mais proeminentes na fase pré-clínica (Fig. 56-1). Nos experimentos com tecnologia eletromagnética em macacos *rhesus*, Fredrickson *et al.* demonstraram que dispositivos implantados no ouvido médio podem prover uma transmissão de energia acústica segura e eficiente. Neste seu trabalho clássico, um

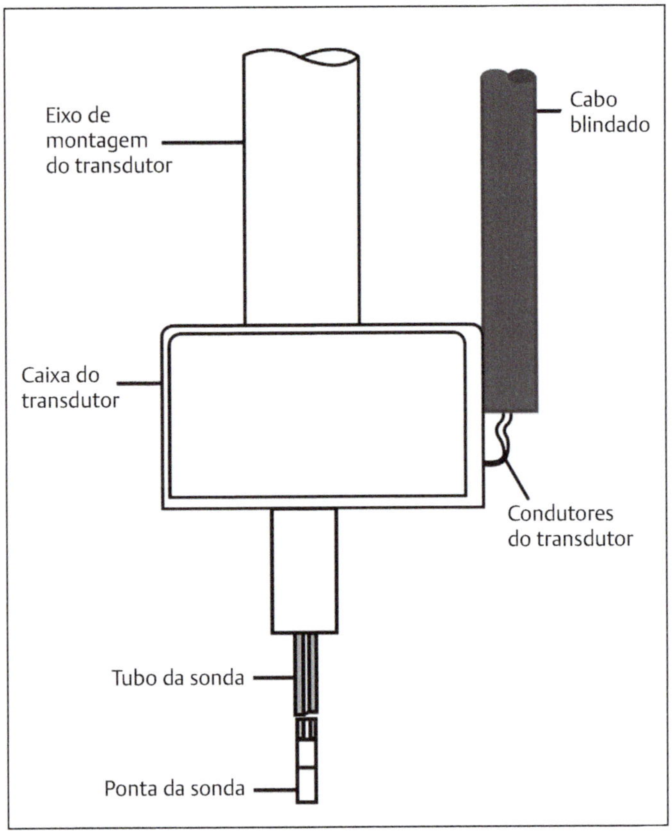

Fig. 56-1. Primeira versão do transdutor de Frederickson.

magneto foi implantado no capítulo do estribo de um macaco e uma bobina de cobre adjacente criou uma indução eletromagnética que fez vibrar o magneto induzindo um sinal ao sistema auditivo.

A eficácia destes e outros estudos levou Hough, em colaboração com uma empresa chamada *Soundtec Direct System* a conduzir um teste clínico de um aparelho eletromagnético implantado na articulação incudoestapediana após aprovação da FDA (Food and Drugs Administration, Estados Unidos da América) (Fig. 56-2). O processador e a bobina eletromagnética estavam integrados em um aparelho auditivo retro ou intra-auricular.

Um segundo estudo conduzido por Matthews em 2002 demonstrou que o dispositivo auditivo semi-implantável *Soundtec Direct System* melhorou o ganho funcional com um significante aumento na discriminação de fala em ambientes silenciosos e quando na presença de ruído de fundo e comparável discriminação com ruído de fundo. Entretanto, mesmo pacientes preferindo a qualidade do som do implante foi observado que ele também fazia um implante a um AASI, foi evidenciado que ele também fazia a oclusão do canal auditivo externo o canal como os AASI convencionais. Dificuldades com com a qualidade dos magnetos levaram à descontinuidade deste dispositivo implantável e à retirada do mercado.

Descrito primeiramente por Yanagihara (1984), o dispositivo auditivo piezoelétrico foi implantado e acoplado à cabeça do estribo para induzir um sinal ao sistema auditivo. O sistema foi indicado para pacientes com perda auditiva neurossensorial.

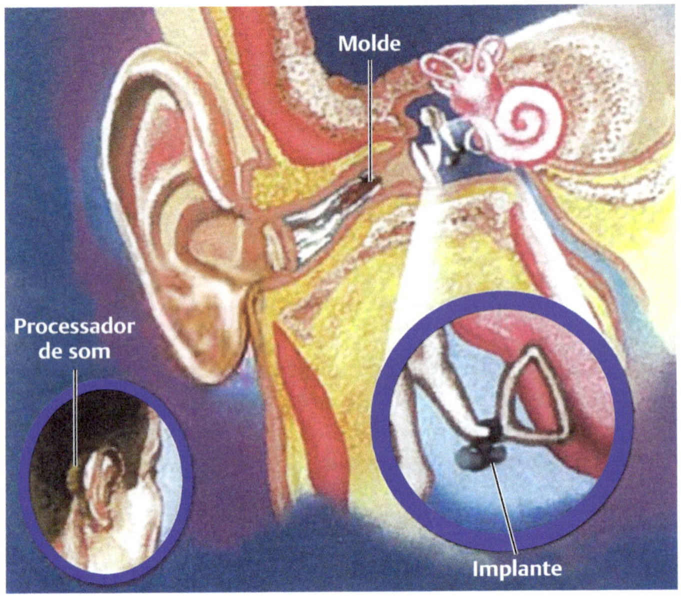

Fig. 56-2. Dispositivo auditivo *Soundtec Direct System*.

A companhia St. Croix Medical, Inc. (atualmente Envoy Medical Corporation) participou em extensivas pesquisas nos últimos 15 anos com dispositivos auditivos semi-implantáveis e desenvolveu um aparelho totalmente implantável, de tecnologia piezoelétrica, conhecido como Esteem®.

Em 2000, A Symphonix Devices em San Jose, Califórnia, colocou no mercado o dispositivo Vibrant Soundbridge®, após aprovação do FDA. Em 1988 European CE-mark já havia aprovado o sistema. A companhia descontinuou a fabricação em 2002 e, em março de 2003, a Med-EL reintroduziu no mercado o Vibrant Soundbridge®.

O Med-EL Vibrant Soundbridge® é um dispositivo auditivo semi-implantável que utiliza em sua amplificação o componente de desenho eletromagnético referido como um *floating mass transducer* (FMT) ou transdutor de flutuação de massa.

INDICAÇÕES DOS DISPOSITIVOS AUDITIVOS IMPLANTÁVEIS DE ORELHA MÉDIA

É importante que os profissionais envolvidos no tratamento de surdez formem uma equipe consistente multidisciplinar contendo um médico otorrinolaringologista, fonoaudiólogo, psicólogo e assistente social. Necessário de mesmo modo a associação com equipe médica de radiologia, pediatria, geriatria, genética e neurologia. Esta equipe tem que estar preparada para oferecer ao paciente um tratamento global de saúde auditiva e ser capaz de discutir todas as soluções possíveis individualizando cada caso.

Os diferentes tipos de dispositivos auditivos implantáveis de orelha média são indicados para perdas auditivas do tipo condutiva, neurossensorial ou mista de graus leve a severo quando uni ou bilateral. Para cada tipo de perda deve-se considerar um tipo de dispositivo juntamente com as considerações cirúrgicas de cada paciente.

Idealmente, todo paciente candidato a utilizar um dispositivo implantável de orelha média deve ter experiência prévia com o uso do aparelho de amplificação sonora individual.

Dentre as indicações para o uso de um dispositivo auditivo implantável de orelha média podemos citar a rejeição ao uso de um aparelho de amplificação sonora individual devido ao estigma que o uso do AASI remete ao envelhecimento e à estética.

Em alguns tipos de perda auditiva, por exemplo, em perdas condutivas com erosões de cadeia ossicular, outros tipos de cirurgias, como reconstrução da cadeia com próteses de titânio (TORP, PORP), podem ser tentadas e devem ser informadas ao paciente antes da tomada de decisão de implantar um dispositivo auditivo implantável de orelha média.

Avaliação Médica Otorrinolaringológica

O otorrinolaringologista responsável levantará o histórico do paciente completo, considerando seu passado otológico e cirúrgico.

Serão candidatos apenas os pacientes:

- Maiores de 18 anos.
- Pacientes com experiência prévia negativa, rejeição para o uso com AASI.
- Perda auditiva com limiares auditivos por via aérea/óssea estáveis nos últimos 2 anos.

Em casos de perda auditiva sensorioneural:

- Anatomia de orelha média normal.
- Ausência de perda retrococlear.
- Timpanometria com curva tipo A.
- Tuba auditiva normofuncionantes.

Em casos de perda auditiva condutiva e/ou mista:

- Ausência de infecção ativa em orelha média.
- Impossibilidade de adaptação com o AASI.

Em todos os pacientes busca-se o diagnóstico etiológico da perda auditiva previamente à realização da cirurgia. Entretanto, sabemos que nem sempre é possível estabelecer a etiologia.

Avaliação radiológica é essencial. A tomografia deve ser realizada em todos os pacientes para avaliar anatomia e em algum dispositivo auditivo implantável como o Esteem, avaliar se o osso temporal é pneumatizado o suficiente para abrigar a prótese.

Nos casos em que é necessário descartar perdas retrococleares uma ressonância magnética deve ser solicitada.

Importante para a seleção do dispositivo avaliar a necessidade de realização de ressonância magnética e quais dispositivos permitem realizar e, se sim, qual a resolução recomendada pelo fabricante.

Além disso, é preciso ajustar expectativas e dar informações detalhadas sobre os resultados esperados, limitações inerentes ao caso e possíveis complicações futuras.

Processo de Seleção, Adaptação e Verificação dos Dispositivos Auditivos Implantáveis de Orelha Média

O processo audiológico ocorre em diferentes etapas: pré e pós-operatório, no caso do Esteem inclui a etapa intraoperatória:

1. Pré-operatória:
   - A avaliação audiológica deve ser registrada detalhadamente com o objetivo de auxiliar a seleção do paciente e o acompanhamento, esta etapa deve conter:
   - Anamnese detalhada.
   - Audiometrias tonal e vocal, por via aérea e via óssea, com limiar de reconhecimento de fala e índice percentual de reconhecimento de palavras monossilábicas e dissilábicas.
   - Logoaudiometria por via óssea, em caso de perda auditiva condutiva ou mista.
   - Imitânciometria com curva timpanométrica e pesquisa de reflexos acústicos.
   - Seleção e adaptação do AASI com uso domiciliar, verificação e validação com protocolo validado para o processo, para novos ou antigos usuários.
   - Para indivíduos já usuários de AASI: realizar avaliação da característica eletroacústica da prótese auditiva com o objetivo de verificar o funcionamento do circuito da prótese antes da avaliação em campo incluindo pedido de revisão técnica em fábrica com equipamento de análise de circuito.
   - Aplicação de questionário de autoavaliação de necessidade auditiva, benefício validado.
   - Avaliação de desempenho auditivo em campo livre com e sem prótese auditiva convencional, inclusive orelhas separadas no silêncio e no ruído, conforme protocolo de verificação.
   - Avaliação de expectativas e orientação de possíveis resultados.
   - Relatório em duas vias para finalização da indicação médica e ciência das explicações e resultados audiológicos. A segunda via deve estar com o paciente e uma cópia arquivada em prontuário.
2. Ativação e pós-operatório:
   - Etapa que ocorre após a liberação médica.
   - Para a ativação, os exames audiológicos devem ser refeitos.
   - Neste momento ajustes e orientações de uso serão realizados. Inicia-se o acompanhamento da adaptação. Retornos para ajustes e verificação com exames de desempenho auditivo são realizados nesta etapa.
3. Pós-operatório:
   Um plano de acompanhamento deve ser realizado individualmente. Este período pode ser realizado por atendimento híbrido ou presencial.
   Não são recomendados somente atendimentos *online*, por algumas avaliações e procedimentos requererem o paciente presencialmente. As intervenções devem estar classificadas em primárias ou secundárias no protocolo do serviço.

Tecnologia dos Dispositivos Auditivos

Há três tipos de transdutores que são usados atualmente nos dispositivos auditivos implantáveis de orelha média. São eles:

- *Piezoelétricos:* o transdutor piezoelétrico deforma-se quando uma voltagem é aplicada a ele, o inverso também é válido, ou seja, ao deformar-se, o material piezoelétrico gera corrente elétrica. Assim, quando acoplado à cadeia, promove movimento dos ossículos, transmitindo essa energia mecânica à orelha interna.
- *Eletromagnéticos:* os dispositivos com transdutores eletromagnéticos consistem em um magneto e uma bobina energizada. O magneto é preso à cadeia ossicular, à membrana do tímpano ou mesmo ao ouvido interno (janela oval ou

redonda). Um campo magnético flutuante é gerado quando a bobina é energizada por um sinal que corresponde à entrada acústica. Este campo magnético leva o magneto a vibrar, gerando a vibração da cadeia ossicular ou dos líquidos intralabirínticos. A força é geralmente inversamente proporcional à distância da bobina ao magneto, assim, estes componentes devem ser mantidos o mais próximo possível para ser um sistema mais eficiente.

- *Eletromecânicos:* a transdução eletromecânica é uma variação da eletromagnética. Nos aparelhos eletromagnéticos é difícil controlar a distância e a relação espacial entre o magneto e a bobina, pois o magneto é encaixado em uma porção anatômica e a bobina em outra e o paciente pode observar uma grande variação de desempenho. Um aparelho eletromecânico tem uma bobina energizada e um magneto que são colocados juntos. Isso otimiza a relação geométrica para prevenir variabilidade. O transdutor eletromagnético é diretamente colocado na cadeia ossicular de modo a transmitir a energia mecânica produzida.

Dispositivos auditivos implantáveis disponíveis no mercado:

Vibrant Soundbridge®, *Med-El*

Este dispositivo auditivo do tipo semi-implantável foi o primeiro a receber aprovação do FDA (Fig. 56-3). Inicialmente desenvolvida para perdas neurossensoriais moderadas a severas teve sua indicação ampliada para perdas do tipo condutivas.

O dispositivo externo é constituído por um processador de som em formato de um domo (Fig. 56-4), contendo: o microfone, o circuito programador e a bateria, que provêm suprimento de energia.

O sistema de funcionamento resumidamente ocorre quando o som entra pelo microfone do processador de som.

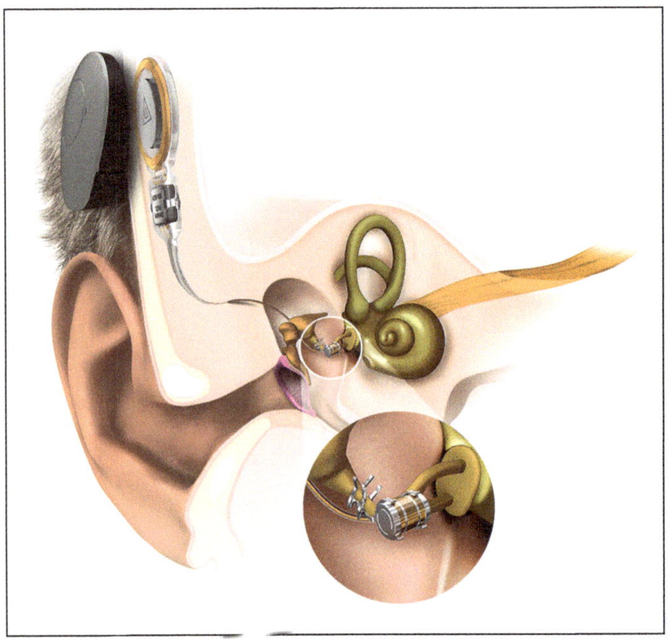

Fig. 56-3. Desenho esquemático do dispositivo auditivo semi-implantável *Vibrant Soundbridge*® (Implante de orelha média VIBRANT SOUNDBRIDGE (medel.com)).

Este por sua vez envia sinais para o componente implantado que transmite via cabo para uma bobina de alta precisão que fica presa, por meio de um fecho de titânio, no ramo longo bigorna nos casos de indicação para perdas neurossensoriais. Desta forma, a vibração é transmitida aos ossículos e por consequência ao ouvido interno.

Nos casos de perda condutiva ou mista, a fixação do transdutor é realizada de forma diferente, sendo colocados diretamente sobre a janela redonda ou em conjunto com uma prótese passiva de orelha média, tais como TORP e PORP de titânio ou pistão de estapedotomia conforme planejamento do cirurgião (Fig. 56-5).

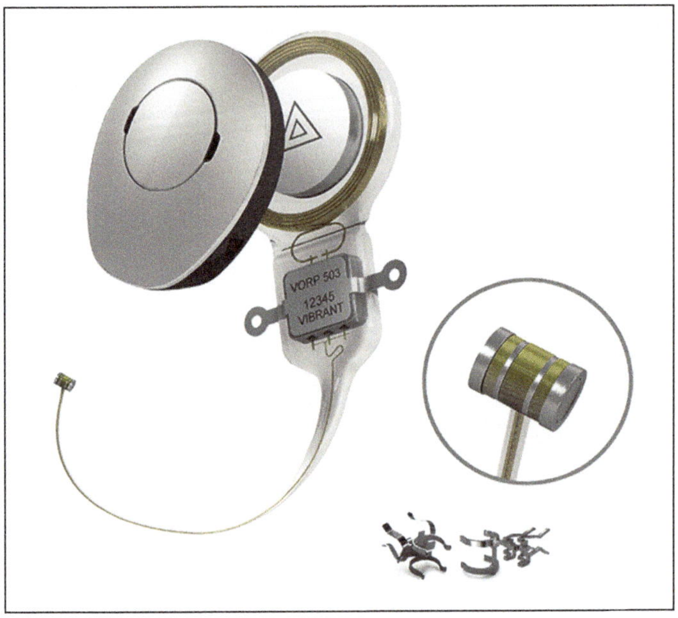

Fig. 56-4. Componentes Vibrant SoundBridge, Med-El. Processador de som, VORP e FMT. (Retirado de www.medel.com/pt-br/vibrant-soundbridge.)

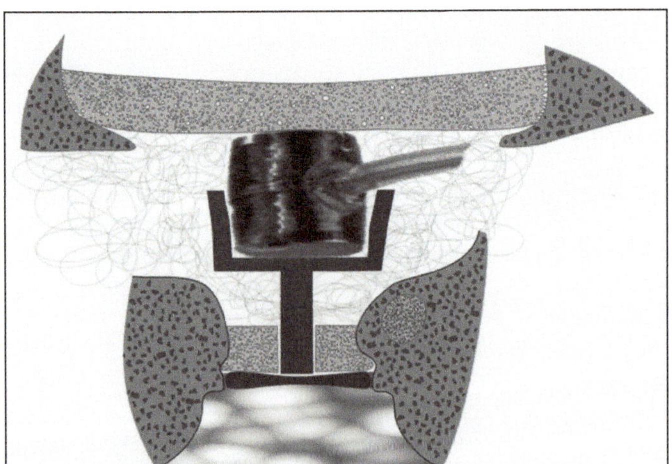

Fig. 56-5. Utilização do Vibrant® em perdas mistas, associado a TORP de titânio. (Fonte: Hüttenbrink KB, Zahnert T, Bornitz M, Beutner D. TORP-vibroplasty: a new alternative for the chronically disabled middle ear. Otol Neurotol. 2008 Oct;29(7):965-71. doi: 10.1097/MAO.0b013e318185fad8.)

O equipamento utiliza-se de bateria descartável, localizada no compartimento do processador de som externo, que é colocada e trocada pelo usuário. Sua durabilidade varia conforme as horas de uso.

Cirurgia

A orelha escolhida é sempre inicialmente aquela com piores limiares auditivos, a não dominante ou a que não obteve sucesso na adaptação do AASI quando simétricas em casos neurossensoriais.

Em casos mistos ou condutivos observam-se também outros fatores, como mal-formações, alergias em pavilhão auricular ou canal auditivo externo que impeça o uso de moldes convencionais ou mesmo infecções recorrentes.

A cirurgia normalmente é realizada sob anestesia geral, acesso é transmatóideo com necessidade de realização de timpanotomia posterior ampla. O acoplamento clássico, em perdas neurossensoriais, é realizado na articulação incudo-estapediana, paralelamente ao eixo do estribo (Fig. 56-6). Para outros acoplamentos, muitas vezes é utilizada uma prótese de titânio da Kruss[R], para posicionar sobre o capítulo ou sobre a janela.

O FMT pode ser acoplado na junção incudo-estapediana, diretamente no estribo, na janela oval ou redonda. A região de acoplamento depende do tipo de perda auditiva e das condições anatômicas da orelha média. Algumas casuísticas já provaram que todas essas opções podem trazer ganho auditivo adequado· Alguns grupos, ampliando as indicações convencionais, têm realizado a implantação em pacientes com ouvidos atrésicos obtendo sucesso com bons resultados audiológicos nos testes de desempenho auditivo.

Geralmente o processador é ligado após 8 semanas do procedimento. A cirurgia convencional é totalmente reversível. Aprovado pelo FDA, CE Market e Anvisa.

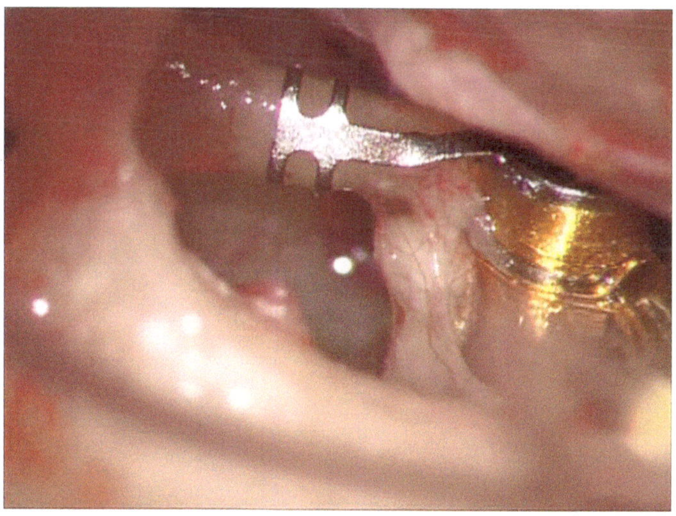

Fig. 56-6. VORP conectado ao ramo longo da bigorna através de timpanotomia posterior. (Fonte: Bittencourt AG, Burke PR, Jardim Ide S, Brito Rd, Tsuji RK, Fonseca AC, Bento RF. Implantable and semi-implantable hearing AIDS: a review of history, indications, and surgery. Int Arch Otorhinolaryngol. 2014 Jul;18(3):303-10. doi: 10.1055/s-0033-1363463.)

Esteem®, Envoy Medical Corp.

Trata-se de dispositivo auditivo totalmente implantável que utiliza tecnologia piezoelétrica.

O sistema Esteem® é formado por dois transdutores e um processador de som, no qual está contida a bateria (Fig. 56-7). Os transdutores são relativamente grandes, o que aumenta a dificuldade do procedimento cirúrgico e exige um osso temporal bem pneumatizado e desenvolvido para sua implantação.

Operacionalmente este implante incorpora a membrana do tímpano como microfone e o martelo e corpo da bigorna detecta o sinal mecânico. O transdutor piezoelétrico converte o sinal mecânico em elétrico, que será processado, filtrado e amplificado no processador de som e transmitido como um sinal vibrátil via capítulo do estribo para a orelha interna. Para tanto, é necessário que o paciente tenha cadeia ossicular anatomicamente normal e móvel.

Para esta transmissão é necessário que se interrompa a continuidade da cadeia ossicular removendo o ramo longo da bigorna.

Quando a remoção do dispositivo é necessária faz-se a reconstrução de cadeia ossicular utilizando uma prótese.

A bateria tem duração de 4 a 5 anos devendo então ser trocada sob anestesia local e incisão retroauricular.

Está indicado em pacientes maiores de 18 anos com perda neurossensoriais bilateral de moderada a severa e boa discriminação.

Por ser uma tecnologia totalmente implantável, indivíduos com dificuldades de uso do AASI por motivos estéticos desejam esta tecnologia.

Estudos demonstram muita satisfação geral dos indivíduos implantados, por permitir seu uso em qualquer situação, incluindo sono, atividades aquáticas e esportes.

Cirurgia

Previamente ao procedimento cirúrgico, o paciente deverá ser submetido à avaliação audiológica detalhada e ter sido usuário de próteses convencionais por, pelo menos, 3 meses.

Avaliação com tomografia de ossos temporais com cortes finos e janela óssea é essencial para avaliar o tamanho do osso temporal, bem como as estruturas anatômicas. O tamanho

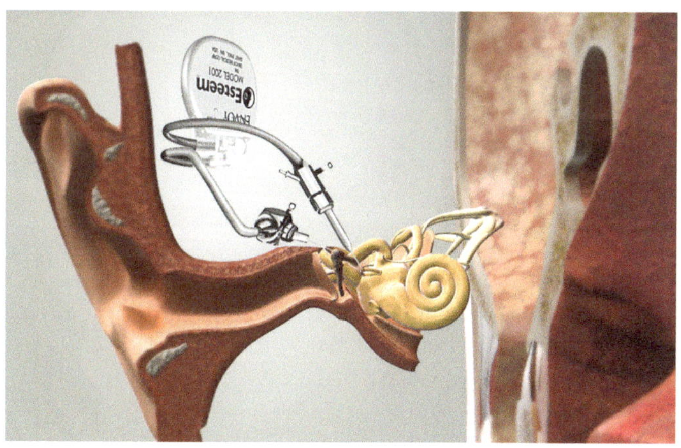

Fig. 56-7. Dispositivo auditivo totalmente implantável Esteem, Envoy Medical.

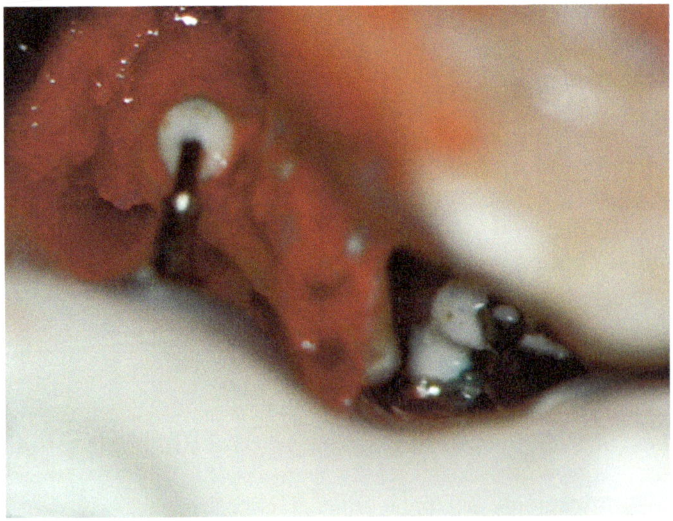

Fig. 56-8. Transdutores: *Sensor* e *Driver* posicionados e fixados por cimento iomero de vidro no intraoperatório. (Arquivo pessoal).

do osso temporal é crítico para o procedimento, ossos pouco pneumatizados inviabilizam a cirurgia por causa das dimensões do Esteem®.

Para o acesso é realizada uma mastoidectomia ampla com abertura do recesso do facial, passo primordial na cirurgia. A integridade e a movimentação da cadeia ossicular são testadas por meio de um *laser* vibrometro, já que ossículos rígidos inviabilizam o procedimento. A bigorna é então desarticulada do estribo e procede-se a remoção do seu ramo longo. A mucosa que reveste o capítulo deve ser cuidadosamente removida para permitir a fixação da prótese.

A fixação dos transdutores *Sensor* e *Driver* é feita por cimento de iomero de vidro (Fig. 56-8).

Após o posicionamento do dispositivo implantado e ainda durante a cirurgia, o funcionamento do sistema é verificado com o objetivo de otimizar desempenho auditivo no pós-operatório. Caso o teste aponte funcionamento inadequado do sistema ou em um dos componentes, o procedimento e refeito.

A cirurgia encerra-se quando os testes intraoperatórios acusam funcionamento adequado.

A ativação é feita em média 45 dias após a cirurgia. Na troca de bateria pode-se ligar o dispositivo imediatamente após a cirurgia.

Esta tecnologia tem a limitação dos indivíduos implantados não poderem realizar ressonância magnética.

Avaliação Audiológica

Critérios para indicação:

- Idade superior a 18 anos de idade.
- Perda auditiva neurossensorial moderada a severa bilateral.
- Em audiometria tonal e vocal, os achados logoaudiométricos devem constar índice percentual de reconhecimento de fala superior a 60% para palavras monossilábicas.
- Limiares auditivos tonais por via aérea e via óssea estáveis nos últimos 2 anos.
- Ausência de zumbido.
- Timpanometria com curva tipo A.
- Tuba auditiva normofuncionante
- Em avaliação em uso do AASI, o desempenho de fala com testes de reconhecimento de fala em campo livre deve ser realizado após todos os ajustes necessários, uso diário médio de 10 horas por 3 meses e registro de exames objetivos de verificação com tubo sonda.

Contraindicação:

- Alterações neuroaudiológicas ou outras comorbidades que necessitem a realização de ressonância magnética

Ativação e pós-operatório:

- Deve-se realizar audiometrias tonal e vocal.
- Para ajustes utiliza-se controle remoto pessoal que acompanha o dispositivo.
- Realizada a audiometria *in situ* pelo Envoygram e então aferidos todos os componentes do circuito. Ajustes de ganho são realizados e aplicados testes de reconhecimento de fala no silêncio e no ruído para verificação de desempenho auditivo.

Retornos são necessários durante adaptação. Quando adaptado sugerimos retornos anuais para avaliação e acompanhamento.

Maxum, Ototronics

Esse dispositivo auditivo semi-implantável, lançado em 2009 pela Ototronics, é composto por um processador de som externo com o magneto de indução e uma parte implantável (Fig. 56-9).

A parte externa fisicamente se assemelha a um aparelho de amplificação sonora individual. Contudo, sua maior diferença é que não possui receptor como o convencional, mas sim um magneto de indução. O processador de som externo pode ser encontrado nos diferentes modelos intra-auriculares como intracanal ou microcanal.

A parte interna é uma bobina eletromagnética de cerca de 2 mm, com um pequeno anel que é conectado à junção incudoestapediana (Figs. 56-10 e 56-11).

O procedimento cirúrgico é realizado via transcanal, com a confecção de um retalho timpanometal e exposição da junção incudo-estapediana, região onde é feito o acoplamento da parte implantável dessa prótese.

Audiologicamente, podem beneficiar-se desse dispositivo pacientes com perdas neurossensoriais de configuração descendentes ou *Ski*.

A justifica desta melhora está no fato de o sistema utilizar uma ponta eletromagnética que envia o sinal para a bobina implantada. Nos sistemas de AASI convencionais, o receptor próximo ao microfone pode provocar retroalimentação acústica, *feedback* auditivo.

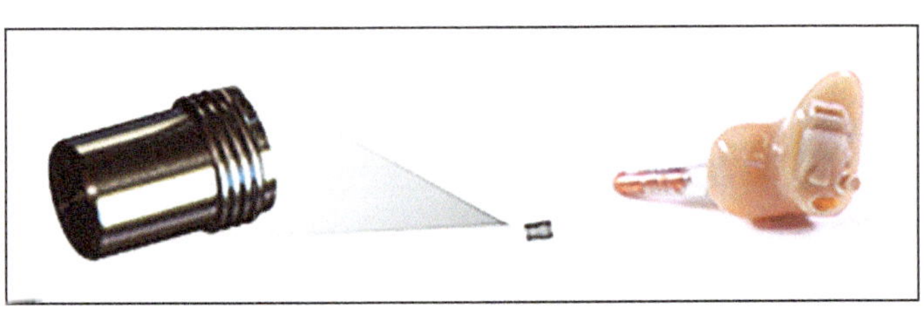

Fig. 56-9. Dispositivo auditivo semi-implantável Maxum. (Retirado de www.ototronix.com/what-is-maxum.)

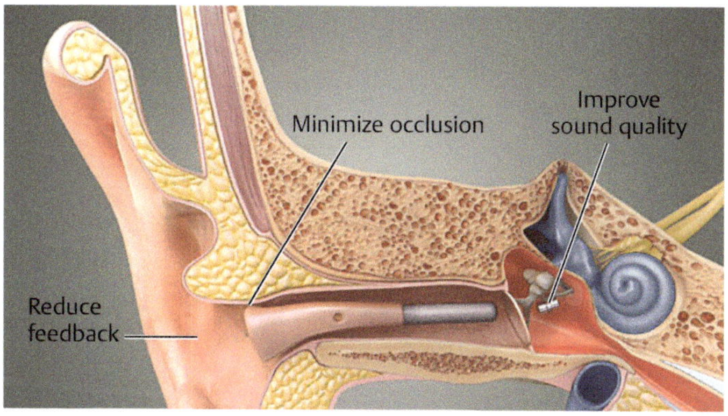

Fig. 56-10. Desenho esquemático da prótese Maxum acoplada a articulação incudoestapediana e parte não implantável em conduto auditivo externo. (Retirado de www.ototronix.com/what-is-maxum.)

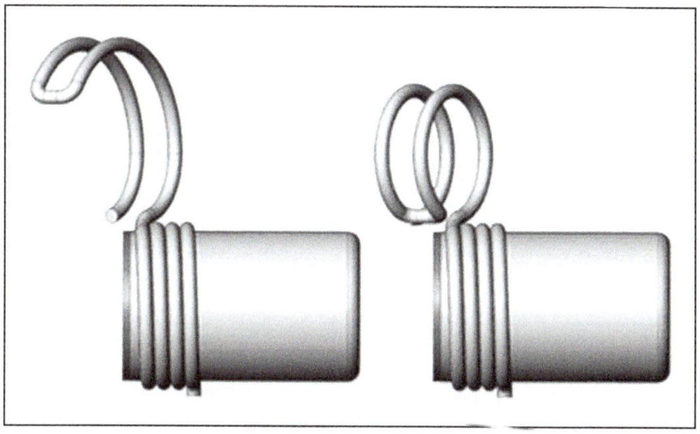

Fig. 56-11. Ilustração da bobina Maxum em posição aberta e quando fechado por meio do calor do *laser*.

Aprovado pela FDA e CE Market. No Brasil, em fase de pesquisa pelo departamento de otorrinolaringologia do Hospital das Clínicas Faculdade de Medicina da Universidade de São Paulo.

Avaliação audiológica:

- Os critérios audiológicos:
  - Perda auditiva do tipo neurossensorial de grau leve a severo bilateral.
  - Limiares auditivos tonal e vocal estáveis no período mínimo de 2 anos.
  - Índice percentual de reconhecimento de fala acima de 60% para palavras monossilábicas com fones de ouvido.
  - Timpanometria tipo A.
  - Canal auditivo externo saudável e com condições anatômicas para passagem do magneto de indução.
  - Usuário de AAS bilateral mais adequado à sua perda auditiva, com uso mínimo de 4 horas por dia nos últimos 3 meses e que tivessem diferença de 20% (valor PBmax – desempenho com AAS em 50 dBNPS) em avaliação de desempenho com AASI quando avaliadas as orelhas separadamente.
  - A escolha do lado a ser implantado: deve considerar o lado de melhor condição anatômica somado ao melhor índice percentual de reconhecimento de palavras e ao maior valor da percentagem de desempenho em campo com AASI.
  - Confecção do pré-molde de canal auditivo externo e membrana timpânica devendo conter a impressão do umbo e quadrantes para confecção de componente externo e alinhamento do magneto de indução.

Ativação e pós-operatório:

- A ativação do dispositivo é feita em média 40 dias após a cirurgia. Quando o paciente está restabelecido e o processador externo confeccionado pelo fabricante.
- Devem-se fazer as audiometrias tonal e vocal para verificação e ajustes necessários.
- O magneto de indução deve ser ajustado individualmente, posicionando-o em ângulo de 90° em relação à bobina implantada para otimizar o ganho efetivo do implante.
- Os ajustes, de ganho e saída, são realizados pelo *software* próprio do fabricante via cabo de programação.
- Testes de avaliação de desempenho auditivo são feitos com o objetivo de verificar o ganho efetivo e validar o uso do dispositivo.
- Acompanhamento anual ou quando paciente sentir necessidade.

PRÓTESE AUDITIVA ANCORADA NO OSSO

A prótese auditiva ancorada no osso é uma opção para o tratamento de perda auditiva quando não é possível o uso de aparelho de amplificação sonora individual por via aérea.

O sistema de amplificação sonora por condução óssea é antigo. Contudo, a primeira cirurgia para implantação do dispositivo auditivo implantável por condução óssea foi descrito em 1977, o BAHA®, desenvolvido nos EUA, com ação conjunta das Universidades de Gothenborg e Chalmer's.

Em 1996 a FDA aprovou o sistema para tratamento de perda auditiva condutiva e mista. Em 1999 foi aprovado nos EUA para uso em crianças acima de 5 anos.

Em 2001 houve aprovação para uso bilateral e em 2002 para uso em perda neurossensorial unilateral.

Inicialmente os processadores de som eram de tecnologia analógica. Assim como os aparelhos de amplificação sonora individual foram evoluindo e atualmente possuem tecnologia digital.

Cada marca e empresa vêm trabalhando juntamente com estudos científicos de modo a obter melhor qualidade sonora, menos complicações pós-cirúrgicas, aumento de aderência ao uso e aumento no uso diário.

Basicamente, a prótese auditiva ancorada no osso é um dispositivo auditivo que pode funcionar quando implantado ou não.

Sua amplificação mecânica possui um avançado processador de som que pode ser configurado com ajustes feitos pelo *software* de cada fabricante. Atualmente encontramos no mercado uma marca que utiliza a amplificação piezoelétrica para funcionamento.

Quando utilizada de modo implantado, o dispositivo possui um componente externo e outro interno. Os componentes internos variam de acordo com marca e modelo.

Indicações Médicas para a Prótese Auditiva Ancorada no Osso

- Malformação craniofacial com agenesia ou atresia de conduto auditivo externo uni ou bilateral.
- Quadros de otorreia crônica com agravamento durante o uso de AASI.
- Otites de repetição, otite externa supurativa ou cavidade radical.
- Perda auditiva súbita unilateral

Encontramos dois tipos de implantes:

- *Percutâneo:* quando o componente interno atravessa a pele, o tecido adiposo e a calota craniana. Atualmente disponível no mercado: BAHA, Cochlear Corp., Ponto, Oticon Medical (Fig. 56-12).
- *Transcutâneo:* quando a pele permanece entre os componentes externo e interno para funcionamento. Encontramos no mercado: Osia, Cochlear Corp e Bonebridge, Med-El.

Cada modo de implantação tem suas vantagens e desvantagens proporcionando benefícios estéticos e qualidade sonora. Contudo apresentam limitações em exames de imagem e limitação de ganho efetivo. Cada caso deve ser analisado em equipe de forma individualizada.

Cirurgia para os Dispositivos de Implantação Percutânea

O dispositivo é implantado na região retroauricular, na calota craniana, desta forma, o som captado pelo microfone do processador sofre as alterações no amplificador. Este som é transmitido para a conexão do processador com o pino de titânio e o *abutment* chegando ao osso, que dissipa a energia até a cóclea – orelha interna.

Trata-se de um procedimento rápido e relativamente simples, mas que requer cuidado para resultados bem-sucedidos.

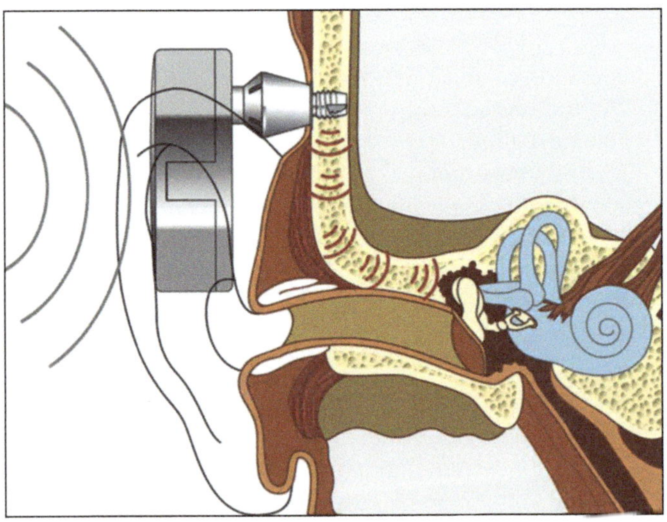

Fig. 56-12. Desenho esquemático do princípio de funcionamento da prótese auditiva ancorada no osso osteointegrada. (Retirado: *Cientific picture library* de um modelo BAHA.)

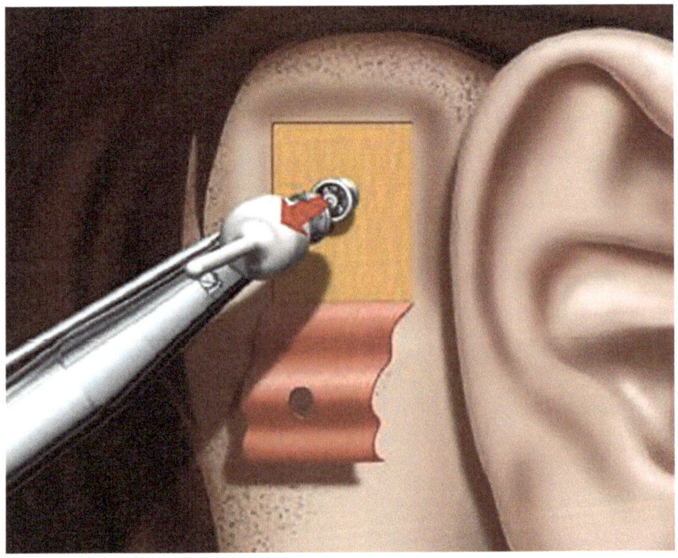

Fig. 56-13. Desenho esquemático da colocação do pino de titânio na calota craniana, com retalho cutâneo já confeccionado.

Na região da calota craniana retroauricular realiza-se um *flap* bastante fino de pele, retirando-se o tecido muscular e praticamente todo o subcutâneo, expõe-se o periósteo que é incisado e realiza-se uma perfuração, seguida da confecção de uma rosca, com utilização de brocas especiais (Fig. 56-13). O pino de titânio é então colocado, seguido do *abutment*. O retalho de pele é suturado junto ao periósteo. O pino transfixa o retalho cutâneo.

Após o procedimento, aguarda-se de 1 a 3 meses para que ocorra osteointegração. Após o processo de osteointegração ter ocorrido, a ativação então é liberada e o paciente pode utilizar a prótese acoplada no pino de titânio.

A cirurgia em crianças ocorre com anestesia geral. Em adolescentes e adultos realiza-se o procedimento sob anestesia local.

Este procedimento cirúrgico está aprovado para crianças com idade superior a 5 anos ou quando a calota craniana atinge espessura superior a 3 mm.

As principais complicações dizem respeito à cicatrização do retalho cutâneo. Há necessidade de limpeza e remoção de possíveis crostas por alguns meses no pós-operatório.

Dentre outras possíveis complicações podemos relacionar a abertura de células da mastoide, o que dificulta a fixação do implante; explante natural ou inflamações recorrentes ao redor do pino. Embora raro, é descrito o risco de fístula liquórica por perfuração da meninge no momento em que se confecciona o local para inserção do pino.

Uso do Processador de Som com Faixa Elástica

O uso do processador por meio da faixa elástica é indicado para bebês (Fig. 56-14), crianças pequenas ou indivíduos que não podem ser submetidos à cirurgia, seja por não possuir calota com espessura inferior a 3 mm ou por apresentar comorbidades na qual não é possível realizar cirurgia.

Provisoriamente o uso do processador com a faixa elástica é utilizado para os realização de testes pré-operatórios.

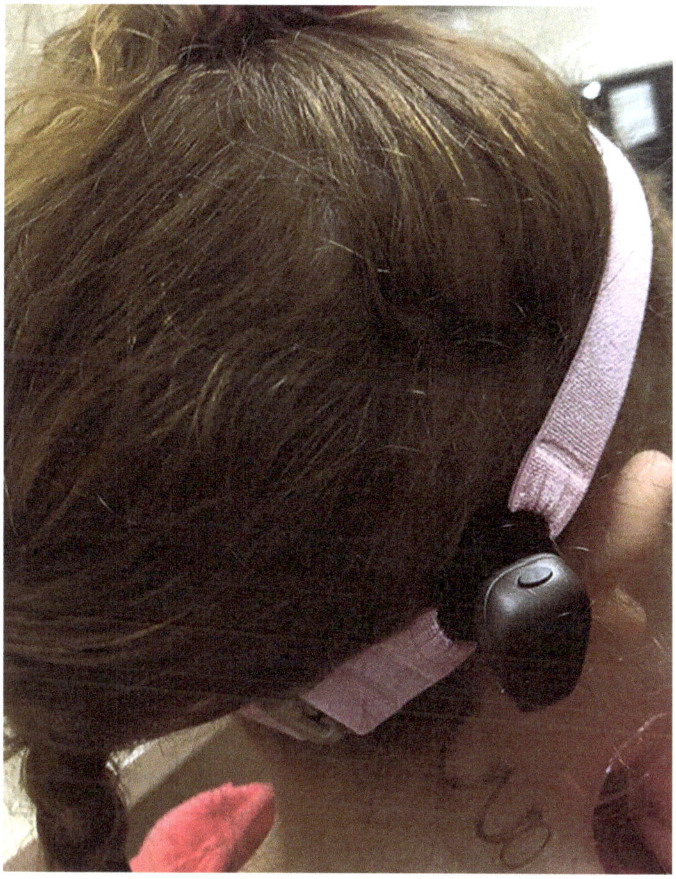

Fig. 56-14. Uso com faixa elástica. (Fonte: arquivo pessoal).

Osia, Cochlear Corp.

Trata-se de uma prótese auditiva ancorada no osso, desenvolvida pela empresa Cochlear Corp. Aprovada pela FDA em novembro de 2019 foi liberada pela ANVISA para uso no Brasil em março de 2021.

A prótese auditiva ancorada no osso possui implantação tipo transcutânea, ou seja, não há pino transfixando a pele, e liga-se ao processador de som por magnetismo. É uma prótese ativa, que se utiliza de tecnologia piezoelétrica.

Possui um componente externo, o processador de som, e outro interno, implantado por meio de cirurgia. Para o funcionamento é necessário o uso de baterias descartáveis que devem ser trocadas pelo usuário ou responsável.

O processador de som possui um imã que pode ser trocado para manutenção de força de atração. Esta força varia de 1 a 4 e o profissional audiologista durante ativação e acompanhamento de uso pode alterá-la conforme a necessidade de fixação (Fig. 56-15).

Cirurgia

A cirurgia é realizada por meio de incisão retroauricular de modo a permirtir o posicionamento adequado do componente interno. Conforme planejado pelo cirurgião, realiza-se o descolamento subperiosteal. Com auxílio de uma broca, confecciona-se o pertuito para a colocação do pino onde será acoplado o implante, através de um parafuso.

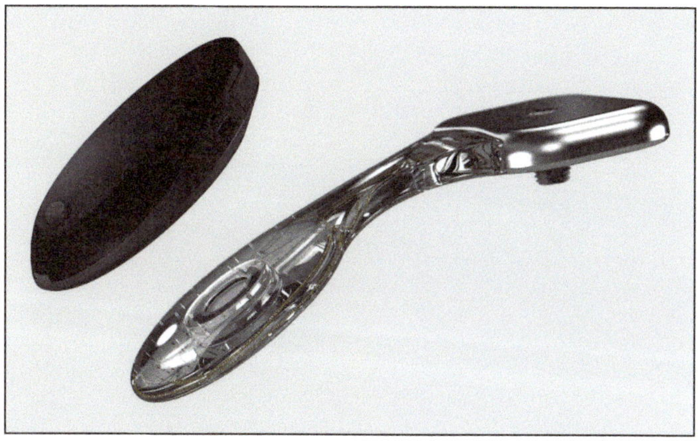

Fig. 56-15. Osia formado por componente externo na cor preta e componente interno. Fonte: Implantes Osia® (cochlear.com).

O fabricante recomenda afilamento da pele se sua espessura na região onde se fará o acoplamento do processador seja superior a 9 mm.

Trata-se de um procedimento relativamente simples. Em casos de mastoidectomia prévia, é possível o posicionamento do implante em região retroauricular.

O implante é aprovado para a realização de ressonância magnética de 1,5 ou 3 Tesla.

Contraindicações:

- Qualidade pobre ou espessura insuficiente para suporte do dispositivo tanto do implante BI300 quanto do OSI200.
- Doenças vestibulares crônicas e não tratáveis que limitem o funcionamento do dispositivo, determinadas pelo médico responsável.
- Perda auditiva progressiva.
- Perda auditiva retroauricular ou de origem central.
- Condições de pele ou calota que possa dificultar a fixação do processador de som.

Bonebridge, Med-El

Prótese semi-implantável de condução óssea ativa. O dispositivo é composto por duas partes: uma unidade externa, o processador de som e outra interna, o implante ativo.

Com sistema de amplificação eletromagnética, o dispositivo auditivo implantável Bonebridge, as primeiras cirurgias com o implante na primeira geração (BCI 601) ocorreram em 2011 e a segunda geração (BCI 602) em 2019. No mercado Brasileiro está disponível desde 2020.

O processador de som possui um imã que pode ser trocado para manutenção de força de atração. Esta força varia de 1 a 4 e o profissional audiologista durante ativação e acompanhamento de uso pode alterá-la conforme a necessidade de fixação.

Indicado para indivíduos com idade mínima de 6 anos ou espessura de calota craniana de mínima 4 mm.

O implante pode ser submetido a RMs a 1,5 Tesla sem cirurgia (Fig. 56-16).

Cirurgia

Há duas possibilidades de posição de implantação: na cavidade mastóidea ou em pacientes com cavidade aberta, na região retrossigmóidea.

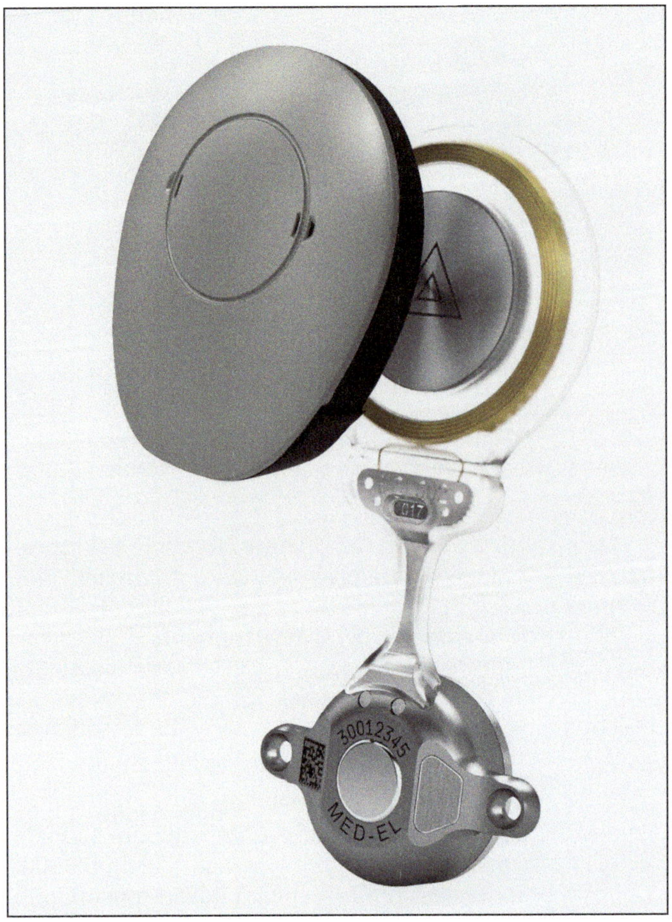

Fig. 56-16. Dispositivo auditivo implantável formado por componente externo e implante interno ativo modelo Samba Bonebridge, marca Med-El.

A cirurgia tradicional consiste em uma incisão retroauricular, descolamento subperiostal e confecção de um nicho na mastoide para colocação da bobina eletromagnética da unidade interna, que deve ser fixada por dois parafusos. Em caso de necessidade de posicionamento retrosigmóideo, a confecção do nicho é possível, porém mais desafiadora.

Trata-se de um procedimento relativamente simples e seguro.

Contraindicações:

- Doenças vestibulares crônicas e não tratáveis que limitem o funcionamento do dispositivo, determinadas pelo médico responsável.
- Perda auditiva progressiva ou com flutuação dos limiares auditivos por via óssea.
- Perda auditiva retroauricular ou de origem central.

Avaliação Audiológica para as Diferentes Próteses Auditivas Ancoradas no Osso

De modo geral as próteses auditivas podem seguir critérios de avaliação semelhantes.

- Perda auditiva do tipo condutiva ou mista bilateral com *gap* aéreo ósseo igual ou maior que 30 dBNA.
- Perda auditiva unilateral total com lado contralateral com limiares auditivos dentro dos limites da normalidade.
- Índice percentual de reconhecimento de palavras monossilábicas maior que 60% de acerto, em perdas auditivas condutivas ou mistas bilaterais.
- Limiares auditivos por via óssea até 55 dBNA.
- Avaliação de expectativa.
- Testes de reconhecimento de fala para avaliação de desempenho auditivo, com e sem ruído competitivo.

Seleção e Indicação do Processador

Os critérios para a seleção e indicação de um processador devem agrupar informações advindas da equipe médica e audiológica:

- Importante saber!
  - Cada modelo de prótese auditiva ancorada no osso possui suas particularidades de funcionamento com diferenças na amplificação por condução óssea.
  - A implantação percutânea permite oferecer *bypass* com maior força do ganho na medida que o pino atravessa a calota e envia o sinal sonoro até a orelha interna.
  - Na implantação transcutânea ocorre maior perda na força do ganho devida à barreira feita pela pele, pelo tecido adiposo e pelas diferentes espessuras de calota craniana.
  - Existem diferentes potências de processadores de som de uma mesma marca. A escolha baseia-se na condição cirúrgica e nos limiares auditivos por via óssea além do IPRF, ambiente no qual vive o paciente e também pela condição geral e presença de possíveis comorbidades associadas.
  - Cada caso é um caso de suma importância a ser individualizado.

Ativação e Seguimento Pós-Cirúrgico

Ativação dos processadores depende da condição de recuperação do paciente. Dependendo do tipo de implantação, tecnologia, marca e condição do paciente pode variar entre 30 dias e 6 meses.

Para a ativação aconselha-se realizar incialmente audiometrias tonal e vocal com limiares inclusive por via óssea.

Ajustes são feitos via *software* de programação devendo-se considerar tempo de privação, idade do paciente e peso do processador.

Testes para verificação de desempenho auditivo são realizados por testes de fala em cabine acústica em campo livre com e sem ruído competitivo para análise da compreensão

Orientação para manutenção e limpeza deve ser realizada em todas as sessões.

Acompanhamento Pós-Cirúrgico

O intervalo para consulta de avaliação e acompanhamento varia de acordo com o tipo de implantação, o modelo do dispositivo,a idade e a condição geral de saúde do paciente.

Este acompanhamento pode ser feito de forma híbrida, isto é, o planejamento de consulta pode ter momentos presenciais e outros com acesso remoto.

BIBLIOGRAFIA

Backous DD, Duke W. Implantable middle ear hearing devices: current state of technology and market challenges. Curr Opin Otolaryngol Head Neck Surg. 2006;14(5):314-8.

Baraky LR, Bento RF, Raposo NRB, Tibiriçá SHCT, Ribeiro LC, Barone MMVB, Vasconcelos NB. Disabling hearing loss prevalence in Juiz de Fora, Brazil. Braz J Otorrinolaringol. 2012;78(4):52-8.

Bento RF, et al. Próteses auditivas de condução óssea. In: Bento RF, Lima Jr. LRP, Tsuji RK, Goffi-Gomes MVS, Lima DVSP, Brito R. Tratado de implante coclear e próteses auditivas implantáveis. Rio de Janeiro: Thieme; 2021.

Bittencourt AG, Burke PR, Souza Jardim I, Brito R, Tsuji RK, Fonseca AC, Bento RF. Implantable and Sem-Implantable Hearing Aids: A Review of History, Indications and Surgery. Int Arch Otorhinolaryngol. 2014;18:303–310.

Brito R, Ventura LMP, Jorge JC, Oliveira EB, Lourencone LFM. An Implantable Hearing System As Rehabilitation forHearing Loss Due to Bilateral Aural Atresia: Surgical Tecnique and Audiological Results. J Int Adv Otol. 2016;12:241-246.

Cadre B, Simon F, Célérier C, Coudert C, Flament J, Loundon N, Belhous K, Denoyelle F. Long-term outcomes of retrospective case series of middle ear implantation with Vibrant Soundbridge in children with congenital aural atresia. Eur Arch Otorhinolaryngol. 2023 Apr;280(4):1629-1637.

Chen DA, Backous DD, Arriaga MA, Garvin R, Kobylek D, Littman T, Walgren S, Lura D. Phase I clinical trial results of the envoy system: A totally implantable middle ear device for sensorineural hearing loss. Otolaryngol - Head Neck Surg. 2004;131(6):904-16.

Colletti V, Carner M, Colletti L. TORP vs round window implant forhearing restoration of patients with extensive ossicular chain defect. Acta Otolaryngol 2009;129(4):449-452.

Cremers CWRJ, O'Connor AF, Helms J, et al. International consensus on Vibrant Soundbridge® implantation in children and adolescents. Int J Pediatr Otorhinolaryngol. 2010;74(11):1267-1269.

Cywka KB, Skarzynski PH, Krol B, Hatzopoulos S, Skarzynski H. Evaluation of the Bonebridge BCI 602 active bone conductive implant in adults: efficacy and stability of audiological, surgical, and functional outcomes. Eur Arch Otorhinolaryngol. 2022 Jul;279(7):3525-3534.

Fraysse B, Lavieille JP, Scmerber S, Eneé V, Truy E, Vincent C, Vaneecloo FM, Sterkers O. A multicenter study of the Vibrant Soundbridge middle ear implant: early clinical results and experience. Otology Neurotology. 2001;22:952-61.

Goode RL, Rosenbaum ML, Maniglia AJ. The history and development of the implantable hearing aid. *Otolaryngol Clin North Am.* 1995;28:1-16.

Hunter JB, Carlson Ml, Glasscock ME 3rd. The Ototonix Maxum middle ear implant for severe high-frequency sensorineural hearing loss: preliminary results. Laryngoscope. 2016;126(9):2124-7.

Hüttenbrink KB, Zahnert T, Bornitz M, Beutner D. TORP-vibroplasty: a new alternative for the chronically disabled middle ear. Otol Neurotol. 2008;29(7):965-71.

Jardim IS, Brito R, Costa AO. Próteses auditivas cirurgicamente implantáveis de orelha média. In: Academia Brasileira de Audiologia (ABA). Tratado de Audiologia. 2. ed. Rio de Janeiro: Santos; 2015. p. 343-352.

Jardim IS, Brito R. Prótese auditiva ancorada no osso. In: Levy CCAC. Manual de Audiologia pediátrica. 2 ed.Barueri [SP]: Manole; 2022. p. 159-163.

Jenkins HA, Atkins JS, Horlbeck D, Hoffer ME, Balough B, Alexiades G, Garvis W. Otologics fully implantable hearing system: phase I trial 1 year results. Otol Neurotol. 2008;29:534-41.

Jones S, Spielmann P. Device profile of the Bonebridge bone conduction implant system in hearing loss: an overview of its safety and efficacy. Expert Rev Med Devices. 2020 Oct;17(10):983-992.

Lipmman E, et al. Transcutaneous Osseointegrated Implants for Pediatric Patients With Aural Atresia. JAMA Otolaryngol Head Neck Surg. 2018 Aug 1;144(8):704-709.

Martin C, Deveze A, Richard C, Lefebvre PP, Decat M, et al. European results with totally implantable carina placed on the round window: 2-year follow-up. Otol Neurotol. 2009;30:1196–1203.

Mudry A, Tjellström A. Historical background of bone conduction hearing devices and bone conduction hearing aids. Adv Otorhinolaryngol. 2011;71:1-9.

Oh SJ, Goh EK, Choi SW, Lee S, Lee HM, Lee IW, Kong SK. Audiologic, surgical and subjective outcomes of active transcutaneous bone conduction implant system (Bonebridge). Int J Audiol. 2019 Dec;58(12):956-963.

Priwin C, Jönsson R, Magnusson L, Hultcrantz M, Granström G. Audiological evaluation and self-assessed hearing problems in subjects with single-sided congenital external ear malformations and associated conductive hearing loss. Int J Audiol. 2007 Apr;46(4):162-71.

Shohet J, Bibee J, Gende D. Totally Implantable Hearing Implant Revision Surgery Indications and Outcomes. Otol Neurotol. 2023 Apr 1;44(4):367-372.

Thiang- Zu Zhang et al. International Consensus Recommendations on Microtia, Aural Atresia and Functional Ear Reconstruction. J Int Adv Otol. 2019 Aug;15(2):204-208.

Ueda CHY, Soares RM, Jardim I, Bento RF. Assessment Protocol for Candidates for Bone-Anchored Hearing Devices. Int Arch Otorhinolaryngol. 2022 Jun 14;26(4):e718-e724.

Yanagihara N, Suzuki J, Gyo K, Syono H, Ikeda H. Development of an implantable hearing aid using a piezoelectric vibrator of bimorph design: state of the art. Otolaryngol Head Neck Surg. 1984 Dec;92(6):706-12.

World Health Organization. Word report on hearing; 2021. Disponível em: https://www.who.int/publications/i/item/9789240020481. Acessado em abril de 2023.

PARTE XIII PERSPECTIVAS FUTURAS DO TRATAMENTO CLÍNICO DA SURDEZ

PERSPECTIVAS FUTURAS NO TRATAMENTO CLÍNICO DA SURDEZ

CAPÍTULO 57

Ricardo Ferreira Bento

INTRODUÇÃO

A audição, um dos cinco sentidos primordiais, depende de um sistema complexo e altamente desenvolvido capaz de assimilar e responder aos mais diversos estímulos ambientais. Viabiliza nossa interação com o meio, sendo responsável por uma das mais importantes, únicas e complexas características da espécie humana, a comunicação. Este sistema depende de estruturas sensoriais altamente especializadas, com características similares a neurônios, e capazes de converter a onda sonora mecânica em estímulo elétrico, transmitindo-o aos circuitos neurais centrais e interpretando-o do ponto de vista cognitivo como estímulo auditivo específico. Segundo estimativas da Organização Mundial de Saúde, a surdez afeta 500 milhões de pessoas em todo mundo e representa a segunda maior causa de incapacidade nos países em desenvolvimento. A perda auditiva representa uma das deficiências mais comuns nos Estados Unidos, acometendo 17% da população, cerca de 36 milhões de americanos adultos, e 30% a 50% dos idosos, segundo dados do Instituto Nacional de Saúde. Resultados do Censo IBGE mostraram que 24,5 milhões de brasileiros apresentam algum tipo de incapacidade, e que 16,7% são deficientes auditivos. Os custos com problemas da comunicação encarecem economias em todo o mundo, consumindo bilhões de dólares por ano. A maioria dos casos de déficit auditivo decorre da perda das células sensoriais da audição ou dos neurônios acoplados a estas, que quando instalada costuma ser irreversível. Até pouco tempo acreditava-se que se nascia com um estoque limitado de células ciliadas, e por isto sua lesão era sempre permanente. Este conceito sofreu reviravolta, na década de 1980, com a descoberta que a maioria dos vertebrados, incluindo aves, peixes e anfíbios, era capaz de regenerar as células ciliadas do epitélio sensorial auditivo, tanto após lesão celular ou como parte do processo fisiológico de crescimento e manutenção tecidual, chamado reparo constante (*constant turnover*). Nestas espécies a lesão das células ciliadas não é definitiva, e sim seguida por reparo espontâneo e funcional; fato este oposto ao geralmente observado em mamíferos, incluindo a espécie humana. Uma característica marcante das células altamente diferenciadas e especializadas, incluindo as células ciliadas do epitélio sensorial auditivo de mamíferos, é que normalmente encontram-se ativamente bloqueadas e impedidas de entrar em divisão celular; como consequência sua lesão é definitiva e não seguida de reparo como ocorre com muitas das demais células do corpo. Uma complexa rede de proteínas e ciclinas interage, regulando e inibindo a expressão de genes necessários para entrada e saída do ciclo celular, mantendo estas células em quiescência mitótica. Recentemente foi demonstrado que células de suporte do epitélio sensorial vestibular de mamíferos adultos, cobaias e humanos, são capazes de autorreparo após lesão das células ciliadas, induzida por aminoglicosídeos. Ao que parece, o surgimento das novas células ciliadas seria proveniente das células de suporte adjacentes, através de reentrada no ciclo celular e subsequente divisão assimétrica, gerando novas células ciliadas e novas células de suporte; ou através do fenômeno de conversão fenotípica, também conhecido como transdiferenciação, no qual células de suporte são convertidas em células ciliadas sem que haja mitose. A existência de outros sistemas sensoriais no corpo humano com capacidade regenerativa e contendo população de células-tronco adultas quiescentes, capazes de reparo após lesão aguda, entre estes o neuroepitélio olfativo, levantou a questão. Será que o órgão de Corti de mamíferos seria a única exceção à regra? A evidência veio quando alguns autores conseguiram isolar e demonstrar a presença de células-tronco na cóclea e no vestíbulo de camundongos, e no nervo auditivo humano. Entretanto, ainda faltam evidências da existência de células-tronco na cóclea humana. Dada a extrema relevância do tema, pesquisadores do mundo inteiro saíram em busca do elo perdido, quais seriam os principais mecanismos reguladores do reparo das células da audição e por que este fenômeno seria diferente em mamíferos? A resposta parece estar na maturidade e no grau de desenvolvimento do sistema responsável pela audição, e em fatores intrínsecos relacionados ao número de células-tronco e à sua capacidade de proliferação. Por isto, estratégias para terapias com células-tronco ou para modulação da expressão de genes reguladores negativos do ciclo celular do epitélio sensorial do órgão de Corti vêm sendo testadas de maneira sistemática, ainda que sendo experimental. O cultivo destas células em laboratório representa um passo fundamental, não só para transplantes futuros na orelha afetada, mas por que abre uma avenida de possibilidades para identificação e manipulação dos fatores reguladores do funcionamento das células da audição e para o desenvolvimento de estratégias com novas drogas que possam atuar nestes.

MECANISMOS DE REGENERAÇÃO DAS CÉLULAS CILIADAS

Em inúmeros órgãos e tecidos, incluindo a pele, o epitélio intestinal e a medula óssea, existe uma renovação celular constante ao longo da vida. Alguns tecidos sensoriais também apresentam reposição cíclica de seus estoques de células sensoriais, é o caso dos epitélios olfatório e gustativo. Contudo, o epitélio sensorial auditivo de mamíferos parece ser refratário, e frente ao dano nenhuma proliferação celular pode ser observada; já o sistema vestibular parece apresentar algum grau de proliferação, porém com muito poucas células ciliadas formadas e sem repercussão funcional significante. Talvez a chave para se entender por que a regeneração das células ciliadas não ocorre em mamíferos esteja na maior compreensão dos mecanismos de reparo que ocorrem em outras espécies, incluindo aves. A perda das células ciliadas em aves é o gatilho que ativa a célula de suporte adjacente. Inicialmente esta célula sofre transdiferenciação direta, convertendo-se em células ciliadas, sem que ocorra divisão celular, processo que tem início antes que a célula ciliada danificada sofra extrusão do epitélio sensorial. Após 3-4 dias, algumas células de suporte entram no ciclo celular dando origem tanto a novas células ciliadas, quanto a novas células de suporte. Esta regeneração coincide temporal e espacialmente com a expressão de marcadores específicos do desenvolvimento de células ciliadas e com o aumento progressivo de sua maturação morfológica, quando as novas células formadas passam a apresentar adequado comprimento e orientação de seus estereocílios. Este processo de divisão e diferenciação assimétrica, somado ao fato que o epitélio sensorial vestibular de aves repõe de modo constante suas células ciliadas, usando mecanismo similar, indica comportamento compatível com células-tronco (Fig. 57-1). Até o momento, entretanto, não está claro se esta capacidade de se dividir e diferenciar em células ciliadas é uma propriedade comum a todas as células de suporte de aves ou restrita a uma subpopulação específica. Outra pergunta que continua sem resposta é porque a capacidade de regeneração de células ciliadas, presentes em outros vertebrados, está ausente em mamíferos? A resposta pode estar no processo evolucionário ao longo de centenas de milhões de anos que culminou com o elevado grau de especialização do órgão de Corti de mamíferos, capacitado para percepção auditiva em altas frequências. Tal fato deve ter contribuído para a redução no número de células ciliadas, o surgimento de subtipos morfologicamente distintos de células de suporte, e o aumento na sensibilidade mecânica da membrana basilar. Possivelmente, o desenvolvimento de mudanças estruturais no arranjo citoarquitetônico de células ciliadas internas e externas, e na especialização das células de suporte, contribuiu para a restrição efetiva na habilidade de diferenciação e de reparo deste epitélio sensorial.

MECANISMOS REGULADORES DO FENÓTIPO CELULAR NA ORELHA INTERNA

Uma variedade de mecanismos é responsável por manter o estado pós-mitótico do órgão de Corti de mamíferos adultos; para entendê-los é preciso conhecer bem os fatores reguladores que atuam desde o período embrionário ao pós-natal de desenvolvimento da orelha interna. As informações que seguem são baseadas em estudos experimentais em animais e, apesar de complexas, são de extrema relevância científica já que servirão para guiar as estratégias futuras para o desenvolvimento de novas formas de tratamento para a surdez. Durante o desenvolvimento da orelha interna, as células precursoras que darão origem ao órgão de Corti saem do ciclo celular, tornando-se pós-mitóticas e constituem a zona de células não proliferantes (*ZNPC, zone of nonproliferating cells*), inicialmente identificada no ápice do ducto coclear. A saída do ciclo

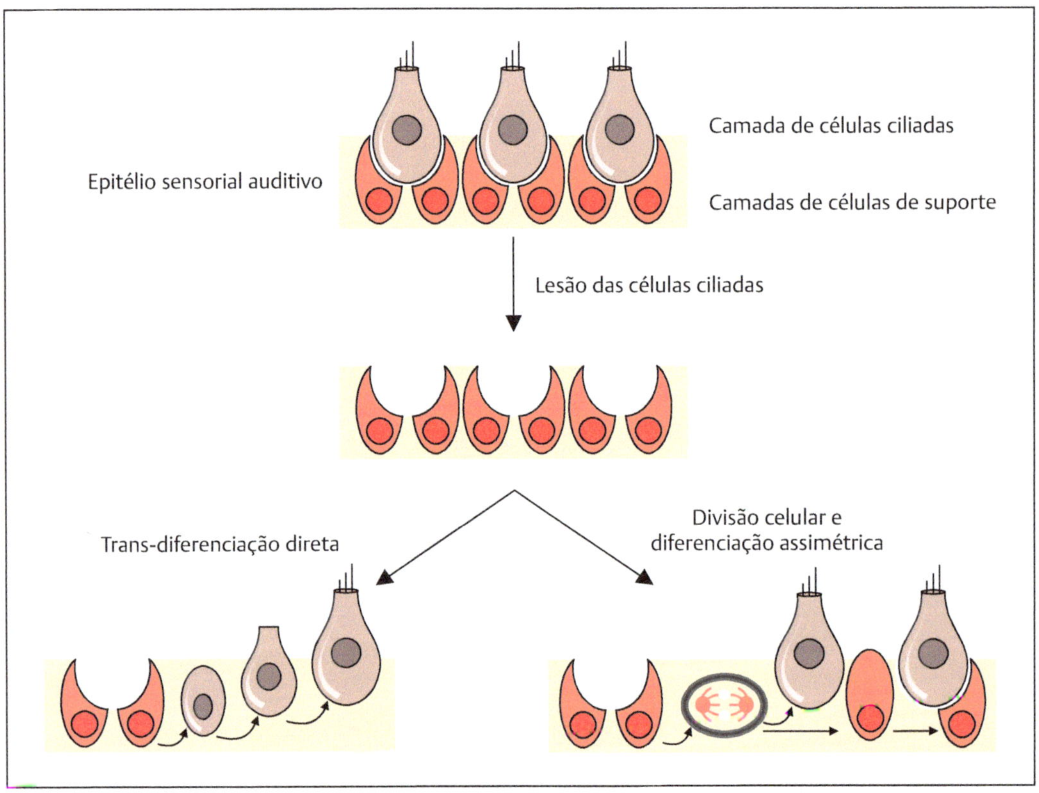

Fig. 57-1. Mecanismos de regeneração das células ciliadas como observado em aves. (Fonte: Imagem do autor.)

celular na ZNPC propaga-se gradualmente, em uma onda relativamente sincrônica ao longo do ducto coclear, migrando do ápice para a base da cóclea. Neste momento, células da região basal da cóclea passam a expressar os primeiros marcadores de diferenciação de células ciliadas, incluindo o fator de transcrição hélice-alça-hélice básico (*bHLH, basic helix-loop-helix*), conhecido como Atoh-1 ou Math-1, e as miosinas, como a miosina VI e a miosina VIIa. Um fator de transcrição é uma proteína que se liga a sequências específicas do DNA e controla a transferência da informação genética do DNA para o RNA mensageiro, ativando ou bloqueando a transcrição desta informação. Esta onda de diferenciação propaga-se pelo ducto coclear até atingir seu ápice, logo, as primeiras células da base da cóclea a saírem do ciclo celular serão as últimas a se diferenciar, 4 a 5 dias depois. A onda que propaga a saída do ciclo celular coincide temporalmente com o aumento progressivo do gradiente de expressão do $p27^{Kip1}$, um inibidor de quinase dependente de ciclina (*CKI, cyclin-dependent kinase inhibitors*). O $p27^{kip1}$ mantém sua expressão nas células de suporte, à medida que estas progridem para diferenciação, e sofre redução gradativa de sua expressão nas células ciliadas em diferenciação. Apesar de as células de suporte serem pós-mitóticas e geralmente não se dividirem no período pós-natal, ainda assim mantêm habilidade transitória de reentrada no ciclo celular e de diferenciação em células ciliadas no período pós-natal, até haver maturação funcional completa do epitélio sensorial auditivo. Diferentemente das células de suporte, as células ciliadas expressam um CKI diferente à medida que sofrem diferenciação, o $p19^{Ink4d}$, que existe não para regular o número de células do órgão de Corti e sim para manter o estado pós-mitótico destas células. Outra classe de reguladores do ciclo celular que atuam na cóclea são os membros da família das *pocket protein*, incluindo o gene Rb supressor tumoral do retinoblastoma (*pRb, product of the retinoblastoma susceptibility gene*). A Rb é uma proteína nuclear que se liga a membros da família de fatores de transcrição E2f e reprime a expressão de genes necessários para entrada na fase S do ciclo celular. A Rb é alvo de ciclinas, e sua fosforilação permite a progressão do ciclo celular, que está expressa nas células ciliadas e ausente nas células de suporte do órgão de Corti. Após o surgimento dos primeiros sinais de diferenciação na cóclea em desenvolvimento, e com o início da expressão do Atoh-1 nas células precursoras, as células ciliadas sofrem mudanças morfológicas e bioquímicas, incluindo a polarização dos estereocílios em suas superfícies apicais, o aprimoramento mecânico ciliar, a formação da rede de sinapses com os neurônios do gânglio espiral (Kelley, 2006). À medida que as células ciliadas amadurecem, a expressão do Atoh-1 diminui, indicando ser este o regulador primário da diferenciação destas células. Alguns estudos sugerem ainda que o Atoh-1 pode vir a ser usado na regeneração coclear após lesão das células ciliadas. Recentemente, a eletropolarização *in utero* do Atoh-1 em embriões de camundongos foi capaz de gerar grande número de células ciliadas ectópicas nas diversas regiões da cóclea, incluindo órgão de Corti. Em aves observa-se aumento da expressão Atoh-1 durante a regeneração das células ciliadas, o que mimetiza parcialmente o processo observado durante o desenvolvimento embrionário da orelha interna de mamíferos. A expressão do Atoh-1 em regiões não sensoriais da cóclea leva à formação de células ciliadas ectópicas capazes de atrair inervação do gânglio espiral. Um dos estudos experimentais mais relevantes na área usou o adenovírus para induzir a expressão de Atoh-1 no órgão de Corti maduro de cobaias com surdez induzida por ototóxicos. Apesar dos resultados variáveis de animal para animal, em alguns observou-se a recuperação significativa das células ciliadas e a melhora funcional das respostas elétricas auditivas de tronco cerebral. Em alguns animais observou-se a formação de citoarquitetura usual, com morfologia celular bem definida de células ciliadas internas e externas, polaridade normal dos estereocílios, arranjo habitual das fileiras de células ciliadas e de suporte. A origem das novas células ciliadas formadas, usando a terapia com Atoh-1, não ficou bem definida, é provável que a maioria tenha tido origem em células de suporte transfectadas pelo vetor viral. Os sinais que desencadeiam a expressão do Atoh-1 durante o desenvolvimento embrionário do órgão de Corti nas diversas espécies, e durante a regeneração das células ciliadas em aves, ainda estão para ser definidos. Contudo, evidências recentes sugerem que células ciliadas em diferenciação são capazes de suprimir ativamente a expressão do fenótipo "células ciliadas" nas células de suporte adjacentes, através da via Notch de sinalização. A via Notch de sinalização constitui um sistema antigo evolucionário de comunicação célula a célula frequentemente usado para estabelecer padrões interativos de diferenciação celular. Os receptores transmembrana Notch, incluindo Notch-1 e Notch-3, presentes nas células de suporte, são ativados pela ligação com membros de famílias de ligantes Notch, Delta-1 ou Jagged-2, presentes nas células ciliadas. Tal ligação resulta numa cascata de eventos proteolíticos do receptor, que culmina com a internalização de fragmento do receptor, o domínio intracelular Notch (Fig. 57-2). Este fragmento migra para o núcleo e em combinação com cofatores transcricionais ativa genes-alvos. Uma variedade de genes-alvos do Notch já foi identificada, incluindo a família *Hes* (*Hes, Hairy Enhancer of Split*) de fatores de transcrição. As células de suporte expressam inúmeros membros da família de genes Hes, estes efetores Notch suprimem a transcrição do Atoh-1, prevenindo o aparecimento do fenótipo "célula ciliada" por ele determinado. A célula que recebe o sinal Notch, célula de suporte, reduz a expressão de ligantes Notch. Já a célula que produz ligantes Notch, célula ciliada, induz às vizinhas a produzirem menos destes ligantes, o que permite à célula sinalizadora produzir ainda mais ligantes. Esta alça de retroalimentação, conhecida como inibição lateral, guia as células vizinhas por vias de desenvolvimento diferentes, gerando arranjos em mosaico de células ciliadas e células de suporte. A inibição lateral mediada via Notch é o mecanismo usado pelas células ciliadas para suprimir o fenótipo "células ciliadas" nas células de suporte em diferenciação. Portanto, o fenótipo de células de suporte é sinalizado pela via Notch. Já foi demonstrado, em modelo experimental, que células ciliadas extras são produzidas após inativação genética da via Notch de sinalização por meio da deleção de ligantes Notch, como Delta-1 e Jagged-2, e de efetores Notch, como Hes-1 e Hes-5, e de receptores Notch. Além disso, a inativação farmacológica da via Notch de sinalização, por meio de inibidores da gama secretase, é capaz de aumentar a expressão do Atoh-1 e produzir células ciliadas. Estas células ciliadas parecem ser produzidas à custa da transdiferenciação das células de suporte que deixaram de receber os sinais inibitórios Notch provenientes das células ciliadas. Contudo, ainda não está muito claro se a via Notch de sinalização persiste ativa no órgão de

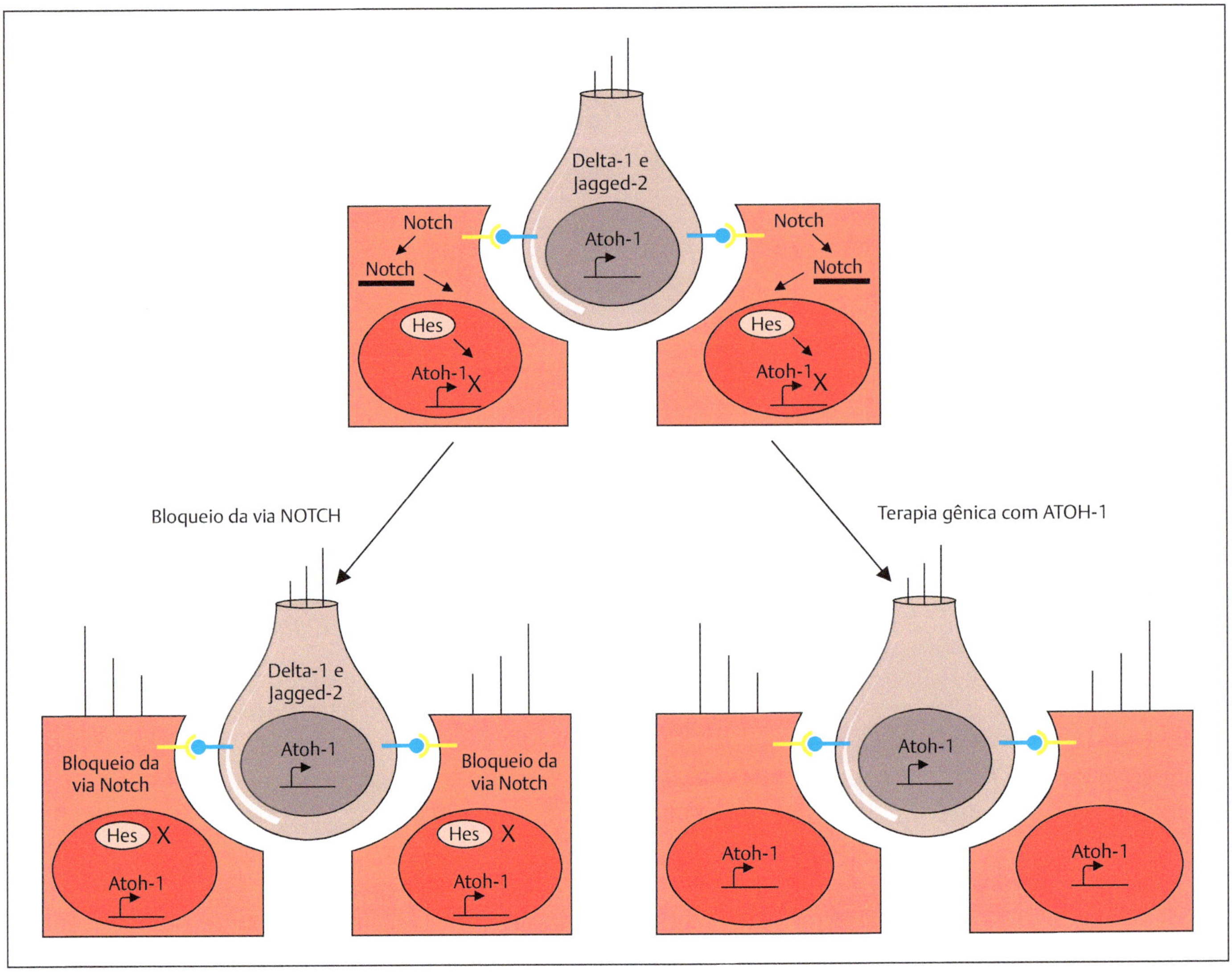

Fig. 57-2. Provável mecanismo de como a via de sinalização Notch mantém os fenótipos de célula ciliada e célula de suporte. (Fonte: Imagem do autor.)

Corti adulto; aparentemente genes Notch, como membros da família Hes, apresentam baixa expressão na cóclea adulta. É possível que alguns componentes da via Notch de sinalização sejam hiper-regulados após dano coclear. Entretanto, em estudo recente, a tentativa de bloquear farmacologicamente a via para gerar novas células ciliadas, usando modelo experimental de surdez, não foi capaz de produzir um número adequado de novas células. Estes resultados sugerem que mudanças dependentes da idade ocorrem no órgão de Corti adulto, estando associadas à limitada capacidade de regeneração de células ciliadas em mamíferos (Fig. 57-2).

ESTRATÉGIAS POSSÍVEIS PARA RESTAURAÇÃO DA AUDIÇÃO

Diversas estratégias têm sido desenvolvidas ao longo das últimas décadas baseadas nos avanços científicos celulares e moleculares na área. Duas principais estratégias se destacam: a reativação da proliferação celular, ao nível molecular, no epitélio auditivo previamente programado para ser mitoticamente quiescente; o transplante de células com potencial para se diferenciar em células sensoriais altamente especializadas. A manipulação gênica, também chamada terapia gênica, e a terapia com células-tronco representam hoje as estratégias futuras no tratamento da perda auditiva sensorioneural.

TRANSPLANTE DE CÉLULAS-TRONCO

A presença de células-tronco no epitélio sensorial da orelha interna de mamíferos encontra-se respaldada por uma série de evidências: a formação de esferas a partir dos epitélios sensorial coclear e vestibular; a capacidade que possuem de proliferação e de autorreparo; a habilidade de diferenciação em neurônios e células ciliadas. A maioria dos tecidos adultos apresenta uma população intrínseca de células-tronco capaz de se diferenciar em dois ou mais tipos celulares. Estas células-tronco são tecido-específicas, e sua habilidade intrínseca em produzir células de outros tecidos é a princípio limitada. Teorias recentes sugerem que estas células-tronco tecido-específicas são mais flexíveis do que inicialmente pensado; e ao serem transferidas para um tecido diferente, reconhecem a mudança, alteram sua programação genética, dando origem a novos fenótipos celulares de acordo com o novo microambiente hospedeiro. Esta teoria emergente prega que todas as células-tronco do animal adulto derivam de uma população comum, e tornam-se especializadas na diferenciação de determinados tipos celulares a depender do microambiente tecidual em que se encontram. O transplante eficiente de células-tronco na cóclea e seu sucesso terapêutico dependem diretamente: de um sistema que permita infusões repetidas de pequenas quantidades de solução, aplicadas diretamente na escala timpânica ou escala média; da sobrevida das células transplantadas após a infusão; da integração estrutural adequada das células transplantadas ao tecido presente na escala média; da diferenciação das células transplantadas em novas células ciliadas com restauração da citoarquitetura coclear usual; da integração funcional destas células ao sistema elétrico neuronal adjacente com melhora substancial do limiar auditivo; da ausência de rejeição imunológica e de reação inflamatória tecidual contra as células transplantadas. Inúmeros estudos exploraram a estratégia experimental de transplante de células-tronco na cóclea previamente danificada; em sua maioria com sobrevida limitada das células transplantadas, discreta integração destas ao tecido hospedeiro, mínima diferenciação em células especializadas e pouquíssimas novas células ciliadas formadas. Além das preocupações básicas com a prevenção de formação de tumores e reação imunomediada enxerto-hospedeiro, alguns tópicos precisam ser esclarecidos. Primeiro não está claro como as células transplantadas serão capazes de se distribuírem por toda extensão coclear e repovoar o órgão de Corti após injeção local única. Segundo, o compartimento-alvo, a escala média é composta por fluido extracelular rico em potássio, possivelmente deletério para as células transplantadas. Terceiro, a integração celular ao órgão de Corti lesionado depende da quebra das junções aderentes célula a célula. Quarto, as células transplantadas precisam ser integradas eficientemente, e na posição correta para que possam ser ativadas pela membrana basilar; células integradas ectopicamente podem comprometer a função coclear.

Células-Tronco Embrionárias

As células-tronco embrionárias humanas são pluripotentes (não totipotentes) e mantêm a capacidade de diferenciação em qualquer tipo celular de uma das três camadas germinativas: ectoderma (pele, nervo), mesoderma (músculo, osso, sangue) e endoderma (fígado, pâncreas, pulmão, trato gastrointestinal). Todas as células-tronco detêm habilidade de autorregeneração e proliferação e expressam genes críticos para manutenção de sua pluripotência, incluindo Oct4, NANOG, Sox2. A ausência ou deleção destes genes críticos determina a perda da pluripotência e da capacidade de diferenciação destas células. Oct4 é um fator de transcrição essencial para a pluripotência destas células no período embrionário precoce; Nanog é uma proteína envolvida na morfogênese; Sox2 é um fator de transcrição expresso em células pluripotentes e multipotentes, essencial para as células-tronco neuronais e para formação das células ciliadas na orelha interna. A maioria dos experimentos feitos até o momento envolve células-tronco embrionárias de camundongos, mas já existem alguns estudos usando células-tronco embrionárias humanas com protocolos de diferenciação padronizados para cardiomiócitos, hepatócitos, células hematopoiéticas, neurônios e células endoteliais. Um dos problemas de se trabalhar com células-tronco embrionárias é sua elevada versatilidade, tornando-se mais difícil o direcionamento da diferenciação para tecidos específicos. Células-tronco embrionárias transplantadas diretamente na escala média de cobaias surdas migram para o ligamento espiral, a estria vascular e as adjacências do órgão de Corti, sobrevivem por pelo menos 9 semanas; entretanto não apresentam integração ao tecido hospedeiro. Segundo os autores a taxa de sobrevida das células transplantadas é inversamente proporcional à duração do transplante e ao grau de diferenciação das células transplantadas. Células-tronco embrionárias transplantadas na orelha interna de animais surdos apresentaram diferenciação para células de origem ectodérmica (células epidérmicas e neurônios), porém sem potencial suficiente para induzir a expressão de células sensoriais da orelha interna. O papel das células-tronco embrionárias na recuperação dos neurônios do gânglio espiral foi investigado experimentalmente após injeção na janela redonda de cobaias surdas. Houve dispersão satisfatória das células transplantadas na cóclea, parte destas células expressaram marcadores para neurofilamentos, nenhuma resposta tecidual inflamatória foi observada; entretanto, a redução significante na sobrevida celular 1 mês após o procedimento ainda constitui fator limitante deste tipo de estratégia. Em publicação recente foi descrito protocolo em que células-tronco embrionárias e células-tronco de pluripotência induzida de camundongos foram transformadas em ectoderma, capaz de produzir células progenitoras da orelha interna, que sob determinadas condições de diferenciação originaram células com marcadores específicos para células ciliadas. Apesar do progresso recente, alguns obstáculos precisam ser superados, incluindo o risco de desenvolvimento de tumor e a rejeição imunomediada às células implantadas. Uma das fontes de imunogenicidade das células-tronco vem dos produtos animais usados no cultivo, que introduzem não só o risco de transmissão de infecções, mas também a possibilidade de as células-tronco embrionárias humanas incorporarem os antígenos animais exógenos a sua linhagem celular. Outra dificuldade a ser superada é a rejeição das células-tronco transplantadas pelo hospedeiro, uma das soluções para reduzir a imunogenicidade do hospedeiro seria o uso de terapia imunossupressora com todos os seus efeitos colaterais, a segunda opção seria a clonagem com transferência do núcleo da célula em questão para uma célula somática do doador. Este processo já foi testado em células animais, mas nunca antes em células humanas, e esbarra numa série de questões éticas.

Células-Tronco Neurais

O uso de células-tronco neurais também foi testado como estratégia terapêutica. Em experimentos *in vitro*, células-tronco neurais coletadas do cérebro de embriões e submetidas a protocolo específico de diferenciação foram capazes de se diferenciar em tipos celulares com fenótipos de células ciliadas. Células-tronco neurais adultas, transplantadas na escala timpânica de cobaias, migraram para regiões importantes da cóclea, incluindo o epitélio sensorial e o gânglio espiral; entretanto, desaparecem e não mais podem ser identificadas após 4 semanas. Apesar da boa integração tecidual inicial observada e de algumas de estas células expressarem marcadores para células ciliadas externas e internas, aparentemente nenhuma mudança morfológica robusta pôde ser observada na citoarquitetura da cóclea transplantada. Células-tronco neurais fetais foram testadas como possíveis candidatas ao reparo dos neurônios do gânglio espiral; as mesmas apresentaram integração ao modíolo e atividade migratória ao longo deste, contudo houve pouca diferenciação neuronal das células transplantadas, a grande maioria assumiu fenótipo de células da glia.

Células-Tronco de Medula Óssea

Está demonstrado que células-tronco mesenquimais de medula óssea são capazes de se diferenciar em linhagens celulares das três camadas germinativas e quando transplantadas em outros tecidos são capazes de se diferenciar nos tipos celulares do tecido hospedeiro. Estas células, quando em cultura, e sob estímulo gênico específico do Atoh-1, são capazes de se diferenciar em células com marcadores sensoriais específicos da orelha interna. Experimentalmente, o transplante de células-tronco mesenquimais de medula óssea na orelha interna de animais surdos mostrou grande número de células transplantadas, em toda a extensão da cóclea, semanas após a injeção via janela redonda. Entretanto, a maioria das células ocupou o espaço perilinfático, com pouca celularidade na escala média; e se diferenciaram em células com marcadores de expressão para neurônios e glia. Portanto, duas estratégias precisam ser aprimoradas antes que estas células possam ser adotadas do ponto de vista terapêutico; a técnica de transferência deve ser adequada para aumentar a celularidade na escala média, e os fatores que possibilitem a diferenciação destas células em células sensoriais da orelha interna devem ser ajustados à técnica.

Células-Tronco de Pluripotência Induzida

As células-tronco de pluripotência induzida (*iPSC, induced pluripotent stem cells*) estão entre as grandes novidades do momento, em especial quando se trata de estudos com células pluripotentes, porque possuem potencial de proliferação quase similar às células-tronco embrionárias, e não exigem a destruição de embriões humanos para sua obtenção; o que neutraliza uma série de questionamentos éticos sobre esse tipo de pesquisa. A tecnologia de reprogramação genética, em que a célula adulta diferenciada pode ser reprogramada para se tornar pluripotente e volte a se comportar como se fosse uma célula embrionária, foi desenvolvida, em 2006, pelo pesquisador japonês, Shinya Yamanaka. O experimento foi realizado primeiro em fibroblastos adultos de camundongos e, logo em seguida, em células humanas, através da indução da expressão de quatro fatores de transcrição (Oct4, Sox2, c-Myc, and Klf4) sabidamente relacionados ao fenótipo de pluripotência e introduzidos nas células por meio de vetores retrovirais. O potencial das iPSC foi testado experimentalmente no reparo dos neurônios do gânglio espiral. As células transplantadas localizaram-se predominantemente na escala timpânica, poucas foram observadas no modíolo, 50% das iPSC expressaram marcadores neuronais, os neurônios formados desenvolveram prolongamentos neurais em direção às células ciliadas. Em estudo recente, células-tronco embrionárias e iPSC foram submetidas a protocolo específico para induzir sua transformação em células progenitoras de linhagem ótica, e em seguida expostas às condições necessárias para promover a diferenciação destes progenitores em células, expressando marcadores e morfologia compatível com células ciliadas. As novas células formadas, com fenótipo de células ciliadas, responderam à estimulação mecânica e apresentaram correntes de transdução. Dentre os principais inconvenientes associados ao uso deste tipo de terapia celular em ensaios clínicos incluem-se: a incompatibilidade imuno-histoquímica, o número restrito de células iPSC formadas a partir do tecido adulto e o risco de transformação tumoral. Recentemente pesquisadores brasileiros conseguiram desenvolver células pluripotentes, similares às iPSC, capazes de se diferenciar nas três camadas embrionárias, com expressão gênica global, mas aparentemente sem o inconveniente de formação tumoral.

TERAPIA GÊNICA

A cóclea mantém uma assimetria iônica entre endolinfa e perilinfa, essencial para seu mecanismo de transdução mecanoelétrica. Terapias efetivas para o tratamento da perda auditiva de origem neurossensorial, através da manipulação de genes-alvos, dependem do desenvolvimento de uma estratégia adequada. O acesso ao labirinto membranoso para transferência de reagentes bioativos ao epitélio sensorial do órgão de Corti deve garantir que não haja comprometimento permanente de sua delicada homeostase iônica. Os vetores virais usados para terapia gênica variam amplamente de acordo com o tipo celular a ser infectado, com o tamanho da região promotora e codificadora que albergam, com o potencial de precipitar respostas imunes indesejáveis. Até o momento, não existe vetor viral ou sistema de transferência considerado ideal para a terapia gênica na orelha interna.

Indução da Expressão do Atoh-1

Atoh-1 é um gene essencial para o desenvolvimento das células ciliadas, tanto no epitélio sensorial auditivo quanto no vestibular, e seu bloqueio resulta na ausência de formação destas células. Em culturas de cóclea embrionária e pós-natal, a expressão ectópica do Atoh-1 em regiões não sensoriais foi capaz de induzir a formação de aglomerados sensoriais, contendo células morfologicamente compatíveis com células ciliadas. Estes estudos embasaram os demais que se seguiram para testar o potencial terapêutico do Atoh-1 na produção de células ciliadas *in vivo*. A transferência gênica do Atoh-1, mediada por adenovírus, em cobaias adultas, foi testada pela infusão das partículas virais no espaço endolinfático; a lesão hidrodinâmica resultante danificou as células ciliadas ao mesmo tempo em que inoculou o vírus no epitélio sensorial do órgão de Corti. A expressão do Atoh-1 foi detectada nas células não sensoriais do órgão de Corti 4 dias após a inoculação; enquanto a miosina VIIa, marcador específico para célula ciliada, estava presente em algumas das células infectadas após 60 dias. As novas células formadas atraíram neurofilamentos e foram capazes de desenvolver estereocílios imaturos. Em estudo experimental subsequente, a expressão do Atoh-1 mediada por adenovírus no órgão de Corti de cobaias surdas, além de gerar novas células ciliadas, contribuiu para a melhora do limiar eletrofisiológico medido pela audiometria de tronco cerebral. O mecanismo celular por trás da geração das novas células ainda é desconhecido, e a melhora auditiva funcional foi observada em um número limitado de animais com efeitos diversos. Apesar disso, os resultados apontam ser possível manipular o fenótipo de células não sensoriais para produzir células sensoriais na orelha interna, com potencial de melhora da função auditiva associada. Recentemente foi descrita técnica de transfecção gênica, *in utero*, na orelha interna de embriões de camundongos, o que permitiu a análise do ganho funcional no período pós-natal. Os embriões foram submetidos à injeção de plasmídeo, contendo Atoh-1, em suas vesículas óticas, seguida pela transfecção, *in vivo*, por eletropolarização. Células ciliadas ectópicas e supranumerárias foram geradas, com marcação positiva para miosina VIIa, desenvolvimento de estereocílios e de neurofilamentos associados. Apesar de a análise eletrofisiológica pós-natal ter confirmado correntes de transdução eletromecânicas nas células transfectadas, demonstrando formalmente a possibilidade de gerar células ciliadas funcionantes; os limiares eletrofisiológicos obtidos entre 28 e 35 dias após o nascimento são consistentes com limiares auditivos elevados e função elétrica distorcida, provavelmente pela produção de colunas extras de células ciliadas nos animais mutantes. Os resultados experimentais promissores alcançados até então uniram dois gigantes da indústria farmacêutica, que recentemente adquiriram direitos globais exclusivos para dar início aos primeiros ensaios pré-clínicos no tratamento da surdez e dos distúrbios de equilíbrio através da terapia gênica, investindo na expressão do Atoh-1 na orelha interna para gerar novas células ciliadas sensoriais. As estratégias para o reparo da função auditiva com o Atoh-1 esbarram em algumas limitações. Primeiro, perdas auditivas neurossensoriais causadas por mutação genética não podem ser reparadas pela terapia gênica com Atoh-1, já que isto resultaria em novas células ciliadas portadoras do mesmo defeito genético que originou a surdez. Segundo, imaginando que o Atoh-1 provavelmente gera novas células ciliadas por transdiferenciação das células de suporte, a depleção destas poderia desestabilizar estruturalmente a intricada citoarquitetura do órgão de Corti.

Inibição da Via de Sinalização Notch

Durante o desenvolvimento, a ativação do receptor Notch suprime a diferenciação das células ciliadas através da hiper-regulação de genes Hes, que são potentes inibidores do Atoh-1. A interferência na função Notch, através do bloqueio da sua via de sinalização, resulta na formação de células ciliadas extranumerárias. Experimentos usando inibidores da gama secretase, que atuam inibindo a cascata de ativação intracelular da via Notch, em culturas do órgão de Corti embrionário e pós-natal de camundongos, resultaram em produção considerável de células ciliadas extranumerárias; efeito este também observado quando da redução da expressão gênica do Notch-1 e Jagged-1. A inibição farmacológica prolongada, através da gama secretase, também parece induzir à proliferação mitogênica de células de suporte em culturas embrionárias do órgão de Corti. Contudo, experimentos recentes em cobaias adultas surdas são menos encorajadores; a aplicação coclear de inibidores da gama secretase resultou na formação de poucas células ciliadas ectópicas, o que sugere uma possível perda da habilidade do órgão de Corti adulto em responder à estratégia de interferência na via de sinalização Notch. Antes que esta estratégia de regeneração das células ciliadas possa ser descartada por completo, outros experimentos de interferência na via de sinalização Notch precisam ser conduzidos.

Interferência sobre os Inibidores do Ciclo Celular

Uma questão essencial que ainda permanece em aberto é se as células de suporte de mamíferos estão definitivamente em mitose terminal e perderam por completo a capacidade de reentrada no ciclo celular, ou a manipulação de genes que regulam a progressão do ciclo celular nestas células poderia induzir as mesmas à mitose? A resposta pode estar no $p27^{Kip1}$, um CKI presente no órgão de Corti em desenvolvimento e cuja expressão se correlaciona com a saída do ciclo celular dos progenitores que darão origem às células ciliadas e de suporte. Na orelha interna já desenvolvida, o $p27^{Kip1}$ tem sua expressão reduzida nas células ciliadas, mas persiste em todos os subtipos de células de suporte. Na tentativa de identificar melhor a capacidade regenerativa das células de suporte em mamíferos, estas foram isoladas da cóclea de camundongos neonatos, e cultivadas em meio contendo os fatores tróficos necessários para o crescimento e a diferenciação de progenitores cocleares sensoriais embrionários. Cerca de 60% das células de suporte em cultura reduziram a expressão do $p27^{Kip1}$ e 40% delas incorporaram um análogo da timidina, chamado BrdU, indicando que estavam em proliferação. Após 6 dias em cultura, 3% das células expressavam miosina VIIa, marcador específico para células ciliadas. Estes dados sugerem que células de suporte de mamíferos, no período neonatal, são capazes de originar células ciliadas pela redução da expressão do $p27^{Kip1}$. Entretanto, o mesmo não parece ser observado para mamíferos adultos já que as células de suporte perdem a capacidade de redução do $p27^{Kip1}$ e de entrada no ciclo celular, e a expressão de marcadores para células-tronco reduz progressivamente 3 semanas após o nascimento, sinalizando a queda na capacidade regenerativa coclear. A ativação da capacidade mitótica coclear surge como uma modalidade terapêutica interessante, pois a recuperação da função auditiva na cóclea danificada depende não só de novas células ciliadas, mas também de novas células de suporte. O $p27^{Kip1}$ surge como um fator de regulação atrativo, desde que sua inativação farmacológica não seja permanente, e sim temporal e espacialmente restrita a áreas específicas da cóclea, pelo risco de proliferação celular descontrolada e efeitos deletérios sobre tecidos adjacentes. A possibilidade de manipular fatores reguladores da progressão do ciclo celular também foi testada em estudos com o Rb; sua inativação no epitélio sensorial auditivo de camundongos durante o período embrionário determina a reentrada das células ciliadas no ciclo celular, resultando na superprodução destas células na cóclea e no vestíbulo. As novas células formadas apresentaram correntes de transdução eletromecânica, sugerindo função auditiva presente logo após o nascimento. Entretanto, alterações morfológicas celulares e desorganização da citoarquitetura coclear progridem nos primeiros meses de vida, com apoptose, epitélio sensorial hiperplásico, proliferação aberrante e células multinucleares. Isto culmina com lesão total das células ciliadas e perda auditiva profunda, detectada pela audiometria de tronco cerebral;

achados estes que confirmam que a via de sinalização Rb é essencial para manter a quiescência das células ciliadas, e que a manipulação da maquinaria do ciclo celular compromete o desenvolvimento coordenado do epitélio sensorial da orelha interna. A inativação da Rb induzida nas células ciliadas após o nascimento faz com que 40% destas células entrem no ciclo celular; contudo nenhuma progressão ou divisão celular ocorre, células extras não são geradas, e os testes eletrofisiológicos auditivos indicam surdez profunda, o que sinaliza que a inativação permanente da função Rb no período pós-natal não permite regeneração funcional auditiva associada.

DESAFIOS FUTUROS

Aparentemente o epitélio sensorial da cóclea de mamíferos perde sua capacidade regenerativa logo após sua formação e maturação. Um dos principais motivos para este fenômeno seria a ativação de inúmeros genes anti-proliferativos, tanto nas células ciliadas, quanto nas células de suporte do órgão de Corti. Estes genes, chamados oncogenes, estão presentes em todas as células do corpo e previnem que a divisão celular ocorra descontroladamente, evitando o aparecimento de tumores. Na cóclea, estes oncogenes inibem a divisão celular nas células de suporte em resposta à lesão das células ciliadas, impossibilitando a proliferação após o trauma.

Quais os grandes desafios que as possíveis estratégias de regeneração, apontadas até o momento, precisam superar antes que se tornem terapias viáveis?

Nos últimos 20 anos houve um crescimento fenomenal das descobertas e do conhecimento dos fatores moduladores e sinalizadores envolvidos na cascata de eventos gatilhos da diferenciação das células ciliadas e da proliferação dos progenitores do epitélio sensorial auditivo; das razões para as diferenças existentes entre mamíferos e vertebrados quanto à capacidade regenerativa da orelha interna; e das estratégias pelas quais a terapia gênica e o transplante de células-tronco podem ser aplicados na terapia da surdez. Os avanços em biologia molecular e celular viabilizaram a manipulação da função celular, e mudanças nos fenótipos e na habilidade das células de mamíferos. Tentativas preliminares de induzir a regeneração na cóclea de mamíferos incluíram manipulação genética, terapia gênica, transplante de células-tronco com sucesso limitado. Estas estratégias também foram adotadas, nas últimas décadas, no tratamento das mais diversas condições degenerativas; e é só questão de tempo para que o reparo das células ciliadas e a cura da surdez sejam possíveis via regeneração ou transplante.

A empresa de biotecnologia Frequency Therapeutics está tentando reverter a perda auditiva com um novo tipo de terapia regenerativa. A empresa usa pequenas moléculas para programar células progenitoras, descendentes de células-tronco na orelha interna, para criar as minúsculas células ciliadas que nos permitem ouvir.

As células ciliadas morrem quando expostas a ruídos altos ou drogas, incluindo certos quimioterápicos e antibióticos. O candidato a medicamento da Frequency foi projetado para ser injetado no ouvido para regenerar essas células dentro da cóclea. Em ensaios clínicos, a empresa já melhorou a audição das pessoas, medida por testes de percepção da fala – a capacidade de entender a fala e reconhecer palavras.

As células progenitoras residem na orelha interna e geram células ciliadas quando os humanos estão no útero, mas ficam dormentes antes do nascimento e nunca mais se transformam em células mais especializadas, como as células ciliadas da cóclea. Os seres humanos nascem com cerca de 15.000 células ciliadas em cada cóclea. Essas células morrem com o tempo e nunca se regeneram.

Em 2012, a equipe de pesquisa do MIT conseguiu usar pequenas moléculas para transformar células progenitoras em milhares de células ciliadas no laboratório.

Os fundadores acreditam que sua abordagem – injetar pequenas moléculas na orelha interna para transformar células progenitoras em células mais especializadas – oferece vantagens sobre o gene.

O grande desafio futuro é resolver os problemas centrais e a rede de conectomas cerebrais em que o centro cortical da audição é ligado e tem uma atuação fundamental em várias ações cerebrais, como na atenção, memória declarativa e de trabalho, identificação de objetos, linguagem, planejamento motor e funções executivas. O sistema nervoso funciona como um conectoma que é um mapa de redes de conexões sinápticas efetivas e projeções neurais com funções integrativas.

O desenvolvimento cerebral desta conectividade é altamente dependente de experiência sensorial.

Havendo uma privação sensorial estas redes sofrem reorganizações em suas ligações.

Por isso é fundamental que as pessoas escutem bem para que no futuro tenham menor possibilidade de alterações cognitivas e demências precoces.

BIBLIOGRAFIA

Bento RF, Martins GSQ, Pinna MH. Tratado de Otologia. 2. ed. São Paulo: Atheneu. 2013.

Chen K-S, Potocki L, Lupski JR. The Smith-Magenis syndrome [del(17)p11.2]: clinical review and molecular advances. Ment Retard Dev Disabil Rev. 1996;2:122-9.

Coleman B, Hardman J, Coco A, Epp S, de Silva M, Crook J, Shepherd R. Fate of embryonic stem cells transplanted into the deafened mammalian cochlea. Cell Transplant. 2006;15(5):369-80.

Corwin JT, Cotanche DA. Regeneration of sensory hair cells after acoustic trauma. Science. 1988 Jun 24;240(4860):1772-4.

Cotanche DA. Genetic and pharmacological intervention for treatment/prevention of hearing loss. J Commun Disord. 2008 Sep-Oct;41(5):421-43.

Gubbels SP, Woessner DW, Mitchell JC, Ricci AJ, Brigande JV. Functional auditory hair cells produced in the mammalian cochlea by in utero gene transfer. Nature. 2008;455(7212):537-41.

Gubbels SP, Woessner DW, Mitchell JC, Ricci AJ, Brigande JV. Functional auditory hair cells produced in the mammalian cochlea by in utero gene transfer. Nature. 2008 Sep 25;455(7212):537-41.

Hildebrand MS, Dahl HH, Hardman J, Coleman B, Shepherd RK, de Silva MG. Survival of partially differentiated mouse embryonic stem cells in the scala media of the guinea pig cochlea. J Assoc Res Otolaryngol. 2005 Dec;6(4):341-54.

Hori R, Nakagawa T, Sakamoto T, Matsuoka Y, Takebayashi S, Ito J. Pharmacological inhibition of Notch signaling in the mature guinea pig cochlea. Neuroreport. 2007;Dec 318(18):1911-4.

Izumikawa M, et al. Auditory Hair Cell Replacement and Hearing Improvement after Math1 Gene Therapy in Deaf Guinea Pig. V Molecular Biology of Hearing and Deafness. 2004. p. 147.

Izumikawa M, Minoda R, Kawamoto K, Abrashkin KA, Swiderski DL, Dolan DF, et al. Auditory hair cell replacement and hearing improvement by Atoh1 gene therapy in deaf mammals. Nat Med. 2005 Mar;11(3):271-6.

Jeon SJ, Oshima K, Heller S, Edge AS. Bone marrow mesenchymal stem cells are progenitors in vitro for inner ear hair cells. Mol Cell Neurosci. 2007 Jan;34(1): 59-68.

Kawamoto K, Ishimoto S, Minoda R, Brough DE, Raphael Y. Math1 gene transfer generates new cochlear hair cells in mature guinea pigs in vivo. J Neurosci. 2003 Jun 1;23(11):4395-400.

Kojima K, Tamura S, Nishida AT, Ito J. Generation of inner ear hair cell immunophenotypes from neurospheres obtained from fetal rat central nervous system in vitro. Acta Otolaryngol Suppl. 2004 Mar;(551):26-30.

Kral A, Kronenberger WTG, Pisoni DB, O'Donoghue GM. Neurocognitive factors in sensory restoration of early deafness: a connectome model. Lancet Neurol. 2016;15:610-21.

Liu XZ, Xu LR, Hu Y, Nance WE, Sismanis A, Zhang SL, et al. Epidemiological studies on hearing impairment with reference to genetic factors in Sichuan, China. Ann Otol Rhinol Laryngol. 2001 Apr;110(4):356-63.

Liu Y, Ke X, Qi Y, Li W, Zhu P. Connexin26 gene (GJB2): prevalence of mutations in the Chinese population. J Hum Genet. 2002;47:688-90.

Naito Y, Nakamura T, Nakagawa T, Iguchi F, Endo T, Fujino K, et al. Transplantation of bone marrow stromal cells into the cochlea of chinchillas. Neuroreport. 2004 Jan 19;15(1):1-4.

Nishimura K, Nakagawa T, Ono K, Ogita H, Sakamoto T, Yamamoto N, et al. Transplantation of mouse induced pluripotent stem cells into the cochlea. Neuroreport. 2009 Sep 23;20(14):1250-4.

Oiticica J, Batissoco AC, Barboza Junior LCM, Netto RCM, Haddad LA, Bento RF. Organ of Corti culture for functional analysis of precursor, support and hair cells. Arq Int Otorrinolaringol. 2007;11(4):433-7.

Oshima K, Shin K, Diensthuber M, Peng AW, Ricci AJ, Heller S. Mechanosensitive hair celllike cells from embryonic and induced pluripotent stem cells. Cell. 2010 May 14;141(4):704-16.

Pauley S, Kopecky B, Beisel K, Soukup G, Fritzsch B. Stem cells and molecular strategies to restore hearing. Panminerva Med. 2008 Mar;50(1):41-53.

Rask-Andersen H, Boström M, Gerdin B, Kinnefors A, Nyberg G, Engstrand T, et al. Regeneration of human auditory nerve. In vitro/in video demonstration of neural progenitor cells in adult human and guinea pig spiral ganglion. Hear Res. 2005 May;203(1-2):180-91.

Roberson DW, Alosi JA, Cotanche DA. Direct transdifferentiation gives rise to the earliest new hair cells in regenerating avian auditory epithelium. J Neurosci Res. 2004 Nov;78(4):461-71.

Sage C, Huang M, Vollrath MA, Brown MC, Hinds PW, Corey DP, et al. Essential role of retinoblastoma protein in mammalian hair cell development and hearing. Proc Natl Acad Sci U S A. 2006;103(19):7345-50.

Takahashi K, Yamanaka S. Induction of pluripotent stem cells from mouse embryonic and adult fibroblast cultures by defined factors. Cell. 2006 Aug 25;126(4):663-76.

Tamura T, Nakagawa T, Iguchi F, Tateya I, Endo T, Kim TS, et al. Transplantation of neural stem cells into the modiolus of mouse cochleae injured by cisplatin. Acta Otolaryngol Suppl. 2004 Mar;(551):65-8.

Warchol ME, Lambert PR, Goldstein BJ, Forge A, Corwin JT. Regenerative proliferation in inner ear sensory epithelia from adult guinea pigs and humans. Science. 1993 Mar 12;259(5101):1619-22.

White PM, Doetzlhofer A, Lee YS, Groves AK, Segil N. Mammalian cochlear supporting cells can divide and trans-differentiate into hair cells. Nature. 2006 Jun 22;441(7096):984-7.

Yamamoto N, Tanigaki K, Tsuji M, Yabe D, Ito J, Honjo T. Inhibition of Notch/RBP-J signaling induces hair cell formation in neonate mouse cochleas. J Mol Med (Berl). 2006 Jan;84(1):37-45.

Zheng JL. Gao WQ. Overexpression of Math1 induces robust production of extra hair cells in postnatal rat inner ears. Nat Neurosci. 2000;3(6):580-6.

ÍNDICE REMISSIVO

Entradas acompanhadas por um *f* ou *q* itálico indicam figuras e quadros, respectivamente.

E

J

K

L

N

O

P

Q

R

S

W

Z